公共卫生国际前沿丛书
翻译委员会

总主译 包　巍　中国科学技术大学

主　译（按姓氏笔画排序）

马礼坤　中国科学技术大学
叶冬青　安徽理工大学
包　巍　中国科学技术大学
吕　筠　北京大学
江　帆　上海交通大学
李立明　北京大学
何　纳　复旦大学
周荣斌　中国科学技术大学
屈卫东　复旦大学
胡志斌　南京医科大学
翁建平　中国科学技术大学
陶芳标　安徽医科大学
曹务春　中国人民解放军军事科学院
曹　佳　中国人民解放军陆军军医大学
舒跃龙　中国医学科学院北京协和医学院病原生物学研究所
鲁向锋　中国医学科学院阜外医院
詹思延　北京大学
臧建业　中国科学技术大学

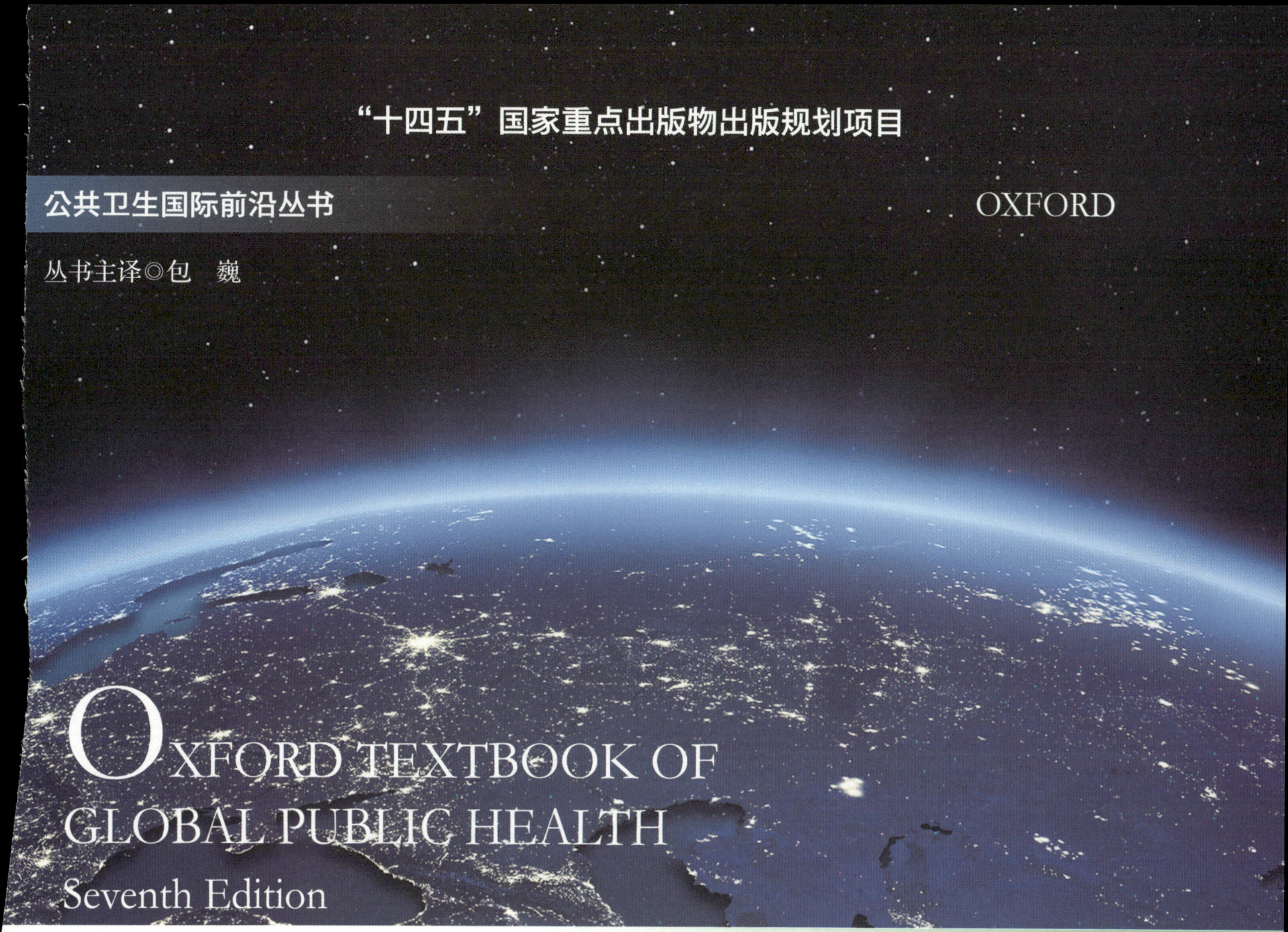

"十四五"国家重点出版物出版规划项目

公共卫生国际前沿丛书

OXFORD

丛书主译◎包　巍

OXFORD TEXTBOOK OF GLOBAL PUBLIC HEALTH

Seventh Edition

Volume 2

牛津全球公共卫生教科书

（第7版）中册

〔美〕Roger Detels　〔南非〕Quarraisha Abdool Karim
〔澳〕Fran Baum　李立明　〔英〕Alastair H. Leyland　◎主编

李立明◎主审

叶冬青　包　巍◎主译

何　纳◎执行主译

中国科学技术大学出版社

安徽省版权局著作权合同登记号：第12242159号

图书在版编目(CIP)数据

牛津全球公共卫生教科书. 中册 / (美)罗杰·德特尔斯(Roger Detels)等主编；叶冬青，包巍主译. -- 合肥：中国科学技术大学出版社，2025. 5. --(公共卫生国际前沿丛书). -- ISBN 978-7-312-06151-6

Ⅰ. R126.4

中国国家版本馆CIP数据核字第20249E4F24号

牛津全球公共卫生教科书(中册)

NIUJIN QUANQIU GONGGONG WEISHENG JIAOKESHU (ZHONGCE)

出版 中国科学技术大学出版社
安徽省合肥市金寨路96号，230026
http://press.ustc.edu.cn
https://zgkxjsdxcbs.tmall.com

印刷 合肥华苑印刷包装有限公司

发行 中国科学技术大学出版社

开本 880 mm×1230 mm 1/16

印张 42.25

字数 1338千

版次 2025年5月第1版

印次 2025年5月第1次印刷

定价 298.00元

原著作者名单

Roger Detels

Distinguished Research Professor of Epidemiology and Infectious Diseases, Schools of Public Health and Medicine, University of California, Los Angeles, USA

Quarraisha Abdool Karim

Associate Scientific Director, CAPRISA, Professor in Clinical Epidemiology, Columbia University, Pro Vice-Chancellor (African Health), University of Kwazulu-Natal, South Africa

Fran Baum

Matthew Flinders Distinguished Professor of Public Health and Director of the Southgate Institute of Health, Society and Equity, Flinders University, Australia

Liming Li

Professor of Epidemiology, School of Public Health, Peking University Health Science Center, Beijing, China

Alastair H. Leyland

Associate Director and Professor of Population Health Statistics, MRC/ CSO Social and Public Health Sciences Unit, University of Glasgow, UK

译校人员名单

主　　审　李立明　北京大学

主　　译　叶冬青　安徽理工大学

　　　　　包　巍　中国科学技术大学

核心译者（按姓氏笔画排序）

王　彤　山西医科大学

王　慧　上海交通大学

王军平　中国人民解放军陆军军医大学

王建明　南京医科大学

毛　琛　南方医科大学

叶冬青　安徽理工大学

包　巍　中国科学技术大学

吕　筠　北京大学

庄贵华　西安交通大学

刘雅文　吉林大学

闫永平　中国人民解放军空军军医大学

江　宇　中国医学科学院北京协和医学院

汤乃军　天津医科大学

孙　强　山东大学

苏　虹　安徽医科大学

杨维中　中国医学科学院北京协和医学院

李　颖　哈尔滨医科大学

吴群红　哈尔滨医科大学

何　纳　复旦大学

张　本　四川大学

张　军　厦门大学

张永红　苏州大学

陈　坤　浙江大学

陈　瑞　首都医科大学

陈卫红　华中科技大学

周脉耕　中国疾病预防控制中心

赵亚双　哈尔滨医科大学

胡东生　深圳大学

胡志斌　南京医科大学

胡国清　中南大学

段广才　郑州大学

施小明　中国疾病预防控制中心

贾　娜　军事医学研究院微生物流行病研究所

夏　敏　中山大学

徐桂凤　中国科学技术大学

唐金陵　深圳理工大学

黄存瑞　清华大学

曹广文　中国人民解放军海军军医大学

舒跃龙　中国医学科学院北京协和医学院病原生物学研究所

詹思延　北京大学

阚海东　复旦大学

缪小平　武汉大学

潘　安　华中科技大学

中册

执行主译　何　纳　复旦大学

副 主 译　施小明　中国疾病预防控制中心

吕　筠　北京大学

译　　者（按姓氏笔画排序）

马海燕　杭州师范大学
王　彤　山西医科大学
王　慧　上海交通大学
王军平　中国人民解放军陆军军医大学
王建明　南京医科大学
韦小夏　中国医学科学院北京协和医学院
毛　凡　中国疾病预防控制中心
毛　琛　南方医科大学
方心宇　安徽医科大学
尹学珺　中国医学科学院北京协和医学院
石婉荧　首都医科大学
叶冬青　安徽理工大学
田　雨　首都医科大学
包　巍　中国科学技术大学
吕　筠　北京大学
庄贵华　西安交通大学
刘　洋　中国疾病预防控制中心
刘步云　中国科学技术大学
刘雅文　吉林大学
齐金蕾　中国疾病预防控制中心
汤乃军　天津医科大学
杨智荣　深圳理工大学
李伟强　中南大学
李思冬　中国科学技术大学
吴心音　中南大学
吴雨逍　中国科学技术大学
何　纳　复旦大学
邹华春　复旦大学
张　宁　浙江大学
张天昊　中国疾病预防控制中心
张昕涵　浙江大学
陈　坤　浙江大学
陈　瑞　首都医科大学
陈卫红　华中科技大学

总序一

随着国家经济实力的增强和国民生活水平的提高，我国正朝着“健康中国”的目标稳步迈进。在这一重要历史进程中，公共卫生扮演着至关重要的角色。作为一项关系人民大众健康的公共事业，公共卫生不仅是保障人民生命安全的重要手段，也是维护社会稳定、促进人民健康和福祉的重要基石，更是建设健康中国、筑牢中华民族伟大复兴的健康根基的重要组成部分。

为了促进我国公共卫生事业快速发展，引进学习国际上的新概念、新技术和新方法，中国科学技术大学公共卫生研究院和中国科学技术大学出版社协调组织引进并翻译了一套介绍公共卫生新技术、新方法和国际前沿研究成果的优秀著作，作为“公共卫生国际前沿丛书”出版，该丛书被列入“十四五”国家重点出版物出版规划项目。

英文原著经过业内顶尖专家团队精心筛选，均引自Oxford、Springer和Wiley等国际知名出版社，皆是本专业领域内填补空白的开创性著作或具有权威性的百科全书式经典著作。《免疫流行病学》《精准健康》《暴露组学方法与实践》《以生物样本库为基础的人群队列研究》均为各自前沿领域第一本著作；《ASPC预防心脏病学》是美国预防心脏病学会唯一冠名教材；《传染病流行病学》是美国高校研究生主流教材；《牛津全球妇女、儿童与青少年健康教科书》是牛津大学出版社的经典教科书之一，是英国医师协会（BMA）获奖图书；《牛津全球公共卫生教科书》更是享誉全球的大型参考书，包括上、中、下三册，被誉为公共卫生和流行病学领域的“圣经”，一直是公共卫生领域最全面的教科书，是公共卫生和流行病学专业人士和学生的重要资源，目前已出版第7版。本人应牛津大学出版社邀请，担任了《牛津全球公共卫生教科书》（第7版）英文版原著的主编之一，此次又应中国科学技术大学出版社邀请，担任中文版主审并为整套丛书作序推荐，期待丛书的出版能为广泛的公共卫生需求和现代卫生保健的优先事项提供全球化和更全面的视角。

“公共卫生国际前沿丛书”主审、主译团队阵容强大，包括来自中国疾病预防控制中心、国家心血管病中心、北京大学、清华大学、北京协和医学院、复旦大学、浙江大学、西安交通大学、中山大学、南京医科大学、天津医科大学、山西医科大学、华中科技大学、中南大学、吉林大学、厦门大学、山东大学、四川大学、哈尔滨医科大学、安徽医科大学、上海交通大学、南开大学、南方医科大学、首都医科大学、深圳大学、郑州大学、重庆医科大学、中国医科大学、苏州大学、中国人民解放军陆军军医大学、中国人民解放军军事科学院、中国人民解放军海军军医大学、中国人民解放军空军军医大学、安徽理工大学、中国科学技术大学等公共卫生领域顶尖的专家学者。本套丛书的出版是对“名家、名社、名译、名著”出版理念的最好注脚和诠释。

中国在全球公共卫生领域发挥着不可或缺的重要作用，此次翻译工作是促进国内和国际公共卫生与疾病防控接轨的重要举措和手段，对促进我国公共卫生事业发展和广泛传播医学创新知识与成果具有重大意义，将助推高水平公共卫生学院发展、高层次公共卫生人才培养和高层次公共卫生教材建设，并为我国高质量的公共卫生事业发展做出积极的贡献。

李立明

2024年8月于北京大学

总序二

人民生命健康是社会文明进步的基础。习近平总书记多次强调，坚持以人民为中心，保障人民生命安全和身体健康，建设健康中国，筑牢中华民族伟大复兴的健康根基，必须构建强大的公共卫生体系。引进出版“公共卫生国际前沿丛书”正是贯彻落实习近平总书记关于保障人民生命健康系列重要讲话、指示精神，引进学习国际上的新概念、新技术和新方法，助力我国公共卫生科学基础和体系建设的具体行动。

“公共卫生国际前沿丛书”由中国科学技术大学公共卫生研究院和中国科学技术大学出版社协调组织全国公共卫生与预防医学领域的顶尖专家共同翻译出版。公共卫生研究院由中国科学技术大学、中国科学院武汉病毒研究所和武汉市金银潭医院三方共建，于2022年11月16日正式揭牌成立。公共卫生研究院以国家需求为导向，以新医科建设为抓手，秉持“理工医交叉融合、医教研协同创新”的发展理念，是我校生命科学与医学部的重要组成部分，也是“科大新医学”发展的重要支撑和组成部分。我校出版社作为一流研究型大学的出版社，以传播科学知识、服务高校教学科研和人才培养、弘扬优秀传统文化为己任，实施精品战略，寻求重点突破，在科技、教育、科普、医学等领域形成了特色体系，出版了一批双效俱佳的精品力作，数百种图书荣获国家图书奖、中国图书奖、中宣部“五个一工程”奖、中国出版政府奖、中华优秀出版物奖等国家和省部级奖项。

这套丛书的出版得到了我校生命科学与医学部以及杨元庆校友的大力支持！杨元庆校友长期关心母校发展，2020年他向中国科学技术大学教育基金会定向捐款设立了杨元庆公共卫生基金，在推动我校公共卫生研究院和公共卫生与预防医学学科建设、开展公共卫生与健康系列讲座、专著引进与出版等方面发挥了重要作用。

我很欣喜地得知，这套丛书近期入选了“十四五”国家重点出版物出版规划项目。衷心感谢参与这套丛书翻译出版工作的所有专家学者和编辑。希望本套丛书的出版能够助力我国公共卫生事业再上一个新的台阶，为促进我国人民生命健康和人类命运共同体做出重要贡献。

包信和

2024年9月于中国科学技术大学

前言

本书着重介绍了具有科学性和严谨性的公共卫生方法。这些方法为学者和从业者提供了坚实和广泛的基础，确保他们的研究和实践都基于强有力的证据，这在决策制定过程中至关重要。虽然随机对照试验、系统综述、荟萃分析和效应评估是获得临床证据的有效方法，但它们在公共卫生环境中的应用面临挑战，因为涉及的目标人群庞大且效果显现周期长。尽管这些技术应用产生的证据已经普遍用于指导公共卫生决策的制定，但人们也日渐意识到公共卫生干预的复杂性以及制定和评估这些干预措施时多学科方法的重要性。

随着健康问题的日益复杂，公共卫生方法也必须不断发展和扩展，以有效应对这些挑战。新发与复发性传染病、全球化导致的人群营养结构和体力活动变化等问题要求公共卫生方法进行相应的调整。自本书第6版出版以来，全球化对健康的影响愈发显著，尤其是全球环境和气候变化对公共卫生的挑战越来越严峻。这些新挑战的研究难度超出了传统的传染性与非传染性疾病及局部环境问题。因此，改进旧方法和开发新方法成为公共卫生研究保持相关性和有效性的关键。公共卫生从业者长期面临的两难境地是，如何在追求方法论的严谨性（可能导致行动延迟）与快速行动之间找到平衡。这种困境变得日益复杂和具有挑战性，在某些情况下，基于道德和伦理的考虑会使问题变得更加复杂，导致传统的公共卫生方法难以完全适应新的挑战。

本书的所有章节都进行了广泛的修订和更新，并增加了几个新章节。该册分为4个部分：信息系统和情报来源、流行病学和生物统计学方法、社会科学技术以及环境和职业卫生。

信息系统是所有公共卫生研究和实践的基石。然而，在全球许多地区，信息短缺仍是阻碍有效行动的主要障碍。特别是在大多数低收入国家和许多中等收入国家，常常难以获得关键的出生和死亡数据，这种信息的缺失严重影响了对可持续发展目标进展的追踪。幸运的是，目前有一些慈善基金会正在努力，以弥补这一信息差距，特别是在母婴统计数据方面。本部分包括3个章节（第4.1章至第4.3章），分别探讨了高收入国家和中低收入国家信息系统所面临的不同挑战。其中第4.2章由吴尊友和Jennifer McGoogan共同撰写，详细描述了中低收入国家在信息系统和社区诊断方面的重大进展。第4.3章由Patrick Sullivan撰写，提供了对公共卫生中迅速发展的新通信技术及其影响的深入和现代化概述。

流行病学和生物统计学是公共卫生的核心学科。公共卫生实践必须紧密关注并响应人群的首要健康需求。为了建立这种联系，除了在某些重大的急性暴发事件或重大灾难事件中在采取相应措施前进行详细的流行病学调查外，流行病学研究是必不可少的。即便如此，仍然需进行流行病学研究以评估问题的广度和响应措施的有效性。公共卫生方法确保从公共卫生调查中得出的结论具有适当性，这在公共卫生科学中极具挑战性并常引发争议(第5.13章)。这些方法也在持续地演进与完善中，通常需要采用系统化的方法来确保无论是已发表的还是未发表的所有研究数据都能被综合起来，形成一个全面的评估(第5.14章)。Kathy Baisley等人提出的社区级别的干预及其效果的研究，是一个关键且不断发展的方法学领域(第5.8章)。计算机和互联网的技术进步也在扩大公共卫生领域并开拓新的可能性，这包括从数据收集与分析到早期识别疾病的暴发，以及利用疾病传播模型来预测未来的趋势与需求(第5.3章和第5.17章)。第5.10章专门讨论了临床流行病学中所遇到的方法学挑战及其特殊问题。本部分的最后一章(第5.18章)强调了监测在跟踪公共卫生问题及评估干预措施效果中的重要性。此外，本部分新增了一章关于定性研究的内容(第5.6章)，由Jennie Popay和Fran Baum撰写，该章探讨了方法学方法，并强调了在知识生成过程中，理解潜在受益者的声音和本土知识系统的重要性。

学者和从业者越来越倾向于采用系统性方法来深入理解疾病及其相关风险。在第6.5章中，Rona Campbell详细介绍了多组分干预措施的最新进展。同时，随着人类基因组项目的完成，其研究成果已逐渐转化为新的治疗方法，包括基因疗法，这些进展进一步促进了精准公共卫生策略的发展。此外，值得特别注意的是，第五部分新增了两个章节：Elizabeth Rose Mayeda撰写的生命历程流行病学和分析(第5.18章)以及Peter Craig关于自然和准实验的研究(第5.9章)。在第5.17章中，新提出的疾病负担测量方法尤其重要，这些方法正在为全球及地方资源的分配和优先级设定提供科学依据。

人们逐渐认识到，仅凭流行病学信息并不能完全支撑有效的公共卫生政策的制定与项目的执行，因此社会科学技术在公共卫生实践中的重要性日益凸显(第6.1章)。此外，人口学也是另一门常被低估的公共卫生基础学科，尤其在中低收入国家，人口老龄化已成为这些国家在21世纪面临的关键公共卫生挑战(第6.3章)。在第6.6章中提到，卫生经济学和成本效益分析的应用已将公共卫生研究的影响扩展到卫生部门之外，特别是在国家和全球层面的财政与发展领域。第6.4章探讨了健康促进如何改变公共卫生的焦点，从专注于疾病预防和控制转向深入理解健康的根本决定因素。此外，社会科学工具，如卫生项目管理（第6.8章），已成为国家开发和实施有效公共卫生政策的关键。在新增的第6.9章中，Wafaa el Sadr及其同事深入探讨了实施科学和公共卫生的转化。HIV大流行再次引发了人们对性健康的关注，Parker等人在第6.2章中对此进行了深入讨论。Harsha Thirumurthy等人在第6.7章中详细介绍了一种新兴且日益流行的方法，该方法通过激励和支持预期行为来提升项目和治疗的依从性。

环境与职业健康科学不仅关注传统的公共卫生问题，还涵盖了上册中讨论的更复杂的全球健康挑战。这部分专注于传统与新兴的环境和职业健康风险，其中许多风险因全球化而加剧，详见第7.1章至第7.3章。风险评估与管理以及日益受到重视的风险感知与沟通问题，在第7.4章和第7.5章中有详细讨论。此外，Jason Coburn撰写的关于城市化与健康的章节，突出了日益显著的城市化如何影响公共卫生。

其他册也详细探讨了方法学问题，例如衡量全球疾病负担和应对全球环境挑战的章节，凸显了公共卫生领域方法学进步的重要性。本书的章节展示了公共卫生方法的演变和广度，体现了其应用范围的不断扩展。毫无疑问，这一进程将在未来继续发展，并将是公共卫生科学成长和演变的重要标志，代表了应对新兴及持续公共卫生挑战的全面且严谨的策略。

目录

第四部分　信息系统和情报来源

4.1 高收入国家的公共卫生信息系统

4.1.1 引言

维康信托基金会的工作组对公共卫生科学的描述是："有效的公共卫生行动建立在科学推导的信息的基础上，这些信息涉及影响健康和疾病的各种因素，以及在个人、家庭、社区或更广泛的社会层面改变行为的有效干预措施"(Public Health Sciences Working Group Convened by the Wellcome Trust, 2004)。

公共卫生科学在改善健康方面作出了重大贡献，例如卫生改革对新生儿死亡率的影响，以及近年来通过降脂和控制血压以降低心血管疾病发病率。但公共卫生领域仍存在许多挑战，例如应对肥胖和糖尿病患病率的增长，以及测算干预措施的成本效益(Public Health Sciences Working Group convened by the Wellcome Trust, 2004)。

本章将阐述如何采用医疗保健数据的信息系统支持公共卫生研究。介绍公共卫生信息系统的实例，以及这些系统的发展情况，例如公共卫生对常规收集的电子健康档案的广泛使用。越来越多的临床医生和医疗专业人员使用计算机存储信息，例如美国已经强制要求在病人护理中"有意义地使用"电子健康记录(Blumenthal, et al., 2010)。这些数据源为掌握公共卫生干预效果和影响提供了机会。本章还将讨论随机化在公共卫生研究中的作用，并在最后强调对公共卫生干预措施效果评估的重要性。

4.1.2 公共卫生信息的来源

4.1.2.1 生命统计数据

许多国家会常规收集死亡医学证明书，以报告特定死因，例如与酒精有关的死亡、自杀、药物相关死亡、耐甲氧西林金黄色葡萄球菌(methicillin-resistant Staphylococcus aureus, MRSA)和艰难梭菌(Clostridium difficile)相关的死亡，并预估冬季的超额死亡。此外，定期回顾全年龄全因死亡率、癌症死亡率、循环系统疾病死亡率、不明原因自杀、伤害和意外事故死亡率趋势，可用于评价其与社会经济水平低下的关联。许多国家也定期收集活产和死产数据。出生统计数据可以按照婚姻内外、多胎、母亲居住地和出生地、分娩地点以及父亲社会阶层进行分层(示例详见 http://www.statistics.gov.uk)。

4.1.2.2 人群调查

人群调查经常被用作信息资源。如美国国家健康调查(US National Health Interview Survey, NHIS)每年调查4万户家庭。调查内容包括健康状况、卫生服务利用情况以及由于健康状况不佳导致的活动受限。此外,行为风险监测系统(behavioural risk surveillance system,BRFSS)是美国一项涉及15万人的电话调查,收集涉及健康风险和行为、锻炼以及饮食方面的数据。美国的全国健康和营养检查调查(National Health and Nutrition Examination Survey,NHANES)在全美随机抽取5 000人,对其饮食、营养、健康行为和危险因素进行调查。

人口普查提供的人口特征的信息,可用于了解地方、区域和全国范围内人口的相似性和差异性。结果将被用于分配医疗卫生服务在内的公共服务资金,还被用于识别最需要公共卫生服务的地区。例如,法国东部斯特拉斯堡大都会区的普查数据被用于制定小区域社会经济贫困指数。结果显示,较高的心肌梗死发病率与较差的社会经济贫困指数之间存在关联(Calman et al.,2012)。

4.1.2.3 疾病监测

许多国家都有向公共卫生机构报告并通报特定疾病病例的系统。例如,黄热病和白喉等传染病一经诊断为疑似病例就必须报告,无需等实验室确认。所有法定传染病例均需要审查并采取相应措施,并定期发布对全国和地方的趋势分析。尽管某些传染病是法定报告传染病,但报告率并不理想。为了解决这个问题,组约的一个公共卫生机构通过在电子健康档案(electronic health recor,EHR)中创建预警机制,以在诊疗时提醒临床医生特定诊断需要报告,并提供报告表格的索引链接,患者的人口学信息会自动填入表格中。

4.1.2.4 行政管理数据库

许多行政管理数据库包含为管理医疗系统而记录的信息,其中一些可用于公共卫生研究。例如英国医院入院统计数据库(hospital episode statistics)包含英格兰国民健康服务医院所有入院病例的详细信息。它包含个体患者的诊断和手术的临床信息,年龄、性别和种族等人口学信息,等待入院时间和入院日期等行政管理信息,以及有关患者接受治疗的地点和居住区域的地理信息。主要诊疗流程(如外科手术)也记录在案。该系统包含1989年以来的入院患者护理数据,每年新增超过1 200万条记录;以及2003年以来的门诊就诊数据,每年新增超过4 000千万条记录。

4.1.2.5 登记系统

登记系统是采用观察性研究方法收集统一标准的数据(临床数据和其他数据)的系统,用以评估特定人群的特定疾病、健康状况或暴露结局。有多种不同类型的登记系统,例如英国生物治疗患者登记(UK national registry of patients on biological therapy)用于登记接受生物学治疗的患者,并对安全性等问题进行长期随访。医疗保健服务登记还包括患者个体的临床诊疗信息,如门诊或住院治疗,以及各种外科手术。例如,对接受手术(如颈动脉内膜切除术、阑尾切除术或初级冠状动脉介入治疗)或因特定诊断(如社区获得性肺炎)住院的患者进行登记。这些登记系统可用于评估护理过程和结果,以评估医疗质量。疾病登记将特定疾病或健康状况作为纳入标准。这些登记通常是在常规医疗保健服务机构对患者进行诊断时入组,如广泛用于研究的恶性肿瘤登记系统(Edwards,et al.,2000)。

免疫接种登记的建立是为了将所有免疫接种记录汇集,并在免疫接种到期或逾期时提供提醒。由于儿童应接种的疫苗种类繁多,医疗服务供应方或保险公司的频繁更换可能会使疫苗接种计划变得更加复杂,因此免疫接种登记可以提供儿童接受的所有疫苗接种的中央数据库(Linkins,2001)。

4.1.2.6　电子健康档案数据库

电子健康档案正越来越多地被用于研究公共卫生领域。目前在45个国家有超过300个电子健康档案数据库(http://www.ispor.org/intl_databases)。本节描述了一些已广泛用于研究的电子健康档案数据库实例。如临床实践研究数据链(Clinical Practice Research Datalink),以前被称为全科实践研究数据库(General Practice Research Database),汇编了目前在参与全科实践并登记的500多万名患者的脱敏电子健康档案信息。在英国卫生保健系统中,全科医生(General Practicians,GPs)在初级医疗保健和专科转诊方面发挥着关键作用。如果患者在二级医疗机构或专科医生处接受治疗,全科医生将被告知患者的主要临床结果,并且长期治疗通常会交由全科医生进行。在英国,几乎所有的全科医生都使用计算机来维护健康记录,并且不同医疗服务机构之间的通信也越来越多地通过电子方式发送(Williams et al.,2012)。荷兰PHARMO记录链接系统收集了患者的人口统计信息、配药、医院发病率、临床实验室和病理结果以及48个地区300多万社区居民的全科医生信息(Herings,et al.,2012)。荷兰最新发展的Mondriaan项目开发了用于丰富并链接电子健康档案的信息技术和基础管理设施。该项目采用隐私增强技术,如通过可信第三方(trusted third party,TTP)进行链接,目前已从100万名全科医生、1 200万名社区药剂师以及其他各种电子健康档案来源中获取数据,以进行研究并为医疗服务供应方提供反馈信息(www.projectmondriaan.nl)。在丹麦和瑞典,国家医疗保健系统提供全民医疗保健服务(包括丹麦550万居民,瑞典920万居民)。医疗保险覆盖全科医生和专科医生就诊、住院治疗和门诊就诊;药物费用部分或完全覆盖在内。多年来,这两个国家都建立了集中的民事登记系统,可对全人群中的每个个人进行身份识别,并与所有包含民事登记号码的国家级登记册建立联系,例如患者登记、恶性肿瘤登记、处方数据和死因登记(Furu et al.,2010)。Rochester流行病学项目医疗记录链接系统收集了美国明尼苏达州奥姆斯特县全部人口的医疗保健信息。该系统包括超过50万名因各种原因接受医疗服务的患者的动态队列。电子数据包括人口特征、医学诊断代码、外科手术代码和死亡信息(包括死因)。该系统覆盖了各年龄层和性别的居民,不同的社会经济状况、种族或保险状况(St Sauver et al.,2012)。

4.1.3　信息系统的最新发展

医疗系统中的电子信息系统正在不断增加并发展(表4.1.1)。最初使用电子健康档案数据主要是对行政数据(如入院数据)进行汇总分析。当临床医生开始使用电脑保存记录后,第一批脱敏电子健康记录的研究数据库应运而生,如始于1987年的VAMP研究数据库。该数据库最终发展成为临床实践研究数据链(Clinical Practice Research Datalink)。随着时间的推移,许多电子病历数据库的丰富性和完整性都在不断提高,因为医疗保健系统的不同部门之间正在以电子方式共享更多的信息。实验室数据就是一个例子,化验结果越来越多地通过电子方式传送,并自动加载到患者的健康档案中。

另一个重要的发展是不同医疗数据库之间的联系越来越多。连接一般由TTP完成,TTP从每个数据源收集病人的标识符(如医疗系统中的注册号、病人的出生日期、性别和邮编)和研究编号。TTP随后将各种数据库的记录进行匹配,保留与各种研究编号相关联的记录,但不包括任何患者标识符。这种方法可将不同的医疗数据库结合起来。不同电子健康记录数据集之间的链接越来越频繁,将有助于提高电子健康记录数据的质量和完整性。英国临床实践研究数据链已与其他医疗数据库进行了个体匿名链接,包括全国住院登记、全国死亡医学证明(包括根本死因和死因链)以及前瞻性疾病登记,如癌症和心血管疾病登记(Williams et al.,2012)。

表4.1.1 电子健康档案数据库的开发阶段

时间段	电子健康档案数据库的开发
1980年以后	为行政目的而收集的数据(如住院数据和死亡证明),主要用于总计统计分析
1990年以后	临床医生开始使用计算机保存记录(取代纸质记录),并将数据整理成研究数据库,这些数据最初主要用于药物安全监测
2000年以后	监测传染病症状和其他公共卫生问题
2000年以后	各种电子健康档案数据库之间的联系,主要用于获取补充信息或验证结果
2010年以后	通过在电子健康档案数据库中的前瞻性数据收集来丰富常规收集的数据(例如采集血液样本以进行基因分析或患者问卷调查)
2010年以后	开发和实施分诊工具,以指导临床医生转诊患者,例如流感;为符合条件的患者或被开具不安全药物组合处方的患者发出电子警报
2010年以后	利用电子健康档案在护理点进行随机化,以确定可能符合条件的患者,并对主要临床结果进行跟踪收集(即实用性试验和群组试验);主要用于评估常规临床实践中药物的效果

对链接的电子病历数据库中的信息进行比较可以突出数据记录不完整的部分,并指导改进医疗保健系统的数据记录工作。在一项队列研究中,将初级保健记录与英国国家癌症数据库中的癌症登记记录进行了链接。两个数据集的比较显示,各种癌症类型的一致性率为83.3%。癌症登记记录的肺癌、结直肠癌和胰腺癌患者较多,而全科医生记录的血液肿瘤和黑色素瘤较多(Boggon et al.,2013)。

最近,有研究利用当地大气污染数据、初级保健记录、住院记录和死亡医学证明书的链接,评估大气污染与心肌梗死、中风、心律失常和心力衰竭发病之间的关系。尽管与心肌梗死、中风或心律失常的关系证据不足,但污染物浓度与心力衰竭事件之间存在关联(Atkinson et al.,2013)。

CALIBER项目是使用医疗保健链接数据库的公共卫生资源的一个例子。它链接了包括临床实践研究数据库中的纵向初级保健数据、急性冠状动脉综合征全国疾病登记、住院和入院记录中的手术数据、死亡证明中的特定病因死亡率以及基于邮政编码的社会贫困率等多个数据源。目前的队列分析涉及100万初级保健和疾病登记的人群(Denaxas et al.,2012)。最近一项使用该资源的研究分析了流感和流感样疾病对急性心肌梗死(amute myocardial infarction,AMI)的影响。采用自身对照的病例系列(即只评估病例)研究设计,从急性冠状动脉综合征的国家登记中识别心肌梗死病例,并从全科医生的会诊记录中寻找与流感暴露的关联。研究发现,流感和其他急性呼吸道感染可以诱发急性心肌梗死(Warren-Gash et al.,2012)。

美国马萨诸塞州公共卫生部门开发了一套系统,每24小时从临床医生的专用软件系统中加载电子病历。这些提取的数据被整合到独立的数据库中,包括患者的人口学特征数据、生命体征、诊断代码、化验结果、药物处方、过敏史、疾病史以及提供者的详细联系方式。这些数据提供了详细的临床监测数据。为了克服诊断代码数据准确性有限的问题,通过结合所有可用数据,开发了灵敏且具体的疾病监测算法。糖尿病监测就是利用这些算法进行的,并可提供按种族和地区分类的医学营养咨询转诊频率等信息。将这一系统与传统的临床医生报告进行比较显示,应通报病例报告的数量和质量都有显著提高(Klomaps et al.,2012)。

对于许多医疗机构来说,最大限度地避免对患者造成可预防伤害是第一要务。苏格兰已经在常规初级保健中建立了一种系统,该系统提供了一种快速审核方法,用于筛查电子病历以发现可能对患者造成的伤害,以支持改进临床工作(de Wet,Bowie,2011)。

将常规收集的电子病历与前瞻性收集的数据相结合,可以显著提高信息资源质量。在临床实践研究数据链接的一项关于工作生活的调查中,招募了约8 000名年龄在50~64岁的人群。研究参与者填写了有关其工作和家庭情况的调查问卷,电子健康记录将用于分析不同时期的健康结果。我们将研究就业变化(包括原因)与健康变化(如重大新发疾病、新治疗方法、死亡率)之间的相互关系。这项研究将为以下方面提供证据基础:对于那些有与老龄化相关的重大健康问题的人来说,超过传统退休年龄工作是否可行,以及职业和个人情况(如储蓄、退休意愿、家庭责任、工作是否艰苦或有益)的影响(Palmer et al.,2015;D'Angelo et al.,2016)。

症状监测是指监测临床诊疗患者的症状,这些症状可能反映传染病和其他公共卫生问题。有几个使用电子病历进行症状监测的例子。其中一个是QSurveillance,该系统每周提供普通诊所中流感样病例的就诊率信息,覆盖近2 200万名患者。美国纽约州也开发了一个类似的系统,该系统每天将从保健中心例行收集的电子病历传输到研究数据库。监测的主要症状包括呼吸道疾病、发热、腹泻和呕吐,并通过分析确定这些综合征的发病率是否超过预期阈值(Calman et al.,2012)。

在疾病大流行期间,电子病历还可以指导医生将有流感样症状的患者转诊。在新型流感大流行和新发传染病暴发期间,医疗保健需求的激增可能会超出提供正常护理标准的能力。在这种特殊情况下,分诊工具可以辅助决策哪些人有可能受益于更高级别的护理。最近的一项名为FLU-CATs的研究开发了一种实时捕捉初级保健中出现的流感样症状的系统。全科医生在电子病历中输入流感样症状的诊断时,会弹出一个提示框,要求他们提供症状。收集到的数据可用于改进和更新预测入院情况的分诊工具,衡量入院或死亡等临床结局以及全科医生的临床评估和管理决策。这种系统还具有潜在的适应性,因为通过持续的数据收集,可以定期调整,以适应病毒、人类行为和社区医疗服务模式的变化(Venkatesan et al.,2015)。

大流行预防是包括英国在内许多国家的一项重要的公共卫生活动。英国预防流感大流行的主要战略目标包括:确定新发传染病的关键临床、流行病学和病毒学特征;统计重症病例,并确定受影响的风险群体;描述不断发展的大流行及其在人口层面上的影响(例如按年龄组划分),特别是与住院和死亡率有关的影响;以及衡量各种药物应对措施的可行性和安全性。通过多信息系统收集数据,包括初级保健咨询、关于流感样病例的电话求助热线和网络咨询服务记录、初级保健中的病毒学"哨点监测"计划、为确定病毒基因特征而对病例样本进行的实验室分析以及死亡记录分析(Department of Health,2011)。

4.1.4 信息系统的未来发展

因样本量的需求,现在越来越需要在不同的电子健康档案系统和不同的国家开展研究。大多数国家的医疗保健系统由多个医疗服务供方组成,他们通常使用不同的系统来存储纸质和电子格式数据。此外,医生对纸质和电子数据的记录往往各不相同。各种国际倡议都采用了不同的方法来整合异构的电子健康档案。一种方法侧重于信息技术方面,目的是开发具有交互性并允许数据无缝传输的电子病历系统(http://www.transformproject.eu/;http://www.ehr4cr.eu/)。在详细了解每个数据库的数据要素并在不同数据库使用同一编码词典的情况下,将不同数据库中的所有信息整合在一起。另一种方法是卫生专业人员收集的电子健康档案数据结构保持不变,但在不同数据库之间开发一个共同的协议。数据分类的操作定义将因电子病历数据库而异,但研究问题将保持相似。创新药物倡议PROTECT项目(http://www.imi-protect.eu/)目前采用的就是这种模式。美国的OMOP计划采用了第三种方法:将来自不同数据库的所有电子病历数据均按照通用数据模型整合到一个中央研究数据库中(http://omop.fnih.org/)。分布式网络模式是处理异构电子病历数据库的第四种方法,在这种模式下,基本分析在生成共同输入数据的联合数据集上运行,随后进行本地汇总并集中处理结果。EUADR项目就采用了这种方法。在他们的一项研究中,来自8个欧洲医疗保健数据库(行政报销、医疗记录)的数据被合并在一起。该数据集包括超过190万人(59 594 132随访人/年),使用了2 289种不同的药物。研究发现,对于急性心肌梗死等频繁发生的事件,有531种药物(占总数的23%)与其关联的相对风险≥2(如果存在),可对这些药物进行研究。对于横纹肌溶解征等罕见事件,有19种药物(占总数的1%)可得到同等程度的关联。研究得出,需要更大的数据库来检测低频暴露与结局的关联(Coloma et al.,2012)。

最近的一项发展是使用电子病历来衡量临床护理质量,并通过"绩效付费"计划提供经济激励(Campbell et al.,2012)。用电子病历评估临床医生和系统的绩效,目的是使医疗保健更安全、更高效。临床记录电子化本身可能与护理和治疗效果的改善有关（Cebul et al.，2011），尽管仍然存在一些争议（Classen，et al.，2011）。衡量医疗质量有几个不同的维度。不同衡量标准的例子包括看眼科医生的糖尿病患者人数、高血压患者的临床疗效、在一定时间内复查超出范围的实验室结果的临床医生的百分比，以及接受错误药物治疗的患者百分比（Weiner et al.，2012）。当然，电子病历的质量和完整性对于实现"绩效付费"计划的目标至关重要。

互联网文章、博客和社交媒体文章可为早期发现新的传染病流行提供另一种信息来源。最近的一项研究分析了在线搜索引擎的查询情况，全世界每天有数百万人使用这些搜索引擎。研究得出，这种方法可以准确估计出美国各地区每周流感活动的水平，而报告滞后期约1天。在拥有大量网络搜索用户的地区，使用搜索查询可以检测到当地流感流行情况（Ginsberg et al.，2009）。美国的一项研究对互联网搜索的这一潜在用途进行了测试，该研究将互联网搜索与流感样疾病的门诊就诊率和确诊实验室检测率进行了比较。研究发现，互联网搜索与流感样病例的门诊就诊率高度相关，但与实验室确诊的流感就诊率相关性较低（Ortiz et al.，2011）。这些非结构化互联网数据分析的主要局限性在于，可能很难区分感兴趣的健康人群与相关疾病患者的行为。寻求医疗保健的行为、医生的检测方式和互联网搜索行为可能会受到媒体大量报道的影响（Ortiz et al.，2011）。

互联网上的信息也可用于监测药物的副作用。一项研究对互联网上专门讨论药物滥用的留言板上的文字进行了评估，以比较不同的阿片类处方药物。我们对48 000多个帖子进行了分析，并对非结构化文本进行了编码。结果发现，在这些药物滥用留言板上，不同阿片类药物的帖子数量各不相同（Butler et al.，2007）。虽然这种方法很有趣，但我们不能断定这些药物滥用信息的差异是由阿片类药物之间的药理差异造成的。临床医生、信息表或处方等提供信息的水平不同，也会导致互联网活动的水平不同。

4.1.5 公共卫生研究中的随机化

目前，医疗保健干预措施往往分配不均。临床医生的处方行为不仅会受到临床因素的影响，还会受到其他因素的影响，包括药物偏好、接触市场营销资料以及当地医疗保健资金提供者的指导，这些因素在不同的诊所和临床医生之间会有很大差异（Adamson et al.，2012）。医生在面对证据基础的不确定性时会有不同的反应。对于患有轻度至中度慢性阻塞性肺病加重的患者的抗生素处方就是一个例子。对电子病历的审查发现，这些患者的抗生素处方率存在很大差异。在某些诊所，只有极少数患者使用抗生素，而在其他诊所，常规开具抗生素处方。这种护理上的差异（由于缺乏针对这些患者群体进行的随机试验）可能会造成接受医疗干预的不公平现象。以这种不一致的方式治疗病人并不能产生新的证据来改进临床实践。另一方面，随机化与结构化数据收集将提供证据，指导临床医生选择治疗方法。一种可行的模式是，在两种或两种以上被广泛接受的治疗方法中，如果不确定哪种方法最好，那么就向所有愿意接受的病人提供随机治疗，作为常规临床治疗的一部分。电子健康档案可用于衡量主要临床结果并跟踪进展（van Staa et al.，2012）。一项对数百万患者使用的畅销药物的试验证据分析表明，2011年24种最畅销的药物中，只有一种药物进行了超过10 000名参与者的随机试验，而且几乎没有畅销药物有证据表明对降低死亡率有益处（Ioannidis，2013）。以死亡为结局的大型试验可以解决人们对副作用的担忧，还能提供常规临床实践中药物有效性的证据。

电子病历数据库可为开展大型实效性随机对照试验提供一个理想平台，实施随机化临床实践，并使用电子病历收集随访数据（van Staa et al.，2012）。这种方法可以评估日常临床实践中具有代表性人群的医疗保健干预措施的有效性。最近的一项研究制定并评估了在初级保健中实施简单实效性试验的方法，确定了临床医生和患者面临的阻碍和促进因素，以及试验参与者的经验。作为该研究的一部分，心血管疾病高危患者被随机分配使用辛伐他汀和阿托伐他汀（van Staa et al.，2012）。使用风险预测工具在电子病历中确定了可能符合条件的患者。结局数据（如他汀类药物治疗的持续性和心脏病发作的发生率）采用日常收集的初级保健数据、入院链接数据、前瞻性疾病登记和死亡医学证明。这项研究认为，电子病历临床实践试验是可行的，尽管由于试验审批的复杂性，招募临床医生是一项重大挑战。只有当试验干预措施、参与的临床医生和患者都是典型的常规临床护理，且试验的启动和开展都简单时，这些试验才能为临床有效性提供实质性证据(van Staa et al.,2014)。

随着时间的推移，停药和长期不遵医嘱可能是实用性实验中一个重要的结果测量指标。例如，如果患者优先使用阿托伐他汀等药物的时间较长，这可能意味着心脏病发作的患者人数会大大减少。在大多数试验中，研究参与者都会定期接受监测，并被告知如何服药。但在常规临床实践中，由于没有严格的监测程序，持续服药率往往要低得多。以不引人注目的方式(如从电子病历数据库中)收集随访信息的实效性试验将为决策者提供所需的答案，即与其他策略相比，这种干预措施是否会在常规临床实践中产生作用(Tunis et al.,2003)。

TRANSFoRm项目开发了一种在电子病历中嵌入试验功能的方法，包括直接从电子病历中预置电子病例报告表，以及在临床实践中记录潜在的特定试验数据。此外，它还实施了数据标准化，允许用户查询电子病历，而无需详细了解电子病历最初是如何记录和存储数据的，以及使用了何种编码系统(即可交互的数据系统)(Ethier et al.,2017)。随后，(TRANSFoRm)临床试验工具被用于自动识别、招募和随访。波兰的三家全科诊所开展了一项小型可行性研究。参与者包括医生和胃食管反流病患者。研究发现，医生对该系统的有效性表示满意，因为与现有方法相比，该系统能更方便快捷地识别、招募和随访患者(Mastellos et al.,2016)。

整群试验将整个地区或医疗服务组织单位随机分配到干预组或对照组，并对每个集群内的个体进行结果评估。这些试验有助于对常规实践环境中实施的干预措施的有效性进行可行性评价。公共卫生干预可以在整群试验中进行测试，例如在一组随机选择的诊所中实施新型干预，而在其余诊所中实施旧干预。筛查方案的有效性也可以在整群试验中进行测试，其中一半的诊所进行筛查，另一半不进行筛查。使用电子病历数据进行研究的一个例子是，一项研究测试了向临床医生提供呼吸道疾病抗生素处方指南建议的有效性。在病人因上呼吸道感染就诊期间，电子提示被激活。电子病历用于测量相关结果，其中包括抗生素处方率(Gulliford et al.,2011)。

有人建议将分阶段使用新干预措施作为衡量有效性和安全性的一种方法。电子病历数据将用于衡量相关结果。由于每次实践都是随机选择新的干预措施，因此每次实践均能采取新的干预措施(Adamson et al.,2012)。

4.1.6 公共卫生干预措施的影响评估

在常规临床实践中对公共卫生干预措施的结果进行衡量应被视为一项重要的公共卫生活动。这种影响评估不仅可以了解公众的接受程度，还能发现公共卫生活动实施过程中存在的各种问题。然而，这种评估并不是一直在进行的。例如，英国一项针对心血管疾病高风险患者使用他汀类药物的大型计划就缺乏对结果的测量。在对证据进行详细审查后，英国卫生安全局推出了一项全民血管风险评估计划。该计划包括对40~74岁尚未确诊心血管疾病或接受危险因素治疗的人群进行血管疾病风险评估的系统方法。如果患者罹患心血管疾病的风险较高(10年风险为20%或更高)，则应开始他汀类药物治疗(National Health Service Health Check Programme,2008)。然而，最近对电子病历的分析发现，许多健康患者尽管心血管风险低于阈值，但仍被开具他汀类药物处方，而且不同医疗机构对高风险患者开具他汀类药物处方的程度差异很大。

指南规定的预期用途与临床实践中的实际用途之间存在差异的另一个例子涉及选择性环氧化酶-2抑制剂(coxibs)。在2004年9月之前，这些药物是世界上的常用药物之一。开发这些药物是为了尽量减少传统非甾体抗炎药物对上消化道的副作用。为了向临床医生提供指导，说明哪些患者群体应接受coxibs治疗，进行了大量成本效果分析。这些分析基于数学模型，其中考虑到了coxibs较高的处方成本和较低的胃肠道副作用发生率。这些模型中使用的假设均来自主要的coxibs随机试验。然而,对电子病历的分析发现,常规临床实践中的绝大多数coxibs使用者都没有资格参加主要的coxibs随机试验,因为他们没有骨关节炎或类风湿性关节炎,并只是间歇性或短期使用coxibs。因此,针对coxibs进行的多项成本效果分析缺乏外部有效性,对指导临床医生在常规临床实践中如何治疗患者的价值有限。进行电子健康档案分析的作者得出结论,卫生技术评估领域应从评估理想(假设)人群与理想干预措施的成本效益,转向评估实际人群与实用干预措施的成本效益。临床医生没有得到任何指导,说明在绝大多数可采用coxibs治疗的患者中如何使用该药物。在制定公共卫生干预措施时,应重点关注常规临床实践中的目标人群,而非随机试验中的目标人群。有人建议,在制定公共卫生计划之前,应对研究证据进行系统性审查,评估这些计划可能产生的影响,然后在计划启动后进行影响评估(Oxman et al.,2010)。

4.1.7 使用电子健康档案数据开展研究的科学挑战

对于使用电子健康档案数据的研究而言,数据质量显然至关重要。数据质量包括多种维度,电子健康档案数据库中信息的准确性和有效性取决于诊所医疗数据编码的水平和具体程度。如果诊所大多使用非结构化的自由文本或非特定编码记录数据,则其提供的数据对研究的有用性将大打折扣。数据质量还取决于信息的完整性。一家诊所如果没有定期掌握病人住院等情况,即使该诊所按照最高标准对医疗数据进行编码,也无法提供完整的数据。信息的可靠性包括数据收集随时间变化的程度。举例来说,英国2004年推出的"质量与成果框架"(Quality and Outcomes Framework)使该框架所包含的数据大幅增加。所收集数据与预期用途的相关性是数据质量的另一个组成部分。基于全科医生记录的电子病历数据库可能并不包括专科医生认为与诊断相关的所有数据。信息处理的及时性对数据质量也至关重要(Audit Commission,2007)。使用电子病历数据进行公共卫生研究需要考虑数据质量的这些不同方面。

目前有许多不同的电子病历系统,类似的信息可能以不同的方式记录和存储,因此很难以标准化的方式提取信息或在不同的合作伙伴之间共享信息。为了使计算机系统可以互通,并与公共卫生机构交换电子健康记录数据,可能需要建立复杂的系统。美国国家电子疾病监测系统(US National Electronic Disease Surveillance System)就是这样一个例子。这是一个基于网络的基础设施,用于疾病控制中心与美国50个州之间交换公共卫生监测数据。2010年,有47个州的普通传染病电子监控系统全面投入运行,其中39个州的系统可以互通,42个州有能力接收电子实验室报告(Centers for Disease Control and Prevention,2011)。

4.1.8 电子健康档案数据研究的伦理方面

医疗保健数据包含有关个人的敏感信息。充分保护个人隐私和数据安全是研究人员必须遵守的重要要求。电子健康档案数据库通常会从研究数据库中删除患者的标识符(如姓名、地址和邮政编码)。在某些数据库中,研究人员永远无法联系到临床医生或患者,这些数据被认为是完全匿名的。在其他数据库中,研究人员不知道患者的标识符,但可以通过守门人联系到临床医生或患者;这些数据被视为伪匿名数据。在临床实践研究数据链接中,经伦理委员会批准后,可以与患者的临床医生取得联系,后者可以审查请求并在适当的情况下与患者取得联系。

关于伪匿名医疗保健数据是否应提供给研究使用,存在着相当大的争议。在"自愿选择加入"系统中,只有在研究人员知情同意的情况下才能向其提供数据。在"自愿选择退出"系统中,患者可以拒绝将其数据用于研究。在其他系统中,匿名数据被视为不受同意或异议要求的限制,只要数据不包含患者身份标识符,就可用于研究。将健康数据用于研究会引发复杂的隐私伦理问题。要评估公众对挑战类似伦理问题的不同方法的接受程度，一种有趣的方法是使用公民陪审团。其前提是，只要有时间、机会、支持和资源，普通人就能对复杂问题作出决定。英格兰北部的一个项目探讨了知情公民在参与公民陪审团的审议过程后，会对电子病历的研究使用寻求何种控制。他们探讨的问题是：患者应该在多大程度上控制电子病历的研究使用。经过几天的商议，34位陪审员中有33位投票支持将数据二次用于研究，其中24位希望个人能够自愿选择退出，6位赞成个人自愿选择加入，3位投票认为所有记录都应在没有任何同意程序的情况下提供。所有陪审员都认为公共利益是获取数据的关键理由(Tully et al.，2018)。

关键的问题是，数据隐私权是否压倒了所有其他权利和义务，或者不同考虑因素之间是否存在平衡。患者有接受适当治疗的权利，医疗保健机构也有监测治疗的有效性、安全性以及成本效益等义务。一个能为每位患者和医疗服务提供者提供并应用最佳数据的医疗保健系统被定义为学习型医疗保健系统(McGinnis，2010)。这种系统将不断地测试干预措施，收集有关结果的数据，然后利用结果来指导和改进临床实践。包括公共卫生在内的科学研究需要高质量的数据，而旨在持续改进的学习型医疗保健系统离不开这些数据。有人提出，数据治理应被视为一个权衡个人价值(如隐私和同意)与研究可能为公众带来的价值的问题(Rumbold et al.，2011)。

关于数据隐私权和电子病历的研究使用的讨论不应该局限于抽象的法律概念，还应考虑数据隐私泄露的可能性以及如何将其最小化。员工培训和标准程序是必不可少的，同时员工的技能和态度对于确保数据得到妥善处理也非常重要。外部专家对数据安全的定期审核也有助于保持一种持续改进的文化(MacKenzie et al.，2011)。当外部有了适当的数据安全程序，数据隐私泄露的风险就能降到最低。此外，研究的标准和质量也是平衡数据隐私权和电子病历研究使用的重要考虑因素。对于随机试验，人们大力提倡在分析开始前对研究进行登记，并在分析完成后从外部获取方案(Chan et al.，2006)。从外部获取方案以及独立研究人员复制研究结果的可能性有助于提高研究标准。公共卫生系统使用电子病历进行高质量、高透明度的研究，并将隐私泄露的风险降到最低，这在伦理上显然优于应用较少标准的系统。

4.1.9 结论

信息系统对公共卫生活动至关重要，因为信息系统使公共卫生机构、临床医生/医疗服务提供者、个人和社区之间可以交换信息。电子健康记录可提供有关疾病和医疗保健活动的信息，电子健康记录中的电子警报可用于提醒临床医生开展必要或必需的公共卫生活动。一些公共卫生干预措施的有效性可通过电子健康记录进行监测和测试。更好地了解医疗保健干预措施的风险和益处，也有助于改善个人的决策和知情同意(Calman et al.，2012)。医疗保健系统日益电子化将为改善公共卫生活动提供许多重要机会。

(翻译：周脉耕、赵振平、刘洋；审校：陈坤)

参考文献

Adamson, J., van Staa, T., and Torgerson, D. (2012). Assuring the safety and effectiveness of new drugs: rigorous phase Ⅳ trials randomizing general practices to delayed access to new drugs. Journal of Health Services Research & Policy, 17(1), 56-69.

Atkinson, R.W., Carey, I.M., Kent, A.J., van Staa, T.P., Anderson, H.R., and Cook, D.G. (2013). Longterm exposure to outdoor air pollution and incidence of cardiovascular diseases. Epidemiology, 24(1), 44-53.

Audit Commission (2007). Improving Information to Support Decision Making: Standards for Better Quality Data. Report. London: Audit Commission.

Blumenthal, D. and Tavenner, M. (2010). The 'meaningful use' regu-lation for electronic health records. The New England Journal of Medicine, 363(6), 501-4.

Boggon, R., van Staa, T.P., Chapman, M., Gallagher, A.M., Hammad, T.A., and Richards, M.A. (2013). Cancer recording and mortality in the General Practice Research Database and linked cancer registries. Pharmacoepidemiology and Drug Safety, 22(2), 168-75.

Butler, S.F., Venuti, S.W., Benoit, C., Beaulaurier, R.L., Houle, B., and Katz, N. (2007). Internet surveillance: content analysis and moni-toring of product-specific internet prescription opioid abuse-related postings. The Clinical Journal of Pain, 23(7), 619-28.

Calman, N., Hauser, D., Lurio, J., Wu, W. Y., and Pichardo, M. (2012). Strengthening public health and primary care collaboration through electronic health records. American Journal of Public Health, 102(11), e13-18.

Campbell, S.M., Reeves, D., Kontopantelis, E., Sibbald, B., and Roland, M. (2009). Effects of pay for performance on the quality of primary care in England. The New England Journal of Medicine, 361(4), 368-78.

Cebul, R.D., Love, T.E., Jain, A.K., and Hebert, C.J. (2011). Electronic health records and quality of diabetes care. The New England Journal of Medicine, 365(9), 825-33.

Centers for Disease Control and Prevention (CDC) (2011). State electronic disease surveillance systems — United States, 2007 and 2010. MMWR Morbidity and Mortality Weekly Report, 60(41), 1421-3.

Chan, A. W., Upshur, R., Singh, J. A., Ghersi, D., Chapuis, F., and Altman, D. G. (2006). Research protocols: waiving confidentiality for the greater good. British Medical Journal, 332(7549), 1086-9.

Classen, D.C. and Bates, D.W. (2011). Finding the meaning in meaningful use. The New England Journal of Medicine, 365(9), 855-8.

Coloma, P. M., et al. (2012). Electronic healthcare databases for active drug safety surveillance: is there enough leverage? Pharmacoepidemiology and Drug Safety, 21(6), 611-21.

D'Angelo, S., et al. (2016). Job dissatisfaction and the older worker: baseline findings from the Health and Employment After Fifty study. Occupational & Environmental Medicine, 73(8), 512-19.

Denaxas, S.C., et al. (2012). Data resource profile: cardiovascular disease research using linked bespoke studies and electronic health records (CALIBER). International Journal of Epidemiology, 41(6), 1625-38.

Department of Health (2011). UK Influenza Pandemic Preparedness Strategy 2011. London: Department of Health. [Online] Available at: https://www.gov.uk/government/uploads/system/uploads/at-tachment_ data/file/213717/dh_ 131040.pdf

De Wet, C. and Bowie, P. (2011). Screening electronic patient records to detect preventable harm: a trigger tool for primary care. Quality in Primary Care, 19(2), 115-25.

Edwards, D. and Bell, J. (2000). Cancer registries — future development and uses in Britain. Journal of Public Health Medicine, 22 (2), 216-19.

Ethier, J.F., et al. (2017). eSource for clinical trials: implementation and evaluation of a standards-based approach in a real world trial. International Journal of Medical Informatics, 106, 17-24.

Furu, K., Wettermark, B., Andersen, M., Martikainen, J. E., Almarsdottir, A. B., and Sørensen, H. T. (2010). The Nordic countries as a cohort for pharmacoepidemiological research. Basic & Clinical Pharmacology & Toxicology, 106(2), 86-94.

Ginsberg, J., Mohebbi, M.H., Patel, R.S., Brammer, L., Smolinski, M.S., and Brilliant, L. (2009). Detecting influenza epidemics using search engine query data. Nature, 457(7232), 1012-14.

Gulliford, M.C., et al. (2011). Cluster randomised trial in the General Practice Research Database: 1. Electronic decision support to reduce antibiotic prescribing in primary care (eCRT study). Trials, 12, 115.

Havard, S., Deguen, S., Bodin, J., Louis, K., Laurent, O., and Bard, D. (2008). A small-area index of socioeconomic deprivation to capture health inequalities in France. Social Science & Medicine, 67(12), 2007-16.

Health and Social Care Information System (n.d.). Hospital Episode Statistics. [Online] Available at: http://www.hscic.gov.uk/hes

Herings, R.C. and Pedersen, L. (2012). Pharmacy-based medical record linkage systems. In: Strom, B.L., Kimmel, S.E., and Hennessy, S. (eds.) Pharmacoepidemiology (5th ed.). New York: Wiley-Blackwell, pp. 270-86.

Ioannidis, J.P.A. (2013). Megatrials for blockbusters. The Journal of the American Medical Association, 309(3), 239-40.

Klompas, M., et al. (2012). Integrating clinical practice and public health surveillance using electronic medical record systems. American Journal of Preventive Medicine, 42(6 Suppl. 2), S154-62.

Linkins, R.W. (2001). Immunization registries: progress and chal-lenges in reaching the 2010 national objective. Journal of Public Health Management and Practice, 7(6), 67-74.

Mackenzie, I.S., Mantay, B.J., McDonnell, P.G., Wei, L., and MacDonald, T.M. (2011). Managing security and privacy concerns over data storage in healthcare research. Pharmacoepidemiology and Drug Safety, 20(8), 885-93.

Mastellos N, et al. (2016). Feasibility and acceptability of TRANSFoRm to improve clinical trial recruitment in primary care. Family Practice, 33(2), 186-91.

McGinnis, J.M. (2010). Evidence-based medicine — engineering the Learning Healthcare System. Studies in Health Technology and Informatics, 153, 145-57.

National Health Service Health Check Programme (2008). Putting Prevention First — Vascular Checks: Risk Assessment and Management. London: Department of Health. [Online] Available at: http://www. healthcheck.nhs.uk/Library/F26E1C01d01.pdf

Ortiz, J.R., Zhou, H., Shay, D.K., Neuzil, K.M., Fowlkes, A.L., and Goss, C.H. (2011). Monitoring influenza activity in the United States: a comparison of traditional surveillance systems with Google Flu Trends. PLoS One, 6(4), e18687.

Oxman, A.D., et al. (2010). A framework for mandatory impact evalu-ation to ensure well informed public policy decisions. The Lancet, 375(9712), 427-31.

Palmer, K.T., et al. (2015). Health and Employment after Fifty (HEAF): a new prospective cohort study. BMC Public Health, 15, 1071.

Public Health Sciences Working Group convened by the Wellcome Trust (2004). Public Health Sciences: Challenges and Opportunities. London: The Wellcome Trust. [Online] Available at: http://www. wellcome. ac. uk/stellent/groups/corporatesite/@policy_ communi-cations/documents/web_ document/wtd003191.pdf

QSurveillance (n.d.). Website. [Online] Available at: http://www. qsurveillance.org

Rumbold, B., Lewis, G., and Bardsley, M. (2011). Access to Person-Level Data in Health Care: Understanding Information Governance. London: Nuffield Trust. [Online] Available at: http://www. nuffieldtrust.org.uk/publications/access-person-level-data-health-care-understanding-information-governance

St Sauver, J.L., et al. (2012). Data resource profile: the Rochester Epidemiology Project (REP) medical records-linkage system. International Journal of Epidemiology, 41(6), 1614-24.

Tully MP, et al. (2018). Investigating the extent to which patients should control access to patient records for research: a deliberative process using citizens' juries. Journal of Medical Internet Research, 20(3), e112.

Tunis, S.R., Stryer, D.B., and Clancy, C.M. (2003). Practical clinical trials: increasing the value of clinical research for decision making in clinical and health policy. The Journal of the American Medical Association, 290(12), 1624-32.

Van Staa, T.P., Leufkens, H.G., Zhang, B., and Smeeth, L. (2009). A comparison of cost effectiveness using data from randomized trials or actual clinical practice: selective cox-2 inhibitors as an example. PLoS Medicine, 6(12), e1000194.

Van Staa, T.P., et al. (2012). Randomised Evaluations of Accepted Choices in Treatment (REACT) trials: large-scale pragmatic trials within databases of routinely collected electronic healthcare records. British Medical Journal, 344, e55.

van Staa, T.P., et al. (2014). The opportunities and challenges of prag-matic point-of-care randomised trials using routinely collected electronic records: evaluations of two exemplar trials. Health Technology Assessment, 18(43), 1-146.

Venkatesan, S., et al. (2015). Development of processes allowing near realtime refinement and validation of triage tools during the early stage of an outbreak in readiness for surge: the FLU-CATs Study. Health Technology Assessment, 19(89), 1-132.

Warren-Gash, C., et al. (2012). Influenza infection and risk of acute myocardial infarction in England and Wales: a CALIBER self-controlled case series study. The Journal of Infectious Diseases, 206(11), 1652-9.

Weiner, J.P., Fowles, J.B., and Chan, K.S. (2012). New paradigms for measuring clinical performance using electronic health records. International Journal for Quality in Health Care, 24(3), 200-5.

Williams, T., van Staa, T.P., Puri, S., and Eaton, S. (2012). Recent advances in the utility and use of the General Practice Research Database as an example of a UK Primary Care Data resource. Therapeutic Advances in Drug Safety, 3, 89-99.

4.2 中低收入国家的社区诊断和医疗卫生信息系统

4.2.1 背景

1946年，随着联合国特设专业机构世界卫生组织（World Health Organization，WHO）（文本框4.2.1）的正式成立，健康作为一项基本人权开始得到广泛共识。20年后（1966年），联合国大会通过了《经济、社会和文化权利国际公约》，这个公约的第12条再次强化了健康作为一项根本人权的国际承诺，并将其明确为“人人享有能达到的最高标准身心健康的权利”（UN GA，1966）。此后，类似的国际共识纷纷出台，如阿拉木图宣言（1978年）、2000年人人享有卫生保健的目标（1981年）、世界医学会渥太华宣言（1998年）和阿布贾宣言（2001年）。

文本框4.2.1 世界卫生组织（WHO）宪章

世界卫生组织创立原则（1946年）

◇ 健康不仅是没有疾病或病态（虚弱）现象，而且是一种个体在身体上、心理上、社会上完全安好的状态。

◇ 享有可达到的最高标准的健康是每个人的基本权利，不应该因种族、宗教、政治信仰、经济或社会情景而差别对待。

◇ 每个人的健康对于实现和平与安全都至关重要，并依赖于个体和国家的充分合作。

◇ 任何国家在促进和保护健康方面的成就对所有人都同等重要。

◇ 各国间对于促进卫生和控制疾病尤其是传染病方面的不平等发展是一种共同的危险。

◇ 儿童的健康发展是最基本的要求，而在不断变化的整体环境中和谐生活的能力对这种发展至关重要。

◇ 为了充分实现健康，向所有人传播医学、心理学和相关知识是至关重要的。

◇ 公众的知情、充分表达意见和对公众活动的积极合作对于改善人民健康极为重要。

◇ 政府对于人民的健康负有责任，只有通过提供充分的健康和社会措施才能履行这一职责。

2000年，由联合国189个成员国和22个国际组织联合签署的《联合国千年宣言》，提出了联合国千年发展目标（Millennium Development Goals，MDGs）倡议，旨在于2015年之前实现8项全球发展目标（UN GA，2000），其中目标4（降低儿童死亡率）、目标5（改善产妇保健）和目标6（对抗艾滋病及其他疾病）都与健康直接相关。这一倡议促进了各国和国际卫生组织积极关注这些健康问题，并将这些问题推上了全球政治议程的前沿。此外，为实现联合国千年发展目标项目而特设的国际援助组织及其大量专项资金，如美国总统防治艾滋病紧急救援计划（PEPFAR）、（美国）总统疟疾倡议（PMI）、全球疫苗免疫联盟（GAVI）、比尔及梅琳达·盖茨基金会以及抗击艾滋病、结核病和疟疾全球基金项目等，也为这些问题的解决提供了新的动力。

联合国千年发展目标的设想是宏伟的，但是实现这些目标要做的具体工作恰好是公共卫生的职责范围。长期以来，公共卫生领域一直致力于在社区层面提升平均健康水平、降低疾病负担、减少健康不公平及不平等、确保提供基本服务以及提高卫生系统效率等。因此，联合国千年发展目标的一个立竿见影的效果就是促使各国将人类自身视为一个共同体，在此基础上诞生了"全球卫生"或"全球公共卫生"的概念（Marten，2019）。这是一项为适应世界卫生组织工作重心的重新调整，而于20世纪90年代中期发起的运动（Brown et al.，2006）。

尽管联合国千年发展目标通常被认为取得了成功——发展加速、生命得以挽救、人们脱离贫困（UN，2015）——但几乎每个方面都受到了严重的批评（Fehling et al.，2013；Marten，2019）。例如，联合国千年发展目标主要由美国、欧洲和日本编写，受到了各大国际援助组织的较大影响。而作为联合国千年发展目标要帮助的对象，众多发展中国家的民众和政府却未能参与这一目标的制定。而且，尽管联合国千年发展目标被设定为全球目标，但是对这些目标的执行情况的评估却反复应用于各个单独的国家。这种全球层面目标设定与国家层面执行情况评估之间的不匹配，意味着许多国家要实现这个目标都面临很大困难，还有一些国家被不合理地打上了"永远无法实现联合国千年发展目标"的标签。此外，对于那些联合国千年发展目标在现实中不具有可行性的国家来说，认为这些目标徒劳无益也会对当地公共卫生基础设施的增长和发展，以及监管和问责等产生不利的影响，甚至在某些情况下还会适得其反（Cohen，2014；Easterly，2009，2013；Fehling，2013；Vandemoortle，2009）。

数据的可及性、质量、时效性、汇总和拆分方面，以及统计方法和能力、国家（和国际）信息系统的准备不足，进一步加剧了这个问题的复杂性。尽管在联合国千年发展目标实施的进程中（2000年至2015年），越来越多的高质量数据得以应用，与数据统计系统的协调不断改善，新的统计分析方法也得到了发展，然而这些问题仍然是制约联合国千年发展目标实施期间（2000年至2015年）进展的严重阻碍（UN，2015），并且至今仍然存在。

不出意外的话，主要是中低收入国家（low and middle-income countries，LMICs；文本框4.2.2）无法达成目标。这些国家通常没有数据收集的基础设施和信息管理系统，难以完成对当前状况的测量，更遑论对工作效果的长期评估了。例如，一些国家的民事登记系统效率低下且无效，导致一些关键统计数字和相关数据之间存在较大误差，使得国家级和省级等各级政府和管理机构在制定政策和发展规划时只能依赖不完整、过时和/或质量低劣的证据。因此，在监测联合国千年发展目标实施进程中获得的经验表明，数据的有效利用在设定适当目标、促进资源集中配置、成功实施干预措施、评估执行情况和增加责任感等方面发挥着至关重要的作用（UN，2015）。

从根本上说，描述当前状态、设定未来目标，并测量进展情况是社区诊断的基础。对健康指标进行仔细、慎重地选择对于规划、执行和评估任何社区诊断项目来说都是十分重要的。然而，所选用的健康指标的有效性在很大程度上取决于当前可用的数据。因此，能够及时收集数据进行分析且支持高质量数据的强大信息系统对于任何有效的社区诊断项目来说都至关重要。认清社区诊断、健康指标和医疗卫生信息系统的相互关系，对于支持这三者随时间的不断迭代改进是十分重要的，尤其是在中低收入国家。在这些国家，可持续的发展是最具有挑战性的，但是对人群整体健康状况的改善需求也是最为迫切的。

文本框4.2.2　中低收入国家(LMICs)

下面根据世界银行的定义(2018年人均国民总收入低于12 236美元的国家),列出了全球中低收入国家名单。本章中用作研究案例的国家以粗体字的形式进行了标示。

阿富汗	刚果(金)	**伊朗**	黑山摩洛哥	圣文森特和格林纳丁斯
阿尔巴尼亚	刚果(布)	伊拉克	莫桑比克	苏丹
阿尔及利亚	哥斯达黎加	**牙买加**	缅甸	苏里南
美属萨摩亚	科特迪瓦	约旦	纳米比亚	**斯威士兰**
安哥拉	古巴	哈萨克斯坦	尼泊尔	叙利亚
阿根廷	吉布提	肯尼亚	尼加拉瓜	塔吉克斯坦
亚美尼亚	多米尼克	基里巴斯	尼日尔	坦桑尼亚
阿塞拜疆	多米尼加	朝鲜	尼日利亚	泰国
孟加拉国	**厄瓜多尔**	**科索沃**	巴基斯坦	东帝汶
白俄罗斯	埃及	吉尔吉斯斯坦	巴拿马	多哥
伯利兹	萨尔瓦多	老挝	巴布亚新几内亚	汤加
贝宁	赤道几内亚	黎巴嫩	巴拉圭	突尼斯
不丹	厄立特里亚	莱索托	秘鲁	土耳其
玻利维亚	埃塞俄比亚	利比里亚	菲律宾	土库曼斯坦
波斯尼亚和黑塞哥维那	斐济	利比亚	罗马尼亚	图瓦卢
博茨瓦纳	加蓬	北马其顿	俄罗斯	乌干达
巴西	冈比亚	马达加斯加	卢旺达	乌克兰
保加利亚	格鲁吉亚	马拉维	萨摩亚	乌兹别克斯坦
布基纳法索	加纳	马来西亚	圣多美和普林西比	瓦努阿图
布隆迪	格林纳达	马尔代夫	塞内加尔	委内瑞拉
佛得角	危地马拉	**马里**	西伯利亚	**越南**
柬埔寨	几内亚	马绍尔群岛	塞拉利昂	西岸和加沙
喀麦隆	几内亚比绍	毛里塔尼亚	**所罗门群岛**	也门
中非	圭亚那	毛里求斯	索马里	赞比亚
乍得	海地	墨西哥	南非	津巴布韦
中国	洪都拉斯	密克罗尼西亚联邦	南苏丹	
哥伦比亚	印度	摩尔多瓦	斯里兰卡	
科摩罗	印度尼西亚	蒙古国	圣卢西亚	

4.2.2　社区诊断

与临床诊断通过患者与医生的互动、主要评估个体层面的健康状况不同,社区诊断主要通过社区参与公共卫生实践,对人群层面的健康状况进行评估。因此,社区诊断(有时也称为社区健康概况或健康需求评估)被世界卫生组织定义为“居民健康状况及其影响因素的定量和定性的描述,包括识别健康问题,提出改进建议以及制定行动计划”(WHO,1995)。

社区诊断项目可以有一个或多个总体目标,例如:

◇ 描述社区的健康状况、健康问题及其决定因素;

◇ 评估社区的医疗卫生资源、服务和体系;

◇ 评价社区成员对健康和医疗卫生服务的态度;

◇ 识别优先要解决的问题并制定改进行动计划；

◇ 定义流行病学基线，以测量其随时间的变化。

社区诊断意义上的社区，可以是更广泛社会中至少具备一个共同特征的任何一群人；例如，地理位置、种族、职业、暴露于某种特定的环境因素，或具有某种特定的危险因素。然而，定义社区的不仅仅考虑人群的特征（如基本的统计数据、社会人口学特征、宗教和文化信仰、教育水平等），其他一些因素——环境、安全、身体和心理健康、社会服务、经济、通信、交通和社会治理——也必须包含在社区的定义和对社区当前健康状况的描述之中。需要注意的是，根据这个定义，任何一个个体都可能是几个不同社区的成员——A村的居民，也是B宗教的信仰者，同时在C工厂工作等（Tindana et al.，2007）。

4.2.2.1 社区诊断的过程

无论是在高收入国家还是在中低收入国家，社区诊断的实施通常要遵循一个包含5个主要步骤和定义清晰的过程（文本框4.2.3）。然而，这个过程不仅可以被定制，而且是需要被定制的。理想情况下，此处列出的社区诊断的基本步骤应该根据社区诊断计划的意图、执行它所需的资源和时间，以及社区自身的独有特征进行定制。这个过程重在务实，并且其产出的结果应该具有自明性（例如，改进对问题的理解）和可操作性（例如，确定改善情况所需采取的行动）。

文本框4.2.3 伊朗某村庄的社区诊断

2013年在伊朗Fars省Kazeroun市Qala-Sayed村开展的社区诊断工作方法和结果概述如下（Basseej et al.，2015）：

步骤1：建立社区评估团队。

步骤2：收集原始数据和二手数据。

步骤3和步骤4：数据分析和整合。

步骤5：社区告知。

步骤6：选择健康优先事项。

步骤7：制定社区评估文件。

步骤8：制定行动计划。

本村共有649户家庭、2 514人，主要以农村人口为主，25%的人年龄在11岁以下。该村已经拥有运行多年的自来水、电力、煤气和电话设施。村内有1个卫生室、4所学校、5座清真寺、1所托儿所、4家肉店和21家杂货店。该村最主要的健康问题是健康知识不足，其次是糖尿病、口腔健康、药物成瘾和高血压。行动计划主要是进行科普知识培训，以提高村民（不论其教育水平如何）对糖尿病的认识，特别要强调健康的饮食习惯。

步骤1：启动。任何社区诊断工作的开展都要由一个专门的团队、委员会或工作组来管理和协调，这是十分重要的。这个团队应该由来自有关政府机构、卫生部门、非政府组织和社区居民代表等跨职能的多个成员组成。一旦组建完成，该团队就应该弄清楚本次社区诊断要完成哪些任务。考虑到社区诊断的目标、经费预算和其他可用的资源，以及开展这项工作的时间，该团队应该对下一步要开展的工作、数据采集和分析方案及对社区诊断项目最终产出策略（例如，社区诊断报告的制定和传播）有较为详细的了解。制定一个动员意向社区参与并与之沟通的策略，是项目前期规划阶段的一个关键内容。此外，早期规划阶段的另一个重要任务是选择后续将要用到的最佳的健康相关指标，尽管这些指标在后续实施过程中可能还会根据数据的可及性和使用的分析方法进行修改。此外，该团队应该预见项目可能会面临的障碍和风险，并制定克服障碍和降低这些已知风险的预案。

步骤2：收集。想要对研究的社区有一个深入、全面地了解，原始数据（例如，调查、访谈、焦点小组讨论、绘制地图、场所观察）和二手数据（例如，审查记录）的收集都很重要。出于同样的原因，必须同时收集定量和定性数据，二者缺一不可，只有互相结合才能确保对社区的全面了解（文本框4.2.4）。

文本框4.2.4 斯威士兰洛马哈沙的疟疾社区诊断

斯威士兰农村地区一项旨在更好地理解影响疟疾控制措施成功的社会和行为因素、利用混合方法开展的社区诊断项目中，强调了定性数据的重要性（Dlamini et al.，2017）。

个人访谈

多名研究人员有意识地蹲守在洛马哈沙村步行道和道路旁边，随机拦截路过的行人并使用半结构化问卷对其进行访谈，旨在收集定量和定性信息。

焦点小组讨论

研究人员召集他们能接触到的、因某种社交原因自发聚集在洛马哈沙的人群（例如，街上闲逛的踢足球的男孩、水源地附近闲聊的妇女、公交车站等车的人），进行焦点小组讨论。

研究员观察

在2004年、2006年和2010年，研究人员每年6次、每次为期1天，驾驶车辆穿越洛马哈沙社区的不同地区，或者待在某位居民家中，从早上到晚上一直记录每个人的行为以及他们和其他人之间的社交互动。

从定性数据中获得了之前被忽略、但对未来疟疾控制工作十分重要的几个关键发现：

◇ 居民对疟疾的认知水平相对较高，但社会规范和居民行为仍与疟疾控制计划的意图相矛盾——在夜晚仍在户外，污水不及时清理，出现症状很长时间后才开始寻求治疗，以及在错误的地方进行治疗。

◇ 严重的贫困、干旱和社区中疟疾的持续存在使得洛马哈沙的人们变得麻木，以至于他们认为疟疾不是一个严重的问题，而是正常生活的一部分。

必须要确保所收集数据的代表性。例如，团队应该注意避免过度代表更容易获取数据的人群。这种以及其他类型的偏倚可能会导致结果和解释的不准确。更为严重的情况是，正是由于这些偏倚使得团队可能会采取不恰当的行动，在浪费时间和资源的同时，也失去了健康干预的机会，推迟了采取适当行动的时间，也削弱了社区对这一健康干预过程的信任和信念。为防止这些情况的出现，从多个来源收集不同类型的数据至关重要。尽管单独来看，每一个数据来源都很重要，但是每个数据来源也都会有优势和不足。然而，综合起来，从多种来源收集的数据可能是互补的、更全面的且较不容易受到偏倚的影响。

在社区诊断项目中最常用的研究设计是横断面研究。横断面研究是指在单一时间点对一个具有人群代表性的样本进行评价，具有节约成本和时间的优势。它们还有助于同时研究多种暴露因素和结局之间的关系，同时也具备控制混杂因素的能力。尽管这类研究尚不能用于时序性的评估或因果推断（Thiese，2014），但重复的横断面测量仍有助于观察随时间变化的情况，以达到评估行动计划或干预措施效果的目的。

步骤3：分析。原始数据应该通过描述性统计进行制表和总结，并在此基础上进行统计检验和推断。率和比率也可以进一步分析，以评估健康、伤害、疾病等的相关因素或决定因素。某些指标的历史趋势可以用来与当前数据进行比较，也可以预测健康指标未来的变化以指导规划的制定。在执行行动计划或实施干预措施后，采用相同的方法对选定的健康指标进行再次分析，对于评估这些行动计划或干预措施的有效性至关重要。此外，社区的数据还可以与其他类似社区的数据进行比较（例如，将A村与B村进行比较），以及与更大的地理区域或行政区划的数据进行比较（例如，从村庄、县/区到省/州）。最后，团队采用的分析必须与社区诊断项目的目标相关，但同样要注意在这个阶段不要引入偏倚。此外，在选择将要进行的分析时，团队也应注意传达社区诊断项目结果的需求。分析结果应该能够被广泛的受众——政府官员、公共卫生和医疗工作者以及普通公众接受和理解。

步骤4：诊断。对分析结果的解释和结论构成了对社区的诊断。包括当前的健康状况、健康的决定因素以及优先需要解决的健康问题等。这个诊断必须要与社区诊断项目最初的目的相关，诊断本身必须具有信息量和可操作性——从社区诊断中应该很容易得出改善社区健康所需采取行动的建议。此外,它必须是具体的行动,且适用于其所服务的社区。

步骤5:传播。最为基本的是,这一步要生成社区诊断报告,详细描述该项目的目标,用于收集和分析项目数据的方法,观察到的结果(例如,诊断)以及社区诊断团队对下一步行动的建议。透明度是很重要的。这份报告应该尽可能的详细,同时也要包括对关键内容的简明易懂的摘要。

然而,仅仅生成报告是不够的。这份报告在撰写时,应该不仅能让决策者、公共卫生部门或官员、其他政府机构和卫生工作者理解,而且要让社区居民也能看得懂。理想情况下,应该在撰写报告的同时制定一个沟通计划。社区诊断项目的结果应该以多种方式与公众分享,例如,在地方政府、非政府组织和社区周围一些机构的会议上进行演示,发布新闻稿和新闻报道,以及举办健康博览会或一项新的健康干预项目启动会等社区活动。采取积极措施帮助社区理解该社区诊断项目以及其如何帮助改善社区健康,对于建立社区对该诊断过程的信任和信念至关重要。由于社区诊断过程是需要不断进行的,这些活动可能还有助于提高社区对未来社区诊断项目的参与度。

4.2.2.2 社区参与

社区诊断项目的成功开展不仅需要详细的计划和执行,还需要社区的参与和动员。如果没有社区的参与,社区诊断将无法成功进行或者得到应用。社区参与是与社区成员和团体合作,解决影响他们福祉的问题的协作过程,可以采取多种形式。例如,为了保证大规模的、基于社区的研究或家庭调查能够取得成功,社区成员的参与率必须很高。因此,在制定社区诊断计划、沟通计划和项目启动时必须邀请社区领导、意见领袖和支持者一起参与,并确保在社区诊断项目的所有阶段他们都能被社区看到或听到。这对于鼓励那些本来可能不愿参与的人参与起着重要作用。

在社区诊断项目中,有几个重要的时间节点需要社区的关注和参与。以下列举了一些社区参与的活动,但这份清单既不是一成不变的,也不是详尽无遗的:

◇ 创建一个专门负责领导社区参与的项目工作小组。

◇ 识别出社区领导、意见领袖和支持者,让他们参与社区诊断项目的每一阶段。

◇ 审查计划,确保项目与社区相关,具有文化敏感性和实用性,不会引发混乱,旨在确保社区成员从项目中公平受益,并保护弱势成员。

◇ 找出将参与数据收集的当地的社区卫生工作者。

◇ 制定一份清晰且内容一致的消息模板,确保社区了解项目的目标、流程、时间表以及预期的结果和收益。

◇ 向社区和当地媒体介绍项目启动会的情况。

◇ 举办一次隆重的启动活动,可能包括一次特别的社区活动,以展示社区领导、意见领袖和支持者对这项工作的重视。

◇ 在项目实施期间定期向社区公开工作进展情况和反馈。

◇ 以同样隆重的方式举办一次项目闭幕活动,以感谢社区的参与,公开报告项目结果,并详细说明行动计划以及资金和执行时间表。

在社区诊断项目之前、期间和之后要与社区建立真正的合作伙伴关系(参见文本框4.2.5)。这不但在当前项目结束后的短期内是可以感知的,而且如果社区成员感到他们的意见被接受,他们的贡献被重视,并且通过这一循环使得他们或其家庭成员的生活质量得到改善,并更加关注改善健康和福祉的活动,这种好处还会延续到将来的社区诊断项目中。

最后,对于开展涉及人类研究的伦理要求而言,社区参与越来越被视为是必须的,事实上,已不再是可有可无的(Tindana et al.,2007)。

文本框4.2.5 越南农村的社区参与

一项对越南中北部Quang Tri农村公社的描述性研究强调了社区参与在社区诊断过程中的重要性(Cho et al.,2018)。

嵌入在研究方法中的社区参与有如下这些:

◇ **研究团队:**研究团队由护理研究人员、医生、项目官员、项目评估人员和越南当地医学院的教职工组成。

◇ **工具审查:**当地专家审查了研究中使用的所有工具中包含的所有问题,以确保其适用于当地情况。

◇ **RPA方法:**该研究采用了快速参与评估(RPA)的方法,这是一种迅速收集关于一组问题及其原因的信息的方法,强调了社区成员的参与(Annett et al.,1995)。

社区参与在研究结果中的重要性有如下几种:

◇ **多个数据来源:**社区参与使得多来源数据和多种类型数据的采集得以实现,有助于更好、更全面地理解社区的健康需求。

◇ **定性数据:**通过社区参与获得的定性数据,有助于弥补基于小型方便样本获取的定量数据的不足。

◇ **与当地专家合作:**在这项研究中,研究团队对于许多研究社区都是第一次接触。因此,与当地专家的合作对于理解社会文化背景至关重要。

◇ **社区介入:**社区成员参与信息收集对于创建"成功开展新研究的可接受和可持续的环境"至关重要。

4.2.3 中低收入国家中的社区诊断

由于一系列的原因,在中低收入国家进行社区诊断尤为困难。原始数据收集面临着难以建立具有代表性的非偏样本以及保持参与者依从性的困难,开展现场工作也存在一些障碍,包括社区居民的受教育水平低和基础设施匮乏等。二手数据的收集工作同样令人沮丧,因为所需的数据常常无法获得、不完整、不准确、过时,并且难以获取。这些问题的存在使得必须要进行复杂而劳动密集的数据录入和分析,这可能会降低对所得出结果和作出的解释的信心。

4.2.3.1 原始数据收集方面的挑战

在进行人群抽样调查时,想要完全消除所有的偏倚几乎是不可能的。仅仅是社区成员参与原始数据的收集工作就会带来选择性偏倚。那些选择参与的人很可能更加了解或更关心通过社区诊断项目想要研究和解决的问题,而那些拒绝参与的人实际上可能更容易受到所讨论问题的影响。在中低收入国家,想要获得社区居民的高参与率本身就很困难,更不要说想要从那些最需要干预的人群中获得任何程度的参与了。

在需要进行多次重复测量或者研究对象招募与主要数据的采集之间有一段明显时间间隔的社区诊断项目中,失访是一个问题。失访可能会由多种原因引起,但是在中低收入国家中,人口流动是其中最为常见的一个问题。中低收入国家社区中有较大比例的人口或是短期流动(即由于缺乏稳定的住房和/或就业而频繁流动),或是移民式流动(即在家庭住所和就业地之间经常长距离的流动)。

较低的受教育水平和文盲率在中低收入国家更为普遍,这意味着社区诊断项目的目标人群通常缺乏足够的认知或无法理解健康研究项目的重要性,这可能会使得一些低成本的原始数据收集技术,如自行填写的问卷调查,变得不可行。相反,可能需要具有较高水平语言技能并了解当地文化知识的研究人员进行入户访问。这会增加研究的成本,从而减少最终实施的样本量,并增加代表性不足和有偏抽样的风险。

在中低收入国家开展这种逐门逐户的现场研究工作存在挑战。偏远的农村社区以及贫困的城市社区缺乏必要的基础设施或质量较差，容易受季节或恶劣天气影响，这意味着研究人员进出研究社区可能变得困难、耗时，有时甚至会很危险。缺乏地理空间映射，或者只知道街道名称和门牌号，也会导致难以确保已注册参与者的居住位置准确。需要使用电力（例如，进行视觉观察或检查）、水源（例如，在体格检查前后洗手）、互联网接入（例如，进行记录）或其他公共设施的一些现场研究工作可能也会困难重重。

最后，一些最需要改善社区健康的中低收入国家正处于持续的暴力冲突之中。进入这些地区对于试图收集原始数据的现场研究工作人员来说是不安全的。而且，对社区成员来说，与外国人接触可能也是不安全的。此外，在冲突地区，社区成员对参与社区健康需求评估的兴趣可能较低，因为他们最为关心的是不要成为周围暴力事件的受害者。

4.2.3.2 二手数据收集方面的挑战

在中低收入国家进行二手数据收集面临的众多且持久的挑战，会使那些试图进行社区诊断、评估健康政策变化或卫生干预效果的研究人员倍感沮丧。二手数据收集涉及对各种来源的记录进行审查，包括来自登记和普查的重要统计数据、监测系统、常规信息系统、电子病历、疾病登记和其他形式的信息库。这些记录可以成为社区诊断项目获取定量信息的丰富来源，并且也经常受到公共卫生领域研究的关注。

然而，在联合国千年发展目标时代，数据可及性和可靠性较差是中低收入国家中的挑战——无论是用于基线评估还是用于监测联合国千年发展目标进展情况的评估。当时使用的信息系统受到多方面问题的困扰，例如记录不完整、缺失大量记录和数据录入质量差（参见文本框4.2.6和文本框4.2.7中的案例）。许多中低收入国家缺乏出生和死亡登记、医疗记录数据库或各个行政层级的健康统计数据。在缺乏这些二手数据来源的情况下，收集信息的方法往往不可靠，有时甚至是靠猜测得出。此外，这些收集信息的方法在某个国家内部和国家之间也会随时间变化而变化，使得各个国家的进展缺乏统一，并且几乎无法进行国家之间的比较。这些问题的出现，是由于中低收入国家普遍缺乏稳定的、经过深思熟虑设计且安全的信息系统而引起的。时至今日，这些问题仍然存在，对全球公共卫生事业和全球可持续发展目标的实现构成了重大挑战（Fehling et al.，2013）。

文本框4.2.6 巴西斑疹伤寒监测报告的及时性

对巴西斑疹伤寒监测记录的研究，突显了及时获取数据方面的挑战（de Oliveira et al.，2018）。

背景：2001年，斑疹伤寒，一种由蜱传播的传染病在巴西东南部地区流行，成为当地一种法定报告疾病。2014年，该病被要求在疑似病例出现后的24小时内要立即报告。在巴西，有两个追踪斑疹伤寒报告的系统：1997年启动的数字疾病检测系统和2007年启动的国家监测系统。

目的：检查巴西东南部地区数字疾病检测系统和国家监测系统中斑疹伤寒报告的及时性。

方法：对巴西数字疾病检测系统和国家监测系统中报告的斑疹伤寒记录进行匹配，并比较各自的报告日期。

发现：只有62份记录包含足够的用于匹配的信息并被纳入研究。其中超过90%的病例在国家监测系统中的报告日期比数字疾病检测系统的报告日期中位数提前20.5天。两个系统的记录包含了不同的信息，从每个系统中提取的数据都是有价值且可以互补的。

解释：作者指出了这些监测系统的几个关键的局限性。例如，尽管由于疑似病例必须立即报告制度的原因，国家监测系统报告的速度更快，但是报告必须要等到确诊后才能使用，通常在30天以后。此外，国家监测系统不包含报告病例的位置信息，因此必须依赖数字疾病检测系统来识别新的传播区域、病例簇和暴发疫情。信息分散且延迟访问阻碍了对健康需求的快速和明智地响应。

文本框4.2.7 科索沃癌症登记报告的连续性

对科索沃癌症登记记录的研究,突显了数据质量和数量方面的挑战(Berisha et al.,2018)。

背景:尽管恶性肿瘤是全球首位死亡原因,也是引起患病和伤残的重要因素,但在像科索沃这样的低收入国家,由于缺乏非传染性疾病登记数据使得有限资源的合理分配受到影响,公共卫生工作一直以来受到阻碍。

目的:调查科索沃恶性肿瘤的发病率、患病率和报告类型。

方法:对科索沃癌症登记记录进行回顾,该登记系统在长时间未报告后于2011年重新启动。收集数据并制表,在此基础上计算发病率和患病率。

发现:2012年发生率为93.4(每10万人),2013年为83.3,2014年为167.9,而患病率2012年为135.8(每10万人),2013年为101.6,2014年为186.5。在男性中,皮肤和呼吸系统以及胸腔器官的恶性肿瘤最为常见。而在女性中,乳腺和生殖道的恶性肿瘤最为常见。

解释:尽管作者得出结论称科索沃的癌症发病率和患病率正在上升,需要在预防、筛查、诊断和治疗方面进行资源投入,但是他们也强调了该研究存在的一些关键的局限性。他们表示对报告的数量和质量并不满意,并强调了质量更好的数据对于更好地进行公共卫生规划,以及获取政府支持、扩大现有报告工作如科索沃癌症登记覆盖范围的重要性。

4.2.3.3 数据管理和分析方面的挑战

上述有关数据和数据收集方法方面的问题都对数据集的管理和统计分析造成了难以克服的影响。例如,在中低收入国家,由于经费限制和网络质量不佳等原因,通常无法使用笔记本电脑或平板电脑进行记录,因此常见的做法是在纸质表格上手写数据,这就带来了一个艰巨的任务,即跟踪研究产生的所有纸张,准确识别并录入所有数据,然后对录入的数据进行质量核查。在分析方面,解决样本代表性或抽样偏倚的标准做法是试图控制混杂因素。然而,在中低收入国家,混杂可能由多种因素引起,其中多数是由研究人员自身无意间造成的偏倚和缺乏相应知识而造成的,而他们本身并没有意识到。这很容易导致未测量因素的混杂对结果和解释产生重大影响。此外,在高失访率的情况下,团队通常会自行添加"置换人员"。然而,这些后期置换的人员可能具有不同的特征和/或不同的暴露因素,这些问题在分析阶段都难以处理。

4.2.3.4 中低收入国家社区诊断的未来

毫无疑问,在中低收入国家适当地执行社区诊断是一项较为困难的工作。然而,尽管存在上述这些障碍和挑战,开展社区诊断仍然值得努力。无论如何,拥有少量数据或较低质量的数据比没有数据要好。全球公共卫生既是一门科学,也是一门艺术,旨在实现一个崇高的目的——预防疾病,延长寿命,促进健康。在健康需求最为迫切而资源最为有限的中低收入国家,有效地执行系统的社区诊断过程可以产生特别深远的影响。

4.2.4 可持续发展目标

联合国大会于2016年发布的可持续发展目标是千年发展目标的延续,其包含了17个大目标和169个子目标(文本框4.2.8)(UN GA,2015)。与8个千年发展目标中有3个专注于改善社区健康不同,可持续发展目标中只包含一个与健康直接相关的目标——目标3:确保所有年龄段的人都能过上健康的生活并促进各方面的福祉——其又包含了13个子目标。

文本框4.2.8 联合国可持续发展目标(SDGs)

2016年启动、旨在2030年实现的17个可持续发展目标中,有一个与健康直接相关(目标3),其又包含13个具体目标(UN GA,2016)(图4.2.1)。

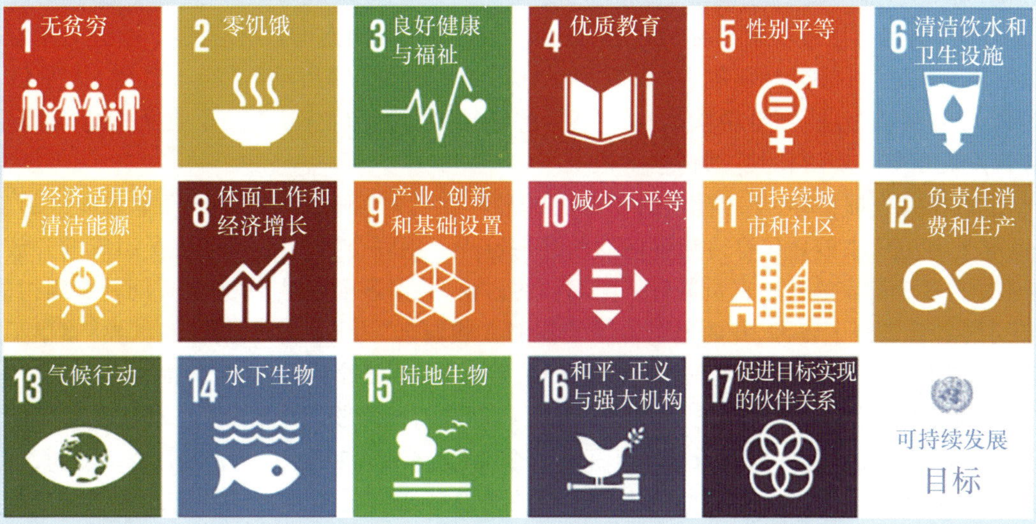

图4.2.1 指标

资料来源:联合国网站(2017年)"The United Nations Sustainable Development Goals" https://unstats.un.org/sdgs/report/2017/overview/.

目标3:确保健康的生活方式,增进各年龄段人群的福祉。

3.1 到2030年,全球孕产妇每10万例活产的死亡率降至70人以下。

3.2 到2030年,消除新生儿和5岁以下儿童可预防的死亡,各国争取将新生儿每1 000例活产的死亡率至少降至12例,5岁以下儿童每1 000例活产的死亡率至少降至25例。

3.3 到2030年,消除艾滋病、结核病、疟疾和被忽视的热带疾病等流行病,抗击肝炎、水传播疾病和其他传染病。

3.4 到2030年,通过预防、治疗及促进身心健康,将非传染性疾病导致的过早死亡减少三分之一。

3.5 加强对滥用药物包括滥用麻醉药品和有害使用酒精的预防和治疗。

3.6 到2020年,全球公路交通事故造成的死伤人数减半。

3.7 到2030年,确保普及性健康和生殖健康保健服务,包括计划生育、信息获取和教育,将生殖健康纳入国家战略和方案。

3.8 实现全民健康保障,包括提供金融风险保护,人人享有优质的基本保健服务,人人获得安全、有效、优质和负担得起的基本药品和疫苗。

3.9 到2030年,大幅减少危险化学品以及空气、水和土壤污染导致的死亡和患病人数。

a. 酌情在所有国家加强执行《世界卫生组织烟草控制框架公约》。

b. 支持研发主要影响发展中国家的传染和非传染性疾病的疫苗和药品,提供负担得起的基本药品和疫苗。

c. 大幅加强发展中国家,尤其是最不发达国家和小岛屿发展中国家的卫生筹资,增加其卫生工作者的招聘、培养、培训和留用。

d. 加强各国,特别是发展中国家早期预警、减少风险,以及管理国家和全球健康风险的能力。

上述对联合国千年发展目标的许多批评都归因于它们的制定方式——主要由美国、欧洲和日本与世界银行、国际货币基金组织、经济合作与发展组织等共同制定，没有征询，甚至可以说是没有考虑到中低收入国家的意见。许多中低收入国家对千年发展目标持批评态度，因为在千年发展目标的制定过程中并没有听取他们的意见，却要求他们成为该目标提出的各项优先事项、目标、措施和截止日期的接受者(Cohen et al.，2014；Easterly，2009；Fehling et al.，2013；Vandemoortle，2009)，与"全球公共卫生"等新兴概念以及其他因素相结合，推动了在2015年千年发展目标截止日期前，以一种截然不同的方法制定了可持续发展目标(Coonrod，2014；Marten，2019)。

在许多方面，制定可持续发展目标的过程与开展一项全球范围内的社区诊断工作极为相似。跨职能工作组的成立，使项目目标得到明确，从而制定了社区参与计划(即启动阶段)。首先，大量信息被收集(即收集阶段)、编制和整理(即分析阶段)。然后，解释结果，确定优先事项，并选择指标(即诊断阶段)。最后，可持续发展目标被广泛传达(即传播阶段)。

为了制定可持续发展目标，全球社区的参与从2012年就已开始准备。这是一项非常庞大的工作，被广泛认为是世界上有史以来最具包容性和咨询性的参与过程。由联合国大会30名成员组成的开放工作组的带领下，来自100多个国家的政府官员进行了面对面的讨论，共审查了超过5 000个民间社会组织的建议，向250多家公司的高管进行了咨询，并通过联合国组织的在线调查"为了一个更美好的世界"收集了来自超过100万个公民的反馈，该调查要求调查对象选择他们认为最重要的6个问题(UN，2013)。

可持续发展目标是这一大型的、全球规模的社区诊断项目的产物。毫无疑问，这些新的目标涵盖了更广泛的问题，而健康与福祉总目标下的具体目标更为全面(文本框4.2.8)(UN GA，2015)。然而，健康与福祉可持续发展目标在推动全球统一的公共卫生议程并改善全球所有人的健康与福祉方面能够取得多大的成功，仍有待观察(UN，2017；Marten，2019)。

4.2.4.1 "数据革命"

信息来源和数据对全球可持续发展的至关重要性，在千年发展目标时代已经得到了广泛共识。负责制定2015年后发展议程建议的联合国高级别小组，呼吁进行一场"数据革命"。为确保在所有阶段开展监测和评估进而支持决策制定、指导优先事项以及问责，该小组明确了全球范围内在提升数据收集和统计分析方法和工具应用能力方面的长期投入需求(UN GA，2013)。这一主题延伸到了2015年联合国大会有关可持续发展目标的决议中，其核心要义通过被纳入作为可持续发展目标17的一个子目标而得以强调(UN GA，2015)(文本框4.2.9)。

文本框4.2.9　数据、监测和问责制的可持续发展目标指标

可持续发展目标17：加强执行手段，重振可持续发展全球伙伴关系，包含两个对于提高数据、监测和问责能力至关重要的目标(UN GA，2015)。

17.18：到2020年，加强向发展中国家，包括最不发达国家和小岛屿发展中国家提供的能力建设支持，大幅增加获得按收入、性别、年龄、种族、民族、移徙情况、残疾情况、地理位置和各国国情有关的其他特征分类的高质量、及时和可靠的数据。

17.19：到2030年，借鉴现有各项倡议，制定衡量可持续发展进展的计量方法，作为对国内生产总值的补充，协助发展中国家加强统计能力建设。

"利用数据的力量促进可持续发展"的需求在联合国2017年可持续发展目标监测报告中占据了重要地位(UN，2015)：

为了充分实施并监测可持续发展目标的进展，决策者需要准确、及时、支持细分、相关、可访问且易于使用的数据和统计信息。多年来，数据的可及性和质量不断提高。然而，统计能力仍需要加强，各层级决策层的数据素养有待加强。这将需要来自多个数据系统的数据生产者和用户的共同努力。它还将要求采用创新的方法来生产和应用数据和统计信息,以应对可持续发展过程中面临的多方面挑战。

该报告继续强调了通过创新性的方法提升能力、促进不同数据环境之间的协同、确保提高数据清晰度而不掩盖差异、改善数据呈现方式和提升数据素养,以及实施与数据管理相关的最佳实践和标准的重要性。

4.2.5　信息来源

用于社区诊断和评估社区健康状况随时间变化趋势的信息和数据有多种来源,每个独立的数据源都有其优点和缺点。但是,当不同的数据源联合使用时,互补后产生的新的数据集变得更有价值。以下是中低收入国家常用的几种健康信息的来源。

4.2.5.1　人口普查

人口普查通常每隔10年进行一次,通常在国家层面进行,以系统地收集关于人口数量和公民社会人口学特征的数据。人口普查数据的一个主要优势是提供了可按一系列地理、社会、经济和人口统计变量细分的人口数量和年龄分布数据,这对于健康规划的制定至关重要(文本框4.2.10)。

然而,尽管这种数据收集方式由于关注全体公民的参与,在避免抽样偏倚方面是成功的,但是偏倚仍然存在,因为许多未参与普查的人可能正是社会中最容易受到健康差异影响的人群。在中低收入国家尤其如此。而且,人口普查通常不收集与公民健康直接相关的数据,因此其通常不能单独用于社区健康评估和监测。

文本框4.2.10　牙买加普查数据显示人口老龄化

牙买加的人口普查数据显示,与2001年相比,2011年出现了显著的人口老龄化(Eldemire-Shearer et al.,2014),而且这种趋势将持续到2021年(PopulationPyramid.net)。

由于老龄化与疾病负担的增加有关,因此,迫切需要采取行动以确保医疗卫生和社会服务的增加,不仅能够满足当前老年人口的需求,还要能够满足未来老年人口的需求。为促进牙买加老年人口的健康和福祉,需要在应对慢性疾病和年龄歧视,设立支持健康、积极老龄化的项目,以及扩大诊断和治疗老年人口急性和慢性心理和身体疾病服务方面给予大力投入(图4.2.2)。

4.2.5.2　人口重要事件登记

人口重要事件登记是对包括出生、死亡、收养、结婚和离婚在内的一系列重要事件进行系统记录。因此,一个国家的人口重要事件登记可以提供有关人口动态(如预期寿命、生育率、人口增长率)和健康的重要信息,通过死亡记录可以评估发病率和死亡率,而这是人口普查无法做到的。尽管人口重要事件登记也旨在获取一个国家全人口的数据,但在中低收入国家,重要事件的报告往往存在漏报。根据2014年世界银行和世界卫生组织的报告,非洲有估计8 500万五岁以下儿童未被登记,而亚太地区也有1.35亿。同样,全球估计有67%的死亡事件在人口重要事件登记中没有被记录(WB,WHO,2014)。死亡报告的不准确严重限制了单独使用人口重要事件登记从死亡记录中推断死亡率的能力。即使死亡事件全都被记录了,但由于医学死亡证明书中的信息相对有限,且有些死因未经分类或被错误分类等原因,这些死亡记录的价值有时也是有限的。

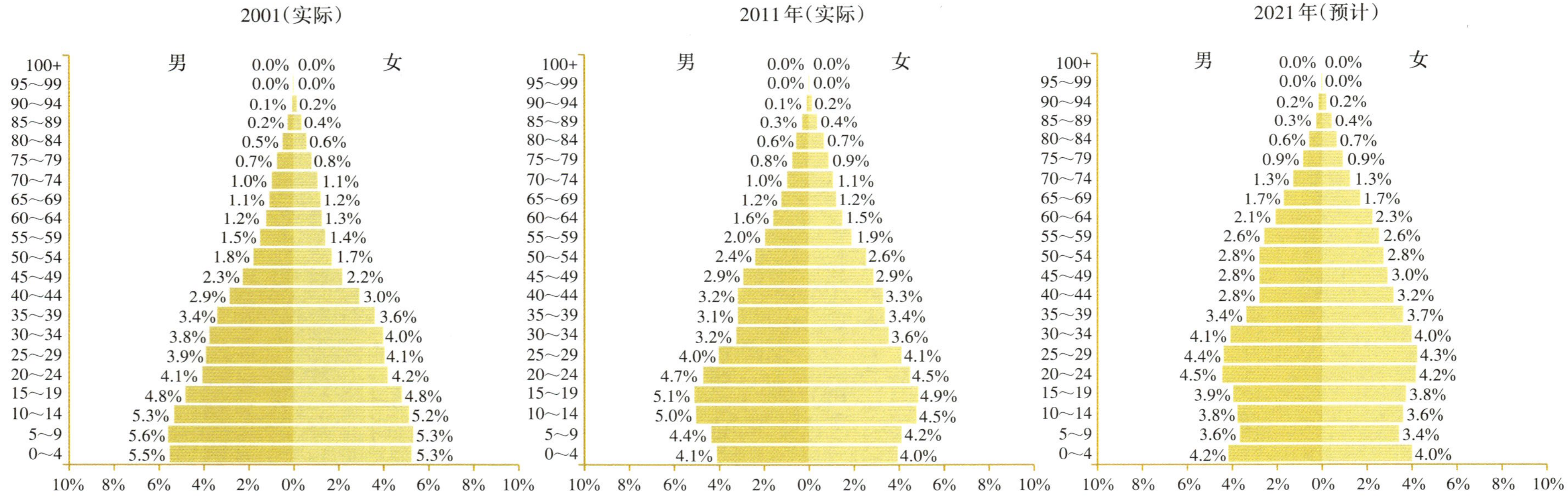

图 4.2.2 人口金字塔

资料来源:Eldemire-Shearer D et al.,2014. Ageing of Jamaica's population: what are the implications for healthcare?[J]. West Indian Med J63(1):3-8.

4.2.5.3 口述尸检

人口重要事件登记中的死亡记录可以通过口述尸检来补充，这是一种由训练有素的卫生工作者通过对熟悉亡者的人员的采访，使用结构化问卷收集足够的健康信息以确定可能的死亡原因的过程。然而，口述尸检除了显而易见地需要大量时间和资源之外，还存在其他一些显著的局限性。尽管世界卫生组织已经制定了口述尸检的标准以及一个专门用于对未记录或记录不完整的死亡进行调查的工具(WHO,2016)，但在许多情况下口述尸检执行的差异仍然很大。此外，由未经培训或经验不足的个人进行的非标准化的口述尸检往往具有很强的主观性，容易产生偏倚或对死因进行错误的分类。

4.2.5.4 家庭调查

家庭调查可用来收集更广泛的数据，不仅可用于定期监测，也可用来评估健康干预的效果(文本框4.2.11)。由于调查问卷的长度、复杂程度以及调查样本的大小和难易程度都可以根据研究需求和资源限制灵活进行调整，家庭调查是在中低收入国家收集人口统计、社会、经济和健康数据的一种相对常见的方式。

文本框4.2.11 厄瓜多尔产科和新生儿基本护理的家庭调查

一项旨在改善厄瓜多尔科托帕希省农村地区产科和新生儿基本护理(ENOC)可用性、可及性、需求、接受程度和质量的3年干预的影响研究凸显了家庭调查的效用，以及将这些数据与通过其他手段收集的数据相结合的价值(Broughton et al.,2016)。

方法：家庭调查

对正在养育24个月以下婴儿的妇女进行了调查，采用结构化问卷，旨在评估对产后和产后新生儿护理的访视和接受情况、知识和实践，以及在研究基线(2010)和完成时(2013)的患者报告的护理质量。通过多阶段抽样选择了在地理区域内(通过人口普查数据得知)有许多有儿童的家庭的妇女。

方法：日常健康信息系统

在参与的医疗机构中随机抽取临床记录，并将提取的数据用于评估机构护理质量。

方法：人口重要事件登记

省政府提供了人口重要事件登记，以支持对研究中新生儿死亡率的评估。

研究人员发现，接受产后访视和产后新生儿护理咨询的人数增加，健康知识增加，护理质量提高，新生儿死亡率下降。

理想情况下，家庭调查需要采用多阶段或两阶段分层抽样设计，以便生成具有省级或国家级代表性的样本，以及获取可以按照抽样阶段/地理区域进行汇总和细分的数据。然而，如果两阶段设计不可行的话，也可以使用单级整群抽样方案，在某些情况下可能会降低成本并提高效率。

为支持家庭调查的进行，需要制定一份标准化、结构化的问卷，并最好在使用之前进行预调查，以确保收集的数据确实能够回答研究提出的问题，并确保问卷所使用的语言易于被调查对象理解，且通过问卷中的问题能够体现当地的特有文化。然而，尽管中低收入国家的家庭调查中越来越多地包括了一些出于临床原因(如贫血、血压、铅、维生素A等)和疾病(如糖尿病、疟疾、麻疹、梅毒等)考虑的生物标志物检测，但家庭调查收集的信息仍然主要依赖于自我报告，因此容易受到回忆偏倚和社会期望偏倚的影响。

4.2.5.5 常规医疗卫生信息系统

公立和私立医疗卫生机构每天都在依赖常规医疗卫生信息系统收集健康信息。建立常规医疗卫生信息系统的主要目的,在于为医疗卫生体系的优化完善提供可靠的数据。因此,常规医疗卫生信息系统可通过核查与医疗服务提供、利用各种与健康指标相关的信息。如今,几乎所有国家都在运行、维护各自的数据库,尽管这些数据库的完整性、复杂性和合规性各不相同。中低收入国家,尤其是那些常规医疗卫生信息系统运行不佳的国家,往往无法及时提供与健康相关、方便获取的完整、准确的信息。过往研究已经对很多旨在加强常规医疗卫生信息系统的干预项目进行了效果评估,但不同环境中有关这些干预项目有效性的证据参差不齐(Leon et al.,2015)。

此外,即使是最先进的常规医疗卫生信息系统也仍然存在局限性。例如,常规医疗卫生信息系统中诊疗记录的创建以及随时间增加的诊疗记录,主要针对那些症状更为严重且更有可能寻求医疗服务的人。存在多种不同类型的常规医疗卫生信息系统(如下文所描述的两个例子),有时甚至在同一中低收入国家内也存在多个系统,这些系统通常出于不同的目的而创建,并且基本上不能相互连通,导致数据分散且不能及时获取。

电子病历是一种数字化的患者记录系统,取代了临床上传统的纸质病历。这一重要的信息来源可以提供所有类型的健康指标,包括基于医疗机构的指标(例如,医疗服务提供、利用、成本和质量指标)和基于患者的指标(例如,死亡率、发病率和伤残情况等)。拥有一个基于医疗机构或医疗卫生体系的电子病历系统有助于实现横向的整合,并会大大提高评估健康指标的速度。然而,在中低收入国家,实施电子病历系统可能会面临挑战。由于人力资源及能力的限制,采用定期使用电子病历系统中包含的数据来评估和改进医疗服务通常是缓慢而困难的。

专病信息系统通常是为应对新出现的重大健康问题而设计、实施和维护的。因情况紧急,这些系统通常要求在短时间内建成,往往只具备最基本的功能以满足最急需的要求,然后再随着时间的推移不断升级完善。因此,这些系统的结构和复杂程度差别很大。

中国的艾滋病综合防治信息系统就是这样的一个系统。在中国艾滋病防控早期,数据收集是一个高度分散、基于纸张的、劳动密集型的工作,既不完整又大量重复。作为中国政府卫生部(现称为国家卫生健康委员会)下辖的公共卫生机构,中国疾控中心运营、维护着8个不同的数据库,分别用于哨点监测、病例报告、治疗、预防、替代治疗、美沙酮维持治疗以及其他服务与指标。到了2005年,在这种情况下已无法清晰而全面地了解艾滋病的流行情况以及防控效果。

因此,在2006年,中国疾控中心下辖的性病艾滋病预防控制中心开始研发一个整合的、专门用于人体免疫缺陷病毒(HIV)的全国性信息系统。在2008年,艾滋病综合防治信息系统正式启用,这是一个有安全保障的、实时的网络系统,其中包含了中国曾被诊断为HIV阳性的所有个体,以及曾在中国接受过美沙酮维持治疗的所有个体的记录。该系统的建设不仅旨在提高医疗卫生工作者信息录入的工作效率,而且也为了最大程度地方便公共卫生人员和研究人员从系统中提取信息。

新系统对医疗和公共卫生工作者、政府官员、研究人员和决策者的价值几乎立即就得到了体现。艾滋病综合防治信息系统已经帮助产生了大量证据,用于发展和实施在HIV检测、治疗、护理和预防项目中的许多重要的迭代改进,并且对于中国HIV防控工作产生了不可估量的积极影响(Mao et al.,2010)(文本框4.2.12)。

文本框4.2.12 中国的艾滋病护理体系

2014年,联合国艾滋病规划署制定了雄心勃勃的目标:到2020年实现全球艾滋病应对“90-90-90”目标,即90%的艾滋病感染者了解其感染状况,有90%的确诊患者接受抗逆转录病毒疗法,以及有90%的接受抗逆转录病毒疗法的患者病毒得到抑制(UNAIDS,2014;UNAIDS,2017)。

中国参与了这些目标的制定，并支持对目标执行情况进行透明和客观地评估。如果没有艾滋病综合防治信息系统，中国要实现这一点是不可能的(Ma et al.，2018)。

方法：

分别利用艾滋病综合防治信息系统2005—2015年(Ma et al.，2018)和2017年(NCAIDS，2018)的记录，开展了一项全国性的横断面调查。基于以下定义对个体进行了分类。这些定义以及计算比例的方法与联合国艾滋病规划署《关于评估“90-90-90”目标进展情况的指导意见》相一致(UNAIDS，2017)。

感染：通过联合国艾滋病规划署、世界卫生组织和中国卫生和计划生育委员会(现国家卫生健康委员会)的共同努力，估计的中国艾滋病毒感染者的总数。

确诊患者：在艾滋病综合防治信息系统中，被确诊为艾滋病患者且年末仍然存活的个体总数。确诊比例＝确诊患者人数/估计感染人数。

接受抗逆转录病毒疗法：在艾滋病综合防治信息系统中，年内接受抗逆转录病毒疗法且在年末仍然存活的个体总数。接受抗逆转录病毒疗法的患者比例＝接受抗逆转录病毒疗法治疗的人数/确诊患者人数。

病毒受抑制：病毒受抑制比例＝病毒受抑制人数/接受抗逆转录病毒疗法的人数。

结果：

图4.2.3显示了中国艾滋病护理的逐年改善情况。条形图表示感染艾滋病毒的人口总数，比例显示在条形图上方。截至2015年底，估计的感染者中有68%被确诊，确诊患者中有67%接受了抗逆转录病毒疗法，接受了抗逆转录病毒疗法的患者中有65%实现了病毒抑制(68-67-65)(Ma et al.，2018)。而截至2017年底，这些指标再次升高至79-80-91(NCAIDS，2018)。

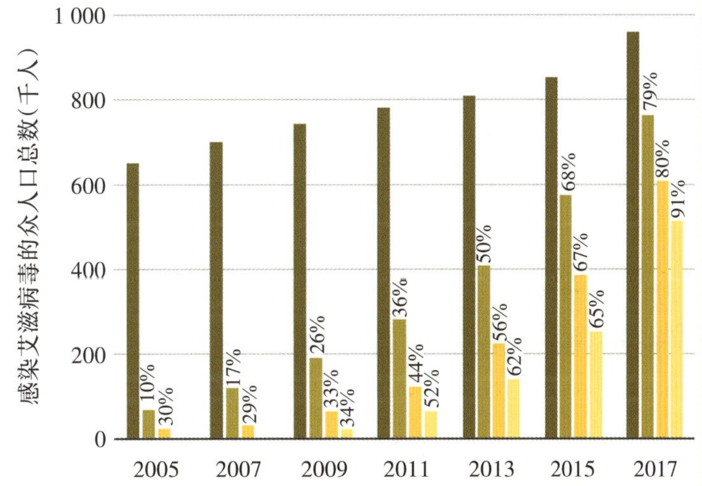

		2005	2007	2009	2011	2013	2015	2017
感染	■	650	700	740	780	810	850	960
确诊患者	■	67	118	192	283	405	574	759
接受抗逆转录病毒疗法	■	20	34	64	124	225	383	610
病毒受抑制	■			22	64	139	250	516

图4.2.3　中国艾滋病护理体系的效果逐年改善

资料来源：中国疾病预防控制中心性病艾滋病预防控制中心．摘自2018年4月19日在浙江省宁波市全国性病艾滋病科所长年会上的报告《2017年全国艾滋病/丙肝项目进展情况及2018年工作要点及挑战》。

由艾滋病综合防治信息系统揭示的关键发现：

◇中国艾滋病护理效果自2005年以来一直在持续改善，到2017年底，中国已经实现了“第3个90”的目标：有90%的接受抗逆转录病毒疗法的患者病毒得到抑制。

◇然而，在病例发现、治疗启动及维持(尤其是在青少年、少数族裔和注射药物使用者等最容易流失的人群中)等方面，中国还必须加倍努力。

对艾滋病护理政策的影响:

◇ 2005—2013年观察到的艾滋病防控效果不佳的状况促成了一项干预性研究和一个群随机对照试验(Wu et al.,2015,2017),为简化和加速艾滋病长期护理的个体收益(即改善死亡率)和社区效益(即提高病毒学抑制率)提供了充分且高质量的证据。

◇ 因此,为推动更快的诊断和启动治疗,中国开始实施了一项新的艾滋病检测和治疗规范,这些措施的效果在2017年的艾滋病防控状况中至少得到了部分体现。

4.2.5.6 哨点监测系统

当通过被动渠道(例如常规医疗卫生信息系统)无法获取疾病或健康状况的高质量数据时,就需要通过其他一些手段来识别健康趋势和疾病暴发。哨点监测系统是一种相对经济的方法,借助于一些经过仔细选择、能够高度准确地识别病例并承诺发现病例后及时报告的有限的报告单位(例如医院)进行实施。哨点监测数据可以用于对症状频率、疾病患病率、发病率和空间地理分布以及其他一些关键指标的估计,既可以涵盖广泛的全人群,也可以仅涵盖某类具有特定风险的亚组人群。

4.2.5.7 地理信息系统

虽然在公共卫生领域,健康问题的空间制图并非新鲜事物,但随着对大数据进行快速处理的新技术和方法的发展,显著提高了我们在更大地理范围内研究更大问题的能力。地理信息系统(geographic information systems,GIS)是一种由计算机硬件和软件组成的系统,能够将带有高精度位置信息的健康数据库和分析工具结合起来,可视化地展示健康指标的地理分布情况,如发病率、死亡率、患病率,以及与某种疾病或健康状况相关的发生率。

4.2.5.8 其他来源

还有许多其他包含重要信息的数据源可以有助于社区诊断,包括批量质量保证抽样、社区关键信息源、危险因素监测机制、发病率和死亡率数据,以及与卫生设施、人力资源、服务提供等有关的医疗卫生体系数据。

4.2.6 健康测量

社区诊断和健康状况随时间的变化,可以通过使用广泛的客观健康指标或度量标准进行测量。然而,选择恰当的测量指标与使用高质量数据进行测量同等重要。理想情况下,用于评估社区健康状况的测量指标应该具有以下几个特征(Bilheimer,2010):

◇ 可行性——指标度量的对象必须是可测量的。必须要有高质量的最新数据,以准确评估指标度量的内容。

◇ 有效性——指标必须是有效的,也就是说,它必须能够测量其想要测量的内容。测量方法的有效性应该优先考虑。

◇ 可靠性——对度量对象的测量必须足够稳健,不受实施测量的个体的影响。这减少了偏倚,也便于多次重复测量的比较。

◇ 相关性——指标必须是相关的,它应该对理解正在调查的健康问题有实质性的帮助。

◇ 敏感性——测量指标必须足够敏感,以便能够检测到度量对象有意义的变化。

◇ 具体性——指标必须足够具体,仅反映正在调查的健康问题的变化情况。

◇ 可操作性——测量指标在某个层级上是可操作的,如果不是在社区水平,也可以是州/省或全国水平。

◇ 可理解性——指标应该是可理解的,这意味着决策者、医疗和公共卫生工作者以及社区成员都能够快速而轻易地理解。

此外,使用先前使用过的且具有公认操作定义的测量标准也是有优势的。最后,考虑选定的测量指标按照地理位置、年龄组、性别、种族以及可能的其他社会人口学特征进行聚合或细分的能力也是重要的。

可以说,不符合这些标准的单个测量指标可能也是有价值的。因此,在考虑选择一个缺乏这些特征之一或多个的指标时,需要认真权衡使用这个指标的好处和测量成本。然而,很少会出现这样的情况,即使用单个测量指标能够提供足够的信息来充分评估社区健康随时间的变化情况。因此,通常应选择一组测量指标——每个单独的指标能够提供关于其自身有意义的信息,同时也能为其他选定的指标提供一些互补信息。这些指标组成的指标簇,能够提供一个满足项目需求的、全方位的评估。

社区诊断项目使用了广泛的健康指标来调查感兴趣的健康问题(参见文本框4.2.13)。由于每个社区诊断项目都会有各自不同的研究问题,因此每个项目都会花费相当多的时间仔细选择一组健康指标。这些指标要么每一个都可以单独满足上述标准,要么组合在一起是互补且全面的,并且能够有意义地识别感兴趣的健康问题(Bilheimer,2010)。

文本框4.2.13 健康指标

以下健康指标既不是一成不变的,也不是详尽无遗的。相反,它旨在为社区健康项目健康指标的分类选择提供参考。

死亡率指标
·病死率
·粗死亡率
·婴儿/儿童死亡率
·期望寿命
·孕产妇死亡率
·死亡率
·比例死亡率
·特定死亡率

发病率指标
·入院/出院率
·出勤率
·死亡原因
·疾病发生率
·疾病患病率
·住院时长率
·发病率
·上报率

残疾率指标
·无伤残期望寿命
·伤残率
·功能健康状况
·工作/学校缺勤率
·活动受限率

社会/心理健康指标
·事故/伤害率
·酒精依赖患病率
·心理疾病发生率
·心理疾病患病率
·药物滥用患病率
·自杀/凶杀率
·交通事故率

营养指标
·体格测量
·营养状况的临床指标(例如贫血)
·低出生体重率
·肥胖率

医疗服务提供指标
·成本效益指标
·医院床位/人口比
·医院设施/人口比
·医生/护士比
·医生/人口比

医疗服务利用指标
·产前护理就诊率
·计划生育采纳率
·医院床位占用/周转率
·婴儿免疫接种率
·口腔卫生就诊率

环境指标
·清洁水覆盖率
·食品安全指标
·污染测量
·安全卫生设施覆盖率
·吸烟率
·病媒密度率

社会经济指标
·家庭规模
·无家可归率
·家庭收入
·住房状况指标
·识字率
·人均国内生产总值
·人口变动率
·贫困率
·失业率

健康政策指标
·人均医疗支出
·卫生总费用占国内生产总值的比例
·用于初级卫生保健的卫生资源的比例

其他指标
·基本需求指标
·生活质量指标
·疾病/伤害的危险因素

有效利用健康指标来改善社区健康在很大程度上取决于高质量、及时可靠的数据，而在大多数中低收入国家，这是一项严峻的挑战。在某些情况下，许多最有帮助的健康指标可能难以使用，甚至不可能使用。因此，在评估特定健康指标价值时必须有一定的灵活性。最重要的是，在中低收入国家的某些情况下，选择健康指标时必须采取务实且迭代的方法。这意味着首先要评估哪些数据可用且能够满足合理性、完整性、高质量、可靠性和及时性的标准，并利用这些数据测量短时间内可以测量的一些内容。然后，再评估哪些健康指标应该被测量，并开发相应的信息系统基础设施，以便在未来能够测量应该测量的内容。下面详细描述了在中低收入国家较常用的一些健康指标。

4.2.6.1 死亡率指标

社区健康评估中可能会用到多种死亡率指标，这些指标主要来源于人口重要事件登记，而在这些数据不完整的情况下，还要依赖于人口普查数据、家庭调查和医疗卫生服务记录。然而，由于中低收入国家很多死亡通常不被报告，因此这些地方对死亡率的测量通常被认为是低估的。我们可以计算总体的死亡率，也可以只计算社区内某个特定亚组（例如年龄组、种族）的死亡率，通常以每千人或每万人的年死亡人数表示。

这种相当简单的测量是了解社区健康很重要的手段，因为如果死亡率下降，就表明健康状况在改善。按照地理位置、人口学特征和社会经济因素对死亡率指标进行细分可能会提供一些帮助改善社区健康的线索。然而，还有许多更具体的测量死亡率的方法也是常用的，经过标准化后的测量指标可以用于不同社区和国家之间的比较。

孕产妇死亡率，是指每年每10万活产儿中的孕产妇死亡人数，其中孕产妇死亡被定义为妇女在妊娠期间、分娩过程中或产后42天内因妊娠或分娩而死亡。由于妊娠和分娩期间的并发症是中低收入国家妇女死亡和伤残的首位死亡原因，孕产妇死亡率是衡量妇女健康状况的重要指标。孕产妇死亡率是联合国可持续发展目标中健康和福祉目标17个指标中的第一个，目标是到2030年将孕产妇死亡率降至每10万活产儿不到70例。

儿童死亡率可以通过多种方式进行测量，是评估社区中最脆弱成员健康状况的良好指标。通常根据特定的年龄分类来衡量儿童死亡率——出生第一个月内的死亡概率（即新生儿死亡率）、第一个生日之前的死亡概率（即婴儿死亡率）、第五个生日之前的死亡概率（即5岁以下儿童死亡率），以及5～14岁的死亡概率（即5～14岁儿童死亡率）。新生儿、婴儿和5岁以下儿童的死亡率通常以每千例活产儿表示，而5～14岁儿童的死亡率通常以每千名存活到12个月的儿童表示。儿童死亡率也在可持续发展目标（SDG）中得到强调，作为健康和福祉目标17个指标中的第二个，即到2030年将新生儿死亡率降至每千例活产儿不到12例，将5岁以下儿童死亡率降至每千例活产儿不到25例。尽管许多中低收入国家仍远未达到这些目标，但儿童死亡率的测量结果正在改善，这有助于引起对这个问题的关注，并促进有意义的干预措施的形成（文本框4.2.14）。

文本框4.2.14　所罗门群岛基拉基拉（Kirakira）的围产期死亡率

在所罗门群岛偏远省份基拉基拉医院开展的一项研究中，核查了2014年至2016年死胎和早期新生儿死亡情况，以评估围产期死亡率（Jones et al.，2018）。

方法：出生登记和医院诊疗记录

对2014年至2016年的出生登记和医院诊疗记录进行了回顾性核查。将围产期死亡划分为死胎（即在出生后无法独立呼吸的婴儿）或早期新生儿死亡（即在出生后能够独立呼吸，但随后死亡的婴儿）。

测量：围产期死亡率

围产期死亡率为死胎和早期新生儿死亡总数除以总活产数，以每1 000人口为单位进行表示。

结果:持续非常高

观察到该地区每1 000个活产儿中有31例死亡,是联合国可持续发展目标规定的每1 000个活产中12例的两倍,且在过去的6年内没有好转。

据估计,该省仅有28%的分娩发生在基拉基拉医院。尽管可能存在低估,但这项研究发现围产期死亡率是先前所罗门群岛官方报告数据的两倍。

4.2.6.2 发病率指标

发病率包括了所有偏离良好健康或生理、心理状态的状况。有许多方法可以测量社区中的发病率,其中大部分都基于常规医疗卫生信息系统的数据。然而,人口重要事件登记、口述尸检、家庭调查和哨点监测系统也是评估发病率指标的重要数据来源。与死亡率指标类似,发病率指标通常也容易理解,因为随着发病率下降,社区健康得到改善。按照多种因素进行细分也可以提供帮助改善社区健康的线索。

患病率,即在特定时间点(即时点患病率)或在一定时间间隔内(即期间患病率)给定人群中患有特定疾病、伤残或伤害的总人数。因为相对容易测量或估算,它也是中低收入国家较为常见的发病率测量指标。它以全人群或某个亚组人群中的百分比表示,因此也很容易被社会大众所理解。例如,在俄罗斯,慢性丙型肝炎病毒感染的患病率在2013年估计为336例/每10万人(Mukomolov et al.,2016),使其成为世界上慢性丙型肝炎病例较多的国家之一。患病率测量是评估干预措施对社区疾病负担干预效果较为直观的手段之一(文本框4.2.15)。

文本框4.2.15　马里沙眼的患病率

一项在马里卡伊地区进行的研究强调了使用患病率指标来评估干预效果的价值(Traoré et al.,2018)。

背景:沙眼是一种由感染引起的眼病,是全球可预防性失明的首位原因。沙眼在全球41个国家流行,在马里西南部卡伊地区也大范围流行。2002年,马里实施了世界卫生组织的综合战略来应对沙眼,该战略主要包括手术、抗生素、清洁和水/卫生设施。2006年之前进行了3轮大规模的药物分发。自2009年以来,手术、行为和环境干预的覆盖面逐渐扩大。

目的:通过测量马里卡伊地区2015年的沙眼患病率来评估这些干预措施的有效性。

方法:根据人口普查数据估计2015年卡伊地区的人口为250万。在卡伊地区的4个区,利用村庄当局的帮助,通过两阶段、整群随机抽样进行了横断面研究,采用问卷调查与医学检查相结合的方式开展家庭调查进行数据收集。

结果:共检查了11 620人。1~9岁儿童中活动性沙眼的患病率在所有4个区都下降到了5%的消除阈值以下,而15岁以上成年人中,沙眼结膜炎的患病率在3个区都降到了0.1%的消除阈值以下。

结论:在马里实施的沙眼干预措施成功地改善了社区健康状况,马里正逐渐接近沙眼消除的目标。

发病率是指在给定人群中新发病例、伤害或残疾的发生。通常,它被表示为发病比例(即在给定人群中新发病例的数量)或发病率(即在一段时间内给定人群中新发病例的数量)。患病率测量的是总的病例数,无论是新发病例还是既往病例,而发病率的测量则只关注新发病例。发病率的测量通常较为困难,因为它需要对一群人进行长期的观察,而这可能需要大量的时间和资源。

死亡原因,通常用于对人群整体进行评估,以及分别对成年人(15岁及以上)和儿童(14岁及以下)进行评估,也可以视作一个良好的发病率指标。人口重要事件登记是评估死亡原因的标准数据源。然而,在中低收入国家,由于这些数据通常不完整,因此需要通过口述尸检和医疗服务记录等方式进行补充。有多种方法可以查看死亡原因。例如,可以按照粗死亡率对死亡原因进行排序,也可以分别按照传染病、非传染性疾病、伤害和其他死亡原因(例如孕产期、围产期、营养)进行分类。

4.2.6.3 其他指标

还有其他许多指标有助于理解社区健康状况(文本框4.2.13),此处不再对其进行详细介绍。然而,在所有社区诊断工作的早期,对指标的选择、测量和结果沟通的慎重考虑都是一项关键任务。尽管必须承认中低收入国家的信息来源和指标测量存在局限性,但并不意味着只能接受这个现实。关键在于不仅要务实地选择健康指标(即从当前可测量的指标中选择),而且还要务实地开发更多的健康信息来源,以实现对未来社区健康改善至关重要的健康指标的测量能力。

4.2.7 展望未来

在中低收入国家,社区诊断和信息系统有许多可行的发展方向。然而,要加快不同层级社区健康的改善速度,必须有一些具有创新性和可行性的解决问题的方法,并向着共同目标努力。

4.2.7.1 卫生领域的公私合作伙伴关系

在过去大约20年里,一些中低收入国家已经参与了现在被称为"国际卫生领域公私合作伙伴关系"的合作(Kostyak et al.,2017)。这是指由位于其他国家以营利为目的的私人公司(例如制药公司)与公立的非营利实体(例如国家政府)建立协作关系,以调查和解决规模更大、成本更高的公共卫生问题并提供人道主义援助。这些国际卫生领域公私合作伙伴关系可以是简单的、短期的、单向的安排(例如制药行业对中低收入国家捐赠价值数十亿美元的现金和产品),也可以是复杂的,长期的,双方经验、专业知识和资源加以整合以实现共同健康目标的真正的合作伙伴关系。而任何一方单独工作都难以实现这些目标。这种合作方式能够最大程度地使社区受益,同时也使利益相关者的风险最小化。

卫生领域的公私合作伙伴关系最大的收益在于加速创新和研发,以及扩大获取可负担的健康干预措施。然而,仍然存在许多挑战。地缘政治的不稳定和不安全使得私营企业不愿在某些国家进行投资;通过公私合作伙伴关系取得的收益在资助到期之后可能是不可持续的;监督和问责机制常常缺失,伦理问题层出不穷。以利益为驱动的私立公司可能不仅仅受利他主义的驱动,且可能不会通过公正的手段来衡量企业绩效或成功,以及不能确保利益冲突得到妥善调查和裁决。因此,制定指导卫生领域公私合作伙伴关系的准则或法规以及审计遵从性的机制,可能意味着加入这些合作伙伴关系的中低收入国家能够更好地确保他们的人民充分享受这些合作伙伴关系带来的全部收益(Kostyak et al.,2017)。

4.2.7.2 多部门合作

联合国认识到了17个可持续发展目标之间的相互关联性和不可分割性,并强调了跨部门的合作与伙伴关系(UN GA,2015)。与许多可持续发展目标一样,仅靠医疗卫生部门是无法实现"确保健康的生活方式,促进各年龄段人群的福祉"这一目标的。然而,医疗卫生部门以往大多以独立的方式运作,例如,与金融部门、公共安全部门、教育部门等相互脱离。

在实现健康可持续发展目标以及在区域、国家、省级和社区层面实现健康目标方面,所有部门都有着重要且互补的贡献。未被开发的多部门协作的潜力可能产生巨大的影响,尤其是在那些极少开展多部门合作的中低收入国家。然而,为了充分发挥这种部门协作的收益,需要强有力的领导。因此,中低收入国家的领导能力必须得到拓展,不仅要跨足各个领域,还要在各个领域之间建立联系,以确保部门间的协作自然而然地产生共赢的解决方案和可行的实施方案。此外，至关重要的是在不同领域培养支持健康"事业"或目标的倡导者，他们必须能够清晰地认识到他们的战术和战略工作的每一部分是如何为更大的共同目标作出贡献的(Rasanathan et al.，2017)。

4.2.7.3 新技术

在中低收入国家，一些具有潜力的新技术有可能使公共卫生领域实现跨越式的前进。我们才刚刚开始发展移动健康技术，对"大数据"的价值也只是刚刚开始理解和应用。借助可用于临床诊断和评估的新的便携式和即时检验技术，从研究现场快速地收集大量数据集，然后应用新兴的数据分析技术，未来全球公共卫生有望取得巨大的飞跃。

4.2.8 结论

国际社会必须重新聚焦并加倍努力以基于人权的方式改善全球公共卫生。其中一种方法是通过加强对中低收入国家的社区诊断，帮助其发展信息系统以获得对重要和可行的健康指标现行状况的测量。通过跨越国界分享经验和专业知识、工具和协议，以及从失败和成功中吸取的经验，可以帮助这些地区加快建成稳定的信息系统。由此获得更大数量、更高质量的数据，经由可靠和经过验证的方法正确分析后，可以提供宝贵的信息，使得医疗和公共卫生部门、资助机构、国际援助组织以及政策制定者在关于有限资源分配、项目开发和实施，以及应用紧急服务方面能够更好地作出关键决策。这种基于证据的、有针对性的方法将会使得单个中低收入国家健康改善的效果最大化，从而自然而然地推动全球公共卫生的进步。

(翻译：周脉耕、毛凡、张天昊；审校：陈坤)

参考文献

Annett, H. and Rifkin, S.B. (1995). Guidelines for rapid participatory appraisals to assess community health needs: a focus on health improvements for low-income urban and rural areas. World Health Organization (WHO). [Online] Available at: http://apps.who.int/iris/handle/10665/59366

Basseej, M.H., et al. (2015). Community assessment for determining the health priority problems and community diagnosis: a case study of Qala-Sayed village, Kazeroun, Fars Province, Iran. Iranian Journal of Public Health, 44(9), 1303-5.

Berisha, M., et al. (2018). Impact of the national population register in improving the health information system of malignant diseases in Kosova. Acta Informatica Medica, 26(1), 62-6.

Bilheimer, L.T. (2010). Evaluating metrics to improve population health. Preventing Chronic Disease, 7(4), 1-4.

Broughton, E., et al. (2016). Evaluation of an intervention to improve essential obstetric and newborn care access and quality in Cotopaxi, Ecuador. Frontier of Public Health, 4, 247.

Brown, T.M., et al. (2006). The World Health Organization and the transition from 'international' to 'global' public health. American Journal of Public Health, 96(1), 62-72.

Cho, S., et al. (2018). Community health needs assessment: a nurses' global health project in Vietnam. International Nursing Review, 65(4), 505-14.

Cohen, R.L., et al. (2014). Country progress towards the Millennium Development Goals: adjusting for socioeconomic factors reveals greater progress and new challenges. Global Health, 10, 67.

Coonrod, J. (2014). MDGs to SDGs: top 10 differences. The Hunger Project. [Online] Available at: https://advocacy.thp.org/2014/08/08/mdgs-to-sdgs/

de Oliveira, S.V. and Angerami, R.N. (2018). Timeliness in the notification of spotted fever in Brazil: evaluating compulsory reporting strategies and digital disease detection. International Journal of Infectious Diseases, 72, 16-18.

Dlamini, S.V., et al. (2017). Knowledge of human social and behavioral factors essential for the success of community malaria control inter-vention programs: the case of Lomahasha in Swaziland. Journal of Microbiology, Immunology and Infection, 50, 245-53.

Easterly, W. (2009). How the millennium development goals are unfair to Africa. World Development, 37, 26-35.

Easterly, W. (2013). The Tyranny of Experts: Economists, Dictators, and the Forgotten Rights of the Poor. New York: Basic Books.

Eldemire-Shearer, D., et al. (2014). Ageing of Jamaica's population — what are the implications for healthcare? West Indian Medical Journal, 63(1), 3-8.

Fehling, M., et al. (2013). Limitations of the Millennium Development Goals: a literature review. Global Public Health, 8(10), 1109-22.

Joint United Nations Programme on HIV/AIDS (2014). 90-90-90-An ambitious treatment target to help end the AIDS epidemic. [Online] Available at: http://www.unaids.org/en/resources/documents/2017/90-90-90

Joint United Nations Programme on HIV/AIDS (2017). Ending AIDS: progress towards the 90-90-90 targets. [Online] Available at: http://www.unaids.org/en/resources/documents/2017/20170720_Global_AIDS_update_2017

Jones, P.D., et al. (2018). High perinatal mortality rates persist in Kirakira: the Sustainable Development Goals for health remain out of reach in the provinces of Solomon Islands. Journal of Paediatric Child Health, 54(8), 895-9.

Kostyak, L., et al. (2017). A means of improving public health in low-and middle-income countries? Benefits and challenges of international public-private partnerships. Public Health, 149, 120-9.

Leon, N., et al. (2015). Routine health information system (RHIS) interventions to improve health systems management (Protocol). Cochrane Database of Systematic Reviews, (12), CD012012.

Ma, Y., et al. (2018). The human immunodeficiency virus care continuum in China: 1985-2015. Clinical Infectious Diseases, 66(6), 833-9.

Mao, Y., et al. (2010). Development of a unified web-based national HIV/AIDS information system in China. International Journal of Epidemiology, 39(Suppl 2), ii79-89.

Marten, R. (2019). How states exerted power to create the Millennium Development Goals and how this shaped the global health agenda: lessons for the sustainable development goals and the future of global health. Global Public Health, 14(4), 584-99.

Mukomolov, S., et al. (2016). Hepatitis C in the Russian Federation: challenges and future directions. Hepatic Medicine, 8, 51-60.

National Center for AIDS/STD Control and Prevention, China CDC (2018). Annual progress of national HIV/HCV programs in 2017 and priorities and challenges in 2018. Presentation at the National Annual Provincial AIDS Directors Meeting. Ningbo, Zhejiang, China, 19 April 2018.

Rasanathan, K., et al. (2017). Governing multisectorial action for health in low-and middle-income countries. PLoS Medicine, 14(4), e1002285.

These, M.S. (2014). Observational and interventional study design types; an overview. Biochemia Medica, 24(2), 199-210.

Tindana, P.O., et al. (2007). Grand challenges in global health: community engagement in research in developing countries. PLoS Medicine, 4(9), e273.

Traoré, L., et al. (2018). Prevalence of trachoma in the Kayes region of Mali eight years after stopping mass drug administration. PLoS Neglected Tropical Diseases, 12(2), e0006289.

United Nations (UN) (2013). A New Global Partnership: Eradicate Poverty and Transform Economies Through Sustainable Development. The Report of the High-Level Panel of Eminent Persons on the post-2015 Development Agenda. [Online] Available at: https://sustainabledevelopment.un.org/index.php?page=view&type=400&nr=893&menu=1561

United Nations (UN) (2015). Millennium Development Goals Report. [Online] Available at: http://www.un.org/millenniumgoals/2015_MDG_Report/pdf/MDG%202015%20rev%20(July%201).pdf

United Nations (UN) (2017). The Sustainable Development Goals Report 2017. [Online] Available at: https://unstats.un.org/sdgs/report/2017/

United Nations General Assembly (UN GA) (1966). International Covenant on Economic, Social and Cultural Rights. [Online] Available at: http://www.ohchr.org/Documents/ProfessionalInterest/cescr.pdf.

United Nations General Assembly (UN GA) (2000). The United Nations Millennium Declaration. [Online] Available at: http://www.un.org/millennium/declaration/ares552e.pdf

United Nations General Assembly (UN GA) (2015). Transforming our world: the 2030 agenda for sustainable Development. [Online] Available at: https://www.un.org/sustainabledevelopment/sustainable-development-goals/

Vandemoortle, J. (2009). The MDG conundrum: meeting the targets without missing the point. Development Policy Review, 27, 355-71.

World Bank (2018). Data: low & middle income. [Online] Available at: https://data.worldbank.org/income-level/low-and-middle-income

World Bank and the World Health Organization (WB and WHO) (2014). Global civil registration and vital statistics: scaling up investment plan 2015 - 2024. [Online] Available at: http://www. who. int/healthinfo/civil_ registration/WB - WHO_ ScalingUp_ InvestmentPlan_ 2015_ 2024.pdf

World Health Organization (WHO) (1946). Constitution of the World Health Organization. [Online] Available at: http://apps.who.int/gb/bd/PDF/bd47/EN/constitution-en.pdf? ua=1

World Health Organization (WHO) (1995). City health profiles: how to report on health in your city. [Online] Available at: http://www. euro.who.int/data/assets/pdf_ file/0009/101061/wa38094ci. pdf? ua=1

World Health Organization (WHO) (2016). Verbal autopsy standards: ascertaining and attributing causes of death. [Online] Available at: http://www.who.int/healthinfo/statistics/verbalautopsystandards/en/

Wu, Z., et al. (2015). Simplified HIV testing and treatment in China: analysis of mortality rates before and after a structural intervention. PLoS Medicine, 12, e1001874.

Wu, Z., et al. (2017). Testing and linkage to HIV care in China: a cluster-randomised trial. Lancet HIV, 4(12), e555-65.

4.3 新型通信技术、社交媒体和公共卫生

4.3.1 引言

通信技术的飞速发展给信息传播和人际沟通带来了变化的机会,这对公共卫生领域具有重要的启示意义。这些信息传播渠道能将疾病预防信息、公共卫生倡议或预警,以及临床指南或公共卫生指南等公共卫生相关内容,更高效地传达至目标人群。在公共卫生框架内应用新型通信技术,不仅需要考虑技术本身、共享信息的类型、此类信息的受众群体、行为改变理论和系统变革理论等,还需要考虑到全球各地的技术平台、数据速度和主要通信软件的差异。在这一章中,我们将从这些专业维度上展开阐述,并探讨新型通信技术在公共卫生领域中的应用,比较其在全球不同公共卫生体系中的重要区别。

4.3.2 全球趋势与发达国家趋势在美国的体现

目前,全球三分之二的人口已成为智能手机用户,占全球总连接数的一半以上(GSMA Intelligence,2017)。根据国际电信联盟的报告,2015年,全球移动电话用户已超过70亿,其中超过70%用户来自中低收入国家(International Telecommunications Union,2015,2017)。然而,尽管在许多发达国家中智能手机的普及率已接近饱和,但全球约有50%的人口仍无法上网。特别是印度和撒哈拉以南非洲地区,无法通信的人口占全球总数的42%,在当地超过60%的人口尚未接入互联网。

美国的情况与此类似,数字鸿沟依然受到个人收入与地理位置的影响。在家庭年收入低于3万美元的成年人中,大约有三成(29%)没有智能手机。四成以上低收入人群没有家庭宽带服务(44%)或传统电脑设备(46%)。比较而言,在家庭年均收入10万美元以上的成年人中,这些通信技术已十分普及。在美国,相比于非农村地区,居住于农村地区的成年人安装家庭宽带、使用智能手机或其他通信设备的可能性更低(Pew Research Center,2019)。

自2005年世界卫生大会通过WHA58.28号决议以来,电子健康(eHealth)一直是世界卫生组织的首要任务:“电子健康是指以经济、安全的方式利用信息和通信技术(information communication technologies,ICT)支持健康及其相关领域,包括卫生保健服务、健康监测、健康文献,以及健康教育、健康知识和健康研究”。2015年,世界卫生组织全球电子健康观察站(Global Observatory for eHealth,GOe)对成员国的调查记录显示,各国电子健康使用情况激增。此次调查覆盖了世界卫生组织194个成员国,在125个响应的国家中,一半以上的国家(n=73;58%)已经制定了电子健康战略(WHO,2016)。在这些国家中,有69个国家(94%)已为该战略配备了专项资金。

4.3.3 电话技术、数据速度、数据替代蜂窝网络、成本结构

虽然固定电话用户数持续下滑，在2018年下滑突破了12.4%，但是移动电话用户数量已超过全球人口总数。2018年，固定宽带用户数量（11亿）已超过固定电话用户数量（9.42亿）。移动宽带的活跃用户也从2007年的2.68亿增长到了2018年的53亿。在大多数发展中国家，移动宽带的价格较固定宽带服务便宜。然而，在大多数最不发达国家（least developed countries，LDCs）中移动宽带的价格占国民人均总收入（gross national income，GNI）的5%以上，因此大多数人都负担不起。目前几乎全球所有人口（96%）都位于移动网络的覆盖范围内，大多数人口（90%）可以通过3G或更高速的网络访问互联网。随着全球智能手机价格和数据套餐费用日趋降低，上网人数逐渐增长。

自从移动电话服务投入使用以来，数据速度不断提高。自1991年引入2G服务，数据速度已提高了3个数量级；而5G网络（10 Gbps）的最高传输速度比30年前的2G速度快了近20万倍。数据速度的提高具有深远的意义，因为一些公共卫生技术应用，如流式视频、高分辨率图像传输、视频咨询或病情评估，都需要更快的数据速度。与智能手机技术的覆盖情况类似，高速网络的可及性在城市和乡村，以及在低、中、高收入国家间也存在巨大的差异。

4.3.3.1 多种社交网络渠道、社交网络使用时间、代际变化

社交媒体平台已在全球广泛普及，但在不同地域间以及不同特征人口中（即，种族、年龄、性别）存在很大差异。在美国，18至24岁年龄段人群相较于25至29岁年龄段，更有可能使用Snapchat（73% vs. 47%）和Instagram（75% vs. 7%）。大约四分之三的Facebook用户（74%）每日都会登录该网站，其中大约一半的用户每天都会多次访问。在18至29岁年龄段的Snapchat用户中，大约有八成（77%）的用户表示每天都会使用该应用，其中包括68%的用户表示每天都会多次访问。类似地，这一年龄段76%的Instagram用户每天都会访问该网站，而60%的用户则表示他们每天都会多次访问。

Facebook和WhatsApp等主流社交媒体和信息平台已成为公众关注的焦点，因为它们可能传播虚假信息、为政治操纵提供便利，并增加暴力和仇恨犯罪等潜在风险。然而，社交媒体也可能会对青少年的生活产生积极影响。大多数13至17岁年龄段的青少年（81%）表示，社交媒体可以加强与朋友生活间的联系，大约三分之二的青少年表示这些平台让他们感受到有人会支撑他们渡过难关。

4.3.3.2 需要对青年适用技术的预估

ICT 2017年的报告指出，在发达国家中94%的15至24岁年轻人使用互联网；而在发展中国家中，这一比例为67%；在最不发达国家中仅为30%。而15至24岁年龄段的年轻人使用互联网的比例（71%）远高于总人口中使用互联网的比例（48%）。

4.3.3.3 社交媒体的类型

社交媒体渠道是由一系列不断发展变化的应用程序组成，旨在通过社交关系促进信息传播和推广。由于提供这些渠道的具体应用程序会随着时代更迭发展，我们在此仅介绍社交媒体渠道的类型及其特点，并列举不同类型中的最新典型。它们很大程度上取决于信息共享的格式和长度，以及通过社交网络进行分享的途径。随后，我们将探讨这些类型的通信渠道在公共卫生领域的实际应用，并提供其应用实例。

4.3.3.4 技术与公共卫生的互动

基于技术的公共卫生服务可以通过多种方式有机联结社区成员、医护人员和政策制定者。

提供信息：包括移动优化应用程序在内的各类网站，提供了主题丰富的静态资讯。例如，公共卫生机构可提供包含多种主题的信息和指南，如疫苗接种建议、地方和地区的HIV预防和护理指南，以及疟疾防控等。许多公共机构已选择采用Twitter发布公共卫生预警（图4.3.1（a））。形式包括关于卫生项目或卫生状况的文字、信息图（图4.3.1（b））。

（a）

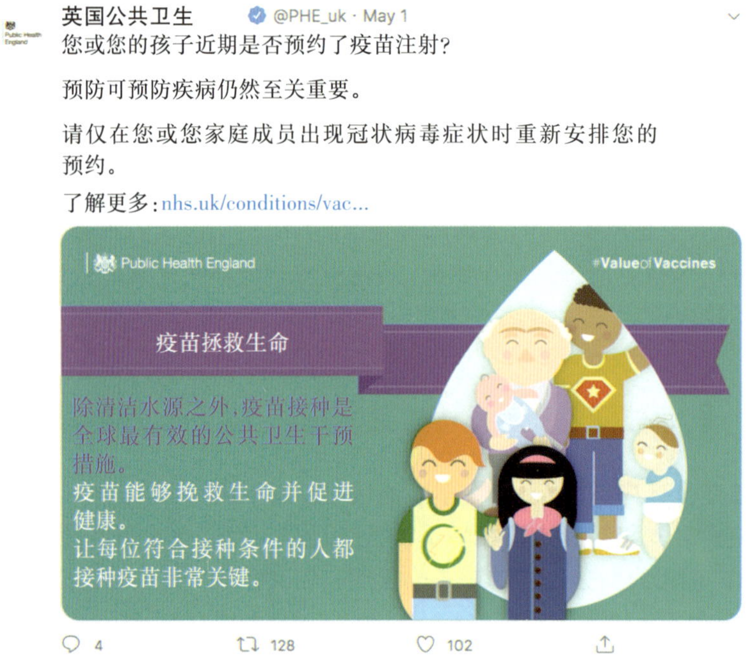

（b）

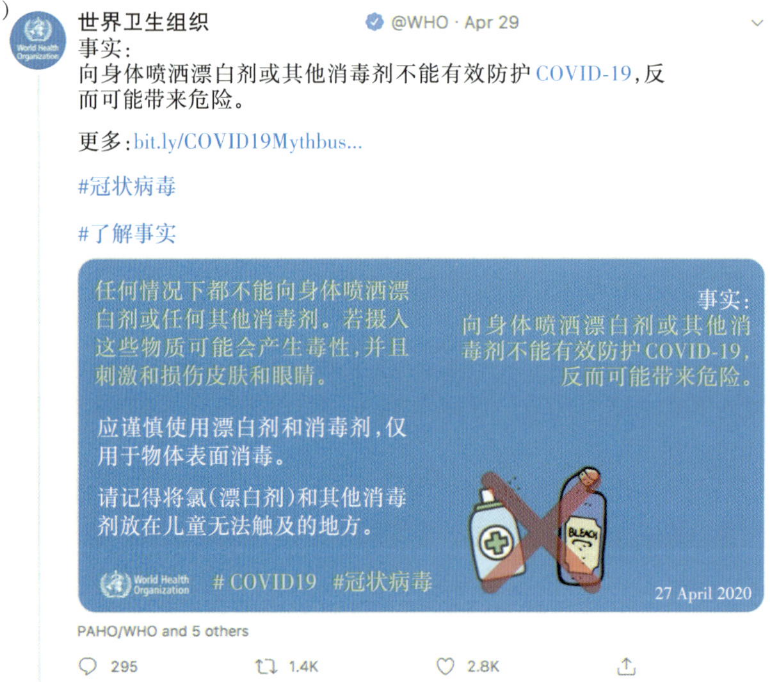

图4.3.1 社交媒体和应用程序促进公共卫生的示例

（a）Twitter公共卫生预警；（b）Twitter公共卫生信息图；（c）附近健康服务定位

(c)

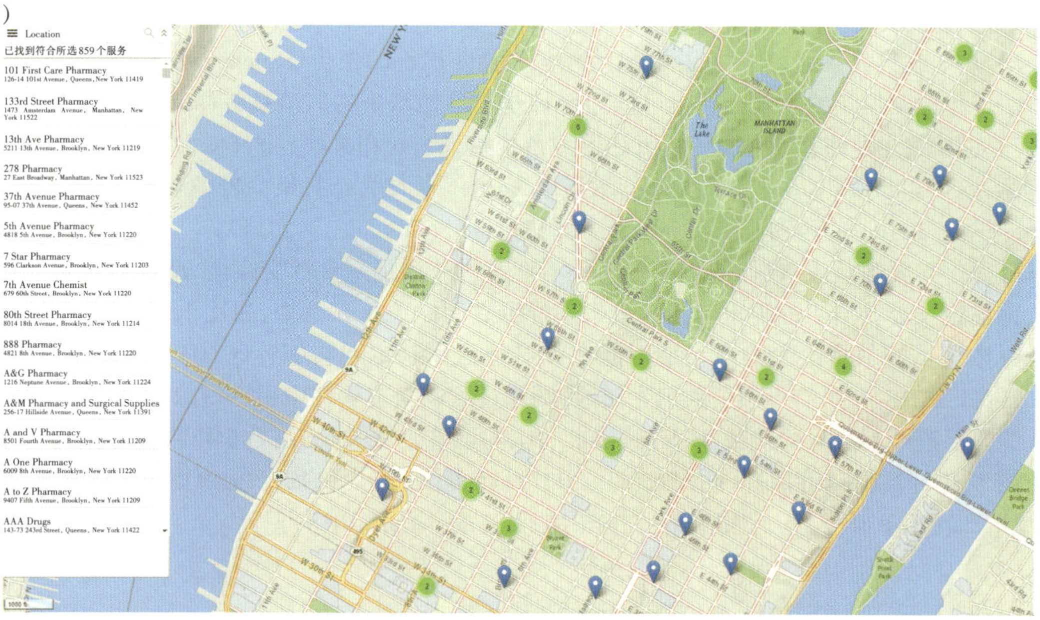

图4.3.1 社交媒体和应用程序促进公共卫生的示例(续)

提供咨询或导航:公共卫生服务提供者利用聊天功能和服务定位器来传播信息、进行合适的转诊、并向距离用户最近的服务机构提供建议。举例来说,“PleasePrEPME:Connect”作为一款在线程序,可通过对话引导其居民正确使用暴露前预防疗法(pre-exposure prophylaxis,PrEP)。服务内容包括医疗系统导航、确定合适的服务提供者以及提供HIV信息。

行为改变干预:通过电子健康(eHealth)或移动医疗(mHealth)等渠道提供行为改变干预的概念非常具有吸引力。其中的原因有很多,包括有机会覆盖到居住在离公共卫生中心较远但需要行为改变服务的人群,而且有机会以最小的边际成本利用计算机进行干预(Sullivan et al.,2013)。一般而言,比起这些干预措施本身的严谨证据,对这类干预措施的预期则更加激动人心且长久(Evers,2006)。在戒烟(Augustson et al.,2016;Ponciano-Rodríguez et al.,2018)、糖尿病预防(Joiner et al.,2017)、坚持用药(Linn et al.,2011),以及健康研究参与(Khosropour et al.,2013)等不同领域中,电子健康干预的效果参差不齐。然而,更新一代的电子健康干预采用了越来越多的互动技术(Muessig et al.,2015)。最近的报告表明,基于多阶段、富媒体和互动组件等理论的干预措施具有一定的成效(Mustanski et al.,2018)。Meta分析研究表明,某些类型的干预措施可能特别适用于特定的健康行为(例如,利用短信倡导戒烟或体育锻炼)(Head et al.,2013)。

确定服务位置:一些服务充分利用计算机和智能手机的地理定位功能,为技术用户提供个性化的服务地点推荐。例如,“PrEPLocator.org”这一项在线服务提供了定制的PrEP提供者推荐,以及前往最近服务提供者的行车路线(Siegler et al.,2017)。一些定位应用程序或网站还提供将用户转诊至血压检测点的服务(HealthMapNYC.org;图4.3.1c)以及交换注射器的服务(www.nasen.org)。“AIDSVU.org”网站还提供HIV检测、PrEP提供者和HIV治疗的定位服务(Valdiserri et al.,2018)。

商品订购:随着人们越来越多地使用技术手段订购商品和服务,公共卫生项目同样有机会利用通信技术来提供服务包,以促进健康、预防新的健康问题。例如,提供家用性病自测套装的项目已被广泛接受。伦敦一项随机对照研究表明,通过在线订购和邮寄分发性病检测试剂盒,性病检测率和诊断率都提高了1倍(Wilson et al.,2017)。类似的邮寄性病试剂盒在美国男男性行为者(men who have sex with men,MSM)(Mustanski et al.,2017;Siegler et al.,2019a)以及女性(Gaydos et al.,2006)中也显示出很高的接受度和标本寄回完成率。

数据收集/疫情识别:新型通信技术为公共卫生行动提供了收集信息的机会,这不仅可以通过社交媒体用户的积极参与,而且可以通过对公共社交媒体内容的数据挖掘,还可以通过利用社交媒体内容定制健康干预措施。让人们参加健康调查等研究项目,可以有机会不定期地收集不同地域的人群数据。例如,自

2012年以来,美国男性互联网调查(the American Men's Internet Survey)每年都会通过互联网招募收集1万余名男男性行为者,收集其数据,并发布相关风险趋势和预防措施的报告(Sanchez et al.,2015;2018)。针对公开发布的帖子和检索词条的系统分析也可作为一种基于群体水平的监测系统(crowd-sourced surveillance)。研究报道,流感相关主题的搜索量与传统流感监测系统结果密切相关(Cook et al.,2011),但目前还无法取代传统监测系统(Olson et al.,2013)。此外,一项基于Twitter的大型公共集会疫情检测系统(Yom-Tov et al.,2014)和一项基于Twitter的药物监测系统也有了评估报告(Freifeld et al.,2014)。

数据可视化与服务获取:数据的可视化——不论这些数据是来自社交媒体、新媒体还是其他来源——都很有效地描绘了公共卫生的需求与当前或未来资源之间的关系。例如,相比于现有的HIV检测设施,利用HIV病毒浓度监测数据绘制的电子地图能有针对性地为制定和实施社区HIV病毒检测项目提供信息(Valdiserri et al.,2018)。另有一项公共卫生实践,则通过绘制交友软件中用户行踪的地理定位数据,确定了城市中性健康促进项目的目标区域(Delaney et al.,2014)。在斯洛文尼亚,数据可视化方法已被应用于呈现公共医疗资源的可及性和可用性(Lavračet al.,2007);在美国,公共和私人PrEP提供者的数据被用于呈现“服务荒漠”,即在那里居民无法获得有效的PrEP服务(Weiss et al.,2018)。

4.3.3.5 弊端和公众健康问题

尽管新型通信媒体为公共卫生提供了重要的机遇,但也存在一些重要弊端,因此权衡新媒体的机遇与挑战至关重要。例如,匿名和不断评论他人会导致网络霸凌的蔓延:截至2008年,近八分之一的青少年报告称曾进行网络霸凌,并且在荷兰有近四分之一的青少年称曾被网络霸凌(DeHue et al.,2008);相较于年轻男性,年轻女性更常成为网络霸凌受害者(Brochado et al.,2017)。网络成瘾也是一个公共卫生问题(Young,1998),且与抑郁症和肥胖间存在潜在关联(Young,1998;Flisher,2010)。世界卫生组织已经组织了一系列关注成瘾行为对公共卫生影响的会议;在2018年ICD-11修订版中,游戏成瘾已被世界卫生组织列为一种精神健康状况(Reed et al.,2019)。

一些移动应用还可能会促使一些与公共卫生优先事项相悖的行为。例如,在同性恋和双性恋男性约会应用程序兴起的同时,HIV的感染率(Chapin-Bardales et al.,2018)、无套性行为(Hess et al.,2017)和性病诊断数量(Abara et al.,2016)也在不断升高。最后,利用新型通信技术促进公共卫生信息传播和服务提供的同时,也存在隐私问题。传递健康相关的信息必须符合公认的安全和加密标准,防止健康相关信息的泄露。此外,公共卫生服务机构利用电子通信方式时应制定并遵守相应政策,限制用户健康信息的泄露和数据的二次或附带使用。当报告带有地理定位数据的项目结果时,应采用限制手段,阻止新媒体健康资源用户被间接识别(Sullivan,2020)。

4.3.3.6 社交媒体相关理论

创新扩散理论探讨了新技术被采用的模式和速率。该理论提出并通过实证研究证明了5个可提高新技术采用率的关键属性。创新的相对优势,包括其经济性、便利性或满意度,会影响其被采纳的速度。新技术与社会价值观或与先前经验的兼容性,以及使用新技术时的感知复杂性,也会影响其采用。当干预措施易于尝试(可试性)并且其影响可被观察到(可观察性)时,也更有可能被迅速采用。这些干预的特征并非凭空存在,而是基于每个个体的价值观,也因此会随着社会规范和习俗的改变而改变。例如,因为社交媒体平台及其使用规范的变化,社交媒体干预的相对优势也可能随着时间的推移发生改变。利用新技术提供健康信息的干预措施可能并不与致电医生诊所的方式产生竞争,而是与“谷歌搜索”策略相竞争(Sundstrom,2016)。与许多干预理论不同,创新扩散理论还描述了那些会采用创新技术的个体特征,以便于精准定位项目目标。先行者和早期采用者(即最有可能会最先采用新技术或抓住新机遇的人)往往具有较强的利用新技术的能力和动机。对先行者的基本特征尚无一致的认识,因此对这些个体的特征分级应根据有意义的特定领域的特性，更细致地评估和聚焦个体的动机和能力(Greenhalgh et al.,2008)。

4.3.3.7 在研究领域的参与、公共卫生与技术的互动

在公共卫生领域开展基于新型通信技术的干预和项目，需要技术开发者和公共卫生项目之间进行有机互动。通常情况下，决定公共卫生发展的技术革新往往是由商业驱动的。技术开发者和公共卫生官员间的互动至关重要。例如，“构建健康在线社区”(Building Healthy Online Communities)项目便是一项交友软件开发商和公共卫生机构之间的合作。应用程序拥有者和开发者可从公共卫生提供方获得如何促进用户健康的反馈，而研究人员则能获取对公共卫生干预进行宣传和聚焦受众的最佳实践体验。

关于实施公共卫生干预的最佳方式的问题日益增多，这个研究领域尤其关注电子健康干预如何实施——这是一个新兴的领域，缺乏大量的历史实施案例。理想情况下，实践科学领域的研究需要研究人员从电子健康干预的设计阶段，就着手探讨如何使干预成功的实施方案。在效力试验或项目论证后，才有可能进入干预实践的下一阶段研究。例如，随机试验已证明，在线干预措施能降低年轻男同性恋者的新发性传播疾病感染率(Mustanski et al.,2018)，随后研究人员制定了一项专门的研究计划，探讨真实公共卫生场景下实施干预措施的最佳途径。该研究将比较两种实施模式的成本和参与度：一种模式是由当地社区组织实施干预措施，另一种模式则由全国统一的一个干预提供者实施干预措施。这些研究则更深入地提供了干预措施在“真实世界”公共卫生场景下的结果。

4.3.3.8 社交媒体和公共卫生的未来趋势

目前的趋势显示，未来移动设备的成本将不断降低，智能手机普及率和数据速度将不断提高，且用以传播内容的社交媒体平台也将越来越高级。从某种意义上说，随着社交媒体覆盖范围的扩大以及数据速度的提高，将有机会实现公共卫生资源的均等化。与此同时，计算平台和人工智能系统将有助于分析海量数据、利用自动化系统识别新兴公共卫生问题，预测有公共卫生资源需要的地区，也有助于更全面地理解健康行为(Neill,2012)。

另一个振奋人心的趋势则是可穿戴技术的发展，这些技术可以记录特定的生物测量数据(如体温、心率)、定位和运动(Patel et al.,2015)。这些设备为改进和评估公共卫生项目提供了多种途径。首先，这些设备记录了身体活动水平，而对于了解人群危险因素和评估运动干预效果来说，客观地度量这些数据至关重要。其次，这些设备可以直接检测某些特定的健康状况(例如，心房颤动)，这既能促进早期医疗干预，又可以作为卫生资源规划的数据来源。最后，这些设备可提供个体定位数据。这些数据有助于评估某些健康风险可能发生的地点，并部署相应的健康干预。初步研究提示，人们愿意佩戴设备并共享数据，从而提升所获得的医疗服务(Duncan,2013)。然而，我们也应慎重对待这些新的数据流，在人们佩戴设备并愿意以公共卫生为目的共享数据时，应考虑如何保护隐私和医疗数据。

4.3.4 基于新型通信和社交媒体实施干预措施

基于新型通信技术或社交媒体实施公共卫生项目或干预措施时，还存在一些重要问题。目前，不同国家间的公共卫生服务体系各异，运作结构不尽相同，且公共卫生优势资源的分布严重不均。无论如何，不论是实施基于技术的项目或是运转公共卫生系统都需要一支具备专业技能且能熟练运用社交媒体和公共卫生干预等技术的工作队伍。《实践研究综合框架》(*The Combined Framework for Implementation Research*，CFIR)建议，我们应该基于新技术实施时带来的多个层面的影响，来思考新技术将为公共卫生服务体系带来的变

化(Damschroder et al.,2009)。例如,在制定公共卫生项目或干预措施时,应考虑其相对于现有解决方案的优势、在不同公共卫生场景下的适应性和成本。同样,还需考虑患者的需要和资源,以及外部政策(例如,数据安全政策和数据共享政策)。还需一支训练有素、掌握必要技术工具的人员队伍,并且也需要在公共卫生系统各个层面上的竞争,通过竞争来克服实施过程中的障碍。

4.3.5 素养和偏好

在开发和实施基于技术和社交媒体的公共卫生工具时,应多角度考虑素养和偏好。例如,若想充分发挥移动健身减肥软件的效果,用户需具备一定的技术素养、健康素养和语言素养,才能与应用程序进行互动,并将其信息和建议转化为适当的健康行动。这些素养因地域、年龄、种族/民族和健康的社会决定因素而异。无独有偶,一些最亟需健康干预的社区,往往其健康素养不足、医疗设施普及率低、相对贫穷且无法获取技术资源(例如,满足多媒体工具使用的带宽,支付数据套餐的资金来源)。在老年人群中,也存在类似的对使用电子健康工具的需要和意愿之间的“不匹配”,老年人通常更容易罹患多种慢性疾病,但总体上电子健康素养较低(Chesser et al.,2016)。此外,文化和传统价值观导向可能使人们更愿意面对面接受健康建议或服务。例如,在一家健康维护组织中,美国非裔和拉丁裔病人对使用电子通信获取健康服务的方式表示了担忧,称其缺乏对使用电子健康工具的技术支持,并且担心失去与服务提供者之间面对面的联系(Ansari et al.,2010)。在设计新的电子健康工具的过程中,既要定性地理解人们对面对面接受公共卫生服务的偏好,也应该确保在传统背景下提供相应的电子健康服务,以尊重有不同偏好的人们。

4.3.6 技术应用为公共卫生研究带来的机遇

技术为临床试验和实践研究提供了新的机遇,使其更加高效,并且允许收集丰富、精细、附有时间或空间等信息的数据。例如,应用移动设备可以理想地用于收集生态瞬时评估数据,以评估某一现象在其发生的环境中的具体情况(Stone et al.,1994)。地理围栏技术可在研究对象靠近兴趣点时发送信息或简短调查(例如,当研究对象靠近医疗服务点或危险环境时,触发数据收集)(Biello et al.,2019)。通过在移动设备上完成简短的数据收集,可以使回忆偏倚最小化。例如,基于应用程序的评估方法可以精确地收集避孕套使用和失效等数据,用于研究新型避孕套的破损率(Siegler et al.,2019b)。通过纳入参与者活动空间的数据(Duncan et al.,2014)和并行数据(技术使用模式的数据)的使用(Bauermeister et al.,2017),以改进试验的实施,提高数据精确度,从而在评估基于应用程序干预措施的效果时,增强对效应中介作用的理解。

4.3.7 结论

新型通信技术和社交媒体的出现往往被认为前所未有地颠覆了公共卫生战略。尽管这些工具和通信渠道涌现的速度确实令人瞩目,但公共卫生和医疗已经经历了许多医疗实践和技术领域的颠覆性阶段。从本质上讲,新型通信技术和社交媒体是用于向公众传播信息、收集信息以及与公共卫生服务对象进行对话的新型方式。它们将以循序渐进的方式改变公共卫生,在实现其潜力的过程中,公共卫生领域也会受益其中,并产生意想不到的效果。

与许多新技术一样,刚引入新技术时,需重点监测和预测由于基础条件的不平等——如获取合适的硬件、获得足够的数据速度以及获取付费资源等——可能会加剧健康服务获取或健康结局等方面的不平等。

这些不平等需被提前预估,并加以缓解或避免。然而,这些技术也为提高健康服务的普及程度提供了潜在可能,尤其是对那些与医疗机构距离较远或因无法在城市内通勤而难以获得健康服务的人群。

新型通信媒体和社交媒体的发展给公共卫生领域同时带来了挑战与机遇。想充分利用这些机遇,需要技术开发者和公共卫生机构共同努力,发掘其最大潜力。公共卫生新项目的评估和系统性地研究实施方法的过程中产生的数据将会给出最理性的选择,何时何地、以怎样的方式实施技术赋能的公共卫生项目,以此让干预发挥其最大效益。

(翻译:张昕涵、陈坤;审校:周脉耕、齐金蕾)

参考文献

Abara, W.E., Hess, K.L., Fanfair, R.N., Bernstein, K.T., and Paz-Bailey, G. (2016). Syphilis trends among men who have sex with men in the United States and Western Europe: a systematic review of trend studies published between 2004 and 2015. PLoS One, 11, e0159309.

Ansari, A.A., et al. (2010). Blocking of alpha4beta7 gut-homing integrin during acute infection leads to decreased plasma and gastrointes-tinal tissue viral loads in simian immunodeficiency virus-infected rhesus macaques. Journal of Immunology, 186, 1044-59.

Augustson, E., et al. (2016). Text to Quit China: an mHealth smoking cessation trial. American Journal of Health Promotion, 31, 217-25.

Bauermeister, J.A., Golinkoff, J.M., Muessig, K.E., Horvath, K.J., and Hightow-Weidman, L.B. (2017). Addressing engagement in technology-based behavioural HIV interventions through paradata metrics. Current Opinion in HIV and AIDS, 12, 442-6.

Biello, K.B., Marrow, E., Mimiaga, M.J., Sullivan, P., Hightow-Weidman, L., and Mayer, K.H. (2019). A mobile-based app (MyChoices) to increase uptake of HIV testing and pre-exposure prophylaxis by young men who have sex with men: protocol for a pilot randomized controlled trial. JMIR Research Protocols, 8, e10694.

Brochado, S., Soares, S., and Fraga, S. (2017). A scoping review on studies of cyberbullying prevalence among adolescents. Trauma, Violence, & Abuse, 18, 523-31.

Chapin-Bardales, J., et al. (2018). Trends in human immunodeficiency virus diagnoses among men who have sex with men in North America, Western Europe, and Australia, 2000-2014. Annals of Epidemiology, 28, 874-80.

Chesser, A., Burke, A., Reyes, J., and Rohrberg, T. (2016). Navigating the digital divide: a systematic review of eHealth literacy in under-served populations in the United States. Informatics for Health and Social Care, 41, 1-19.

Cook, S., Conrad, C., Fowlkes, A.L., and Mohebbi, M.H. (2011). Assessing Google flu trends performance in the United States during the 2009 influenza virus A (H1N1) pandemic. PLoS One, 6, e23610.

Damschroder, L.J., Aron, D.C., Keith, R.E., Kirsh, S.R., Alexander, J.A., and Lowery, J.C. (2009). Fostering implementation of health services research findings into practice: a consolidated framework for advancing implementation science. Implementation Science: IS, 4, 50-50.

Dehue, F., Bolman, C., and Völlink, T. (2008). Cyberbullying: young-sters' experiences and parental perception. CyberPsychology & Behavior, 11, 217-23.

Delaney, K.P., Kramer, M.R., Waller, L.A., Flanders, W.D., and Sullivan, P.S. (2014). Using a geolocation social networking application to calculate the population density of sex-seeking gay men for research and prevention services. Journal of Medical Internet Research, 16, e249.

Duncan, D.T. (2013). What's your Walk Score®?: web-based neighbor-hood walkability assessment for health promotion and disease prevention. American Journal of Preventive Medicine, 45, 244-5.

Duncan, D.T., et al. (2014). Application of global positioning system methods for the study of obesity and hypertension risk among low-income housing residents in New York City: a spatial feasibility study. Geospatial Health, 9, 57.

Evers, K.E. (2006). eHealth promotion: the use of the Internet for health promotion. American Journal of Health Promotion, 20, 1-14.

Flisher, C. (2010). Getting plugged in: an overview of internet addiction. Journal of Paediatrics and Child Health, 46, 557-9.

Freifeld, C.C., et al. (2014). Digital drug safety surveillance: monitoring pharmaceutical products in twitter. Drug Safety, 37, 343-50.

Gaydos, C.A., et al. (2006). Internet-based screening for chlamydia trachomatis to reach nonclinic populations with mailed self-administered vaginal swabs. Sexually Transmitted Diseases, 33, 451-7.

Greenhalgh, T., Robert, G., Bate, P., Macfarlane, F., and Kyriakidou, O. (2008). Diffusion of Innovations in Health Service Organisations: A Systematic Literature Review. Hoboken, NJ: John Wiley & Sons.

GSMA Intelligence (2017). Global mobile trends 2017. [Online] Available at: https://www.gsmaintelligence.com/research/? file=3df1b7d57b1e63a0cbc3d585feb82dc2&download

Head, K.J., Noar, S.M., Iannarino, N.T., and Harrington, N.G. (2013). Efficacy of text messaging-based interventions for health promo-tion: a meta-analysis. Social Science & Medicine, 97, 41-8.

Hess, K.L., Crepaz, N., Rose, C., Purcell, D., and Paz-Bailey, G. (2017). Trends in sexual behavior among men who have sex with men (MSM) in high-income countries, 1990-2013: a systematic review. AIDS and Behavior, 21, 2811-34.

International Telecommunications Union (2015). Measuring the Information Society Report. [Online] Available at: https://www. itu. int/en/ITU-D/Statistics/Documents/publications/misr2015/MISR2015-w5.pdf

International Telecommunications Union (2017). Mobile-cellular telephone subscriptions In: Key ICT Indicators for Developed and Developing Countries and the World (Totals and Penetration Rates). [Online] Available at: https://www.itu.int/en/ITU-D/Statistics/Documents/statistics/2017/ITU_ Key_ 2005-2017_ ICT_ data.xls

Joiner, K.L., Nam, S., and Whittemore, R. (2017). Lifestyle interventions based on the diabetes prevention program delivered via eHealth: a systematic review and meta-analysis. Preventive Medicine, 100, 194-207.

Khosropour, C.M., Johnson, B.A., Ricca, A.V., and Sullivan, P.S. (2013). Enhancing retention of an Internet-based cohort study of men who have sex with men (MSM) via text messaging: randomized controlled trial. Journal of Medical Internet Research, 15(8), e194.

Lavrač, N., Bohanec, M., Pur, A., Cestnik, B., Debeljak, M., and Kobler, A. (2007). Data mining and visualization for decision support and modeling of public healthcare resources. Journal of Biomedical Informatics, 40, 438-47.

Linn, A.J., Vervloet, M., Van Dijk, L., Smit, E.G., and Van Weert, J.C. (2011). Effects of eHealth interventions on medication adherence: a systematic review of the literature. Journal of Medical Internet Research, 13, e103.

Muessig, K.E., Nekkanti, M., Bauermeister, J., Bull, S., and Hightow-Weidman, L.B. (2015). A systematic review of recent smartphone, internet and web 2.0 interventions to address the HIV continuum of care. Current HIV/AIDS Reports, 1-18.

Mustanski, B., et al. (2017). Internet-based HIV prevention with at-home sexually transmitted infection testing for young men having sex with men: study protocol of a randomized controlled trial of keep it up! 2.0. JMIR Research Protocols, 6, e1.

Mustanski, B., Parsons, J.T., Sullivan, P.S., Madkins, K., Rosenberg, E., and Swann, G. (2018). Biomedical and behavioral outcomes of Keep It Up!: an eHealth HIV prevention program RCT. American Journal of Preventive Medicone, 55, 151-8.

Neill, D.B. (2012). New directions in artificial intelligence for public health surveillance. IEEE Intelligent Systems, 27, 56-9.

Olson, D.R., Konty, K.J., Paladini, M., Viboud, C., and Simonsen, L. (2013). Reassessing Google flu trends data for detection of seasonal and pandemic influenza: a comparative epidemiological study at three geographic scales. PLoS Computational Biology, 9, e1003256.

Patel, M.S., Asch, D.A., and Volpp, K.G. (2015). Wearable devices as facilitators, not drivers, of health behavior change. The Journal of the American Medical Association, 313, 459-60.

PewResearchCenter(2019). DigitalgapbetweenruralandnonruralAmerica persists. [Online] Available at: https://www.pewresearch.org/fact-tank/2019/05/31/digital-gap-between-rural-and-nonrural-america-persists/

Ponciano-Rodríguez, G., Reynales-Shigematsu, L.M., Rodríguez-Bolañs, R., Pruñnosa-Santana, J., Cartujano-Barrera, F., and Cupertino, A.P. (2018). Enhancing smoking cessation in Mexico using an e-Health tool in primary healthcare. Salud Pública de México, 60, 549-58.

Reed, G.M., et al. (2019). Innovations and changes in the Icd-11 classification of mental, behavioural and neurodevelopmental disorders. World Psychiatry, 18, 3-19.

Sanchez, T.H., Sineath, R.C., Kahle, E.M., Tregear, S.J., and Sullivan, P.S. (2015). The annual American men's internet survey of behaviors of men who have sex with men in the United States: protocol and key indicators report 2013. JMIR Public Health and

Surveillance, 1, e3.

Sanchez, T.H., Zlotorzynska, M., Sineath, R.C., Kahle, E., Tregear, S., and Sullivan, P.S. (2018). National trends in sexual behavior, substance use and HIV testing among United States men who have sex with men recruited online, 2013 through 2017. AIDS Behaviour, 22, 2413-25.

Siegler, A.J., et al. (2019a). Developing and assessing the feasibility of a home-based PrEP monitoring and support program. Clinical Infectious Diseases, 68(3), 501-4.

Siegler, A.J., et al. (2019b). Levels of clinical condom failure for anal sex: a randomized crossover trial. EClinicalMedicine, 17, 100199.

Siegler, A.J., Wirtz, S., Weber, S., and Sullivan, P.S. (2017). Developing a web-based geolocated directory of HIV pre-exposure prophylaxis-providing clinics: the PrEP locator protocol and operating procedures. JMIR Public Health Surveillance, 3, e58.

Stone, A. A. and Shiffman, S. (1994). Ecological momentary assessment (EMA) in behavorial medicine. Annals of Behavioral Medicine, 16(3), 199-202.

Sullivan, P.S., et al., (2020). A data visualization and dissemination resource to support HIV prevention and care at the local level: analysis and uses of the AIDSVu Public Data Resource. Journal of Medical Internet Research, 22(10), e23173.

Sullivan, P.S., Grey, J.A., and Simon Rosser, B.R. (2013). Emerging technologies for HIV prevention for MSM: what we have learned, and ways forward. Journal of Acquired Immune Deficiency Syndrome, 63 Suppl 1, S102-7.

Sundstrom, B. (2016). Mothers 'Google It Up:' Extending communication channel behavior in diffusion of innovations theory. Health Communication, 31, 91-101.

Valdiserri, R.O. and Sullivan, P.S. (2018). Data visualization pro-motes sound public health practice: the AIDSVu Example. AIDS Educational Preview, 30, 26-34.

Weiss, K., Bratcher, A., Sullivan, P. S., and Siegler, A. (2018). Geographic Access To PrEP Clinics Among Us MSM: Documenting PrEP Deserts. Abstract 1006. Presented at CROI 2018, 4-7 March 2018, Boston.

Wilson, E., et al. (2017). Internet-accessed sexually transmitted infec-tion (e-STI) testing and results service: a randomised, single-blind, controlled trial. PLoS Medicine, 14, e1002479.

World Health Organization (WHO) (2016). Global Diffusion of eHealth: Making Universal Health Coverage Achievable. [Online]. Available at: https://www.who.int/goe/publications/global_ diffusion/en/

Yom-Tov, E., Borsa, D., Cox, I.J., and McKendry, R.A. (2014). Detecting disease outbreaks in mass gatherings using internet data. Journal of Medical Internet Research, 16, e154.

Young, K.S. (1998). Internet addiction: the emergence of a new clinical disorder. Cyberpsychology & Behavior, 1, 237-44.

第五部分　流行病学和生物统计学方法

5.1 流行病学——公共卫生的基础

5.1.1 引言

流行病学(epidemiology)是公共卫生的基础科学,是描述人群中健康和/或疾病与其他健康相关因素(如病原体)之间关系的科学。此外,流行病学用于产生公共卫生专业人员所需的大量信息,以制定、实施和评估疾病预防和健康促进的有效干预方案,如消灭天花、即将消灭脊髓灰质炎和麦地那龙线虫病,以及预防心脏病和癌症。与构成基本知识领域的病理学和研究特定器官的心脏病学不同,流行病学是一种哲学和方法论,可用于了解和解决非常广泛的健康问题。仅仅知道各种研究设计和统计方法是不够的,流行病学的“艺术”在于知道何时以及如何创造性地应用各种流行病学策略来回答特定的健康问题。

本章介绍了各种流行病学研究设计的用途和局限性,以说明和强调流行病学的恰当应用需要的不仅仅是研究设计和流行病学方法的知识。若想产生所需的信息,必须恰当地、创造性地和创新性地应用这些设计和方法。随着流行病学家展示传统研究设计和方法的新用途和变化,流行病学领域在过去三十年中快速拓展(Pearce,2012)。我们可以预见,随着越来越多流行病学家开创的新策略和技术,流行病学的范围在未来将会进一步扩大。

本部分详细讨论了流行病学的原理和方法,对流行病学进行定义,介绍流行病学在公共卫生发展中的应用方式,最后讨论流行病学方法的应用范围。

5.1.2 什么是流行病学?

流行病学有许多定义,但每个流行病学家都会确切地知道他所从事的具体工作。定义流行病学很困难,主要因为它不像解剖学那样代表一个知识体系,也不像心脏病学那样针对特定的器官系统。流行病学是一种研究健康问题的科学策略/方法,可应用于解决各种问题,包括从传染病病原体的传播到医疗保健服务新策略的设计。此外,流行病学方法在不断变化,这是因为它既需要适应更广泛的健康问题,又吸纳了数学和统计学等其他学科的技术。

Maxcy是20世纪早期的流行病学家之一,他给出了以下定义:

> 流行病学是医学科学的一个领域,主要研究决定人类社会中感染过程、疾病或生理状态的频率和分布的各种因素和条件之间的关系(Lilienfeld,1978)。

流行病学这个词本身来自希腊语epi、demos和logos,从字面上翻译,它的意思是对人群(demos)身上的东西的研究(logos)。John Last在《流行病学词典》(Last,2001)中对流行病学的定义如下:

流行病学是关于特定人群中健康相关状态或事件的分布和决定因素及其在控制健康问题中的应用的研究。

Last的定义强调，流行病学家不仅关注疾病，还关注“健康相关事件”，最终流行病学致力于控制疾病。然而，所有的流行病学家的共识是，流行病学关注的是人群而不是个体，从而将流行病学与医学的其他分支区分开，构成了公共卫生的基础科学。因此，需要根据人群中的频率和分布来描述健康和疾病。流行病学家将这些特定健康参数的频率和分布与人群接触的其他因素的频率联系起来，从而确定可能影响健康的危险因素或保护因素。流行病学哲学中固有的观点是，不良健康状态不是随机分布在人群中的，阐明这种非随机分布的原因将为疾病的危险因素和健康损害的生物学机制提供线索。

因为流行病学通常关注人群的健康，它几乎不能提供像实验科学一样的基于科赫法则的实验证据。流行病学通常逐步积累有说服力的间接证据，证明健康或疾病与其他因素之间的关系。这个过程被称为因果推断(见第5.14章)，包括从关联强度、可重复性、特异性、时间顺序、剂量-反应关系、合理性、一致性和实验证据等方面考虑而观察到的关系(Hill，1965)。

尽管流行病学家对流行病学的确切定义有所不同，但大多数流行病学家都认为，他们试图描述病原体、环境和宿主(通常是人类)之间的关系。流行病学家认为健康就是这三者间的平衡，如图5.1.1所示。

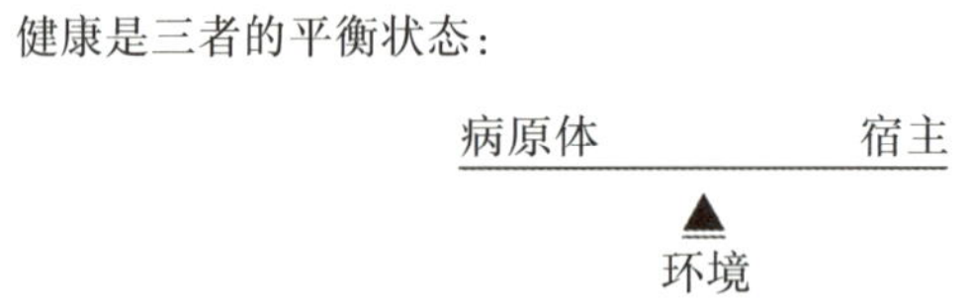

图5.1.1 病原体、宿主与环境之间的动态关系就是流行病学

这三个因素中任何一个的变化都可能导致健康的丧失。例如，宿主可能由于类固醇治疗而受到损害，使其更容易受到通常不会引起疾病的药物的影响。另一方面，正如1993年在美国威斯康星州密尔沃基市发生的那样，供水系统的故障可能增加人群隐孢子虫等病原体的暴露(MacKenzie et al.，1994)。

最后，随着时间的推移，一些病原体可能会变得或多或少具有毒性，这通常是因为抗生素的滥用——从而扰乱了病原体、宿主和环境之间的动态平衡。有两个例子很好说明这一点，一是由A组链球菌引起的急性坏死性筋膜炎(Communicable Disease Surveillance Centre，1994)，二是耐多药结核病的发展(Chapman，Henderson，1994)。

流行病学家使用另一组概念来研究病原体、宿主和环境的关系:时间-地点-人。流行病学家使用各种流行病学技术(在随后的章节中将会介绍)，根据时间(例如，趋势、暴发等)、地点(疾病发生的地理区域)和人(受影响个体的特征，例如年龄、性别等)描述人群中发生的疾病或致病因素，从而阐明病原体、疾病的自然史以及环境危险因素。有了这些信息，流行病学家就能够提出干预疾病过程的方法，以预防疾病或死亡。

流行病学被描述为“关于可能性的艺术”。因为流行病学家的研究对象是人群，他们很少能够像实验室科学家那样改变事件或环境。因此，他们必须利用自然存在的情况来增进知识，他们必须既务实又现实，他们必须认识到流行病学的优势和局限性。Morris曾说，“流行病学方法是调查某些特定问题的唯一方法，也可以是调查另一些问题的方法之一，但是绝不是包打天下的方法”(Morris，1975)。流行病学的艺术在于，需要明白什么时候适合选择流行病学方法，什么时候不适合，以及如何用流行病学方法来回答问题。

应用流行病学方法成功地解决一个健康问题可以比作举办一场令人难忘的中国式宴会。仅仅有最好的食材和了解各种中国烹饪方法是不够的。真正伟大的厨师必须能够选择合适的配料和烹饪方法制作出每一道菜的味道，此外，还必须知道如何正确安排菜肴顺序来刺激味觉避免菜肴的味道被掩盖。厨师们通过将其创意添加到原料和既定的烹饪方法中，烹饪了一场令人难忘的盛宴。同样，流行病学家仅仅知道流行病学的各种策略和方法是不够的，具有创新性的流行病学家必须能够创造性地应用它们来获得理解疾病自然史所需的信息。仅仅知道什么是队列研究是不够的，流行病学家必须知道队列设计在什么情况下适合当前问题的设计，然后必须适当和创造性地应用该设计。这些技能使流行病学不仅仅是一种方法论。正是这种创造和创新的机会使流行病学家兴奋，并使流行病学的成功实践成为一门艺术。

Imagawa 等（1989）通过聚焦于相对罕见的多性伴 HIV-1 抗体阴性的男同性恋者的病毒分离研究，确定了男性中可能存在的短暂 HIV-1 感染，这意味着男性的免疫系统清除了病毒。假如对抗体阴性个体的简单队列研究，则需要数千名男性，而不止是上述研究中的 133 名高危男性。在研究被动吸烟的影响时，通过对吸烟者的不吸烟家庭成员和护理学生的队列研究得到证实，这些研究通过比较吸烟者的室友报告症状和不吸烟者记录的症状的得到证实：吸烟者的室友患痰的风险比不吸烟者的室友高 1.8 倍（Colley et al.，1974；Tager et al.，1979 年；Schwartz，Zeger，1990）。Tashkin 等（1984）证实吸烟者的孩子比不吸烟者的孩子肺功能水平低。所有这些研究者都使用传统的研究设计，但通过将该设计应用于那些最有可能揭示关系（如果存在）的特定人群来体现其创造力。

流行病学研究很少提供因果关系的“确证”。因此，流行病学家们一直在争论什么是从流行病学研究中推断因果关系的适当标准（Rothman，1988）。Hill（1965）提出了以下建立暴露与结局之间因果关系的最低标准：关联强度（统计概率和风险比）、多项研究结果的可重复性、关系的特异性、时间顺序（先因后果）、生物梯度（剂量–反应关系）、合理性、一致性（与先验知识的一致性）、实验证据和类比（假设的关系与已知关系中的关系相似）。Susser 在这些标准中增加了观察到的关系能正确预测其他关系的能力（Rothman，1988）。Rothman 和 Greenland（1998）将病因定义为“疾病发作前的事件、状况或特征，如果这些事件、状况或特征在特定的情况下发生改变，疾病根本不会发生或延迟才会发生”。充分病因模型将充分病因定义为必然导致疾病的“完整因果机制”（Rothman，Greenland，1998）。一个最小的病因集导致一个结果，也就是说，充分病因中的每个因素都是一个组分病因，而研究中作为“感兴趣的病因”的大多数“病因”都是充分病因的组成病因。例如，艾滋病毒感染只能在接触艾滋病毒后发生（充分病因）。暴露于病毒是通过很多组分病因发生的（无保护的异性性交、静脉注射毒品）。因此，充分病因是导致结果的病因最小组合。虽然仍有争论，但原理是相同的：流行病学研究很少提供科赫法则意义上的因果关系的“确证”，但可以用来揭示一种可能的关系，并建立一个有说服力的例证，证明这种关系是因果关系。然而，存在关系并不意味着存在因果关系。因果推理的“艺术”有助于区分因果关系和非因果关系（Aschengrau，Seage，2008）。

现在，人们越来越认识到，疾病不是特定时间点的个人环境的产物，而是整个生命过程中环境的产物，可能始于子宫内，并在整个生命过程中持续发挥作用（Galea et al.，2010）。这包括随着时间的推移导致不同因素动态上调或下调的复杂相互作用，非常接近因果关系的时间性质（Galea et al.，2010）。

5.1.3 流行病学在支持公共卫生中的应用

流行病学是公共卫生的基础科学，因为它是描述人群而不是个体中的健康和疾病关联的健康相关学科，为制定有效的公共卫生倡议来预防疾病和促进社区健康提供重要信息。我冒昧地更新了 Morris（1957）和 Holland 等阐述的“流行病学的功能”（2007）。具体如下：

第一，描述疾病的范围。疾病代表宿主生物系统改变过程的终点。虽然许多致病因子所能引起的机体改变在有限范围内变动，但有些病原体，如麻疹，可以导致多种疾病结局。例如，大多数风疹（麻疹）病毒感染会导致典型的发热性斑点状皮疹疾病，也会导致全身性出血性皮疹和急性脑炎。初次感染多年后，风疹还会导致亚急性硬化性全脑炎（SSPE），这是一种致命的中枢神经系统疾病。

各种类型的流行病学研究已经被用于阐明由不同病原体和条件引起的疾病谱。例如，队列研究已被用于阐明高血压是中风、心肌梗死和慢性肾病的主要病因。对于罕见疾病，如亚急性硬化性全脑炎和多发性硬化症，病例对照研究有助于确定风疹病毒的作用（Detels et al.，1973；Alter，1976）。了解特定感染和条件可能导致的疾病，使公共卫生专业人员能够设计更有效的干预策略。例如，降低高血压患病率的教育、筛查和治疗计划可降低心肌梗死、中风和慢性肾病的发病率（Hypertension Detection and Follow-up Program Cooperative Group，1979）。

第二，描述疾病的自然史。流行病学研究可用于描述疾病的自然史，阐明宿主生物系统的具体变化，并提高诊断准确性。例如，对感染HIV病毒个体的队列研究显示，具有CD4标记的T淋巴细胞水平的下降与感染HIV有关（Polk et al.，1987），CD4细胞的进一步下降与出现临床症状和发展成为艾滋病有关（Detels et al.，1987）。这一观察使免疫学家将他们的研究重点放在免疫系统和HIV的相互作用上。从临床角度来看，临床医生可以针对CD4细胞下降的HIV抗体阳性个体进行病毒抑制性抗逆转录病毒治疗。

流行病学也可以用来描述治疗对疾病自然史的影响。例如，一项队列研究设计被用来证明联合高效抗逆转录病毒疗法在降低艾滋病发病率和延长艾滋病患者生存期方面的公共卫生意义（Detels et al.，1998）。因此，描述接受治疗和未接受治疗的个体中艾滋病的自然史有助于使研究者更有针对性地开展研究，并帮助临床医生更有效地使用现有的治疗方法（Phair et al.，1992）。"临床流行病学"应用对疾病自然史的研究来提高医生在临床实践中的诊断准确性（Sackett等1991）。

第三，社区诊断。流行病学调查通常用于确定特定疾病的发病率和死亡率，从而有效利用有限的公共卫生资源来控制对健康影响最大的疾病。例如，中国一个地区的流行病学调查发现，HIV病毒的流行是由于农村不安全献血行为（Wu，Detels，1995；Wu et al.，2001；Ji et al.，2006）。使用伤残调整生命年（DALYs）可以量化非致命因素对公众健康的重要性（Murray，1994）。

第四，描述疾病的临床情况。流行病学策略可以确定毛细管虫病（Capillariasis）等疾病高发人群、特征性症状和体征、流行程度、危险因素和病原体，并有助于评价治疗和防控有效性（Detels et al.，1969b）。

第五，识别增加或减少患病风险的因素。具有特定特征会增加个体患病或不患病的概率。这些"危险因素"可能是社会因素（吸烟、饮酒）、遗传因素（种族）、饮食因素（饱和脂肪、维生素缺乏）等。了解这些危险因素通常可以为公共卫生专业人员提供必要的工具，以设计有效的方案，在疾病发生前进行干预。例如，描述性研究、横断面研究、病例对照研究、队列研究和干预研究都表明，吸烟是危害健康的最主要的单个危险因素，因为它是心血管疾病、慢性呼吸系统疾病和许多癌症（如肺癌、鼻咽癌和膀胱癌）的主要危险因素。因此，吸烟是发达国家致残和死亡的主要原因。根据这些流行病学研究，健康教育和其他禁止或减少吸烟的策略现在是世界上大多数国家的一项主要公共卫生活动。

第六，识别疾病和综合征的前兆。高血压是一种可治疗的疾病，已通过病例对照研究和队列研究确定其为心脏病、中风和肾病的前兆（Joint National Committee on Prevention，Detection，Evaluation，and Treatment of High Blood Pressure，1997）。

第七，评估干预策略的有效性。公共卫生的一个主要目标是通过干预疾病过程来预防疾病。但是，疫苗或其他干预计划在社区使用之前必须被证明是有效和安全的。双盲安慰剂对照试验是制定有效干预计划的必要步骤，无论该计划是新疫苗的管理、戒烟的行为干预策略还是降低心脏病的社区干预研究。虽然可能有人认为注射生理盐水安慰剂不符合伦理，但一种经过验证的疫苗，如脊髓灰质炎，通常可以用作针对不同疾病的新疫苗试验的安慰剂，如在中国台湾风疹疫苗试验中使用的安慰剂（Detels et al.，1969a）。广泛使用未经流行病学有效性研究的干预措施可能会导致花费大量公共费用来实施无效的干预方案，并可能实际上导致更高的发病率和死亡率，因为人们更多地依赖于受到青睐但未经证实的干预措施，而减少使用其他被认为效果较差但实际上更有效的策略。

虽然疫苗等干预措施可能在双盲试验中被证明有效，但在社区使用时可能无法提供保护。双盲试验可以证明疫苗的"生物学有效性"，但如果疫苗不被大多数公众所接受，他们将拒绝接种疫苗，疫苗的"公共卫生有效性"将非常低。例如，早期的伤寒疫苗提供了一些针对小感染接种物的保护，但全细胞疫苗不仅有令人不快的副作用，还需要多次注射，这使得许多人不愿意接种疫苗（Chin，2000）。

从小型疫苗试验推断公共卫生有效性的另一个问题是，这些试验的志愿者可能不代表特定疾病的易感人群。因此，还需要进行广泛的干预试验，以向需要保护的整个人群证明疫苗或其他干预措施的可接受性和公共卫生有效性。

由于任何疫苗都有不良影响，因此对特定疫苗的成本效益关系进行持续评估非常重要。通过比较天花的发病率和天花疫苗副作用的发生率，Lane等（1969）证实，在美国，常规使用天花疫苗导致的天花比输入病例传播导致的天花还多。

有几种流行病学策略可用于对干预方案的连续性评估。一系列横断面研究可用于确定疾病流行率或健康状况指标是否随着时间的推移而发生变化。队列设计可用于比较接受和未接受预防计划的可比人群的发病率。病例对照设计可用于确定接受干预方案的病例和非病例比例是否存在差异。

第八，调查病因不明的流行病。流行病学策略可以用于确定传染病的程度、原因、传播方式和危险因素，例如，1976年首次在刚果发生的埃博拉出血热（Feldmann et al.，1996；King，2013）以及20世纪60年代中期菲律宾的毛细管虫病（Detels et al.，1969b）。

第九，评估公共卫生方案。从监测和疫苗接种方案到治疗特定疾病的医疗机构，卫生部门采取各种措施以促进人群健康。需要对这些项目进行连续性评价，以确保它们持续具有成本效益。定期审查例行收集的卫生统计数据可以提供关于许多方案有效性的信息。对于通常无法获得相关统计数据的方案，对这些方案的预期接受者人群中目标疾病的发病率和流行率变化进行队列研究和系列横断面研究，可以衡量这些方案是否产生了影响，是否具有成本效益。例如，大多数国家都建立了性传播感染诊所，但在泰国（Prempree et al.，2007）的研究表明，大多数性传播感染患者没有去政府设立的性传播感染诊所。

第十，阐明疾病传播的机制。了解疾病传播的机制可以帮助公共卫生专业人员发现通过阻止病原体传播来保护公众健康的方法。对各种虫媒病毒脑炎的流行病学研究表明，某些种类的蚊子是疾病的传播媒介，特定的动物是病毒的宿主。例如，马是病毒的宿主，美国加利福尼亚州预防西部马脑炎的公共卫生工作集中在控制蚊子媒介和给马接种疫苗上。尽管有效的天花疫苗已经问世近200年，直到认识到水痘病毒的低传染性和天花发展的相对较长的潜伏期可用于制定病例监测策略，才对所有易感接触者进行识别和立即接种疫苗（遏制）。使用这种基于流行病学原理的防控策略，在全世界的努力下，天花在不到10年的时间里被消灭（Fenner et al.，1988）。

第十一，阐明疾病进展的分子和遗传决定因素。流行病学策略有助于阐明随病原感染和疾病进展的CD4和CD8细胞对人类免疫反应的变化（Detels et al.，1983；Fahey et al.，1984；Ho et al.，1995），以及防止HIV感染和减缓HIV疾病进展的遗传因素（如CCR5缺失或杂合性）（Liu et al.，2004）。

第十二，实施科学。最近，科学界和决策者认识到科学进步转化为公共卫生政策以及医疗和公共卫生实践的速度很慢。因此，识别并测试用以加快将科学转化为行动和实践的进程的策略，正在得到越来越多的支持。流行病学方法将在确定和检验这些策略方面发挥重要作用。

从以上例子中可以清楚地看出，流行病学是循证公共卫生实践的支柱和核心，同时也是评估临床和公共卫生干预措施有效性的关键战略。因此，它不仅是制定循证政策的工具，也是为合理的政策和方案提供宣传和资源的工具。

5.1.4 流行病学的应用

特定的流行病学研究设计用于实现特定的公共卫生目标。这些目标包括：识别疑似暴露-疾病关系、确证关系、设计预防干预措施、评估干预措施的有效性。在识别和解决疾病问题时，研究设计的通常顺序如下：生态学研究、横断面（患病率）调查、病例对照研究、队列研究、实验研究、适应性试验设计。然而，这一系列研究设计的应用有许多例外，这取决于病原体的流行和毒力以及人类对病原体反应的性质等因素。

对疾病和可能的致病因素之间存在关系的早期推断常是从现有数据（如死亡率统计、个人或国家监测）中观察暴露和疾病之间的相关性来获得的。这些相关性可以跨地理区域（生态学研究）或随着时间变化观察到，或两者的结合。许多关于慢性支气管炎的基本流行病学调查使用了生命统计数据，特别是死亡率数据。病例对照研究确定吸烟是慢性支气管炎的一个可能的致病因素，随后的队列研究证实了这种关系。在戒烟的个体中观察到慢性支气管炎的呼吸系统症状减轻，肺功能下降速度较慢（Colley，1991）。利用从这些研究中获得的信息，公共卫生部门开展了强有力的戒烟运动，并利用流行病学方法评估其有效性。虽然这是应用各种流行病学研究设计的常规顺序,但也有例外。此外,并非所有的研究设计都适合回答所有的健康问题。每种流行病学研究设计的应用及其局限性将在本章中简要介绍,并在随后的章节中进行更深入的介绍。

5.1.5 生态学研究

在特定场景下,利用现有的数据统计疑似病因因素的时间频率或趋势与人群或群组患病率或发病率之间建立关联常常可以提供早期病因线索。但是,这类流行病学策略只是描述了人群中某疾病与某些因素之间的共生性,而这些危险因素和该病可以不是同时发生在人群中同一个体身上。这类描述性研究廉价且容易实施,但这种共生性可能是由机会性导致的。例如,美国心脏病与肺癌的发病率均同时随着自动洗衣机的普及使用而显著增加,但人们很少会将这两种疾病的增长归因于自动洗衣机的使用。因此,必须谨慎解读生态学研究结果。尽管如此,生态学研究常常揭示了重要的相关性且能为进一步开展更昂贵的分析性研究提供很强的依据(见第5.2章)。

5.1.6 病例对照研究

病例对照研究比较病例组和未患病对照组之间疑似致病因素出现的概率。如果该因素在病例组和对照组出现的概率显著不同,则该因素可能与疾病有关。尽管病例对照研究可以确定关联性,但不能衡量风险。然而,相对风险的估计可以通过计算比值比来得出。病例对照研究通常是初步探索可疑关联的分析性研究设计。与队列研究和实验研究相比,病例对照研究成本低且易于实施。通常可以从住院患者中选择病例,从患有其他疾病的住院患者中选择对照,或者通过算法或公式来选择社区来源的或其他类型的对照。然而,病例对照研究具有选择偏倚这一局限性,尤其是在使用住院病例或对照时。病例对照研究只调查一次研究对象,不需要随访。虽然可以通过对回顾性因素的访谈确定时间顺序,但通常不能通过实验室检测结果确定。例如,因子B的升高可能是病因,也可能是疾病过程的结果。此外,从访谈中得出的因素会受到回忆偏倚的影响。例如,病例组通常比对照组更积极地回忆调查内容,因为他们关心自己的疾病。

病例对照研究在探索观察性研究中的因果关系发挥重要作用。然而,病例对照研究需要一个假设,仅观察那些被研究的因素与疾病的关系。因此,病例对照研究无法确定特定暴露导致的全部健康结局,因为进行病例对照研究先选定病例。另一方面,病例对照研究是研究罕见疾病的首选方法,通常在需要快速回答特定健康问题时使用(见第5.5章)。

5.1.7 队列研究

队列研究通过随访不患所研究疾病的人群,以确定与疾病发生存在关联性的危险因素。队列研究的优势在于建立暴露因素和健康结局之间的时序关系,从而直接衡量风险。因为研究的人群通常是根据其暴露于可疑因素的已知可能性来定义的,所以队列研究特别适合于调查与环境或职业暴露相关的健康危害。此外,队列研究将测量给定暴露的一种以上结局,因此可以用于确定因暴露于特定因素而导致的疾病谱。当可以确定一个群体具有高发病率但未知其特定危险因素时,队列研究可以阐明疾病的自然史。虽然队列不是基于已知的暴露来定义的,但暴露变量可以通过调查和收集生物样本来识别。

然而,队列研究耗费人力、物力、财力。除非研究者能够定义一个在过去某个时间测量了危险因素的队列，并保证该队列在此期间（历史队列）已对疾病结果进行了完全随访，否则队列研究可能需要数年到数十年才能产生暴露于特定因素导致的疾病风险的信息。很难确保研究对象在队列研究长时间随访，且成本高昂。此外，在分析和解释研究因素时，必须考虑失访的影响。最后，暴露可能会随着时间的推移而变化，这使得对其影响的分析变得复杂。

由于队列研究的高成本和复杂性，通常在描述性研究、横断面研究或病例对照研究提示因果关系后才进行队列研究。队列的规模在一定程度上取决于暴露导致的疾病的预期发病率。对于发病率非常低的疾病，由于项目组织执行的难度和随访大量研究对象的费用的原因，基于人群的队列研究通常不可行。队列研究能确定与暴露于某一因素有关的疾病风险，但无法“证明”该因素是因果关系。所观察的因素可能仅仅与真正的致病因素存在相关性，甚至可能只是与研究对象选择暴露有关。

队列研究的一个常见变体是“巢式病例对照研究”（Gange et al.，1997）。使用常规的病例对照分析策略，将队列研究中出现的病例与队列中随访的未患病个体进行比较。这类研究的优势在于，暴露变量是在产生结局之前收集的，因此回忆偏倚较小（见第5.6章）。

5.1.8　实验研究

实验研究不同于队列研究，因为研究者根据要采用的特定设计因素来决定谁将暴露于该因素（例如随机化、匹配等）。因此，混杂因素（例如个人选择）可能导致受试者在队列研究中暴露于某因素，但是这在实验研究中通常不存在。由于人群是研究对象，研究者很少有机会故意将参与者暴露于可疑因素。另一方面，对随机分配的个体（见第5.7章）或社区（见第5.8～5.10章）进行干预研究，通过接受或不接受干预方案后健康结局的差异，能够提供因果关系的有力证据。由于实施干预可能会改变个人的健康状况或社区的社会行为，因此在使用其他类型的研究设计确定因果关系或风险关系的可能性之前，不应进行干预研究。随机对照临床试验或疫苗试验是实验研究的典型例子（见第5.7至5.10章）。

5.1.9　Meta分析

由于单个流行病学研究很少提供因果关系的证据，并且不同研究的结果可能因多种原因（如样本量小）而异，最近的趋势是将类似的研究结合起来以增加分析的能力。这种数据综合策略被称为Meta分析，它在研究发病率低的疾病或类似研究给出相互矛盾的结果时很有帮助。但是Meta分析可能会得出相反的结论，尤其如果在分析中使用了不同的研究集。Meta分析从定量和定性两方面考察和识别所有可用的研究，定性分析排除了研究者可能认为有缺陷的低质量研究（Aschengrau，Seage，2008）。Meta分析容易出现异质性问题，因为不同的病例定义和不同的对照来源无法在分析中进行调整（Rothman et al.，2008）（见第5.15章）。

5.1.10　适应性试验设计

适应性试验设计提供了解决研究规划期间所做选择的不确定性的方法，并允许在研究开始后，随着研究中数据的积累，在预先指定的时间点或终点进行有计划的修改（Kairalla et al.，2012）。这种设计提高了研究设计的灵活性和效率（较小的样本量），并增加了产生感兴趣结果的“成功”试验的可能性。然而，不适当的适应会导致偏倚。这种类型的研究设计可以用于疗效比较研究（comparative effectiveness studies）（Kairalla et al.，2012）。

5.1.11 方法学问题

流行病学研究由于涉及人群,因此存在一些问题,例如偏倚(由于研究对象招募策略或患病者与非患病者之间不同回忆造成的偏差)和混杂(既与暴露有关又与结局有关的因素)。一个病因可能与另一个病因结合产生一个结局(Susser et al.,2006)。例如,遗传异常可以通过产前暴露来改变,从而导致不良后果(如孤独症)或关键基因甲基化。这个过程被称为相互作用或效应修饰,并可以通过统计学方法判断其影响(Susser et al.,2006)。在过去的几十年里,已经开发了许多新技术来减少这些因素的影响。这些因素会影响研究的结果,并且在某些情况下,会导致观察到的表面关系实际上是错误的(见第5.12章和第5.13章)。因为流行病学研究很少符合科赫法则,所以必须谨慎地从研究结果中推断因果关系。认识到这一问题,流行病学领域已经扩展,制定了研究策略、方法和指南,以提高从流行病学研究中作出因果推断的能力(Pearl,2016)。

5.1.12 结论

流行病学是公共卫生的核心科学,因为它定义人群的健康和疾病,描述疾病病因,并评估公共卫生防控工作。流行病学通过各种策略和方法来实现这些目标。流行病学是一门动态的科学,通过不断发展新的策略和方法来帮助实现公共卫生目标。

(翻译:何纳;审校:包巍)

参考文献

Alter, M. (1976). Is multiple sclerosis an age-dependent host response to measles? The Lancet, 1(7957), 456-7.

Aschengrau, A. and Seage, G.R. (2008). Essentials of Epidemiology in Public Health. Sudbury, MA: Jones and Bartlett.

Chapman, S.W. and Henderson, H.M. (1994). New and emerging pathogens multiply resistant Mycobacterium tuberculosis. Current Opinion in Infectious Diseases, 7, 231-7.

Chin, J. (2000). Control of Communicable Diseases Manual. Washington, DC: American Public Health Association.

Colley, J.R.T. (1991). Major public health problems: respiratory system. In: Holland, W.W., Detels, R., and Know, G. (eds.) Oxford Textbook of Public Health (2nd ed.). Oxford: Oxford University Press, pp. 227-48.

Colley, J.R.T., et al. (1974). Influence of passive smoking and parental phlegm on pneumonia and bronchitis in early childhood. The Lancet, 2(7888), 1031-4.

Communicable Disease Surveillance Centre (1994). Invasive group A streptococcal infections in Gloucestershire (England/Wales). Communicable Disease Report, 4, 97-100.

Detels, R., et al. (1969a). Prevention of clinical and subclinical rubella infection: efficacy of three HPV-77 derivative vaccines. American Journal of Diseases of Children, 118, 295-300.

Detels, R., et al. (1969b). An epidemic of intestinal capillariasis in man: a study in a barrio in northern Luzon. American Journal of Tropical Medicine and Hygiene, 18(5), 676-82.

Detels, R., et al. (1973). Further epidemiological studies of subacute sclerosing panencephalitis. The Lancet, 819, 11-14.

Detels, R., et al. (1978). Multiple sclerosis and age at migration. American Journal of Epidemiology, 108, 386-93.

Detels, R., et al. (1983). Relation between sexual practices and T-cell subsets in homosexually active men. The Lancet, 1(8325), 609-11.

Detels, R., et al. (1987). Predictors of clinical AIDS in young homo-sexual men in a high-risk area. International Journal of

Epidemiology, 16, 271-6.

Detels, R., et al. (1998). Effectiveness of potent antiretroviral therapy on time to AIDS and death in men with known HIV infection duration. Journal of the American Medical Association, 280(17), 1497-503.

Fahey, J., et al. (1984). Quantitative changes in T-helper or T-suppressor/cytotoxic lymphocyte subsets that distinguish acquired immune deficiency syndrome from other immune subset disorders. American Journal of Medicine, 76, 95-100.

Feldmann, H., Slenczka, W., and Klenk, H.D. (1996). Emerging and reemerging of filoviruses. Archives of Virology, 11(Suppl.), 77-100.

Fenner, F., et al. (1988). Smallpox and its Eradication. Geneva: World Health Organization.

Galea, S., Riddle, M., and Kaplan, G.A. (2010). Causal thinking and complex system approached in epidemiology. Internal Journal of Epidemiology, 39, 97-106.

Gange, S., et al. (1997). Design of nested studies to identify factors related to late progression of HIV infection. Journal of Acquired Immune Deficiency Syndromes and Human Retroviruses, 15(Suppl.), S5-S9.

Hill, A.B. (1965). The environment and disease: association or caus-ation? Proceedings of the Royal Society of Medicine, 58, 295-300.

Ho, D.D., et al. (1995). Rapid turnover of plasma virion and CD4 lymphocytes in HIV-1 infection. Nature, 373, 123-6.

Holland, W.W., et al. (eds.) (2007). The Development of Modern Epidemiology: Personal Reports from Those Who Were There. Oxford: Oxford University Press.

Hypertension Detection and Follow-up Program Cooperative Group (1979). Five-year findings of the hypertension detection and follow-up program. I: reduction in mortality of persons with high blood pressure, including mild hypertension. Journal of the American Medical Association, 242, 2562-71.

Imagawa, D.T., et al. (1989). Human immunodeficiency virus type 1 infection in homosexual men who remain seronegative for prolonged periods. The New England Journal of Medicine, 320, 1458-62.

Ji, G., et al. (2006). Correlates of HIV infection among former blood/plasma donors in rural China. AIDS, 20(4), 585-91.

Joint National Committee on Prevention, Detection, Evaluation, and Treatment of High Blood Pressure (1997). The sixth report of the Joint National Committee on Prevention, Detection, Evaluation, and Treatment of High Blood Pressure. Archives of Internal Medicine, 157, 2413-46.

Kairalla, J. A., Coffey, C. S., Thomann, M. A., and Muller, K. E. (2012). Adaptive trial designs: a review of barriers and opportunities. Trials, 13, 145.

King, J.W. (2013). Ebola Virus Infection. Emedicine.com, Inc. [Online] Available at: http://www.emedicine.com/MED/topic626.htm

Lane, J.M., et al. (1969). Complications of smallpox vaccination, 1968: national surveillance in the United States. The New England Journal of Medicine, 281, 1201-8.

Last, J. (ed.) (2001). Dictionary of Epidemiology (4th ed.). New York: Oxford University Press.

Lilienfeld, D.E. (1978). Definitions of epidemiology. American Journal of Epidemiology, 107, 87-90.

Liu, C., et al. (2004). Lack of associations between HLA class II alleles and resistance to HIV-1 infection among white, non-Hispanic homosexual men. Journal of Acquired Immune Deficiency Syndromes, 37(2), 1313-17.

MacKenzie, W.R., et al. (1994). A massive outbreak in Milwaukee of cryptosporidium infection transmitted through the public water supply. The New England Journal of Medicine, 331, 161-7.

Morris, J.N. (1957). Uses of Epidemiology. London: Churchill Livingstone.

Morris, J.N. (1975). Uses of Epidemiology (3rd ed.). London: Churchill Livingstone.

Murray, C.J. (1994). Quantifying the burden of disease: the technical basis for disability-adjusted life years. Bulletin of the World Health Organization, 72, 429-45.

Pearce, N. (2012). Classification of epidemiologic study designs. International Journal of Epidemiology, 41, 393-7.

Pearl, J. (2016). Causal Inference in Statistics: A Primer (1st ed.). West Sussex England: John Wiley and Sons.

Phair, J., et al. (1992). Acquired immune deficiency syndrome occurring within 5 years of infection with human immunodefi-ciency virus type-1: the Multicenter AIDS Cohort Study. Journal of Acquired Immune Deficiency Syndromes, 5, 490-6.

Polk, B.F., et al. (1987). Predictors of the acquired immunodeficiency syndrome developing in a cohort of seropositive homosexual men. New England Journal of Medicine, 316, 61-6.

Prempree, P., et al. (2007). The sources of treatment of sexually trans-missible infections in a rural community in central Thailand. Sex Health, 4(1), 17-19.

Rothman, K.J. (ed.) (1988). Causal Inference. Chestnut Hill, MA: Epidemiology Resources.

Rothman, K.J. and Greenland, S. (1998). Modern Epidemiology (2nd ed.). Philadelphia, PA: Lippincott-Raven.

Rothman, K.J., Greenland, S., and Lash, T.L. (eds.) (2008). Modern Epidemiology (3rd ed.). Philadelphia, PA: Lippincott Williams & Wilkins.

Sackett, D.L., et al. (1991). Clinical Epidemiology: A Basic Science for Clinical Medicine. London: Little, Brown.

Schwartz, J. and Zeger, S. (1990). Passive smoking, air pollution, and acute respiratory symptoms in a diary of student nurses. American Review of Respiratory Disease, 141, 62-7.

Susser, E., Schwartz, S., Morabia, A., and Bromet, E.J. (2006). Psychiatric Epidemiology. New York: Oxford University Press.

Tager, I. B., et al. (1979). Effect of parental cigarette smoking on the pulmonary function of children. American Journal of Epidemiology, 110, 15-26.

Tashkin, D.P., et al. (1984). The UCLA population studies of chronic obstructive respiratory disease: VII. Relationship between parental smoking and children's lung function. American Review of Respiratory Disease, 129, 891-7.

Wu, Z. and Detels, R. (1995). HIV-1 infection in commercial plasma donors in China. The Lancet, 346, 61-2.

Wu, Z., et al. (2001). Prevalence of HIV infection among former commercial plasma donors in rural Eastern China. Health Policy and Planning, 16(2), 41-6.

Zhao, G., et al. (2007). The distribution of people seeking STD services in the various types of healthcare facilities in Chao Yang District, Beijing, China. Sexually Transmitted Diseases, 35, 65-7.

5.2 横断面研究

5.2.1 引言

横断面研究是研究特定时点和特定范围内人群中的疾病(或其他健康相关特征)与有关变量之间的关系,可以被定义为描述社会现象的快照,又称为现况研究和疾病频率研究。

横断面研究的主要特征是可以提供患病信息,包括现患病例。在横断面研究中,暴露和疾病是在同一时间点上测量的,但其他流行病学设计也有这一特点,例如病例对照研究。在许多横断面研究中,不会收集有关过去暴露的信息,但这并不是这一研究的特点。横断面研究中所测量的结果可以是连续变量,例如血压或第一秒钟用力呼气体积(forced expiratory volume in 1,FEV1),而病例对照研究和队列研究中大多数情况下所得的测量结果是二分类的。

在流行病学研究中经常会采用混合设计。例如,横断面研究可能会测量与当前暴露有关的生物标志物(例如维生素E),可能会需要过去的暴露信息(例如,过去一年内使用卫生服务情况),可能会识别较早和新发的病例(例如,在童年患哮喘的人或者最近几个月首次发作哮喘的人),如果对纳入的横断面研究中的参与者进行随访,也可以转化为队列研究。横断面研究的统计分析取决于它们的研究设计,通常类似于病例对照研究,使用logistic回归并计算患病比值比。横断面研究被广泛用于测量人群中疾病患病率、暴露或其他健康相关变量。在这些情况下,样本必须代表整个人群。

在本章中,我们将首先描述横断面研究在流行病学和公共卫生研究中的用途,然后讨论有关设计的方法学问题,研究中主要偏倚,包括应答率,以及如何提高参与度。最后,我们将讨论横断面研究的统计分析问题,这些问题也与其他流行病学设计相关。

5.2.2 横断面研究的用途

横断面研究常用于评估疾病和健康相关变量的流行率,也可以用于疾病的病因研究。为了给卫生行政部门提供人群健康状况的基础资料,一些国家进行了大规模、多目标、全国性的横断面研究。

5.2.2.1 全国性的多目标调查

全国性(或区域性)多目标调查通常会在多个国家定期或临时进行,这些调查主要关注几年持续存在的人群健康问题。英格兰健康调查数据来自本地具有代表性的、约8 000名16岁及以上的成年人和2 000名儿童(Department of Health,2012),每年的调查由一系列的核心信息组成,也包括特殊主题。2012年调查的核心信息包括一般健康状况、吸烟、饮酒、水果和蔬菜摄入量、身高、体重、血压测量以及血液和唾液样本的采集。特殊主题包括心血管疾病、高血压、糖尿病、社会保健、饮酒、慢性疼痛、成人和儿童肥胖,以及幸福感和口腔健康。

美国的全国健康和营养检查调查(National Health and Nutrition Examination Survey,NHANES)是规模最大的定期进行的全国性多目标调查(Centers for Disease Control and Prevention,2014)。NHANES是一项旨在评估美国社区居民的健康和营养状况的研究计划。该调查选取有代表性的人群,每年对约5 000人进行访谈和身体检查。

全国性健康调查的结果可用于评估健康相关行为或症状的分布特征、危险因素或健康状态随着时间的变化趋势、疾病病因的识别,以及人群的健康需求。通过重复调查,可以确定人群中健康问题和危险因素随着时间推移而产生的变化趋势。全国性多目标调查就是一种重复调查,它并不针对相同的个体,而是针对同一人群样本。因此,此类调查特别适用于评估同一社区、州或全国范围的变化,这些变化可能由多种因素引起,例如医疗保健的获取、族群融合以及人口流动。提供对这类信息的分析可以识别现有政策和干预措施的需求和有效性,据此制定卫生规划。此类调查常用于研究肥胖以及血液中的铅等有毒物质水平随时间的变化趋势。近年来,在许多国家中儿童及成年人的超重和肥胖患病率均有所上升。通过美国的两项具有全国代表性的健康调查和数据系统中(1976—2008年NHANES和2003年、2007年全国儿童健康调查)的大型数据,研究了时间变化和社会经济地位对儿童肥胖的影响。结果表明,在2003年和2007年,儿童超重和肥胖的患病率增加与家庭教育的减少和收入水平的下降显著相关(图5.2.1)。2007年的数据显示,父母受教育时长不足12年的儿童肥胖患病率为30%,而父母拥有大学学历的儿童肥胖患病率约为10%。此外,在调查期间,社会经济健康差距更为突出(图5.2.1)。

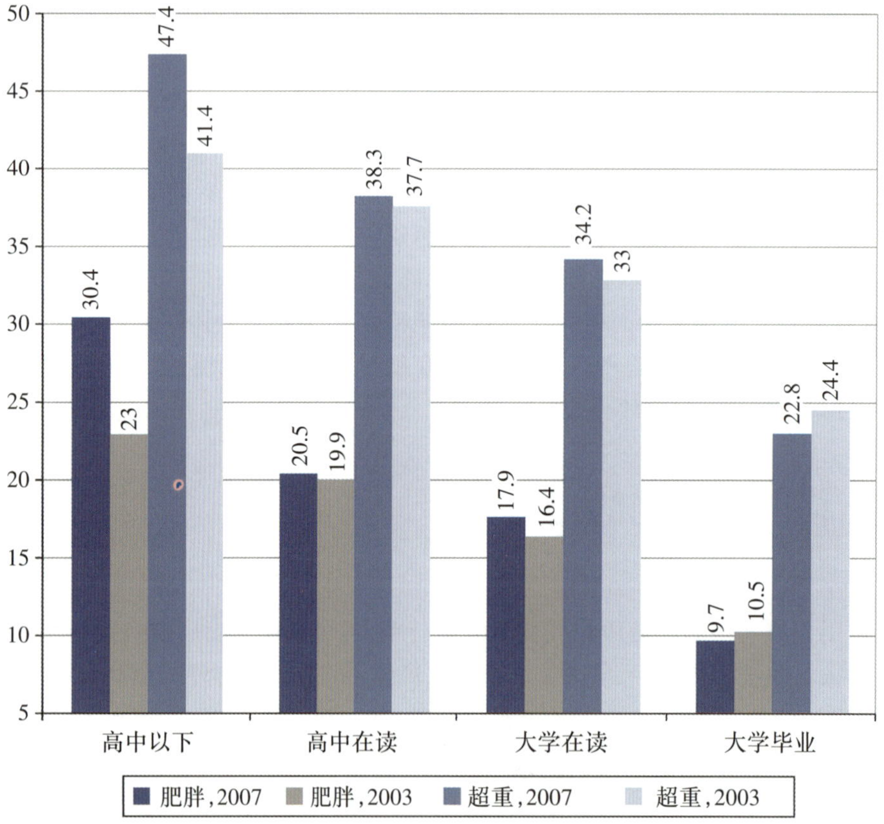

图5.2.1 2003—2007年按父母受教育程度分组的美国10~17岁儿童超重和肥胖患病率趋势[①]

① 转载自G K Singh,M D Kogan,《1976—2008年美国儿童肥胖症:趋势与当前种族/族裔、社会经济和地理差异:75周年纪念出版物》,卫生资源与服务管理局,妇幼保健局,卫生与人类服务部,美国马里兰州罗克维尔,2010年,详情可登录:http://www.hrsa.gov/healthit/images/mchb_obesity_pub.pdf。

大型国家数据库在识别或确定疾病危险因素中有诸多优势。接下来将讨论评估疾病危险因素的横断面研究中的问题，特别要强调的是由于纳入的患病病例和过去暴露信息的缺乏所带来的潜在偏倚。然而，与其他多目标调查一样，全国代表性样本的评估优势在于，可以获得社会的全方位的信息，包括可能被其他研究设计忽略的人群。这里以NHANES中调查对象为清洁工的研究为例，该研究的主要价值在于，清洁工是一个非常难以通过常规设计策略识别到的人群。

健康问题和危险因素的人群分布信息为研究人员提供了重要的病因线索，并可以在大规模人群样本中验证先前的假设。Arif及其同事利用第三次国家健康和营养调查（NHANES Ⅲ）1988—1994年的数据，评估了美国工人中职业类型与工作相关哮喘和工作相关气喘之间的关联（Arif et al.，2003）。研究中识别出几种工作相关哮喘患病风险可能性较高的职业，其中家务清洁工和设备清洁工的患病风险最高。工作相关哮喘的人群归因风险为26%。这项研究证实了先前有关清洁工哮喘的假设（Kogevinas et al.，1999），评估了美国其他职业人群的哮喘风险，并对职业性哮喘的负担进行了估计。

通过识别人群的保健需求，政府机构和私营部门可以制定相关政策，规划研究、教育和健康促进计划，以帮助改善当前的健康状况并预防未来的健康问题。

5.2.2.2 患病率研究

横断面研究是用于评估疾病患病率的研究设计。疾病患病率评估可以用于实现行政目标或疾病病因研究。横断面研究实施中涉及的主要问题包括样本的代表性、样本量的大小以及暴露和结局的测量。例如，儿童哮喘与过敏国际研究（International Study of Asthma and Allergies in Childhood，ISAAC）是一项迄今为止规模较大的横断面研究。

ISAAC研究旨在比较不同国家儿童过敏性疾病的患病率及其时间趋势（Asher et al.，1995）。在20世纪90年代初，尽管人们普遍认为哮喘患病率呈上升趋势，但是基于人口的基础统计资料极其缺乏。该研究采用了简单的“核心”工具测量过敏性疾病的患病率，可适用于不同地区和不同语言：(1) 关于哮喘、鼻炎和湿疹患病率及严重程度的纸质问卷，供13～14岁儿童自行填写，或供6～7岁儿童的家长填写；(2) 关于哮喘患病率及严重程度的视频问卷，供13～14岁儿童自行完成。在第一阶段，研究覆盖了来自56个国家的155个中心的13～14岁儿童（n=463 801），以及来自38个国家的91个中心的6～7岁儿童（n=257 800）（1998年以匿名方式进行）。在全球范围内的研究中心之间观察到“当前喘息”（过去12个月）患病率的变化高达20倍（变化范围为1.8%～36.7%），在第10百分位至第90百分位有7倍的变化（4.4%；30.9%）。过去12个月内，患病率最高的地区包括英国、澳大利亚、新西兰和爱尔兰共和国；患病率最低的地区则包括东欧、阿尔巴尼亚、希腊、中国、乌兹别克斯坦、印度、印尼和埃塞俄比亚。

5.2.2.3 病因学研究

横断面研究特别适用于调查非致命性疾病、退行性疾病、无明确发病点的疾病（例如慢性支气管炎）的病因以及探索生理指标、用力肺活量（FVC）或肝酶水平升高的影响因素。对于没有明确发病点的疾病，很难确定新发病例以及进行队列研究或新发病例对照研究。如果一种疾病发病率较高且病程较长，那么它的患病率就会较高。如果一种疾病是非迅速致命性且非暂时性的疾病，可被定义为一种持续性疾病。例如，横断面调查经常研究患病率较高的哮喘和骨关节炎这类持续性疾病。

欧洲共同体呼吸系统健康调查（European Community Respiratory Health Survey，ECRHS）的设计与ISAAC相似，最初作为一项国际性横断面研究，主要招募来自欧洲各地的青年成人，评估哮喘及相关疾病的患病率和病因（Burney et al.，1994）。在最初的短问卷筛查中，ECRHS收集了来自22个国家约14万名个体的信息。研究的子样本包括详尽的问卷调查和过敏性标志物、肺功能以及甲胆碱刺激等方面的测量。

该研究主要识别出成年人哮喘、过敏症和支气管反应性的患病率在不同地理区域之间存在显著差异。特别是在讲英语的国家患病率较高,而在地中海地区和东欧患病率较低。危险因素分析强调了职业暴露对成年人哮喘患病的重要影响(Kogevinas,1999)。个体过敏原与支气管反应性关系的研究显示,室内过敏原(螨和猫等)与支气管反应性的关联性最强。哮喘的治疗实践分析证实,在不同国家之间,哮喘的治疗存在广泛差异,且常常得不到充分的治疗(Janson et al.,2001)。随后,一项前瞻性研究对研究对象进行了跟踪调查,随访对象包括初次调查时患有哮喘和未患哮喘的参与者。

5.2.3 横断面研究的设计

5.2.3.1 横断面研究的设计要点

最简单的人群调查是疾病患病率的一次性调查(Checkoway et al.,2004),有时也会对相同或不同个体进行重复调查(追踪研究)。

在评估疾病患病率时,研究样本应能够代表被招募对象所在的源人群(内部效度)。估计的随机误差直接取决于研究规模和计算此类误差的标准技术(例如,免费软件如EpiInfo™(Centers for Diseases Control and Prevention,2013)。由于患病率研究通常针对起病缓慢且非致命性的疾病,因此可能为结果测量带来困难。此外,在比较不同国家的患病率时,可能会面临一些问题,因为不同国家可能有不同的疾病识别系统,甚至对疾病的认知和口头描述也有所不同。这方面的一个例子是为评估儿童哮喘患病率而进行的大型患病率研究,例如ISSAC研究(见前文的描述)。哮鸣是确定儿童哮喘的关键症状,然而不同国家的人群对哮鸣的理解可能不同,而且某些语言中可能没有一个词来描述英语中的"哮鸣(wheezing)"。

普遍性是代表性的另一个方面,指的是将一个研究样本中得到的结果推广到不同样本或不同人群的适宜性(外部效度)。在研究疾病危险因素时,普遍性不是一个很大的问题,因为引起疾病的生物学机制在不同人群之间往往相似。然而,在研究患病率时,普遍性可能难以实现,因为患病率在不同人群内部和不同人群之间可能会有很大差异,难以从一个人群推广到另一个人群。

追踪研究结合了横断面研究和队列研究的设计方法。此研究是对同一群体进行的一系列横断面研究(测量的是患病率而不是发病率),或者对不同群体进行不同时间段的研究,以评估健康状况的变化与暴露变化之间的关系。对小群组进行短时间间隔的跟踪,在一个或多个时间上确定每个参与者的健康结果、暴露情况和潜在混杂因素,这种设计特别适用于研究生理指标的变化(如肺功能、血压),这种数年内的变化可以指示疾病进程的早期阶段,也有助于评估疾病患病率的时间趋势。

ISAAC研究的第三阶段(ISAAC,phase Ⅲ)可视为追踪研究或连续横断面研究,是在第一阶段5~10年后进行重复调查,旨在观察参与ISAAC第一阶段的人群过敏性疾病患病率的时间趋势。ISAAC第三阶段的研究结果表明,哮喘患病率的国际差异已缩小,英语国家和西欧地区的患病率下降,而先前患病率较低地区的患病率却有所增加。尽管哮鸣的总体患病率变化不大,但患有哮喘的儿童占比显著增加,可能由于这种疾病被更广泛关注和/或诊断措施发生变化。非洲、拉丁美洲和亚洲部分地区哮喘症状流行率的增加表明,哮喘的全球疾病负担仍在持续上升,而全球哮喘患病率差异正在缩小(Pearce et al.,2007)。

追踪研究也可以评估干预或暴露前后同一个体的情况,广泛应用于职业和环境流行病学,用于评估在工作场所或一般环境(如空气污染)中进行干预后症状或生理指标的变化。以一项研究为例,该研究调查了60名患有哮喘的成年人短期暴露于柴油车辆尾气的影响(McCreanor et al.,2007)。每位参与者在伦敦牛津街(英国)沿街道步行2小时,另一个场合则是在伦敦海德公园行走,每次活动后对参与者进行生理和免疫学检查。研究发现,在牛津街暴露2小时后,与在海德公园暴露后的FEV1和FVC的降幅相比,FEV1和FVC的降幅高达6.1%和5.4%。此外,参与者肺部炎症标志物也表现出相似的差异变化。

追踪研究用于对同一个体进行调查时可被视作前瞻性研究,研究设计之间的区别往往是模糊的。牛津街的研究是一项交叉性研究,包括前瞻性实验设计和横断面研究。横断面追踪研究和前瞻性研究之间的主要区别在于前者研究的是疾病的患病率或生理参数,而不是发病率。

5.2.3.2 抽样和应答率

横断面研究的目的是确定特定因素在某一社区中的流行程度,需要选择具有代表性的样本。队列研究和病例对照研究也同样需要具有代表性的样本,但其主要关注内部效度而非外部效度(普遍代表性)。在队列研究中,研究对象选择和结果有效性的最重要问题是随访的完整性。在病例对照研究中,选择研究对象的关键问题是,病例和对照应从同一研究基地中选择;相比之下,在病例对照研究中,病例是否具有代表性对内部效度影响不大。然而,在横断面研究中,只有代表性抽样才能使人群样本具有推广的普遍性。

应当制定一个抽样框架来确定可纳入样本的人群,并采用不同的方法选择研究对象。抽样误差通过统计学进行评估,可以根据样本量进行估计。非抽样误差指由抽样误差以外的因素引起的误差,可能比抽样误差更为重要。增加样本量并不能减少非抽样误差。无应答可能是非随机的,而且可能与研究中感兴趣的因素有关,如教育、种族或肥胖等。

5.2.3.3 应答率和无应答的处理

在人群调查中,60%的应答率被认为是合适且被接受的。然而,无应答问题是复杂的,用一个固定的百分比作为应答率的无偏估计过于简单。在某种程度上,这类似于在任何情况下都接受用$P<0.05$表明具有统计学差异(Timothy et al.,2012)。在许多工业化国家的调查中,除流行病学学者外,其他人也普遍认为越来越难以在调查中取得高应答率(Hartge,2006)。对发表在10本高影响力期刊上的355篇原始流行病学论文进行评估,发现过去30年来流行病学研究的平均参与率有所下降,尤其表现在人群研究中的对照组(Morton et al.,2006)。有59%的横断面研究、44%的病例对照研究和32%的队列研究提供了一些有关参与情况的信息。86项横断面研究中有51项提供了应答率,平均参与率为74%,范围从28%到100%不等。近年来,对照组50%左右的应答率并不少见。从1970年到2003年,横断面研究参与率每年约下降1%(Morton et al.,2006)。

以电话名册作为确定抽样框架的方式已迅速减少。使用随机数字拨号(radom digit dialling,RDD)的前提是每个家庭有一个有效的住宅电话号码。由于电信业的迅速发展,尤其是移动电话的普及,这一前提已不存在。由于全世界移动电话的使用量迅速增加,已经无法通过特定地区的电话名册获取样本。此外,在一些国家,电话联系经常被用于商业目的,导致人们的应答率下降。计算机辅助电话访谈可以作为自愿参与者信息收集的有效手段。

5.2.3.4 收集生物样本的研究

近年来,随着分子和遗传技术的进步及其在大规模研究中的应用,流行病学研究中收集生物样本的比例逐渐增加。最近一篇涉及355项研究的综述发现,收集生物样本的队列研究和横断面研究的参与率非常高(90%以上)。然而,在报告收集生物标本的研究中,只有约三分之一报告了应答率。在这355篇文章中共有134篇(38%)报告了收集生物样本以测量暴露或疾病的情况,收集生物样本的队列研究和病例对照研究的比例随着时间的推移而增加,而横断面研究的比例则基本保持不变(Morton et al.,2006)。大型的横断面研究,如NHANES,正在定期收集生物样本,且生物样本的收集似乎不会影响其样本的代表性。

越来越多的研究通过邮寄的方式收集唾液或其他生物样本。其中一些研究所获得的应答率与纸质问卷的应答率并无太大差异。瑞士日内瓦大学对2 994名参与者进行的一项研究显示,被要求提供邮寄问卷和唾液的参与者的应答率为52%,而仅被要求完成邮寄问卷的应答率为63%;采取经济激励措施可提高6%~11%的应答率(Etter et al.,2005)。在这类抽样中,社会人口学因素可能会影响应答率。在瑞典611名男性(年龄53~87岁)随机样本中,通过检测提取的DNA质量进而评估唾液的自我收集情况(Rylander-Rudqvist et al.,2006)。研究的应答率为80%,从67~71岁人群的89%到77~87岁人群的71%不等。与其他研究类似,DNA质量高的唾液样品,可以作为分子流行病学研究中血液DNA的替代品。很少有实证证据来评估收集生物样本时不同文化人群应答率的总体趋势。无应答是否会对生物标志物的分析产生差异性影响尚不清楚。一项研究对来自三项研究的2 955名个体的一系列遗传数据(多态性、单倍型和短串联重复)进行了检验,并未发现应答率对结果造成影响的证据(Bhatti et al.,2005)。然而,有人提出了一个谨慎的观点,即不要认为参与意愿不会因特定的多态性或其他形式的遗传变异而有所不同(Hartge,2006)。

5.2.3.5 提高应答率

由于实现高应答率存在的困难和自我选择可能造成的偏差,了解无应答的原因和使用降低无应答的方法就变得十分重要。大量研究已经评估了流行病学和其他类型研究中无应答的影响因素,一些常见的影响因素,如年龄、性别、教育水平、暴露状态、招募方式以及不同文化背景下的问卷类型。这表明,除了标准指南,还需要验证在不同社会文化背景下增加应答的主要方法,这些方法可能在不同时期有所变化。然而,标准指南可以基于大量的观察性和随机试验制定。

一项来自多个领域(不局限于医学或流行病学)的随机试验的系统综述,评估了影响邮寄问卷应答率的因素(Edwards et al.,2002)。研究纳入了292项随机对照试验,包括258 315名参与者,共回顾了75种可能影响邮寄问卷应答率的策略。结果显示,调查表的长度,不以应答为条件的给予报酬、包装外观、问卷布局、随访类型和登记交付是影响参与率的主要因素。图5.2.2展示了重要影响因素的效应估计。在发送问卷之前和之后与参与者联系均会增加应答。设计参与者感兴趣的问卷更有可能被寄回,但包含敏感问题的问卷则不太可能被寄回。来自大学的问卷相较于商业机构等其他来源的问卷相比更有可能被寄回。所以,可以通过一些在其他研究中已被证明是有效的策略来提高邮寄问卷的应答率。

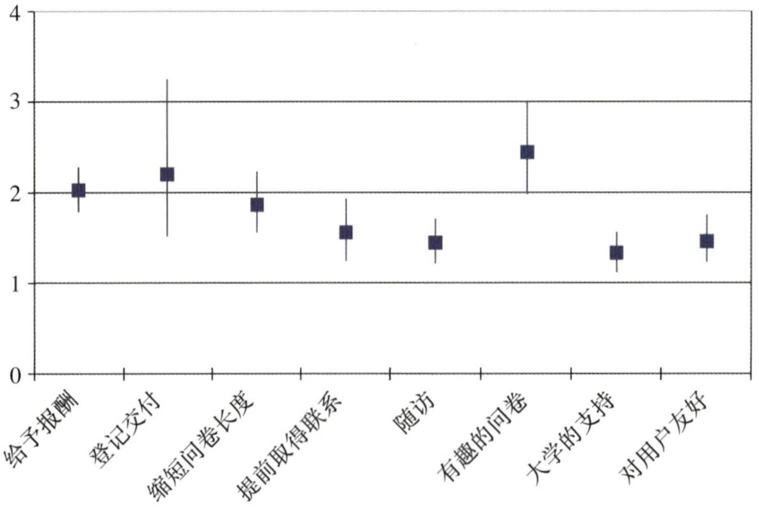

图5.2.2 联合试验包括超过1 000名参与者的8种策略对问卷应答的影响(OR和95%CI)[①]

① Edwards P, et al. Increasing response rates to postal questionnaires: system review[J]. British Medical Journal, 2002, 324: 1183.

5.2.3.6 调整无应答

处理无应答所带来的潜在偏倚最重要的方法是尽量减少无应答者的数量。如前所述，可以通过选择合适的方式，并与参与者反复联系减少无应答者数量。前文已经介绍了几种评估和调整患病率估计的方法，其考虑到了无应答因素。

评估无应答者的基本特征是重要的，可为评估样本的代表性提供线索。这些特征可以来自其他已知调查中的目标人群信息，如吸烟者的百分比，也可以来自深入随访的无应答者的子样本。可以使用应答者的数据估计患病率，但要考虑到应答者与无应答者的已知变量信息，比如年龄、性别、居住地等。

患病率调查中提高应答率的一个常见方法是反复联系研究对象，最终患病率的估计值来自应答者的总数。在另一种情况下，可以假定不同次邮件或接触中的应答者并不代表整个人群。在这一假设下，总体流行率可以用每次邮件得到的患病率建模来估计。考虑到在每次邮件中应答样本的不同协变量（如年龄、性别），可以计算出多次邮件的累积应答率，并通过外推得出不回应者的患病率估计。

这种建模分析了ECRHS的三个英国中心13 007名研究对象的应答率（Chinn et al.，1995）。将中心、年龄和性别考虑在内的应答率模型对估计流行率的影响很小。例如，在诺里奇地区，有440名符合条件的20～24岁个体，第一封邮件有141人回复（32%），第二封有58人回复（累积应答率45.2%），第三封有45人应答（累积应答率55.5%）。考虑到应答者和无应答者的年龄和性别差异，对哮喘的患病率进行了建模，得出哮喘的估计患病率为25.7%。通过建模对这一估计做进一步检验。在按年龄和性别分组的患病率估计模型中，估计总患病率为23.9%。在这项研究中，尽管有几个模型显示出统计学上的显著差异，但从数值大小看，得出的患病率估计值相似。这种类型的建模有助于探索估计患病率对无应答偏倚的敏感性。然而，由于这种建模产生的变化往往很小，一般在应用这种模型时应谨慎。总之，对无应答进行调整的最佳方式是不要有太多的无应答。

5.2.3.7 条目无应答

除了整体的应答率外，还应关注研究参与者的回答质量。条目无应答很少被讨论，通常不被报告，常讨论和报告的“无应答”者通常是指未与调查员联系或拒绝参与者（个体无应答）。无应答也应考虑研究对象未能回答某个具体问题或未提供标本（条目无应答），这同样会影响研究中特定条目分析的代表性。在一项有关西班牙膀胱癌的研究中，主问卷的总体应答率为85%。然而，对特定条目的应答率较低。例如，在2 490名研究参与者中，仅获得了1 479人（59%）的终身用水量和每个住宅的完整水质信息（Villanueva et al.，2007）。对研究对象的社会人口学特征以及吸烟等已知危险因素的差异分析表明，此时条目无应答不会影响结果，但排除研究对象会在一定程度上削弱研究结果的统计效能。

在分析中包含多个变量时，可能会由于条目无应答而丢失大量的数据，应该检查数据缺失情况，并尽可能确定缺失信息的原因。多重插补方法越来越多地被用于提高研究效率和减小选择偏倚。通常在处理数据时，我们假定存在一些随机的丢失或缺失值，但这一点可能并非那么容易确定。插补缺失值后生成一组完整的数据集，对其进行单独分析以获得一组参数，最后合并为总体估计值（Rubin，1987）。现已有多种插补缺失数据的方法，并且现代软件简化了多次插补数据的分析（White et al.，2011；Cummings，2013）。

5.2.3.8 抽样方法

在横断面研究中，根据研究目的、研究人群的特征、可用的基础信息以及每项研究中可获得的方法，可以采用不同类型的抽样方法。

在简单随机抽样中，采样框架的所有子集都具有相等的概率被选中。在大型调查中最常用的是分层抽样：首先选择不同类别的人群，然后在每个层内随机选择。分层抽样的主要目的是提高效率，保证小群体的充分抽样，避免大群体的过度抽样。其他几种概率性或非概率性的抽样方法也被采用，如“整群抽样”，其中所选的单位是一组人（例如城市街区）而不是个人，以及“滚雪球抽样”和“受访者驱动抽样”，其中第一组研究对象（“种子参与者”）用来招募更多的对象进入样本。后两种是方便抽样方法，在不可能或难以找到完整的主要抽样人群时采用（Magnani et al.，2005）。受访者驱动抽样是滚雪球抽样的一种变体，主要是通过收集招募者的社交网络信息以及被接触但没有参与的人的信息，从而更好地选择研究人群。然而，并不能确保从网络成员中随机选择的样本可用（Heimer，2005）。此外，人们认为受访者驱动抽样比其他方便抽样方法具有更高的外部效度，因为它可能更好地延伸到网络的所有潜在成员（Magnani et al.，2005）。同样的方法用于在难以找到的人群中识别干预样本。例如，在印度的一项整群随机试验中使用了受访者驱动抽样，以评估在男男性行为者中进行艾滋病咨询和检测的有效性（Solomon et al.，2013）。

滚雪球抽样被用于尼泊尔东部女性性工作者抑郁症患病率的研究（Sagtani et al.，2013）。当目标是难以找到的人群时，滚雪球抽样非常有用。研究对象是尼泊尔东部5个城市的210名女性餐厅工作者和街头性工作者。在尼泊尔，性交易是非法的，这意味着商业性工作者容易受到骚扰和暴力，因此，确定基线人群并从中抽样是不可能的。研究者在研究地区从事艾滋病毒预防工作的一个非政府组织的帮助下，通过滚雪球抽样的方式接触性工作者，对最初的几个受访者进行了追踪及面对面访谈，这些受访者提供了额外的受访者，最终研究发现受访者中抑郁症的患病率为82%。这种抽样的主要局限是由于未知的抽样框架，研究的外部效度值得怀疑。

偏倚样本是指总体中的某些成员没有被纳入研究中的样本（注意：某些分层样本是故意偏倚的，但偏倚程度可以估计）。有几个经典的偏倚样本的例子，其中最著名的是1936年美国总统选举中的一次大型民意调查，该调查以杂志读者为基础，补充了注册汽车拥有者和电话用户的记录，约200万人参加，调查错误地预测到当时在任总统富兰克林罗斯福有较大可能输掉选举，预测错误是因为调查样本过多地代表了不太可能投票给民主党候选人的富人。

接下来列举了不同抽样程序的案例，包括NHANES、ISAAC以及西班牙难以识别的吸毒人群的地方调查。

美国NHANES调查采用多阶段（四个阶段）概率抽样，从非机构化美国人群中选择能够代表公民的参与者。在第一阶段，确定抽样单位（主要是单个县）。在第二阶段，将这些单位划分为若干区段（通常是城市街区），样本区段选择时考虑其人口数。在第三阶段，列出每个街区内的家庭，并随机抽样。最后阶段，在指定的年龄-性别-种族分层内，随机选择了居住在选定家庭中的个体。NHANES旨在针对特定公共卫生主题的人群亚组进行大量抽样，包括非裔美国人、青少年和其他人群。

ISAAC结合了随机和非随机抽样方法。每个国家的参与地区并非随机选择，而是使用了定性标准和方便抽样，在特定的地理区域内采用分层随机抽样来选择人群，列出了每个地理区域中的所有学校，并进行随机抽样，以学校为抽样单位，不参与的学校被其他学校代替，纳入选定学校中两个特定年龄组（6～7岁和13～14岁）的所有儿童。

5.2.3.9 基于网络的研究及无线技术的应用

近年来，基于网络的研究不断兴起，互联网已被用于加强研究者与研究参与者之间的联系。传统的患病率调查是根据自我填写的纸质问卷、面对面或电话访谈来完成的，与这些传统方法（例如面对面或电话访谈）相比，互联网调查被认为在完成时间和费用方面具有优势，与纸质问卷调查相比，类似于计算机辅助的个人或电话访谈的互联网调查在数据管理方面更具优势。

互联网调查的真实性涉及两个主要问题，分别是应答率和数据的质量。几项针对互联网使用指数较高的特定人群的研究发现，基于互联网的问卷调查具有与传统方法相当的应答率（Pealer et al.，2001）。然而，许多研究报告的应答率是通过互联网招募的人群的，并非基于人群的样本。因此，尽管这些结果表明互联网调查可提供高质量的数据，但这依旧很难推广。

同时使用互联网和传统方法收集人群的数据的研究较少，结果的不同关键取决于不同文化、年龄和社会群体的教育程度以及计算机水平不同。在丹麦公立医院接受乳腺X光检查、年龄小于67岁且无乳腺癌病史的妇女被随机分配到两组：一组接收包含预付回邮信封的纸质问卷，另一组接收如何在线填写互联网问卷的指南(Kongsved et al.，2007)。互联网组的应答率为18%，而纸质问卷组的应答率为73%。有趣的是，在发送提醒并说明可使用纸质问卷替代互联网问卷后，互联网组的应答率与纸质问卷组相近。在美国军事人员的千禧年队列(Smith et al.，2007)中，有相似比例的人群选择使用互联网应答，约70 000名应答者，这些人倾向为男性、年轻者、受过高等教育、从事技术岗位、肥胖、吸烟较多的人群，不倾向为有酗酒行为的人群和较少报告职业暴露的人群。有几项研究评估了基于网络研究获得的信息的质量，发现与自行填写的问卷相似，甚至更好。在上述提到的丹麦乳腺X光检查研究中(Kongsved et al.，2007)，互联网组的信息质量更好，98%的问卷没有缺失数据，而纸质问卷中仅63%的问卷信息填写完整。瑞典的一项研究(Bonn et al.，2013)比较了149名研究对象的网络自报体重与研究中心测量体重的差异，结果发现，与自报体重经常发生的情况一样，超重者(体质指数≥25 kg/m^2)倾向于少报自己的体重，自报体重和实际体重的平均差异为-1.2 kg，但自报体重与实际体重的Spearman相关系数为0.98($P<0.001$)，表明通过网络自报的体重可能是一种有效的数据收集方法。

无线技术和设备的使用正在迅速增加，智能手机技术已成为访问互联网信息的常见方式。移动设备的普及和应用程序的发展为人群研究中获取和记录健康相关信息提供了新的途径。巴塞罗那的研究者通过将新型传感器技术集成到手机中，利用智能手机技术改进对环境暴露的评估(de Nazelle et al.，2013)。研究通过智能手机应用跟踪了36个研究参与者的地理位置和身体活动模式，然后将其与时空空气污染图进行关联，以改进对空气污染暴露的评估，这一信息提供了研究参与者在白天的移动轨迹和身体活动情况的准确信息。此外，研究对象还可通过移动技术在任何地点实时记录并交流信息。一项针对50名研究参与者的研究评估了利用Twitter捕捉连续3天的饮食行为和进食原因的可行性(Hingle et al.，2013)。通过给研究参与者提供代表食物组的标签列表，例如水果，以及代表进食原因的标签，例如心情，鼓励他们使用照片、文字和链接对标签进行注释，共报告了773条推文，包括2 862个标签，通过标签共现的“地图”对进食行为进行可视化，进而提供随时间变化的饮食和行为模式。

从现有证据来看，基于互联网的调查可能在选定的人群中获得高应答率。然而，在大多数一般人群中，互联网调查似乎还不能获得充分的应答率，这可能导致选择性抽样。几项研究表明，互联网调查可以与传统技术有效结合以节省资源，并提供更全面的答案。因此，随着人们越来越精通技术，未来需要更多的人群研究，以评估互联网调查的应答率的变化趋势。虽然传感器在环境流行病学已得到广泛使用，并已被证明可以改善对暴露的评估，但在公共卫生研究领域中依旧缺乏使用Twitter等流行软件应用的经验性证据。

5.2.3.10 横断面研究的偏倚

横断面研究可能存在与其他流行病学设计相同的潜在偏倚：错分偏倚、选择偏倚和混杂偏倚。横断面研究中特别关注的问题有：(1) 将新发病例和现存病例混杂在一起可能会产生误差；(2) 经常缺乏过去暴露的信息，导致缺乏事件发生时间顺序的信息；(3) 在评估疾病患病率或其他健康相关变量的研究中缺乏代表性。因此，横断面研究适用于研究疾病的危险因素，特别是残疾程度较低的疾病和严重疾病的症状出现前阶段的研究(Coggon et al.，1997)。

新发病例-现患病例偏倚(又称奈曼偏倚，也可称为长度偏倚)，是一种选择偏倚，是由于在横断面研究中混合了新发病例和现患病例造成的。新发-患偏倚特指选择了某病群体中不具有代表性的一个病例样本。图5.2.3(左图)显示了疾病发生的假定时间和疾病持续时间。在横断面研究中，病程长的病例比例会过高，而病情较重、病程较短的病例被抽中的概率会较低，如图5.2.3(右图)所示。如果所研究疾病的幸存者在评估的暴露量方面是非典型的,则会出现偏倚。如果所研究的暴露与存活率没有直接或间接关系,则纳入现患病例不会产生偏倚。此外,正如Hill等(2003)所指出的,对于病死率极低的疾病(例如类风湿性关节炎),即使所研究的危险因素导致其他原因的死亡率上升,基于现患病例的研究也不会出现奈曼偏倚。

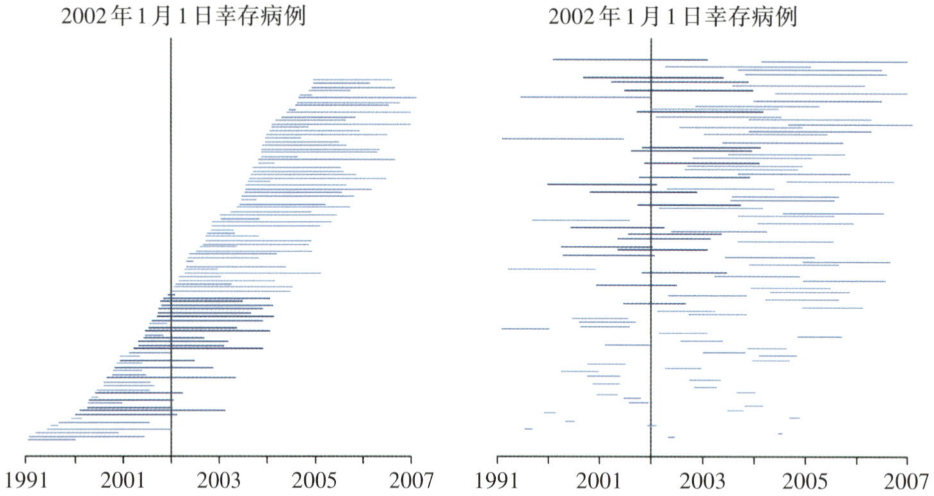

图5.2.3 横断面研究中的新发病例-现患病例偏倚

注:本图中的线条代表疾病的持续时间,左端点代表首次诊断疾病的日期,右端点代表患者死亡的日期。在左图中,研究参与者按初次诊断时间排序。2002年1月的一项横断面研究选取了幸存者(用竖线表示)。请注意,与同期确诊但存活时间较长的患者相比,2002年前确诊但存活时间较短的患者被选中的概率较低。在右图中,存活时间最短的患者位于图的下方,存活时间最长的患者位于图的上方。请注意,存活时间短的患者很少出现在病例中。①

吸烟与阿尔茨海默病的关系一直被认为受新发病例-现患病例偏倚的影响。几项横断面研究表明吸烟对阿尔茨海默病具有保护作用。然而,几项队列研究中的证据却表明吸烟对阿尔茨海默病的保护作用存在争议。一项包含前瞻性内容的横断面研究认为,部分保护作用可能是由于奈曼偏倚造成的,特别是因为患有痴呆症的吸烟者可能比没有痴呆症的吸烟者存活率低。该研究是一项以瑞典668名75～101岁人群为基础的队列研究(Wang et al.,1999),发现吸烟与阿尔茨海默病的发病率呈负相关(adjusted OR=0.6,95%CI 0.4～1.1)。随访3年(1989—1992年)后发现吸烟导致阿尔茨海默病发病的HR为1.1(95%CI 0.5～2.4)。此外,在随访期间,吸烟者中痴呆症患者的死亡率(HR=3.4)高于非痴呆症患者(HR=0.8)。因此,作者指出,吸烟对阿尔茨海默病没有保护作用,横断面的关联可能是由于死亡率不同引起的。

在研究现患病例时,如果患病者改变了他们的暴露量,或者疾病影响了暴露量的测量,例如,疾病的存在扭曲了生物标志物的水平,可能会出现额外的问题,如胰岛素治疗1型糖尿病。在胰岛素问世之前,患者的存活率非常低。当时,横断面研究根本无法发现许多糖尿病患者。胰岛素治疗后,糖尿病的存活期延长至20年以上。因此,对糖尿病和胰岛素使用情况进行评估的横断面研究会发现两者之间存在关联,原因很简单,因为糖尿病患者使用胰岛素,而非糖尿病患者不使用。这种偏倚也被描述为一种奈曼偏倚,但实际上它是由于对暴露时间的错误评估而导致的错误分类所引发的反向因果关系。

近年来,使用NHANES等大型调查数据的研究有所增加。实验数据表明,邻苯二甲酸盐(一种广泛存在的污染物)可能会引起代谢紊乱进而导致肥胖。对NHANES中2003—2008年的2 884名6～19岁的儿童数据进行横断面分析,探索尿液中邻苯二甲酸盐代谢物与体重之间的关联。邻苯二甲酸盐在一个时间点进行测量,邻苯二甲酸盐的单酯的半衰期通常约为24小时。结果发现,在非西班牙裔黑人儿童中,邻苯二甲酸盐与儿童肥胖之间存在关联,而在其他任何族群中没有发现显著关联。考虑到成本和人群抽样,应最大限度地利用像NHANES这样的资源开展更多的研究。然而,利用这种类型的横断面数据难以进行因果推论。此外,因为生理和行为因素(例如患病者的活动受限)可能会影响暴露量的测量,因此,在横断面分析中,可能

① 转载自StATS:Neymanbias(2004年12月15日),可从http://www.pmean.com/04/NeymanBias.html获取,采用知识共享署名3.0美国许可协议进行许可。

会出现反向因果关联。20世纪50年代的伦敦公共汽车司机研究是反向因果关联的一个经典例子。

Jerry Morris开展的伦敦公共汽车司机和售票员心血管疾病发病率和患病率的横断面研究中体现了选择偏倚(Morris,Dale,1955)。研究表明,伦敦的公交车司机与公交车售票员相比,血脂水平、血压模式以及最终患心血管疾病的风险都有很大不同,公共汽车司机在工作中的体力活动比售票员少,心血管疾病风险的差异是否可以归因于体力活动?一种可能的替代解释是,这些人的某些特征(如肥胖)可能导致他们自我选择从事活动量更大(公交车售票员)或更小(公交车司机)的工作。对伦敦公交车司机的研究最终首次令人信服地证明了体育锻炼对健康的重要性。

在分析特定时间点职业和疾病关系的病例对照研究中,健康工人效应可能低估二者之间的关联(Checkoway et al.,2004),这是因为在工作中有健康问题的工人比没有症状的工人更容易换工作,在这种情况下,选择在岗工人是不合适的,这与公共汽车工人研究可能存在的问题相反。因此,任何横断面分析都不会收集到过去发生过的病例,会使在岗人员过度代表健康人群。西班牙的一项关于职业性哮喘的横断面研究(Kogevinas et al.,1996)中就观察到了这样一个例子,研究参与者被问及他们目前的职业和目前的呼吸道症状,发现在从事高风险职业的研究参与者中,哮喘的POR为1.4,95%CI为0.6~3.3。此外,研究参与者还被问及过去是否曾出现呼吸道症状,如果是,当时他们从事的是何种工作,结果发现从事高风险职业的研究参与者中,有呼吸道症状的POR为2.8(95%CI 1.5~5.2),这表明,横断面分析未能识别出由于有呼吸道症状的研究参与者选择性地离开高风险工作而导致的健康风险。

如果当前的暴露是过去暴露的可靠替代品,如不可改变的特征,例如种族、性别和遗传变异性,这种类型的偏倚不是问题。目前,病例对照或横断面研究被广泛应用于分析基因易感性对疾病风险的影响,如单核苷酸多态性(single nucleotide polymorphisms,SNP)对疾病风险的影响。

社会期望偏倚早已被人们认识到,属于错分偏倚(Armstrong et al.,1994)。若要求受访者提供敏感的行为信息,可能会导致拒绝参与、过高报告社会期望行为或过低报告社会不良行为。近年来,在调查如性活动和吸毒等与健康有关行为的大型调查中,这一点尤为明显。

广泛的研究表明,自行填写的问卷调查相对于面对面采访更能提供关于社会敏感问题的有效信息。近年来,计算机在收集信息方面的应用大大增加。除了计算机辅助个人采访(computer-assisted personal interviews,CAPI)外,音频计算机辅助自我访谈(audio-computer-assisted self-interviewing,ACASI)技术也是一种有效的方法,也被称为音频-CASI,研究参与者可通过耳机听到问题并直接在计算机上输入答案,该方法在评估可能的社会不良行为时提高有效性(Turner et al.,1998)。一项使用纸质自我管理问卷和ACASI调查男性青少年性行为的研究发现,在ACASI中报告男性间性接触的受访者数量(5.5%)几乎是纸质问卷调查中报告男性间性接触的受访者数量(1.5%)的4倍(Turner et al.,1998)。据报告,与其他形式的自填问卷(纸质或计算机辅助)相比,ACASI可降低对答卷人的识字要求。多个研究显示,与面对面访谈相比,ACASI可以提供更高的社会不良行为发生率的估计值(Ghanem et al.,2005)。但当与自行填写问卷比较时,ACASI是否可以提供更高的社会不良行为发生率的估计值时,结果并不一致(Morrison-Beedy et al.,2006)。不同的计算机辅助方法(音频或文本)对社会不良行为的报告影响不大,应该基于研究环境选择合适的方法。

5.2.4 横断面研究的分析

患病率是指某一特定时间人群中某种疾病的病例数与当时人口数之比/比例:

$$患病率=\frac{疾病的现有病例数}{该地某时点总人口数}$$

时点患病率是在一个时间点上估算的,而期间患病率则表示一个时间间隔(如1年)内的病例数。

例如,2007年6月某地有14 000名女性患有乳腺癌,2007年6月该地总女性人口为1 558 000人,在这一特定日期,这个人群中乳腺癌的患病率为14 000/1 558 000=0.009(或0.9%)。这意味着在2007年6月,约有1%的女性患有乳腺癌，这与一些工业化国家的患病率相符。这个估算并不显示每年乳腺癌新发病例数，也没有显示这14 000名女性何时被诊断出患有乳腺癌，通常假设患有慢性病的人没有完全治愈。

严格意义上来说，患病率是一个比例，但有时被错误地表示为率。然而，“患病率”这个术语在理论上是一个不可能的概念（Elandt-Johnson，1975）。

患病率受发病和存活（疾病持续时间）影响。2004年1月，美国肺癌发病率（81.2/10万）明显高于膀胱癌（37.3/10万），但膀胱癌患病率（有377 523人活着并有膀胱癌病史）高于肺癌患病率（有174 880人），这说明膀胱癌的预后比肺癌好得多（膀胱癌的5年相对存活率为79.5%，而肺癌为15%）（国家癌症研究所）。

患病比最简单的表达是等于发病率乘以病程：

$$\frac{P}{1-P} = I \times D$$

其中P为患病率，I为发病率，D为病程（生存期）。

然而，这只有在发病率和人口结构不变的稳定条件下成立，而在大多数情况下的真实人口中不成立。如果比较两个人群，比如1表示暴露人群，0表示非暴露人群，那么POR的计算公式为：

$$\text{POR} = \frac{P_1}{P_0} = \frac{(1-P_1)I_1D_1}{(1-P_0)I_0D_0}$$

如果疾病的病程在暴露和非暴露者中预期相等，那么POR等于发病率率比（在人群稳定条件下）。在相同条件下，只有疾病的患病率较低时，患病率的率比（与患病比率相比）才能估计发病率率比，此时，$1-P$约等于1。

横断面研究中应该计算POR还是患病率率比存在一些争议（Thompson et al.，1998；Pearce，2004），这取决于研究的目的。如果进行病因研究，那么POR比患病率率比具有优势，如果比较两个人群的疾病患病率，则优选患病率或患病率的绝对差异。

横断面研究中的统计分析通常局限于描述性统计，通过使用标准统计指标描述疾病在暴露和非暴露组的构成和分布（例如血压）。可使用标准统计检验，如学生t检验，比较均值。使用多元线性回归等方法分析多个变量。对于二分类变量，最常用的效应指标是POR，可使用logistic回归等分析方法。现有多种回归方法可用于构建患病率率比模型（Thompson et al.，1998；Barros，Hirakata，2003）。选择POR还是患病率率比作为首选效应指标，不应取决于统计工具的可用性（Pearce，2004），而应取决于研究的目的。

5.2.5 结论

横断面研究是常用的研究设计之一，它的主要特征是可以提供疾病患病和分布情况。在许多横断面研究中，不收集有关过去暴露的信息，但这并不是这一研究的特点。横断面研究往往结合队列研究和病例对照研究进行设计。重复的横断面研究（追踪研究）可以评估短期和长期的生理变化。横断面研究被广泛应用于评估疾病的患病率。几个国家的大型横断面研究提供了健康相关因素的基础信息，包括卫生服务使用情况。近年来，这些调查也开始收集生物样本。在病因研究中，横断面研究是一种研究非致命疾病和没有明确发病时间的生理指标的流行病学方法。然而，与其他研究设计相比，横断面研究不太适合探究因果关系。横断面研究的主要局限性是纳入患病病例而非新发病例，且经常缺乏过去暴露的情况和事件时间序列信息。在评估疾病患病率时，样本的代表性是至关重要的，已有多项措施增加研究参与度、减少无应答率以及提高记录信息的质量。

（翻译：刘雅文；审校：庄贵华）

参考文献

Anonymous (1998). Worldwide variation in prevalence of symptoms of asthma, allergic rhinoconjunctivitis, and atopic eczema: ISAAC. The International Study of Asthma and Allergies in Childhood (ISAAC) Steering Committee. The Lancet, 351, 1225-32.

Arif, A.A., Delclos, G.L., Whitehead, L.W., Tortolero, S.R., and Lee, E.S. (2003). Occupational exposures associated with work-related asthma and work-related wheezing among U.S. workers. American Journal of Industrial Medicine, 44, 368-76.

Armstrong, B.K., White, E., and Saracci, R. (1994). Principles of Exposure Measurement in Epidemiology. New York: Oxford University Press.

Asher, M.I., et al. (1995). International Study of Asthma and Allergies in Childhood (ISAAC): rationale and methods. European Respiratory Journal, 8, 483-91.

Barros, A.J. and Hirakata, V.N. (2003). Alternatives for logistic regres-sion in cross-sectional studies: an empirical comparison of models that directly estimate the prevalence ratio. BMC Medical Research Methodology, 3, 21.

Bhatti, P., et al. (2005). Genetic variation and willingness to participate in epidemiologic research: data from three studies. Cancer Epidemiology, Biomarkers & Prevention, 14, 2449-53.

Bonn, S.E., Trolle Lagerros, Y., and Bälter, K. (2013). How valid are web-based self-reports of weight? Journal of Medical Internet Research, 15(4), e52.

Burney, P.G., Luczynska, C., Chinn, S., and Jarvis, D. (1994). The European Community Respiratory Health Survey. European Respiratory Journal, 7, 954-60.

Centers for Disease Control and Prevention (2013). Epi Info™. [Online] Available at: http://wwwn.cdc.gov/epiinfo/

Centers for Disease Control and Prevention (2014). National Health and Nutrition Examination Survey. [Online] Available at: http://www.cdc.gov/nchs/nhanes.htm

Checkoway, H., Pearce, N., and Kriebel, D. (2004). Research Methods in Occupational Epidemiology. Oxford: Oxford University Press.

Chinn, S., Zanolin, E., Lai, E., Jarvis, D., Luczynska, C.M., and Burney, P.G. (1995). Adjustment of reported prevalence of respiratory symptoms for non-response in a multi-centre health survey. International Journal of Epidemiology, 24, 603-11.

Coggon, D., Rose, G., and Barker, D.J.P. (1997). Epidemiology for the Uninitiated. London: BMJ Publishing Group.

Cummings, P. (2013). Missing data and multiple imputation. JAMA Pediatrics, 13, 1-7.

De Nazelle, A., Seto, E., Donaire-Gonzalez, D., et al. (2013). Improving estimates of air pollution exposure through ubiquitous sensing tech-nologies. Environmental Pollution, 176, 92-99.

Department of Health (2012). Health Survey for England 2011. [Online] Available at: https://www.gov.uk/government/publica-tions/health-survey-for-england-2011

Edwards, P., et al. (2002). Increasing response rates to postal questionnaires: systematic review. British Medical Journal, 324, 1183.

Elandt-Johnson, R.C. (1975). Definition of rates: some remarks on their use and misuse. American Journal of Epidemiology, 102, 267-71.

Etter, J.F., Neidhart, E., Bertrand, S., Malafosse, A., and Bertrand, D. (2005). Collecting saliva by mail for genetic and cotinine analyses in participants recruited through the Internet. European Journal of Epidemiology, 20, 833-8.

Ghanem, K.G., Hutton, H.E., Zenilman, J.M., Zimba, R., and Erbelding, E.J. (2005). Audio computer assisted self-interview and face to face interview modes in assessing response bias among STD clinic pa-tients. Sexually Transmitted Infections, 81, 421-5.

Hartge, P. (2006). Participation in population studies. Epidemiology, 17, 252-4.

Heimer, R. (2005). Critical issues and further questions about respondent-driven sampling: comment on Ramirez-Valles, et al. (2005). AIDS and Behavior, 9, 403-8.

Hill, G., Connelly, J., Hebert, R., Lindsay, J., and Millar, W. (2003). Neyman's bias revisited. Journal of Clinical Epidemiology,

56, 293-6.

Hingle, M., Yoon, D., Fowler, J., et al. (2013). Collection and visualization of dietary behavior and reasons for eating using Twitter. Journal of Medical Internet Research, 15(6), e125.

Janson, C., et al. (2001). The European Community Respiratory Health Survey: what are the main results so far? European Community

Respiratory Health Survey II. European Respiratory Journal, 18, 598-611.

Kogevinas, M., Anto, J.M., Soriano, J.B., Tobias, A., and Burney, P. (1996). The risk of asthma attributable to occupational exposures. A population-based study in Spain. Spanish Group of the European Asthma Study. American Journal of Respiratory and Critical Care Medicine, 154, 137-43.

Kogevinas, M., Anto, J.M., Sunyer, J., Tobias, A., Kromhout, H., and Burney, P. (1999). Occupational asthma in Europe and other industrialised areas: a population-based study. European Community Respiratory Health Survey Study Group. The Lancet, 353, 1750-4.

Kongsved, S. M., Basnov, M., Holm - Christensen, K., and Hjollund, N. H. (2007). Response rate and completeness of questionnaires: a randomized study of Internet versus paper-and-pencil versions. Journal of Medical Internet Research, 9, e25.

Magnani, R., Sabin, K., Saidel, T., and Heckathorn, D. (2005). Review of sampling hard-to-reach and hidden populations for HIV surveillance. AIDS, 19(Suppl. 2), S67-72.

McCreanor, J., et al. (2007). Respiratory effects of exposure to diesel traffic in persons with asthma. The New England Journal of Medicine, 357, 2348-58.

Morris, J.N. and Dale, R.A. (1955). Epidemiology of coronary atherosclerosis. Proceedings of the Royal Society of Medicine, 48, 667 -72.

Morrison-Beedy, D., Carey, M.P., and Tu, T. (2006) Accuracy of audio computer-assisted self-interviewing (ACASI) and self-administered questionnaires for the assessment of sexual behavior. AIDS and Behavior, 10, 541-52.

Morton, L.M., Cahill, J., and Hartge, P. (2006). Reporting participation in epidemiologic studies: a survey of practice. American Journal of Epidemiology, 163, 197-203.

National Cancer Institute (n.d.). Cancer Stat Fact Sheets. [Online] Available at: http://seer.cancer.gov/statfacts/

Pealer, L.N., Weiler, R.M., Pigg, R.M., Jr., Miller, D., and Dorman, S.M. (2001). The feasibility of a web-based surveillance system to collect health risk behavior data from college students. Health Education & Behavior, 28, 547-59.

Pearce, N. (2004). Effect measures in prevalence studies. Environmental Health Sciences, 112, 1047-50.

Pearce, N., et al. (2007). Worldwide trends in the prevalence of asthma symptoms: phase III of the International Study of Asthma and Allergies in Childhood (ISAAC). Thorax, 62, 758-66.

Rubin, D.B. (1987). Multiple Imputation for Nonresponse in Surveys. New York: Wiley.

Rylander-Rudqvist, T., Hakansson, N., Tybring, G., and Wolk, A. (2006). Quality and quantity of saliva DNA obtained from the self-administrated oragene method — a pilot study on the cohort of Swedish men. Cancer Epidemiology, Biomarkers & Prevention, 15, 1742-5.

Sagtani, R.A., Bhattarai, S., Adhikari, B.R., Baral, D., Yadav, D.K., and Pokharel, P.K. (2013). Violence, HIV risk behaviour and depression among female sex workers of eastern Nepal. BMJ Open, 3(6), e002763.

Schuman, H. and Presser, S. (1981). Questions and Answers in Attitude Surveys: Experiments on Question Form, Wording, and Context. San Diego, CA: Academic Press.

Singh, G.K. and Kogan, M.D. (2010). Childhood Obesity in the United States, 1976-2008: Trends and Current Racial/Ethnic, Socioeconomic, and Geographic Disparities. A 75th Anniversary Publication. Health Resources and Services Administration, Maternal and Child Health Bureau. Rockville, MD: U.S. Department of Health and Human Services.

Smith, B., Smith, T.C., Gray, G.C., and Ryan, M.A. (2007). When epidemiology meets the Internet: web-based surveys in the Millennium Cohort Study. American Journal of Epidemiology, 166, 1345-54.

Solomon, S.S., Lucas, G.M., Celentano, D.D., Sifakis, F., and Mehta, S.H. (2013). Beyond surveillance: a role for respondent-driven sampling in implementation science. American Journal of Epidemiology, 178(2), 260-7.

Thompson, M.L., Myers, J.E. and Kriebel, D. (1998). Prevalence odds ratio or prevalence ratio in the analysis of cross-sectional data: what is to be done? Occupational and Environmental Medicine, 55, 272-7.

Timothy, P., Johnson, T.P., and Wislar, J.S. (2012). Response rates and nonresponse errors in surveys. JAMA, 307(17), 1805-806.

Turner, C.F., Ku, L., Rogers, S.M., Lindberg, L.D., Pleck, J.H., and Sonenstein, F.L. (1998). Adolescent sexual behavior, drug use and violence: increased reporting with computer survey technology, Science, 280, 867-73.

Villanueva, C. M., et al. (2007). Bladder cancer and exposure to water disinfection by - products through ingestion, bathing, showering, and swimming in pools, American Journal of Epidemiology, 165, 148-56.

Wang, H.X., Fratiglioni, L., Frisoni, G.B., Viitanen, M., and Winblad, B. (1999). Smoking and the occurrence of Alzheimer's disease: cross-sectional and longitudinal data in a population-based study, American Journal of Epidemiology, 149, 640-4.

White, I.R., Royston, P., and Wood, A.M. (2011). Multiple imputation using chained equations: issues and guidance for practice. Statistics in Medicine, 30, 377-99.

5.3 暴发调查原则

5.3.1 引言

在过去数十年里,人们对医学和疾病的认识大大增加。随着知识的进步,许多国家的公共卫生服务可以实施有效的预防计划,并能够保护人们免受诸多本可避免的疾病和死亡的影响。然而,全球各地的人们仍然遭受各种已知和未知疾病暴发的折磨和死亡威胁。一些暴发疫情属于再现的旧病,有些是新发现或新出现的,有些甚至是故意引发的。暴发可以发生在任何地方——从缺乏卫生设施的偏远地区到一所拥有数百名医务人员的复杂医院内的院感疫情。此外,暴发甚至可能跨越国界,从而威胁国际卫生安全。如何尽早发现和控制这些暴发,是各国政府和公共卫生专业人员面临的一项挑战。暴发调查有助于发现新的病原体、了解疾病传播的促进因素以及查明现有预防和保健方案的不足。出于这些原因,所有公共卫生专业人员都应该有能力识别疫情,开展疫情调查,并在疫情调查中发挥重要作用。

本章提供了暴发的定义,描述了暴发调查的目标、规划、方法以及后续工作。为简单起见,主要讨论了传染病调查的例子。当然,这些概念和原则也可适用于非传染性疾病和伤害。

5.3.2 什么是暴发?

暴发和流行这两个术语可以互换使用。然而,多数人认为"暴发"这个词传达了一种更紧迫的感觉。一些流行病学家倾向于仅在涉及较大地域和大规模人口的情况下使用"流行"一词。例如,可以使用"HIV 暴发"来描述使上年度感染率较低的城市商业性工作者中出现HIV感染率急剧上升这一现象。然而,当该国多个城市的性工作者HIV感染率异常升高时,可以使用"HIV 流行"一词。

一般来说,传染病可能是新发的,一旦该疾病能够在某个地区的人群中持续传播,我们就称之为地方性疾病。暴发是指一种新现的疾病或状况。当地方性疾病或健康事件在特定人群、时间和地点发生的频率超过正常预期时就可以使用"暴发"一词。人们通常产生一种误解,认为只有传染病才能引起疾病暴发。非传染性疾病暴发,如大规模社会性疾病,有时会被报告为急性不明原因疾病暴发,尤其是在学校环境中(CDC,1990,1996)。另一种可被称为暴发并需要调查的事件是大规模伤亡,如2009年除外,泰国一家酒吧发生火灾,导致67人死亡,153人住院治疗,这是前所未有的事件(Jongcherdchootrakul et al.,2011)。

由于暴发的判断标准可能非常主观,因此使用可衡量的术语来定义"暴发"是有用的。判断暴发的标准可以是如下标准之一:

(1) 在同一地点和同一时期,病例或事件数量较既往年份多。一个例子是在美国发现的流感暴发,来自122个哨点城市的监测数据提供了每周归因于流感和肺炎的季节性基线死亡率,死亡率超过流行阈值就是流感暴发的信号。另一个例子是2015年1月至4月美国印第安纳州一个农村县发生的静脉吸毒者HIV感染社区暴发，期间有135人被检出HIV阳性，而该县前几年的报告每年HIV感染病例不到5例（Conrad et al.，2015）。

（2）一组相同疾病的病例集群可能与相同的暴露有关。术语“集群”是指相对不常见的事件或疾病在空间和/或时间上的聚集，数量大于预期值（Porta，2008）。例如，2007年8月，丹麦临床报告系统在两家公司的员工中发现了多起宋内志贺氏菌病例，患者在工作场所的食堂就餐，食堂由同一家餐饮公司提供服务（Lewis et al.，2009）。

（3）以前从未发生过的疾病单个病例，或可能对公共卫生政策和实践产生重大影响的单个疾病病例也可以认为是值得调查的暴发疫情。1997年5月，香港特别行政区发现第一例禽流感（H5Nl）病例，患者为一名3岁男童，这促使地方当局和世界各地的科学家开始了全面调查（Lee et al.，1999）。

5.3.3　如何识别暴发？

公共卫生专业人员需要对地区、国家以及国际层面的疾病状况进行监测。通过监测多源信息，可以识别暴发疫情，这将有助于检测疾病或症候群的发生，以下是一些有用的信息来源。

5.3.3.1　卫生人员

医院的医生和护士有很好的机会发现特定疾病或特定症状患者数量的异常增加。一位流行病学家在与同事进行办公电话交谈时，获悉泰国北部省份发生了一起食物中毒事件。于是，这位流行病学家开始对该起食物中毒事件进行调查，并确定了该国首次确诊的与家庭罐装竹笋有关的肉毒杆菌食物中毒疫情（CDC，1999a）。如果没有个人接触，此次疫情就不会得到调查。因此，公共卫生当局应当与政府和私立机构的医生和医院工作人员保持友好关系。相反，医生应向当地公共卫生当局报告所有可疑的疫情。

5.3.3.2　实验室

每个实验室或网络都可以作为疫情报告的支持来源。然而，重要的是实验室应具备相关资格并能够使用最先进的方法。香港特别行政区暴发的禽流感最早是由流感监测网络发现的，该网络报告了异常的甲型流感（H5N1）（Lee et al.，1999）。如果没有一定的实验室检测能力，禽流感可能会被忽视，也不会引发现场调查。公共卫生专业人员应定期与实验室技术人员沟通，反之亦然。实验室科学家如果定期且毫不拖延地向公共卫生当局报告异常发现，就可以防止疾病进一步传播。

5.3.3.3　官方疾病通报系统

大多数国家都有官方系统来通报医院内易发生流行的疾病病例和死亡情况。该系统旨在通过将本周或当月发生的病例与过去几年同一时期、同一地区的平均病例数进行比较，来识别暴发。

对于一些疾病，如HIV感染和艾滋病，哨点监测系统旨在监测和发现特定哨点人群和地点的异常趋势。泰国于1989年6月开始进行首次HIV哨点血清学监测，结果发现，在一个受欢迎的北部旅游省份，商业性工作者的HIV感染率达到44%。这一发现令人震惊，并促使政府开展实地调查，以确认性工作者中的HIV高流行率并寻找危险因素（Siraprapasiri et al.，1991）。调查证实了疫情的暴发，并显示安全套的使用率较低，因此专家建议在这一高危人群中推广使用安全套。

流行病学家和公共卫生专业人员重要的职能之一是定期分析报告的疾病数据。遗憾的是，这项任务常被忽视,疾病报告系统的作用也被降级,并且常常仅用于生命统计报告。如果能够克服对报告系统的忽视,公共卫生系统将重新获得这一识别和控制疫情的强大工具。

5.3.3.4 报纸和媒体

公共卫生专业人员更多地从媒体而不是官方监测系统了解疫情暴发。报社直接从记者或社区工作人员那里接收疫情消息,并能够立即对其进行报道。新发疾病监测方案(ProMED)作为国际传染病学会的官方运作计划,是监测全球新发传染病的沟通交流系统的原型。该系统的大部分疫情消息来自国内或国际媒体报道、官方报告、在线摘要、当地观察员及其用户。虽然时效性是媒体的强项,但信息的真实性往往令人担忧,因此媒体报道需要加以核实。

5.3.3.5 互联网和社交媒体

除了传统的报纸和媒体,人们越来越多地使用互联网和社交媒体(如博客、Facebook、Teitter、MySpace等)。作为一种将自己与家人、朋友、同事和世界建立联系的新方式,这些互联网博客和社交媒体的信息被极快地、几乎实时地产生和共享,因而为流行病学家和数据科学家创造了机会,使他们可以应用先进的数据分析或数据挖掘技术来检测和跟踪疾病暴发或隐藏的健康相关现象。然而,对如此大量数据的分析是一个真正的挑战。尽管利用互联网和社交媒体报告的分析技术尚未被公共卫生组织或政府疾病监测机构广泛使用,但有一些研究显示了社交媒体在疫情识别方面的潜力(Corley et al.,2010;Charles-Smith et al.,2015)。

5.3.3.6 村干部、卫生志愿者和关心此事的公民

在没有卫生设施且通信有限的农村地区,村干部或卫生志愿者往往可以帮助识别一些临床疾病数量的异常增加,例如腹泻、水痘、发热伴皮疹、病因不明的人畜死亡。例如,2004年至2005年,泰国全国范围暴发了禽流感(H5N1),泰国公共卫生部要求卫生志愿者向当地卫生官员和动物卫生部门报告本村任何家禽异常死亡情况。凭借村民的这些报告以及向因扑杀疑似感染鸡群而失去鸡群的家庭提供赔偿的政策,泰国成功控制了家禽高致病性禽流感的暴发,最终仅发现25例人感染病例。

在许多情况下,公共卫生官员从相关公民和社区网络中的关键人物那里收到疫情消息。这些人包括教师、家长、宗教领袖、工厂安全员等,他们在自己的场所中发现了一系列疾病。因此,监测人员与社区网络之间的良好关系和定期沟通可以成为快速发现社区疫情的重要渠道。

5.3.4 疫情调查的目的

疫情调查可以有许多目的,但其中一些关键的目的如下。

5.3.4.1 控制当前的疾病暴发

这应该是首要目标。如果调查可以尽早开始,调查结果就可以指导我们采取适当的控制措施,以阻止疾病的进一步传播。对禽流感(H5N1)暴发的调查发现,鸡与人类的感染和疾病之间存在联系,两者体内均发现了相同的病毒。在中国香港特别行政区决定在3天内扑杀岛上150万只鸡之前,共发生18例病例,其中有6人死亡(Lee et al.,1999)。自那以后,香港特别行政区就没有出现过人感染的病例。为实现控制疫情的

目标，必须消除疫情发现延误，应尽快开始调查，并根据调查结果立即采取适当的防控措施。通过早期发现病例并及时向疫情控制小组报告，就有可能在迅速采取应对措施后减少疾病负担（图5.3.1）。

疫情检测和确认中的事件顺序：场景1

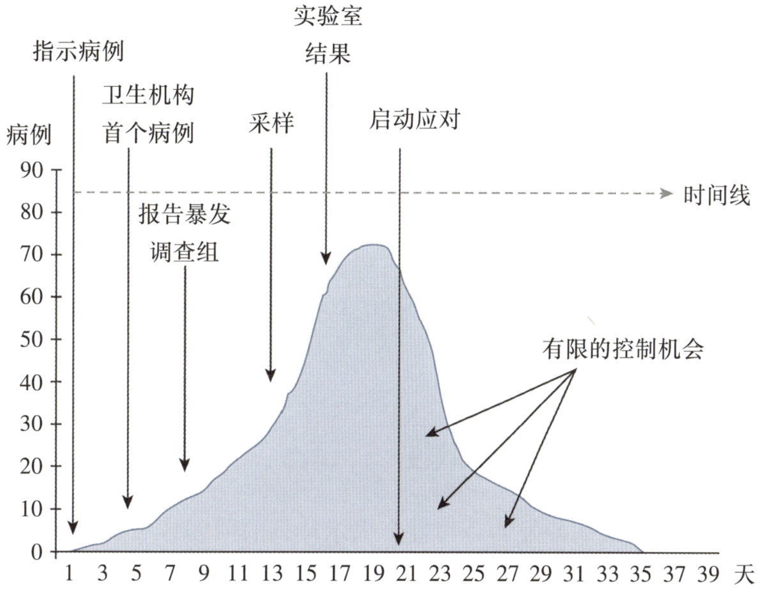

疫情检测和确认中的事件顺序：场景2

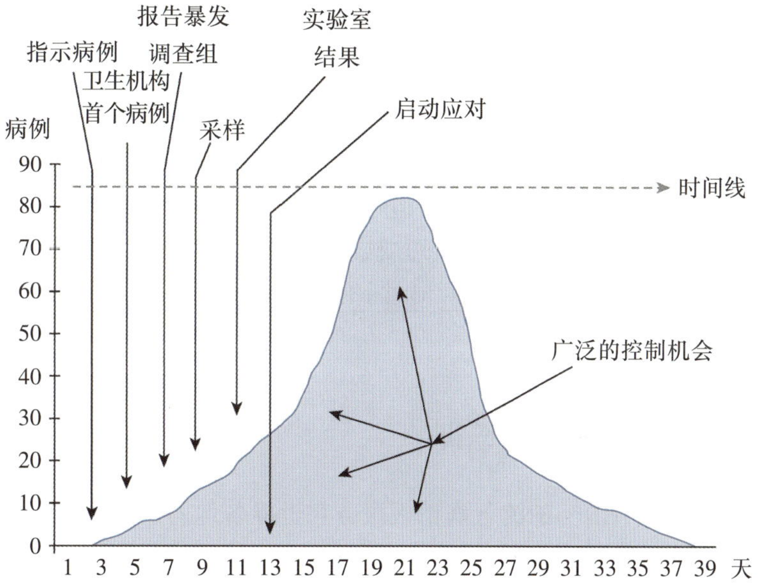

图5.3.1　早期发现和应对疫情对减轻疾病负担的影响

资料来源：《紧急情况下的传染病控制：现场手册》（WHO，2005）。http://www.who.int/hac/techguidance/pht/communicable_diseases/field_manual/en/.

5.3.4.2　预防未来的暴发

并非所有的调查都在疫情暴发初期或高峰之前开始。从调查中获得的调查结果或经验教训可能为时已晚，无法帮助完全控制目前的疫情，但它们仍可有助于预防未来的疫情。通过全面的调查，可以发现预防计划和必要措施的不足之处。如果认真对待这些建议，则可以减少同一疾病暴发或具有共同危险因素的其他疾病再次暴发的机会。2002年10月,曼谷发生了一起因食用当地常见的鱼粥而患上神经综合征的病例,相关人员对此进行了彻底调查。调查显示,该鱼肉来自河豚鱼,由于河豚鱼价格较低,而且容易从大型市场获得,因此被广泛用作替代品。在调查结果提交后,泰国食品和药物管理局颁布了一项禁止销售河豚鱼的新法规,以最大限度地降低该国因食用河豚鱼而导致河豚毒素中毒的风险(Samitsuwan et al.,2005)。

5.3.4.3 提供疾病知识的研究

我们可以在疫情调查期间更好地了解到有关新现疾病及其自然史、临床表现、潜伏期等信息。疫情调查可以帮助确定新的信息,例如传播方式、高危人群等,从而提供对医学/公共卫生文献有重大贡献的基本信息。马来西亚暴发的脑炎一直持续到1999年4月底,导致257例病例和100人死亡,促使国际上进行了疫情调查,结果发现一种新病毒——尼帕病毒(CDC,1999b,1999c)。该病毒是通过受感染猪的血液和分泌物密切接触来传播的。

5.3.4.4 评价预防方案的有效性

作为公共卫生计划的目标,疾病暴发调查可能会揭示计划的薄弱环节。对疫苗可预防疾病的暴发调查通常会发现尚未接种疫苗的人群。例如,1993年对秘鲁安第斯山脉农村社区埃斯平多拉暴发的麻疹疫情进行的调查显示,553名居民中有四分之一以上受到影响,感染麻疹的人中超过3%死亡。疫情暴发前一年,秘鲁针对15岁以下儿童开展了一项全国性麻疹运动。尽管国家数据报告覆盖率为78%,但调查显示,埃斯平多拉只有4%的儿童实际接种了疫苗(Sniadack et al.,1999)。

5.3.4.5 评估现有监测系统的有效性

一个有效的监测系统应该能够发现一群患有相同疾病或综合征的患者。然而,疾病暴发可能会在卫生官员尚未注意的情况下发生,特别是在监测人员短缺或监测程序发生变化的情况下。可以在疫情调查期间评估监测系统的一些属性,例如病例定义的及时性、有效性、敏感性、适当性,以及将监测信息用于疫情检测。

5.3.4.6 卫生专业人员的培训

美国疾病控制和预防中心(CDC)的流行病情报服务和世界各地的69个现场流行病学培训项目将真正的疫情作为培训卫生专业人员的机会,并根据调查疫情的原因和决定因素提供紧急服务。这些应用流行病学方案所采取的建议和行动遏制了疫情的大规模暴发,并改善了公众的健康。

5.3.4.7 回应公众、政治和法律问题

在许多情况下,必须进行调查,因为媒体已经向政界人士公开了人们的抱怨,甚至是在谣言四起的时候。这类调查的主要目的是核实暴发和诊断。如果谣言毫无根据,调查人员可以向媒体提供新的信息,从而终止谣传。相反,如果这是一场真正的疫情,那么调查人员必须决定需要采取哪些步骤。

一般来说,对于一次真正的疫情暴发,许多目标可以完全或至少部分地实现。然而,最终的目标是控制当前的疫情并防止未来的疫情暴发。研究人员将这一最终目标向其他目标妥协是不道德的,例如进行培训或非必要的研究,这些目标对控制疫情并没有直接贡献。

5.3.5 调查小组的组成部分

在本章中，“调查人员”一词代表了自始至终直接参与计划和实施疫情调查的人。原则上，区或省级的地方卫生专业人员应发挥调查人员的作用，并尽快开始工作。对于复杂或有难度的实地调查，其他学科或国际专家可以提供协助。最好成立一个调查小组，由组长负责行动。一个良好的调查小组应包括以下内容：

(1) 有能力系统地进行现场调查的现场流行病学家。现场流行病学家通常是主要调查人员之一，应参与所有调查步骤。

(2) 在食品和环境卫生、病媒控制和疫苗接种等基本疾病控制措施方面有经验的疾病控制专家。如果可以的话，一个能够清晰地向村民提供基本知识的教育者对疾病控制措施的实施也非常有用。

(3) 能够为调查小组提供基本和高级实验室支持的技术人员。他们可能不需要自己前往现场采集标本，除非需要一个特殊的采集程序。

(4) 特定领域的专家(例如兽医学)将非常有助于对人畜共患病的暴发进行调查。昆虫学家是进行媒介昆虫传播疾病暴发调查的关键小组成员。具备定性研究方法等专业知识的社会科学家可帮助确定受影响人群的风险行为，并评估推荐的干预措施的可接受性。

(5) 擅长为团队提供后勤支持、调动资源和提供行政专业知识的公共卫生管理员。

(6) 在某些情况下，当疫情造成恐慌或引起公众高度关注时，调查组应招募或任命一名人员负责公共关系和新闻发布，该人应适当地安抚公众，而不是让公众过度恐慌。

在实践中，由于人力资源有限，并非所有小组成员都能在街道或地区一级找到。公共卫生专业人员和现场流行病学家需具备所有相关学科的基本知识，并在需要时能够承担这些任务。如果出现技术问题或需要现场进行咨询，应向现场调查人员提供电信设备。由于现场调查的突然性，最好提前确定一份待命人员名单，以便随时可以加入调查小组。包括泰国在内的大多数国家在其相应的行政单位建立了“快速反应小组”，以应对当地流行病和/或公共卫生紧急情况。这些小组的公共卫生官员接受了实用的流行病学培训，随后成为追踪当地疫情的一线队伍。

5.3.6 在实施调查前应考虑的问题

在开始现场调查之前，组长应考虑以下问题。

5.3.6.1 评估是否存在疫情

无论疫情信息是如何获得的，调查人员都应该确认信息的有效性。最好的办法是与地方卫生部门负责人或现场工作人员直接沟通。在现实中，毫无根据的信息并不罕见。有时，疫情实际上已经发生，但媒体错误地引用了地点的名称。调查人员应与所有可能的地方卫生部门仔细核实，以免忽视疫情。

5.3.6.2 收集可用的基本信息

如果地方卫生部门或现场工作人员确认疫情存在，调查人员应要求提供与疫情和正在实施的控制措施有关的更多信息。在前往现场之前，虽然没有必要收集下述所有信息，但这些信息将有助于调查人员制定有效的调查计划。

5.3.6.3 与疾病情况有关的信息

(1) 患者的主要症状和体征是什么?
(2) 诊断是由谁作出的以及如何作出的? 例如,是否仅使用临床证据或同时使用实验室证据?
(3) 有多少患者就诊? 有多少人死亡?
(4) 患者的平均年龄是多少? 性别分布是否存在差异?
(5) 这些患者来自哪里? 他们是聚集的还是分散的?
(6) 第一次观察到患者数量增加是什么时候? 目前的趋势如何?

5.3.6.4 与控制和响应活动有关的信息

(1) 在现场调查和实施控制措施方面已经做了哪些工作?
(2) 是否存在影响现场调查和/或实施控制措施的严重限制因素?
(3) 谁是调查和实施控制措施的主要负责人?

5.3.6.5 确保及时和适当地收集临床标本和可疑材料

与接诊病例并作出诊断的医生取得联系,获取相关的临床标本(如血清和全血),以便将来进行实验室检测,这一点至关重要。应立即收集病例接触过的物品,如食物和水,以免物品被无意破坏或无法检测。调查人员应联系当地和参比实验室,以便立即获得必要的用品和设备。

5.3.6.6 获得地方和国家当局的许可和充分支持

调查小组应征求当地卫生当局的许可,这将有助于建立共同的责任感和伙伴关系。通常,地方当局乐于接受协助。在少数情况下,由于问题的敏感性,地方当局可能不同意由外部人员进行现场调查。调查者需要说服地方当局,让他们相信彻底和合理的调查利大于弊。研究者还应请求关键部门的现场支持,可以为现场工作提供便利如提供交通、药物等的现场工作人员。在某些情况下,疫情可能会引起国际卫生条例(IHR)(Connolly,2005)明确规定的国际关注,则主要研究人员应通知国家卫生当局,以便他们了解情况,并计划进一步的必要措施,向世界卫生组织报告,并与媒体和国际社会沟通交流。

5.3.6.7 规划现场操作

研究者需要与团队成员进行一次简短的会议,以总结情况,确定调查目标,在团队成员中分配职责,并检查实验室和后勤保障的准备情况。计划现场调查的持续时间也很重要,调查小组应留在现场,直到所有调查过程(如数据收集、分析、解释和综合实施报告)完成。未完成这些目标就离开现场可能会导致控制措施延迟实施。多数疫情调查应在调查开始后一周内获得初步结果和建议,以确保调查结果能够及时应用于控制当前疫情。其他研究和后续调查可稍后进行。由于疫情暴发的紧迫性,调查小组不应花太多时间预先拟定一个完美的计划;相反,他们应该获取最必要的信息后尽快开始调查。

5.3.7 疫情暴发调查步骤

暴发调查本质上是一项观察性研究，因为事件已经发生了。每次疫情调查都需要从高质量的描述性研究开始，然后在可能和必要的情况下进行分析性研究。研究者需要根据可靠的流行病学、临床、实验室和环境证据，得出关于暴发的原因、来源、机制和决定因素的结论。

描述性研究有助于研究人员确定风险人群和风险地区，以便将即时干预措施导向最需要的人群。一项好的描述性研究还可以产生关于疫情如何传播以及哪些因素导致疾病异常发生的假设。理论上，从描述性研究中得出的结论应该通过进一步的分析性研究来证实，但实际上，由于许多限制，这不太可能实现。

最好将疫情调查的方法转化为行动步骤。Gregg（1996）将疫情调查过程分为10个步骤，文本框5.3.1是对这10个调查步骤稍作修改后的概括。步骤1至4使用描述性流行病学产生基本事实和假设，步骤5至7是检验假设和得出结论的过程，步骤8至10强调调查结果的交流和落实建议的重要性。

文本框5.3.1　疫情调查应采取的10个步骤

1. 确认暴发的存在。
2. 核实诊断并确定疾病的病因。
3. 制定病例定义，开始病例查找，并收集病例信息。
4. 描述人物、地点和时间，并提出假设。
5. 使用分析研究来检验假设。
6. 进行必要的环境或其他研究，以补充流行病学研究。
7. 根据临床、实验室、流行病学和环境研究，得出结论，解释暴发原因或决定因素。
8. 向地方、国家和国际各级有关当局报告和建议适当的控制措施。
9. 宣传风险，动员其他公共卫生专业人员和公众的合作。
10. 落实建议，确保控制措施的实施。

资料来源：Gregg M B. Field epidemiology[M]. New York：Oxford University Press，1996.

这个纲要并不意味着要采取严格的行动方案。在实际的疫情调查中，许多步骤可能同时进行，具体取决于现场情况。

5.3.7.1 第1步：确认暴发的存在

主要问题是："这是真正的疫情暴发吗？"应用本章中概述的疫情定义，研究者应能够确定或否定疫情的存在。调查人员应与当地卫生官员或医院工作人员一起审查病例数，并将其与过去几年同期记录的病例数进行比较。

例如，1998年11月至1999年1月的3个月间有52例病例，而过去10年间每年同期不超过10例，因此确认了德国北莱茵-威斯特伐利亚州旋毛虫病的暴发（CDC，1999d）。

5.3.7.2 第2步：核实疾病的诊断和病因

如果病例数符合暴发的病例标准，接下来的相关问题是：

(1) 该病的正确诊断和病因是什么?

(2) 可以立即采取哪些措施来防止新病例的产生?

了解该病的确切诊断和病因将有助于立即制定适当的预防措施。将会保护易感人群,并使工作组能够开始指导人群规避危险因素。例如,一个偏远村庄的许多成年人生病,出现发热、肌肉和关节痛、皮疹等症状。如果疾病的诊断和病因不明,当地公共卫生官员会发现很难对公众进行教育或实施有效的预防方案。在一些患者的血清学指标显示登革热病毒的免疫球蛋白M(IgM)抗体急剧上升之前,可能不会开始采取控制措施来消灭伊蚊幼虫。伊蚊是登革热的传播媒介,在水容器中繁殖。

在许多情况下,未知或不明确的诊断可能会因谣言而引起恐慌。1994年在印度苏拉特暴发的肺鼠疫和1999年在马来西亚暴发的脑炎就证明了这一点,它们在当地居民和外国游客中造成了严重恐慌。因此,尽快获得准确诊断非常重要。

研究者应具备临床诊断的基本知识,以及如何使用成熟的实验室技术以确认疑似疾病的病因。建议调查人员走访部分患者并与之交谈,回顾并观察他们的体征和症状,并与主治医生进行讨论。此步骤中的信息将有助于制定病例定义,以促进主动发现病例。有关病原学的信息也将有助于解释后续描述性研究的发现,并建立因果联系。

研究者还应访问实验室设施,并询问标本检测的阳性或阴性结果。并非所有病例都必须经实验室确认,但至少应确认部分明显的临床病例或死亡病例。一旦出现实验室确诊病例,研究者将发现在同一时期、同一地点出现的临床表现相同的其他病例为同一疾病的假设就更合理了。遗憾的是,当获得初步结果(阳性或阴性)时,患者的标本经常被丢弃。研究者应与医生和实验室科学家一起计划对特定菌株开展进一步研究,并确定药物敏感性、遗传标记等。许多新的实验室技术,如血清学检测、培养和分离以及分子技术,对于诊断和跟踪病例之间的联系非常有效,即使在不同的地理区域也是如此。例如,丹麦和澳大利亚在2007年8月同一周内发现了宋内志贺氏菌感染暴发,丹麦报告了215例实验室确诊病例,澳大利亚有12例病例。在这两起暴发疫情分离株中发现的抗生素耐药性和脉冲场凝胶电泳结果一致。因此很快证明了这一假设,即患者暴露于相同来源的食物(Lewis et al.,2009)。

5.3.7.3 第3步:制定适当的病例定义,查找并收集病例信息

在此阶段,研究者需要回答至少3个问题:

(1) 谁应该被计为病例?

(2) 医院和社区中是否有更多未发现的病例?

(3) 病例的特征是什么?

要回答这3个问题,调查人员必须遵循以下3个步骤。

第一,给出适当的病例定义。

调查员必须给出病例定义,并在调查过程中统一应用。定义在初期时应该是灵敏或充分的,以便识别出实际病例。用于调查的良好病例定义应具体到时间和地点。病例定义不应包括研究者计划验证的任何特定疑似暴露因素。当研究者在后续步骤中生成假设或检验假设时,这将产生选择偏差。

利用从上述步骤中获得的信息,调查者可以将病例定义划分为不同级别。

例如,2012年9月,当发现两名来自沙特阿拉伯和卡塔尔的新型冠状病毒患者时,世界卫生组织请求成员国使用文本框5.3.2所示的临时病例定义开始监测该病(WHO,2012)。注意,2014年有进一步的更新,以反映MERS-CoV的暴发。

文本框5.3.2 2012年世界卫生组织对新型冠状病毒的临时病例定义

1. 接受调查的病人(以下简称“被调查患者”):

◇ 患有急性呼吸道感染,可能包括发热(≥38 ℃,100.4 ℉)和咳嗽;以及

◇ 基于临床或放射学证据,怀疑有肺实质疾病,如肺炎或急性呼吸窘迫综合征(ARDS);以及

◇ 前往或居住在最近报告有新型冠状病毒感染或可能发生传播的地区(参见世界卫生组织网站更新区域);以及

◇ 尚未通过任何其他感染或病因进行解释,包括根据当地管理指南进行的所有社区获得性肺炎的临床指示检测。

2. 可能的情况

◇ 符合(1)中“被调查患者”的定义,且有肺实质疾病(如肺炎或ARDS)的临床、放射学或组织病理学证据,但因无法获得患者或样本或无法进行其他呼吸道感染检测而无法进行实验室确认的人员;以及

◇ 与实验室确诊病例有密切接触史,以及

◇ 尚未通过任何其他感染或病因解释,包括根据当地管理指南进行的所有社区获得性肺炎的临床指示检测。

3. 确诊病例

◇ 实验室确认感染新型冠状病毒的患者。

资料来源:世界卫生组织数据,全球警报和应对(GAR):世界卫生组织临时病例定义——新型冠状病毒,可从 http://www.who.int/csr/disease/coronavirus_infections/case_definition_29092012/en/index.html.获得。

第二,主动发现病例。

在监测良好的地方,所有医院的病例均可报告给区或省级流行病学单位。研究者可以应用病例定义,计算病例数并审查报表中收集的数据。如果已经收集了足够的病例和病例基本信息,研究者可以开始描述性流行病学研究。相反,如果在医疗机构中仅观察到少数病例,研究者则应计划在社区中搜索更多病例。研究者必须开始主动病例发现过程。主动发现病例的目的是收集足够的病例进行分析。与此同时,这一病例发现将更好地描述疫情的严重程度。调查人员必须经常访问暴发地区的多所医院,并亲自查看病历。有时,他们必须通过挨家挨户的采访来搜索每个村庄的病例,这是疫情现场调查的真正性质,也是人们学习流行病学的方式。社区中的这种主动病例发现还有另外两个好处:

一方面,如果疾病的病因已知且可以治疗,则可实施控制措施。2011年8月对某监狱2009年甲型H1N1流感暴发的调查中,调查人员进行了主动病例发现和实验室调查,以确定病因。共发现421例患者,罹患率19%。省医院的一个流动诊所被部署到监狱中,以提供早期诊断,并对17%的病例给予奥司他韦,以预防并发症。同时,采取多项强化控制措施,包括提倡洗手、使用口罩、隔离病例等,以减少监狱内传播(Karnjanapiboonwong et al.,2011)。

另一方面,在访问受影响的家庭或村庄时,可以开始快速环境评估。通过对病例的直接访谈,研究者可以提出假设并立即实施必要的干预措施,如改善食品处理人员的卫生条件和水源,以防止经水传播疾病的暴发。

在疫情不是局部暴发而是广泛存在的情况下,研究者可能需要使用媒体提醒公众注意疫情。然后,人们可以避免疑似暴露,并查看他们是否出现了与病例定义相符的症状。

第三,收集病例信息。

对于每种情况,研究者应至少收集4种类型的信息:

(1) 识别信息:姓名、医院编号、联系人和联系地址。这些额外信息将有助于避免重复列举病例。当需要更多信息时,研究者也可以与这些病例保持沟通。

(2) 人口信息:年龄、性别、职业、宗教、种族、居住地区、工作地点等。这些重要信息可能有助于确定病例的特征和分布情况。

(3) 临床信息:症状和体征、发病日期、病程和诊断结果。这些数据将有助于确认真实病例,提供临床表现模式以及病例的时间分布。

(4) 可疑危险因素:研究者可要求提供疾病发生前的接触史。如果病因已知或疑似,通常需要了解潜伏期。关于与其他有类似临床症状的患者接触的问题也很有帮助。如果诊断结果未知,研究者应以定性方式收集此类信息。

研究者应编制一份问卷,作为从医院或在社区主动发现病例期间收集相关信息的工具。在实践中,某些信息可能无法获得或质量不佳。研究者应核实所有疑问的数据。

除了使用传统的纸质问卷,信息和通信技术的发展还允许流行病学家使用移动设备,如智能手机或平板电脑,在疫情调查期间收集数据。移动技术将使疫情响应团队能够快速、平稳地收集和传输数据。例如,在2014—2016年西非埃博拉病毒流行期间,在进行接触者随访和发现新病例时,科学家们使用了移动设备和相关应用程序来收集数据(Tom-Aba et al.,2015)。因此,在正确情况下使用正确的技术将有效促进对疫情的了解和快速反应。

5.3.7.4 第4步:描述暴发的人群、地点、时间分布和假设形成

在这一步骤中,调查人员需要回答以下问题:

(1) 主要临床特征是什么?

(2) 哪些人群面临风险?

(3) 危险因素有哪些?

(4) 对于疫情是如何开始的,最可能的解释是什么?

一种简单的方法是分析每个病例的临床信息,并查看病例在人群、地点和时间方面的分布。研究者应使用率而非绝对数进行分析,研究者需要从可用来源获得分母或对其进行估计。通过使用率,研究者可以比较并确定风险最高的人群和地区。随着计算机的发展,许多软件程序可以用来分析这些数据。EpiInfo软件是美国疾病预防控制中心专门为现场调查设计的常用软件。在没有计算机的情况下,调查人员仍然可以手动分析数据。单个问卷可以汇编成行列表,其中包括所有病例的重要变量。使用此行列表,可以进行简单的统计。通过这种方式,研究者将获得关于人群和风险区域的知识。然后,部署资源和控制措施可以直接针对风险人群和风险地区。统计工作还将为假设的形成提供信息,以解释疫情暴发是如何发生和为什么发生的。

病例的临床表现

研究者可以按百分比分析病例的体征和症状,并以汇总表形式列出。在不明原因疾病暴发时,临床信息将有助于确定诊断。对于病因已知的疫情,调查人员仍需将调查中发现的临床信息与先前的知识进行比较。应仔细检查研究结果与先前知识(如罹患率、死亡率、严重程度等)之间的一切差异,因为这可能表明正在出现新毒株或不同的特定宿主反应。1999年,马来西亚尼帕脑炎暴发(CDC,1999c),高达约40%的病死率表明此次暴发可能不是由常见的地方性脑炎引起的。

高危人群

研究者应根据性别、年龄、职业、种族等分析病例特征。最初,可通过检查所有病例的比例进行评估,但按年龄和性别划分的特定罹患率将更有助于比较和分析。这些数值将提供有用的信息说明暴发的可能病因。在1976年扎伊尔暴发的埃博拉出血热中,所有年龄和性别的人都受到影响,但女性略占多数。年龄和

性别特异性罹患率表明成年女性的罹患率最高。该发现表明，在当地医院产前护理期间使用未消毒的注射器和针头进行的胃肠外注射是传播途径（WHO，1978）。

1999年初，在马来西亚暴发的尼帕脑炎最初被认为是由日本脑炎引起的。然而，在仔细分析了描述性信息后，很明显，这些病例特点主要包括男性、成年人、参与养猪的人和华裔。这种描述性信息不符合日本脑炎的模式，日本脑炎主要影响儿童，没有特定的种族偏好。随后，调查人员开始怀疑其他病原体，提出养猪增加了患病风险的假设。

原发病例、指示病例和异常病例

在传染病中，流行曲线上的第一个病例称为首发病例。首发病例很重要，因为他/她有可能将疾病从当地或其他地方带入社区。在调查中，有时引起研究者注意的第一个病例不是首发病例，我们称之为“指示病例”。指示病例可在医院或主动病例查找期间检测到，研究者可能在社区患病但未就医的人群中发现原发病例。在疫情最开始或结束时出现的病例，如果与其他病例有明显不同，也应给予密切关注，这些病例被称为异常病例，可提供有关疾病来源和传播方式的重要信息。在疫情暴发期间，一名游客只在村里待了很短时间就生病了，这就是异常病例的例子。

通常，应严格评估流行曲线中的第一个和最后一个病例。第一个病例可能不是真正的指示病例，可能是因为误诊或与疫情无关的病例等。后续病例也可能是误诊、与疫情无关的病例或与疫情中大多数病例暴露不同的继发病例。

2003年2月，中国香港特行政区暴发严重急性呼吸系统综合征（SARS）期间，指示病例被认为是一名来自中国广东的65岁医生，他当时住在香港一家酒店的9楼（图5.3.2）。他在出发前曾治疗过非典型肺炎患者，并在抵达香港时出现症状。他感染了十几个客人和国际游客。在疫情调查期间，调查人员试图确定指示病例的接触者，以防止进一步传播。调查组获得的该指示病例的病史和资料，可追溯至2002年下半年以来曾暴发的非典型肺炎或未确诊的SARS（WHO，2006）。

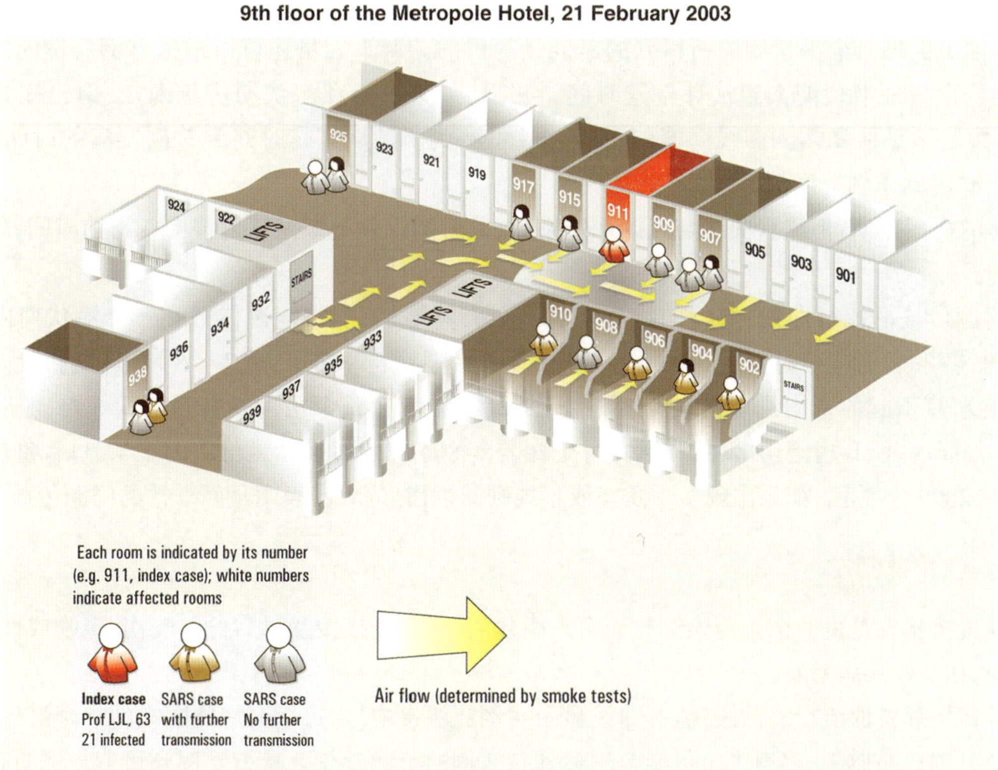

图5.3.2 2003年香港特别行政区SARS指示病例

位置

调查人员可以计算不同地点疾病的罹患率,这些地点可能是居住地点、工作地点、接触地点等。罹患率高的地点通常表明感染或污染的来源。显示病例位置的标点地图可以很好地了解来源,正如Snow在1854年8月至9月期间对伦敦金色广场地区霍乱暴发经典调查中所证明的那样(Frost,1936)。在那次调查中,Snow发现大多数病例集中在布罗德街的水泵周围。根据该信息,Snow推断宽街水泵很可能是疫情的主要源头。如果病例分布在许多地点,调查人员应该探究这些病例随时间变化的模式,这将表明疫情是否是从一个区域开始然后蔓延到其他地区,或是生活在不同地方的人们是否有共同的暴露源。SARS疫情就是一个很好的例子,病例分布在全球范围内,但最初来自某一传染源。

时间

调查目的是显示一段时间内病例发生的情况,并寻找发病模式。一般来说,暴发有两种主要类型:共同来源和持续传播。区分这两种暴发模式的方法是绘制流行曲线,显示病例数(y轴)随发病时间(x轴)的变化。每个流行曲线都将暗示传播模式是通过共同传染源还是通过人与人之间传播。

同源传播

这种暴发发生在人们因暴露于同一传染源而感染的情况。例如,一群人因为在婚礼派对期间吃了同一受污染的食物而感染了甲型肝炎病毒。同源暴发可以分为点源和持续同源。

点源传播:存在非常短暂的单一传染源,所有病例都在特定时间内暴露于该传染源。

持续同源传播:只有一个源头提供持续或间歇性的暴露,持续时间较长。

点源传播的流行曲线:曲线显示病例数突然急剧增加,随后迅速下降,尽管下降速度不如疫情开始时那么快。判断点源传播的另一个标准是首例和末例发病时间通常在一个潜伏期内。

如果疾病的病因和潜伏期是已知的,调查人员可以粗略估计最初暴露的时间,这与通过识别曲线上的高峰并在x轴上倒推一个潜伏期的所得到的时间是等价的。调查人员还可以根据首例病例的发病时间在x轴上倒退一个最短潜伏期大致估计暴露时间。相反,如果病因和潜伏期信息未知,但已知共同暴露时间,平均潜伏期则是从暴露到曲线高峰的时间。最短潜伏期是从暴露时间到首例发病的时间,最长潜伏期是从暴露时间到末例发病的时间。

如疾病的病因不明,但流行曲线与点源暴发吻合,此时调查人员如果知道共同暴露的时间,就可以估计平均潜伏期。

持续同源传播的流行曲线:流行曲线显示病例数突然增加,但与同源传播在一个潜伏期内出现高峰并下降不同,新发病例持续时间更长,曲线经过一个平台期后再下降。2007年8月,丹麦和澳大利亚由于食用进口玉米笋引起的宋内志贺菌食物中毒,病例高峰出现在首个病例发病后的第6天,随后逐渐下降(图5.3.3)。2周内,所有病例均出现了症状,而在2007年8月17日召回涉嫌批次的玉米笋后,疫情很快消退(Lewis et al.,2009)。然而,如果出现多个高峰或不规则的锯齿形曲线,表明是间歇性的同源传播。

连续性传播暴发

连续性传播暴发是由一个人传染给另一个人引起的,需要直接接触,如触摸、咬伤、亲吻或性行为,或通过传播媒介,如虫媒疾病暴发。

连续性传播暴发的流行病曲线:流行曲线显示病例数缓慢增加,每个高峰间隔大约一个潜伏期,高峰期间由于每个人均已被感染,调查人员可能会观察到新病例的突然减少。从第一例到最后一例的时间跨度也会超过几个潜伏期。

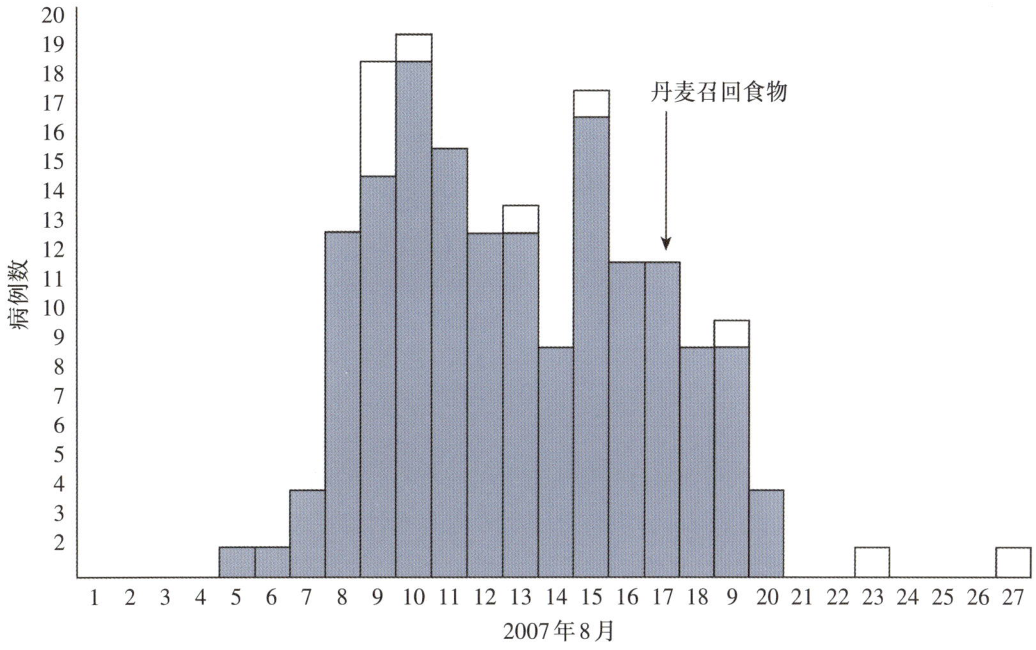

图 5.3.3　2007年8月，在丹麦和澳大利亚因食用进口玉米笋而导致的宋内氏志贺菌感染暴发的163例病例的发病日期

资料来源：Lewis H C, et al. Epidemiology and infection[M].Cambridge：Cambridge University Press，2009.

新加坡SARS疫情表明了连续性传播起始于一名从香港特别行政区返回的年轻女性。这位患者曾与原发病例住在同一酒店的楼层。她最初传染了许多医院工作人员，之后疫情进一步扩散(Kamps，Hoffmann，2003)。此次疫情在几个月内导致238例病例和33例死亡(图5.3.4)。

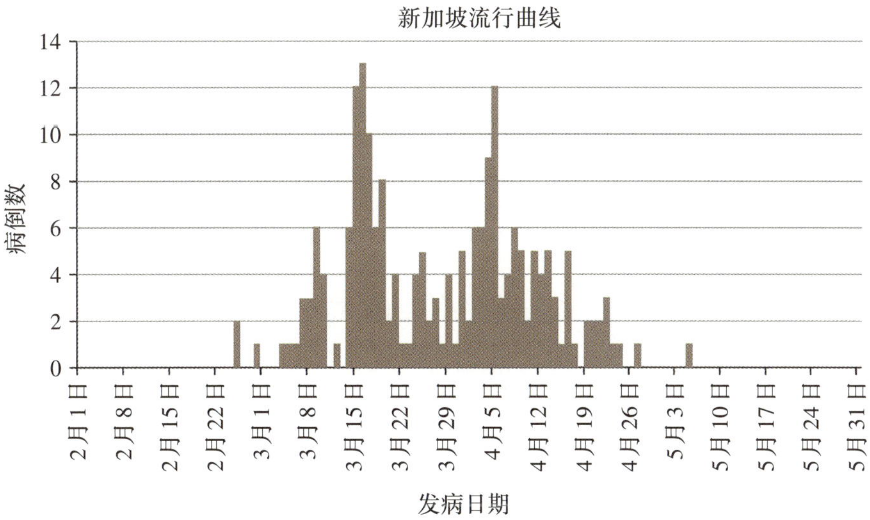

图 5.3.4　2003年新加坡SARS病例(按发病日期统计)

资料来源：经世界卫生组织西太平洋地区办公室授权转载(WHO，2006)。

5.3.7.5　第5步：通过分析性研究验证假设

在传染病疫情中，调查人员需要回答以下问题：

(1) 疾病的病因是什么？

(2) 传染源是什么？

(3) 传播模式是什么?

(4) 个人发病危险因素是什么?

(5) 疫情的决定因素是什么? 或者是哪些因素综合导致了疫情?

疾病的病因应来源于实验室研究,传播模式可以通过细致的描述性研究来识别。有时候情况并不像预期的那样简单,描述性研究并不能提供足够的线索。调查人员必须仔细重新审查描述性信息,更积极地查找病例,并重新分析数据。调查人员还需要直接观察病例的地点、生活方式和行为,这些额外的调查通常有助于调查人员提出合理的假设。

假设需要通过分析性研究设计来验证。最常见的是病例-对照研究。调查人员需要定义病例,并测量病例和对照中可疑暴露因素出现的比例,对二者进行比较。分析性研究的病例定义可能比描述性研究的病例定义更具体,这样可以减少将非病例错误分类为病例的情况。相反,对照组也可能需要进行检测,以避免将不明显的病例错误归入对照组。

例如,对2011年5月德国因感染O104:H4型大肠杆菌而导致的溶血性尿毒症综合征开展分析性研究(Buchholz et al.,2011),采取是配对病例-对照研究,从26名溶血性尿毒症综合征患者中获取数据,并与81名对照组的数据进行比较。调查发现,食用生的芽菜是感染的媒介(配对OR:4.35;95%CI:1.05~18.0)。一个月后,在法国检测到了同一病原体导致的类似食物中毒暴发(King et al.,2012)。调查人员进行了一项回顾性队列研究,经过多变量分析(表5.3.1)发现,2011年6月8日参加儿童社区中心活动自助餐的成年人发病风险增加(RR:5.1;95%CI:2.3~11.1)。

表5.3.1 2011年6月,在法国儿童社区中心参加自助餐的成人中,多变量泊松回归分析研究特定食物的相对风险和95%CI(n=64)

食　　物	RR	95%CI	P值
芽菜(三种中的任意一种)	4.4	1.7~10.0	0.001
西班牙冻汤(番茄凉汤)	2.4	0.9~6.4	0.08
胡萝卜	2.3	0.8~7.1	0.14
瓶装水	2.0	0.8~5.2	0.14
蘸酱(蛋黄酱)	1.7	0.8~3.3	0.15
生菜	1.4	0.6~3.6	0.43
青椒	0.4	0.1~1.3	0.15

注:CI,置信区间;RR,相对风险。

在最终呈现的多变量模型中,除了一个协变量外,所有协变量的P值在0.05水平上都不显著。这些变量被保留在最终模型中,以确保模型的足够数值稳定性。

资料来源:King L A, et al. Outbreak of Shiga toxin-producing Escherichia coli O104: H4 associated with organic fenugreek sprouts[J].Clinical Infectious Diseases,2012,54(11):1588-1594.

5.3.7.6 第6步:环境或其他研究以补充流行病学发现

尽管分析性研究一定程度上可以确认假设,但调查人员仍然需要找到环境或其他证据。为了支持和解释流行病学证据,调查人员需要进行环境或其他证据的研究。在埃及一个村庄发生的未不明原因疾病暴发中,病例出现了严重的腹痛、持续性呕吐和全身性虚弱,调查人员在病例中检测到异常增高的血铅水平。分析性研究显示,血液中高铅水平与食用特定磨坊厂的面粉之间存在关联。调查人员走访了相关的磨坊,在其角落发现了一个熔铅炉。该磨坊主使用铅来连接研磨石的横梁,偶尔有铅会脱落并污染面粉。磨坊主报告称每年大约使用2 kg铅。对磨坊的谷物进行分析未发现铅,然而在研磨石的表面和研磨完成后的面粉样本中发现了铅(Abdel-Nasser,1996)。

5.3.7.7 第7步:确定疫情原因

一旦假设经过验证并且完成了其他必要的研究,调查人员就可以确定疫情发生的原因。这个结论非常重要,因为它能指导后续行动。许多餐馆或工厂由于被认为是疫情的源头而被关闭。暴发调查自然面临时间和其他无法控制的条件的限制,这些限制不利于良好的调查设计和方法。调查结果可能包含随机误差和系统误差。在得出任何结论之前,重要的是调查人员仔细检查调查的不足或局限性。原则上,调查人员必须基于以下四个方面证据的一致性来确定暴发原因。

第一,实验室证据。

病因应在患者和疑似感染源中被识别。如果调查人员无法从疑似源头识别病因,可以使用某些标记物来支持他们的结论。例如,虽然不能从受影响社区的饮用水中培养出O1型霍乱弧菌,但在水中观察到人粪便大肠杆菌也有助于表明水源被人粪便污染。

第二,临床证据。

需要验证病例的潜伏期和临床表现是否与实验室报告的病原体相符。在SARS疫情中,多数患者在接触后7天内出现呼吸道症状,随后出现非典型肺炎,迅速进展为呼吸衰竭,部分患者还有腹泻。患者的呼吸道和粪便中发现SARS冠状病毒可以解释上述现象。

第三,环境证据。

对环境仔细调查后应该获得病原体从传染源头到病人或从指示病例到后续病例传播的线索。对早期SARS病例的调查显示,指示病例将病毒传给了同一楼层并使用同一电梯的几个人(CDC,2003)。

对于食物中毒的暴发,烹饪环境如果脏乱或靠近厕所,就是食物被粪便污染的有力证据。卧室拥挤是呼吸道感染暴发的有力证据。

第四,流行病学证据。

描述性和分析性研究中发现的流行病学证据应清楚地解释以下几个方面:

如同流行曲线所描述的传播模式;

暴露与发病之间的关联强度具有统计学意义;

存在剂量-反应关系,暴露量增加时暴露与疾病关联强度增加;

暴露应该在疾病发生之前。

不同来源的证据之间出现不一致的情况是很常见的。在这种情况下,调查人员需要验证每一部分证据的有效性,并与特定领域的专家讨论数据,以获得更多信息并得出有效的结论。

5.3.7.8 第8步:向有关部门报告现场情况并提出建议

迅速响应的最重要一步是向地方级和国家级负责人报告调查结果,以便他们采取适当行动。因此,调查人员在离开疫区前需要完成以下两项任务:

第一,完成数据分析和数据解读。没有完成这些任务就离开现场会降低完成工作的紧迫感。在现场时,数据更易获取。而不是离开以后再通知现场人员将数据发送给调查组。

第二,提出主要发现和建议。某些发现可能非常敏感,因为它们反映了卫生人员或其他有关部门的不足或错误。调查人员需要选择适当的正式或非正式的方式与负责人交流。不提供调查中获得的信息就离开现场,将对其他可能因为已知信息而本来可以避免生病的人产生不利影响。在许多紧急情况下,调查过程中可能会定期向负责人员提供发现和建议,而不是等到最后。调查人员还需要尽快向国家有关部门展示或传达发现和建议。行动建议应基于调查结果,可能包括以下方面:

可以采取什么措施来控制疫情?

通过及时的调查,可以采取干预措施来阻止进一步的传播。秘鲁一个农村社区暴发麻疹,为6个月至15岁未罹患麻疹的儿童接种麻疹疫苗,不考虑他们先前的免疫状况。利用既往研究中有关麻疹并发症的知识,研究人员估计,该行动预防了87例腹泻和46例肺炎,并避免了5例死亡(Sniadack et al.,1999)。即使目前还不知道疾病的病因,但是通过调查可以知道传播的方式,也可以控制疫情。一个很好的例子是HIV/艾滋病流行早期的故事,当时认为性接触是性活跃的年轻男同性恋者的主要传播方式。因此,立即推广使用安全套和安全性行为,以防止疾病传播。

如何预防未来的暴发?

在许多情况下,针对当前的疫情无法实施干预措施,但研究结果可用于制定新的做法或政策,这些建议有助于预防未来的疫情暴发。在泰国,根据对人类H5N1病例的调查结果,建议改变养鸡方式,避免与病禽直接接触。埃及政府在审查了面粉厂铅污染调查结果后,同意禁止在私营面粉厂使用铅(Abdel-Nasser,1996)。

如何改进调查?

调查员应审查调查的执行情况,并确定方法或实地行动的弱点,以便进行改进,可能包括更合适的案例定义、更好的调查设计、改进的实验室支持、不同的团队组成、更低的成本、更短时间的课程等。

如何改进监测?

评估监测系统的最佳时间是在疫情调查期间。在多数疫情中,研究人员必须审查现有监测系统的数据。通过直接参与,研究人员能够评估诊断的及时性、完整性、有效性、系统的敏感性和监测信息的利用率。例如,泰国对人类感染H5N1禽流感病例的调查中,改进了暴发禽类H5N1地区人类病例的定义。

5.3.7.9 第9步:风险沟通

除了现场报告外,调查团队还应支持进行风险沟通,以教育和动员卫生专业团体和公众合作。有时,其他社区也可能易发生类似的疫情,正确的信息将提高公共卫生和政府当局的认识,从而评估他们的自我情况,并采取适当措施预防潜在暴发。关键信息有助于促使人们采取特定行动来保护健康。风险沟通极其重要,必须及时进行,这样可以建立信任并吸引社区参与,从而使疫情的影响最小化。为了增强成员国在紧急情况(包括疫情暴发)下的风险沟通能力,世界卫生组织发布了紧急情况风险沟通政策和实践指南,以改善有关当局和现场卫生工作者在该领域的绩效(WHO,2017)。

应通过周报或月报及时发布关键信息。随着信息通信技术的进步,包括对大数据的实时访问、利用高性能个人计算机进行复杂分析的能力、无线和移动技术以及各种功能应用程序包的可用性,利用在线和交互式图形化方式传播疾病情况信息是可行且便捷的。世界卫生组织开发了在线交互式地图、图形和报告,说明2014—2016年西非埃博拉疫情情况(图5.3.5),就是利用信息技术将疫情可视化的明智实例,以便为政策决策提供信息,提高公众的疫情意识(WHO,2017)。

通过大众媒体发布重要发现可以面向公众进行教育和传达风险。在通过媒体发布调查结果之前,调查人员必须确保以建设性的方式传达所有事实,并确保不会导致对任何组织的指责。调查人员还应该在国际期刊或公报上报告调查结果,如世界卫生组织的《疫情周报》、美国疾病预防控制中心的《发病率和死亡率周报》、欧洲疾病预防控制中心的《欧洲监测》或本国的流行病学公报。这种做法有助于提醒其他国家的卫生专业人员,并让他们了解问题。

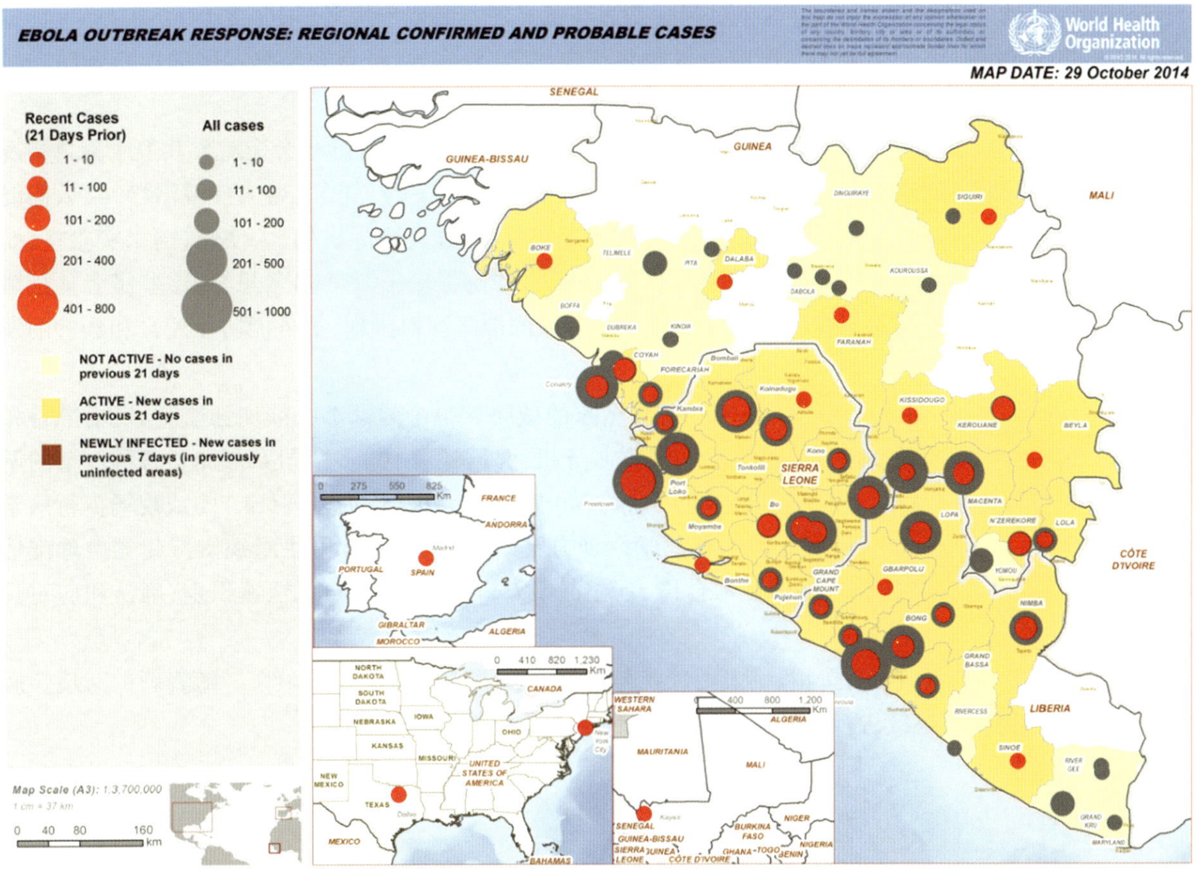

图5.3.5　2014年10月29日西非埃博拉疫情地图示例

资料来源:http://www.who.int/csr/disease/ebola/photos/geographic-map-29-oct-2014.png?ua=1。

近年来,通过互联网和电子邮件共享疫情监测和控制信息的做法越来越普遍。当SARS通过航空运输迅速传播到世界另一端的国家时,电信在SARS暴发中发挥了重要作用。例如,世界卫生组织举办了关于SARS临床特征和管理的电话会议,汇集来自全球13个国家的80名临床医生(WHO,2006)。

5.3.7.10　第10步:确保控制措施的实施

最后,调查人员应通过与地方卫生当局保持密切沟通来跟进调查。如果在两个潜伏期内没有出现新病例,就可能表明所调查的传染病疫情正在消退。一位好的调查员应该对建议实施情况进行后续跟进。如果建议没有实施,疫情调查就是浪费时间。调查员应了解为什么建议被实施或未被实施。如果建议被实施,调查员还可以通过观察疾病趋势来了解其影响。

5.3.8　国际暴发调查合作与紧急响应

当今世界由于频繁的跨境活动、内战和移民、快速交通运输、国际贸易、旅游等原因,极容易发生暴发疫情。一个国家的暴发很容易蔓延到其他国家。例如,在多国SARS暴发疫情中,国际旅行者因一家酒店中的某个传染病例而面临疾病传播的风险(CDC,2003)。最终,全球26个国家报告了8 000多个病例。全球SARS暴发方面的经验促使各国承诺通过《国际卫生条例》(Connolly,2005),以便改进对新发传染病的监测和国际联合调查。该条例于2007年合法生效,要求所有国家提升预防、保护、控制和应对国际传播疾病的能力，这些措施应与公共卫生风险相称，避免对国际交通和贸易的不必要干扰”（WHO，2017）。根据《国际卫生条例》（Connolly，2005），每个国家都需要准备资源并实施战略，以发展、维持和监测本国的疾病预防和控制能力，其中疫情调查和应对是关键组成部分。

2006年3月，泰国北部发生了一场大规模肉毒杆菌中毒暴发，考验了国际社会应对公共卫生紧急情况的能力。受污染的家庭罐装竹笋引起的肉毒杆菌中毒导致209名村民生病，其中134人住院治疗，42人需要机械通气。随后开始了一场全球范围寻找肉毒杆菌抗毒素的行动，涉及国际机构、大使馆、国家实验室、航空公司以及7个国家的商业组织。最终从4个来源获得了足够的抗毒素来治疗90名患者，这些患者从接触到治疗的延迟时间为5～9天。迅速发现当地疫情并采取有效的国际应对措施，很可能防止死亡和额外的发病（WHO，2007）。

因此，必须将世界任何地方的疫情视为对所有国家的威胁。每个国家都必须加强监测、疫情准备和调查的能力。除了美国疾病预防控制中心流行病情报服务机构外，还有100多个国家参加了各种疫情的调查培训计划。这些应用流行病学培训项目有不同的名称，如现场流行病学培训方案（FETP）或现场流行病学和实验室培训方案（FELTP），以及欧洲干预流行病学培训方案（EPIET）。世界卫生组织支持建立全球疫情警报和应对网络，这是现有机构和网络的技术合作，旨在汇集人力和技术资源，以快速识别、确认和应对具有国际重要性的疫情。

这是一项明智的投资，也是国际社会及时交流信息和合作调查疫情所需的承诺。随着新的跨境疾病暴发持续增加，越来越需要继续进行国际联合调查，以便从源头上控制这些暴发。

5.3.9 结论

暴发调查是关心社区福祉的公共卫生专业人员的一项基本职能。这是获得疾病新知识的机会，也是发现当前公共卫生实践和系统弱点的机会。一名优秀的公共卫生专业人员必须时刻警惕疫情暴发的可能性。常规的监测系统或非官方来源的监测系统，如大众媒体，可能是识别疫情暴发的重要来源。在开始现场调查之前，调查人员应该组织团队，复习以前的知识，做好技术和管理方面的准备，并尽快开始调查。调查可以按照本章概述的10个步骤进行。调查通常从确认疫情暴发的存在、核实诊断、收集病例信息、获得实验室支持、描述流行病学研究、在必要时提出和验证假设、进行环境调查以补充流行病学证据、及时提供现场调查结果报告，并向地方和国家主管当局提出切实可行的建议，向卫生专业团体和公众传达风险。有能力的暴发调查人员具备扎实的科学知识和良好的管理技能。可以指示其他具有特定技能和受过培训的专业人员参与。直接参与进行调查是获得必要技能的关键。一名优秀的调查员应该是一位具有强烈毅力、存疑精神和常识的实地工作人员。调查员不应该仅仅以报告作为工作的结束，而是应跟进建议并继续对问题进行有力的监督。未来，将需要增加国际联合调查。富裕国家和资源有限的国家需要合作，以便在疫情失控前发现到并阻止疫情蔓延。通过这种合作，世界将在新旧疾病暴发的威胁下变得更加安全。

（翻译：王建明；审校：周脉耕、齐金蕾）

参考文献

Abdel-Nasser, M.A. (1996). Outbreak Investigation of an Unknown Illness in a Rural Village, Egypt, 1996. Cairo, Egypt: Field Epidemiology Training Programme.

Buchholz, U., et al. (2011). German outbreak of Escherichia coli O104: H4 associated with sprouts. The New England Journal of Medicine, 365, 1763-70.

Centers for Disease Control and Prevention (CDC) (1990). Mass sociogenic illness in a day-care center, Florida. Morbidity and Mortality Weekly Report, 39, 301-4.

Centers for Disease Control and Prevention (CDC) (1996). Outbreak of unexplained illness in a middle school-Washington, April 1994. Morbidity and Mortality Weekly Report, 45, 6-9.

Centers for Disease Control and Prevention (CDC) (1999a). Food-borne botulism associated with home-canned bamboo shoots — Thailand, 1998. Morbidity and Mortality Weekly Report, 48, 437-9.

Centers for Disease Control and Prevention (CDC) (1999b). Outbreak of Hendra-like virus — Malaysia and Singapore, 1998-1999. Morbidity and Mortality Weekly Report, 48, 265-9.

Centers for Disease Control and Prevention (CDC) (1999c). Outbreak of Nipah virus — Malaysia and Singapore, 1999. Morbidity and Mortality Weekly Report 48, 335-7.

Centers for Disease Control and Prevention (CDC) (1999d). Trichinellosis outbreaks — North Rhine-Westphalia, Germany, 1998-1999. Morbidity and Mortality Weekly Report 48, 488-92.

Centers for Disease Control and Prevention (CDC) (2003). Update: outbreak of severe acute respiratory syndrome-worldwide, 2003. Morbidity and Mortality Weekly Report 52, 241-8.

Charles-Smith, L.E., et al. (2015). Using social media for actionable disease surveillance and outbreak management: a systematic litera-ture review. PLoS One, 10(10), e0139701.

Connolly, M.A. (ed.) (2005). Communicable Disease Control in Emergencies: A Field Manual. Geneva: World Health Organization.

Conrad, C., et al. (2015). Community outbreak of HIV infection linked to injection drug use of oxymorphone — Indiana, 2015. Morbidity and Mortality Weekly Report, 64, 443-4.

Corley, C.D., Cook, D.J., Mikler, A.R., and Singh, K.P. (2010). Text and structural data mining of influenza mentions in web and social media. International Journal of Environmental Research and Public Health, 7, 596-615.

Frost, W.H. (1936). Introduction to Snow on Cholera. London: Oxford University Press and Commonwealth Fund.

Gregg, M.B. (1996). Conducting a field investigation. In: Gregg, M.B. (ed.) Field Epidemiology. New York: Oxford University Press, pp. 44-59.

Jongcherdchootrakul, K., Henderson, A. K., and Jiraphongsa, C. (2011). Injuries and deaths at a pub fire in Bangkok, Thailand on New Year's Eve 2009. Burns, 37, 499-502.

Kamps, B.S. and Hoffmann, C. (2003). Epidemiology. In: Kamps, B.S. and Hoffmann, C. (eds.) SARS Reference (3rd ed.). Paris: Flying Publisher, p. 71.

Karnjanapiboonwong, A., et al. (2011). Control of a pandemic influenza A (H1N1) 2009 outbreak in a prison, Saraburi Province, Thailand, August 2009. Outbreak, Surveillance, Investigation & Response, 4, 12-16.

King, L.A., et al. (2012). Outbreak of Shiga toxin-producing Escherichia coli O104:H4 associated with organic fenugreek sprouts, France, June 2011. Clinical Infectious Diseases, 54, 1588-94.

Lee, S.Y., Mak, K.H., and Saw, T.A. (1999). The avian flu (H5N1): one year on. Public Health and Epidemiology Bulletin, 8, 1-8.

Lewis, H.C., et al. (2009). Outbreaks of Shigella sonnei infections in Denmark and Australia linked to consumption of imported raw baby corn. Epidemiology and Infection, 137, 326-34.

Porta, M. (ed.) (2008). A Dictionary of Epidemiology (5th ed.). New York: Oxford University Press.

Samitsuwan, P., Sermkaew, T., and Laosiritaworn, Y. (2005). An out-break of tetrodotoxin poisoning associated with puffer fishes, Bangkok, Thailand, 2002. Journal of Health Science, 14, 203-8.

Siraprapasiri, T., et al. (1991). Risk factors for HIV among prostitutes in Chiangmai, Thailand. AIDS, 5, 579-82.

Sniadack, D.H., et al. (1999). Measles epidemiology and outbreak response immunization in a rural community in Peru. Bulletin of the World Health Organization, 77, 545-52.

Tom-Aba, D., et al. (2015). Innovative technological approach to ebola virus disease outbreak response in Nigeria using the open data kit and form hub technology. PLoS One, 10, e0131000.

World Health Organization (WHO) (1978). Report of the International Commission. Ebola hemorrhagic fever in Zaire, 1976. Bulletin of the World Health Organization, 56, 271-90.

World Health Organization (WHO) (2007). The need for global planned mobilization of essential medicine: lessons from a massive Thai botulism outbreak. Bulletin of the World Health Organization, 85, 238-40.

World Health Organization (WHO) (2012). Global Alert and Response (GAR): WHO interim case definition — Novel Coronavirus, as of 29 September 2012. [Online] Available at: http://www.who.int/csr/dis-ease/coronavirus_infections/case_definition_29092012/en/index.html

World Health Organization (WHO) (2017). Communicating Risk in Public Health Emergencies: A WHO Guideline for Emergency Risk Communication (ERC) Policy and Practice. Geneva: World Health Organization.

World Health Organization Regional Office for the Western Pacific (2006). SARS: How a Global Epidemic was Stopped. Manila: World Health Organization, Western Pacific Region.

5.4 病例对照研究

5.4.1 引言

1971年,Herbst等人报告了一组特殊的病例:1966年至1969年,波士顿有8名年轻女性被诊断出患有阴道透明细胞腺癌,其中7名年轻女性的母亲声称自己在妊娠期间服用了一种合成激素——己烯雌酚。根据出生医院与出生日期,研究者匹配了32个不患阴道透明细胞腺癌的年轻女性,发现她们的母亲在妊娠期间都未曾服用过己烯雌酚。同年,Greenwald等人在纽约开展了一项包含了5例患有和8例不患有阴道透明细胞腺癌年轻女性的研究,得到了与Herbst等人相同的结果。早在20世纪40年代,美国开始将产前使用己烯雌酚引入产科实践。己烯雌酚被使用20年后,这种前所未有的罕见癌症出现在了人们的视野中。这一现象很好地佐证了子宫内接触己烯雌酚与阴道腺癌之间的因果关系。然而,当时的人们尚不知晓其背后的机制。目前认为,己烯雌酚可以干扰女性生殖道的正常发育,使得阴道腺病一直持续到青春期,最终演变为阴道腺癌。尽管科学证据尚不充分,当时的美国食品药品监督管理局仍作出了相应的因果推论,并规定妊娠为使用己烯雌酚的禁忌症。

Herbst等人的研究是一项病例对照研究:对患病的人(病例)与那些在研究总体中有潜在患病风险的人的先前暴露或特征进行比较。通常情况下,对于有潜在患病风险人群的先前暴露或特征是通过对该总体的样本(对照组)进行观察来估计的。在病例和对照组之间暴露的频率或水平的差异,即关联,可能反映了一种因果关系。

病例对照研究、队列研究以及任何其他形式的非随机化研究都有可能发现非因果关系的关联,这可能是偶然产生的,也可能受到了与暴露和结局相关的某些其他因素的影响。即便如此,在评估因果假说的有效性时,执行良好的病例对照研究仍能提供较有分量的证据。许多因果关系的推断主要是基于病例对照研究的结果:除己烯雌酚与阴道腺癌的关系外,还包括儿童服用阿司匹林与雷氏综合征发病率之间的关系,以及使用吸收性卫生棉条与中毒性休克综合征发病率之间的关系。

暴露与疾病之间的关联强度是评估因果假设有效性的标准之一,其通常以暴露人群和非暴露人群的发病率之比来衡量。在大多数病例对照研究中,研究者无法直接算出暴露人群和非暴露人群的发病率,但能通过比较病例组和对照组的暴露频率,近似地估计出发病率之比。

想要了解这是如何实现的,我们可以先模拟一项队列研究,对暴露组和非暴露组分别进行一段时间的随访。表5.4.1a~c总结了他们患某种疾病的情况。

表5.4.1a 与暴露有关的疾病发病率

	病 例	对 照	合 计
暴 露	a	b	$a+b$
非暴露	c	d	$c+d$

在给定的随访期内,暴露者和非暴露者的累积发病率分别为$a/(a+b)$和$c/(c+d)$。相对危险度(RR)是两者的比值:

$$RR=\frac{a(a+b)}{c(c+d)}$$

如果在随访期间,暴露者和非暴露者的发病率都相对较低,那么a将相对于b较小,c将相对于d较小。由此可知,

$$RR=\frac{a(a+b)}{c(c+d)}\simeq\frac{a/b}{c/d}=\frac{a/c}{b/d}$$

如果在这一人群中开展病例对照研究,将50%的病例纳入其中,非病例只占1%,则得到以下结果:

表 5.4.1b　100 000 人中的疾病发病率

	病　例	非 病 例	合　计
暴　露	100	9 900	10 000
非 暴 露	300	89 700	90 000

表 5.4.1c　暴露程度

	病　例	非 病 例
暴　露	100×0.5 = 50	9 900×0.01 = 99
非 暴 露	300×0.5 = 50	89 700×0.01 = 897

在下面的表达式中,分子(a/c)是患病者的暴露比率,分母(b/d)是未患病者的暴露比率。因此,

$$\text{Oddsratio(OR)}=\frac{a/c}{b/d}$$

分子可以从病例样本中估算,分母可以从非病例样本中估算。这两个估计值都不会受到实际选取的研究对象中病例比例的影响。

在下面的假设例子中,假定在暴露于某种物质或生物的10 000人中,有100人患病,而在未暴露于该物质或生物的90 000人中,有300人患病,则:

$$RR=\frac{100/10\ 000}{300/90\ 000}=3.00$$

$$RR = OR = \frac{50/150}{99/897} = 3.02$$

在许多研究中,对照组的选择与本例相同,即在观察到病例组患病所需同样时间段内仍未发病的人。在这类研究的研究期间,疾病在暴露者与非暴露者中越不常见,比值比(OR)就能越好地估算出相对危险度(RR)。在这个例子中,分别只有0.1%和0.33%的暴露者和非暴露者患病,相对危险度(RR,3)和比值比(OR,3.02)几乎相同。然而,病例对照研究也可以在病例确诊之前从没有患病的人中选择对照组:一个人可以先作为对照组出现在研究中,然后再作为病例出现。如果采用这种方法,无论疾病常见与否,比值比(OR)将被作为发病率比(病例数除以风险人时数)的有效估计(Greenland,Thomas 1982;Pearce,1993)。

5.4.2　对病例对照暴露状态的回顾性确认

流行病学研究试图获得某一时期与病因相关的暴露信息。该时期因病因学关系而异。例如,尽管过量饮酒容易导致机动车车祸和肝硬化,但从暴露到伤害发生或疾病发作之前的时间间隔大不相同。

一些病例对照研究嵌套在队列研究中,所有队列成员在确诊前已获得标本(如血液或尿液),但尚未对相关暴露进行分析。在对罹患某种疾病的队列成员和从队列中选出的对照组进行分析时,所获得的结果不

会受到疾病诊断后发生的事件的影响(为避免病例中的隐匿性疾病影响疑似致病因素的水平,许多此类研究都将诊断前阶段获得的标本排除在分析之外,因为这些标本可能与疾病的临床前阶段相对应)。此外,在绝大多数病例对照研究中,直到疾病或伤害确诊后才会对暴露状态进行测量,其中的一些研究只涉及一个人一生中始终相同的暴露或特征。比如像ABO血型或谷胱甘肽转移酶M1活性缺失(一种代谢香烟烟雾中若干潜在致癌成分的酶)这种遗传上确定的特征就是这样。显然,这些研究的有效性不会因为必须要回溯测量暴露情况而降低。

然而,大多数病例对照研究都需要明确考虑如何最佳评估受试者在一个或多个可能的病因学相关时间段内的暴露状况。可获取的暴露数据来源包括访谈、问卷调查、现有记录、体格检查以及实验室测量。

5.4.3 访谈或问卷调查

受试者的记忆是了解许多过去暴露的绝佳窗口。通过基于访谈的病例对照研究,我们发现了一些重要的病因关系。一般来说,与较短期和较久远的经历相比,研究对象会更准确地报告较长期和较近期的经历。研究者需要注意提问的方式(White et al.,2008),并在适当的时候使用直观道具(如药品或家用产品容器的图片,以及重要生活事件的日历,以加强对其他暴露时间的回忆),最大限度地提高所获信息的准确性。除此以外,对病例和对照组使用相同的问题且以相同的方式提问,也将极大限度地减少因受试者或访谈者对病例或对照组身份的认识而可能产生的偏倚。

通过访谈或问卷调查来确定暴露情况的一个好处是可以查询过去多个时间点的信息。某一暴露因素可能只在某一年龄段、某一时期或过去某一时间才会起致病作用。尽管如此,由于在研究开始之前,通常很少有指导意见表明与暴露最相关的年龄、时间长短或时间间隔,很多研究对象一生中的大部分时间都暴露于致病因素。值得注意的是,不应将疾病开始后发生的暴露包括在内。Victora等(1989)在一项研究婴儿腹泻死亡与喂养类型之间的相关性的病例对照研究中提供了一个具有启发性的例子。调查人员询问了母亲是否在她们的孩子死亡前对其孩子进行了母乳喂养(对照组的母亲被询问了在可比时间点之前的喂养类型)。母亲们还被问及在发病后喂养方式是否有任何改变。随着腹泻的进展,许多婴儿被改用配方奶粉和牛乳喂养。与纯母乳喂养的婴儿相比,腹泻发生前添加奶粉或牛乳喂养的婴儿死亡风险大约是其4倍。作者指出,如果不恰当地考虑婴儿腹泻期间的喂养方式,则与喂养方式有关的腹泻发生风险会增加约13倍。

5.4.3.1 记录

病例对照研究将生命记录、登记记录、就业记录、医疗记录和药房记录等作为获取暴露信息的手段。然而,这些记录包含的信息通常是为了流行病学研究以外的目的而收集的,因此它们可能无法准确提供流行病学家所需的信息。例如,死亡证明或职业记录可以说明一个人的工作,但往往不会说明他或她实际暴露于待研究的物质。药房记录会显示处方已开出,但不一定会显示病人是否在某一天服用了药物,或者究竟是否服用。信息的精确性不足会影响我们研究辨别暴露与疾病之间的真正关联。

研究者还可以通过基于记录的病例对照研究探索出一些非常强的关联。例如,1982年,Daling等人进行了一项以肿瘤登记为基础的病例对照研究,以验证同性恋男性肛门癌发病率相对较高的假设。虽然登记数据没有明确说明男性的性取向,但包含了其婚姻状况信息。调查人员发现,罹患肛门癌的男性中从未结过婚的人数是对照组(罹患结肠癌或直肠癌的男性)的3倍。仅凭单身的条件预测同性恋还远远不够,但由于衡量相关暴露的手段较为贫乏,这样呈现出明显差异的病例对照研究仍促使人们继续开展基于面对面调查的研究,以获取更多有关性交史的信息。1987年,Daling等人的一项研究表明,男性肛门癌与该男性的同性性交史之间存在较强的关联。

在病例对照研究中,如果使用医疗记录来描述暴露状况,需要将所获得的信息限制在病例诊断之前(以及导致诊断的症状出现之前)。对照组的记录必须在近似的时间点上截断。如果没有这样的保障措施,可能会因可获得的病例记录多于对照记录而产生偏倚,因为医务人员会对病例的过去进行详细调查,而不一定会对对照组受试者进行相应的调查。

5.4.3.2 实验室检测

由于基于记录的研究在描述各种可能相关的暴露特征方面存在局限性,流行病学研究者开始使用实验室检测的方法。以人乳头瘤病毒为例,实验室检测可以向调查人员提供一位女性的生殖激素水平、血液中各种微量营养素的浓度以及子宫颈是否感染人乳头瘤病毒等信息。这些检测以获取标本为前提。某些情况下,病例组和对照组测得结果与病原学相关时期水平之间呈现高度相关。例如,铅会侵入牙齿的牙本质且不会排出。因此,在年幼的学龄儿童中,牙本质中的铅含量是累积铅暴露的指标,且很大程度上与智力障碍等不良神经系统结局有关。相比之下,绝经后乳腺癌病例组和对照组的血清生殖激素水平并不能说明她们绝经前的水平,更不能说明她们在生育初期的激素水平(这一时期的激素水平对未来乳腺癌风险的影响最大)。

5.4.4 病例定义

理想情况下,病例对照研究中的病例包括在特定时期内出现特定健康结局的特定人群的所有成员(或具有代表性的样本)。对于疾病病因学研究来说,这一结果就是疾病发病率。对于疾病早期检测与治疗的效果研究,其结果一般是疾病并发症的发生率或死亡率。此类研究在文中其他地方已有详细介绍(Selby,1994;Weiss,1994),此处不再赘述。

病例所涉及的人群可以根据地理位置界定,或根据其他特征界定。癌症或畸形登记处等报告系统的存在,可以帮助识别特定人群中的所有新发病例。有时,所研究疾病的治疗可能是集中进行的,因此只需查看一个或少数几个机构的记录,就能确定这些机构所涵盖的人群中的所有病例。然而在许多情况下,要确定人群中的所有病例是不可行的。因此,病例对照研究通常基于从医院记录中确定的病例,或从患者曾就医的选定医疗服务提供者的记录中确定的病例。Herbst等(1971)关于阴道腺癌的研究就属于这种类型。无论病例是否来自一个已定义的总体,都要采取与病例的暴露状态无选择性的方式来抽取。例如,将在确定的时间段内诊断或接受治疗的所有符合条件的病例都纳入研究范围。

虽然病例对照设计的病因学研究应纳入目标是新发病例,但在某些情况下,可能有必要纳入特定时间点的已患病病例,而不论个体发病时间。例如,如果没有非常严密的血清监测,一般无法确定一个人是何时感染HIV病毒的。此外,对于病程较长的不常见疾病,发病队列可能会因新发病例太少而无法进行有意义的分析。在病例对照研究中使用患病病例的缺点,部分是由于增加了准确确定暴露的问题。对于诊断日期已知的患病者,必须获得研究对象患病前的更久远时间点的暴露信息,这要比发病队列的暴露时间更久远。对于发病时间未知的患病者(如HIV病毒感染),应在哪一个最佳时间点之前获取暴露信息将存在不确定性。此外,对特定病症的幸存者进行研究,其影响因素不仅仅是病因,还包括影响该病存活情况的因素。

理想情况下,用于确定和选择研究个案的标准应该是客观的,且对疾病具有较高的敏感性和特异性。特异性尤其值得关注,因为如果不慎将没有患病的人纳入病例组,通常会掩盖与暴露的真正关联。在美国疾病控制中心进行的雷氏综合征与先兆镇痛剂使用的病例对照研究(Hurwitz et al.,1985)中,只有神经功能严重受损(2期或以上)的病例才被纳入研究范围。使用这一标准可以最大限度地减少患雷氏综合征以外的轻症疾病的儿童被纳入病例组的概率。这样做的另一个目的是防止基于对暴露等级的了解而对雷氏综合征进行选择性错误分类，因为当时服用阿司匹林与雷氏综合征相关的假说已经众所周知。如果得知儿童服用了阿司匹林，一些医生可能会将一些非典型的疾病诊断为雷氏综合征。

5.4.5　对照定义

在某些情况下，暴露于某种特定物质的病人比例很大，超过了其来源总体的预期水平，以至于仅从病例系列中就可以推测出两者之间存在关联（尽管不能确定关联的程度）（Cummings，Weiss，1998）。例如，当得知在西班牙流行的一种肺炎的所有病例都摄入了掺假的菜籽油时，人们进行了因果推断，从而采取措施杜绝这种油的进一步使用。这一行动是在对病例和对照组进行正式比较之前采取的（Tabuenca，1981）。

然而，在绝大多数情况下，我们仍需要一个明确的对照组来估计在没有暴露与疾病关联的情况下，病例中暴露的频率和程度。理想的对照组应由这样的个体组成：

（1）对照来自总体的暴露分布与病例组相同。

（2）在以下所有特征的分布方面与病例相同：a. 影响暴露的可能性和/或程度；b. 与暴露和疾病发生或识别均不相关的因素。

（3）能够以与病例相同的方式精确测量是否存在暴露。

如果某项研究不符合这些标准，那么就会出现选择偏倚、混杂或信息偏倚。

5.4.5.1　选择偏倚最小化

如果研究中发现的病例都来自某一特定总体，那么可以从同一总体中选择一些人作为对照组，实现可比性。对于按照地域界定的总体，可以使用多种不同的抽样方法，包括电话号码随机数字拨号（RDD）、区域抽样、邻里抽样、选民名单、人口登记册、机动车牌照和出生证明等。如果病例来自一个预付费的医疗保健计划中的疾病进展或伤害事件，那么在这些疾病或伤害发生时参加同样保健计划的人群中可抽取一些对照。如果病例是某个就业人群中发生的疾病或伤害，对照也要从同一群体中抽样得到。

对产生病例的特定人群进行统计可能需要制定创新的方法。例如，Smith 等（2001 年）收集了 1990—1998 年间马里兰州和北卡罗来纳州 18 岁及以上人群中的休闲划船死亡事故，试图确定是否与饮酒行为存在关联及关联的强度。在测量血液酒精含量的 221 例死亡病例中，55% 的检测结果呈阳性。为了提供比较依据，调查人员制定了一项计划，对这两个州水道上的休闲船只进行随机抽样，随后从船只驾驶员和船上乘客（n=3943）中随机抽取呼气样本进行酒精检测。在这些被选为对照组的人中，只有 17% 的人检测结果呈阳性。随着酒精含量的增加，病例组和对照组之间的差距也在扩大。

如果病例不是来自有某种疾病风险的可定义人群，而是来自某些医院，或是在诊所治疗特定疾病的患者，那么如果对照组不是从这些医院或诊所接受治疗的患者中选择，而是从与这些来源有所不同的人中选择，这些人在其他医院或诊所接受治疗可能会为研究引入选择偏倚。因此，当病例来自一定范围的医疗服务提供者时，通常会从这些提供者治疗的其他患者中选择对照组。如果无论病例的来源如何，都无法从整个人群中进行抽样，或者如果从普通人群中抽样会导致相当程度的无应答偏倚或信息偏倚，在某些致命疾病的研究中，会将某种死亡原因的患者的暴露情况与其他死因的人群样本的暴露情况进行比较。

然而，如果对照组中的疾病（死因）与感兴趣暴露存在某种关联，那么选择患病或死亡对照组本身就会产生选择偏倚。例如，患病或刚去世的人往往比其他人更经常吸烟（McLaughlin et al.，1985），因为吸烟与多种疾病和死亡有关。由于病人的吸烟史夸大了病例来源总体的香烟使用情况（即使该总体无法界定），因此与病人的吸烟选择有关的比值比（OR）会虚低。

为了尽量减少因选择患病或死亡对照而产生的选择偏倚,可以尝试忽略那些已知与暴露相关(正相关或负相关)的潜在对照。例如,在对膀胱癌和早期使用人工甜味剂的医院病例对照研究进行分析时,调查人员将因肥胖相关疾病而入院的人排除在对照组之外(Silverman et al.,1983)。他们的研究结果表明,如果没有这一限制,对照组中使用人工甜味剂的比例就会虚高于病例实际来自的人群。这种方法的成功取决于我们能否正确地判断哪些因素真正与暴露有关,以及如何准确判断这些因素的存在。对于许多暴露来说,这可能不会造成什么问题,正确的排除将产生一个能够提供无偏结果的对照组。对于其他暴露,如吸烟或饮酒,事实证明,承认诊断或死因声明无法确定所有与这些暴露相关的疾病患者(McLaughlin et al.,1985)。

一些病例对照研究对结局相同的亚组患者的暴露状况进行比较。例如,Laumon 等(2005)获得了2001—2003年法国10 748名涉及致命交通事故的司机的血液样本,并对这些样本进行了大麻代谢物分析。调查人员对比了被判定在车祸中有过错的司机("病例")和被判定无过错的司机("对照")之间检测结果呈阳性的比例。如果能够确定哪些驾驶员有过失,那么这样的研究结果就是有效的。如果不能做到这一点,那么随之而来的错误分类将导致使观察到的关联度小于真实关联度。

对照组可以选自接受过疾病检测但未患病的人。例如,在一项关于流感疫苗有效性的研究中,研究者从患有急性呼吸道疾病的人中获取了鼻腔和口咽拭子标本,对流感病毒检测呈阳性者和呈阴性者的疫苗接种史进行了比较(Jackson et al.,2017)。另一个例子中,研究者将确诊为静脉血栓栓塞症的女性与同在一机构就诊的未患该病的女性先前使用口服避孕药的情况进行了比较(Bloemenkamp et al.,1999)。选择接受过疾病检测但未患病的人作为对照组有以下好处:从接受与病例相同诊断评估的人群中选择对照组的成本可能相对较低,而且能在选择医疗服务提供者(以及选择的相关因素)方面增加病例对照的可比性。如果接受和不接受检查的人群暴露的频率或程度不同,这种方法可能会降低研究的有效性;如果被调查的疾病一般没有症状,在没有检测的情况下不容易被发现,这种方法就能提高研究的有效性。因此,研究口服避孕药与宫颈原位癌发病率的关系时,最好在接受过宫颈筛查的女性中进行,方法是比较原位癌病例和筛查结果为阴性的女性使用口服避孕药的情况。这是因为:

在大多数社会中,使用口服避孕药的女性比不使用口服避孕药的女性更常接受筛查;原位癌没有症状,在未进行宫颈筛查的情况下不会被发现。

因此,如果从一般女性中选择对照组,这些人可能接受过宫颈筛查,也可能没有接受过宫颈筛查。即使不存在真正的关联,口服避孕药者在癌症患者中也会明显增多,虚假地加强了口服避孕药与癌症之间的关联。

然而,如果无论是否进行检测,绝大多数患病者都会很快被诊断出来,那么选择检测阴性的对照组就会降低研究的有效性。20世纪70年代末,在绝经后使用雌激素与子宫内膜癌的病例对照研究中,对照组仅限于子宫内膜活检无癌症证据的女性是否合适的问题曾引起争议。在未患子宫内膜癌的女性中,使用雌激素的情况在接受活检和未接受活检的女性中差别很大,因为使用雌激素容易导致非恶性原因的子宫出血,而这往往会导致子宫内膜活检。那些认为人群中隐匿性子宫内膜癌发病率很高的研究者建议,最佳对照组应该是接受子宫内膜活检但未发现癌症的女性(Horwitz,Feinstein,1978),而非绝经后使用雌激素但未发现癌症的女性。然而,大多数研究人员认为,并不存在这么大的隐性疾病流行群体,选择活检阴性的对照组会导致高危人群中雌激素使用量的估计值过高,从而导致比值比过低(Shapiro et al.,1985)。

无论在病例对照研究中如何定义对照组,都可能会出现选择偏倚,因为并不能获得所有被选中参与研究者的暴露信息。偏倚的程度会随着数据缺失的频率以及暴露频率或水平在已知和未知暴露状况的研究对象之间的差异程度而增加。在基于访谈或问卷调查的病例对照研究中,研究对象暴露情况不能完全确定的问题尤为常见。在病例对照研究中减少这种偏倚的策略在其他地方有详细讨论(White et al.et al.,2008)。

5.4.5.2 混杂最小化

病例对照研究中混杂变量的特点

当对暴露与疾病之间关系的估计因另一因素的影响而失真时,就会产生混杂效应。在任何研究设计中,只要其他因素与暴露(尽管不是由暴露所引起的)和疾病或其识别相关,就会产生混杂。仅在病例对照研究中,如果病例和对照组的比例在不同水平或不同类别的因素之间发生变化,即使该因素与疾病风险的改变无关,也可能产生混杂。例如,在一项关于卵巢癌和口服避孕药使用情况的合作研究(Weiss et al., 1981)中,研究人员试图在两个美国的人群中确定并访问数年内的所有发病病例。在其中一个华盛顿州西部的人群中,每个病例都匹配了几个对照,而在另一个犹他州人群中,对照组与病例的比例为1∶1。由于华盛顿州女性使用口服避孕药的情况比犹他州更普遍,如果在分析中不考虑居住州,就会导致对照组相对于病例组使用口服避孕药频率的估计值虚高。

控制混杂因素的方法

控制混杂的一种较为直接的方法是将病例组与对照组限制在潜在混杂变量的单一类别或水平上。例如,1982年,Siscovick等人在对体力活动和原发性心脏骤停的研究中,排除了患有临床公认的心脏病等既可能导致心脏骤停又可能改变活动水平的疾病患者。另一种方法是获取有关病例与对照组之间可能存在差异的暴露或特征的信息,然后对这些暴露或特征进行统计调整(Rothman et al.,2008)。

最后,可以将一个或多个对照组与每个病例的潜在混杂因素类别或水平相匹配。在以下情况下进行匹配是合适的:

(1) 该变量与暴露和疾病都密切相关。因此,在一项关于乳腺癌和染发剂使用情况的病例对照研究中,根据性别进行匹配是有意义的(如果研究尚未仅限于女性的话),因为在大多数人群中,使用染发剂在女性中比男性中更为常见。即使不进行匹配,也可以通过分析时的调整来降低混杂因素的作用,但与病例和对照中女性比例相似的病例对照研究相比,未匹配研究的统计精度将大大降低。

(2) 可低成本获取可能作为匹配变量的信息。有些对照选择方法可以免费获得某些混杂因素的信息。例如,从选民名单或预付费医疗计划成员记录中,一般可以直接选择一个或多个与特定病例年龄相同的对照组。相反,如果采用RDD等抽样方案,则在接触被调查者之前无法知道其年龄。与其忽略已经接触过的、与特定病例年龄不符的对照组,还不如更广泛地进行匹配。在数据分析中还可以对更细致的年龄分类进行额外控制。

(3) 关于暴露情况的信息无法低成本获取。确定暴露的成本越高,就越会鼓励研究者将对照的数量限制在病例数量范围内。一个对照数量不足的病例对照研究,病例与对照之间在混杂因素方面的差异会降低假设检验的统计效能。用在混杂因素方面与病例更相似的人(即匹配)来充实所选的对照组,可以降低这种统计效能的损失。

在可能致病因素为遗传特征的病例对照研究中,一些研究者采用配对设计,即选择特定类型的亲属(如父母、兄弟姐妹或表兄弟姐妹)作为每个病例的对照(Yang, Khoury, 1997; Witte et al., 1999)。这种方法的优点是可以最大限度地减少与所研究的遗传特征有关的其他遗传特征造成的混杂效应。它的缺点是可能会排除一大部分病例,这些病例中没有特定类型的亲属来提供用于遗传分析的样本。

需要注意的是,仅匹配仍不足以消除变量的混杂影响。如果在研究分析中不考虑匹配的变量,可能会导致结果有偏倚(Rothman et al.,2008)。在对根据给定特征将病例与对照匹配的研究进行分析时,可根据该特征进行调整,或者可以明确地将病例组和对照组视为匹配集。在匹配病例–对照对和二分类暴露变量的情况下,可以构建出表5.4.2。

表 5.4.2　匹配的病例对照研究

病　例	对　照	
	暴　露	非暴露
暴　露	*a*	*b*
非暴露	*c*	*d*

只有暴露于病例而不暴露于匹配的对照的配对b，以及相反情况的配对*c*，才会真正被用于分析。比值比（OR）的计算公式为*b*/*c*。当每个病例有一个以上的对照时，也可以计算出匹配的比值比（OR）（Breslow，Day，1980）。

5.4.5.3 信息偏倚最小化

对于通过访谈或问卷调查来了解暴露状况的病例对照研究，防止信息偏倚的主要保障措施包括：询问对受访者来说非常重要的事件，以明确的方式提出问题，以及向病例组和对照组提供相同的问题。然而，采取这些保障措施并不能防止所有情况下的病例组和对照组之间的报告准确性偏倚。对于某种疾病的患者来说，过去的某些暴露或遭遇的事件可能会比未患病的人更加重要，因为他们可能会纠结于疾病发生的可能原因。还有一些暴露可能被视为不受欢迎的社会行为，病例组和对照组在承认这些暴露的意愿上可能存在差异。如果可预料到病例与本来适当的对照组之间的信息质量差异过大，则可选择其他方面不太理想的对照组，以尽量减小信息偏倚的影响。例如，一些以产妇访谈作为暴露数据来源的特定先天畸形产前危险因素研究，选择了患有其他畸形的婴儿作为对照组（Lieff et al.，1999）。如果畸形婴儿的母亲和正常婴儿的母亲报告的产前暴露程度不同，即使不存在关联，该对照组也会比由一般婴儿组成的对照组提供更有效的结果。

Daling等（1987）在进行肛门癌与肛交史的病例对照研究时，也是基于类似的推理，放弃了将病例所在地的当地人作为对照组的抽样框架。他们认为，男性癌症患者有关既往肛交情况的访谈资料比一般人群中的男性的这类资料更为完整。因此，他们选择罹患不同部位癌症（结肠癌）的男性作为对照组，他们认为这种癌症在病因学上不太可能与既往肛交行为有关。

当所考虑的暴露相当不精确或可以进行主观解释时，可能没有任何对照可以提供与病例相当的信息。唐氏综合征的病例对照研究（Scott，1958）就是一个很有启发性的例子。该研究试图确定怀孕期间的情绪"打击"是否可能是一个危险因素。作者对唐氏综合征患儿的母亲进行了访谈，询问她们是否遇到过"会给情绪稳定的女性带来压力或冲击的情况或事件"。对正常儿童的母亲和非唐氏综合征智力迟钝儿童的母亲进行了相同的访谈。尽管怀孕期间的情绪打击不可能对受孕时就已确定的病症起到任何诱因作用，但唐氏综合征病例的母亲中报告受到情绪打击的比例远远高于正常对照组的母亲（根据数据估计出的RR值为17.0）。使用其他智力迟钝儿童作为对照只能部分降低虚高的RR至4.3。

在对一种迅速致命的疾病或一种有损个人提供有效访谈数据能力的疾病进行访谈式研究时，有必要至少从一些代理受访者那里获得信息；通常，这些受访者是病例的近亲。一般来说，为了便于比较，应从对照组的代理受访者那里获得类似的信息，即使对照组有望提供更准确的数据。在解释基于代理受访者提供的暴露信息的病例对照研究结果时，需要特别谨慎。虽然并非每种情况都是如此（Nelson et al.，1990；Campbell et al.，2007），但病例和对照代理者所作回答的有效性可能存在很大差异。例如，Greenberg等（1985）调查了一家海军造船厂雇员的癌症死亡率与"核"工作之间存在明显密切联系的依据，这是在比较死于癌症的男性和死于其他疾病的男性的代理者提供的工作史时发现的。他们注意到，关于在核工业部分的工作，代理受访者提供的信息一般与造船厂就业记录中的信息相似；相反，对照组的代理者将其亲属的工作性质错误地归类为不涉及辐射。利用就业记录提供的数据（其中包括个人辐射剂量测定），该研究发现癌症死亡率与在造船厂受到的辐照之间几乎没有关联（Rinsky et al.，1981）。

在一项关于肺癌与被动吸烟的病例对照研究中，发现了一种虚假的负相关，该研究在一次分析中使用了从代理受访者那里获得的信息(Janerich et al.,1985)。在这项分析中,非吸烟者患肺癌的RR与配偶吸烟有关——-0.33(即风险降低67%)——几乎可以肯定这样的结果是由于病例的配偶担心自己的吸烟习惯导致配偶患上肺癌,所以假意尽量减少或否认自身的吸烟行为所致。

在大多数以访谈为基础的病例对照研究中,都是在病例确诊后数天至数月后才向病例询问相关信息。研究人员会询问这些人在确诊前的假定病因相关时期内的暴露情况。对于没有诊断日期的对照组,向他们提问的适当时间范围是什么?如果暴露发生在过去的某个时间段内,或一个较长的时期内,且最有可能与疾病相关,那么一般会询问对照组与病例组在同一时期内发生的事件。但是,在研究可能导致疾病的急性暴露时,让病例回忆发病前发生的事件,让对照组回忆过去相应时间内的事件,仍会导致偏倚——很有可能只有病例才会回忆起发病前不久发生的事件。这种差异可能导致研究者只能完整地确定病例的暴露情况,而不能确定对照的暴露情况。

针对这种担忧,一些调查潜在急性暴露的病例对照研究会询问对照组在访谈日期之前的时间段,而不是其病例的诊断日期(或在非匹配研究中,典型病例的诊断日期)。因此,在一项关于青少年脑膜炎球菌疾病危险因素的研究(Tully et al.,2006)中,病例被问及诊断前两周内发生的事件(平均发生在访谈前53天),而对照组则被问及访谈前两周内发生的事件。调查人员认为,与询问对照组在访谈前53天结束的两周内发生的事件相比,采用这种方法对病例对照组在回忆涉及传播的暴露(如"与多个伴侣亲密接吻")进行比较的可信度更高。然而,尽管在试图估计许多暴露的短期影响时这种方法是合理的,但如果病例和对照组对某一暴露的回忆随时间推移减少到相同程度,那么这种策略可能会适得其反。例如,在脑膜炎球菌病的研究中,病例报告在各自的两周间隔内参加宗教活动的比例远远低于对照组(调整后的比值比=0.1,95%CI=0.02~0.6)。几乎可以肯定的是,这种差异与病例对参加教堂活动的回忆能力相对较差(他们必须回想大约两个月前的情况)有关,而与参加教堂活动对脑膜炎球菌病发病率的真正影响无关。

病例和对照之间无法比较暴露情况并不局限于基于访谈或问卷的研究。大多数基于实验室的研究试图通过对样本进行对病例和对照状态的盲法测量来防止这种情况。如果可行的话,对于那些暴露情况需要从医疗或其他记录中确定的研究,进行这种盲法测量也是可取的。然而,有些情况下记录中可得信息的性质已经受到受试者是病例还是对照的影响。例如,发现在进行腹腔镜检查的100名不孕女性中(Strathy et al.,1982),有21名患有子宫内膜异位症。而在200名因其他原因接受腹腔镜检查(输卵管结扎)的女性中,仅有2%在记录中被标记为患有子宫内膜异位症。然而,对这种关联的解释并不清晰,因为在记录中鉴定和/或记录病例和对照(进行输卵管结扎的女性)中的子宫内膜异位症可能是不可比较的——只有在不孕症女性中,腹腔镜被明确用作检查子宫内膜异位症等情况的诊断工具。

5.4.6 根据病例对照研究结果估算归因危险度

有时,病例对照研究会发现某种暴露与疾病之间的OR较大,我们可能会怀疑暴露与疾病之间存在因果关系。想要限制或消除这种暴露,需要权衡其正面和负面后果。这种权衡必须以绝对而非相对的方式进行,因为同样的风险相对增加(或减少)对常见结果的影响远远大于对罕见结果的影响。从队列研究或随机试验收集的数据,可以直接估算出二分类暴露导致的疾病风险绝对增加值,即"归因危险度"(AR),为暴露者(I_e)与非暴露者(I_n)的发病率之差。公式I_e-I_n可改写为RR(I_n)-I_n,或I_n(RR-1)。由于RR可以通过OR来估算,因此估算可归因风险所需的唯一额外信息就是I_n的估算值。对于进行研究的人群,在以下情况下可以估算I_n:

(1) 该疾病在该总体中的总发病率(I)已知或可近似推算。

(2) 所选研究对照组的暴露频率(P_e)合理地反映了产生病例的总体的暴露频率。

给定条件(1)、(2),则:

$$I = I_e(P_e) + I_n(1 - P_e) = I_n\mathrm{RR}(P_e) + I_n(1 - P_{ee}) = I_n(P_e[\mathrm{RR} - 1] + 1)$$

因此,

$$I_n = \frac{I}{P_e(RR - 1) + 1}$$

举例来说,假设在某人群中有一种发病率为10/100 000人年的疾病,该人群中有5%的人在相关时间段内接触过暴露。表5.4.3总结了该人群的病例对照研究数据:

表5.4.3　病例对照研究数据

暴　露	病　例(%)	对　照(%)	OR
是	15	5	3.35
否	85	95	1

导致风险增加3.35倍的归因危险度为:

10=0.05+1/(3.35−1)21.0/100 000(人/年)

根据已表明存在因果关系的病例对照研究结果,还可以估算出因暴露而患病的暴露者的百分比。这一指标通常称为暴露人群中的"归因危险度百分比"(AR%)。其定义为:

$$AR\% = \frac{I_e - I_n}{I_e} \times 100\%$$

它可以仅用RR来描述:

$$AR\% = \frac{I_e}{I_e} - \frac{I_n}{I_e} = 1 - \frac{1}{RR} = \frac{RR - 1}{RR} \times 100\%$$

因此,病例对照研究的结果如果能提供有效的RR估计值(通过OR),无需借助其他假设或额外数据就能提供归因危险度百分比。此外,还可以估算出特定暴露行为在整个人群中导致的疾病发生率的百分比。这种测量方法,即"人群可归因风险百分比"(PAR%)或"病因学分数",就是将归因危险度百分比乘以人群中暴露病例的比例(P_e):

$$PAR\%=AR\% \times P_e$$

在本例中,

$$AR\%=\frac{3.35 - 1}{3.35} = 70.1\%$$

且

$$PAR\%=70.1\%(0.15)=10.5\%$$

5.4.7　病例对照研究在病因学方面的作用

随机试验无法回答与疾病病因有关的所有问题。许多潜在的致病或保护因素根本无法操纵——例如大多数遗传特征,或以任何可行的方式进行研究。对于许多暴露与疾病的关系,要么疾病太不常见,要么诱导期太长,故无法进行大规模或长持续时间的随机试验。最后,通常不可能进行单独的随机试验来衡量某类暴露的所有潜在类型、数量和持续时间的影响。

此外,仅仅依靠队列研究也无法获得答案。就像随机试验一样,所研究疾病的结果可能过于罕见,因此队列研究无法发挥作用。这就解释了为什么阴道腺癌和雷氏综合征的病因只能通过病例对照研究来评估——这些疾病太不常见,大多数队列研究(即使是在"暴露"的个体中)都无法产生任何病例。当暴露与疾病关系的诱导期很短或很长时,前瞻性队列研究的作用也很有限。如果诱导期很短,且个体的暴露状况随时间变化,队列研究就需要在队列成员中反复评估暴露状况。因此,关于饮酒与伤害发生的关联研究是病例对照性质的(Holcomb,1938)。如果不能回顾性地确定暴露状况,需要很长时间(可能需要几十年)才能显现出疑似病因关系的队列研究是不可行的。

虽然病例对照研究在评估不常见疾病的病因学方面可能具有特殊价值，但如果所研究的暴露在人群中极为常见或罕见，那么病例对照研究可能难以获得统计学上的准确结果(Crombie,1981)。因此，只有在20世纪40年代末对英国的几百名男性进行的病例对照研究(Doll,Hill,1950)才能可靠地得出吸烟与肺癌之间的关联，因为该人群中90%以上都是吸烟者。对于罕见的暴露——如职业暴露于某种被怀疑对健康构成风险的特定物质，或一种罕见的处方药——除非根据大量受试者结果得出较强的关联，否则即使是设计良好的病例对照研究，通常也只能提供与特定疾病发生有关的关联的暗示。

5.4.8 结论

病例对照研究将患病或受伤者(病例)与有患病或受伤风险的人(对照)进行比较，比较两者先前的暴露情况或某些特定的特征。

从大多数特定病症的病例对照研究中，可以通过病例的暴露比除以对照组的暴露比，得到相对危险度(RR)的估计值，即比值比(OR)。

病例对照研究结果的有效性可能会因为病例组与对照组在暴露或特征方面的差异而受到影响，而这些差异也与相关暴露的可能性或程度有关。

在大多数病例对照研究中，暴露状态的确定是在病例患病或受伤后进行的。这些研究可以对暴露-疾病关联作出无偏倚的估计，但前提是能够以高度的敏感性和特异性确定发病前的暴露状况。

在以下两种情况下：对研究对象进行随机化不符合伦理或不可行；研究终点结局不常见，病例对照研究的数据可能是判断暴露与结局之间潜在因果关系的最佳可用证据。

(翻译：缪小平；审校：王彤)

参考文献

Bloemenkamp, K.W.M., et al. (1999). Risk of venous thrombosis with use of current low-dose oral contraceptives is not explained by diagnostic suspicion and referral bias. Archives of Internal Medicine, 159, 65-70.

Breslow, N.E. and Day, N.E. (1980). Statistical Methods in Cancer Research. Vol. 1: The Analysis of Case-Control Studies. IARC Scientific Publication No. 32. Lyon, France: IARC Press.

Campbell, P.T., Sloan, M., and Kreiger, N. (2007). Utility of proxy versus index respondent information in a population-based case-control study of rapidly fatal cancers. Annals of Epidemiology, 17, 253-7.

Crombie, I.K. (1981). The limitations of case-control studies in the detection of environmental carcinogens. Journal of Epidemiology and Community Health, 35, 281-7.

Cummings, P. and Weiss, N.S. (1998). Case series and exposure series: the role of studies without controls in providing information about the etiology of injury or disease. Injury Prevention, 4, 34-57.

Daling, J.R., et al. (1982). Correlates of homosexual behavior and the incidence of anal cancer. The Journal of the American Medical Association, 247, 1988-90.

Daling, J.R., et al. (1987). Sexual practices, sexually transmitted disease, and the incidence of anal cancer. New England Journal of Medicine, 317, 973-7.

Doll, R. and Hill, A.B. (1950). Smoking and carcinoma of the lung. British Medical Journal, 2, 739-48.

Greenberg, E.R., et al. (1985). An investigation of bias in a study of nuclear shipyard workers. American Journal of Epidemiology, 121, 301-8.

Greenland, S. and Thomas, D. C. On the need for the rare disease assumption in case - control studies. American Journal of Epidemiology 1982, 116, 547-53.

Greenwald, P., et al. (1971). Vaginal cancer after maternal treatment with synthetic estrogens. New England Journal of Medicine, 285, 390-93.

Herbst, A.L., Ulfelder, H., and Poskanzer, D.C. (1971). Adenocarcinoma of the vagina: association of maternal stilbestrol therapy with tumor appearance in young women. New England Journal of Medicine, 284, 878-81.

Holcomb, R.L. (1938). Alcohol in relation to traffic accidents. Journal of the American Medical Association, 111, 1076-85.

Horwitz, R.I. and Feinstein, A.R. (1978). Alternative analytic methods for case-control studies of estrogens and endometrial cancer. New England Journal of Medicine, 299, 1089-94.

Hurwitz, E.S., et al. (1985). Public Health Service Study on Reye's syndrome and medications. Report of the pilot phase. New England Journal of Medicine, 313, 849-57.

Jackson, M.L., et al. (2017). Influenza vaccine effectiveness in the United States during the 2015-2016 season. New England Journal of Medicine, 377, 534-43.

Janerich, D.T., et al. Lung cancer and exposure to tobacco smoke in the household. New England Journal of Medicine 1985, 323, 632-6.

Laumon, B., et al. (2005). Cannabis intoxication and fatal road crashes in France: population-based case-control study. British Medical Journal, 331, 1371-4.

Lieff, S., et al. (1999). Selection bias and the use of controls with mal-formations in case-control studies of birth defects. Epidemiology, 10, 238-41.

McLaughlin, J.K., et al. (1985). Problems in the use of dead controls in case-control studies. II. Effect of excluding certain causes of death. American Journal of Epidemiology, 122, 485-94.

Nelson, L.M., et al. (1990). Proxy respondents in epidemiologic research. Epidemiologic Reviews, 12, 71-86.

Pearce, N. (1993). What does the odds ratio estimate in a case-control study? International Journal of Epidemiology, 22, 1189-92.

Rinsky, R.A., et al. (1981). Cancer mortality at a naval nuclear shipyard. Lancet, 1, 231-5.

Rothman, K.J., Greenland, S., and Lash, T.L. (2008). Modern Epidemiology (3rd ed.). Philadelphia, PA: Lippincott Williams & Wilkins.

Selby, J.V. (1994). Case-control evaluations of treatment and program efficacy. Epidemiologic Reviews, 46, 91-101.

Shapiro, S., et al. (1985). Risk of localized and widespread endometrial cancer in relation to recent and discontinued use of conjugated estrogens. New England Journal of Medicine, 313, 969-72.

Silverman, D.T., Hoover, R.N., and Swanson, G.M. (1983). Artificial sweeteners and lower urinary tract cancer: hospital vs. population controls. American Journal of Epidemiology, 117, 326-34.

Siscovick, D.S., et al. (1982). Physical activity and primary cardiac arrest. Journal of the American Medical Association, 248, 3113-17.

Smith, G.S., et al. (2001). Drinking and recreational boating fatalities: a population-based case-control study. The Journal of the American Medical Association, 286, 2974-80.

Stott, D.H. (1958). Some psychosomatic aspects of casualty in reproduction. Journal of Psychosomatic Research, 3, 42-55.

Strathy, J.H., et al. (1982). Endometriosis and infertility: a laparoscopic study of endometriosis among fertile and infertile women. Fertility and Sterility, 38, 667-72.

Tabuenca, J.M. (1981). Toxic-allergic syndrome caused by ingestion of rapseed oil denatured with aniline. Lancet, 2, 567-68.

Tully, J., et al. (2006). Risks and protective factors for meningococcal disease in adolescents. British Medical Journal, 332, 445-50.

Victora, C.G., et al. (1989). Infant feeding and deaths due to diarrhea. American Journal of Epidemiology, 129, 1032-41.

Weiss, N.S., et al. (1981). Incidence of ovarian cancer in relation to the use of oral contraceptives. International Journal of Cancer, 28, 669-71.

Weiss, N.S. (1994). Application of the case-control method in the evaluation of screening. Epidemiologic Reviews, 16, 102-8.

White, E., Armstrong, B.K., and Saracci, R. (2008). Principles of Exposure Measurement in Epidemiology: Collecting, Evaluating and Improving Measures of Disease Risk Factors (2nd ed.). Oxford: Oxford University Press.

Witte, J.S., Gauderman, W.J., and Thomas, D.C. (1999). Asymptotic bias and efficiency in case-control studies of candidate genes and gene-environment interactions: basic family designs. American Journal of Epidemiology, 149, 693-705.

Yang, Q. and Khoury, M.J. (1997). Evolving methods in genetic epidemiology. III. Gene-environment interaction in epidemiologic research. Epidemiologic Reviews, 19, 33-43.

5.5 队列研究

5.5.1 引言

队列研究是流行病学研究方法中的一个基本设计类型。队列研究的核心要素在于因果关联的时序性，即暴露发生在结局之前。研究开始时(基线)，招募一组有相同特征或者共同暴露经历的个体(即队列)纳入研究，追踪观察这种特征或暴露如何影响结局事件的发生概率。结局事件可为疾病的发病，也可以是某种健康/疾病状态的生物标志物的变化。当结局事件是某种疾病的发病时，队列基线中的个体需要满足未患此种疾病，且假定的危险因素具有足够的异质性，将个体分为暴露组和非暴露组。而将结局事件定义为某种健康/疾病状态的生物标志物变化时，研究的核心目标是探讨一系列预设的危险因素对疾病进展及疾病发展轨迹的影响。

识别暴露和危险因素是疾病预防工作的基石。至今，我们已有许多成功的预防策略案例，这些案例都是基于队列研究设计，找出暴露与疾病的关联，以制定有效的预防策略。例如，为了预防肺癌，应该禁止吸烟；为了防止HIV的感染，需要避免有风险的性行为和使用未经消毒的注射器；为了预防心脏病，需要通过合理的饮食、适当的锻炼和服用降脂药物等方式，维持正常的脂质水平。

然而，在实际应用中，我们必须面对疾病的病因复杂性，疾病往往是多个危险因素的共同作用的结果，并可能存在累积暴露的问题。因此，在设计预防策略时，必须同时考虑到上述因素。当暴露因素并非疾病的唯一充分原因，而是一系列充分病因中的组分病因时(Rothman et al.，2007；Szklo，Nieto，2018)，仅仅对该暴露因素进行控制并不能形成有效的预防策略。例如，基于队列研究的数据显示，通过适当的饮食补充可以使体内β-胡萝卜素水平升高，从而降低癌症发生风险(Willett et al.，1984)。然而，临床试验研究结果则显示：仅仅依靠补充β-胡萝卜素，并不能有效降低癌症的发病率(AlphaTocopherol，Beta Carotene Cancer Prevention Study Group，1994；Virtamo et al.，2003)。

5.5.2 队列研究类型

观察性队列研究与实验性研究或临床对照试验都属于前瞻性研究，都是观察在暴露因素(干预措施)的作用下，研究对象中发生疾病的情况。但是，临床试验设计中的研究对象是被随机分配到不同的实验(暴露)组，队列研究则是根据有无暴露和暴露的程度进行分组，因此临床试验研究可以看作是一种特殊类型的队列研究。考虑到观察性研究是在自然状态下进行观察，在控制调查员无法识别的潜在混杂因素方面具有局限性，因此在验证病因假设方面，实验研究比队列研究的效力更强。在临床试验中，随机化的作用是使两组具有可比性，从而可以确定一种疗法的效果。但是，随机对照试验在探索潜在有害暴露因素产生的效应时，不符合伦理标准或不可行；此外，由于试验参与者有严格的纳入和排除标准，临床试验结果的外推性往往是受限的。这就是为什么我们说观察性的队列研究,尽管存在很多的局限性,仍一直是流行病学研究方法中的一个非常重要的研究设计类型。

在一些研究中,调查员在进行研究的同时开始收集数据,而在另一些研究中,研究数据的获取先于研究进行或与研究不同步。这种研究设计类型又被称为“回顾性研究”(Vandenbroucke,1991),而这个术语也存在于病例对照研究中,所以可能会存在概念上的混淆。

最简单的队列设计是在基线和感兴趣的事件结局发生时随访个体以收集暴露等相关数据。更丰富的设计则包括有计划地定期随访来更新暴露数据,例如进行重复体格检查和实验室检查。当感兴趣的结局不是一个具体的事件,而是随时间发生改变的生物标志物(如通过滤过率测量肾功能变化)时,队列研究通常又被称为纵向研究。

5.5.3 队列研究设计

队列研究由“因”及“果”的特点,决定了暴露与结局关联时序的合理性。研究对象首次接触暴露因素的时间称为起点,如生命历程流行病学中的出生时期,或传染病流行病学中的微生感染时期。在理想状态下,队列研究可获得研究对象从起点到发生结局事件之间,尽可能多的完整数据。然而,在实际研究中,并非所有研究对象都是从起点开始随访,部分研究对象在研究开始时已经患病或存在风险暴露史。从起点开始随访的队列被称为发病队列,从起点经过一段时间后才开展的队列被称作患病队列。将发病队列和患病队列运用适当的统计方法结合起来分析,不仅可以得到更有效的估计,还可以提供恰当描述结局事件发生时间超出队列研究终止时间的方法(Muñoz et al.,1997)。

有的疾病起点明确且易观察,如从事高危风险职业;有的起点明确但不易观察,如病毒感染。此外,有的疾病没有明确起点,例如在冠心病中,其起点可能是冠状动脉内层粥样硬化斑块开始形成的时间,即冠状动脉狭窄达到一定程度,也可能是动脉粥样硬化斑块破裂并急性堵塞动脉分支导致心绞痛或心肌梗死的临床表现的时间。队列研究综合观察对象从疾病起点到感兴趣的结局事件发生,综合基线信息和随访过程中定期更新的信息,为描述疾病自然史提供完整的数据(Muñoz et al.,1992;Muñoz,Xu,1996;Muñoz et al.,1997)。

5.5.3.1 研究人群

队列可以是某一特定时期或特定范围内人群的总和。例如,Hoffmann等(1988)设计了一项关于荷兰1932年出生的男性的死亡率非同期研究队列。该队列招募了1950年接受兵役资格审查的84 349名18岁荷兰男性;研究人员使用基线(即当个体年龄为18岁)时收集的数据来描述肥胖与随后死因别死亡率之间的关联(Hoffmann et al.,1989)。

通常开展的队列研究不是群体的总和,而仅包括在某一特定时间和特定范围内的部分群体。如表5.5.1所示,20世纪50年代初在美国马萨诸塞州Framingham镇启动了Framingham队列研究,目的是研究心血管疾病的发病率和危险因素(Dawber,1980)。研究随机从当地35~59岁(共18 000人)的居民中选择6 507名成年人,其中4 469人初步同意参加。为控制可能存在的低应答率,研究额外招募了734名志愿者。在5 203名参与者的基线调查过程中,排除了76名具有心血管疾病相关的临床症状者,最终纳入5 127名参与者,每两年进行一次体检,并收集有关潜在危险因素的全部随访数据。

继Framingham队列研究之后,为提高研究结果的外推性,20世纪80年代,美国在心血管疾病队列研究中,招募了更多不同的地区、种族和社会经济的研究对象。如CARDIA(Coronary Artery Risk Development in Young Adults Study)队列(Friedman et al.,1988)在4个州共招募了5 115名18~30岁参与者;ARIC(Atherosclerosis Risk in Communities)队列(ARIC Investigators,1989)招募了15 800名45～64岁的4个州的居民;CHS(Cardiovascular Health Study)队列(Fried et al.,1991)则对美国另外4个社区的2 955名65岁及以上的居民开展了追踪随访。

除了特定范围的时间和地区,队列还可以是一组具有共同特征的个体构成的群体,这有助于后续开展随访工作,增加数据收集的准确性。例如,多中心艾滋病队列研究(MACS)(Kaslow et al.,1987;Dudley et al.,1995)纳入了美国4个大都市区域的男同性恋者,旨在描述HIV感染和艾滋病的疾病自然史(表5.5.1)。

表5.5.1 队列研究实例

	Framingham (Dawber,1980)	MACS (Kaslow et al.,1987;Dudley et al.,1995)	Norwegian electricians (Tynes et al.,1992)
研究目的	心血管疾病和高血压的发病率和危险因素	HIV感染和艾滋病自然史	电磁辐射与癌症发病率的关系
研究类型	同期	同期	非同期
日期	1949年至今	1984年至今	1960—1991
研究人群	居住在美国马萨诸塞州弗雷明汉镇的成年人	美国4个大都市地区的同性恋男子	1960年挪威人口普查中的电工
样本量	5 127	7 019	37 945
性别	男性和女性	男性	男性
基线年龄(岁)	30～62	18～70	20～70
主动随访	每2年进行一次研究访问,包括体检、心电图和实验室检查	每6个月进行一次研究访问,进行广泛的访谈,包括行为和医疗护理、体检、实验室检查以及为国家储存库采集血样	—
被动随访	• 临床记录(住院时) • 死亡证明	• 临床记录 • 死亡证明 • 国家死亡指数	• 癌症登记处 • 死亡证明

从1984年4月到1985年3月,MACS在美国的4个大都市((Baltimore,Chicago,Los Angeles,and Pittsburgh)招募了4 954名男性。为了增加少数族裔所占的比例,研究者于1987—1991年间又招募了668名男性,其中69.3%为非高加索人。为了研究治疗的长期效益以及潜在的不良反应,2001—2000年间研究又额外纳入1 397名男性。因此,截至2012年9月,整个MACS由满足以下3个主要的纳入标准的7 019名男性组成:有男男性行为、年龄超过18岁且入选时无艾滋病。7 019人中,2 905人(41%)为HIV初筛阳性者。为确定HIV诱导的免疫抑制水平,对所有研究对象每6个月进行一次随访,随访内容包括重复访谈、体格检查和血液采集。通过利用医生和医院的总结以及查阅病历来确认对艾滋病的诊断,并通过随访和持续检索死亡记录来监测研究对象的死亡发生状况。

当具有可获取基线数据的登记系统时,就可以开展非同期队列研究。例如,Nieto等(1992)利用1933年至1945年间黑格斯敦市(美国马里兰州)学龄儿童的体检登记表,开展了一个约有13 000名儿童组成的非同期队列,旨在研究儿童期肥胖与成年期死亡率之间的关系。研究使用1933年至1945年间获得的基线信息与1985年获取的死亡率结局数据进行了关联分析。在其他历史性队列研究中,例如Norwegian electricians队列,研究人群是所要调查的暴露因素的集合。因此,需要根据是否存在研究所考虑的可疑危险因素的特征来明确选择研究对象。如表5.5.1所示,Norwegian electricians根据1960年人口普查数据(Tynes et al.,1992),从挪威劳动人口的职业登记记录中选定了37 945名工人开展历史性队列。

随着电子健康档案的普及,在开展大规模的队列研究时,可以利用医疗保健数据库中的数据作为基础开展研究(Phillips et al.,1999;Sterne et al.,2009;Manolio et al.,2012)。结合队列研究方法与系统完整的国家注册登记系统(如丹麦)时,将有效地促进队列研究的发展(Frank,2000)。另一方面,队列研究可能会因为"阴性"对照(即健康受试者)相对稀缺和无法获得(或不服从)医疗服务的研究对象,使得样本代表性受限从而影响到结果的外推。此外,收集的临床用途数据存在质量无法保证的问题,尤其是在研究结果与临床治疗无直接关系(如社区决定因素、心理社会因素)时,通常无法严格遵循研究的标准化和质量控制。

最后,队列研究用于家族和遗传相关研究时,常常招募进入队列的研究对象的后代进行研究。如在20世纪70年代末,Framingham心脏研究再次成为这一研究方法的先驱,其招募了原始队列成员(及其配偶)的子女来组成Framingham子代研究(Kannel et al.,1979;Djousséet al.,2002)。

5.5.3.2 基线调查

在同期队列研究中,基线访谈的目的通常是根据暴露因素或要调查的因素、潜在的相关协变量(混杂因素)和影响效应的因子对研究对象进行分类。例如,Furth等(2006,2011)设计了一组儿童慢性肾脏疾病的队列以确定终末期肾脏疾病的危险因素,研究招募了586名肾小球滤过率为30～90 mL/min/1.73 m^2之间的1～16岁儿童,这些儿童肾功能水平不全,有患终末期肾脏疾病的风险。同时,基线调查还需要收集其他相关信息,如联系人信息,以便于对研究参与者进行后续追踪随访。

在理想状况下,队列研究的基线调查可以在一个连续的时间段内进行,以达到研究所需的样本量的时间作为终止时间。然而,在实际工作中,往往需要招募超出研究所需数量的研究对象,原因在于:替换基线时患病或出现研究结局的研究对象以及失访者;控制最初招募的队列样本代表性不足问题;应对疾病的流行规律的不断改变所带来的新的科学挑战。

5.5.3.3 随访

主动随访,即通过连续走访健康中心、邮寄问卷、电话或在线联系等方式主动联系随访对象。有时,也可以交替采用多种形式来收集参与者的相关信息。例如,在社区动脉粥样硬化风险(ARIC)研究的随访中,参与者每3年被要求返回诊所进行体检和补充评估(ARIC Investigators,1989);此外,每年都会对参与者进行电话随访,询问自上一次临床就诊至此次随访期间的所有的疾病就诊和住院情况。ARIC根据参与者的健康需求进行随访,这与基于临床的队列研究形成了鲜明的对比。

对于某些疾病和事件(如死亡、癌症等),可以使用国家人口死亡指数、登记注册表等外部资源来对研究对象的情况进行记录。不同类型数据的可用性和每个特定注册表的特点决定了记录链接系统的类型和自动化程度。

正确评估发病率及其决定因素是保证结局事件相关信息质量的基础。因此,在许多队列研究中,都要尽力确保有关疾病或死亡信息的准确性。通常,为确认研究对象访谈中记录的事件,会要求提供临床记录等文件。例如在肺癌研究中根据临床记录获取其组织学类型的信息;在脑血管相关研究中区分血栓性和出血性事件,这不仅是为了验证事件的发生与否,也是为了完善诊断相关信息。在将死因别死亡率作为结局事件的队列研究中,主要挑战之一就是确定具体的死亡原因,这就需要通过查询临床记录或对研究参与者死亡前的主治医生进行访谈来确认。

5.5.4 暴露类型和测量

队列研究中较为复杂的挑战之一是根据暴露因素类型对研究对象进行分类。暴露是指受试者接触过某种待研究的外部因素或本身具有某种待研究的特征或行为(Armstrong et al.,2008)。

5.5.4.1 暴露类型

暴露因素包括自身因素（如年龄、性别、种族、遗传因素、代谢因素和免疫功能等）和环境因素（如病毒和细菌、环境污染物、饮食、酒精和烟草消费等）。暴露因素有时还泛指一组能影响结局的不可分割的因素。例如，社会阶层中包括与个人行为、获得医疗服务、社会经济地位等相关的所有外部环境因素。

暴露既可以是固定的（如种族），也可以是变化的。暴露的变化可能是直接随时间进展而发生改变（如年龄和时期），也可能是随时间改变自身接触的频率（如每天吸烟量、生物标志物水平、食物摄入水平等）。当暴露不仅随时间变化，而且变化具有异质性（即不同个体的变化不同）时，我们将其称为内部（即在个体水平上）时间依赖性暴露。相反，暴露随时间变化的程度在给定群体的不同个体中一致，我们称之为外部（即在群体水平上）时间依赖性暴露。例如所处时期、季节性天气变化，特定地区的空气污染水平，食品中的添加剂，以及新批准的医疗方法的引入。

内部时间依赖性暴露的更新需要依靠对研究对象进行随访来获取数据。而外部时间依赖性暴露则主要源于外部资源，但有时在个体水平上获得的数据也可以用于定义在群体水平变化的更新（如日历周期）。例如始于1984年的MACS。这个队列研究的开展的时间，恰好正是有效对抗HIV感染者病毒复制疗法取得重大进展的时期。1998年，Detels等（Detels et al.，1998）报告了高效抗逆转录病毒疗法（HAART）的效力，数据表明从1995年引入HAART疗法后，后面的2年内（即1995年7月至1997年7月）艾滋病无症状期的时间实现了翻倍。2005年，Schneider等（Schneider et al.，2005）对长期使用HAART的有效性进行了人群评估，结果表明：从1995年初次引入HAART之后的6至10年，也就是2001年7月至2005年12月，艾滋病患者的中位生存时间增加了10倍，从HAART疗法引用之前的1.5年增加到了15年。

在队列研究中，可以测量两种类型的干预效果。第一种可以称之为“个体有效性”，即通过使用个体水平的医疗数据来模拟临床试验。但是，在分析过程中必须克服部分研究对象由于处于疾病晚期更有可能选择接受治疗而导致的随机化缺乏和指征混杂等问题（Ahdieh et al.，2000）。对个体效能的评价可以补充临床试验的结果，但通常会受到未知的残余混杂因素的影响（Phillips et al.，1999）。因此，针对个体效能数据的分析需要使用多变量生存分析方法，包括将治疗方法作为内部时间依赖性协变量纳入。然而，由于研究对象选择的复杂性，在作因果推断时需要运用更为复杂的方法（Robins et al.，2000；Cole et al.，2003）。这些方法包括倾向得分匹配法（Stuart，2010）、基于倾向得分的逆概率权重法（Robins et al.，2000）和边际结构模型法（Hernán et al.，2001）。这些方法的原理是构建一个样本，其中两组或多组（例如暴露/非暴露）的混杂因素均衡分布（Stuart，2010）。

越来越多的研究者关注的研究结局是研究对象所接受的众多疗法的有效性差异，但由于治疗方法往往倾向于提供给符合治疗指南要求中的“谁应接受治疗”和“何时接受治疗”的个体，因此存在很大的指征混杂。仅仅通过对治疗组和未治疗组结果的标准回归调整并不能达到有效控制指征混杂的目的。而基于接受治疗概率的逆概率权重方法是一种重要的替代方法。逆概率权重估计是研究基线时具有不同协变量值的个体之间治疗的因果效应的一种评估方法（Robins et al.，2000）。由于协变量通常是动态的，变化的数值可能会改变治疗对结局的影响，而边际结构模型的灵活性有限，如果某些协变量产生非常大或非常小的治疗概率，则模型可能会变得不稳定。逆概率权重方法为处理复杂的混杂因素提供了强有力的工具，特别针对纵向数据中一个时间点的结果可能会影响后续的治疗和最终结局的问题。当然，还有一些处理这一问题的更精细的方法，如可利用完整的历史数据对边际结构模型中的权重进行纵向更新。稳定的权重是提高了模型性能的关键要素之一。因此，倡议在涉及强混杂因素的研究问题时使用这些方法以克服经典多元回归方法的局限性。

队列研究可测量的第二种干预措施效果可称为“人群有效性”。它旨在量化人群的疾病发病率在大多数患者得到治疗的情况下和没有或只有很少的患者得到治疗时的差异。由于疗法的引入和使用与时间密切相关，因此主要比较的是不同时间段的特征差异。当时间的特征表现为不同的疗法可获得性时，可以发挥工具变量的作用，因其与治疗有关，但与疾病进展或疗法所需的生物标志物无关。因此，可在群体水平上准确估计某种疗法的效益(Greenland,2000;Martens et al.,2006)。为了控制幸存者偏倚和总体疾病进展,这种方法需要对不同治疗时期达到相似风险时间的组进行比较(例如,感染持续的时间或疾病被诊断后的时间)(Muñoz,Hoover,1995;Detels et al.,1998;Schneideret al.,2005)。人群有效性的衡量标准补充了临床有效性的衡量标准,并提供了一个关键的公共卫生指标:当仅有部分(通常是病情最严重的人)接受感兴趣的治疗时,减少的疾病负担指数(Muñozet al.,2000)。队列研究收集的综合数据对于消除可能的生态学谬误(即由于时间的推移而不是感兴趣疗法产生的效果)至关重要。队列研究不仅包括前瞻性收集医疗使用数据,还包括获取人群水平的医疗保健和实践以及依从性相关信息。

5.5.4.2 暴露测量

暴露可以定义为定量(连续)变量(如血压)或定性(分类)变量(如不吸烟者、曾吸烟者、现吸烟者)。

当随着时间的推移对暴露进行反复评估时,调查员不仅可以获得暴露量(剂量),还可以获得暴露持续时间(Armstrong et al.,2008)。量化暴露的剂量和持续时间有多种方法:(1) 累积暴露量(如吸烟包/年数、工作中接触放射性物质的辐射年数),(2) 近几年的平均暴露量(例如平均每天吸烟量、工作环境中的平均辐射量),(3) 最大暴露量(例如,每天的最大吸烟数量、行业中登记的最大放射性水平)。

研究对象的数据收集方法包括问卷调查、体格检查和关联登记注册表等。问卷调查不仅可以获得相关人口学资料、个人和家族史、疾病症状、行为和态度等信息,还可以记录自我报告的身体特征,如体重和身高。问卷可以通过个人、电话访谈或线上形式进行管理,也可以由参与者自己完成,还可以通过计算机辅助方法进行,这对于收集敏感数据(如性行为、药物滥用等)非常有用。现代技术的发展显著扩大了数据收集方法的范围。在获取有关饮食习惯、体育活动、血压等信息时,可以采用基于网络的仪器、智能手机和其他类型的移动设备来进行收集(Illner et al.,2012)。此外,登记注册表是外部资源,可用于补充主动随访,该方法有助于获得生命状态事件或感兴趣疾病的诊断(例如癌症登记处)。

5.5.5 时间跨度和结局类型

队列研究的目标是在随访期间能完整收集到研究对象的结局类型或疾病发生的测量指标。最常见的结局测量指标是处于风险中的个体发展到终点所需的时间。为了对这一指标进行正确描述,需要明确以下内容:(1) 起点,标志着个人因特定感兴趣事件的发展而面临风险的最初时间;(2) 终点,通常是临床症状的出现或死亡的发生;(3) 时间跨度。

5.5.5.1 时间-事件

时间-事件相关结局的使用,要求研究对象处于研究起点,从而得出研究起点到结局的整个时间段内的发病率。流行病学研究中使用的时间-事件结局的例子包括:(1) 在临床流行病学中,从临床诊断到死亡的时间,或从开始治疗到出现反应的时间;(2) 在传染病流行病学中,从感染到发病的时间(即潜伏期);(3) 在肿瘤流行病学中,从病情缓解到复发的时间;(4) 在行为流行病学中,从参加戒烟计划到个人完成戒烟的时间;(5) 在职业流行病学中,从入职到出现与职业相关健康结局的时间。

5.5.5.2 时间跨度类型

传统意义上,队列研究中使用的时间跨度是从研究开始(确定好队列并进行基线检查时)到感兴趣结局事件(如下一小节所述)发生的时间。例如,在Framingham研究数据的许多分析中,将随访的起点(0时刻)定义为每个参与者在1950年左右进行基线访谈/测试的日期。在分析过程中,部分研究对象开始于不同的年龄阶段,可以采用对基线年龄的统计调整来进行处理。

无论队列研究起点是否明确,使用年龄替代时间跨度都是令人感兴趣的一种方法(Korn et al.,1997)。但是,这种方法存在一个缺陷,当队列中的个体进行队列的年龄阶段不一致时,则无法观察到研究对象从出生至被招募进队列的时间段内的相关信息,而此时就需要具体分析方法容许延迟进入(又称为左截尾,详见下面的小节)。例如,基于Wisconsin睡眠队列对睡眠呼吸暂停与癌症死亡率之间的关联研究(Nieto et al.,2012)和关于HAART时期HIV感染者预期寿命的研究(Wada et al.,2013,2014)。

在大多数情况下,即使参与者接触的暴露因素是固定的,在不同的风险持续时间内,随访期内疾病的发病模式也不尽相同。有害暴露效应会随时间单调累积,从而导致发病率随时间递增(如,艾滋病确诊后,不接受任何治疗,最终死亡)。当一种暴露因素首先影响易感个体,人群疾病发病率会出现先增加后下降的趋势,这是由于随着时间的推移有抵抗力的个体数量会逐渐增加的缘故,如病毒感染中一部分个体获得了免疫力。当一种暴露因素携带的致病风险会随着时间的推移而减轻时,将会导致疾病发病率下降,如移植后死亡。有效的干预措施可以降低死亡风险,但其干预效果可能因衰老在内的其他生命过程所抵消,从而导致失效风险(Cox et al.,2013)。

5.5.5.3 从起点到事件发生的不完整观察

在某些队列研究中,并不是所有的个体都是从研究起点开始观察的,部分研究对象是在经历了不同时间段的风险后才进入研究。当一些个体进入队列研究之前的某个时期经历了可能导致其发生感兴趣事件风险的起点时,此时获得的数据是不完整的,称为延迟输入或交错输入。这些人从起点到队列研究开始时都未出现感兴趣的事件,而与他们有一些具有相似起点的在队列研究开始时已经发生了感兴趣的结局事件或已经死亡,从而丧失了参与队列研究的可能性。这些人的存在可能会导致幸存者偏倚,因此,需要对其产生的截尾数据进行调整。在队列研究中,我们将这种延迟输入数据定义为数据缺失的一种,包括截尾的事件数量和时间。

通常研究者不可能在所有参与的研究个体中都观察到结局事件的发生,因此无法确切获得生存时间的数据。队列研究中存在的不完整的数据被称为删失数据,其产生原因包括:(1) 研究终止时结局事件尚未发生,有时也被称为管理性删失;(2) 失访,由于患者变更联系方式、未继续就诊或拒绝访问等原因,无法继续随访,未能观察到结局事件;(3) 退出,患者死于其他疾病或由于其他原因导致死亡,而终止观察。最后一种情况更适合采用基于竞争风险模型的分析方法(Fine,Gray,1999;Putter et al.,2007;Checkley et al.,2010;Ng et al.,2016)。

研究对象失访数据在大多数情况下都是右删失数据,这意味着他们退出观察时是最后一次为研究贡献信息(即,在从左到右的时间轴上,右侧无可用数据)。有时,来自研究外部的信息(如死亡证明)可以被用于确定时间间隔。在这一时间区段内,研究对象由于失访而未观察到发生结局事件的时间。但在外部信息(如死亡证明)中发现其在失访的某个时间点死于感兴趣的结局事件。我们将该时间区段定义为研究对象发生失访的时间与死亡的时间之差。那么研究个体死于感兴趣结局事件的发生时间一定处于这一时间区段。在该种情况下获得的观测值称之为区间删失观测值。当使用年龄作为时间跨度,死亡率作为终点时,由于所有研究对象均预计会在125岁之前死亡,因此删失观察结果均为区间删失(Wada et al.,2013,2014)。

5.5.5.4 生物标志物的改变

在一些队列研究中,最重要的结局不是一个具体的事件,而是当个体暴露于不同的危险因素时,疾病标志物是否随时间的变化而有所不同。例如,在Furth等(2006)开展的中度肾功能不全儿童的队列研究中,研究的主要目的是确定能快速预测肾功能下降的因素(Pierce et al.,2011)。另一个例子是20世纪70年代由

Tager等(1983)在东波士顿进行的队列研究,显示了母亲吸烟对减缓儿童生长发育期肺功能预期增长的影响。该研究为随后的大量证据表明二手(非自愿)吸烟对健康会产生不利影响奠定了基础,并指导相关政策的发布。如禁止在工作和公共场所吸烟成为公众健康的基本预防措施。此外,队列研究不仅对阐明疾病的病因学作出了重大贡献,而且还推动了正确分析数据的相关统计方法的发展(Rosner et al.,1985)。

5.5.6 分析

进行有效的流行病学推断的一个基本条件是,为了使特定暴露与疾病存在因果联系,暴露组和非暴露组应与其他已知的可以解释疾病发生的异质性因素具有可比性(即不存在混杂)。在观察性队列研究中,可比性的实现需要依靠适当的分析方法,这些方法通常不局限于经典分层和回归分析。因果推断方法旨在模拟随机化,以评估特定暴露对在结局事件中暴露程度不同但与已知疾病相关的所有变量均有可比性的研究对象的影响。

感兴趣的结局类型决定了何种类型的分析能产生最合理的推断。表5.5.2简要总结了本文所述的分析方法。

表5.5.2 队列研究分析的主要方法

结局		综合指标	比较		关联测量
			暴露/非暴露(2样本)	多重(回归)	
Ⅰ	以人年为单位的事件	发病率	$(O-E)^2$/方差	Poisson	相对发生率
Ⅱ	时间–事件	Kaplan-Meier/最大似然估计	LogrankorMantel-Haenszel/似然比检验	比例风险/参数	相对时间/相对危险度
Ⅲ	随访时重复测量生物标志物	改变	基线和上次就诊之间变化简单测量的t检验	相关系数的回归;边际、条件、随机效应	随时间变化的差异

当以人年为单位收集结局数据时,泊松回归方法适用于进行数据分析(表5.5.2中的结局Ⅰ)。当研究起点不确定时,则需要采用特别适用于分析发病率随时间的变化趋势的分析方法。

当结局数据有明确的起点到终点事件的时间(表5.5.2中的结局Ⅱ)时,在起点后的t个时间段,可以通过非参数Kaplan-Meier(Kaplan,Meier,1958)曲线或参数方法中的最大似然法(Cox et al.,2007)来估计未发生结局事件的研究对象概率。两条生存曲线的比较可以使用Mantel-Haenszel(Mantel,Haenszel,1959)检验或似然比检验(Cox et al.,2007)。可以运用风险函数的半参数方法(Cox,1972)或在更丰富的参数模型下进行(Cox et al.,2007)回归分析来更直接地估计相对时间。它不仅能量化暴露如何影响结局事件,而且能量化暴露在多大程度上缩短(如果有害)或延长(如果有益)发生感兴趣结局事件的时间。在几个广泛使用的统计软件包中,不仅考虑了删失数据,还对延迟进入的研究对象进行了统计处理(Cox et al.,2007)。

当结局是随访期间重复测量的生物标志物时(表5.5.2中的结局Ⅲ),需要使用相关数据的回归分析方法。由于同一研究对象在进行随访过程中测量的生物标志物间存在关联,因此要求结局独立的统计方法如标准回归是不可靠的。

5.5.6.1 基于人–时的分析

人–时和率的计算

本部分描述的方法有助于分析不同暴露的个体组成的群体中以人年为单位的结局事件发生率,并且对研究起点的精确性并不严格限制。为了详细阐述该方法，我们以Precursors队列研究的数据为例。该队列纳入了1948年至1964年毕业于美国巴尔的摩约翰斯霍普金斯大学的1 337名医学生(Klag et al., 1993)。其中，共有1 271名学生(95%)完成了问卷调查，并在留校期间接受了检查。通过邮寄问卷的方式对该队列进行随访来研究全因死亡率和心血管疾病发生的决定因素("前体因素")。当参与者反馈他们患有心血管疾病时，需提供相关医院记录进行验证。表5.5.3显示了每一组(吸烟者和非吸烟者)在随访中获得的数据，"人-年"所在的列表示队列成员在指定年龄之间的总生存时间单位。以队列中的非吸烟者为例，在20～24岁时总寿命为862.5年，在25～29岁时总寿命为1929.5年。

表5.5.3 Precursors队列研究中基线吸烟量与1989年之前全因人年死亡率的内部比较

年龄(岁)	不吸烟者			吸烟者			
	死亡数	人-年	死亡率	死亡数	人-年	死亡率	预期死亡数[a]
20～24	1	862.5	0.001 16	1	886.5	0.001 13	1.0
25～29	2	1 929.5	0.001 04	2	2 195.5	0.000 91	2.3
30～34	0	2 052	0	1	2 360	0.000 42	0
35～39	1	2 064.5	0.000 48	4	2 354	0.001 70	1.1
40～44	1	2 029.5	0.000 49	6	2 280.5	0.002 63	1.1
45～49	3	1 940.5	0.001 55	2	2 182.5	0.000 92	3.4
50～54	5	1 501	0.003 33	13	1 819	0.007 15	6.1
55～59	5	827	0.006 05	11	1 187	0.009 27	7.2
60～64	4	370.5	0.010 80	13	582	0.022 34	6.3
65～69	0	103.5	0	4	106	0.037 74	0
70～74	1	17.5	0.057 14	0	23	0	1.3
75～79	0	1.5	0	0	0.5	0	0
合计	23			57			29.8

注：a 如果吸烟组与非吸烟组的年龄别死亡率相同，吸烟组中预计发生死亡的人数。

资料来源：Klag M J, et al. Serum cholesterol in young men and subsequent cardiovascular disease[J].New England Journal of Medicine, 1993, 328:313-318.

单因素分析

第一，内部比较。

当结局事件的发生率比较低时，可以通过计算标准化死亡率(SMR)来对暴露组和非暴露组进行比较。表5.5.3的最后一列使用Precursors研究的数据，显示了吸烟者如果具有非吸烟者的年龄别死亡率的"预期"死亡人数。例如，预计45～49岁吸烟者的死亡人数为0.001 55(死亡/年)×2182.5(人-年)=3.4。SMR是吸烟者中观察到的总死亡人数与以非吸烟者的年龄别死亡率计算出的预期总死亡数的比率，在本例中为57/29.8=1.9。

第二，外部比较。

在其他情况下，可以将研究组的死亡率与作为参考的总人口的死亡率进行比较。在该例中，需要使用人口统计学中的总死亡率来获得预期死亡人数的数据。因此，在Precursors队列研究中，将观察到的死亡率与美国白人男性的死亡率进行比较，见表5.5.4。观察到的死亡总数(23+57=80)除以基于人口统计学的预期死亡总数，得到与一般人群相比的队列SMR，在表5.5.4中的数据中，SMR为80/148.1=0.54。该结果表明，如果该队列的死亡率与一般人群的死亡率相同，则实际死亡率几乎是预期死亡率的一半。

表 5.5.4　Precursors 队列研究全国人年死亡率外部比较

年龄(岁)	标准死亡率[a]	研究队列		
		死亡人数	人-年	预期死亡人数[b]
20～24	0.001 909	2	1 749	3.3
25～29	0.001 747	4	4 125	7.2
30～34	0.001 676	1	4 412	7.4
35～39	0.002 087	5	4 418.5	9.2
40～44	0.003 161	7	4 310	13.6
45～49	0.005 217	5	4 123	21.5
50～54	0.008 668	18	3 320	28.8
55～59	0.013 756	16	2 014	27.7
60～64	0.021 406	17	952.5	20.4
65～69	0.033 121	4	209.5	6.9
70～74	0.050 338	1	40.5	2.0
75～79	0.074 685	0	2	0.1
合计		80	29,676	148.1

注:a 1980年美国白人男性死亡率。

b 根据1980年的全国全因死亡率预测1989年之前的全因别死亡率。

资料来源:Klag M J, et al. Serum cholesterol in young men and subsequent cardiovascular disease[J].New England Journal of Medicine,1993,328:313-318.

第三,多因素分析。

多因素分析的目的是确定在允许概率分布模型的随机变化下,能够解释疾病发病率特异性的暴露组合。泊松分布为在队列研究中观察到的发病率进行多因素分析提供了一个有用且合理的模型。理想情况下,多因素分析的最终回归模型应该具有合适的拟合优度,并且是最优简约的(即大多数回归系数具有统计学意义)。

5.5.6.2 生存分析

时间-事件结局用于实现流行病学中的以下目标:估计距离研究起点不同时间存活(即不发生感兴趣结局)的个体的百分比;比较暴露组和非暴露组的生存率;使用多因素分析和回归方法描述可能的多因素性质和解释观察到的不同亚组个体生存的异质性。

时间-事件分布的描述统计

如果T表示从研究起点到研究结局的时间变量,则对T分布最简单描述统计就是时间t的生存函数(其中t是正数),用$S(t)$表示,对应于队列基线中的个体生存超过时间t的概率。生存函数从值1开始,并向0单调递减。$1-S(t)$为队列基线中的个体在时间t之前或在t时刻结局事件的累积发生率。第p百分位数,用$t(p)$表示,是百分之p发生感兴趣结局的时间,即当$1-p=S(t(p))$时。在实际的研究中,往往广泛使用中位生存时间作为生存时间数据。中位生存时间即是第50百分位数,或者是自研究起点以来一半的研究对象出现感兴趣结局事件的时间。

$h(t)$,表示t时刻的风险函数,指的是在t时刻之前未出现结局事件的个体中,在下一单位时间内出现结局事件的个体所占的比例。也就是说,$h(t)$等于S在t处的斜率除以$S(t)$。值得注意的是,$h(t)$是一个条件概率，仅指在时间t前存活的队列子集。

图5.5.1描述了生存函数在第25百分位数的时间和t=12年时的危险度。第25个百分位数是6年，即$t(0.25)$=6年，因为它对应于25%的个体发生到研究结局的时间(即75%存活)。t=12年时的危险度为10%，对应的比值为0.04/0.40，即t=12时生存函数斜率(即0.04)除以t=12时的S值(即0.40)。

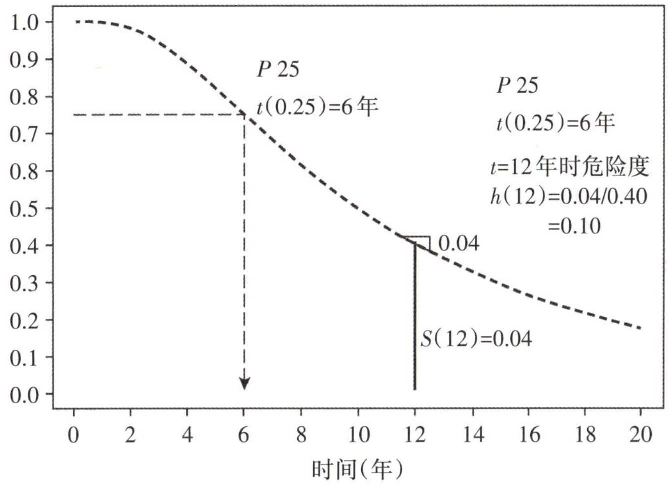

图5.5.1　生存函数解释示意图

生存函数的估计

观测值中的删失数据是一种数据缺失的类型，假设出现删失值的研究对象不是特定的亚组，那么在研究的任何时候，仍在观察中的研究对象便可以代表那些出现删失的受试者。对出现删失数据后的个体进行观察可以为估计若该个体仍留在研究中发生结局事件的可能及相关情况提供数据支撑。此外，由于研究中观察到研究结局的个体可以代表出现删失的个体，因此被观察个体的风险函数估计是无偏的，可以说明出现删失研究对象若在研究中会经历的风险。事实上，这也是Kaplan-Meier法(Kaplan，Meier，1958)的基础，即通过1减去观察到的瞬时危险的乘积来计算生存概率。

如图5.5.2所示，对MACS中随访的HIV感染者收集500 mL血浆，通过检测支链DNA(bDNA)观察HIV复制的情况。这五条Kaplan-Meier曲线(Mellors et al.，1997)清晰地展示了病毒载量对艾滋病疾病进程的重大预测价值。事实上，MACS的研究人员已经开发出了一些方法来量化病毒载量解释艾滋病发病时间变异性，并且通过此病毒载量可单独解释约50%的艾滋病发病时间变异性(Mellors et al.，2007)。

单因素分析

图5.5.2中，生存曲线的绘制对于比较不同暴露组间的生存时间十分有用。衡量暴露与生存之间的关联的方法有分别对应于生存曲线的横向(即相对时间)和纵向比较(即相对危险度)两种。第一种是相对时间，记为$t_1(p)/t_0(p)$，其中$t_i(p)$对应于i组(i=0.1)以p%概率出现结局事件所需的时间。第二种是相对危险度，记为$h_1(t)/h_0(t)$，其中$h_i(t)$是第i组(i=0.1)在t时刻的危险度。如果暴露缩短了生存时间，则相对时间将小于1，相对危险度将大于1。如果相对时间独立于p和/或相对危险度独立于t，则称时间和危险度是成比例的。在这种情况下，相对时间和相对危险度将分别在p和t的所有值上保持不变。由于百分位数是相对于整个队列而言的，而风险函数是以幸存者为条件的，因此不同队列所占的比例不同。基于参数模型的方法(例如对数正态回归)会更适合于相对时间的估计和检验(例如，比较暴露和非暴露组的中位生存时间)，同时还可以提供相对危险度的衡量标准(Cox et al.，2007)。基于比例风险的半参数方法侧重于相对危险度的估计和检验。由于对比例风险的要求较为严格，因此该方法需谨慎使用。

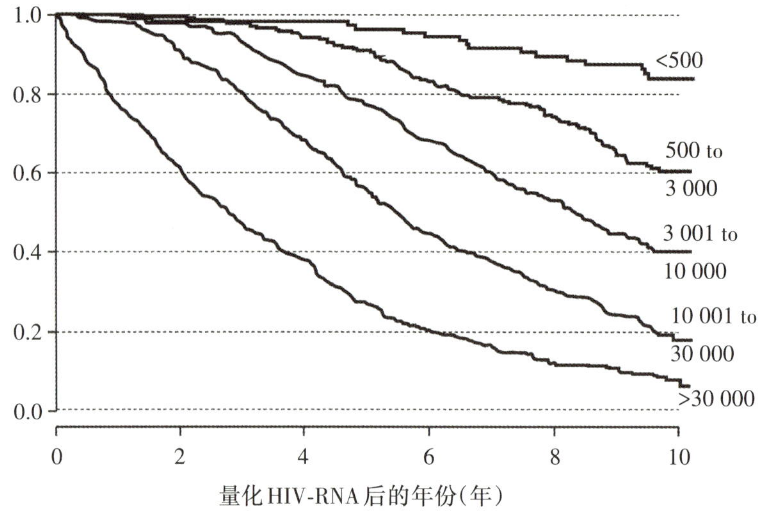

图5.5.2 血浆HIV-RNA载量与无AIDS的比例关系(拷贝数/mL)

资料来源:Mellors J W, et al. Prognostic value of HIV-RNA, CD4 cell count, and CD4 cell count slope for progression to AIDS and death in untreated HIV-1 infection[J]. Journal of the American Medical Association, 2007, 297: 2349-2350.

此外,还可以利用假设检验来评估两条或多条生存曲线之间的差异是否具有统计学意义,如log-rank检验(Peto et al., 1977)。

多因素分析

在生存分析中,最常用的多因素分析方法为比例风险回归(Cox, 1972)。这种半参数比例风险回归模型的特点是,它将带有代表性暴露因素和混杂因素的协变量($x_1 = x_2 = \cdots x_k$)的群体(即参照组)的风险函数设定为完全任意的形式。而对于协变量值为x_1至x_k的其他任何值的群体,其风险函数则被设定为参照组风险函数的固定倍数,这一倍数是基于协变量线性组合计算得出的。具体来说,协变量为($x_1 = x_2 = \cdots x_k$)组的风险可以表示为$h_x(t)$,即$h_x(t) = h_0(t)\exp(\beta_1 x_1 + \beta_2 x_2 + \cdots + \beta_K x_K)$。参数的解释与相对危险度直接相关。如果有两组由协变量组合而成的个体,其中一组的协变量取值为x,另一组的协变量取值为x^*,那么在时刻t,x^*相对于x在同一时刻的风险(即相对危险度)是给定的,即$RH(t) = \exp\left[\sum_{K=1}^{K}\beta_K(x_k^* - x_k)\right]$。由此可见,相对危险度是常数,不依赖于$t$,即风险成比例。如果$x$和$x^*$只在第$k$个协变量上相差一个单位,即$x^* = x_1, x_2, \cdots, x_{k+1}, \cdots, x_k$,则$x^*$相对于$x$的相对危险度为$RH(t) = \exp(\beta_k)$。

当研究人员不仅对相对风险感兴趣,而且还希望描述潜在的风险,以便探究机制,并希望量化暴露如何改变无结局事件生存时间的大小时,参数模型会是一个更具吸引力的选择(Cox et al., 2007)。为了对时间-事件数据进行参数分析,广义伽马分布提供了一个简洁且灵活的分布簇。广义伽玛分布$GG(\beta, \sigma, k)$有3个参数,其中位置参数β控制了在σ和k的固定值情况下中位数的值;尺度参数σ决定了在k的固定值且与β无关的情况下4分位数间距比率(即IQR=第3、4分位数/第1、4分位数)值;参数k则决定了在β=0,σ=1的标准广义伽马分布的百分位数。广义伽马分布包含了常用的参数模型,在k为0和1的特定情况下,分别对应于对数正态和Weibull模型。更重要的是,参数k和σ共同决定了风险函数的类型,并产生了广义伽玛分布所包含的丰富风险类型的图形分类(Cox et al., 2007)。具体来说,这个分类表明,广义伽玛分布簇包括了4种常见的风险函数类型:增加型,减少型,U形或浴缸形,以及倒U形或拱形。更重要的是,广义伽玛$t(p;\ \beta, \sigma, k)$的第p百分位数可以用3个参数来表示,通过简单的方程式$t(p;\ \beta, \sigma, k) = e^{\beta}[t(p;\ \beta, \sigma, k)]^{\sigma}$来分析这3个参数在确定百分位数分布中的作用。

传统的广义伽马回归模型可写作$GG(\beta' x, \sigma, k)$,在此,协变量向量为x的个体组的时间分布具有不同的位置参数,但尺度和形状相同。在这种情况下,协变量为x^*的组相对于协变量为x的组的时间是常数(即时间成比例)，并等于$\exp[(x^{*}-x)]$。时间不成比例的情况可通过允许依赖于协变量来包含，并且可以通过进一步允许k依赖于协变量来实现模型的完全泛化。常用的软件可以实现广义伽马回归的完全泛化形式，如STATA中的streg命令。

Schneider等(Schneider et al.，2005)使用来自MACS队列(男同)和妇女跨部门艾滋病研究的数据，描述了1984—2004年不同抗逆转录病毒疗法引入后临床艾滋病疾病进展的生存模式如何变化，为生存数据的参数回归分析提供了丰富的实例。表5.5.5展示了基于多变量Cox比例风险回归模型得出的相对危险度，以及基于多变量Weibull回归模型得出的相对时间。最后两个高效联合抗逆转录病毒疗法(HAART)时期(1998年7月—2001年6月和2001年7月—2003年12月)和无/单药治疗时代(1989年之前)之间相比较，AIDS存活率存在显著差异。在使用稳定高效联合抗逆转录病毒治疗(HAART)的两个时期，从艾滋病开始到死亡的时间(经年龄、性别、艾滋病诊断类型和诊断时CD4细胞计数调整后)分别增长了8倍和11倍。这项分析说明了队列研究在衡量人群水平上干预措施有效性方面可以发挥十分重要的作用。

表5.5.5　基于MACS和WIHS队列对5个时期内首次诊断艾滋病(AIDS)患者的一般情况及调整后的相对危险度和相对生存时间描述(1984年7月～2003年12月)

变量	时期				
	1984年7月—1989年12月	1990年1月—1994年12月	1995年1月—1998年6月	1998年6月—2001年7月	2001年7月—2003年12月
疗法	无/单药治疗	单药治疗/联合疗法	HAART疗法	短期HAART	中期HAART
人数	633	660	472	496	464
女性(%)	NA[a]	NA[a]	65%	72%	74%
AIDS患者	633 (100%)	660 (100%)	472 (100%)	143 (29%)	57 (12%)
AIDS诊断日期中位数(IQR)[b]	1987年10月(1986年4月—1988年12月)	1992年4月(1991年2月—1993年6月)	1996年1月(1995年7月—1996年11月)	1996年11月(1995年12月—1998年9月)	1997年3月(1996年1月—1999年10月)
诊断AIDS时年龄M(IQR)[b]	36.5 (32.1～41.1)	39.7 (35.3～43.9)	39.7 (34.5～44.5)	39.8 (35.1～44.8)	40.1 (35.6～45.2)
AIDS诊断时CD_4细胞计数M(IQR)[b]	141 (64～273)	90 (35～194)	196 (78～390)	241 (117～439)	268 (130～456)
人-年	685	912	796	1,156	992
死亡数 占总人年数的百分比	388 57%	445 49%	109 14%	71 6%	44 4%
相对危险度(95%CI)[c,e]	1	0.65 (0.55, 0.77)	0.21 (0.15, 0.28)	0.08 (0.06, 0.13)	0.06 (0.03, 0.10)
相对时间(95%CI)[d,e]	1	1.42 (1.24, 1.62)	3.57 (2.77, 4.61)	7.82 (5.86, 10.45)	10.65 (7.66, 14.80)

注：a NA，自1994年10月WIHS开始以来不适用；
b M(IQR)，中位数(四分位间距)；
c Cox比例风险回归；
d 满足比例风险假设的Weibull回归；
e 调整AIDS诊断时的年龄、诊断类型、性别、诊断前1年内的CD4计算。

资料来源：Schneider M F, et al. Patterns of the hazard of death after AIDS through the evolution of antiretroviral therapy: 1984-2004 [J]. AIDS, 2005, 19(17): 2009-2018.

纵向数据分析

在队列研究中,我们有时更关注的是特定生物标志物的变化,而非结局事件的发生。例如,我们可能会关注血压、体重、白细胞计数、病毒载量、肾小球滤过率、肺功能、C反应蛋白,或CD4细胞计数的变化。以多中心艾滋病队列研究(MACS)为例,通过使用从1984年到2006年每半年一次随访的数据,揭示了纵向数据在定期随访队列研究中的价值。队列选择在研究参与者在HIV抗体检测呈阳性后开始首次随访,同时收集了他们的治疗数据、CD4细胞计数(免疫抑制标志物)和HIV-RNA(每毫升血浆中HIV的拷贝数)。研究设定了200、350和500个细胞/mm³作为阈值,根据参与者在指定时间内是否接受过任何治疗、是否仅接受抗逆转录病毒治疗而非HAART,或者是否正在接受HAART,并且随访发生在治疗开始后的3年内或3年后,来描述HIV-RNA在不同CD4细胞计数中的分布。研究采用了两种方法来测量HIV-RNA:一是HIV-RNA的中位数,二是无法检测到HIV-RNA(即<50拷贝/mL)的某一特定类别的CD4细胞计数和治疗的就诊人数百分比。图5.5.3利用菱形等分图形显示了CD4细胞计数和治疗对HIV-RNA的影响,其中每个方块上的阴影面积均与HIV-RNA成比例(Li et al,2003)。这两组数据均凸显了在所有CD4细胞计数中,HAART在抑制病毒复制方面所起的重大作用。

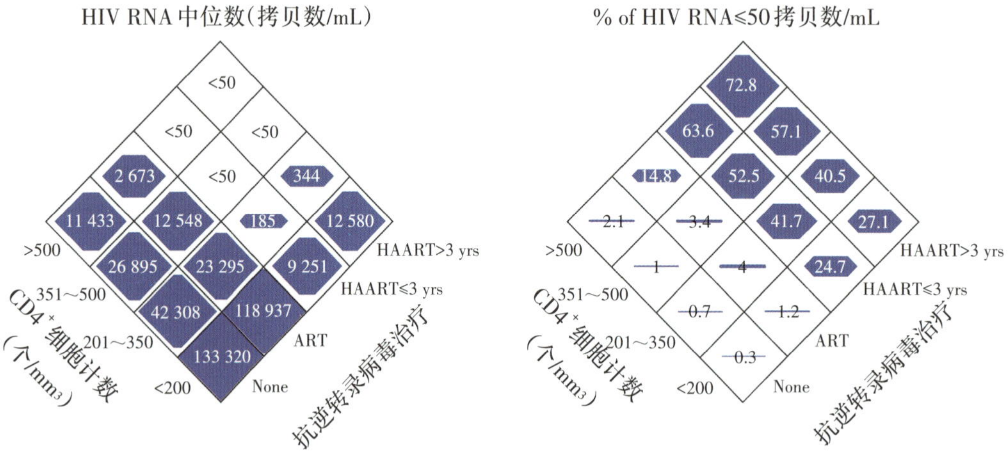

图5.5.3 基于MCAS队列CD4细胞计数和抗逆转录病毒治疗对HIV患者HIV-RNA的影响(1984—2006)

纵向数据的分析方法可以大致被分为3类:边际模型、条件模型和随机效应模型。边际模型的主要目标是整合多个与随访次数相对应的横断面数据,以便提供关于暴露因素和疾病之间横断面关系的最有效概述。在此方法中,纵向组件通常通过将年龄或自基线起的时间作为模型的回归部分的协变量而纳入。处理个体内重复测量间的相关性的方法包括参数方法(Jennrich,Schluchter,1986)和非参数方法,其中后者将相关性视为一种干扰因素(Zeger,Liang,1992)。条件模型的主要目标是基于过去的结果值以及当前和过去的暴露状况对当前结果进行回顾(Rosner et al.,1985)。随机效应模型的主要目标是允许不同个体根据方差分量具有不同的截距和斜率,并提供对跨个体变化率的直接平均值的估计。图5.5.4描绘了随机效应模型,其中总体平均线的截距为α,斜率为β,而第i个个体的线的截距为$\alpha + a_i$,斜率为$\beta + b_i$,其中的偏差被视为随机效应(Laird,Ware,1982)。

当进行生物标志物(例如肺功能、血压、传染病原体的病毒载量)的纵向评估时,适合描述数据概率结构的方式是固定和随机效应(即混合效应)的正态分布生物标志物的线性模型。在最简单的两组情况(即,暴露状况的值为0或1)随时间呈线性变化时,固定效应描述了每一组的平均轨迹线。具体来说,对于未暴露组,生物标志物的平均轨迹由$\beta_0 + \beta_1 t$表示;对于暴露组,生物标志物的平均轨迹由$(\beta_0 + \beta_0^*) + (\beta_1 + \beta_1^*)t$表示。在这种情况下,$\beta_0^*$表示暴露对基线水平的固定效应,$\beta_1^*$表示暴露对生物标志物随时间变化的固定效应。随机效应允许每组中的个体在固定效应的平均线周围产生随机变化(即每个个体的轨迹线可在固定效应的平均线周围随机变动，如图5.5.4所示）（Laird，Ware，1982）。

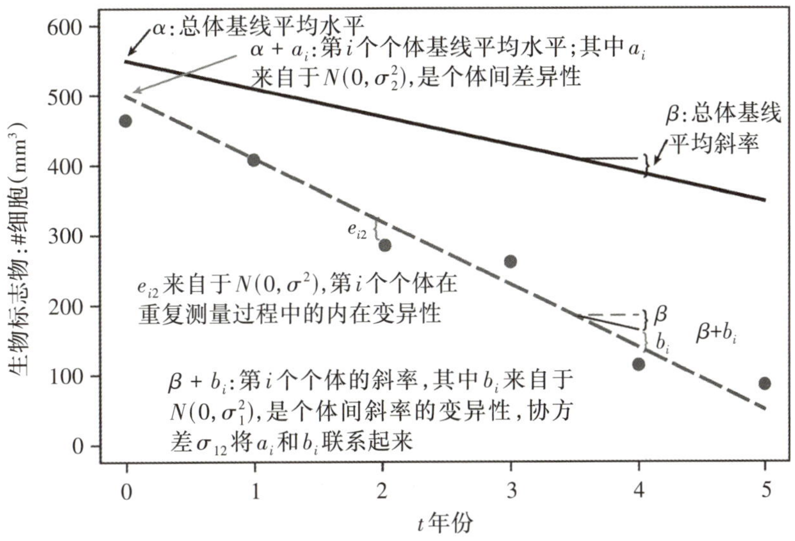

图5.5.4 用于队列研究纵向生物标志物数据分析的具有随机截距和斜率的线性模型

注：群体平均值用黑色实线表示，第i个个体的随机偏离用灰色虚线表示

生存数据和纵向数据的联合分析

在队列研究中，终点事件的发生通常标志着随访的结束，因此出现研究结局参与者的随访轨迹通常比那些没有出现结局事件参与者的短。当受试者因暴露影响或疾病进展等相关原因退出研究时，收集的纵向数据将会存在信息缺失的问题。如果我们感兴趣的生物标志物在出现研究结局的参与者中变化更大，单独进行纵向数据分析可能会导致对生物标志物变化率的偏误估计，因为这将过度加权那些轨迹更长且变化较少的数据。时间-事件数据和纵向生物标志物数据的联合模型旨在正确描述暴露与两种独立但相关的结果过程之间的关系。对于纵向数据，联合模型需要考虑到由于同一结果的重复测量而产生的依赖性，以及在同一人身上测量的不同结果之间的关联性。共享参数模型的发展为这一问题提供了解决方案，通过一个连接同一人所有测量结果的共享随机效应向量，提供了两种数据类型之间必要的依赖结构。通常情况下，考虑到随机效应后，我们可能会假定两种结果（研究终点和生物标记物）在给定随机效应的条件下是独立的，这样的假设可以简化联合似然的因子分解。每种结局的边际效应分布的参数模型，以及随机效应的多元正态分布的标准假设，为联合似然的完整描述提供了基础。在SAS和STATA等标准统计软件包中可以拟合这些模型。

5.5.7 效度和偏倚

外部效度是指队列研究的结果可以外推或泛化到参考人群的程度。当队列由志愿者组成时，由于志愿者与一般人群相比，可能有更高的受教育程度、更关注自身、个人经济状况更好等，因此代表性可能会受到限制。队列相对于一般人群的代表性或缺乏代表性也由抽样框架的固有特性决定。例如，Framingham队列的成员是新英格兰这个小镇人口的代表性样本，但是这个队列人群可以代表一般人群的观点是存疑的。

即使队列的代表性存疑，队列亚组（例如暴露组和未暴露组）之间的内部比较可能仍然有效（内部有效性）。例如，在Precursors研究中，观察到SMR为54%（表5.5.4），这表明Precursors队列的死亡率几乎是同性别、种族和年龄的美国普通人口死亡率的一半。显然，这是因为这个队列由医学生组成，他们一般属于比平均人口更高的社会经济阶层，因此限制了对这一队列中发病率或死亡率绝对值进行概括估计的能力。然而,可以进行合理的假设,即这个人口群体中的吸烟者和非吸烟者的死亡率的相对比较(表5.5.3)是有效的,或者说,由于队列的代表性不足而影响死亡率绝对值的偏倚程度在两个组中比例相似;在这种情况下,即使是在严格意义上并不具有代表性的队列,也可以得出相对危险度(或SMR)的无偏估计。

在队列研究中,内部效度不仅基于建立队列时暴露和非暴露者选择的可比性,还基于失访者与继续在研究中的受试者之间的可比性。如果失访者与仍在队列中的受试者相比,具有不同的生存经历,那么生存的总体估计就会存在偏倚,即不能准确代表原始队列中人群的生存经历,此时需要采用特殊方法避免信息审查而导致的偏倚(Robins, Finkelstein, 2000; Howe et al., 2011)。

5.5.7.1 偏倚

在评估因失访可能导致的偏倚时,需要重点关注的是发生了哪种类型的失访。在队列研究中,由于不同类型失访导致的偏倚在概念上类似于病例对照或其他类型流行病学研究中的选择偏倚。

还有一些类型的偏倚会影响队列研究的内部效度,例如在信息偏倚中的监测偏倚。当暴露于某一确定的危险因素的人比非暴露者受到更仔细的监测或照看时,这种偏倚就会存在。如果疾病有一个很长的亚临床期,则可能会夸大暴露因素与疾病结局之间的关联程度。例如,糖尿病患者通常需要定期进行检查,其中包括血压测量。因为在高血压病的自然史中,存在一个很长的无症状期。在定期临床评估的情况下,糖尿病患者则更有可能被诊断为高血压。所以,糖尿病和高血压之间存在的强关联可能部分是由于监测偏倚所引起的。即使在系统收集信息的队列研究中,如果观察者知道参与者的病史,他/她就可能会以有偏倚的形式评估疾病的发生,即调查者偏倚。如果队列研究有严格的信息收集方案(例如对于研究对象的暴露状况采用盲法处理)和训练有素的观察员,那么将可以有效预防和控制信息偏倚的发生。

与所有流行病学研究一样,队列研究对参与者是否存在暴露或是否发生所研究疾病的分类存在错误时,就可能会产生错分偏倚。当错分偏倚等同地发生在用于比较的两组之中(暴露组和非暴露组),或者当暴露测量误差在患病和非患病组之间无差异时,偏倚通常(但不总是)是保守的;也就是说,倾向于低估真实关联(Flegal et al., 1991; Mertens, 1993)。

5.5.8 应用和结论

即使考虑到上一节讨论的内部和外部效度的潜在局限性,队列研究依然值得观察流行病学中其他所有设计类型参考。一些使横断面和病例对照研究的解释复杂化的某些类型的偏倚(Schlesselman, 1982)在队列研究中并不存在,例如回忆偏倚(病例组和对照组对暴露的回忆不同)和横断面偏倚(暴露组和非暴露组的疾病持续时间不同)。队列研究中因果现象发生的时间顺序是合理的,是因果关系推断的经典标准之一(Hill, 1965)。

队列研究的另一个优点是,可以研究除最初计划外的多个事件的发生。例如,Framingham队列除了研究最初设想的目标假设外,还一直是研究若干假设的基础(Kannel, 1990)。例如,研究一些因素与癌症(Kreger et al., 1991)、老年痴呆症(Bachman et al., 1993)、认知功能(Elias et al., 1993; Au et al., 2006)、骨质疏松症(Hannan et al., 1992)、听力损失(Gates et al., 1990)、肾功能(Culleton et al., 1999)、肺功能(Wilk et al., 2009)、医疗保健偏好等之间的关联。此外,随着新知识的获得和新问题的出现,队列研究成为一个可以扩大初始科学范围的研究平台。

队列研究已被证明在包括心血管疾病(Dawber, 1980)、癌症(Doll, Hill 1952; Doll et al., 2005)和传染病(Samet, Muñoz, 1998)在内的许多医学研究领域极具价值,同时也可能对制定公共政策(如治疗指南)大有裨益。在实施干预措施之前对队列进行随访,提供了描述疾病的自然史最适当的数据。此外,如果这些研究在干预措施实施后继续收集数据，那么这些干预前数据的用途表现在：(1) 作为评估和/或确认干预措施有效性的历史对照(Jacobson et al.,2002)；(2) 一旦干预措施得到广泛实施，可以在人群层面作为确定干预措施的有效性的参考(Detels et al.,1998;Muñoz et al.,2000;Schneider et al.,2005)；(3) 一旦临床试验证明干预有效，则可以确定亚组应接受治疗的机制(Colem,2004;Sterne et al.,2009)。从公共卫生的角度来看，人群有效性量化了治疗最需要治疗的患者而实现的疾病的减少。因此，队列研究是公共卫生和政策制定的基石(Szklo,Nieto,2018)。

(翻译：方心宇、叶冬青；审校：毛琛)

参考文献

Ahdieh, L., et al. (2000). Selection by indication of potent antiretroviral therapy use in a large cohort of women infected with human immunodeficiency virus. American Journal of Epidemiology, 152(10), 923-33.

Alpha-Tocopherol, Beta Carotene Cancer Prevention Study Group (1994). The effect of vitamin E and beta carotene on the incidence of lung cancer and other cancers in male smokers. The New England Journal of Medicine, 330(15), 1029-35.

ARIC Investigators (1989). The Atherosclerosis Risk in Communities (ARIC) Study: design and objectives. The ARIC Investigators. American Journal of Epidemiology, 129(4), 687-702.

Armstrong, B. K., White, E., and Saracci, R. (2008). Principles of Exposure Measurement in Epidemiology: Collecting, Evaluating, and Improving Measures of Disease Risk Factors (2nd ed.). New York: Oxford University Press.

Au, R., et al. (2006). Association of white matter hyperintensity volume with decreased cognitive functioning: the Framingham Heart Study. Archives of Neurology, 63(2), 246-50.

Bachman, D.L., et al. (1993). Incidence of dementia and probable Alzheimer's disease in a general population: the Framingham Study. Neurology, 43(3 Pt 1), 515-19.

Checkley, W., et al. (2010). Inference for mutually exclusive competing events through a mixture of generalized gamma distributions. Epidemiology, 21(4), 557-65.

Cole, S.R., et al. (2003). Effect of highly active antiretroviral therapy on time to acquired immunodeficiency syndrome or death using mar-ginal structural models. American Journal of Epidemiology, 158(7), 687-94.

Cole, S.R., et al. (2004). Accounting for leadtime in cohort studies: evaluating when to initiate HIV therapies. Statistics in Medicine, 23(21), 3351-63.

Cox, C., et al. (2007). Parametric survival analysis and taxonomy of hazard functions for the generalized gamma distribution. Statistics in Medicine, 26(23), 4352-74.

Cox, C., Schneider, M.F., and Muñoz, A. (2013). Quantiles of residual survival. In: Lee, M., et al. (eds.) Risk Assessment and Evaluation of Predictions. New York: Springer, pp. 87-106.

Cox, D.R. (1972). Regression models and life-tables. Journal of the Royal Statistical Society, 34(2), 187-202.

Culleton, B.F., et al. (1999). Prevalence and correlates of elevated serum creatinine levels: the Framingham Heart Study. Archives of Internal Medicine, 159(15), 1785-90.

Dawber, T. (1980). The Framingham Study — The Epidemiology of Atherosclerotic Disease. Cambridge, MA: Harvard University Press.

Detels, R., et al. (1998). Effectiveness of potent antiretroviral therapy on time to AIDS and death in men with known HIV infection duration. Multicenter AIDS Cohort Study Investigators. JAMA, 280(17), 1497-503.

Djoussé, L., et al. (2002). Serum albumin and risk of myocardial in-farction and all-cause mortality in the Framingham Offspring Study. Circulation, 106(23), 2919-24.

Doll, R., et al. (2005). Mortality from cancer in relation to smoking: 50 years observations on British doctors. British Journal of Cancer, 92(3), 426-9.

Doll, R. and Hill, A.B. (1952). A study of the aetiology of carcinoma of the lung. British Medical Journal, 2(4797), 1271-86.

Dudley, J., et al. (1995). The Multicenter AIDS Cohort Study: retention after 9 1/2 years. American Journal of Epidemiology, 142

(3), 323-30.

Elias, M.F., et al. (1993). Untreated blood pressure level is inversely related to cognitive functioning: the Framingham Study. American Journal of Epidemiology, 138(6), 353-64.

Fine, J.P. and Gray, R.J. (1999). A proportional hazards model for the subdistribution of a competing risk. Journal of the American Statistical Association, 94(446), 496-509.

Flegal, K.M., Keyl, P.M., and Nieto, F.J. (1991). Differential misclassification arising from nondifferential errors in exposure measurement. American Journal of Epidemiology, 134(10), 1233-44.

Frank, L. (2000). Epidemiology. When an entire country is a cohort. Science (New York, N.Y.), 287(5462), 2398-9.

Fried, L.P., et al. (1991). The Cardiovascular Health Study: design and rationale. Annals of Epidemiology, 1(3), 263-76.

Friedman, G.D., et al. (1988). CARDIA: study design, recruitment, and some characteristics of the examined subjects. Journal of Clinical Epidemiology, 41(11), 1105-16.

Furth, S.L., et al. (2006). Design and methods of the Chronic Kidney Disease in Children (CKiD) prospective cohort study. Clinical Journal of the American Society of Nephrology: CJASN, 1(5), 1006-15.

Furth, S.L., et al. (2011). Metabolic abnormalities, cardiovascular disease risk factors, and GFR decline in children with chronic kidney disease. Clinical Journal of the American Society of Nephrology: CJASN, 6(9), 2132-40.

Gates, G.A., et al. (1990). Hearing in the elderly: the Framingham cohort, 1983-1985. Part I. Basic audiometric test results. Ear and Hearing, 11(4), 247-56.

Greenland, S. (2000). An introduction to instrumental variables for epidemiologists. International Journal of Epidemiology, 29(6), 1102.

Hannan, M.T., Felson, D.T., and Anderson, J.J. (1992). Bone mineral density in elderly men and women: results from the Framingham osteoporosis study. Journal of Bone and Mineral Research, 7(5), 547-53.

Hernán, M.A., Brumback, B., and Robins, J.M. (2001). Marginal structural models to estimate the joint causal effect of nonrandomized treatments. Journal of the American Statistical Association, 96(454), 440-8.

Hill, A.B. (1965). The environment and disease: association or causation? . Proceedings of the Royal Society of Medicine, 58(5), 295-300.

Hoffmans, M.D., Kromhout, D., and Coulander, C.D. (1989). Body mass index at the age of 18 and its effects on 32-year-mortality from coronary heart disease and cancer. A nested case-control study among the entire 1932 Dutch male birth cohort. Journal of Clinical Epidemiology, 42(6), 513-20.

Hoffmans, M.D., Kromhout, D., and de Lezenne Coulander, C. (1988). The impact of body mass index of 78,612 18-year old Dutch men on 32-year mortality from all causes. Journal of Clinical Epidemiology, 41(8), 749-56.

Howe, C.J., et al. (2011). Limitation of inverse probability-of-censoring weights in estimating survival in the presence of strong selection bias. American Journal of Epidemiology, 173(5), 569-77.

Illner, A.K., et al. (2012). Review and evaluation of innovative technologies for measuring diet in nutritional epidemiology. International Journal of Epidemiology, 41(4), 1187-203.

Jacobson, L.P., et al. (2002). Evaluation of the effectiveness of highly active antiretroviral therapy in persons with human immunodeficiency virus using biomarker-based equivalence of disease progression. American Journal of Epidemiology, 155(8), 760-70.

Jennrich, R.I. and Schluchter, M.D. (1986). Unbalanced repeated-measures models with structured covariance matrices. Biometrics, 42(4), 805-20.

Kannel, W.B., et al. (1979). An investigation of coronary heart disease in families. The Framingham offspring study. American Journal of Epidemiology, 110(3), 281-90.

Kannel, W.B. (1990). Bishop lecture. Contribution of the Framingham Study to preventive cardiology. Journal of the American College of Cardiology, 15(1), 206-11.

Kaplan, E.L. and Meier, P. (1958). Non-parametric estimation from incomplete observations. Journal of the American Statistical Association, 53, 457-81.

Kaslow, R.A., et al. (1987). The Multicenter AIDS Cohort Study: rationale, organization, and selected characteristics of the participants. American Journal of Epidemiology, 126(2), 310-18.

Klag, M.J., et al. (1993). Serum cholesterol in young men and subse-quent cardiovascular disease. The New England Journal of

Medicine, 328(5), 313-18.

Korn, E.L., Graubard, B.I., and Midthune, D. (1997). Time-to-event analysis of longitudinal follow-up of a survey: choice of the time-scale. American Journal of Epidemiology, 145(1), 72-80.

Kreger, B.E., Splansky, G.L., and Schatzkin, A. (1991). The cancer experience in the Framingham Heart Study cohort. Cancer, 67 (1), 1-6.

Laird, N.M. and Ware, J.H. (1982). Random-effects models for longitudinal data. Biometrics, 38(4), 963-74.

Li, X., et al. (2003). A diamond-shaped equiponderant graphical display of the effects of two categorical predictors on continuous outcomes. The American Statistician, 57(3), 193-9.

Manolio, T.A., et al. (2012). New models for large prospective studies: is there a better way? . American Journal of Epidemiology, 175(9), 859-66.

Mantel, N. and Haenszel, W. (1959). Statistical aspects of the analysis of data from retrospective studies of disease. Journal of the National Cancer Institute, 22(4), 719-48.

Martens, E.P., et al. (2006). Instrumental variables: application and limitations. Epidemiology (Cambridge, Mass.), 17(3), 260-7.

Mellors, J.W., et al. (2007). Prognostic value of HIV-1 RNA, CD4 cell count, and CD4 Cell count slope for progression to AIDS and death in untreated HIV-1 infection. The Journal of the American Medical Association, 297(21), 2349-50.

Mellors, J.W., et al. (1997). Plasma viral load and CD4+ lymphocytes as prognostic markers of HIV-1 infection. Annals of Internal Medicine, 126(12), 946-54.

Mertens, T.E. (1993). Estimating the effects of misclassification. Lancet (London, England), 342(8868), 418-21.

Muñz, A., et al. (1992). Estimation of time since exposure for a prevalent cohort. Statistics in Medicine, 11(7), 939-52.

Muñz, A., Gange, S.J., and Jacobson, L.P. (2000). Distinguishing efficacy, individual effectiveness and population effectiveness of ther-apies. AIDS (London, England), 14(6), 754-6.

Muñz, A. and Hoover, D. (1995). Use of cohort studies for evalu-ating AIDS therapies. In: Finkelstein, D.M. and Schoenfeld, D. (eds.) AIDS Clinical Trials. New York: Wiley, pp. 423-66.

Muñz, A., Sabin, C.A., and Phillips, A.N. (1997). The incubation pe-riod of AIDS. AIDS (London, England), 11(Suppl A), S69-76.

Muñz, A. and Xu, J. (1996). Models for the incubation of AIDS and variations according to age and period. Statistics in Medicine, 15 (21-2), 2459-73.

Ng, D.K., et al. (2016). Racial differences in renal replacement therapy initiation among children with a nonglomerular cause of chronic kidney disease. Annals of Epidemiology, 26(11), 780-7.e1.

Nieto, F.J., et al. (2012). Sleep-disordered breathing and cancer mortality: results from the Wisconsin Sleep Cohort Study. American Journal of Respiratory and Critical Care Medicine, 186(2), 190-4.

Nieto, F.J., Szklo, M., and Comstock, G.W. (1992). Childhood weight and growth rate as predictors of adult mortality. American Journal of Epidemiology, 136(2), 201-13.

Peto, R., et al. (1977). Design and analysis of randomized clinical trials requiring prolonged observation of each patient. Ⅱ. analysis and ex-amples. British Journal of Cancer, 35(1), 1-39.

Phillips, A.N., et al. (1999). Use of observational databases to evaluate the effectiveness of antiretroviral therapy for HIV infection: com-parison of cohort studies with randomized trials. EuroSIDA, the French Hospital Database on HIV and the Swiss HIV Cohort Study Groups. AIDS (London, England), 13(15), 2075-82.

Pierce, C.B., et al. (2011). Methods for characterizing differences in longitudinal glomerular filtration rate changes between children with glomerular chronic kidney disease and those with nonglomerular chronic kidney disease. American Journal of Epidemiology, 174(5), 604-12.

Putter, H., Fiocco, M., and Geskus, R.B. (2007). Tutorial in biostatistics: competing risks and multistate models. Statistics in Medicine, 26(11), 2389-430.

Robins, J.M. and Finkelstein, D.M. (2000). Correcting for noncompliance and dependent censoring in an AIDS Clinical Trial with inverse probability of censoring weighted (IPCW) logrank tests. Biometrics, 56(3), 779-88.

Robins, J. M., Hernán, M. A., and Brumback, B. (2000). Marginal structural models and causal inference in epidemiology. Epidemiology (Cambridge, Mass.), 11(5), 550-60.

Rosner, B., et al. (1985). The use of an autoregressive model for the analysis of longitudinal data in epidemiologic studies. Statistics in Medicine, 4(4), 457-67.

Rothman, K., Greenland, S., and Lash, T.L. (2007). Modern Epidemiology (3rd ed.). Lippincott Williams & Wilkins.

Samet, J.M. and Muñz, A. (1998). Evolution of the cohort study. Epidemiologic Reviews, 20(1), 1-14.

Schlesselman, J.J. (1982). Case-Control Studies: Design, Conduct, Analysis. Oxford, New York: Oxford University Press.

Schneider, M.F., et al. (2005). Patterns of the hazard of death after AIDS through the evolution of antiretroviral therapy: 1984-2004. AIDS (London, England), 19(17), 2009-18.

Sterne, J., et al. (2009). Timing of initiation of antiretroviral therapy in AIDS-free HIV-1-infected patients: a collaborative analysis of 18 HIV cohort studies. Lancet (London, England), 373(9672), 1352-63.

Stuart, E.A. (2010). Matching methods for causal inference: a review and a look forward. Statistical Science, 25(1), 1-21.

Szklo, M. and Nieto, F.J. (2018). Epidemiology, Beyond the Basics (4th ed.). Sudbury, MA: Jones & Bartlett Publishers.

Tager, I.B., et al. (1983). Longitudinal study of the effects of maternal smoking on pulmonary function in children. The New England Journal of Medicine, 309(12), 699-703.

Tynes, T., Andersen, A., and Langmark, F. (1992). Incidence of cancer in Norwegian workers potentially exposed to electromagnetic fields. American Journal of Epidemiology, 136(1), 81-8.

Vandenbroucke, J.P. (1991). Prospective or retrospective: what's in a name? British Medical Journal, 302(6771), 249-50.

Virtamo, J., et al. (2003). Incidence of cancer and mortality following alpha-tocopherol and beta-carotene supplementation: a postintervention follow-up. The Journal of the American Medical Association, 290(4), 476-85.

Wada, N., et al. (2013). Cause-specific life expectancies after 35 years of age for human immunodeficiency syndrome-infected and human immunodeficiency syndrome-negative individuals followed simultaneously in longterm cohort studies, 1984-2008. American Journal of Epidemiology, 177(2), 116-25.

Wada, N., et al. (2014). Cause-specific mortality among HIV-infected individuals, by CD4(+) cell count at HAART initiation, compared with HIV-uninfected individuals. AIDS (London, England), 28(2), 257-65.

Wilk, J.B., et al. (2009). A genome-wide association study of pul-monary function measures in the Framingham Heart Study. PLoS Genetics, 5(3), e1000429.

Willett, W.C., et al. (1984). Relation of serum vitamins A and E and carotenoids to the risk of cancer. The New England Journal of Medicine, 310(7), 430-4.

Zeger, S.L. and Liang, K.Y. (1992). An overview of methods for the analysis of longitudinal data. Statistics in Medicine, 11(14-15), 1825-39.

5.6 质性研究的想象力

5.6.1 引言

Wright Mills(1970)在他的经典著作《社会学的想象力》中提到,“想象力”是一种创造性的力量,它将社会研究从特定技术的普通应用转变为社会世界新的思考方式,从而创造理论和实际应用的新知识。从这一角度来说,为了使所有类型的研究对全球公共卫生的贡献最大化,都需要想象力与技术能力,尽管这似乎违反传统思维。想象力使科学家能够设想他们的研究对政策和实践的潜在影响,确保其是相关且高质量的。在本章中,我们将讨论什么是质性研究想象力——这是所有研究者使用任何方法时都应该解决的关键问题(文本框 5.6.1)。在本章的第一部分,我们将讨论前两个问题,重点关注由质性研究产生的“知识”类型,在第二部分,我们将讨论有关数据收集、分析和解释等方法以及理论的作用。

文本框 5.6.1 研究者面临的四个关键问题

1. 本体论视角:我希望调查的“社会现象”的本质是什么?
2. 认识论视角:关于这些现象的知识/证据是什么?
3. 理论视角:我想“解释”的难题是什么? 由此产生的研究问题是什么?
4. 方法学视角:我应该使用什么方法来收集和分析这些现象的数据?

5.6.2 什么是质性研究的想象力?

质性研究以社会建构主义哲学为基础。它假定被研究的“现实”或现象是主观的,即“现实”是人们根据自己的感知、信念和经验进行解释的产物。这些主观现象是丰富、多样且流动变化的。因此,质性研究并不试图通过实验和测量来控制它们,而是研究自然情况下发生的社会现象,并试图形成概念和理论,帮助我们从被研究者的视角来看待这些现象。

质性研究的核心问题是个人、集体和/或组织以特定的方式“行动”或“表现”的深层原因(社会科学家称之为“代理性”)(Mallinson et al.,2014)。通过研究主体和社会环境之间的关系来回答这个问题,特别关注社会阶层、性别、种族、性取向等社会结构,并揭示了人们对这些行为和经历的理解及对其赋予的意义。质性研究还可以阐明权力关系及其对社会资源分配的影响,包括不同群体之间健康状况平等程度的差异。在质性研究中,定性数据分析的基础是概念,而非数字;解释和概括的依据是理论,而非统计概率。

鉴于研究的“现实”或“现象”是社会构建的,当研究者通过访谈等方式收集信息时,不是捕捉一个客观的“现实片段”,而是研究者和被研究者在特定环境下“意义构建”的过程。因此,研究者的背景、视角和立场对质性研究的发现有着不可避免的影响。因此，我们要发现这些潜在的偏倚来源，而不是试图消除它们。质性研究者通过反思和提高透明度来识别他们的信念/感知，考虑这些可能如何影响研究过程并进行记录，以便读者可以评估研究的优势、不足和相关性。

本章的其余部分将分为3个部分。首先，我们讨论了由质性研究所产生的“知识”类型。接着，我们讨论了社区/公众作为“合作伙伴”参与质性研究的可能性，最后阐述了质性研究的关键方法论。

5.6.3 质性研究的想象力能对公共卫生政策和实践贡献哪些知识或证据？

Armstrong(2000)写过关于理解世界的两种方式：“神话”和“逻辑”的分离，以及这种分离对我们“想象”健康促进行动的能力所施加的限制。“逻辑”关注理性世界——我们如何理解世界的运作方式、解决问题和掌握因果推断过程。它涉及逻辑论证和事实积累。而另一方面，神话则关注意义：它赋予生命目的或终极目标。它通常通过隐喻、诗歌、视觉艺术等不同形式表达：这些是表达情感生活和我们与他人关系的常用方式(Richardz，2011)。两种理解世界的方式并无高下，知识本身往往在不知不觉中因为这种认识论的分离而变得贫瘠，因为学科的界限和专业知识的孤立使我们倾向于只从一个角度看问题，而忽略了其他可能的视角。因此，获取关于理解世界的两种方式——定量和定性的知识对全球公共卫生至关重要(Baum，2016)。

质性研究的想象力可以用来解决广泛的问题(Popay，Willams，2009)。可以分为4个对全球公共卫生政策和实践至关重要的领域：

◇ 为其他形式的调查奠定基础：解决不同类型的问题，并生成假设供其他研究设计检验。

◇ 为理解人群健康和健康公平途径增加理论和/或经验。

◇ 阐明影响政策和实践有效性的阻碍和促进因素。

◇ 通过提高不同形式知识之间和研究者与被研究者之间的平等性，以及批判性看待对人群健康和健康公平行动，来促进更大程度的社会公平。

5.6.3.1 为其他调查做准备：想象生活方式之外的公共卫生证据

大量与公共卫生相关的质性研究侧重于人们赋予行为/生活方式的意义。有人认为，这种研究“倾向于对社会生活作出平淡的描述，很难评估事物对人们的重要性”(Sayer，2011)。为避免这种局限，质性研究必须提供解释而不是描述：探索人们生活的社会/物质背景和个人行为（如吸烟和不良饮食）之间的关系，并揭示人们为应对可能无法控制的风险和暴露而制定的策略。通过这样做，质性研究的想象力使我们把“个人困扰”理解为“公共问题”，并重新构建了超越个人的行动空间(Mills，1970)；另见Burawoy(2005)关于“公共社会学”的论述。例如，在一项旨在通过“同伴引导”干预进而减少青少年早期吸烟的试验中进行的质性研究发现，一些年轻人尽管知道健康风险，但为了维持与同龄人的社会关系选择继续吸烟，这揭示了个人决策过程中涉及的复杂风险评估(Campbell et al.，2008)。

5.6.3.2 加深对人群健康和健康公平途径的理解

在质性研究中经常得出的结论是，在可能损害道德价值的情况下，人们赋予自身行为的意义是有目的地发展和/或维持有价值的社会身份。这类研究往往凸显了业余人士和专业人士在健康和疾病的理解之间的分歧，这可能会对政策/实践的成功执行产生不利影响。例如，基于多个质性研究的综合分析，Graham和McDermott(2006)认为，当青少年缺乏其他通往成年的选择路径，他们会把成为母亲作为一种获得重视或社会包容的成人身份的途径。相比之下,专业人士则将教育和就业视为通向成年的途径,他们忽略了青少年母亲身份所获得的积极价值和身份,反而将其视为社会排斥和终身劣势。最近一项质性研究(Wekesa,Coast,2013)强调了污名和歧视如何影响内罗毕一个非正式定居点的人们对艾滋病毒/艾滋病(HIV/AIDS)诊断的反应,该研究表明有必要广泛探讨艾滋病/艾滋病毒感染者的生活经历,并重视包括贫困、性别和社会文化规范在内的结构性因素。

5.6.3.3 阐明有效政策和实践的阻碍和促进因素

质性研究现已成为评估公共卫生政策和实践的影响及其成功实施因素的常见研究方法,它可以作为混合方法评估的一部分或独立进行。Roberts等(2004)在一项家庭烟雾报警器安装和使用的随机对照试验中嵌入了质性研究,探讨了人们对火灾风险的看法,以及安装和维护家庭烟雾报警器的阻碍和促进因素。研究结果显示,人们因报警器在烹饪或进餐时误报而将其关闭。同样,Camlin和Seeley(2018)使用非洲研究案例说明了质性研究在HIV/AIDS治疗试验中的作用,包括:(1) 揭示影响实施和结果的重要背景因素;(2) 促使试验在进行过程中作出知情调整;(3) 可以推动形成关于干预结果的社会和行为路径的理论。该研究设计还可以促进社区参与试验的设计和实施。独立进行的质性研究也被用于更好地理解多个随机对照试验的结果。例如,Noyes和Popay(2007)通过质性研究的系统回顾,解释了6项结核病治疗干预试验的不同结果,凸显了质性研究在加深我们对复杂健康行为和政策响应理解中的价值。

5.6.3.4 促进更大程度的社会公平

长期以来,公共卫生研究一直在定量描绘社会之间和社会内部造成健康和疾病经历的社会不平等(Dorling,2011;Thomas,Dorling,2011)的过程。然而,这些描述通常没有捕捉到困难、压制和疏远的经历,这些不容易通过比率、指标和指数等衡量(Trahair,2014),但这些经历关乎人们的见解。正如亚里士多德所描述的,通过质性研究获取的"有见地的叙事"揭示了人们的"实践智慧"(Williams,2000)。哲学家Martha Nussbaum(1990)也提出,人们的实践智慧几乎渗透在人类社会生活的每个领域,为"科学"知识提供了深刻的补充。如果不了解这一知识,公共卫生政策/实践可能会使人们忽略风险、缺陷或资源的主体,限制了改善健康和减少健康不平等的证据基础。

在质性研究所揭示的经验知识中,一个特别重要的方面是它所能体现的情感。传统观念认为情感与科学理性相对立,然而Martha Nussbaum阐述的亚里士多德观点认为,情感及其激发的想象力,对于更全面、更有根据地理解人类困境至关重要。与其在对健康不平等的分析中把情感当作混杂因素排除在外,不如将其作为关键成分纳入健康不平等的分析中(Krieger,2000)。普通人在关于患病经历和后果的认知中所蕴含的情感也表明这些经历对个人的重要性,有助于构建不同类型的干预或行动(Popay et al.,2003a;Eades et al.,2008)。

最后,质性研究通过阐明集体行动的必要性和障碍,为公共卫生变革行动的理论与实践发展提供支持(Elliot et al.,2015)。目前,公共卫生领域的主要理论集中在社会资本、社会凝聚力、复原力、社区资产等方面,描述了事物的现状,并提出了帮助人们应对当前状况的干预措施建议,但对克服根本威胁的见解有限。例如,Elliot等(2011)的文献综述中发现,虽然当代大多数以社区为基础的公共卫生干预措施对个人具有潜在的变革作用,但它们未能支持社区获得改变健康和健康不平等决定因素所需的集体社会/政治力量。

新经济基金会最近的研究(Coote,Angel,2014)指出,需要在这一领域进一步开展批判性质性研究,研究认为,虽然社会资本等概念被视为维系人际关系的"黏合剂",但团结的实质包括动力和变革的可能性。这种概念重构确定了民间社会变革性行动的来源,并强调需要深入理解促进和阻碍这些行动的因素。为增进对此的理解,质性研究还揭示了人们为适应生活而采取的策略会如何削弱这种团结力。例如,英国的Popay

等(2003b)和Ruston(2009)、瑞典的Castro和Lindbladh(2004)描述了低收入社区的居民为了避免与居住区相关的污名,可能会选择逃避公共领域,采取回避、监视和防御策略。

公众/社区参与研究也有助于发展公共卫生领域变革性行动的能力。几十年来,健康研究人员一直认为,只要有可能,研究应该尽可能采取参与式方法(Wadsworth,1984;Feuerstein,1986;Baum,1988;Bruce et al.,1995;de Koning,Martin,1996;Minkler,Wallerstein,2003;Popay,2010)。参与式研究方法往往与质性研究方法相结合。在澳大利亚,国家洛维贾研究所——国家土著和托雷斯海峡岛民健康研究所——为支持土著人民进行参与式和伦理研究提供了指导(Laycock et al.,2011)。

Minkler和Wallerstein在2003年提出了基于社区的参与式研究实践,并指出这种方法近年来越来越受到认可。正如Oakley在1989年所指出的,包括随机对照试验在内的定量研究方法应该更开放,以便更多的人参与其中。如今,尽管公共卫生领域仍有待发展,但许多国家主要资助机构都鼓励"非专业人员",如低收入社区的居民、服务使用者或有特殊健康需求的人积极参与研究工作。例如,英国国家卫生研究所已经发布了关于公众参与研究的国家标准,并鼓励在资金申请中遵循这些标准。[1]澳大利亚国家卫生和医学研究委员会(National Health and Medical Research Council,NHMRC)要求研究人员阐明土著居民和托雷斯海峡岛民如何参与和影响研究的计划和实施。

参与式研究方法用得越来越多,既反映了人们逐渐意识到非专业人士也能够提供独特见解,也显示了为研究民主化而作出的努力。虽然所有类型研究的参与者都有权获得有关研究的信息,正式同意参与并可以随时退出,但传统的研究模式涉及Wadsworth(1984)所说的"数据突袭"。在这种方法中,研究人员从他们的象牙塔走出来,收集数据,然后返回到他们的象牙塔中,从未将数据收集和分析的结果传达给受试者。相比之下,新的公共卫生正在呼吁采取一种更有意义的参与形式,包括让公众/社区参与到确定研究问题、方法、收集和分析数据、解释研究结果中来,以及决定如何以易于理解的方式报告这些结果。特别的是,人们越来越重视行为研究等方法,将边缘化的群体和社区作为知识创造和变革动员的合作伙伴,这对于确保研究的公平性和有效性至关重要。尤其在涉及土著研究时,考虑到研究历史上的不当利用,参与性的研究方法不仅是有益的,而且是必需的。人民健康运动这一项目通过参与性研究评估了项目本身的一系列行动如何改善健康状况,同时也提出了一系列特殊的方法学挑战,这涉及确保研究的意义,平衡研究与行动的关系,处理权力关系,重视经验知识、混乱、意外事件,以及应对偏见(Bodini et al.,2019)。这些挑战和参与式研究的具体方法将在后续讨论中详细介绍。

5.6.4 进行质性研究

我们将继续探讨质性研究中的设计范围、数据收集的具体方法或工具,以及如何分析这些数据。Patton(2014)认为,定性数据可分为3类:

(1)从个人或群体中收集的深入的、开放式的叙述。

(2)直接观察和记录人们的活动、行为、动作和互动,包括音频和视频资料。Kellehear(1993)将这一定义扩展到包括对"物质文化"(涂鸦、垃圾、墓地)的研究。

(3)书面材料,包括来自组织、临床或项目记录的摘要、引用或完整段落,个人日记、官方文件或出版物,以及调查问卷中的开放式书面回答。

这些数据可以在不同的研究设计背景下收集,主要包括:

(1)民族志研究(基于观察)。

(2)基于访谈的研究(关注个人或群体)。

(3)案例研究(可能是定性和定量方法的相结合,使用深度和/或焦点小组访谈收集定性数据)。

(4)文献研究和内容分析。

(5)参与式行动研究(采用多种方法)。

接下来,我们将讨论前4种研究设计、可用于收集定性数据的方法、分析这些数据的方法,以及如何评估质性研究的"质量"。最后讨论和描述参与式行动研究的方法。

5.6.4.1 研究设计和数据收集方法

民族志方法和观察

民族志研究者将自己沉浸在研究环境中,目的是全面深刻地了解群体、机构或社区的生活方式。他们专注于研究日常活动和实践,以捕捉生活全貌。Denzin(1989)将这种方法称之为"深度描述",即:

> 超越了单纯地记录事实和表面现象。它揭示了细节、背景、情感以及维系人际关系的社会网络。深度描述唤起了情感和自我感觉,融入了历史背景,并突出了一段经历或一系列事件对相关个体的重要性。在深度描述中,我们能听见参与者的声音,感受到他们的情感,看到他们的行动和寻找其中的意义。

健康领域的两本"经典"民族志研究是《精神病院》和《白衣男孩》。前者由Goffman在1961年进行,他在一家精神病院内扮作员工进行了为期一年以上的研究;后者则是Becker等在1961年对医学教育的研究。这些研究对卫生政策和实践产生了深远的影响,学习这些研究,可帮助我们熟悉民族志方法论。

民族志研究者采用多种方法收集数据,但参与观察是核心方法,在这种方法中,观察者完全参与到所研究的活动中。尽管其他研究设计也采用观察作为数据收集的方法,但当观察者不是参与者(没有正式参与到活动中而与参与者存在距离)时,参与观察这种方法通常较少使用。观察通常使用现场日记来记录数据,也可以使用视频和录音。现场记录应在观察后尽快完成,包括对发生事件的详细描述(谁、何事、何时、何地、如何进行),从描述性观察中提炼出有意义的理论见解,以及可能影响研究可信度的细节说明。在质性研究中,观察者通常在实地工作中不断反思他们观察到的内容,并通过生成类别和理念来分析数据。

研究者作为观察者时的伦理问题,跟方法论问题一样,经常存在争议:研究者的存在可能会改变研究环境。建立研究者和参与者之间的信任对研究质量至关重要。然而,研究者必须在建立信任、从参与者视角理解问题,以及保持批判性观察者立场之间取得平衡。

5.6.4.2 基于访谈的研究

访谈是质性研究中的一个重要部分,形式多样:可以是个人或团体访谈,简短的聊天或持续数小时的深入对话,一次性的或多次跟进的。与结构化的研究方法相比,访谈能提供更深层次的体验和见解(Olesen,1994),通常用于了解人们对特定现象的体验和见解(例如,对贫困或住房条件的感受),以及这些经历对他们生活的影响。例如,Elliot和Williams在2008年对南威尔士的一个社区拆除不合标准住房的计划进行研究,使用了个人深度访谈和焦点小组讨论的方法。研究发现,尽管居民和当地专业人员都认识到住房问题,但对于可能打破社区和家庭联系持有矛盾和不确定的态度。有时,为了鼓励参与,尤其是对于低收入者,可能需要支付一些费用,例如交通费和托儿费。然而,为参加访谈的个人或团体提供一定报酬的做法越来越普遍,这引发了伦理问题。一些伦理委员会担心报酬可能会鼓励人们主要为了赚钱而参与,甚至可能为了获得参与资格声称自己是某个团队的成员。

深度访谈可以是非结构化的(例如,口述病史或生活史),也可以围绕一组主题灵活地展开。访谈会被录音并转录以便分析。通常采用目的抽样或理论抽样选择受访者,旨在涵盖对研究话题有不同经历和看法的人群(例如,不同健康状况、干预措施、地点)。样本量大小因研究而异,通常约有20~30人。选择访谈方式时,会考虑以下因素:

研究主题。更敏感的研究主题(如生育能力)需要比其他研究主题更长的访谈时间。

可用资源。长时间的深度访谈及其转录和分析需要很高的成本。在受访者同意的前提下,访谈内容录音后转录是最好的方式,手写记录比较困难具有挑战,因为访谈者在访谈时还需要集中精力保持眼神交流和适当回应。

受访者的接受度。深度访谈可能会冒犯受访者。同时,深度访谈可能需要受访者投入大量时间,可能花费2~3个小时。这可能只对某些人群来说容易接受,比如,卫生专业人员可能不太愿意接受采访,但老年人往往更愿意花时间接受采访。

深度访谈是一个需要经过专门训练的过程,研究团队的成员都应参与其中。关于深度访谈的教科书里包含了大量给研究人员的建议(Glesne,Peshkin,1992;Seidman,2005;Minichiello et al.,2008)。在计划访谈时,对于性别、文化、语言和社会阶层等问题的考虑是很重要的,除了建立融洽的关系以外,研究人员还需要能够清楚地解释研究目的,保持开放的态度,将受访者视为老师(Glesne,Peshkin,1992),在访谈过程中学习和调整,并从研究一开始就采取分析性的思维方式。深度访谈也被成功地用于政策研究,例如Townsend等(2019)对带薪产假如何被纳入政策议程的研究。

焦点小组是一种集体访谈形式,一群人围绕一个特定主题进行讨论,通常持续约2小时。它们经常被用来编制定量研究的调查问卷,或获取参与者对其他数据/研究分析结果的看法。然而,焦点小组讨论越来越多地作为定性数据收集的独立手段。例如,Davidson、Kitzinge和Hunt(2006)在苏格兰和英格兰北部进行了14次焦点小组讨论,探讨了来自不同社会经济背景的人们对健康不平等的看法。焦点小组也通常用于对健康促进的需求评估。Cortie等(1996)通过4个焦点小组(根据社会经济地位的高低和体育活动的程度分层)来确定在当地社区中决定人们是否锻炼的因素,而Jacobs和Roberts(2004)使用焦点小组向卫生专业人员收集有关如何解决柬埔寨营养不良问题的信息。

正如Brown等(1989)所评论的那样,焦点小组“不仅仅是汇集小组讨论成员个人知识的便捷方式,还会协同产生那些只有通过小组讨论才能得到的见解和解决方案”。焦点小组讨论还使参与者能够掌控议程并形成意见,这些意见是在个人访谈中很难得到的(Morgan,1988)。而且焦点小组还能在研究开始时就以开放的形式探索主题。研究者需要意识到以下潜在的问题:

“群体思维”可能会阻止个人表达与大多数人相悖的观点,设立“对立观点代表”有助于克服这种倾向(MacDougall,Baum,1997)。

意见领袖(在讨论、决策或行为模式中具有显著影响力的人)可能会影响结果,有技巧性的引导是最小化这种风险的关键。

研究者对所生成数据的控制较少。

记录讨论过程所带来的挑战。

焦点小组的数量和规模将由研究目标和可用资源决定。Krueger和Casey(2009)建议使用5~10人的小组,但也可以少至4人,多至12人,确保每个人都有机会发言,同时又能提供多样化的观点。与个人访谈一样,回答研究问题所需的小组访谈的数量并不总能够提前预测。因此有必要决定如何划分“人群”。例如,如果性别是一个重要的变量,可能需要为男性和女性设立不同的小组。在评估中,将服务提供者与接受者划分到不同小组有助于确保讨论更“真诚诚实”。研究主题通常会决定招募焦点小组成员的难易程度。一般来说,主题越敏感,招募就越具挑战性。

与所有访谈一样,从焦点小组获得的数据质量取决于小组讨论的运行方式。引导技巧、对小组团队动态的了解和对研究领域的理解(以便在讨论中作出有意义的“引导”)是必不可少的。Morgan(1988)认为,小组讨论主持人负责引导小组讨论的方向,然后退居一旁让小组成员充分讨论,只有在小组讨论严重偏离轨道时才进行干预。场地的选择也很重要:参与者需要感到舒适和放松,并且适合进行高质量的录音。焦点小组的数据最常用音频磁带或数字媒体进行记录。通常情况下,一名研究者负责引导小组讨论,另一名研究者负责做笔记。根据研究的不同,可能只需让一名协同研究者在焦点小组中做笔记,并通过录音补充。但如果需要更详细的内容分析,那么录音就会被逐字逐句转录。焦点小组信息与其他文本数据一样,可以根据内容进行分析，并从中提取主题，这将在下一节中讨论。

5.6.4.3 案例研究

案例研究涉及对个人、群体或社区、机构或事件进行系统研究的方法，旨在探究某些事件在特定环境中发生的原因。与民族志相比，经典的案例研究在通常情况下较少强调成员的隐性知识，较少涉及密集的实地调查，并且更有可能结合定量的方法。案例研究数据来源多样，包括深入的个人或小组访谈、自填式问卷调查和文件资料。案例研究可以是单个案例或多个案例，也可以是描述性的或解释性的，并可以涉及检验假设。

案例研究曾被视为用于研究的探索性阶段，但现在已作为评估工具被广泛接受（Stake，1995；Yin，2018）。案例研究被世界银行和美国国际开发署等机构广泛使用，这是因为“有一些精心完成的案例研究结果可信，而以大型的、概率性的和可推广的样本为目标的研究结果存疑，因为在第三世界环境中存在大量的技术、后勤和管理问题”（Patton，1990）。决策者和政策制定者可能更关注案例研究及其背后的故事，而不是一组统计数据，案例研究及其背后的故事更可能会增加该研究产生影响的可能性。政策制定者发现将统计数据与案例研究相结合可能是一种特别有效的策略。健康城市项目是基于国际案例研究评估的国际倡议之一。例如，对诺伦加健康城市倡议（Baum et al.，2006）的总结评估，叙述性回顾了一些已报告的倡议活动和其他项目文件的定性案例研究结果，识别了促使该倡议在18年期间可持续的9个因素。案例研究也被用于研究初级卫生保健服务的全面程度，这也凸显了比较案例研究的价值（Baum et al.，2013）。

良好的案例研究应满足几个标准：重要性（即关注不寻常的、具有普遍公共利益的问题，或在理论、政策或实践方面有重要意义）；完整性（即研究有清晰的界线并充分关注所有相关的证据）；考虑不同的数据解释视角；提供充足的证据使读者能够判断结论的质量和可靠性；使用有吸引力的传播方法，例如视频，以提高研究的影响力（Yin，2018）。

5.6.4.4 基于文件的研究

对文件（例如会议记录、年报、报纸等）的整理和分析是质性研究中一种重要的方法。这些文件可以提供“关于许多组织和项目的特别丰富的信息来源”（Patton，2014），并且经常与其他方法结合使用（Bowen，2009）。文件分析已被用于评估卫生政策对研究证据的采纳情况（Flicroft et al.，2011；Rosella et al.，2013）以及卫生政策解决公平性的问题（Keleher, 2013），并且也用于评估健康社会决定因素和健康不平等的证据采纳情况（Pinto et al.，2012；Borrell et al.，2013；Fisher et al.，2014）。文件分析也与健康的商业决定因素高度相关，阿纳夫等人（Anaf et al.，2017，2019）通过分析公司年度报告、其他商业文件和媒体报道，分析企业活动对健康的影响。

日记/自传是质性研究中使用的一种特殊文件形式。一些研究利用现有的日记，另一些研究要求参与者在一段时间内记录他们认为值得记住的关键事件。该方法特别适用于纵向数据收集，在回忆可能存在困难而且重复访谈是不可行的情况下尤为适用。日记可有多种形式，可以是纸质的，也可以是电子文档或在线博客等。这些数据通常会通过与访谈转录相同的方式进行分析。

5.6.4.5 质性研究中的抽样

质性研究中通常采用目的性抽样，而不是定量研究中的随机抽样。其目的是选择能够提供最相关和最丰富数据的案例。因此，Kuzel（1992）指出：

> 随着研究的进行和理论的发展，样本的选择可以调整，目的是全面探索研究主题，并考虑多种不同

角度和观点。Glaser和Strauss(1967)将此称为“理论抽样”。

连续选择参与者/案例,并继续抽样,直到只剩很少的新信息能获取(称为饱和)。

寻找与之前分析中的想法相反的“反例或偏差案例”,以此来检验分析中出现的想法。

“滚雪球抽样”在质性研究中是一种常见的抽样方法。它先是联系研究关注的群体成员,并请求他们帮忙找到其他可能的参与者。这种方法对寻找难以接触的群体特别有效,例如非法吸毒者或自愿无子女的人等隐秘的群体或特定的生活方式选择者。如前所述,样本大小将根据研究的目标、信息的有用性、可信度以及可用的时间和资源来决定(Patton,2014)。通常情况下,在较为同质的群体中,6至8个数据源或抽样单位就足够了,但如果是探索不确定性或寻求最大差异化,可能需要多达20个数据源或抽样单位(Lincoln,Guba,1985;Patton,1990;Kuzel,1992)。根据研究资助机构的要求,质性研究人员在计划阶段可能需要提前说明样本量。关键是要清楚地描述抽样策略的逻辑,因为这是用来判断抽样方法优劣的主要标准。研究计划应能够清楚地描述抽样策略,说明选择标准,并提供样本量的近似值。

5.6.4.6 分析定性的文本数据

在质性研究中,分析是将数据和理论结合,旨在对社会现象产生新的理解和解释。分析过程中的两个要素为:目的(即我们试图了解什么)和实践(即我们如何去做)。

5.6.4.7 定性文本数据分析的目的

虽然可以收集视频或音频数据,但大多数质性研究产生的数据类型为文本,通常来自实地或观察笔记、访谈和焦点小组讨论的文字转录。以下总结了文本数据分析的不同方法。需要注意的是,选择何种数据分析方法应该由研究目的决定。例如,对同一段访谈转录,可以进行叙事分析、生命史分析、话语分析或会话分析,由此凸显研究者立场和特定研究理论视角的重要性。

内容分析:查看研究主题和问题如何在文本(包括访谈转录)中表现。分析聚焦于如性别或种族等因素如何影响背景、分布情况和主题的表达,是一种描述性分析。

叙事分析:观察一个人如何根据听众及其讲述的目的来构建一个“故事”。这涉及语言的使用、意象、隐喻和修辞。

会话分析:关注沟通结构和对话管理,如轮流发言或停顿。目的是揭示如何在互动中构建意义。会话分析是一种高度专业化的方法,它详细记录对话中的语言使用和语调等。

话语分析:通过使用专门的语言或理论,以及通过表演、互动和用于说服的修辞手段,探索知识在特定语境中产生的方式。话语分析适用于各种文本形式,例如采访记录、视频、信件、政策文件等。

5.6.4.8 数据分析的实践

从广义上讲,定性数据分析主要是对非结构化的文本的复杂数据赋予意义和解释。关于定性数据分析方法有几个学派,但有3个理论传统尤为重要:解释主义、社会人类学和协作研究(Miles,Huberman,1994)。解释主义强调数据的意义,认为研究者的认知和理解受到研究过程的影响并反过来影响研究过程。这个流派传统上包括了从事民族志、现象学、解构主义者和话语分析的研究者。社会人类学,包括民族志在内,更多地关注描述的准确性,而不是观察的概念或理论意义。这个流派的研究者重点关注在实际情境中发现模式或规则,这通常始于分析过程中理论的测试。在这一理论传统下的质性研究者专注于研究生命史、扎根理论,以及教育和健康评估等领域。最后是协作研究,在这种研究中,通过向研究参与者提出反思性问题或对立性询问,并结合进一步的数据收集来进行分析。

尽管有这些不同的理论传统，定性数据分析涉及两个不同的过程：描述和解释，前者包括对主题、概念和类别的识别，以便形成有关数据及其内部关系的想法或“理论”。有许多教科书描述了定性数据的具体方法，但框架分析是目前被广泛使用的分析方法，该方法由Ritchie和Spencer在20世纪80年代形成，Spencer在1994年提出并于2011年更新，框架分析包括以下5个阶段：

熟悉：通过阅读和收听记录的数据，了解其范围和多样性，并列举关键的想法和主题。

确定：创建一个可以对文本数据进行筛选和排序的主题框架。该框架应基于原始研究的思想、理论、受访者反馈以及在数据熟悉过程中确定的主题。

索引：使用主题框架对数据进行标记。通常是使用计算机软件根据主题对每份转录或实地记录进行编码。常用的软件包有NVIVO(Bazeley，Jackson，2013)。编码使分析过程透明且易于检查，可以由两名或更多的研究者进行编码。

图表：将数据从原始语境中提取出来，并根据主题重新组织。通过考虑所有受访者/案例中的每个主题来进行数据分析。图表可以手动制作，但也可以使用计算机软件包汇编与某一特定主题相关的所有数据，供进一步分析使用。

映射和解释：包括回顾主题、比较叙述和经验、寻找模式和联系，并在数据中寻找解释：这一过程需要“直觉和想象力”(Ritchie，Spencer，1994)。

现在在定性数据分析中使用计算机软件包是很常见的。然而，重要的是，描述和解释的工作是研究者的责任，软件不能进行分析。软件只是一个工具，但它可以通过以下方式使分析过程更加系统化：

(1) 跟踪所有数据，包括来自访谈、调查和焦点小组的原始数据文件，或实地观察、图像、图表、音频、视频、网页、政策文件和以备忘录形式记录的想法。

(2) 组织并快速获取生成的概念和理论知识。

(3) 从数据库中检索所有相关信息以回答提出的问题，并保存查询记录。

(4) 可视化数据，以显示案例、想法、概念时间线等内容，并可视化地表示这些关系。

(5) 生成数据报告：包括关于原始数据源的信息、从中衍生的想法和知识，以及实现结果的过程(Bazeley，Jackson，2013)。

5.6.4.9 评估质性研究的质量

真实性、可靠性和外推性等概念是评估实证研究价值的维度。Kirk和Miller(1986)认为这些概念也适用于质性研究方法，而另一些则建议使用不同的术语。Lincoln和Guba(1985)建议使用“可信度”“可转移性”“可靠性”和“可确认性”等术语。

在评估质性研究的可信度时，Patton(2014)建议可以参考以下几个方面来确定：

(1) 所用技术和方法的严谨性：评估研究所采用的技术和方法是否经过精心选择和适当应用，以确保研究结果的可靠性。

(2) 研究者的可信度：考虑研究者的培训、经验、过往成就和社会地位等因素，这些因素可能影响研究的质量和接受程度。

(3) 研究的哲学取向和假设：研究背后的理论基础和假设是否明确，并与研究目标和方法相协调。

使用三角互证法是提高质性研究可信度的一种有效方法。Denzin(1978)最初定义了三角互证的4种类型：

(1) 数据源的三角互证：利用多种数据源。

(2) 研究者的三角互证：多名研究者或评估者共同参与。

(3) 理论的三角互证：采用多个理论视角来解释同一组数据。

(4) 方法学的三角互证：使用多种方法来研究一个特定的问题。

在上述基础上，Janesick(1994)增加了与公共卫生有关的第5种类型：

(5) 跨学科的三角互证:拥有来自不同专业的研究者,以及对研究结果感兴趣的非研究人员,如接受评估干预措施的社区居民。

对非常规数据的负面案例进行分析也是提高可信度的重要方法。Patton(2014)评论道:"公开处理负面案例带来的复杂性和困境,是理性、诚实和正确的做法。"

可转移性是指质性研究人员将他们的发现扩展到其他环境中的能力。Lincoln和Guba(1985)建议,研究报告应该提供足够的细节(关于方法、参数、环境),以便其他研究者和阅读者对可转移性作出判断。在质性研究中使用理论是其可转移性的核心,例如:Hilary Graham(1994)的研究重新定义了英格兰贫穷白人妇女吸烟的概念,将其视为一种应对机制而非有损健康的行为,这是如何在理论基础上概括质性研究结果的例子。

可靠性和稳定性是指研究是否可能随着时间的推移和研究者方法的不同而保持一致,在研究的各个阶段都应该考虑到这一点。数据的可靠性取决于访谈、观察和记录的技巧。例如,两人进行数据编码和主题分析,可能会提高解释的可靠性。

可确认性是指需要与研究团队以外的人员确认研究结果,并与前面讨论的跨学科三角互证相重叠。de Laine(1997)认为,对抽样决策、记录方法、分析、编码、主题构建和个人笔记的"审查跟踪"将使外部人员能够理解每个阶段的逻辑,以及研究者如何和为何得出其结论。

虽然评估质性研究有不同的方法,但公共卫生质性研究的有效性和可靠性仍然经常受到质疑,认为质性研究是主观的、无效和不可靠的。科学中的主观性和客观性问题一直被科学哲学家广泛讨论,如今很少有人仍然会像过去那样认为实证主义科学是绝对客观的,人们已经普遍认为定性数据可以对公共卫生的各个方面作出重要贡献。Patton(2014)秉持实用主义立场,他建议我们在公共卫生领域"避免陷入关于主观性与客观性的无谓争论"。

5.6.5 参与式行动研究

正如前文讨论的,参与式方法能在更广范围内促进研究过程民主化和更大的社会公平。这些方法不局限于质性研究,且会挑战专业研究者的权威性。这类方法建立在成人Freire(1972)的成果之上,并把研究过程和研究结果放在同等重要的位置。

"行动研究"一词经常与"参与式研究"交替使用;但有时这两者会被合并成"参与式行动研究"(PAR)。近年来,在医学和公共卫生领域,行动研究受到了更多的关注,但它的起源可追溯到20世纪40年代教育家的工作,特别是北美Kurt Lewin的工作,如今它已成为教育和管理领域中公认和权威的研究传统(McTaggart,1991)。

根据Minkler、Wallerstein(2003)与Grbich(1999)的研究,Baum等(2006b)将PAR定义为一种尝试通过改变世界来理解和改进世界的方法。它的核心是研究者和被研究者共同进行的集体的、自我反思的探究,以便他们能够理解和改进自己参与的实践和/或所处的情境。这一过程将反思与行动紧密相连,受到对历史、文化和当地背景的理解的影响,并植根于社会关系中。PAR的过程应该赋予人们自主权利,使人们能更好地掌控自己的生活。PAR非常关注权利关系,提倡研究者和被研究者之间有意识地分享自主权利:模糊它们之间的界限,直到参与者也成为研究者。在整个研究过程中,参与者不再是研究对象,而是成为合作伙伴,参与研究主题选择、数据收集、数据分析并根据研究结果决定采取什么行动。PAR可能使用多种定性和定量方法来收集数据。

因此,PAR不仅是知识生成的过程,同时也涵盖了"教育以及意识和调动"(Gaventa,1988)。一些最具创新性的参与性研究案例出现在低收入国家,这些研究通过提升人们的意识和鼓励他们参与,帮助他们摆脱贫困和绝望。例如,Bloem及其同事(1996)描述了1990年孟加拉国一个非政府组织发起的人民参与式规划(People's Participatory Planning,PPP)。尽管PPP并不是一劳永逸的解决方案,但总的来说,他们得出的结论是"持续的反思和行动过程可以使人们从一个功能水平转变到另一个功能水平"。Howard-Grabman(1996)

对玻利维亚农村孕产妇和新生儿健康问题的PAR分析得出了类似的结论。在该项目中男性和女性的参与促进了新的生殖健康实践的发展，使参与该项目的社区的孕产妇、围产期和新生儿死亡率有所下降。同样，海格及其同事的PAR研究(Hague，2011)发现，在乌干达农村地区，为妻子提供报酬的做法与家庭暴力的增加和男性对妇女的控制权有关，因此该研究提升了地方一级的技能和能力，并为国家和地方一级的行动战略提出建议。

PAR并不是要求研究人员淡化他们的专业知识，而是在研究过程中与参与者的知识进行对话。正如Reason(1994)所说，“通过对话，传统科学中的主体-客体关系被替代为主体-主体关系，在这种关系中，受过正规教育的人的学术知识与人民的大众知识在辩证对立中发挥作用，使人们对形势有了更加深刻的理解”。同样，PAR过程中也需要批判性地审视参与者的贡献，正如专业研究人员的观点必须经受批判性反思的考验一样，参与者的观点也必须通过严格的“批判的主观性”过程，以达到新形式的解释和知识(Reason，1994)。

与其他领域一样，PAR在公共卫生领域的实践也面临着挑战。Boutilier、Mason和Rootman(1997)讨论了其中的一些挑战，并提出了在所谓的“社区反思行动研究”中需要解决的关键问题，包括：谁的知识是有价值的、由谁主导研究、为什么进行这项研究，以及对非专业人员、研究者和实践者的互补技能的认可。社区参与和对研究过程的操控可能会与科学严谨性之间存在矛盾，因为参与者通常不是研究专家或对研究的真实性抱有主要关注(Allison，Rootman，1996)。为了确保研究在科学和伦理上都是可接受的，需要妥善处理两者的关系，但这并不容易。因此，PAR的过程可能会漫长且复杂，并可能与资助机构的需求发生冲突。但是，PAR创造了新的对话空间，在这个空间中，经验知识受到重视：有助于构建一种民主的公共卫生科学，通过“生活和生存的叙述”建立关于人群健康和健康公平的知识和理解。

5.6.6 质性研究的新方向

近年来，定性公共卫生研究人员开始思考更具创造性的方式参与并呈现人们和社区的经验，例如，更密切地与艺术界合作，以及采用包括影像声音、数字叙事和诗歌等新方法，这些方法已用于吸引无家可归的妇女参与研究(Walsh et el.，2010)。这些研究使我们思考人群健康和健康不平等的文化表现可能是什么样了的，除了图表和引文以外，这些研究还指出公共卫生研究需要更认真地考虑当地民众的知识和关注(Burawoy，2005)。深入日常生活的研究可以更清楚地揭示个人困境与地方、国家和全球公共力量之间的复杂关系，阐明行为改变的局限性并展示经验知识的价值。在当今日益不平等和不公正的社会体系中，这无疑为公共卫生研究与更广泛的社会和政治行动建立更紧密的联系提供了希望。

5.6.7 结论

质性研究对于全球公共卫生研究至关重要。尽管公共卫生研究主要源于社会流行病学，但它越来越多地采用更综合的方法，汇集不同学科的见解进行分析和解释。在这一背景下，质性研究发挥了关键作用，它为探索个人生活和社会结构之间的关系开辟了新的理论视角，包括在社会经济因素的视角下思考“个人生活方式”因素对健康不平等的贡献(Bartley，2004)。定性数据可以加深我们对定量研究中描述的人群健康和健康不平等的社会、商业和政治决定因素之间关系的性质和影响的理解。质性研究揭示了事物对人们的意义以及是什么促使他们在特定的情境中采取(或不采取)行动(Sayer，2011)。许多公共卫生研究忽视了人们所处的特定状况以及他们为应对这些状况而发展和利用的知识。高质量的质性研究将这些“细节”与更普遍的社会结构和过程建立了理论联系。例如，之前的研究发展了吸烟作为应对机制的概念，以展示处于贫困中的白人工人阶级妇女如何依靠香烟来应对极度压力的情境(Graham，1994)。通过建立这些联系(在本例中是吸烟与应对贫困的联系)到让人们参与到研究过程,质性研究可以支持更多的公共卫生从业者、政策制定者和公众开拓新的团结形式:“想象”并实施有助于改善健康和减少不平等的个人和集体变革机制(Elliot et al.,2015)。

(翻译:邵瑞太、尹学珺、柯嘉雯;审校:杨智荣)

参考文献

Allison, K.R. and Rootman, I. (1996). Scientific research and commu-nity participation in health promotion research: are they compatible? Health Promotion International, 11(4), 333-40.

Anaf, J., et al. (2017). Assessing the health impact of transnational corporations: a case study on McDonald's Australia. Globalization and Health, 13(7), 1-7.

Anaf, J., et al. (2019). The health impacts of extractive industry transnational corporations: a study of Rio Tinto in Australia and Southern Africa. Globalization and Health, 15(13), 1-13.

Armstrong, K. (2000). The Battle for God: Fundamentalism in Judaism, Christianity and Islam. London: Knopf/HarperCollins.

Bartley, M. (2004). Health Inequality: An Introduction to Concepts, Theory and Methods. Cambridge: Polity Press.

Baum, F. (1988). Community-based research for promoting the new public health. Health Promotion International, 3, 259-68.

Baum, F. (2016). Qualitative research methods. In: Baum, F. (ed.) The New Public Health (4th ed.). Melbourne: Oxford University Press.

Baum, F., et al. (2013). Health promotion in Australian multi-disciplinary primary health care services: case studies from South Australia and the Northern Territory. Health Promotion International, 29, 705-19.

Baum, F., et al. (2006a). What makes for sustainable Healthy Cities initiatives? — A review of the evidence from Noarlunga, Australia after 18 years. Health Promotion International, 21, 259-65.

Baum, F., MacDougall, C., and Smith, D. (2006b). Participatory action research [Glossary]. Journal of Epidemiology and Community Health, 60, 854-7.

Bazeley, P. and Jackson, K. (2013). Qualitative Data Analysis with NVivo. London: SAGE Publications.

Becker, H.S., et al. (1961). Boys in White: Student Culture in Medical School. Chicago, IL: University of Chicago Press.

Bloem, M., Biswas, D., and Adhikari, S. (1996). Towards a sustainable and participatory rural development: recent experiences of an NGO in Bangladesh. In: De Koning, K. and Martin, M. (eds.) Participatory Research in Health: Issues and Experiences. London: Zed Books.

Bodini, C., et al. (2019). Methodological challenges in researching activism in action: civil society engagement towards health for all. Critical Public Health, 30(4), 386-97.

Borrell, C., et al. (2013). Comparison of health policy documents of European cities: are they oriented to reduce inequalities in health? Journal of Public Health Policy, 34, 100-20.

Boutilier, M., Mason, R., and Rootman, I. (1997). Community action and reflective practice in health promotion research. Health Promotion International, 12, 69-78.

Bowen, G.A. (2009). Document analysis as a qualitative research method. Qualitative Research Journal, 9, 27-40.

Brown, J.S., Collins, A., and Duguid, P. (1989). Situated cognition and the culture of learning. Educational Researcher, 18, 32-42.

Bruce, N., et al. (1995). Research and Change in Urban Community Health. Aldershot: Avebury Press.

Burawoy, M. (2005). For public sociology. American Sociological Review, 70, 4-28.

Bustos Castro, P. and Lindbladh, E. (2004). Place, discourse and vulnerability — a qualitative study of young adults living in a Swedish urban poverty zone. Health & Place, 10, 259-72.

Camlin, C.S. and Seeley, J. (2018). Qualitative research on community experiences in large HIV research trials: what have we learned? Journal of the International AIDS Society, 21, 55-9.

Campbell, R., et al. (2008). An informal school-based peerled intervention for smoking prevention in adolescence (ASSIST): a cluster randomised trial. The Lancet, 371, 1595-602.

Canadian Institutes of Health Research (2014). Health Research in Canada and You. Ottawa: Canadian Institutes of Health Research, p. 20.

Coote, A. and Angel, J. (2014). Solidarity: Why It Matters for A New Social Settlement. London, UK: New Economics Foundation, pp. 1-34. [Online] Available at: https://b.3cdn.net/nefoundation/207c255d8a0c04cba0_ sum6b1yy7.pdf

Cortie, B., Donovan, R.J., and Holman, C.D. (1996). Factors influencing the use of physical activity facilities: results from qualitative re-search. Health Promotion Journal of Australia, 6, 16-21.

Davidson, R., Kitzinger, J., and Hunt, K. (2006). The wealthy get healthy, the poor get poorly? Lay perceptions of health inequalities. Social Science and Medicine, 62, 2171-82.

de Koning, K. and Martin, M. (1996). Participatory Research in Health: Issues and Experiences. London: Zed Books.

de Laine, M.D. (1997). Ethnography: Theory and Application in Health Research. Sydney: MacLennan & Petty.

Denzin, N.K. (1978). The Research Act: A Theoretical Introduction to Sociological Methods. New York: McGraw Hill.

Denzin, N.K. (1989). Interpretive Interactionism. Newbury Park, CA: SAGE Publications.

Dorling, D. (2011). So You Think You Know About Britain? London: Hatchette UK.

Eades, S., et al. (2008). Bibbulung Gnarneep ('solid kid'): causal pathways to poor birth outcomes in an urban Aboriginal birth cohort. Journal of Paediatrics and Child Health, 44, 342-6.

Elliot, E., Popay, J., and Williams, G. (2015). Knowledge of the everyday: confronting the causes of health inequalities. In: Smith, K., Bambra, C., and Hill, S. (eds.) Health Inequalities: Critical Perspectives. Oxford: Oxford University Press.

Elliott, E., et al. (2011). Connected Communities: A Review of Theories, Concepts and Interventions Relating to Community-level Strengths and Their Impact on Health and Wellbeing. [Online] Available at: https://ahrc.ukri.org/documents/project-reports-and-reviews/connected-communities/a-review-of-theories-concepts-and-interventions-relating-to-community-level-strengths-and-their-impact-on-health-and-well-being/

Elliott, E. and Williams, G. (2008). Developing public sociology through health impact assessment. Sociology of Health & Illness, 30, 1101-16.

Feuerstein, M.T. (1986). Partners in Evaluation: Evaluating Development and Community Programmes with Participants. London: Macmillan.

Fisher, M., et al. (2014). A qualitative methodological framework to assess uptake of evidence on SDH in health policy. Evidence & Policy, 10.1332/174426414X14170264741073.

Flitcroft, K., et al. (2011). Getting evidence into policy: the need for de-liberative strategies? Social Science and Medicine, 72, 1039-46.

Freire, P. (1972). Pedagogy of the Oppressed. Harmondsworth: Penguin.

Gaventa, J. (1988). Participatory research in North America. Convergence, 21, 17-46.

Glaser, B.G. and Strauss, A.L. (1967). The Discovery of Grounded Theory: Strategies for Qualitative Research. Chicago, IL: Aldine.

Glesne, C. and Peshkin, A. (1992). Becoming Qualitative Researchers: An Introduction, White Plains, NY: Longman.

Goffman, E. (1961). Asylums: Essays on the Social Situation of Mental Patients and Other Inmates. Harmondsworth: Penguin.

Graham, H. (1994). Gender and class as dimensions of smoking behaviour in Britain: insights from a survey of mothers. Social Science and Medicine, 38, 691-8.

Graham, H. and McDermott, E. (2006). Qualitative research and the evidence base of policy: insights from studies of teenage mothers in the UK. Journal of Social Policy, 35, 21-37.

Grbich, C. (1999). Qualitative Research in Health. An Introduction. St Leonards: Allen & Unwin.

Hague, G., Thiara, R.K., and Turner, A. (2011). Bride-price and its links to domestic violence and poverty in Uganda: a participatory action research study. Women's Studies International Forum, 34(6), 550-61.

Howard-Grabman, L. (1996). Planning together: developing community plans to address priority maternal and neonatal health problems in rural Bolivia. In: Koning, K.D. and Martin, M. (eds.) Participatory Research in Health: Issues and Experiences. London: Zed Books, pp. 153-63.

Jacobs, B. and Roberts, E. (2004). Baseline assessment for addressing acute malnutrition by public-health staff in Cambodia. Journal of Health, Population and Nutrition, 22(2), 212-19.

Janesick, V. (1994). The dance of qualitative research design: metaphor, methodolatry, and meaning. In: Denzin, N.K. and Lincoln, Y.S. (eds.) Handbook of Qualitative Research. Thousand Oaks, CA: Sage, pp. 209-19.

Keleher, H. (2013). Policy scorecard for gender mainstreaming: gender equity in health policy. Australian and New Zealand Journal of Public Health, 37, 111-17.

Kellehear, A. (1993). The Unobtrusive Researcher: A Guide to Method. St Leonards: Allen & Unwin.

Kirk, J. and Miller, M. (1986). Reliability and Validity in Qualitative Research. Newbury Park, CA: Sage.

Krieger, N. (2000). Passionate epistemology, critical advocacy and public health: doing our profession proud. Critical Public Health, 10, 287-94.

Krueger, R. A. and Casey, M. A. (2009). Focus Groups: A Practical Guide for Applied Research. Thousand Oaks, CA: Sage Publications.

Kuzel, A.J. (1992). Sampling in qualitative inquiry. In: Miller, B. (ed.) Doing Qualitative Research. Newbury Park, CA: Sage, pp. 31-44.

Laycock, A., et al. (2011). Researching Indigenous Health: A Practical Guide for Researchers. Carlton South: Lowitja Publishing.

Lincoln, Y.S. and Guba, E.G. (1985). Naturalistic Inquiry. Beverly Hills, CA: Sage.

MacDougall, C. and Baum, F. (1997). The devil's advocate: a strategy to avoid groupthink and stimulate discussion in focus groups. Qualitative Health Research, 7, 532-41.

Mallinson, S., Popay, J., and Williams, G. (2014). Qualitative research for public health practitioners. In: Guest, C., et al. (eds.) Oxford Handbook of Public Health Practice. Oxford: Oxford University Press.

McTaggart, R. (1991). Action Research: A Short Modern History. Melbourne: Deakin University.

Miles, M.B. and Huberman, A.M. (1994). Qualitative Data Analysis, Thousand Oaks, CA: Sage.

Minichiello, V., Aroni, R., and Hays, T. (2008). In-depth Interviewing. Frenchs Forest: Pearson Australia.

Minkler, M. and Wallerstein, N. (2003). Community-based Participatory Research for Health. San Francisco, CA: Jossey-Bass.

Morgan, D.L. (1988). Focus Groups as Qualitative Research. Thousand Oaks, CA: Sage.

National Health & Medical Research Council (2003). Values and Ethics: Guidelines for the Ethical Conduct in Aboriginal and Torres Strait Islander Research. Canberra: Commonwealth of Australia. [Online] Available at: https://www.nhmrc.gov.au/about-us/publications/values-and-ethics-guidelines-ethical-conduct-aboriginal-and-torres-strait-islander-health-research

National Health & Medical Research Council (2007). National Statement on Ethical Conduct in Human Research. Canberra: National Statement on Ethical Conduct in Human Research. Available at: https://www. nhmrc. gov. au/about - us/publications/national - statement-ethical-conduct-human-research-2007-updated-2018#block-views-block-file-attachments-content-block-1

Noyes, J. and Popay, J. (2007). Directly observed therapy and tuber-culosis: how can a systematic review of qualitative research contribute to improving services? A qualitative meta-synthesis. Journal of Advanced Nursing, 57, 227-43.

Nussbaum, M. (1990). Love's Knowledge: Essays on Philosophy and Literature. New York: Oxford University Press.

Oakley, A. (1989). Who's afraid of the randomised controlled trial? Some dilemmas of the scientific method and 'good' research prac-tice. Women's Health, 15, 25-9.

Olesen, V. (1994). Feminisms and models of qualitative research. In: Denzin, N. K. and Lincoln, Y. S. (eds.) Handbook of Qualitative Research. Thousand Oaks, CA: SAGE Publications, pp. 158-174.

Patton, M.Q. (1990). Qualitative Evaluation and Research Methods. Newbury Park, CA: SAGE Publications.

Patton MQ. (2014). Qualitative Research and Evaluation Methods, London: SAGE Publications.

Pinto, A. D., et al. (2012). Equity in public health standards: a qualitative document analysis of policies from two Canadian provinces. International Journal for Equity in Health, 11, 1-10.

Popay, J. (2010). Community Engagement for Health Improvement: questions of definition, outcomes and evaluation. In: Morgan, A., et al. (eds) Health Assets in a Global Context: Theory, Methods, Action. New York: Springer, pp. 183-97.

Popay, J., et al. (2003a). Beyond 'beer, fags, egg and chips'? Exploring lay understanding of social inequalities in health. Sociology of Health & Illness, 25, 1-23.

Popay, J., et al. (2003b). A proper place to live: health inequalities, agency and the normative dimensions of space. Social Science & Medicine, 57, 55-69.

Popay, J. and Williams, G. (2009). Equalizing the people's health: a sociological perspective In: Gabe, J. and Calnan, M. (eds.) The New Sociology of the Health Service. London: Routledge, pp. 222-43.

Reason, P. (1994). Three approaches to participative inquiry. In: Denzin, N.K. and Lincoln, Y.S. (eds.) Handbook of Qualitative Research. Thousand Oaks, CA: SAGE Publications, pp. 324-39.

Richards, G. (2011). Psychology, Religion, and the Nature of the Soul. Kent: Springer Science.

Ritchie, J. and Spencer, L. (1994). Qualitative data analysis for applied policy research. In: Bryman, A. and Burgess, R.G. (eds.) Analyzing Qualitative Data. London: Routledge, pp. 173-94.

Roberts, H., et al. (2004). Putting public health evidence into practice: increasing the prevalence of working smoke alarms in disadvantaged inner city housing. Journal of Epidemiology & Community Health, 58, 280-5.

Rosella, L.C., et al. (2013). Pandemic H1N1 in Canada and the use of evidence in developing public health policies: a policy analysis. Social Science and Medicine, 83, 1-9.

Ruston, A. (2009). Isolation: a threat and means of spatial control. Living with risk in a deprived neighbourhood. Health, Risk & Society, 11, 257-68.

Sayer, A. (2011). Why Things Matter to People: Social Science, Values and Ethical Life. Cambridge: Cambridge University Press.

Seidman, I. (2005). Interviewing as Qualitative Research: A Guide for Researchers in Education and the Social Sciences. New York: Teachers College Press.

Stake, R.E. (1995). The Art of Case Study Research. Thousand Oaks, CA: SAGE Publications.

Thomas, B. and Dorling, D. (2011). Bankrupt Britain: A Post-recession Atlas. Bristol: Policy Press.

Townsend, B., et al. (2019). How can multiple frames enable action on social determinants? Lessons from Australia's paid parental leave. Health Promotion International, Sep 16; daz086. doi: 10.1093/heapro/daz086.

Trahair, E. (2014). Editorial. Planet: The Welsh Internationalist, 213, 6-9.

Wadsworth, Y. (1984). Do It Yourself Social Research. Melbourne: Victorian Council of Social Services.

Walsh, C.A., Rutherford, G., and Kuzmak, N. (2010). Engaging women who are homeless in community-based research using emerging qualitative data collection techniques. International Journal of Multiple Research Approaches 4, 192-205.

Wekesa, E. and Coast, E. (2013). Living with HIV postdiagnosis: a qualitative study of the experiences of Nairobi slum residents. BMJ Open, 3, e002399.

Williams, G. (2000). Knowledgeable narratives. Anthropology and Medicine, 7, 135-40.

Wright Mills, C. (1970). The Sociological Imagination. Harmondsworth: Penguin Books.

Yin, R.K. (2018). Case Study Research and Applications. Thousand Oaks, CA: SAGE Publications.

5.7 群随机试验设计和分析中的方法学问题

5.7.1 引言

随机对照试验是评估干预措施改善健康效果公认的金标准。在大多数此类试验中，每一个体被随机分配到所研究的试验条件中，如治疗组或对照组。然而，在某些情况下，将成组的个体随机分配到治疗组更为合适。这些组被称为群组，这类试验被称为集群随机试验(cluster randomized trials，CRTs)。这些群组可以是学校、村庄、工作场所或卫生机构，也可以是其他选择。在某些CRT中，所选群组中的所有个体都自动包含在内。在其他情况下，也可能还有额外的纳入排除标准。同样，干预效果既可以在群组中所有个体中进行测量，也可以只在随机抽取的样本中进行测量。本章旨在讨论CRT设计和分析中出现的方法学问题。部分内容来源于Hayes和Moulton(2017)的教科书。

使用群随机设计有很多原因。有些干预措施就其性质而言必须在群组这一级别实施，例如改善村庄供水的干预措施。当然，在原则上也可以在个体层面上实施，但群随机化可能在组织实施上有更大的便利性，且更容易被人群接受。群随机分配也有助于避免“沾染”，这里的“沾染”通常是指试验条件之间的干扰，即在一个治疗组中的个体暴露于或接受了分配给另一个治疗组的治疗。当干预实施于某个总体中大部分个体时，CRT也是进行群体效应估计的最佳设计。例如一项在乌干达进行的群随机试验，评估了间歇性预防性治疗(intermittent preventive treatment，IPT)对学龄儿童疟疾的影响(Staedke et al.，2018)。每个群组包括一所小学及其周围的100个家庭，其主要评估终点是社区中的疟原虫感染率，此感染率就是通过随机抽取每个群组中部分家庭检测估计得到。

在考虑群随机设计时，需要权衡其优点和局限性。与相同样本量的个体随机化试验相比，群随机试验的统计效能和精确度较低。在多个不同的群组中组织开展工作可能使得CRT的实施成本较高。其他需要考虑的问题包括选择偏倚、组间不平衡性以及结论外推性，这些问题将在本章中讨论。

在健康研究中CRT变得越来越普遍。早期很多研究者对这些试验的特殊设计和分析要求理解得并不充分，许多试验的设计、分析或报告都不够恰当。然而，在过去的20年里，关于CRT方法的研究工作已经取得了很多进展，这些试验研究的质量也有所提高。

5.7.2 群随机化涉及的方法学问题

个体随机化试验的设计和分析依赖于每个观察结果相互独立的假设。然而，群随机化设计中这种独立性假设并不成立，因为同一群组中个体的观察结果通常是相关的。也就是说，同一个群组中个体间对干预措施的反应会比不同群组的个体间的反应更相似。这种现象被称为组内相关，也可以等效地视为群间变异，反映了即使在没有干预效应的情况下群间也存在的自然变异。因此，组内相关和群间变异可被认为是同一现象从两种不同视角分别对应的概念。

组内相关，或群组间变异的产生在CRT中主要有3个原因：第1个原因最为明显，即不同人群之间的健康状况可能存在差异，其归因于群组内个体间的变异，或不同群组的地理或环境特征的不同。第2个原因是，不同的群组可能对干预有不同的响应，因此在干预之前，感兴趣的结果可能没有群组间变异，但在引入干预后，群组间变异显著增加。最后一个原因是群组成员之间可能的交互作用。例如就传染病的干预措施而言，对一个人的干预效果可能会影响同一群体中其他人感染该疾病的风险。

CRT数据的非独立性或相关性特点需要我们在设计阶段仔细考虑，以确保收集到足够的信息。由于这种相关性，CRT比传统的个体随机化试验需要更大的样本量，以获得足够的统计学效能和精度来估计治疗效果。

由于标准统计方法依赖于个体观察值的独立性假设，因此不能使用这些方法来分析CRT数据。使用标准统计方法将导致P值过小，估计治疗效应的置信区间过窄。此时，需要使用考虑群组间变异的分析方法来分析CRT的数据。

5.7.3 群间变异性的度量

主要有两种度量群组间变异的指标，即群组间变异系数(k)和集群内相关系数(intracluster correlation coefficient，ICC)。

以一个CRT中的某个定量变量为例，比如测量每个人的收缩压。感兴趣的参数是其平均值μ。假设有c个群组，并且第j个群组中的平均值为μ_j。我们假设μ_j从一个概率分布中随机抽样，该分布的均值为$E(\mu_j)=\mu$，方差为$Var(\mu_j)=\sigma_B^2$，其中σ_B^2代表群组间方差。则变异系数被定义为：

$$k=\frac{\sigma_B}{\mu}$$

如果感兴趣的参数是比例或率，则μ_j分别用比例或率的真实值π或λ代替。重要的是μ_j代表在c个群组中的每一个所来自的更广泛的总体中的平均值。μ_j不能直接观察到，因为我们只收集到每个群组中有限个体样本的数据。然而，可以使用每个群组中观测到的平均值来获得μ_j、μ和k的有效估计，这将在后面的章节中进行描述。

ICC则通常用希腊字母ρ表示，表示来自同一群组的个体与来自不同群组的个体相比，同一群组中的个体之间的结果有多相似。描述ICC的另一种方式是测量总方差中可能归因于群组间变异的方差的比例。根据结果的不同，ICC的计算方式也不同。下面是描述定量和二分类结果的方法。对于率，ICC没有定义；因此，在结果为率时，使用k来估计群组间变异。

对于定量结果，ICC定义为：

$$\rho=\frac{\sigma_B^2}{\sigma_B^2+\sigma_w^2},$$

其中，σ_B^2为群组间方差，σ_w^2为组内方差。

对于二分类结果，即个体满足或不满足某一条件(例如，患有高血压或不患有高血压)，其目的通常是比较测量结果个体的比例。二分类结果的ICC定义为：

$$\rho=\frac{\sigma_B^2}{\pi(1-\pi)},$$

其中，π是整体比例的总体真值，σ_B^2是特定群组的真实比例的方差。

一般来说，ICC介于0和1之间。ICC为0意味着不存在聚集性，即同一群组中的个体彼此之间的相似性并不比来自不同群组的个体之间的相似性更大，换句话说，不存在群组之间的变异。ICC为1意味着同一群组中的个体是完全相关的，换句话说，它们都有相同的结局，不存在组内变异。

5.7.4 设计效应和有效样本量

CRT可以理解为是对整群样本收集数据,而不像传统的个体随机化试验那样从简单随机样本中收集数据。与简单随机抽样相比,整群抽样对待研究参数的估计可能不那么精确。方差的增加可以通过设计效应(design Effect,DEff)来衡量(Kish,1965)。

$$\text{DEff} = \frac{\text{整群抽样方差}}{\text{简单随机抽样方差}}$$

由于简单随机样本的方差与样本量成反比,因此设计效应也给出了整群抽样设计的有效样本量:

$$\text{有效样本量} = \frac{\text{实际样本量}}{\text{DEff}}$$

比如DEff=2,这意味着通过整群样本得到的估计值的精度等同于一半样本量的简单随机样本可估计的精度。DEff可从ICC计算如下:

$$\text{DEff} = 1 + (m - 1)\rho$$

其中,m是每个群组内的个体数。

由此,我们可以看到群组效应不仅取决于ICC的值,还取决于群组的大小。当群组的规模较大时,即使ICC很小,DEff也可能很大。有关DEff、ICC和k之间关系的更多讨论可以在Hayes和Moulton(2017)的研究中找到。本章后面的部分将详细讨论如何在样本量计算和分析中考虑群组效应的影响。

5.7.5 实验和观察单位

CRT与个体随机化试验的主要区别在于干预措施是随机分配给群组,而不是分配给单个参与者。在CRT中,群组是实验单位。尽管如此,观察可以在不同的层级进行,因此可能存在多种类型的观察单位。在最简单的情况下,可能只对每个群组中的个体参与者进行观察。更常见的是,也会采集群组水平上的变量。在一些CRT中,还可能有群组中中间层级单位的观察。例如,在以学校为基础的健康教育项目的CRT中,干预措施是随机分配到学校的,观察单位可能包括单个学生(如年龄、性别)、班级(如年级、规模、学生人数、授课次数)和学校(如城市/农村、学校类型、学校规模)。在对主要研究参数做统计推断时,所有这些层级的数据都可能用得上。

5.7.6 CRT设计的注意事项

5.7.6.1 类型和大小的选择

在设计CRT时,首先要决定的研究设计之一是选择和定义随机化的群组。在实际应用中,不同试验使用了各种各样的群组,小到以家庭为单位的CRT,每个群组中只有少量个体,大到以地理区域为单位的CRT,每个群组可能包括了数百万个体。尽管这些迥异的CRT都遵守类似的一般性原则,但具体实施起来仍然存在很大差异。

在确定了随机化的群组类型后,研究者仍有一定的自由度来确定群组大小。特别是以地理区域为单位时，可以自由划定边界。即使是以现成机构为群组单位时，也可以灵活处理，例如将相邻的学校或卫生机构划定为一个群组。

在决定群组大小时需要考虑很多因素。DEff的公式表明，总样本量确定的情况下，当群组大小为$m=1$时，精度最大化，相当于个体随机化。假设ICC保持不变，DEff随着群组大小的增加而增加。这意味大量的小群组比少量的大群组有更大的统计效能，即对干预效应的估计更为精确。然而，在实践中，ICC可能不会保持不变，并且通常随着群组大小的增加而减小。例如，假设需要确定是以城镇还是社区作为随机化的群组。由于存在的社会经济差异，社区之间的健康结局可能存在很大的变异。然而，每个城镇中可能混有不同社会经济状况的社区，差异趋于平均，使得城镇之间的结局变异就不那么大了。所以，社区的ICC可能比城镇更大。因此，在估算CRT的样本大小时，需要考虑与所选群组类型和大小有关的ICC或k的估计。

在确定群组大小时，不能仅仅考虑统计问题(例如上述统计效能)。尽管使用大量小群组的设计在统计上更有效，但在较少数量的大群组中开展实际工作可能在操作上和经济上更为可行。对于不同群组大小的设计，其相对成本和可行性将在很大程度上取决于群组类型和地理环境。

沾染是选择群组大小时要考虑的另一个因素。它可能源于干预组和对照组之间的接触发生，也可能源于干预组或对照组与更广泛的人群之间的接触而发生。一般而言沾染将随着群组规模的增加而减少。例如跨区域边界的旅行和迁移率通常随着区域的增加而减少。边缘效应也是沾染的一个方面，它指的是群组的边缘地区可能更容易受到相邻区域的影响，因为边缘地区的人口与相邻区域的人口接触更为频繁。随着群组大小的增大，边缘效应也可能减弱，因为靠近区域边界的人口比例会随着区域数目的增加而减小。

减少CRT中沾染的主要策略之一是选择相互隔离较好的群组。这对于减少干预群组和对照群组之间的接触特别有用。所需要的隔离程度将取决于研究中的干预措施，例如，对于大规模媒体干预可能需要更大程度的地理隔离。研究者有时规定试验群组之间应通过缓冲区分隔，以确保任何两个群组之间几乎没有或没有共同的边界。为了减少试验群组与更广泛人群之间的接触，可能还需要采用其他策略。

例如，在布基纳法索农村评估全面广播宣传活动对改善儿童生存的关键家庭行为影响的CRT研究中(Sarrassat et al.，2018)。群组由14个独立的地理区域组成，每个区域以一个社区广播电台为中心，包括了足够的村庄，使得总的人群平均下来每个群组约为40 000人。在具体选定群组时，使用数字地形图、无线电信号强度的地面测绘使得候选群组区域之间的广播信号没有或很少重叠以减少沾染，并通过调查来评估广播电台的收听率来确定群组，如所选群组要有较高的收听率(>60%的妇女在过去一周内收听广播)。

5.7.6.2 试验组间基线不平衡性

在有大量参与者的个体随机化试验中，我们可以依赖随机化过程使得所有潜在混杂因素在干预组间相似。在CRT中，由于实际情况和经费的限制，用来随机化的群组数目很小，比如二三十个。这种情况下的随机化仍然具有像个体随机化设计一样的优势，如公正、透明和统计推断上的合理性。然而，由于随机化的群组单位数量很小，很可能在一个或多个潜在混杂因素上存在一些组间不平衡。虽然这些因素可以在分析中进行调整，但这种不平衡将降低结果的可信度，故而可以选择使用匹配、分层或限制性(协变量约束)随机化来改善基线不平衡性。

5.7.6.3 匹配

匹配是将群组根据预先定义的某些特征来分组，使得每个组内的群组在这些特征上相似，然后把同组的群组随机分配到各个处理组中。如果试验有2个处理组，群组被匹配成对，每对中的一个群组被随机分配到一个处理组，另一群组分到另外一组。有3个干预组的匹配试验需要把群组按相似特征配成3个一组，以此类推。匹配的目的是最小化处理组之间在基线特征方面的差异，降低感兴趣结局的组间变异，从而提高试验的估计精度和统计效能。

例如，一项在坦桑尼亚Mwanza地区进行的艾滋病病毒预防试验（Grosskurth et al.，1995），其涉及12个社区，包括农村村庄、沿主要道路的定居点以及维多利亚湖沿岸的村庄。这些社区的基线HIV患病率在1.6%到8.6%之间，而主要结果（HIV发病率）预计也会有类似的变化。当存在如此高水平的群组间变异时，终点变量的变异系数会很大，这降低了给定样本量的试验的功效。于是，根据基线HIV患病率和地理特征把试验社区匹配成对，以确保两组在这些因素上在基线时相似。通过匹配分析，比较干预组和对照组在匹配对内的结果。由于匹配对内结果的方差明显小于总体方差，因此用匹配对内的变异系数（k_m）替代总体变异系数k，将提高估计干预效果的统计效能。

然而，匹配存在几个较大的缺点。匹配最有效的情况是匹配变量与结果变量高度相关。例如在Mwanza试验中，匹配相关系数为0.94。然而，这么好的配对效果在实践中是不常见的。事实上，在一些试验中，匹配效率甚至可能相对于未匹配设计是下降的。这是因为匹配分析导致了自由度的损失，这是匹配设计的一个劣势。例如，为了检验一个干预效果，一个包含c个匹配对的群组随机化试验通常会使用具有$c-1$个自由度的成对t检验，这是未匹配t检验$2(c-1)$自由度的一半。统计检验效能取决于t统计量的数值和t分布的界值，而t界值又取决于自由度。现有研究已经证明，在匹配相关系数低于特定的阈值时，未匹配设计将比匹配设计具有更高的功效，因为自由度的损失将不足以抵消方差的减少（Martin et al.，1993；Hayes，Moulton 2017）。

如果整个群组在研究期间退出试验，匹配也可能会带来问题。这种退出也会降低未匹配CRT的功效和精度，并引发有关选择偏差的问题。在匹配CRT中，如果一个完整的匹配对中的任何一方退出试验，整个匹配对都会丢失，因为剩余的群组不再会有匹配的群组进行比较。

匹配设计的另一个缺点是无法评估不同匹配组之间的干预效果是否不同。这是因为在一个匹配的集合中，群组之间的结果差异取决于干预效果和该匹配集合中固有的群组之间的变异性。由于每个匹配集内只有一个群组代表每个处理而完全没有重复，所以在不增加额外假设时无法区分这两种效应。这也使得在不增加额外假设的情况下无法基于匹配试验的数据计算ICC或k。由于匹配试验中缺乏对群组间变异的良好估计，这将使得研究者估计进一步试验的样本量出现困难。

5.7.6.4 分层

分层是减少治疗组和对照组之间基线失衡以及减少群组间变异性的一种比匹配设计不那么严格的方法。分层随机化是将具有相似特征的群组组成层，然后在每个层中将多个群组随机分配到每个治疗组。因此，与匹配不同，分层在层内实现了重复样本，克服了匹配的主要缺点。例如，在南非农村进行的艾滋病毒治疗作为预防即治疗（Treatment as Prevention，TasP）试验中，使用了分层设计将34个社区分配到干预组或对照组（Iwuji et al.，2013）。研究者根据产前HIV患病率创建了6个层，每层中的社区被随机分配到2个试验组。

5.7.6.5 限制性随机化

匹配和分层是两种降低治疗组不均衡性的常见方法，但如果需要在多个变量上实现均衡性时，它们的用处就不大了。在这种情况下，可以使用限制性（协变量约束）随机化来确保在多个变量上达到可接受的总体均衡水平。这种方法利用每个群组的基线或现有数据生成可能满足特定均衡标准的分配子集（Raab，Butcher，2001；Moulton，2004），然后从这个受限制的子集中随机选择一个分配。例如，在赞比亚和南非进行的结核病控制干预的ZAMSTAR试验中，同时使用了限制性随机化和分层，将24个群组随机分配到4个干预组（Sismanidis et al.，2008）。其中分层是按国家和结核感染患病率，限制性随机化是按结核感染患病率、艾滋病患病率、城乡情况、社会背景和地理位置进行的。关于在CRT中实现基线平衡的匹配、分层和限制性随机化的更详细介绍可见Ivers等（2012）的论述。

5.7.6.6 设计策略的选择

匹配和分层的目的是实现基线均衡，减少组间变异，从而提高统计效能和精度。相比之下，限制性随机化主要是为了实现基线平衡。

匹配最常用于每组群组数量较少（少于10～15）的CRT。遗憾的是，虽然匹配可能会提高均衡性，但如果匹配无效，可能会降低试验效能和精度。相反，分层损失的自由度较少，效能和精度更有可能被最大化。在群组数目较少的试验中，应注意限制分层的数目：一般来说，在每组≤6个群组的试验中，分层数目不应超过2个。虽然与匹配相比，分层损失的自由度更少，但它不太可能实现很高的均衡性，特别是在大量的变量上寻求均衡时，所需的层数将导致自由度的巨大损失。在这种情况下，限制性随机化将更有效。

在群随机试验中，基线均衡性在有更多群组的试验中更有可能实现。然而，匹配和分层仍然可能对提高试验的效能和精度有益。在有许多群组的试验中，损失的自由度影响很小，因此两种方法都可以作为一种有效的设计。除非存在与感兴趣的终点密切相关的匹配因素，在大多数实际情况下，分层（例如，使用3至4个分层）很可能能够捕获匹配提供的大部分额外效能。文本框5.7.1对群随机试验设计的要点作了总结。

文本框5.7.1 CRT设计要点总结

在CRT中，干预是随机分配到个体组成的群组，而不是个体参与者。
在同一群组中的观察结果是相关的；因此，CRT需要比个体随机化试验更大的总样本量。
观测结果的相关程度可以用k或ICC来测量。
设计效应DEff反映了群组对样本量的影响。
CRT通常随机化少量群组，因此容易受到基线不均衡的影响。
匹配、分层和限制性随机化有助于提高均衡性。
匹配和分层也可以提高效能和精度。
然而，如果匹配无效，则匹配的CRT的效能和精度可能会降低。

5.7.7 其他试验设计

大多数CRT涉及将群组随机分组到两个平行的治疗组，在某些情况下也存在其他一些独具优势的设计。然而，其他这些设计的结果分析和解释并不是那么简单。通常建议研究人员使用更简单的设计，除非有令人信服的理由使用这些更复杂的设计。

析因设计允许在同一试验中研究2种干预措施的单独效应。这样做的优点是更具成本效益并节省样本量。CRT中最常用2×2设计，形成4个治疗组：两个组只接受某一干预、一组同时接受两种干预、一组对照不接受任何干预。例如，ZAMSTAR试验评估了强化结核病病例发现（enhanced tuberculosis case-finding，ECF）和普通干预（household intervention，HH），其中普通干预指结核病筛查和预防性治疗（Sismanidis et al.，2008）。群组被随机分配到4个组之一：ECF、HH、ECF+HH或对照组。将ECF组和ECF+HH组合并，将HH组和对照组合并，通过这二者的比较评估ECF的效应，再以类似的方式评估了HH的效应。这种方法只有在干预措施之间没有交互作用的情况下才有效。在预期有交互作用的情况下，可以使用析因设计来确定2种干预措施的联合效果，然而，这将需要更大的样本量。

交叉设计通常用于个体随机化试验，并已被用于CRT。交叉设计中每个群组接受2种干预，随机确定每个群组接受干预的先后顺序（Parienti，Kuss，2007）。两种干预措施的实施间隔有一个洗脱期，用来避免“残留”效应的影响。由于每个群组都作为自身对照，该设计可能比平行组CRT具有更高的效能。然而，这种有效性取决于没有“残留”效应的假设,也就是说,干预措施的估计效应与其分配的顺序无关。然而,即使使用了洗脱期,交叉试验仍然经常受到“残留”效应的影响,特别是对于影响行为改变的干预措施。交叉试验还受到“时期”效应的影响,即参与者在一个治疗期间内对与干预无关的原因有不同的响应(例如,因为他们的健康状况发生了变化)。关于交叉设计的概述参见(Arnup et al.,2017)。

阶梯设计试验在文献中受到越来越多的关注。这种设计是对交叉设计的一种改进,所有群组都从对照组开始试验(Hussey,Hughes,2007)。在试验序贯进行的每个时间段后,一个或多个群组开始接受干预,并在其后的试验中保留在干预组中,这样在试验结束时,所有的群组都在干预组。不同群组开始接受干预的顺序是随机决定的,以避免与引入与顺序相关的变量造成混杂。例如,在英国和爱尔兰的33家妇产医院开展了一项阶梯设计试验,对降低死产风险的干预措施进行了研究(Norman et al.2018)。医院被随机分配到9个干预开始日期中的一个,9个日期之间相隔约3个月。基线时,所有医院均未接受干预。每隔3个月,在分配到开始日期的医院实施干预,直到所有医院都接受干预。尽管阶梯设计正变得越来越普遍,在方法学上也取得了一定的进展,但此方法仍被视为一种相对较新的设计,在使用、伦理、行为和分析方面仍没有广为人知(Hargreaves et al.,2015;Thompson et al.,2017)。阶梯设计的一个重要缺点是,两个治疗组之间的观察时间存在系统差异,因此该设计容易受到结果长期趋势引入的偏差影响。阶梯试验通常会持续数年,增加了整体逐渐改善或恶化的机会。此外,如果结果需要很长时间才能发生,那么可能很难将一个特定的结果归因于对照或干预的效应。同样,当干预效果增强或减弱时,解释也会有困难。关于在CRT中使用阶梯设计的进一步讨论可以在Rhoda(2011)、Copas(2015)和Hemming(2015)等的文章中找到。

5.7.8　干预效果评估的方法

对CRT干预的效果可以通过重复的横断面调查或通过对个体的长期随访队列来评估。采用横断面调查设计,调查在整个试验的不同时间点进行;要么对整个群组进行调查,要么可以选择随机样本进行调查。在试验期间进入群组的个体可能会在不同时间点被纳入调查。例如,在前面提到的Burkina Faso无线电广播宣传活动的CRT中(Sarrassat et al.,2018),在试验开始后20个月和32个月的横断面调查中评估了试验结果。在每次调查中,每个群组中随机抽取约360名母亲,询问她们的人口统计学特征、广播收听率和与儿童生存相关的家庭行为。横断面调查可用于评估干预措施对二分类结果的现患率(如高血压患病率)或连续结果(如血清胆固醇)的影响。然而,这对于测量一个感兴趣事件的发生率不太有用。

另一种方法是招募长期随访的队列。既可以招募整个群组,也可以招募每个群组的随机样本。如果招募的是整个群组,研究者必须明确在试验期间刚进入群组的新人是否会被纳入(称为开放或“动态”群组),或者群组是否仅限于基线时纳入的受试者(封闭群组)。队列设计对于测量事件发生率特别有用,它可以直接测量结果随时间的变化,如血清胆固醇的变化或疾病发病率随时间的变化。例如,印度农村地区有一项基于移动电话系统加上护士管理来对高血压和糖尿病患者进行护理的CTR研究,40个社区卫生诊所被随机分配到干预组或对照组(Jha et al.,2017)。高血压和/或2型糖尿病患者被纳入参加试验。各诊所共招募了90人并随访了12个月。主要结局指标是1年内收缩压和糖化血红蛋白(HbA1c)的变化。然而,队列设计常由于失访而受到选择偏倚的影响,在实际操作上也更加复杂,并且结论也不那么便于外推,因为结果只是代表了在整个随访过程中仍保留在队列中的总体中某个亚组的干预效果。在一个封闭的队列中,疾病的发病率本身可能会随着时间的推移而下降,这是因为更易感的队列成员在早期就获得了疾病而随着时间的推移把不那么易感的成员保留在风险集合中(译者注,类似幸存者偏倚)。对设计方案的选择在一定程度上还取决于感兴趣的科学问题。如果关注的重点在于更广泛的社区层面的变化,横断面设计可能是更好的选择,而如果关注个人层面的变化,队列设计可能更合适。进一步的讨论参见Feldman和McKinlay(1994)的研究。

5.7.9 CRT中样本含量的确定

5.7.9.1 估计样本量的统计方法

正式评估统计效能是任何干预试验设计的基本步骤。现有文献中已经广泛讨论了效能太低而无法达到目的的试验后果。CRT通常比个体随机化试验成本更高,操作上更复杂,这使得研究者需要承担更多的责任,以确保试验的设计有足够的效能来实现主要目标。随机试验的一项基本原则是:要得出可靠的结论,必须进行充分的重复试验。CRT数据的相关性意味着获得的信息少于相同规模的个体随机化试验。即使每个群组都包含大量的个体,但如果群组太少,则统计效能不足。因此需要在每个治疗组中设置几个群组,才能对干预效果得出有用的结论。例如,在一个极端的情况下,即随机分配两个群组,每个治疗组一个。这相当于一个只有两个患者被随机分配到两个治疗组的临床试验。因为在每个治疗组内都没有重复,所以我们无法来测量和考虑组间变异,因此不能进行统计推断。只有通过将足够的群组随机分配到不同的治疗组,才能准确估计每一组的平均反应和两组之间的差异。

CRT的样本量计算公式很容易在期刊论文(Hemming et al.,2011;Rutterford et al.,2015)和教材(Donner,Klar,2000;Eldridge,Kerry,2012;Hayes,Moulton,2017)中找到。在最简单的形式中,如果我们有DEff的估计,则可以通过计算个体随机化试验的样本大小,然后将其乘以DEff来估计CRT的样本大小(Donner et al.,1981)。

接下来对标准的非匹配CRT设计的公式进行简要概述。这些公式假设群组的大小是固定的,只需要计算每个组所需的群组数量。这是CRT中最有用的公式,其中预先定义群组的大小,并在每个群组中的所有个体中测量结果。如果群组的数量是固定的,例如在固定数量的诊所中进行卫生服务干预,则可以重新转换公式计算所需的群组大小。

对于二分类结果通常是要比较两试验组的结局比例。每个组中所需的群组数c可进行如下计算:

$$c = 1 + \left(z_{\alpha/2} + z_{\beta}\right)^2 \frac{\pi_0\left(1-\pi_0\right)/m + \pi_1\left(1-\pi_1\right)/m + \left(k_0^2\pi_0^2 + k_1^2\pi_1^2\right)}{\left(\pi_0 - \pi_1\right)^2}$$

其中,$z_{\alpha/2}$和z_{β}分别是对应于$\alpha/2$和β上尾概率的标准正态分布值,k_0和k_1是对照组和干预组的变异系数,π_0和π_1是与两个组结局的真实比例,m是每个群组中的个体数。

如果我们可以假设干预在不同群组间具有相似的比例效应,那么两组的变异系数将是相似的,且公式可以简化为:

$$c = 1 + \left(z_{\alpha/2} + z_{\beta}\right)^2 \frac{\pi_0\left(1-\pi_0\right)/m + \pi_1\left(1-\pi_1\right)/m + k^2\left(\pi_0^2 + \pi_1^2\right)}{\left(\pi_0 - \pi_1\right)^2}$$

其中,k是两个组变异系数的共同值,重要的是:在实际中,如果预期结果的比例高于0.50,那么在计算样本量时最好使用$1-\pi$,而不是π。

我们以前面描述的HIV TasP试验为例来说明CRT样本量的计算(Iwuji et al.,2013)。该试验的主要结局是干预对基线时HIV阴性的≥16岁的成人24个月累计HIV发病率的影响。群组包括了人口监测区内的邻近社区。试验前绘制了研究区域地图,平均每个群组大小为1 000个成年人。根据之前在人口监测区进行的调查,艾滋病患病率为20%。考虑到20%的未参与者和随访失访,每个群组中2年以上随访的HIV阴性成人的估计平均人数为$m = 1000 \times 0.80 \times 0.80 = 640$。

根据人口监测区的调查,对照社区两年的HIV累计发病率估计为5%(π_0)。在数学模型的基础上,预计干预将使累计发病率降低30%,即从5%降至3.5%(π_1)。根据该地区以艾滋病发病率为结果的其他研究为参考,变异系数取为$k = 0.25$。假设干预的比例效应在每群组中大致恒定,因此$k_0 \approx k_1 \approx 0.25$。如果以80%的效能($z_\beta = 0.84$)来检测是否有显著性差异(双侧$p < 0.05$, $z_{\alpha/2} = 1.96$),则每组所需的群组数为:

$$c = 1 + (1.96 + 0.84)^2 \frac{[0.05(1-0.05)]/640 + [0.035(1-0.035)]/640 + 0.25^2(0.05^2 + 0.035^2)}{(0.05 - 0.035)^2} = 13.5$$

因此,我们将选择28个群组并将给每个组随机分配14个群组。研究人员最终决定随机分配34个群组(每组17个),这将使他们有88%的效能来检测干预效果。

若试验结局是每人/年的比率(例如发病率或死亡率),每个组所需群组数可计算为:

$$c = 1 + (z_{\alpha/2} + z_\beta)^2 \frac{(\lambda_0 + \lambda_1)/y + (k_0^2\lambda_0^2 + k_1^2\lambda_1^2)}{(\lambda_0 - \lambda_1)^2}$$

其中,y为每个群组的人年数,λ_0和λ_1为对照组和干预组的真实比率,如果假设所有群组的干预效果相似,则可以使用如上所述的共同k值来简化公式。

对于具有定量结果(例如胆固醇水平)的CRT,所需的样本量可用下式计算:

$$c = 1 + (z_{\alpha/2} + z_\beta)^2 \frac{(\sigma_0^2 + \sigma_1^2)/m + (k_0^2\mu_0^2 + k_1^2\mu_1^2)}{(\mu_0 - \mu_1)^2}$$

其中,μ_0和μ_1为对照组和干预组的真实均值,σ_0和σ_1为群组内标准差。同样,这个公式当k是共同值时可以被简化。

这些公式的简单扩展可用于配对实验,使用群组内配对的变异系数k_m,并在每个治疗组添加额外的一个群组,以弥补使用配对t检验时自由度的损失(Hayes, Moulton, 2017)。

分层试验的样本量可以用与配对试验相同的公式来计算。分层试验的k_m值通常介于配对试验的k_m和非匹配设计的k之间。

基于ICC的二分类和定量结局也可使用替代的公式(Donner et al., 1981; Donner, Klar, 2000)。应用这些公式的结果通常与基于变异系数的结果非常相似。

到目前为止,我们的讨论假设每个群组中的个体数或人年数是相同的。然而,在许多CRT中,群组的大小可能是变化的,例如,因为村庄的大小不同,或者某些群组中的个体更可能发生失访。如果群组大小的变异性很大,则在计算样本大小时应考虑到这一点,以确保足够的效能。Rutterford等(2015)回顾了考虑群组大小可变的方法。Hayes和Moulton(2017)、Campbell等(2007)和Rutterford等(2015)讨论了更复杂设计的样本量计算。Baio等(2015)、Hemming和Taljaard(2016)以及Thompson等(2017)讨论了阶梯设计试验的样本量确定。

在实践中,我们很少手动计算样本大小。统计软件包(如R和Stata)具有执行考虑群组间变异性的样本大小计算的命令。通过模拟估算样本量是代替解析公式的另一种选择,特别是对于更复杂的设计(Reich et al., 2012)。

5.7.9.2 获得k或ICC的估计

CRT的样本量计算需要估计感兴趣结果的群组间变异。回想一下,第i组的变异系数k_i,分别定义为σ_{Bi}/λ_i、σ_{Bi}/π_i或σ_{Bi}/μ_i用以测量事件率、比例和平均值的结果。λ_i、π_i或μ_i的值在任何情况下计算样本量时都需要指定。此外,为了得到k_i的值,我们需要估计群组间标准差σ_{Bi}。

在设计CRT时,通常无法获得估计σ_{Bi}的经验数据。这种情况下,可以使用关于k值不同的合理假设来计算样本量。作为一个粗略的指南,来自现场试验的经验表明,对于大多数健康结局研究,k通常$\leqslant 0.25$,很少超过0.5。然而在群组值分布是偏态的特殊情况下k值也可能超过0.5。

有时,研究人员可能从以前的研究或基线调查中获得群组间变异的数据,可根据特定群组的经验方差s^2

作为$\sigma_B{}^2$的更精确的估计。参数$\sigma_B{}^2$与真实的群组水平值有关，而s^2与观察到的群组水平值有关，因此需要考虑随机抽样误差。这个随机抽样误差的估计值需要从s^2中减去才能得到$\sigma_B{}^2$的估计值。Hayes和Moulton(2017)对该方法作出了详细解释。

与非匹配试验一样，匹配和分层试验中通常没有关于k_m的数据，因此必须使用一系列合理的假设值来估计所需的样本量。有时，当经验数据可用时，基于匹配变量或分层变量分组得到的群组中感兴趣终点的数据可用于估算k_m。

基于ρ来计算样本量的优点是目前已经发表了一系列不同终点指标和设置的ICC估计值，现在研究者在报告试验结果时公布ICC估计值是相当普遍的。然而，与k一样，ICC也取决于终点指标和研究设置，因此研究者在使用已发表的值用于不同人群或不同终点的研究中应谨慎。需更多地探索ICC(或k)的可能值的范围，以确定样本量对这些值的敏感性。

5.7.9.3 关于功效的其他考虑

考虑到所评估的干预措施的性质和所应用人群的异质性，CRT很容易受到低效能问题的影响。例如，许多干预措施是向大型社区提供的而对个体参与者的关注相对较少。因此，依从性差和失访的风险可能比个体随机化试验更大。

由于给定CRT的效能取决于群组间变异程度，因此提高精度的一种策略是使用相对狭窄的群组水平的入排标准。例如，在前面描述的Mwanza艾滋病毒预防试验中(Grosskurth et al., 1995)，为了提高统计效能，特意选择每一对相似的群组。

对于可以一定程度上能自由选择如何定义主要终点变量的试验，定量终点(如胆固醇水平值)通常比二分类终点(如胆固醇是否高)具有更大的统计效能，也须考虑测量误差和易于解释的问题。

如前所述，如果我们使用更多的小群组而不是几个大群组，CRT的统计效能就会提高。随着k值的增加，所需群组的数量也会大幅增加。增加每个群组的样本量会出现效能递减的情况，特别是对于较大的k值。就ICC而言，一个有用的经验法则是，在群组的样本大小超过$1/\rho$值后，对于固定数量的群组，效能的增加将很少(Donner, Klar, 2004)。例如，如果$\rho = 0.01$，则每个群组纳入超过100名参与者所增加的效能将很小。然而，研究者通常会有实际的理由在每个群组中招募大量的参与者，即使从统计的角度来看并不需要。

调整基线协变量的计划可以减少样本量需求。Teerenstra等(2012)提出了一个简单的针对定量结局的公式，其根据基线值和随访结果值之间的预期相关性可减少样本量。然而，计划减少样本量并不总是可取的，因为在试验开始和结束时指标的相关程度可能发生变化。

一旦确定了样本量，就面临招募对象数量是否能满足的问题。可行性研究是必不可少的，特别是对于涉及复杂干预的CRT。文本框5.7.2概述了样本量考虑的要点。

文本框5.7.2　CRT样本量考虑要点摘要

CRT样本量计算需要对观测值之间的相关性进行估计。

以往研究的数据可用于估计k或ICC；然而，该值在不同的设置中可能会有所不同，因此应探索其可能的取值范围。

一般来说，大量小群组的CRT的功效和精度要高于少量大群组的CRT。

随着群组规模的增加，CRT在功效和精度方面的增加往往会递减。

5.7.10 CRT的分析策略

人们提出了多种用于分析CRT的方法。本节的目的不是对所有方法进行全面回顾,而是重点介绍几个易于理解、易于应用且已被证明是稳健和高效的方法。这些方法的详细描述,包括本节中讨论的所有程序的示例,由Hayes和Moulton(2017)给出。

5.7.10.1 群组水平分析

CRT的数据有两种主要的分析方法:群组水平的汇总分析和个体观察数据的分析。群组水平方法在概念上非常简单,并且在一般条件下都表现良好。它本质上是一个两阶段的过程,在第一阶段,根据收集到的群组中个体感兴趣结局的数据,获得每个群组的汇总量。因此,如果研究对比的两个组中每个组有c个群组,个体观察数目减少到$2c$。第二阶段,我们使用适当的统计方法比较这两组特定于群组水平的度量值。最常见的方法是两样本t检验。有时,我们首先对群组水平的汇总数据进行对数变换,特别是当这些汇总数据是偏态分布时。利用t分布既可以对无干预效应的原假设进行显著性检验,也可以得到干预效应的置信区间。基于t检验的方法已被证明对偏离其基本假设的结果具有高度稳健性。

反对群组水平分析的一个常见原因是当数据被简化为一组汇总数据时信息被浪费了。研究者指出,在一项每个组有10个群组、随访数千人的试验中,最终的分析只是基于2列、每列10个数字。然而,这种反对是无效的。因为研究的效能和效应估计的精度将取决于观察到的群组间结果的变异性。如果在每个群组中研究大量的个体,则观察到的群组间方差就会减少。

举一个例子,我们通过在非匹配设计两个组的CRT中二分类结局的比较来说明群组水平的方法,类似的公式也可用于事件发生率或定量结局。第一步是计算每个群组中有结局的个体的比例(群组水平汇总数据)。设p_{ij}为第i($i=1$:干预组;$i=0$:对照组)个组第j个群组观测到的结局比例,然后我们可以估计每个组的平均比例为:

$$\dot{p}_i = \frac{\sum p_{ij}}{c_i}$$

其中c_i为第i干预组的群组数。

当使用比例时,我们通常对风险差或风险比感兴趣,以此来衡量干预效果。可以使用观察到的平均比例来获得效应的点估计:

风险差:$\dot{p}_1 - \dot{p}_0$

风险比:$\dfrac{\dot{p}_1}{\dot{p}_0}$

然后,可以使用非配对t检验来检验无干预效应的原假设:

$$t = \frac{\dot{p}_1 - \dot{p}_0}{s\sqrt{\dfrac{1}{c_1} + \dfrac{1}{c_0}}}$$

其中s^2是治疗组内观察到的群组特异性风险(即比例)的合并方差估计,计算公式为:

$$s^2 = \frac{\sum_{i,j}(p_{ij} - \dot{p}_i)^2}{c_1 + c_0 - 2}$$

得到的检验统计量与$c_1 + c_0 - 2$自由度的t分布进行比较。

t检验的有效性取决于观察到的群组比例是否是正态分布。然而,模拟研究表明,t检验对于偏离正态性的数据是稳健的，即使对于相当小的群组（例如Gail et al.，1996；Bennett et al.，2002）。对于群组数量非常少的CRT，更保守的选择是使用非参数方法，如Wilcoxon秩和检验或排列检验（Eldridge，Kerry，2012；Hayes，Moulton，2017）。

将t检验应用于群组水平汇总数据是稳健的，因为它提供了可靠的p值和大致正确的置信区间覆盖率。但在最佳检验效能和精度方面，它不是完全有效的。刚才描述的t检验给予每个群组同等的权重，即使一些群组可能比其他群组大得多从而给感兴趣的结果变量提供了更多信息。理论上可以使用加权t检验，根据它们提供的信息对群组进行加权。然而，权重的计算依赖于对群组间方差的准确估计。如果权重估计不准确，则加权分析的精度可能比未加权分析更差。因此，我们一般不建议使用加权t检验。

除了统计学假设检验之外，重要的是要计算一个置信区间，它代表了我们估计干预效应的精度。可以得到真实风险差的95%CI为：

$$(\dot{p}_1 - \dot{p}_0) \pm t_{v,\ 0.025} \times s\sqrt{\frac{1}{c_1} + \frac{1}{c_0}}$$

其中，$t_{v,\ 0.025}$是t分布的上2.5%分位点，$v = c_1 + c_0 - 2$为自由度。注意，该公式假设干预组和对照组的风险方差相等。虽然这一假设在没有干预效应的原假设下是合理的，但当存在非零效应时可能就不合理了。一种可靠的替代方法是基于对两个治疗组方差的单独估计来计算风险差的方差。

我们还可以获得基于群组水平汇总计算的风险比的95%CI。由于这种风险比的估计往往具有偏态分布，因此通常以风险比的对数来代替。风险比的自然对数的方差可由下式估计：

$$V = \frac{s_1^2}{c_1\dot{p}_1^2} + \frac{s_0^2}{c_0\dot{p}_0^2}$$

则风险比对数的95%CI为：

$$\log(risk\ ratio) \pm t_{v,\ 0.025} \times \sqrt{V}$$

将估计的风险比除以误差系数（EF），可得到风险比的置信区间。其中误差系数为：

$$EF = exp(t_{v,\ 0.025} \times \sqrt{V})$$

我们用坦桑尼亚MEMA kwa Vijana（MkV）试验的数据说明群组水平的方法。在这项CRT中，20个农村社区被随机分配到接受青少年性健康综合方案的干预组或对照组（Ross，et al.，2007）。干预效果是通过对15～30岁在试验学校就读的年轻人的横断面调查来估计的（Doyle et al.，2010）。该试验研究了一系列结局，但我们将重点关注干预对性态度的影响。根据参与者对关于性行为和后天性别准则三个问题的回答，他们将被划分为是否有理想的性态度。该试验采用分层设计将社区分配到每个组；然而，出于本例的目的，我们在分析中将忽略分层设计。

表5.7.1显示了接受调查的青少年人数，以及每组中持理想态度的人数和比例。对照组的平均比例为0.161，干预组的平均比例为0.201。因此风险差为0.040，风险比为1.246。

为了检验无干预效应的原假设，我们进行了非配对t检验。首先，我们使用前面提到的公式计算汇总方差。也可以取表5.7.1各治疗组方差的加权平均：

$$s^2 = \frac{(c_1 - 1)s_1^2 + (c_2 - 1)s_0^2}{c_1 + c_0 - 2} = \frac{(9 \times 0.055\,6^2) + (9 \times 0.060\,6^2)}{10 + 10 - 2} = 0.003\,38$$

给出估计的合并标准差$s = 0.058\,2$，计算t检验统计量为：

$$t = \frac{0.201 - 0.161}{0.058\,2\sqrt{\frac{1}{10} + \frac{1}{10}}} = \frac{0.040}{0.026\,0} = 1.524$$

将这个值与自由度为$v = 18$的t分布表相比较，得到双侧p值为0.14。因此，虽然在干预后有一种倾向于更理想的态度，但这种差异可能是偶然发生的。风险差的95%CI为$0.040 \pm 2.101 \times 0.026\,0$，即（$-0.014\,7$，$0.094\,3$），其中2.101为自由度为18的$t$分布的上2.5%分位点。

表 5.7.1 MEMA kwa Vijana 试验的 20 个分组中，最终调查中具有理想性态度的参与者的比例

干预组群			对照组群		
具有理想态度的个体数 N	总个体数 N	比例	具有理想态度的个体数 N	总个体数 N	比例
102	557	0.183	88	568	0.155
119	659	0.181	128	640	0.200
153	519	0.295	49	495	0.099
147	705	0.209	71	569	0.125
123	567	0.217	116	518	0.224
216	786	0.275	165	646	0.255
123	544	0.226	77	756	0.102
95	827	0.115	144	626	0.230
92	603	0.153	69	614	0.112
109	706	0.154	69	639	0.108
Mean		0.201			0.161
SD		0.055 6			0.060 6

为了获得风险比的95%CI，我们首先估计风险比对数的方差为

$$V = \frac{0.055\,6^2}{10 \times 0.201^2} + \frac{0.060\,6^2}{10 \times 0.161^2} = 0.021\,8$$

然后计算误差系数为 $EF = exp(2.101 \times \sqrt{0.021\,8}\,) = 1.364$，将风险比除以 EF，得到95%CI为1.246/1.364和 1.246×1.364，即(0.914, 1.700)。

5.7.10.2 使用对数变换

当使用群组水平的汇总数据来获得干预效果的估计时，建议检查汇总数据在每个治疗组中的分布。这些分布有时呈明显偏态分布，尤其在计算比例和比率时，由于所使用的统计推断方法假设群组水平汇总数据是正态分布的，因此如果群组水平汇总是正偏态的，则在分析之前进行对数转换可能是有用的。对于比例，需计算每个群组风险的对数，即 $l_{ij} = \log p_{ij}$，然后使用接近对称分布的 l_{ij}。在实际统计中常使用自然对数ln，尽管对数底数的选择对干预效果的估计没有影响。

然后，我们可以计算特定群组的对数风险的均值之差($\bar{l}_1 - \bar{l}_0$)，并对对数转换后的值应用 t 检验。对数转换有助于确保两个处理组中的群组汇总数据的方差相似，并提供更对称的群组汇总数据分布，从而提高 t 检验的有效性。我们还可以计算对数风险差($\bar{l}_1 - \bar{l}_0$)的95%CI，并取指数以获得比率尺度上的估计值。

5.7.10.3 调整协变量

在个体随机化试验中，我们期望随机化使得试验组之间实现良好的基线平衡，主分析通常是未经调整的分析。然而，正如我们所看到的，CRT通常只能随机分配相对较少的群组(≤30)，因此两组之间的基线不平衡并不罕见。因此，这种情况下的协变量调整要重要得多，通常会对主分析进行调整。此外，调整还可以通过考虑群组之间的变异来降低 k，从而增加效能和精度。

在CRT分析中，选择调整哪些协变量的指导建议是有限的。理想情况下，协变量应该是事先就考虑到的感兴趣结局的重要危险因素。这些协变量必须在统计分析计划书中事先指定以避免过度数据挖掘和选择性报告的指控。非常重要的一点是，调整基线变量不应基于在哪些变量上两组之间存在有统计学意义的

基线不平衡。相反,调整的决策应该取决于协变量的危险因素有多强、不平衡的程度、有多少变量显示出不平衡以及随机化的群组数量。例如,在前面描述的南非HIV TasP试验中(Iwuji et al.,2013),分析时根据国家抗逆转录病毒治疗指南的时间变化进行了调整,并对群组水平的性别(女性比例)、年龄(<30岁和>60岁比例)估计的艾滋病患病率和基线时估计的人口抗逆转录病毒治疗覆盖率进行了调整,这些变量都是已知与人群中艾滋病毒传播风险相关的特征(Iwuji et al.,2018)。

在群组水平分析中,协变量的调整可以使用一个两阶段程序来完成。在第一阶段,我们对结果进行了标准的个体水平回归分析,在回归模型中包括了除干预以外的所有感兴趣的协变量。在这个阶段,我们忽略了群组的影响,并对二分类结局使用标准logistic回归,比率使用泊松回归,定量结局使用线性回归。回归模型用于在忽略干预效应的情况下,获得每个群组的预期事件数(二分类结局或比率)或预期均值。拟合回归模型后,将期望值和实测值进行比较,并用于计算每个群组的残差。例如,如果我们对估计风险差感兴趣,计算风险差的残差为:

$$R_{dij} = \frac{d_{ij} - e_{ij}}{m_{ij}}$$

其中,d_{ij}为第i个治疗组第j个群组中观察到的事件数,e_{ij}为回归模型中期望的事件数,m_{ij}为群组内个体数。

如果风险比率是我们感兴趣的参数,那么比率的残差计算为:

$$R_{rij} = \frac{d_{ij}}{e_{ij}}$$

在分析的第二阶段,计算点估计和进行统计检验时用残差代替群组水平的汇总数据。如果干预没有效应,那么残差的平均值将为0(对于风险差的残差)或1(对于比率的残差),而干预效应将导致两组之间残差的系统性差异。

5.7.10.4 个体水平的分析

正如我们所讨论的,非配对t检验是基于假设群组汇总量是正态分布的,并且具有相等的方差。如果群组大小不同,等方差性这一假设显然是无效的,如果对分析进行加权以考虑不同的方差,则可以获得更大的效能和精度。当我们基于个体层面的数据进行回归分析时,这种权重已被自动考虑进去。回归方法必须妥当地考虑群组间的变化,为此,已经提出了各种各样的回归分析技术。我们将重点针对两种最受关注也更具相对优势的方法:随机效应模型和广义估计方程(generalized estimating equations,GEE)。

与更简单的基于群组水平的分析方法相比,个体水平回归方法的一个优点是,在调整后的分析中协变量的影响与干预效果同时估计和呈现。在基于群组水平的分析中不会出现这种情况,因为我们比较的是群组水平间的残差,而其他协变量的影响已经被剔除。

个体水平回归方法的一个重要缺点是,当群组数量相对较少时,它们表现不稳健。当每个治疗组有非常多的群组时,个体水平和群组水平的方法都是渐进有效的。然而,当具有少量的群组时,基于群组的方法似乎表现得更加稳健。

5.7.10.5 随机效应模型

在随机效应模型中,我们通过假设群组水平效应服从特定的概率分布来考虑群组间变异。随机效应模型的一般形式为:

$$\theta_{ijk} = \alpha + \beta_i + \sum_1 \gamma_l z_{ijkl} + u_{ij}$$

其中,θ_{ijk}指的是第i个治疗组第j个群组第k个个体与感兴趣的结果相关的参数。例如,对于事件发生率数据,θ可能是某个个体事件率的对数。参数β_i表示干预效应,γ_l表示一组协变量$z_1, z_2, \cdots, z_L$的效应,每一个奇数可以在个体或群组水平上测量，α是一个截距项，表示对照组中所有协变量的值都为零的个体的预期结局$(I=0)$。

u_{ij}是考虑了群组间变异后与第i个治疗组中的第j个群组有关的随机效应，因此，这种形式的模型被称为随机效应模型。

假设随机效应是从概率分布中抽样的，为了拟合随机效应模型，我们需要对这些效应的分布作出假设，这些假设将取决于感兴趣的结局。随机效应模型表示数据的全概率模型，可用似然估计对随机效应相关的参数以及干预和协变量的效应进行估计和统计推断。这些模型可以使用标准统计软件，如R、Stata或SAS。

我们可以对事件发生率使用随机效应泊松回归，比如疾病发病率。对二分类结局使用随机效应logistic回归。对于定量结局，如收缩压，使用混合效应线性回归模型，因为它们既有固定效应(由参数α、β_i和γ_l表示)，也有随机效应(由u_{ij}表示)。

随机效应模型对于事件发生率数据和定量(正态分布)结局表现良好，因为对随机效应的分布和群组内变异分布所作的假设使得其似然函数可以明确地表示出来。然而，随机效应的logistic回归模型似然函数假设了正态分布和二项分布的混合分布，其组合不是简单的复合分布。因此，必须使用数值近似来做最大似然估计，来得到参数估计、置信区间和显著性检验的结果。用于此目的的数值过程称为求积，涉及近似正态分布。在旧版本的统计软件中，参数估计并不总是可靠的，并且依赖于正交点的数量。然而，最近统计软件的进步使求积过程得到重大改进，因此很少遇到求积问题。

5.7.10.6 广义估计方程

GEE提供了另一种个体水平回归建模的方法，在模型中不再纳入其他项的情况下考虑了群组结构(Zeger, Liang, 1986)。该方法通过假设同一群组中的观测结果是相关的，并使用数据来估计相关性的强度。

虽然GEE模型考虑到群组内相关性，但它们并不对应于数据的全概率模型。由于这个原因，我们不能定义数据的似然函数，无法获得参数的最大似然估计量或使用似然比进行假设检验。相反，GEE使用迭代广义最小二乘法来估计参数及稳健的标准误，Wald检验用于假设检验。与随机效应模型一样，只有在每个治疗组中有足够多的群组时，GEE才是可靠的。

对于CRT分析，GEE模型中通常的假设是不同群组中个体的观测值不相关，而同一群组中个体的观测值都具有相同的相关系数ρ。在这种情况下，统计模型中指定了一个可交换的相关矩阵，尽管此方法对该假设具有渐进稳健性。观察到的数据用于估计ρ值，通过ρ值对数据中的相关性进行调整用于获得回归系数及其标准误的估计。如果ρ较大，则给予较大群组中每个个体较小的权重，因为群组内的结果是相似的。相反，如果ρ接近于零，这意味着几乎就没有群组，所有个体将在分析中被赋予相似的权重。Hanley等(2003)对GEE进行了非常好的非技术讨论。

GEE模型可拟合事件发生率、二分类结局和定量结局。GEE模型比随机效应模型更稳健，因为它们不依赖于对群组间变异分布的假设。虽然当结局变量为正态分布或事件发生率时，GEE和随机效应模型对干预效应估计的参数相同，但在二分类结局的情况下，这种等效性消失，因此它们的解释不同。在GEE的logistic回归模型中，我们估计的是结局的平均优势比，而在随机效应模型中，我们估计的是特定群组的优势比。特定群组的优势比表示干预适用于任何给定群组时对结局优势的影响，而总体优势比表示对所有群组组成总体的优势的影响。在许多情况下，特定群组估计值与总体平均估计值之间几乎没有差异。只有当群组之间存在实质性的差异，并且至少在一定比例的群组中结果是一样的时候，这种差异才会很大。

5.7.10.7 选择合适的分析方法

个体水平回归方法在分析CRT中很流行，但需要足够数量的群组来确保无偏估计。基于对模拟研究的系统性分析，McNeish和Stapleton（2016a）建议定量结局至少有15个群组（每组8个），二分类结果至少有30个群组（每组15个），以确保随机效应模型对干预效应及其标准误的无偏估计。如果没有大量的群组，那么随机效应模型的分布假设也很难得到验证。

研究表明，当每个组的群组较少时，GEE模型会发生Ⅰ型错误膨胀（Bellamy et al.，2000）。也就是说，当干预没有真正的潜在影响时，我们更有可能拒绝原假设而认为有影响。相比之下，基于t检验的群组水平汇总分析提供了可靠的P值，其置信区间在很多时候都具有近似正确的覆盖率。

因此，对于群组数较少的CRT，如每组少于15个，建议使用群组水平分析。对于具有大量群组的试验，任何一种方法都可以使用，但个体水平回归方法可能在统计上比群组水平方法更有效，并且在分析协变量的影响时提供更大的便利。如果随机效应模型的假设大致正确，我们建议使用这些模型，因为它们可能是最有效的。随机效应模型的另一个优点是，它提供了群组间方差及ICC的直接估计，后者在GEE方法中被视为冗余参数。然而，如果违反随机效应模型的假设，则应选择具有可交换相关矩阵和稳健标准误的GEE方法。文本框5.7.3总结了CRT的分析要点。

关于分析CRT方法性能的新文献不断涌现，包括基于限制性最大似然估计和贝叶斯技术的方法（McNeish，Stapleton，2016b）。还有一系列GEE的调整方法专门针对少量群组和群组样本大小变化的方法（Huang et al.，2016）。因此，在群组数很少或群组内样本很小的情况下，应该向有CRT分析经验的统计学家寻求建议。

文本框5.7.3　CRT分析要点总结

对CRT数据的分析必须考虑群组效应。

基于群组水平的汇总分析具有稳健性，并且在一般条件下表现良好。

个体水平的分析有更大的效能和精度，但当群组相对较少时（每组15个）不太可靠。

匹配设计在分析中应考虑到匹配。

5.7.10.8 配对设计

配对CRT通常使用群组水平的汇总数据进行分析。个体水平的回归方法通常不适用于配对设计，原因将在本节末尾讨论。

一些研究者建议，在具有少数群组的配对CRT中，可以使用非匹配分析，特别是当匹配相关性不强时，这被称为打破匹配，有助于在实现平衡的同时避免分析时损失自由度。如果匹配被打破，群组水平或个体水平的分析方法均可使用（前提是有足够数量的群组）。然而，研究者应在试验设计阶段决定是否进行匹配。这意味着当事先确定不进行配对分析时，如果事后发现匹配效果非常好，则会导致统计效能的损失。相反，如果研究者在试验完成后基于观察到的匹配结果决定是否选择匹配分析，则有可能增加Ⅰ型错误（Diehr et al.1995）。因此，不建议事后才选择方法。

首先考虑在没有对协变量进行调整的情况下，如何计算配对CRT的点估计值、置信区间和进行显著性检验。以比值的比较为例，同样，关于事件发生率和定量结果的比较也可以推导出类似的公式。得到风险差估计值的最简单方法是计算成对风险差的均值，具体如下：

$$\frac{1}{c}\sum_j (p_{1j} - p_{0j})$$

其中，p_{1j}和p_{0j}分别是干预组和对照组中第j个配对中观察到的具有目标结果的比例，c是配对群组的数量。上式还可表达为：

$$\overline{p_1} - \overline{p_0}$$

由此，风险差的配对点估计与未匹配分析获得的点估计相同。

观察到的第j对配对的风险差可表示为:

$$p_{1j} - p_{0j} = h_j$$

风险差的95%CI为:

$$\bar{h} \pm t_{\nu,\ 0.025} \times \frac{s_m}{\sqrt{c}}$$

其中,是$\bar{h}$是匹配对之间风险差均值,$t_{\nu,\ 0.025}$是单侧显著性水平为0.025,自由度为$\upsilon = (c - 1)$的t分布界值,$s_m{}^2$是这些差值的经验方差:

$$s_m^2 = \frac{1}{c - 1} \sum_j (h_j - \bar{h})^2$$

以无干预作用为原假设进行匹配对之间差值的配对t检验:

$$t_m = \frac{\bar{h}}{\sqrt{\frac{s_m{}^2}{c}}}$$

将得到的t_m与自由度为$\upsilon = (c - 1)$的t分布界值进行比较确定结果是否具有统计学意义。对于小样本情况,建议另外进行非参数检验,例如符号秩检验。另外,需要注意的是,使用非参数检验时,至少需要6对样本才能获得有统计学意义的结果(双侧$p<0.05$)。

当研究对象为风险比时,由于比率常为偏态分布,可以使用对数风险比进行分析。计算成对风险比对数的均值,得到95%CI,同样应用配对t检验进行比较。与未匹配分析一样,对结果进行指数化变换即可得到风险比及其相应95%CI的估计。

匹配实现了干预组和对照组之间在匹配协变量上的相似分布,然而仍可能存在其他未在两组之间平衡的变量。这种情况下应在后续的分析中进行尽可能的调整。例如,在Grosskurth等(1995年)报告的Mwanza艾滋病预防试验中,干预组与对照组在HIV患病率和其他匹配协变量在基线时具有相似的分布。然而,在报告的性传染病(sexually transmitted infections,STI)史、外出旅行史和男性包皮环切术方面仍存在一些不平衡,在分析中研究者进一步对这些协变量进行了调整。与未匹配的CRT一样,对协变量的调整也是一个两阶段的过程。第一步是拟合一个不包括干预效应但包括匹配对和正要调整的协变量的回归模型。然后,对每个配对中两个群组的观察值和期望值进行比较。当干预因素对结局具有保护作用时,干预组的观察事件发生数倾向于小于期望事件发生数,而对照组中观察事件发生数倾向于大于期望事件发生数。

针对个体水平的回归方法通常不适用于CRT,特别是当结局是发生率或二分类变量时。随机效应Logistic和Poisson回归模型均可使用似然估计方法进行拟合,而这依赖于大样本近似以确保其有效性。更具体地说,它要求用于估计参数的样本量要远大于要估计的参数数量。然而,在配对模型中通常需要进行大量参数估计,包括为每个匹配对估计一个单独的参数,一个干预效应参数,以及模型中每个协变量的参数。因此,在配对CRT中,待估参数的数量接近于群组的数量。在这种情况下,回归分析不能保证估计结果的稳健性。而其他回归方法,如GEE,同样不适用于配对设计。因此,在对配对试验中的比例或事件发生率进行分析时,建议使用群组水平的分析方法。

有一个例外,即在涉及结局变量为定量资料的配对CRT中上述结果不成立,因为该分析不依赖于似然估计的大样本近似方法。由于不依赖于大样本假设,所以只要可以假设随机效应服从正态分布,就可以获得有效的效应估计值、置信区间和显著性检验。然而,如果群组数量较小,对正态性假设的依赖性则变得至关重要,因此即使对于定量结局变量,个体水平的方法可能也不如群组水平的方法稳健。有关配对设计CRT分析的更详细讨论,请参阅Hayes和Moulton(2017)的文章。

5.7.10.9 分层CRT

CRT可以使用群组水平的汇总数据进行分析,其方法为配对CRT中方法的一些扩展(Hayes,Moulton,

2017)。与配对试验不同,为分层变量增加一个额外的固定效应参数后,个体水平的回归方法也可以应用于分层CRT分析。分层设计介于匹配设计和未匹配设计的之间。分层CRT是为每个层拟合一个参数,而不是为每个匹配对拟合一个参数。也就是说分层内存在重复,这种重复还允许我们直接估计群组间变异,并评估干预效应在各层之间的差异。

尽管当前针对小样本分层CRT方法的研究较少,但作为粗略指导,因考虑可能会对额外参数拟合,不建议在每组少于20个群组的分层试验中使用个体水平的回归方法,同时建议进行群组水平的分析,以保证结果的稳健性。

5.7.11　CRT设计中的伦理问题

支持人体受试者研究的伦理原则得到公认,国际上也有相关指南规定了人类研究的最低伦理要求。然而,群随机化会引入一些额外的伦理问题,研究者在计划整群CRT时需要对这些问题进行着重考虑。

获得知情同意是所有干预试验开展前的一项关键的伦理要求。在个体随机化对照试验中,个体需要知晓并同意其可能被随机分配到任一干预组。在CRT中,通常需要分别考虑随机化和受试者的参与意愿。由于随机分配是在群组水平上进行的,获得个体随机分配的知情同意是不可行的。相反,需在群组的水平上由真正代表整群成员利益的人进行知情同意。在这样的情况下,调查人员需要仔细考虑应该由谁来代表整个群组的知情同意。需要注意的是,虽然个人可以代表群组中个体成员批准随机分组,但他们不能代表这些个体均提供了正式同意(依据《药物临床试验质量管理规范》GCP的定义)。

虽然群随机化可能无法在开展随机化之前征得个人同意,但通常可以在其他阶段获得个人同意。在许多CRT中,个体可以选择是否同意参与试验。而在个人无法决定是否参与的情况下(例如大众媒体干预),大多数CRT也会收集个人数据以评估个人参与干预的情况,需要获得个人同意后才能进行后续的试验。

例如之前提到的,在乌干达进行的IPT治疗疟疾的CRT中(Staedke et al.,2018),每个群组是一所小学和周围的家庭,随机分组在国家和地区各级卫生和教育部门同意下进行,校长同意参与试验。在干预群组中,儿童及其父母/监护人同意儿童接受IPT治疗。试验结果通过家庭调查进行测量。在调查中,需要获得所有参与者的同意后方能进行。

群组水平下还应注意干预可能会带来的潜在收益与危害。许多CRT所评估的公共卫生干预措施(例如,教育规划)的潜在影响可能并不明显,或者说是人们对其知之甚少。例如在一项旨在促进使用避孕套的社会营销试验中,可能会造成鼓励随意性关系的意外效果。另一个需要考虑的问题是,风险/获益比在所有群组内成员中不完全相同。还是以IPT治疗疟疾的CRT(Staedke et al.,2018)为例,在干预群组中的成年人即使不接受IPT,预计也可获益于减少疟疾传播。

与个体随机化试验相比,CRT的伦理指南更难获得。然而,《关于群随机试验伦理设计和实施的渥太华声明》(Weijer et al.2012)就CRT的伦理设计和实施提出了15条建议。Hayes和Moulton(2017)也对CRT背景下的伦理问题作了进一步讨论。

5.7.12　CRT报告

CRT通常是涉及大量人力、物力、财力的大型研究。CRT研究者应尽可能地按照最高标准对试验及结果进行报告,以最大限度地确保结果的正确解读,并对未来的卫生政策给予相应的指导。20多年前制定了用于个体随机化试验循证清单的《临床试验报告统一标准》(*Consolidation of Standards for Reporting of Trials*,CONSORT)(Begg et al.,1996),随后发表了一份扩展声明,补充了CRT相关使用指南(Campbell et al.,2004,

2012)。

CRT的结果只针对所研究的特定群组。因此,在进行CRT报告时,应仔细描述群组的特征,包括明确群组的定义、解释如何选择具体群组,同时,还应在群组和个体水平分别描述纳排标准和抽样方法。

CONSORT指南的一个关键要求是需要研究者提供试验流程图,按照不同干预组分列说明每个试验阶段在纳排条件选择、随机化和失访这些环节的群组数量及个体数量,以及主要研究终点分析所用的样本数量。这为选择偏倚的估计和试验结果的外推性提供了有用的信息。

如果试验结果可能还要在其他背景下实施,就需要研究者对干预措施的实施过程进行清晰的描述。CRT尤其如此,因为CRT常常针对于复杂的干预措施,包括一系列可能在群组水平或/和个体水平实施的各类干预。

报告中应对样本量计算过程中的假设进行说明,包括每个群组中的个体数量以及所用到的k或ICC的值。此外,还应说明有关基线率、比例或平均结果以及预期干预效果的假设。如果使用匹配、分层或限制性随机化,则需要对这些方面进行详细地描述。由于CRT的分析方法不像个体随机化试验那样标准化,因此有必要对分析方法及其选择原因做充分描述,描述中应包括任何用于调整的协变量。

随机试验结果报告中的第一个表格通常是对每个试验组的基线特征的描述,它展示了组间是否完成了有效的随机化,实现了干预组间的可比性。在CRT中,重要的是报告中要同时呈现群组和个体的基线特征。当然,在任何的试验报告中,描述干预对主要结果影响的估计值的表格都是最为重要的。对于CRT,表格中应体现在考虑了群组间变异情况下,应用恰当的统计学方法所得到的干预效果及置信区间的估计。当每个组内的群组数少于15～20时,建议同时报告群组的汇总结果,或至少作为补充材料提供,以提高研究的透明度。以ICC或k的形式报告群组间变异度水平也是很好的方法,这可以为后续的研究提供相关的参考信息。

与个体随机化试验一样,CRT报告的讨论部分应侧重于对主要结局的分析,特别是注意与干预效应相关的置信区间的估计。研究人员还应考虑试验结果的外推性,因为干预措施的实施和干预效果会因不同人群或不同时间而表现出差异。

5.7.13 结论

近年来,CRT在文献中越来越普遍地出现。本章中,我们对进行这类试验时所需的特殊设计和分析方法提供了一个实用的概述。在许多情况下,群随机化可能优于个体随机化,然而,这种设计的优点需要与它的局限性进行权衡。经合理恰当地应用,CRT可以为制定循证干预措施和改善健康状况作出重要贡献。

(翻译:王彤;审校:吕筠)

参考文献

Arnup, S.J., McKenzie, J.E., Hemming, K., Pilcher, D., and Forbes, A.B. (2017). Understanding the cluster randomised crossover design: a graphical illustration of the components of variation and a sample size tutorial. Trials, 18, 381.

Baio, G., Copas, A.J., Ambler, G., Hargreaves, J., Beard, E., and Omar, R.Z. (2015). Sample size calculation for a stepped wedge trial. Trials, 16, 354.

Begg C., et al. (1996). Improving the quality of reporting of randomized controlled trials. The CONSORT statement. Journal of the American Medical Association, 276(8), 637-9.

Bellamy, S.L., et al. (2000). Analysis of dichotomous outcome data from community intervention studies. Statistical Methods in Medical Research, 9(2), 135-59.

Bennett, S., Parpia, T., Hayes, R., and Cousens, S. (2002). Methods for the analysis of incidence rates in cluster randomized trials.

International Journal of Epidemiology, 31, 839-46.

Campbell, M.J., Donner, A., and Klar, N. (2007). Developments in cluster randomized trials and statistics in medicine. Statistics in Medicine, 358, 2-19.

Campbell, M.K., Elbourne, D.R., and Altman, D.G., for the CONSORT Group (2004). CONSORT statement: extension to cluster randomised trials. British Medical Journal, 328, 702-8.

Campbell, M.K., Piaggio, G., Elbourne, D.R., and Altman, D.G. (2012). CONSORT 2010 statement: extension to cluster randomised trials. British Medical Journal, 345, e5661.

Copas, A.J., Lewis, J.J., Thompson, J.A., Davey, C., Baio, G., and Hargreaves, J.R. (2015). Designing a stepped wedge trial: three main designs, carry-over effects and randomisation approaches. Trials, 16, 352.

Diehr, P., Martin, D.C., Koepsell, T., and Cheadle, A. (1995). Breaking the matches in a paired t-test for community interventions when the number of pairs is small. Statistics in Medicine, 14, 1491-504.

Donner, A., Birkett, N. and Buck, C. (1981). Randomization by cluster-sample size requirements and analysis. American Journal Epidemiology, 114, 906-14.

Donner, A. and Klar, N. (2000). Design and Analysis of Cluster Randomization Trials in Health Research. New York: Oxford University Press.

Donner, A. and Klar, N. (2004). Pitfalls of and controversies in cluster randomization trials. American Journal of Public Health, 94, 416-21.

Doyle, A.M., et al. (2010). Long-term biological and behavioural impact of an adolescent sexual health intervention in Tanzania: follow-up survey of the community-based MEMA kwa Vijana Trial. PLoS Medicine, 7(6), e1000287.

Eldridge, S. and Kerry, S. (2012). A Practical Guide to Cluster Randomised Trials in Health Services Research. Chichester, UK: John Wiley.

Feldman H.A. and McKinlay, S.M. (1994). Cohort versus cross-sectional design in large field trials: precision, sample size, and a unifying model. Statistics in Medicine, 13, 61-78

Gail M.H., Mark, S.D., Carroll, R.J., Green, S.B., and Pee, D. (1996). On design considerations and randomization-based inference for com-munity intervention trials. Statistics in Medicine, 15, 1069-92.

Grosskurth, H., et al. (1995). Impact of improved treatment of sexually transmitted diseases on HIV infection in rural Tanzania: randomised controlled trial. Lancet, 346, 530-6.

Hanley, J.A., Negassa, A., Edwardes, M.D., and Forrester, J.E. (2003). Statistical analysis of correlated data using generalized estimating equations: an orientation. American Journal of Epidemiology, 157, 364-75.

Hargreaves, J.R., et al. (2015). Five questions to consider before conducting a stepped wedge trial. Trials, 16(1), 1.

Hayes, R.J. and Moulton, L.H. (2017). Cluster Randomised Trials (2nd ed.). London: Chapman & Hall/CRC Biostatistics.

Hemming, K., Girling, A.J., Sitch, A.J., Marsh, J., and Lilford, R.J. (2011). Sample size calculations for cluster randomised controlled

trials with a fixed number of clusters. BMC Medical Research Methodology, 11, 102.

Hemming, K., Haines, T.P., Chilton, P.J., Girling, A.J., and Lilford, R.J. (2015). The stepped wedge cluster randomised trial: rationale, design, analysis, and reporting. British Medical Journal, 350, h391.

Hemming, K. and Taljaard, M. (2016). Sample size calculations for stepped wedge and cluster randomised trials: a unified approach. Journal of Clinical Epidemiology, 69, 137-46.

Huang, S., Fiero, M.H., and Bell, M.L. (2016). Generalized estimating equations in cluster randomized trials with a small number of clusters: review of practice and simulation study. Clinical Trials, 13(4), 445-9.

Hussey, M.A. and Hughes, J.P. 2007. Design and analysis of stepped wedge cluster randomized trials. Contemporary Clinical Trials, 28(2), 182-91.

Ivers, N.M., et al. (2012). Allocation techniques for balance at baseline in cluster randomized trials: a methodological review. Trials, 13, 120.

Iwuji, C.C., et al. (2013). Evaluation of the impact of immediate versus WHO recommendations-guided antiretroviral therapy initiation on HIV incidence: the ANRS 12249 TasP (Treatment as Prevention) trial in Hlabisa sub-district, KwaZulu-Natal, South Africa: study protocol for a cluster randomised controlled trial. Trials, 14, 230.

Iwuji, C.C., et al. (2018). Universal test and treat and the HIV epidemic in rural South Africa: a phase 4, open-label, community cluster randomised trial. Lancet HIV, 5(3), e116-25.

Jha, D., et al. (2017). Protocol for the mWellcare trial: a multicentre, cluster randomised, 12-month, controlled trial to compare the effectiveness of mWellcare, an mHealth system for an integrated management of patients with hypertension and diabetes, versus en-hanced usual care in India. BMJ Open, 7(8), e014851.

Kish, L. (1965). Survey Sampling. New York: John Wiley & Sons.

Martin, D.C., Diehr, P., Perrin, E.B., and Koepsell, T.D. (1993). The effect of matching on the power of randomized community interven-tion studies. Statistics in Medicine, 12, 329-38.

McNeish, D.M. and Stapleton, L.M. (2016a). The effect of small sample size on two-level model estimates: a review and illustration. Educational Psychology Review, 28, 295-314.

McNeish, D.M. and Stapleton, L.M. (2016b). Modeling clustered data with very few clusters. Multivariate Behavioral Research, 51 (4), 495-518.

Moulton, L.H. (2004). Covariate-based constrained randomization of group-randomized trials. Clinical Trials, 1, 297-305.

Norman, J.E., et al. (2018). Awareness of fetal movements and care package to reduce fetal mortality (AFFIRM): a stepped wedge, cluster-randomised trial. Lancet, 392(10158), 1629-38.

Parienti, J.J. and Kuss, O. (2007). Cluster-crossover design: a method for limiting cluster level effects in community-intervention studies. Contemporary Clinical Trials, 28, 316-23.

Raab, G.M. and Butcher, I. (2001). Balance in cluster randomized trials. Statistics in Medicine, 20, 351-65.

Reich, N.G., Myers, J.A., Obeng, D., Milstone, A.M., and Perl, T.M. (2012). Empirical power and sample size calculations for cluster randomized and cluster-randomized crossover studies. PLoS One, 7(4), e35564.

Rhoda D.A., Murray, D.M., Andridge, R.R., Pennel, M.L., and Hade, E.M. (2011). Studies with staggered starts: multiple baseline designs and group-randomized trials. American Journal of Public Health, 101, 2164-9.

Ross D.A., et al. (2007). Biological and behavioural impact of an adolescent sexual health intervention in Tanzania: a community ran-domized trial. AIDS, 21, 1943-55.

Rutterford, C., Copas, A.J., and Eldridge, S. (2015). Methods for sample size determination in cluster randomized trials. International Journal of Epidemiology, 44(3), 1051-67.

Sarrassat, S., et al. (2018). Effect of a mass radio campaign on family behaviours and child survival in Burkina Faso: a repeated cross-sectional, cluster-randomised trial. Lancet Global Health, 6(3), e330-41.

Sismanidis, C., et al. (2008). Restricted randomization of ZAMSTAR: a 2x2 factorial cluster randomized trial. Clinical Trials, 5(4), 316-27.

Staedke, S.G., et al. (2018). Assessment of community-level effects of intermittent preventive treatment for malaria in schoolchildren in Jinja, Uganda (START-IPT trial): a cluster-randomised trial. Lancet Global Health, 6(6), e668-79.

Teerenstra, S., Eldridge, S., Graff, M., de Hoop, E., and Borm, G.F. (2012). A simple sample size formula for analysis of covariance in cluster randomized trials. Statistics in Medicine, 31, 2169-78.

Thompson, J.A., Fielding, K.L., Davey, C., Aiken, A.M., Hargreaves, J.R., and Hayes, R.J. (2017). Bias and inference from misspecified mixed-effect models in stepped wedge trial analysis. Statistics in Medicine, 36(23), 3670-82.

Weijer, C., et al. (2012). The Ottawa Statement on the ethical design and conduct of cluster randomized trials. PLoS Medicine, 9 (11), e1001346.

Zeger, S. and Liang, K.Y. (1986). Longitudinal data analysis for discrete and continuous outcomes. Biometrics, 42, 121-30.

5.8 高收入国家的社区干预试验

5.8.1 引言

本章介绍了多层次、多方法、以社区为基础的健康促进干预试验的理论和方法。我们首先回顾了20世纪上半叶社区组织和大众传媒干预的发展，以及20世纪初在实验室环境之外的随机试验的起源。之后，我们回顾了20世纪50年代和60年代的结核病流动X光检查和免疫接种运动、20世纪60年代和70年代的计划生育政策以及20世纪80年代的人类免疫缺陷病毒/艾滋病的具体实例。随后，我们转向20世纪末最突出、最有影响力的社区健康干预试验，如肥胖和糖尿病控制、药物滥用预防，以及癌症控制，这些都是应对21世纪公共卫生挑战的试金石。这些试验包括在美国加州的斯坦福三社区开展的心血管疾病预防和风险降低试验（针对高血压、烟草、血脂异常和缺乏运动等）以及芬兰的北卡罗纳于1972年开展的试验。20世纪70年代美国各州及全国性高血压控制以及20世纪80年代及之后烟草控制都相继取得成功，在很大程度上借鉴了这些试验以及北美、欧洲、澳大利亚和其他地方随后开展的示范试验。

后来的这些试验成了实验流行病学能力和创新的范式，在推进疾病预防和健康促进科学方面的，涉及社区的全部人群的试验，通常是在观察性流行病学研究或小样本人群随机临床试验结果的基础上发起的。有些试验则源自研究政策影响的"自然实验"以及那些不是学者发起的项目。

21世纪中叶最早的试验多数在发展中国家开展，旨在减少与传染病和高出生率有关的社会发展问题。西方国家的传染病研究一开始主要用于评价新的脊髓灰质炎疫苗及其应用，后来随着新发传染病的出现，特别是人类免疫缺陷病毒/艾滋病，其相关研究也开始出现。20世纪中期，随着传染病死亡率的下降和慢性病死亡率的上升，越来越多的研究开始关注心血管疾病（CVD）、癌症和其他慢性病的危险因素。所有这些研究都离不开当地已有的大众传播渠道、社区组织以及其他政策宣传和教育方法，采用成本相对较低的、有可能改变生活方式或特定行为的方法。

一项研究对酒精相关的创伤进行了调查，该研究不是通过国民教育来倡导政策改变，而是靠社区组织工作促使人们遵守现行法律（Holder et al.，1997）。另一项研究主要采用了新的法律法规，旨在减少膳食中反式脂肪的摄入量（Angell et al.，2009）。我们所说的社区组织工作，是指从社区领导者和其他沟通途径寻求支持与合作。世界卫生组织将其描述为社区参与或参与性规划（Green，1983），肯尼迪总统的"新边疆"政策和林登约翰逊的"新社会"立法将其称为社区项目的"最大可行参与"（Moynihan，1969）。但是，这种关于社区组织的说法假定由非专业的社区来设定目标（Green，1989）。当这一工作由社区或学术机构或外部医疗机构发起并合作开展时，近来被称为"基于社区的参与式研究"（George et al.，2006；Minkler，Wallerstein，2008）。我们先进一步定义社区和社区健康组织，然后回顾这段历史，讲述公共卫生和社区健康促进文献中的一些著名先例。

5.8.2 社区和社区健康组织的定义

以社区为基础的项目既往被定义为由当地组织并通过社区机构和传播渠道推广的项目。如今,“以社区为基础”的定义已变得更为宽泛,既包括社区发起的,也包括在外部机构发起后由社区管理的项目。如果项目是由社区外的组织构思、赞助或推动,并在有或没有社区参与的情况下实施,则称为“社区安置项目”。

“社区”的传统定义是具有法定地理边界的居住区,由当地政府系统管理学校、商业、执法、交通和娱乐活动等诸多方面。社区通常是国家官方或政府监管链中最后一个指定的管辖区,是教育和执行工作最终实施的地方。在农村地区,县或区是教育和其他官方管理的代理机构。对于非政府组织资助的计划,地方机构或分支组织是社区内的执行机构。

以下总结了20世纪数十年来社区健康促进效果试验中不断发展变化的先例,说明了针对新兴的公共卫生问题的技术如何促进高收入国家的研究,并为大规模高危人群的社区干预提供了所需的理论和证据。

5.8.3 社区健康试验的趋同发展

表5.8.1总结了20世纪的70年间不同年代具有代表性的社区试验,并引用了相关工作来阐明试验类型以及所检验的理论和流行病学问题,其中有的是概念验证性试验,有的是健康促进模式的评估试验。

通常认为随机对照试验(RCTs)起源于Ronald Fisher爵士(1925)的田间试验,该试验比较了不同种植方法的效果(Fisher,1926)。20世纪30年代,一些农村社会学家开始研究新的杂交种子在农民中的推广情况,并通过农业推广机构向农民提供技术援助,从而首次发表了扩散模型,该模型描述了在人群中采用新思想、行为或新发明的正态曲线模式(Ryan,Gross,1943)。农村社会学家Everett Rogers(2003)在其著作《创新的扩散》的五个版本中记录了人群中社会和行为改变的扩散模型及其理论框架,并专门用于公共卫生领域(Green et al.,2009)。Rogers在斯坦福大学与其他学者一起,联合他们多个社会行为学和健康学科,在美国开展了第一个大规模、跨学科的降低心血管危险因素的社区试验。表5.8.1概括了社区试验的历史,包括心血管试验、烟草控制和现在的肥胖控制。

表5.8.1 数十年来,在证据、方法和理论发展过程中占据主导地位的社区试验

年代	有影响力的社区试验	举例
20世纪30年代	农业推广试验和扩散研究	Fisher,1926;Ryan,Gross,1943;Rogers,2003;Green et al.,2009
20世纪40年代	大众传媒与战争时期的宣传研究;广告、广播和电影研究	Hovland,1948;Maccoby,1951;Michael,Maccoby,1953
20世纪50年代	社区移动X光检查和多种免疫接种研究	Hochbaum,1958;Rosenstock,et al.,1959;WHO,1954;Green,1970
20世纪60年代	社区计划生育和脊髓灰质炎免疫运动试验	Stycos,1962;Berelson,1966;Bogue,1962;Northcutt et al.,1964;D'Onofrio, 1966;Gray et al.,1966;Green et al.1972
20世纪70年代	首个心血管危险因素社区预防试验	Farquhar et al.,1977;Puska et al.,1981
20世纪80年代	人类免疫缺陷病毒/艾滋病和药物滥用预防试验	Miller et al.,1990;Ruiz et al.,2000;Cain et al.,2001;Darrow et al.,2009;Kagan et al.,2012
20世纪90年代	四十年控烟工作的成果	Centers for Disease Control and Prevention,1999;Rogers,2010;Levy et al.,2012
21世纪10年代	肥胖控制	Institute of Medicine,2010a,2010b,2012a,2012b

5.8.3.1 从20世纪60年代到90年代，烟草控制的成功

在所有慢性病预防和健康促进工作中，烟草控制被认为是最成功的人群健康行为改变。讽刺的是，至少在北美、欧洲、澳大利亚和新西兰，这种成功最初并不是通过直接应用临床试验或社区对照试验取得的。它是在许多有计划的媒体和教育活动、大众媒体、政策倡议和与之相关的环境改变之后取得的，并通过每年的烟草消费测量对其进行评估。大众媒体"改变"了公众舆论，使得公共场所吸烟去常态化，并促使戒烟政策的改变(图5.8.1)。

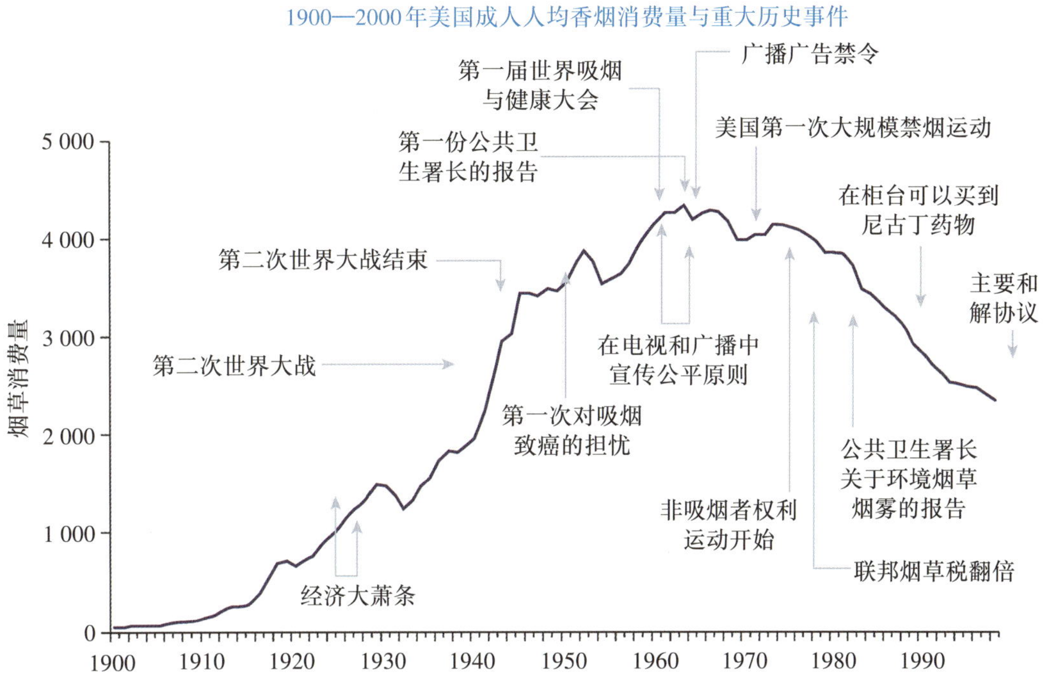

图5.8.1 烟草消费趋势与社会、经济和政策环境中历史事件的联系

注：改编自美国卫生与公众服务部《减少烟草使用：卫生局局长的报告》，由美国卫生与公众服务部、疾病控制与预防中心、国家慢性病预防与健康促进中心和吸烟与健康办公室于2000年在美国佐治亚州亚特兰大出台，详见http://www.cdc.gov/tobacco/data_statistics/sgr/2000/complete_report/pdfs/fullreport.pdf。

这些关联为在人群层面控制慢性病提供了烟草控制的"经验"，表明行为的改变需要改变社会和自然环境中的风险条件。

研究表明，除了去常态化，其他政策和规划对减少烟草消费及其导致的过早死亡率具有加法或乘法效应。影响最大的因素包括烟草提价、高强度的媒体宣传、全面的戒烟治疗、强烈的健康警告、更严格的无烟空气法规、广告禁令以及青少年获取烟草的法律(例如Levy et al.，2012)。烟草价格上涨具有独立影响；但后三者取决于法律及其执行情况。这些因素反过来又依赖于通过社区层面的组织和沟通，并建立一个知情和积极的选民群体，这是因为控制烟草促销和公共场所吸烟的社区政策无法在州和国家层面上通过时，仍可能在地方上获得通过。

5.8.4 20世纪最后70年的经验教训

我们从刚刚回顾的70年的试验和自然实验中，特别是从20世纪的心血管疾病试验以及吸烟和戒烟的趋势中(图5.8.1)，总结出社区预防和健康促进干预的"经验"或推广意义。从烟草消费趋势中总结出的许多

“经验”，更容易被20世纪70年代开始的心血管疾病社区试验所采纳，其中包括预防吸烟和戒烟。烟草方面的经验也适用于社区层面的其他风险行为。最后，从这些心血管疾病试验中汲取的经验教训让我们知道需要对干预步骤的组合和顺序进行清楚的描述。

5.8.4.1 经济的必要性

21世纪头30年，由于制造业的“进步”使得大规模生产的成本降低，香烟变得越来越受欢迎，价格也越来越低廉，消费量急剧上升。在20世纪20年代末的经济大萧条时期，烟草消费量急剧下降。这种与消费量相关的显著关联，证实了通过征收烟草消费税来抑制烟草消费是一明智之举。它表明，相对于可支配收入而言，即使是令人上瘾的产品，对价格也很敏感。随着证据的积累，征收消费税的呼声越来越高。香烟价格每上涨10%，消费量平均降低约4%（Chaloupka et al.，2002），而对于年轻、低收入和怀孕的吸烟者来说，降低的幅度更大（Hyland et al.，2006）。

烟草税的另两个优势也促进了更多的相关举措出台。其一是税收可以为全州和社区的烟草控制项目提供资金，使公众更容易接受烟草税，从而启动并维持一些非常成功的项目。另一个原因是，越来越多的证据表明，烟草消费会增加医疗支出，而税收会减少烟草使用，因此像加利福尼亚这样大的州，医疗成本最终可能会下降数十亿美元（Max et al.，2013）。

经济上的必要性也与肥胖控制和糖尿病预防有关，部分原因是几十年来农业效率不断提高，导致食品价格逐步下降。食品生产商和销售商增加了食品的份量，因此许多人习惯于吃更大分量的食品，更频繁地食用廉价、不健康的食品；其中大部分是加工食品，而不是家常菜，而且往往没有营养价值。这些趋势引发了一场主张对含糖饮料征税的当代运动（Novak，Brownell，2011）。

5.8.4.2 社会规范或去常态化的必要性

早期的烟草消费轨迹变化有两个显著特点，一是第二次世界大战期间烟草消费的激增，二是第一次世界大战期间烟草消费的增长相对缓慢，但也较为明显（图5.8.1）。这在一定程度上是由于军方为了缓解士兵的无聊和压力，纵容甚至鼓励士兵吸烟，使得吸烟与他们的战友情谊交织在一起。第二次世界大战后，由于士兵的社交网络解体，吸烟人数略有下降。随后，民众认识到这些社会规范的变化，促使大众媒体将吸烟描绘为不那么迷人、时尚和聪明的行为，并将烟草业描绘为欺骗和剥削公众的行业。社区心血管疾病试验开始强调利用社会影响策略和媒体为改变吸烟等行为树立榜样（Ramirez et al.，1995）。

5.8.4.3 公众健康教育和知情选民的必要性

在使用大众传媒将吸烟行为去规范化之前，大多数公共健康教育仅限于吸烟对健康的危害，其效果如前所述。1954年，一条大众媒体信息导致烟草消费量急剧下降。这一年，深受美国公众欢迎和信赖的《读者文摘》刊登了一篇文章，显示烟草残留物焦油涂抹在小鼠身上会诱发癌性肿瘤。尽管烟草消费量急剧下降，但在烟草业持续不断的广告宣传下，烟草消费量很快反弹并继续上升（图5.8.1）。

随着公众对烟草的认识和谨慎程度不断提高，1965年，即烟草消费增长的高峰期，美国发布了第一份《公共卫生署长关于烟草与健康的报告》。该报告及其后续发生的事件使得限制烟草行业的立法措施得以发展（如公平原则，要求反烟草和支持烟草的广告在广播媒体上有同等的播放时间）。这表明，在烟草相关领域，公共卫生教育最有力的方法是培养一个知情选民群体——更支持限制烟草业广告、促销和销售有害产品，并提高烟草产品税收。

5.8.4.4 监测的必要性

对烟草消费的追踪结果表明，持续监测与特定慢性疾病相关的结局或危险因素指标是非常有用的。理想情况下，应收集整个人群以及需要特别关注的亚人群的此类指标。遗憾的是，虽然这种监测对于传染病来说非常普遍，但对于大多数慢性病危险因素来说，这种监测仍然很少。在社区层面通常也没有这种监测，因此需要进行专题调查，以了解社区对行为和环境问题的干预效果。仅这一项开支就使试验成本过高，并依赖于国家政府的资助。

5.8.4.5 综合性的必要性

自1965年第一份《公共卫生署长关于烟草与健康的报告》发布后，烟草消费量大幅下降，这反映出通过国家政策和计划来支持州和地方的工作这一综合措施的重要意义（Centers for Disease Control and Prevention，1999，2007）。需要特别提及的是，有两个州（加利福尼亚州和马萨诸塞州）在20世纪80年代末和90年代初提高了烟草税，其中一部分税收专门用于全州和社区的烟草控制，包括在学校、工作场所和大众媒体使用社会规范化方法。这些举措使得这两个州的烟草消费量在几年内不断减少，烟草消费下降率起初是其他48个州的2倍，后来是其3倍。鉴于这些试验和随后的全州及社区试验取得的成果，以及在测量和追踪其效果方面取得的成功，美国疾病控制和预防中心的吸烟与健康办公室于1999年出版了“最佳做法”文件，并于2007年对其进行了更新，为其他州制定全州综合计划提供了指导。

5.8.4.6 形成性评价和修订的必要性

形成性评价必须在有计划的社区干预活动开始之前进行，并贯穿整个实施过程。要取得成功，就必须精心设计计划的组合和顺序，通过不同的渠道实施，并根据受众的反应进行调整。这种整合通常预先设定目标并根据早期结果进行调整，类似于商业营销活动，因此被称为“社会营销”。（讽刺的是，社会营销学术研究中的许多新方法已经应用于商业营销）。它包括对受众分层的认识，或根据亚人群的不同动机、需求和偏好来定制信息和诉求（Slater，Flora，1991）。需求分析、信息设计和预测试是形成性评价的不同阶段。信息传递的顺序是，首先提高认识，然后是知识，接着是动机，最后是提供技能和资源方面的培训来促进对新的行为方式的采纳和维持（Bandura，1986）。电子媒体可以用于这一系列活动的前两个环节，同时还可以使用信息密度更高的报纸、小册子、光盘和网站等印刷媒体，这些媒体在技能培训方面本来就比电子媒体更有效（Flora et al.，1997）。

5.8.4.7 生态的必要性

健康行为和健康状况受到经济、政治、文化和社会经济等非生物因素的影响（Schooler et al.，1997；Best et al.，2003；Trickett et al.，2011）。医疗保健如果依赖于临床服务，既无法预防大多数慢性病，也无法覆盖大量人群。因此，要想改变行为方式和改善健康状况，需要考虑这些人群的家庭、文化和社会背景。社区预防计划的一个主要原则是尽可能在多种环境和维度进行干预（Poland et al.，2000），以及从个体、家庭、组织和整个人群的多个层面进行干预。这种生态方法不仅符合“综合性要求”，也在社区中建立环境、社会和个体因素之间的相互依存关系，使得公共卫生策略与个体化治疗和医疗策略之间的相互协同成为可能（Shea，Basch，1990；Schooler et al.，1997；Green et al.，2012；Farquhar in press）。这一原则被称为社区或人口计划的生态学方法（Green et al.，1996；Kok et al.，2008；Golden，Earp，2012），也是《渥太华健康促进宪章》（World

Health Organization et al.，1986）的核心原则。

以社区为基础的项目把人群政策、大众健康传播和教育策略与个体的临床干预相融合，形成比较理想化的多组分和多层次的方法。社会规范和社区属性对健康有很大影响。比如，社区政府机构和私营机构通过管理卫生、娱乐（Kokko et al.，2008）和交通服务（Mosquera et al.，2012）以及青少年获取烟草等方面来影响健康行为。企业的健康与安全政策以及工作场所的健康促进措施也会对健康产生影响。商店和餐馆出售的食物（Schooler et al.，1997）以及菜单上是否提供卡路里和成分信息也会影响健康。

因此，理想的方案设计可在多个相互配合的工作场所、学校、娱乐场所、图书馆、教堂、当地商业组织和其他场所实施，以补充、扩大政策和健康教育以及适当的医疗保健服务的效果（Farquhar et al.，1985；Kokko et al.，2006；Dooris，2009）。这种广泛的社区覆盖面对于慢性病预防和伤害控制至关重要，因为大多数人都有一定程度的慢性病风险，他们能从促进和加强健康行为的干预措施中受益，从而对常见的危险因素产生人群层面的影响。事实上，大多数心血管疾病都发生在许多中等风险的成年人身上，而不是发生在人数相对较少的高风险成年人身上（Blackburn，1979；Puska et al.，1985；Schooler et al.，1997）。因此，人群健康促进工作必须覆盖社区的所有人群，包括那些既不参与医疗系统，也没有动机去降低慢性病远期发展风险的人群。

虽然某些行为改变能反映出个体认识到风险并降低了风险因素，但要对整个人群产生影响，始终需要在社会层面将行为改变进行扩散——个体从邻居那里了解新行为，或个体在他（她）的社会网络中被鼓励采取新行为。这种社会扩散的最佳途径是增加了解和实施新行为的机会，以及提高对这种做法的社会期望。烟草控制的相关文献将这种社会规范方式称为“去常态化”，即让吸烟和烟草业的做法都不被社会接受，这是加利福尼亚州烟草控制项目成功的核心方法（Rogers et al.，2010）。

这种社会规范和社区整体方法要求建立一个连贯一致、有利于行为改变的环境。除了政策改变和大众传播运动，这种整体环境变化还可以通过以下方式来实现，例如，企业家认识到需求并开发产品来促进行为变化，工作场所为坚持健康计划的人提供奖励（Volpp et al.，2009），学校调整供应儿童的食物并要求进行体育锻炼（Lynagh et al.，1997；Michaud，2003；Louriero，2004），还可以通过体育俱乐部（Kokko et al.，2006），以及其他社区环境中的项目来实现。其目标是创造一个行为改变的级联反应，当许多组成部分被嵌入到基于社区的总体方案中时（包括鼓励制度变革、为企业家留出空间、考虑大众传媒和环境变化），就会产生协同互动效应（Schooler et al.，1997）。

将多成分、多层次（生态）社区干预方法与医生和其他卫生专业人员的临床服务相结合，可以产生多种协同效应（Green et al.，2012）。如果家庭成员、朋友和同事能够以身作则，帮助和强化这些行为，那么人们就会更愿意遵守饮食和锻炼建议。如果患者社交网络中的其他人也了解控制血压和血脂的必要性，那么患者坚持用药的情况就会得到改善。医疗专业人员及其诊所可以通过提供健康相关的印刷材料，提醒患者即将举行的社区健康活动，为“全面推动”健康状况的改善作出贡献。

以社区为基础的综合措施可以改变环境，以支持有益健康的个人行为或抑制不健康的个人行为，为项目提供组织和机构上的支持，并影响个人的知识、态度和行为（Schooler et al.，1997）。然而，从实际的角度来看，如果减轻心血管疾病负担并不是各机构的主要任务，那么对于依靠这些机构来实施社区计划，我们持怀疑态度。对于工作场所、学校和其他社区组织来说，如果人群健康状况得到改善，其收益可能会更加明显，例如学生或员工的缺勤率降低或成绩（业绩）提升。

如果激励措施不力，或者干预措施过于复杂，难以实施和维持，那么社区层面的组织投入到计划中的有限资源就可能难以为继，从而导致早期高涨的积极性日渐消退（Thompson et al.，2000）。例如，对降低吸烟和肥胖采取保险激励措施的企业可能会投资心血管疾病预防项目，但即使在高收入国家，保持长期可持续性和有效性的先例也很少，中低收入国家企业的潜在激励措施尚不确定。不过，最近的研究结果表明，经济激励措施提高了许多工作场所计划的效果，但迄今为止，证据仅局限于大型工作场所（Volpp et al.，2009）。同样，学校也需要大力开展体育活动，但由于有限教育资源的竞争和学校的主要学术使命，体育活动可能难以实施。在不太正规的社区组织中，基础设施和能力可能更加脆弱。在中低收入国家，需要更多地了解制定、传播或推广计划的方法。

5.8.4.8 补充“最佳实践”的“最佳流程”

资助社区干预试验通常是为了确定效力；多社区试验则是为了检验效果，即应用于具有不同社区结构的不同人群时可能产生的结果。将这些试验推广到许多不同的社区和人群，涉及外部有效性的问题(Green et al.，2009)。适应是一个评估和规划过程，需要考虑特定社区的历史、文化、人口和政治结构、态度、社区需求和多样性。

从模型的程序可以看出这种规划、实施和评估过程方法的特点，如PRECEDE-PROCEED(Green，Kreuter，2004)，该模型参考了斯坦福和北卡累利阿的社区试验，以及美国疾病控制和预防中心(CDC)的PATCH计划模式(Green，Kreuter，1992)。

5.8.4.9 信息的特点

信息必须引起人们对改善健康和预防疾病的兴趣，并吸引具有不同背景和知识的个体，且需要克服公众因过度接触广告而产生的冷漠态度。自20世纪90年代以来，美国成年人平均每年接触35 000条电视广告，相当于每人接触292小时(Fortmann et al.，1995)。广告必须引起人们的兴趣和认识，并具有能够吸引公众注意力的制作品质。为了使信息内容更容易被公众接受，必须继续进行形成性评价。早期的活动信息必须提高认识和增加知识；后期的信息应提高积极性，提供获取资源的方向，并发展所需的技能，从而改变行为(Schooler et al.，1997)。

例如，对青少年来说，以下因素会提高成功率：父母和老师以其自身的个人习惯树立榜样；学校关于烟草、健康和营养教育的数量和质量。此外，某些个人特征也会产生影响，例如，个人对自己行为改变能力的基本自我效能感(Fortmann et al.，1995)。最后，正如明尼苏达州心脏健康项目(Perry，2000)的Perry所解释的那样，如果由同伴引导的预防吸烟课程降低了青少年的吸烟率，那么效果的保持还需要其他方面的支持：“将行为课程、父母参与、社区支持、同伴参与和领导力谨慎地联系在一起，并传达一致和协调的信息，这一策略的效力超过了实施任何单一策略的效力。”鉴于发展中国家的青少年人口比例较高，这一经验对这些国家非常重要。

表5.8.2显示了社区支持作为渠道和中介的多重性和多层次性，指的是干预措施可以被个人或组织采纳并转化为自己采取行动的理由，然后影响他人改变行为。在第三列中，它们与接受者的社会认知变化过程相联系(Bandura，1986)。

5.8.4.10 在社区干预试验中应用的主要理论

SPRC和一些类似项目开展的以社区为基础的健康教育以两大理论(社区组织理论和健康传播-行为改变理论)为指导，其成功与否取决于两者的合理融合(Flora et al.，1989；Farquhar et al.，1991)。

社区组织理论

该理论介绍了如何确定社区的健康问题(以及所需或可用的资源)，以及如何动员社区的意见领袖和组织。它还介绍了组建联盟、启动和维持教育计划、实现监管变革以及增强社区实现和维持其目标的能力的必要性。参见表5.8.2中的“功能(对提供者来说)”。社区组织具有“社区自我发展”(Green，Kreuter，2005；Minkler，2005)概念的核心要素，并包含了扩散理论的要素(Rogers，2003)——它展示了新的改革措施是如何在社区意见领袖的帮助下通过自然社会网络被采用的。鉴于这些领导者可获得社会的信赖，Rogers(2003)

强烈建议,要确保他们发挥重要作用。

表 5.8.2 社区传播的组成部分——行为改变

信息输入	功能(对提供者来说)	行为目标(对受众来说)
面对面的信息	确定受众的需求	使意识到
介导的信息	获得关注(设定议程)	增加知识
社区活动	提供信息	增加动力和兴趣
环境提示	提供激励措施	采取行动,评估结果
培训社区影响力来源(父母、雇主等)	提供培训,使他人有能力并得到加强	保持行动,练习自我管理技能
传播和影响超出主要受众的范围	提供行动线索,包括环境变化	成为意见领袖(发挥同伴群体的影响力)

健康传播-行为改变理论

健康传播-行为改变理论阐述了对人群及亚人群进行健康教育的基础,需要考虑他们的健康需求、文化属性、社会网络、媒体习惯、态度、动机、知识和自我管理技能(见表5.8.1)。它还描述了教育成功的基本原则,包括社会认知理论(Bandura,1986),该理论强调个人自我指导改变的能力。Bandura的研究建立在一个长期存在的教育原则之上,即"在实践中学习"比"从观察中学习"(模拟行为)更有效,而且两者都比"只获取信息"的方法更有效。Bandura将这些原则描述为社会认知理论:他认为,一种新行为的指导性实践可以提高自我效力,并使行为显著改变(Bandura,1986)。健康传播-行为改变理论包括使用本章前文所述的"社会营销"(Kotler,1975;Lefebvre,Flora,1988)方法来影响全人群。以社区为基础的综合、多成分的干预措施的目标是实现"社区效力",就像个人在成功实施行为改变计划后实现"自我效力"一样(Bandura,1986)。

5.8.4.11 以社区为基础的心血管疾病干预的具体方法

问题识别

第一个任务是确定来源于社区内部或外部的问题。正如计划生育和人类免疫缺陷病毒/艾滋病的历史所示,地方(社区)干预措施最好与国家计划相互协作,并与国家或国际层面的科学支持联系起来。预防心血管疾病(WHO,1986)和管制酒类销售(Holder,Wallack,1986)都是需要地方采取行动才能解决的问题,而对于任何慢性病,如果需要广泛教育才能改变"生活方式"行为(如锻炼、饮食和吸烟),则都应采取上述类似的方法。

合作关系的形成

关键意见领袖以及相关组织通常需要形成一个联盟,或者至少是一个战略伙伴关系网络(Green et al.,2001),以确保在需求评估、规划和实施、制定社区资源清单以及动员民众支持政策变革和执行等方面达成协调一致的共识。相关组织,尤其是发达国家的相关组织,包括以下机构:县医学会或同等机构、当地公共卫生部门、市立医院社区事务部门、城市公园和娱乐部门以及志愿卫生机构(如全国性心脏、肺部、癌症和糖尿病组织的地方分支机构)。任何可以作为公众教育渠道的组织(如电视台和广播电台、地方报纸、学校、教堂、图书馆、药房、诊所、医生和牙医办公室)也应派代表出席。随着联盟伙伴数量的增加,需要成立一个"指导委员会",成员最好不超过6人,以便进行更详细的规划,包括成立教育、评估和其他专题的专家小组("特别工作组”)(Flora et al.,1989;Farquhar et al.,1991)。

匹配以便对比

假定很有可能在少数社区开展非随机或整群随机试验,则需要采用“类实验”设计(Flora et al.,1989;Mercer et al.,2007),要想成功实施,则需要对干预社区(处理组)和对照社区(对照组)的相关人口和社会环境因素进行精心匹配,同时尽量减少共享媒体渠道(Farquhar et al.,1985)。但许多社区试验都没有遵循这些重要原则。

干预组成

干预的目标包括提供改变行为的技能培训,并提高认识。除卫生组织外,还应让多个部门参与到改善健康的专项来,包括社会和建筑环境的改变,以及促进体育活动设施和资源可及性的规章制度。采用多种沟通渠道有助于覆盖具有不同需求的亚人群。综合干预措施应涉及学校、工作场所、老年人活动中心、教堂以及体育、娱乐和保健设施。志愿保健机构(如任何应对心血管疾病、糖尿病和癌症的全国性组织的地方分支机构)也应参与其中。这些机构可以充当教育渠道,而社区的电子和印刷大众传媒组织则可以在信息设计、内容和传递方面提供协助。互联网的社区教育作用(数字健康)现已成为一支重要的力量(Baker et al.,2003),与传统渠道相比,它的覆盖面和受益面更广,是大众传媒的一种新兴变体。交互式计算机学习,包括手持计算机(“移动健康”)现在也提供了新的切入点(King et al.,2008)。

干预“剂量”

对于将要开展的社区干预计划,一个重要的问题是干预的量是多少,以及干预多长时间(“剂量”)? 虽然结局评估衡量的是健康或疾病风险的变化,但在研究中很少评估干预“剂量”,因此其成本效果仍然不太清楚。剂量测量是比较困难的,通常的报告只给出干预的持续时间和对教育投入的粗略描述(Farquhar,2014),很少关注范围或强度(暴露)。至少,人们可以参照斯坦福五城市项目的做法,测量印刷媒体和电子媒体的发行量,并将其转换为时间(Farquhar et al.,1990)。如果能更广泛地推行这种做法,公共卫生政策或许能更好地发挥作用。

社区转型阶段

社区转型开始于干预前的社区组织阶段的初期,但在整个干预过程中会加速,特别是在外部支持减少或停止的末期(Farquhar et al.,1985)。其主要目标是促进社区对干预计划的采纳和维持。社区转型的过程往往开始得更早,但在社区外来教育力量停止时变得更加明显。与此同时,我们的目标还包括推动政策和监管改革,以促进长期目标的实现,并提供支持性的物质基础设施。最理想的结果是,随着新技术的出现,原有的外部学术顾问机构(包括县卫生机构)继续发挥社区援助的作用,并制定新的疾病预防计划。理想的长期结果是,“转型”后的社区能为地方、地区和国家政府制定法规和法律提供支持,提高地方干预效果,如无烟场所,并将其推广到社区之外。

心血管疾病综合性社区健康促进的案例

在社区试验发展的70年间,有一个发生在20世纪中期的转变,公共卫生和医疗战略从适用于死亡人数占绝大多数的传染病转变为适用于日益增长的慢性病。它概述了一系列旨在影响社区健康的正式研究项目,并阐明了心血管疾病的危险因素。心血管疾病试验通常涉及至少一个教育社区的全部人口,并与至少一个对照社区进行比较。本文以案例研究的形式更详细地描述了3个项目,作为示例介绍其方法和结果。在这几十年中,源自这些项目的部分社区组织和大众传播技术,在全世界得到了推广与实际应用,它们采用的研究方法与本文介绍的研究方法通常不太一样。

两个案例:以社区为基础的CVD项目的前10年

第1个例子是斯坦福三社区研究(3CS),研究对象来自加州的3个农业集贸小镇(总人口4.5万人)。第2个是北卡累利阿研究(NKS),开展于芬兰的两个相邻农村县(北卡累利阿人口约为18万)。这两个项目都开始于1972年。

斯坦福2个项目中的第1个项目为3CS,于1972—1975年在英国人和西班牙人中开展,比较不同社区的干预效果,在第1个社区中,进行为期2年的大众传媒教育,并对一些高风险成年人加上为期1年的10次风险降低课程,在第2个社区仅进行为期2年的大众传媒教育,同时以既不进行大众传媒教育也不进行风险降低课程的第3个社区作为对照(Farquhar et al.,1977;Schooleret al.,1997)。研究结果显示,接受不同教育剂量的群体在吸烟、血压和血胆固醇水平上表现出剂量反应变化;且西班牙人比英国人的效应变化更大。在仅使用大众媒体和大众媒体加课堂的情况下,两年后心血管疾病风险的综合指标分别降低23%和30%。风险评分(概率)由每个成年人干预前后的风险水平得出。模型中的参数,选自Framingham长时间随访心脏研究(Truett et al.,1967)所构建的评分系统,能预测未来12年发生冠心病事件的概率。因此,在2年时间里,仅依靠相对少量的大众媒体(约30个电视和广播"插播"节目,每周1次的报纸上关于心脏健康的专栏,以及4次单独的大量邮寄小册子)就足以使人群冠心病风险降低23%。教育过程遵循了前一节"在社区干预试验中应用的主要理论"中概述的原则,即社区组织理论和健康传播-行为改变理论。

在芬兰,NKS评估了两个非匹配的农村县,这两个县有许多以农耕和伐木为主业的村庄。北卡累利阿(人口约18万,是芬兰心血管疾病发病率最高的地区)从1972年开始实施一项教育专项活动,一直持续到现在并扩大到全国。10年后,心血管疾病危险因素发生了与3CS类似的变化,心血管疾病事件的净发病率显著下降(Puska et al.,1985;Schooler et al.,1997)。这项研究的特点是,通过广泛的社区组织,与居民及其组织建立了牢固的伙伴关系。在心血管疾病项目中,NKS对芬兰国家政策的影响是最显著的,它给人们最重要的启示是,一个由受人尊敬的科学家所领导的、执行良好的项目可以改变整个国家。例如,芬兰的食品业和农业发生了重大变化:化肥中添加了硒(一种健康所需的物质,但在芬兰的土壤中含量很低),以往基于脂肪含量的牛奶定价转变为基于蛋白质的定价,制定了以浆果农场取代奶牛场的方案,以新的油菜籽产业弥补了乳制品业失去的工作岗位,并提高了低饱和脂肪食品的产量(Puska et al.,1985,1995)。1972年,全民营养改变和戒烟干预措施是国际上的一项创新,这可能是3CS和NKS取得成功的部分原因(Green,Richard,1993)。

1977—1983年,早期国际传播

在3CS和NKS的基础上,不同国家开展了一些研究:

◇ 意大利(Martignacco项目,1977—1983年,一个处理组、一个对照组,大众媒体和筛查——仅男性冠心病风险下降)。

◇ 澳大利亚(北海岸项目,1978—1980年,与3CS类似,一组是大众媒体,一组是大众媒体加上课程——对吸烟的影响,在大众媒体加课程的社区效果更好)。

◇ 瑞士(两个处理组,两个对照组,在德国和法国人中开展,通过大众媒体、课程和环境变化——对吸烟、血压和肥胖的影响较小)。

◇ 南非(与3CS类似,一组是大众媒体,一组是大众媒体加课程和社区活动——降低冠心病风险、血压、吸烟率;两种治疗方法效果相当)。

Schooler等(1997)对所有这些研究进行了回顾,报告了危险因素的显著变化,为3CS项目的效果和证据的外部有效性提供了依据。总的来说,以社区为主要范围的大众媒体宣传是有效的,但辅助性的面对面指导通常会增加效果(Farquhar et al.,1991)。值得注意的是,所有这些研究都是在规模较小的社区(人口规模约为12 000至15 000人)中开展的,因此在规模更大、情况更复杂的城市中实现这些效果可能更加困难。

第2个和第3个10年——始于20世纪80年代和90年代的项目

第3个案例研究是斯坦福五城市项目(5CP)(美国加利福尼亚州),其干预时间略多于5年(1980—1986

年),并将3CS方法扩展到了更大的人群(总人口约36万),该项目在加利福尼亚州北部的两个城市进行多因素心血管疾病预防干预,而在3个对照城市不进行干预(Farquhar et al.,1990)。它与3CS的不同之处在于社区规模更大,更充分地利用社区组织,在规划和实施方案时与社区的卫生、媒体和教育组织进行了更多合作,并与斯坦福大学开展广泛的持续合作。与3CS相似,它同样大量地应用了印刷和电子媒体。平均受教育年限超过5年的成年人接收的信息来源比例如下:电视和广播占67%,报纸占28%,其他印刷材料(如宣传册和"提示单")占4%,面对面占1%。既往文献曾详细报道过这种剂量测量方法(Farquhar,2014),在所有报告的心血管疾病社区干预方案中,这种方法在测量教育总时长方面是独一无二的。在干预社区,这相当于每年接受100条多种形式的媒体和课堂教育信息,累积时间约5小时(Flora et al.,1989;Farquhar et al.,1990)。这种方法的使用增加了评估成本,几乎占总支出的三分之二。这笔费用或许可以解释为什么其他人没有在评估类似程度时使用它。如果有更多的宣传活动采用这种方法进行分析,那么公共卫生教育将会产生更好的效果(Brown et al.,2012)。

5CP项目第一年电视宣传的特点是"高覆盖/低参与",公众后来因此开始利用印刷媒体,印刷媒体在改变吸烟、饮食、运动或体重控制所需的技能方面比电视媒体提供了更具体的指导(Flora et al.,1997)。然而,电视在技能训练方面也相当有效。例如,5CP播放了一个为期8周的"直播"戒烟电视节目,展示戒烟技巧(Altman et al.,1987)。我们分别分析了"戒烟"竞赛、电视和面对面课程以及广泛分发的印刷版"戒烟工具包"等戒烟的效果。结果发现,低成本印刷品的成本效益最高(Altman et al.,1987)。其结果与3CS相当(Framingham心血管疾病综合风险下降约15%)(Truett et al.,1967),其中血压(下降4%~5%)和吸烟率(下降13%)下降的幅度较大(Farquhar et al.,1990)。5CP的证据表明,每年只需3个小时的高质量电视健康教育,就能抵消公众每年接受约100个小时的不健康营养电视广告所带来的影响。根据尼尔森监测系统的测算,美国居民接触电视广告的时间约为292小时(Farquhar,2014)。来自公共利益科学中心的Michael Jacobson在个人访谈中指出,其中三分之一的广告都在宣传不健康的食品。

与同类项目相比,5CP以相对较低的成本取得了更好的效果,这证明了传播-行为改变理论的预测效果可能与大众媒体的呈现内容有关,包括Bandura社会认知理论中技能训练方面的调整。对政策制定者的重要启示是,成人戒烟者因减少烟草消费而节省的费用(2 860名戒烟者,每名戒烟者每年节省274美元)是整个全民戒烟运动花费(每人每年4美元)的3倍多,这说明以香烟税作为戒烟运动经费是合理的。社区戒烟者一生会节省不少费用,这还不包括长期节省的医疗费用,而且个人的工作缺勤率也会下降,所有这些都将惠及整个社区。需要再次强调的是,该干预措施的成本相对较低,因为22 000名吸烟者每年吸烟的总花费(超过600万美元)是每年戒烟运动成本(约26万美元)的23倍。此外,该县卫生部门还采用5CP的技术,将其应用于安全带推广、改变餐馆饱和脂肪使用、预防暴力和预防青少年怀孕的研究中。

20世纪80年代和90年代,美国、瑞典、丹麦、加拿大、德国、捷克共和国和中国开展了更多不同规模的心血管疾病项目,包括世界卫生组织赞助的项目(Schooler et al.,1997)。明尼苏达心脏健康项目(MHHP)(Luepker et al.,1994)作为一项极具创新性的项目,率先引入了反吸烟竞赛(Lando et al.,1990),并证明了当一个社区中的多所学校参与到社区综合干预措施中时,学校健康干预措施会产生协同作用(Perry,2000)。许多项目在很大程度上借鉴了斯坦福或北卡累利阿研究的经验,并经常接受他们的培训,但它们所观察到的变化往往不如这两个项目。成功率较低的原因可能难以解释(例如,对干预强度的描述不完整)。对许多项目来说,没有充分利用成本效益高的大众传媒可能是原因之一。

从社区试验中总结的经验教训大部分来自斯坦福5CP试验,还有一些来自世界各地的试验,我们总结出了包括5个步骤的方法。当然,这些试验的性质(包括设计、地点和方法)决定了其在外推性方面具有一定的局限性。

(1) 确定问题。在征求社区意见后,选择行为和环境改变目标。

(2) 开展一个为期2年的专项活动。每年提供3~5小时的多渠道教育。第一年:70%电子媒体,15%印刷品,15%社区课程、竞赛、健康咨询会。第二年:改为40%、35%和25%。

(3) 评估。使用形成性、过程性和总结性评估,跟踪每种干预类型的暴露和效果。可以使用重复队列调查来更好地评估效果,同时避免较大的变异和迁移稀释效应。如果人口迁入率小于5%/年,可以采用重复的独立抽样设计。

(4) 制度化。持续干预。构建一个社区示范项目作为区域资源中心。

(5) 扩大影响力。倡导地方、地区和国家政府制定法规,以扩大干预效果。

5.8.5 结论

发达国家采用"全面社区"健康促进方法的60年经验明确表明,可以通过合理的成本实现显著的变化。设计良好的项目已将教育技术和社会行为干预技能转化和应用到社区的基础设施中(公共卫生、媒体、学校等),从而显著改善了人群的健康危险因素和状况(Schooler et al.,1997)。尽管许多研究都是在小型社区进行,但最近在纽约市取得的成功(Angell et al.,2009)表明,在大型城市人口中也能取得成功。坚持理论是关键:许多人通过接受教育提高了自我效力,从而提高了社区效力,这促进了机构政策和做法的改变,从而维持并扩大了社区变革。通过组织和教育来改变社区需要宣传、行动、合作和领导力;法规的改变则会促进成功。当所需的法律法规来自州、省或国家政府时,地方变革就会得到加强。因此,要想成功预防慢性病,地方和政府都需要采取相应的措施,这对发展中国家尤为重要(Institute of Medicine,2010a)。若尝试辅以计划周密、整合良好的数字健康计划,可能会以更低的成本提高效果。

(翻译:吕筠、樊俊宁;审校:杨智荣)

参考文献

Altman, D.G., Flora, J.A., Fortmann, S.P., and Farquhar, J.W. (1987). The cost-effectiveness of three smoking cessation programs. American Journal of Public Health, 77, 162-5.

Angell, S.Y., et al. (2009). Cholesterol control beyond the clinic: New York City's trans fat restriction. Annals of Internal Medicine, 151, 129-34.

Baker, L., Wagner, T.H, Singer, S., and Bundorf, M.K. (2003). Use of the internet and e-mail for health care information: results from a national survey. Journal of the American Medical Association, 289, 2400-6.

Bandura, A. (1986). Social Foundations of Thought and Action: A Social Cognitive Theory. Englewood Cliffs, NJ: Prentice-Hall.

Berelson, B. (ed.) (1966). Family Planning and Population Policies: A Review of World Developments. Chicago, IL: University of Chicago Press.

Best, A., et al. (2003). An integrative framework for community partnering to translate theory into effective health promotion strategy. American Journal of Health Promotion, 18, 168-76.

Blackburn, H. (1979). Diet and mass hyperlipidemia: public health considerations — a point of view. In: Levy, R.R.B., Dennis, B., and Ernst, N. (eds.) Nutrition, Lipids, and Coronary Heart Disease, pp. 309-47. New York: Raven Press.

Brown, D.R., et al. (2012) Community Preventive Services Task Force. Stand-alone mass media campaigns to increase physical activity. A community guide updated review. American Journal of Preventive Medicine, 43, 551-61.

Cain, R.E., Schyulze, R.W., and Preston, D.B. (2001). Developing a partnership for HIV primary prevention for men at high risk for HIV infection in rural communities. International Journal of Health Promotion and Education, 8(2), 75-8.

Centers for Disease Control and Prevention (1999). Best Practices for Comprehensive Tobacco Control Programs (1st ed.). Atlanta, GA: US Department of Health and Human Services, Centers for Disease Control and Prevention, National Center for Chronic Disease Prevention and Health Promotion, Office on Smoking and Health.

Centers for Disease Control and Prevention (2007). Best Practices for Comprehensive Tobacco Control Programs (2nd ed.). Atlanta, GA: US Department of Health and Human Services, Centers for Disease Control and Prevention, National Center for Chronic

Disease Prevention and Health Promotion, Office on Smoking and Health.
Chaloupka, F.J., Cummings, K.M., Morley, C., and Horan, J. (2002). Tax, price and cigarette smoking: evidence from the tobacco docu-ments and implications for tobacco company marketing strategies. Tobacco Control, 11, i62-72.
Darrow, W.W., Montanea, J.E., and Sάnchez-Brañ, E. (2009). Coalition contract management as a systems change strategy for HIV prevention. Health Promotion Practice, 11, 867-75.
D'Onofrio, C.N. (1966). Reaching our Hard to Reach — The Unvaccinated. Berkeley, CA: California State Department of Public Health.
Dooris, M. (2009). Holistic and sustainable health improvement: the contribution of the settings-based approach to health promotion. Perspectives in Public Health, 129, 29-36.
Farquhar, J.W. (2014). Community-based health promotion. In: Ahrens, W. and Peugot, I. (eds.) Handbook of Epidemiology (2nd ed.). Berlin: Springer, pp. 419-38.
Farquhar, J.W., et al. (1990). The Stanford Five-City Project: effects of community-wide education on cardiovascular disease risk factors. Journal of the American Medical Association, 264, 359-65.
Farquhar, J.W., et al. (1991). Methods of communication to influence behaviour. In: Holland, W.W., Detels, R., and Knox, G. (eds.) Oxford Textbook of Public Health (1st ed.). Oxford: Oxford University Press, pp. 331-44.
Farquhar, J.W., et al. (1977). Community education for cardiovascular health. Lancet, 1, 1192-5.
Farquhar, J.W., Maccoby, N., and Wood, P.D. (1985). Education and communication studies. In: Holland, W.W., Detels, R., and Knox, G. (eds.) Oxford Textbook of Public Health (1st ed.), pp. 207-21. Oxford: Oxford University Press.
Fisher, R.A. (1925). Statistical Methods for Research Workers. Edinburgh: Oliver & Boyd.
Fisher, R.A. (1926). The arrangement of field experiments. Journal of the Ministry of Agriculture of Great Britain, 33, 505-13.
Flora, J.A., Maccoby, N., and Farquhar, J.W. (1989). Communication campaigns to prevent cardiovascular disease: the Stanford studies. In: Rice, R. and Atkin, C. (eds.) Public Communication Campaigns. Beverly Hills, CA: SAGE Publications, pp. 233-52.
Flora, J.A., Saphir, M.N., Schooler, C., and Rimal, R.N. (1997). Toward a framework for intervention channels: reach, involvement and impact. Annals of Epidemiology, S7, S104-12.
Fortmann, S.P., et al. (1995). Community intervention trials: reflections on the Stanford Five-City Project. American Journal of Epidemiology, 142, 576-86.
George, M.A., Daniel, M. and Green, L.W. (2006). Appraising and funding participatory research in health promotion. International Quarterly of Community Health Education, 18(2), 181-97.
Golden, S.D. and Earp, J.A. (2012). Social ecological approaches to individuals and their contexts: twenty years of health promotion interventions. Health Education & Behavior, 39, 364-72.
Gray, R.M., Kesler, J.P., and Moody, P.M. (1966). The effects of social class and friends' expectations on oral polio vaccination participation. American Journal of Public Health, 56, 2028-32.
Green, L.W. (1970). Status Identity and Preventive Health Behavior. Pacific Health Education Reports No. 1. Berkeley, CA: University of California School of Public Health.
Green, L.W. (1983). New policies in education for health. World Health, April-May, 13-17.
Green, L.W. (1989). The theory of participation: a qualitative analysis of its expression in national and international health policies. In: Patton, R.D. and Cissell, W.B. (eds.) Community Organization: Traditional Principles and Modern Applications, pp. 48-62. Johnson City, TN: Latchpins Press.
Green, L.W., Brancati, F.L., Albright, A., Primary Prevention of Diabetes Working Group (2012). Primary prevention of diabetes: in-tegrative public health and primary care opportunities, challenges and strategies. Family Practice, 29(Suppl. 1), i13-23.
Green, L.W., Daniel, M., and Novick, L. (2001). Partnerships and coalitions for community based research. Public Health Reports, 116, 15-26.
Green, L.W., Gustafson, H.C., Griffiths, W., and Yaukey, D. (1972). The Dacca Family Planning Experiment. Berkeley, CA: School of Public Health, University of California.
Green, L.W. and Kreuter, M.W. (1992). CDC's planned approach to community health as an application of PRECEDE and an inspiration for PROCEED. Journal of Health Education, 23(3), 140-7.
Green, L.W. and Kreuter, M.W. (2005). Health Program Planning: An Educational and Ecological Approach (4th ed.). St. Louis, MO: McGraw-Hill Publishing Co.

Green, L.W., Ottoson, J.M., Garcia, C., and Hiatt, R. (2009). Diffusion theory and knowledge dissemination, utilization and integration. Annual Review of Public Health, 30, 151-74.

Green, L.W., Potvin, L., and Richard, L. (1996). Ecological foundations of health promotion. American Journal of Health Promotion, 10(4), 270-81.

Green, L.W. and Richard L. (1993). The need to combine health edu-cation and health promotion: the case of cardiovascular disease prevention. Promotion and Education: International Journal of Health Promotion and Education, 1, 11-17.

Hochbaum, G. (1958). Public Participation in Medical Screening Programs. Public Health Service Publication No. 572. Washington, DC: US Government Printing Office.

Holder, H.D., et al. (1997). Summing up: lessons from a comprehensive community prevention trial. Addiction, 92(S2), S293-S301.

Holder, H.D. and Wallack, L. (1986). Contemporary perspectives for prevention of alcohol problems: an empirically-derived model. Journal of Public Health Policy 7, 324-30.

Hovland, C.I. (1948). Social communication. Proceedings of the American Philosophical Society, 92, 371-5.

Hyland, A., et al. (2006). Cigarette purchase patterns in four countries and the relationship with cessation: findings from the International Tobacco Control (ITC) Four Country Survey. Tobacco Control, 15(Suppl. 3), iii59-64.

Institute of Medicine (2010a). Promoting Cardiovascular Health in the Developing World: A Critical Challenge to Achieve Global Health. Washington, DC: National Academies Press.

Institute of Medicine (2010b). Bridging the Evidence Gap in Obesity Prevention: A Framework to Inform Decision Making. Washington, DC: National Academies Press.

Institute of Medicine (2012a). An Integrated Framework for Assessing the Value of Community-Based Prevention. Washington, DC: National Academies Press.

Institute of Medicine (2012b). Measuring Progress in National and Community Efforts in Obesity Control. Washington, DC: National Academies Press.

Kagan, J.M., et al. (2012). Community-researcher partnerships at NIAID HIV/AIDS clinical trials sites: insights for evaluation and en-hancement. Progress in Community Health Partnerships, 6, 311-29.

King, A.C., et al. (2008). Promoting physical activity through hand-held computer technology. American Journal of Preventive Medicine, 34, 138-42.

Kok, G., Gottlieb, N.H., Commers, M., and Smerecnik, C. (2008). The ecological approach in health promotion programs: a decade later. American Journal of Health Promotion, 22, 437-42.

Kokko, S., Kannas, L., and Villberg, J. (2006). The health promoting sports club in Finland — a challenge for the settings approach. Health Promotion International, 21, 219-29.

Kotler, P. (1975). Marketing for Nonprofit Organizations. Englewood Cliffs, NJ: Prentice-Hall.

Lando, H.A., et al. (1990). Community impact of a localized smoking cessation contest. American Journal of Public Health, 80, 601-3.

Lefebvre, R.C. and Flora, J.A. (1988). Social marketing and public health interventions. Health Education Quarterly, 15, 299-315.

Levy, D., et al. (2012). Italy SimSmoke: the effect of tobacco control policies on smoking prevalence and smoking attributable deaths in Italy. BMC Public Health, 12, 709.

Louriero, I. (2004). A study about effectiveness of health promoting schools network in Portugal. Promotion and Education 11(2), 85-92.

Luepker, R.V., et al. (1994). Community education for cardiovascular disease prevention: risk factor changes in the Minnesota Heart Health Program. American Journal of Public Health, 84, 1383-93.

Lynagh, M., Schofield, M.J., and Sanson-Fisher, R.W. (1997). School health promotion programs over the past decade: a review of the smoking, alcohol and solar protection literature. Health Promotion International, 12, 43-59.

Maccoby, E.E. (1951). Television: its impact on school children. Public Opinion Quarterly, 15, 425.

Max, W., Sung, H.-Y., and Lightwood, J. (2013). The impact of changes in tobacco control funding on healthcare expenditures in California, 2012-2016. Tobacco Control, 22(e1), e10-15.

Mercer, S.M, et al. (2007). Study designs for effectiveness and translation research: identifying trade-offs. American Journal of Preventive Medicine, 33(2), 139-54.

Michael, D.N. and Maccoby, N. (1953). Factors influencing verbal learning from films under varying conditions of audience participation. Journal of Experimental Psychology, 46, 411-18.

Michaud, P.-A. (2003). Prevention and health promotion in school and community settings: a commentary on the international perspective. Journal of Adolescent Health, 33, 219-25.

Miller, H.G., Turner, C.F., and Moses, L.E. (eds.) (1990). AIDS: The Second Decade. Washington, DC: National Academies Press.

Minkler, M. (ed.) (2005). Community Organizing and Community Building for Health (2nd ed). New Brunswick, NJ: Rutgers University Press.

Minkler, M. and Wallerstein, N. (2008). Community-Based Participatory Research for Health (2nd ed.). San Francisco, CA: Jossey-Bass.

Mosquera, J., et al. (2012). An inside look at active transportation in Bogotá: a qualitative study. Journal of Physical Activity and Health, 9, 776-85.

Moynihan, D.P. (1969). Maximum Feasible Misunderstanding: Community Action in the War on Poverty. New York: Free Press.

Northcutt, T.J., Jenkins, C.D., and Johnson, A.L. (1964). Factors influencing vaccine acceptance. In: Neill, J.S. and Bond, J.O. (eds.) Hillsborough County Oral Polio Vaccine Program. Monograph No. 6. Jacksonville, FL: Florida State Board of Health.

Novak, N.L. and Brownell, K.D. (2011). Taxation as prevention and as a treatment for obesity: the case of sugar-sweetened beverages. Current Pharmaceutical Design, 17(12), 1218-22.

Perry, C. (2000). Commentary: the school as a setting for health promotion. In: Poland, B.D., Green, L.W., and Rootman, I. (eds.) Settings for Health Promotion: Linking Theory to Practice. Thousand Oaks, CA: SAGE Publications, pp. 120-6.

Poland, B.D., Green, L.W., and Rootman, I. (2000). Reflections on settings for health promotion. In: Poland, B., Green, L.W., and Rootman, I. (eds.) Settings for Health Promotion: Linking Theory and Practice. Newbury Park, CA: SAGE Publications, pp. 341-51.

Puska, P. (1995). Experience with major subprogrammes and examples of innovative interventions. In: Puska, P., Nissinen, A., and Vartianinen, E. (eds.) The North Karelia Project. Helsinki: Helsinki University Printing House, pp. 159-67.

Puska, P., et al. (1985). The community-based strategy to prevent cor-onary heart disease: conclusions from the ten years of the North Karelia Project. Annual Review of Public Health, 6, 147-93.

Puska, P., et al. (1981). The North Karelia Project: Evaluation of a Comprehensive Community Programme for Control of Cardiovascular Diseases in 1972-1977 in North Karelia, Finland. Copenhagen: World Health Organization.

Ramirez, A.G., McAlister, A., Gallion, K.J., and Villarreal, R. (1995). Targeting Hispanic populations: future research and prevention strategies. Environmental Health Perspectives, 103(Suppl. 8), 287-90.

Rogers, E. (2003). Diffusion of Innovations (5th ed.). New York: Free Press.

Rogers, T. (2010). The California Tobacco Control Program: introduction to the 20-year retrospective. The Quarter that Changed the World: Celebrating 20 Years of California Tobacco Control Program, special issue of Tobacco Control, 19 (Suppl. 1), i1-i2.

Rosenstock, I.M., Derryberry, M., and Carriger, B.A. (1959). Why people fail to seek poliomyelitis vaccination. Public Health Reports, 74, 98-103.

Ruiz, M.S., et al. (2000). No Time to Lose: Getting More from HIV Prevention. Washington, DC: National Academies Press.

Ryan, B. and Gross, N.C. (1943). The diffusion of hybrid seed corn in two Iowa communities. Rural Sociology, 8, 15-24.

Schooler, C., Farquhar, J.W., Fortmann, S.P., and Flora, J.A. (1997). Synthesis of findings and issues from community prevention trials. Annals of Epidemiology, S7, S54-68.

Shea, S. and Basch, C.E. (1990). A review of five major community-based cardiovascular disease prevention programs. Part I. Rationale, design, and theoretical framework. American Journal of Health Promotion, 4, 203-13.

Slater, M.D. and Flora, J.A. (1991). Health lifestyles: audience segmentation analysis for public health interventions. Health Education Quarterly, 18, 221-33.

Stycos, J.M. (1962). A critique of the traditional planned parent-hood approach in underdeveloped areas. In: Kiser, C.V. (ed.) Research in Family Planning, pp. 477-501. Princeton, NJ: Princeton University Press.

Thompson, B., et al. (2000). Durability of tobacco control efforts in the 22 Community Intervention Trial for Smoking Cessation (COMMIT) communities 2 years after the end of intervention. Health Education Research, 15(3), 353-66.

Trickett, E.J., et al. (2011). Advancing the science of community-level interventions. American Journal of Public Health, 101, 1410-

19.

Truett, J., Cornfield, J., and Kannel, E. (1967). Multivariate analysis of the risk of coronary heart disease in Framingham. Journal of Chronic Disease, 20, 511-24.

US Department of Health and Human Services (2000). Reducing Tobacco Use: A Report of the Surgeon General. Atlanta, GA: US Department of Health and Human Services, Centers for Disease Control and Prevention, National Center for Chronic Disease Prevention and Health Promotion, Office on Smoking and Health. [Online] Available at: http://www.cdc.gov/tobacco/data_ statistics/ sgr/2000/complete_ report/index.htm

Volpp, K.G., et al. (2009). A randomized, controlled trial of financial incentives for smoking cessation. The New England Journal of Medicine, 360, 699-709.

World Health Organization (WHO) (1954). Expert Committee on Health Education of the Public. WHO Technical Report Series No. 89. Geneva: World Health Organization.

World Health Organization (WHO) (1986). Report of a WHO Expert Committee. Community Prevention and Control of Cardiovascular Disease. Technical Report Series No. 732. Geneva: World Health Organization.

World Health Organization, Health and Welfare Canada, and Canadian Public Health Association (1986). Ottawa Charter for Health Promotion: An International Conference on Health Promotion — The Move Towards a New Public Health, Nov. 17-21, Ottawa. Geneva: World Health Organization.

5.9 自然实验和类实验

5.9.1 引言

自然实验，广义上指不受研究者控制的事件或过程，其将人群分为暴露组和非暴露组。长期以来，自然实验一直被应用于流行病学和公共卫生领域（Craig et al.，2012）。John Snow对19世纪中期伦敦霍乱的研究（Snow，1855）是早期流行病学中最著名的案例（Smith，2002），他利用了两次霍乱暴发之间家庭供水的变化所构成的一个自然实验。当时人们普遍认为霍乱是一种空气传播疾病。Snow利用有关霍乱死亡和社区供水以及家庭一级供水的信息，表明饮用来自受污染水源的家庭成员更有可能死亡。虽然他没有使用这个术语，但Snow清楚这其实是一个自然实验：

多达30万名男女老少，各种年龄、各种职业、各种等级和地位的人，从温文尔雅的人到非常贫穷的人，在没有人为选择的情况下被分成两组，而且在大多数情况下，他们并不知情；一组供应的水含有伦敦的污水……，另一组的水则完全不含这种杂质。要将这一伟大的实验付诸实践，只需要了解每家每户的供水情况，因为每个家庭都可能发生致命的霍乱（Snow，1855）。

这个"大实验"的用途在于，它较好地描述了暴露的变化，并且独立于可能影响健康结局的其他因素。在另一个考虑自然实验的早期重要案例中，研究对象为居住在英格兰东北部"不健康地区"的城镇居民，GCM M'Gonigle比较了在住房条件调查后被重新安置的居民，与留在原居住地居民的死亡率的变化。据M'Gonigle称，该地区的划分纯粹是行政性的，在1927年重新安置之前，两组居民的死亡率相似。在重新安置后的5年里，被重新安置的居民死亡率明显升高，但留在原地的居民死亡率略有下降。进一步的调查表明，可能是由于房租上涨导致重新安置家庭的居民采用了不健康的膳食习惯。

尽管自然实验在解决重要的公共卫生问题方面的潜力很早就得到了证明，并且从20世纪40年代起，流行病学研究也开展了大量工作，包括对饥荒和大规模移民进行的有影响力的研究，但自然实验的评估方法却在心理学、经济学和政治学等一系列学科领域中零散地发展起来（Bärnighausen et al.，2017b）。这些其他学科的发展在渗透到公共卫生领域时进展缓慢。直到最近10年，人们才尝试将各种可用的方法结合起来，以研究公共卫生所关注的不同类型的自然实验，并确定在不同情境下哪种方法最有效（Craig et al.，2012；Bärnighausen et al.，2017b；Basu et al.，2017；Craig et al.，2017）。本章介绍了研究人员可用于评估自然实验的主要方法，并举例说明了这些方法在不同情况下的应用。本章首先阐述了自然实验方法的优势和局限性。"类实验"一词经常与"自然实验"交替使用，但也用来指非随机的真实实验（研究人员对暴露进行了操纵）。为避免混淆，本章首选的术语是自然实验。

5.9.2 试验、观察性研究和自然实验

随机对照试验和基于试验证据的综述列居传统证据等级体系中的最高级别（Concato et al.，2000）。证据

等级是根据偏倚风险划分的，观察性研究的风险较高，因为它很难将我们关注的暴露的影响与可能影响结局的其他因素区分开来。在一项试验中，将参与者随机分配到试验组和对照组，再加上其他一些方法上的保障措施，如对研究对象和评估者进行盲法处理，以及隐匿分组顺序，产生暴露组和非暴露组，两组之间除处理因素外，可能影响结局的所有其他因素在理论上是平衡的。因此，两组之间结果的差异就可以解释为处理因素的作用。除试验设计外，这种平衡很难实现：考虑到可能对结局产生影响的某些特征，研究对象可能会被选择性地接受干预措施，研究对象本身也可能会自我选择，从而导致干预效果的混淆。在观察性研究中，统计学调整可用于解决此类混杂因素，但只有在混杂因素已知且能准确测量的情况下才会起作用。如果存在由于未知或未完全测量的混杂因素造成的“残余混杂”，则干预效果的估计将会出现偏倚（见第5.13章）。自然实验研究是观察性研究的一个分支，它通过确定暴露的过程来确定处理因素的效果。因此，了解这一过程是设计好自然实验研究的关键。由于这种过程产生的暴露组和非暴露组，很难做到在可能影响结局的所有特征上完全平衡，因此自然实验也依赖于统计模型，在模型中既要考虑分组过程，也要考虑可能影响结果的其他特征在两组间的差异。

既然随机对照试验是一种消除暴露因素和干预处理之间偏倚的有效方法，那么为什么自然实验仍被视为一种有用的替代方法呢？原因之一是，对于许多干预措施来说，出于伦理、政治或实施原因，试验可能并不可行（Craig et al.，2012；Bärnighausen et al.，2017b；Derzon，2018）。如果某项干预措施能明显带来其他益处，但为了确定其对健康的影响而拒绝实施该种措施，可能会被认为是不道德的行为。这尤其适用于非医疗保健的干预措施，其主要目的是影响一些其他结局，如接受教育或进入劳动力市场。接受有条件现金转移的受惠者可以直接从收到的资金中受益。如果该计划的目的是减少贫困，从而拒绝向一些潜在的受惠者支付款项，以研究其对健康的影响，那么一旦确定了该计划在减轻贫困方面的有效性，这样做对非受惠者来说是不公平的，对其他利益相关者来说也是不可接受的。类似的论点也适用于评估健康干预措施的更广泛的、非健康相关的或长期的影响。干预措施的设计可能会使随机化变得不切实际，至少在个体层面上是这样，比如国际条约、国家立法或税收政策；此外，一旦干预措施开始实施，即使其表现在主要结局的有效性并不确定，利益相关者可能也不愿意被选择性地停止干预。

自然实验研究不涉及研究人员对暴露的操控，而且可以进行回顾性研究，因此，在前瞻性随机对照试验不可行的情况下，自然实验研究或许可以一试。某些试验面临的可能影响有效性的问题，自然实验可能不太会存在。其中一个原因是在试验过程中与处理因素相关的混杂。当我们设法将研究对象留在试验时，也会提高对照组研究对象的依从性，从而低估干预效应（Bor et al.，2017）。另一个原因是，在试验中观察到的对个体的影响可能不同于整个人群暴露于干预措施的效果。当受试者之间的相互作用有助于提高整体治疗效果时，就可能发生这种情况。再以有条件现金转移为例，对整个人群进行干预可能会改变有关行为条件的社会规范，从而加强现金转移对个人的激励作用。

考虑将自然实验作为随机试验替代方案的另一个原因是，减小偏倚并不是良好的研究设计的唯一目的。随机对照试验的优势在于，它可以在最少的假设条件下进行强有力的因果推断。但是，如果研究证据与实施试验的环境有任何不同，则需要额外的假设来将证据应用于特定的环境（Deaton，Cartwright，2018）。研究人员可以对公共卫生干预措施进行评估，以提供对决策者有用的信息，从而为科学证据基础作出贡献。在真实环境下开展的大型自然实验研究中得出的带有少量偏差的精确估计，可能比在高度人工环境中开展的实验研究中得出的没有偏差但不精确的估计更有意义。至于这个理由或其他考虑自然实验方法的理由是否有说服力，则取决于案例的具体情况。研究人员和证据使用者不应将试验和自然实验视为争夺证据等级顶端位置的竞争者，而应将它们视为共同解决重要公共卫生问题的方法工具包。

5.9.3 自然实验研究设计

所有自然实验研究必须解决的关键方法问题是研究对象有选择性地接受干预措施，本节总结的设计方法可作为应对这一挑战的备选方案。这包括,限定自然实验通过“假设随机化”过程来确定暴露(Dunning,2012),或者处理观察到的与未观察到的混杂因素的方法(Tugwell et al.,2017),这两种方法由于违背自然实验的定义本应被排除在外。“假设随机化”很难定义,它排除了分组过程明显非随机,但可以进行建模的研究对象。因此,只要能很好地理解分组过程,非随机分组也能为自然实验研究提供一定的价值。现有的方法都无法自动解决选择的问题。它们能在多大程度上解决这一问题,取决于基本假设满足的程度(Bärnighausen et al.,2017a)。由于这种方法不太可能是完美的,也不可能从现有数据中完全得到证明,因此,硬性区分控制观察到的与未观察到的混杂因素的方法和只解决可观察到的混杂因素的方法是没有意义的。一份观点包容的清单也支持这一观点,即自然实验方法的价值在于它们扩大了可进行有效评估的公共卫生干预措施的范围。由于这些方法起源于许多不同的学科,一些研究人员很容易理解的术语可能对另一些研究人员来说并不熟悉或令人费解。根据本章的用法,一些关键术语的定义见表5.9.1。

表5.9.1 词汇表

术 语	应 用
分组	确定研究对象(可以是个人,也可以是某种群体)是否暴露于所研究的干预的过程,也称为数据生成过程。
混杂(观察到的或未观察到的)	混杂指的是将干预的效果与暴露相关特征的效果掺杂在一起,由观察到的特征(即可获得数据的特征)造成的混杂可通过统计模型来解决,有些自然实验研究设计更进一步,结合使用分配过程假设和统计模型来解决未观察到的变量的混杂问题。
对照	对照组是未暴露的人群,对照组的结果构成反事实,即代表在没有暴露的情况下会出现的结果。
暴露	接受干预的常用术语;等价于在自然实验研究中接受处理措施。
识别,识别假设	识别是指用来估计干预效果的方法,所有这些方法都依赖于识别假设,例如假设在没有干预的情况下,干预前的结果趋势将继续下去。检验假设满足的程度是良好的自然实验研究设计的重要组成部分。
干预	对正在评估的任何政策、计划、服务或治疗的总称。
自然实验	将人群划分为暴露和未暴露亚人群的事件或过程,这种划分可能是空间性的、时间性的,也可能是基于单个单位的特征(如考试分数)。
观察性研究	一种不涉及为研究目的而操控暴露因素的研究,自然实验研究是观察性研究的一个分支。
结局,潜在结局	结局是对所研究的干预措施的治疗或暴露效果的总称。潜在结局是指在不接受干预的情况下可能发生的结果。实际结局与潜在结局的比较是确定自然实验研究中干预效果的基础,潜在结局的研究对象是未接受干预措施但在其他方面与接受干预措施的群体相似的群体。
类实验	自然实验研究通常被称为类实验,但类实验有时也用于指非随机实验。为避免混淆,本章使用“自然实验”一词。
选择	导致暴露组和非暴露组在与结果差异相关的干预措施暴露之外的其他方面存在差异的过程。在自然实验研究中,选择是混杂的来源。
处理	处理因素通常是指接受某种干预的总称,而不是指一种医学治疗。

5.9.4 “真实世界”的随机化

有时,在实施干预措施或执行政策时会使用抽签或选票。一个众所周知的例子是越战时期的征兵抽签,它被用来确定服兵役对收入的影响(Angrist,1990)。另一种例子是在印度拉贾斯坦邦和西孟加拉邦的村庄选举中,为妇女保留一定比例的理事会席位。研究人员利用该系统研究了妇女参与地方政府工作对公共产品供应的影响(Chattopadhyay, Duflo, 2004)。健康领域的一个例子是俄勒冈健康计划抽签法,从中随机抽签选定的参与者有资格申请健康保险。抽签打破了收入、既往健康状况和健康保险之间的联系,使研究人员能够识别医疗保险对医疗服务使用和健康结局的影响(Baicker et al., 2013)。

由于政策执行中的失误,随机化也可能在不经意间产生。巴西的Bolsa Alimentação计划是一项旨在改善儿童营养状况的有条件现金转移计划,由于数据库错误,导致一些家庭被随机排除在该计划之外。研究人员比较了意外被排除在该计划之外的家庭和获得资助的匹配家庭的儿童成长情况(Morris et al., 2004)。此外,资源限制有时会以看似任意的方式限定计划的覆盖范围,从而达到近乎随机分配的目的。苏格兰的"家庭护士合作计划"为初为人母的少女提供产前和婴儿出生后前几年的额外支持,能否参加该计划取决于是否有经过专门培训的护士。当所有接受过培训的护士的工作量都已满额时,该计划的招募工作就会停止。因此,分组情况应与可能影响结果的母亲的特征无关(Wimbush et al., 2015)。真实世界的随机化很少见,但可能为自然实验提供宝贵的机会。在寻求利用这种机会的研究中,重要的是要详细了解分组过程是如何进行的,并检查潜在受试者是否进行了自我选择,或计划实施者是否操纵了分配。

5.9.5　控制观测变量:回归调整和倾向性评分

如果可以合理地预期暴露组和未暴露组之间不存在重要差异,标准回归模型可能足以确定干预效果。上一节讨论的真实世界随机化案例就是这种假设合理的一种情况。另一种情况是,随机化发生在数据收集时,而不是暴露时。Goodman及其同事使用这种方法评估了一项基于学校的自行车训练计划(Goodman et al., 2016)。作为一项长期出生队列研究的一部分,在学校开展培训之前,该研究对参与该训练项目的学校里部分儿童的家长进行了访谈;培训结束后,对同一所学校其他儿童的家长进行了访谈。研究人员使用泊松回归法估算了训练对骑车行为的影响,并对各种潜在的混杂因素进行了调整。不同于既往对参与和未参与训练项目的学校的儿童进行比较,该研究发现训练对骑车行为没有影响。

与真实世界的随机化一样,这样的机会很少,但潜在的价值很高。在这个例子中,只从参与自行车训练计划的学校收集数据,因此选择性参与不会影响对项目效果的估计(尽管可能限制其普遍性)。关键的识别假设是,访谈的时间安排与训练的实施无关,鉴于访谈和训练的计划和实施是相互独立的,所以这是一个合理的假设。

当难以假设随机化分组或已知随机分组不会发生时,例如许多针对贫困家庭或贫困社区的社会干预措施,一种替代方法是使用倾向得分来模拟分组机制,倾向得分即是在给定若干协变量条件下的暴露概率。倾向得分通常使用logistic回归模型进行估算。它可用于匹配暴露组与未暴露组,对结果进行分层分析,或作为结果模型中的协变量。基于倾向评分的方法已被广泛用于评估有针对性的社会项目的影响。"确保开端"计划是英国一项基于地区的干预措施,旨在改善年幼儿童的健康和福祉。在评估"确保开端"计划时,Melhuish及其同事从85个地区水平的变量中计算出倾向得分,并使用该变量对个体参与该计划的影响进行分层分析(Melhuish et al., 2008)。关键的识别假设是倾向得分能充分反映是否接受该计划——在数据量少的情况下,这是一个强有力的假设。虽然基于倾向得分的方法与使用相同协变量的传统回归方法得出的效应估计值接近,研究者仍建议对分组过程进行更清晰的概念化。该方法的缺点是不能进行倾向得分匹配的研究对象必须从分析中剔除。

5.9.6　双重差分法和固定效应模型

如果能获得干预前后暴露组和非暴露组的数据,其结果变化的差异可用于确定干预的效果。双重差分法(difference in differences，DiD)是应用较为广泛的自然实验研究设计之一。它的关键假设被称为平行趋势假设，即任何特定群体的混杂因素都是不随时间改变的，而任何随时间变化的混杂因素都是所有群体共有的。效应估计值可通过回归模型获得，该模型包含组别(暴露、非暴露)和时期(干预前/后)的哑变量，以及作为双重差分法估计值的组别–时期交互项。该模型考虑了各组未观察到的固定特征的差异，还可以添加其他协变量，以考虑各组随时间变化的观测特征。研究人员已经开发了一系列方法来检验平行趋势假设(Wing et al.，2018)。包含协变量的数据，可以用每个协变量依次替换的结果来拟合标准模型，以检验组别构成的变化。对于有多个时点的数据，可以将结果模型与干预前的数据进行拟合，并将时间作为连续变量，以确定各组在干预前趋势上的差异。如果与所研究的干预措施同时引入其他干预措施，由于这些干预措施会影响到其他群体，从而可能违背平行趋势假设。这个问题无法通过统计方法解决。相反，研究人员应该利用学科领域的专业知识来识别这些问题。

双重差分法被广泛应用于评估国家规划或政策，或联邦管辖范围内在州一级采取的干预措施。Schram及其同事使用双重差分法估算了加入世界贸易组织以及随后取消外国直接投资管制，对越南含糖饮料(sugar-sweetened beverage，SSB)消费量的影响(Schram et al.，2015)。通过比较越南和菲律宾在加入前和加入后两个时期的SSB消费量，结果显示，越南的增长量相对更大。研究者将国内生产总值(GDP)作为协变量纳入模型，并进一步拟合了外国公司销售额增长和未加工食品消费量的模型。他们发现，软饮料消费量的增加不能用经济增长来解释，增加的仅仅是外国公司生产和销售的产品。额外的分析也支持这样的结论，即软饮料消费量的增加是贸易和投资自由化的结果。

这里描述的两组、两个时期的双重差分法可以扩展到有多个组和多个时期的数据情景。标准方法是估算一个回归模型，其中包含一个表示暴露的变量以及一整套组别和时间固定效应，以考虑到各组别的未观察到的随时间不变的特征以及适用于所有组别的时间趋势。Nandi及其同事使用这种方法评估了中低收入国家带薪产假对婴儿死亡率的影响(Nandi et al.，2016)。他们的模型包括国家和年份的固定效应，即表示一个国家在前一年是否改变了产假政策，以及额外的协变量，以考虑到可能随时间变化的国家特征，如工资替代水平和医疗保健支出。研究发现，每增加一个月的带薪产假会使婴儿死亡率下降13%。

Webster和他的同事使用了类似的方法来评估在美国密苏里州取消手枪购买限制对谋杀率的影响(Webster et al.，2014)。研究人员拟合模型将密苏里州与美国其他各州进行比较，州和年份为固定效应，协变量包括失业率、入室盗窃率、监禁率、治安水平和其他与枪支相关的立法。他们发现，取消手枪购买限制后，与枪支有关的谋杀案增加了16%～23%，但通过其他手段谋杀的案件没有变化。与贸易自由化和软饮料消费的研究一样，使用预期不会对干预产生反应的结局来检测效应的特异性，有助于增强结论的稳定性。

5.9.7 合成控制法

双重差分法和固定效应模型进行效应估计的前提假设是，除干预措施外，暴露组和非暴露组之间的任何差异都是随时间恒定的，或者可以利用协变量信息进行建模。选择一个与暴露组相似的参照组，如邻近国家，或排除已知受其他干预措施影响的组别，可以增加对这一假设的把握。另一种可供选择的方法是将潜在的对照组合并为一个大的合成控制组(Abadie et al.，2015)。合成控制组是对各个对照组的加权组合，与暴露组干预前的结果趋势相匹配。权重的构建是为了尽可能减小干预前的结果差异，以及暴露组和合成控制组中可观察到的预测因子的差异。对干预前结果进行匹配时，也应该尽可能减小与结局相关的未观察到的时变特征的差异。暴露组与合成控制组之间干预后趋势的差异反映了效应估计值。虽然这种方法无法进行标准的统计推断，但可以将估计的效应与“安慰剂”效应估计值的分布进行比较，后者是通过将干预组与每个对照组依次互换，并为每个对照组构建一个合成控制组而获得的。

合成控制法在公共卫生领域的首次应用是在对加利福尼亚州推出的一项烟草控制计划的研究中(Abadie et al.，2010)。Abadie及其同事从美国其他州的“捐赠池”中获得了合成控制组。在排除了那些实施了类似方案的国家后,合成控制组由5个州的加权组合构成。干预后的香烟销售趋势中,加州与其合成控制组之间的差异大于其他州与其合成控制组之间的差异,这表明该计划是有效的。自该研究发表以来,合成控制法(通常与其他方法结合使用)的应用迅速增长(Bouttell et al.,2018)。当不能明确证明某种单一方法的效果更好时,比较基于不同假设的方法的结果是一种有效的方式,既能增强对研究结果的信心,又能了解各种方法的优缺点。

5.9.8 间断时间序列

与DiD一起,间断时间序列(ITS)方法是评估自然实验应用较为广泛的方法之一。它们可用于评估人群干预措施的效果,这些干预措施在明确界定的时间点进行,并每隔一段时间间隔收集多个时点的结局数据。在DiD研究中,干预前数据用于检验平行趋势假设是否合理,而ITS研究将数据直接纳入结果模型。最简单的方法是对结局数据序列拟合分段回归模型,其中包括自观察期开始以来的时间、时间段(干预前/后)和干预后的时间(Bernal et al.,2017)。这些项的系数估算了干预前的结果趋势、干预发生时的结果水平变化以及干预后的趋势变化。

在时间序列模型中纳入干预前的趋势是为了控制暴露人群的固定特征。考虑到有些观察到的特征变化比较快,或者其他的干预措施也可能影响我们感兴趣的结局,可以在模型中加入其他协变量或者是与时间的交互项。也可以将非暴露组纳入模型,以控制未观测到的随时间变化的混杂。对于那些预期不会因干预措施而发生变化,但可能会受到未观察到的潜在趋势影响的结局,可以采用与我们感兴趣的结局相同的方式进行建模,以检验效果的特异性。如果在所有结局中看到类似的变化,可能代表未观察到的混杂,而不是干预效应所致。考虑到时间序列数据中常见的季节变化或其他形式的序列相关性,也可以进行其他的调整。无论采用哪种方法,选择一个合适的结果模型,并在此基础上合理假设干预措施可能对结果产生的影响,以及需要考虑哪些其他因素,是获得有效结果的关键。例如,如果预期某效应发生在滞后期之后,则可忽略滞后期的观测值,或将其作为序列的一个单独部分进行建模。

Humphreys及其同事使用一种可控的ITS方法评估了2005年在美国佛罗里达州颁布的“不退让法”对凶杀率的影响(Humphreys et al.,2017a,b)。这些允许在自卫中使用致命武力的法律已经在美国的一些州颁布,但之前的评估结果却相互矛盾。该研究使用分段回归模型,分析了佛罗里达州和美国其他四个州的杀人率和自杀率趋势,其他4个州有可比的数据,但没有“不退让法”。该模型假定新法律会产生即时的和长期的影响,并考虑到数据的季节性效应和序列相关性。为确定佛罗里达州相对于其他对照州的杀人率和自杀率的变化,在模型中加入了一个交互项。结果表明,佛罗里达州的月凶杀率上升了24.4%,但自杀率没有上升,而对照州的凶杀率和自杀率均没有上升。这一增长的特异性强烈提示了因果关联。

5.9.10 断点回归设计

当干预措施的引入或退出(Craig et al.,2018)将人群划分为未暴露(即干预前或退出后)和暴露亚人群时,可以使用双重差分法、固定效应模型、合成控制法和间断时间序列的方法。当分配过程发生在个体层面上时,还可以应用其他方法,最广泛使用的是断点回归(regression discontinuity,RD)设计和工具变量法(IVs)。当使用年龄或收入等连续变量的截断值来确定暴露时,可以应用RD设计。这种分配方法通常用于公共政策。例如,根据经济状况调查发放社会保障福利,根据认知能力测试分配学校名额,以及规定可以持有驾驶证或购买酒类的最低年龄的法律。识别假设是,分配变量值接近截断值的个体在其他可能影响结果的特征(包括观察到的和未观察到的)方面是相似的,特别是在分配变量的测量中存在随机误差的情况下。

因此,可以利用截断值两侧个体的结果差异来估计处理因素的效应(Bor et al.,2014)。

当暴露概率在临界点从接近于0突然变为接近于1时,可以通过将结局变量与分配变量(在RD研究中称为"配置变量")进行回归来估计处理效应,其中用哑变量表示暴露。哑变量的系数即为RD估计量。还可以在模型中加入其他项,使斜率在截断点上下变化,并控制数据已知的混杂因素。这就是所谓的精确RD设计。在许多情况下,即所谓的模糊RD设计中,暴露概率在配置变量值范围的中间取值,因此需要采用两阶段的估算方法。在第一阶段,根据实际接受的处理对截断点和配置变量进行回归,估计暴露概率。在第二阶段,用估计的暴露概率来取代结果模型中的哑暴露变量。

在解释RD研究的效应估计值时需要谨慎。在精确和模糊RD设计中,干预措施的效果是在截断点确定的。在精确RD设计中,只要效应值独立于配置变量,它就可以被解释为整个人群的平均治疗效果。在实践中,RD估计值是使用从截断点附近的配置变量值的窄范围内得出的观测值,进而通过局部回归获得的;可以认为,在截断点附近,近乎随机分配的假设是合理的。在模糊RD设计中估计的效应被称为依从者的平均因果效应,因为它代表了那些遵守分配规则的研究对象的效应。

RD设计的一个优点是,关键的识别假设可以通过经验进行检验。可以使用配置变量的直方图和配置变量与其他协变量的散点图来识别截断点两侧是否存在任何聚集,如果存在,则表明处理分配措施受到了操纵(例如,少报收入或谎报年龄)。结局与配置变量的散点图也可用于为建模方法的决策提供信息,例如应该使用什么范围的数据,是否需要额外的项来考虑非线性或截断点处斜率的变化。缺点是需要将分析限定在临近截断点的观测子集,将效应估计值外推到离截断值较远的人群中时,需要额外的假设,从而降低了统计效能。对于那些主要关注临界点附近的效应值的研究,比如重点关注分配规则微小变化的研究,后一个问题并不严重(Moscoe et al.,2015)。

Hainmueller及其同事采用精确RD设计,以确定美国"儿童入境暂缓遣返(DACA)"计划保护儿童不被驱逐出境对儿童心理健康的影响(Hainmueller et al.,2017)。DACA为那些在儿童时期抵达美国、在2012年(该计划推出的年份)年龄在31岁以下的非法移民提供可延期的临时工作许可,并保护他们不被驱逐出境。确定DACA资格的年龄分界点为精确RD设计提供了基础。研究人员从俄勒冈州的紧急医疗补助记录中,抽取了那些出生日期在截断点年龄150天以内的非法移民的母亲作为样本,发现在该计划推出后,符合DACA资格的母亲的子女被诊断出患有适应障碍或焦虑症的可能性低于不符合DACA资格的母亲的子女。而在引入该计划之前则没有这种差异。稳健性检验显示,测量的背景特征没有不连续性,母亲的出生日期也没有在年龄分界线附近出现聚集,这表明不存在配置变量的操纵。

Andalón采用模糊RD设计,调查墨西哥的"机遇计划(Opportunidades)"对青少年肥胖和超重的影响(Andalón,2011)。"机遇计划"向低于贫困线的农村社区家庭提供现金转移,条件是用于上学和医疗保健,以及其他一些资格标准,导致贫困线出现模糊而不是精确的中断。Andalón使用两阶段最小二乘回归法,将收到现金转移的概率作为贫困分数和截断点的函数进行估计,然后利用估计的接收现金转移的概率来预测超重和肥胖。她发现在女性参与者中肥胖和超重有所减少,但在男性参与者中没有。请注意这两项研究在解释上的不同:第一项研究估计了DACA计划对符合条件的母亲的孩子的影响;第二项研究估计了对计划受益人的影响,而不是所有低于贫困线的家庭。

5.9.11 工具变量法

模糊RD设计与工具变量(instrumental variable,IV)方法密切相关。这两种方法都采用相同的两阶段方法来估计处理效应。在IV研究中,一个可能受到混杂直接影响的暴露测量值是由不受混杂影响的近似估计值代替的。为了解决混杂问题,工具变量必须与干预中的暴露相关联,与其他和暴露相关的因素没有关联,且只能通过对暴露因素的影响这一条通路影响结局。在进行效应估计时,首先要根据处理因素对工具变量的回归结果,来预测处理因素的概率,并在模型中考虑观察到的混杂因素。然后用预测的处理因素的概率来拟合结果模型,同样在模型中纳入第一阶段使用的混杂因素。与模糊RD设计一样,所估算的效果是受试者的平均因果效应,而不是整个受试人群的平均治疗效果。

Reinhard及其同事采用这种方法评估了免费巴士旅行政策对英国老年人孤独感和心理健康的影响(Reinhard et al.,2018)。公共交通的使用是社会化的,但根据该政策,免费乘车的资格完全取决于年龄。研究人员通过将公共交通使用与确定免费乘车资格的年龄界限以及一系列协变量(如就业状况和养老金领取情况)进行回归,来估算该政策的影响,然后将心理健康和社交结局与预测的公共交通使用概率以及与第一阶段相同的协变量进行回归。他们发现,使用公共交通工具可以减少抑郁症状和孤独感,并提高社交参与度。

IV方法的关键优势在于,如果满足上述的三个假设,该工具变量既可以控制未观察到的混杂因素,也可以控制观察到的混杂因素。其缺点是,尽管第一个假设可以通过经验进行检验,但很难证明该工具与感兴趣的结局相关的其他因素没有关联,或者说,很难证明其仅通过干预措施这条途径与结局产生关联。使用IVs的批评者指出,在IV方法的某些应用中,该方法的识别假设缺乏经验或良好的理论依据(Deaton,2010)。

5.9.12 结论:充分利用自然实验

在这之前,自然实验一直被视为是一种历史文物级的方法。当然,这种观点已不复盛行,自然实验方法现在被广泛但并非普遍地视为改善大规模公共卫生干预措施证据基础的核心方法。主要的国家和国际公共卫生机构已投资于促进自然实验使用的举措(Emmons et al.,2018;National Institutes of Health Office of Disease Prevention,2018;Snell et al.,2018)。

本章阐述了将试验和自然实验方法视为可供研究人员使用的常见工具包的案例,而不是根据偏倚风险将其视为证据级别中的单独级别。完全相同的道理也适用于本章所述的不同自然实验方法。没有一种方法适用于所有的情形。相反,现有的一系列方法为研究人员提供了解决各种评估问题的工具。方法的选择应取决于评估问题的具体细节,而不是基于某些方法优于其他方法的一般性假设。

良好的自然实验研究需要清楚地了解干预措施是如何起作用的,特别是确定暴露的过程。显式逻辑模型或程序理论是解决这一问题的有用方法。无论选择哪种方法来确定干预措施的效果,都要仔细检验假设,并尽可能比较不同方法的结果,这有助于增强对结论的信心。事先公布或注册研究方案是很有必要的,以便明确哪些问题是出于理论动机,而不是由数据驱动,这也逐渐成为期刊发表文章的一项要求。

自然实验方法的一个关键优势是它们可应用于回顾性的研究。一个推论是,它们往往依赖于常规收集的数据,这些数据来自人口普查、长期调查、重大事件登记或在规划实施过程中进行的监测。对基础设施进行投资,将个人层面的暴露和结局数据联系起来,可以为试验和自然实验开辟新的机会。为了使研究人员能够充分利用这些资源,信息管理流程需要严格、高效,并与信息披露的实际风险相称。就研究人员而言,他们需要警惕现有干预措施的撤销或缩减、分配规则的细节、计划实施的不完善以及大规模政策或计划的实施所带来的机遇与挑战。

(翻译:吕筠、樊俊宁;审校:毛琛)

参考文献

Abadie, A., Diamond, A., and Hainmueller, J. (2010). Synthetic control methods for comparative case studies: estimating the effect of California's tobacco control program. Journal of the American Statistical Association, 105, 493-505.

Abadie, A., Diamond, A., and Hainmueller, J. (2015). Comparative politics and the synthetic control method. American Journal of Political Science, 59, 495-510.

Andalón, M. (2011). Oportunidades to reduce overweight and obesity in Mexico? Health Economics, 20, 1-18.

Angrist, J. (1990). Lifetime earnings and the Vietnam-era draft lottery. Evidence from social security administrative records. American Economic Review, 80, 313-35.

Baicker, K., et al. (2013). The Oregon experiment — effects of Medicaid on clinical outcomes. New England Journal of Medicine, 368, 1713-22.

Bänighausen, T., et al. (2017a). Quasi-experimental study designs series — paper 7: assessing the assumptions. Journal of Clinical Epidemiology, 89, 53-66.

Bänighausen, T., et al. (2017b). Quasi-experimental study designs series — paper 4: uses and value. Journal of Clinical Epidemiology, 89, 21-9.

Basu, S., Meghani, A., and Siddiqi, A. (2017). Evaluating the health impact of large-scale public policy changes: classical and novel ap-proaches. Annual Review of Public Health, 38, 351-70.

Bernal, J. L., Cummins, S., and Gasparrini, A. (2017). Interrupted time series regression for the evaluation of public health interventions: a tutorial. International Journal of Epidemiology, 46, 348-55.

Bor, J., et al. (2017). Treatment eligibility and retention in clinical HIV care: a regression discontinuity study in South Africa. PLoS Medicine, 14, e1002463.

Bor, J., Moscoe, E., Mutevedzi, P., Newell, M.-L., and Bänighausen, T. (2014). Regression discontinuity designs in epidemiology: causal inference without randomized trials. Epidemiology, 25, 729-37.

Bouttell, J., Craig, P., Lewsey, J., Robinson, M., and Popham, F. (2018). Synthetic control methodology as a tool for evaluating population-level health interventions. Journal of Epidemiology and Community Health, 72, 673-8.

Chattopadhyay, R., and Duflo, E. (2004). Women as policy-makers: evidence from a randomized policy experiment in India. Econometrica, 72, 1409-43.

Concato, J., Shah, N., and Horwitz, R.I. (2000). Randomized, controlled trials, observational studies, and the hierarchy of research designs. New England Journal of Medicine, 342, 1887-92.

Craig, P., et al. (2012). Using natural experiments to evaluate population health interventions: new Medical Research Council guidance. Journal of Epidemiology and Community Health, 66(12), 1182-6.

Craig, P., Gibson, M., Campbell, M., Popham, F., and Katikireddi, S.V. (2018). Making the most of natural experiments: what can studies of the withdrawal of public health interventions offer? Preventive Medicine, 108, 17-22.

Craig, P., Katikireddi, S. V., Leyland, A., and Popham, F. (2017). Natural experiments: an overview of methods, approaches, and con-tributions to public health intervention research. Annual Review of Public Health, 38, 39-56.

Davey Smith, G. (2002). Commentary: behind the Broad Street pump: aetiology, epidemiology and prevention of cholera in mid-19th century Britain. International Journal of Epidemiology, 31, 920-32.

Deaton, A. (2010). Instruments, randomization, and learning about development. Journal of Economic Literature, 48, 424-55.

Deaton, A., and Cartwright, N. (2018). Understanding and misunderstanding randomized controlled trials. Social Science & Medicine, 210, 2-21.

Derzon, J.H. (2018). Challenges, opportunities, and methods for large-scale evaluations. Evaluation and the Health Professions, 41, 321-45.

Dunning, T. (2012). Natural Experiments in the Social Sciences: A Design-Based Approach. Cambridge: Cambridge University Press.

Emmons, K.M., Doubeni, C.A., Fernandez, M.E., Miglioretti, D.L., and Samet, J.M. (2018). National Institutes of Health pathways to prevention workshop: methods for evaluating natural experiments in obesity. Annals of Internal Medicine, 168, 809-14.

Goodman, A., Van Sluijs, E.M., and Ogilvie, D. (2016). Impact of of-fering cycle training in schools upon cycling behaviour: a natural experimental study. International Journal of Behavioral Nutrition and Physical Activity, 13, 34.

Hainmueller, J., et al. (2017). Protecting unauthorized immigrant mothers improves their children's mental health. Science, 357, 1041-4.

Humphreys, D.K., Gasparrini, A., and Wiebe, D.J. (2017a). Association between enactment of a 'stand your ground' self-defense law and unlawful homicides in Florida. JAMA Internal Medicine, 177, 1523-4.

Humphreys, D.K., Gasparrini, A., and Wiebe, D.J. (2017b). Evaluating the impact of Florida's 'stand your ground' self-defense law on homicide and suicide by firearm: an interrupted time series study. JAMA Internal Medicine, 177, 44-50.

M'Gonigle, G. (1933). Poverty, nutrition and the public health: an investigation into some of the results of moving a slum population to modern dwellings. Proceedings of the Royal Society of Medicine, 26, 677-87.

Melhuish, E., Belsky, J., Leyland, A. H., Barnes, J., and National Evaluation of Sure Start Research Team (2008). Effects of fully-established Sure Start Local Programmes on 3 - year - old children and their families living in England: a quasi - experimental observational study. Lancet, 372, 1641-7.

Morris, S.S., Olinto, P., Flores, R., Nilson, E.A., and Figueiro, A.C. (2004). Conditional cash transfers are associated with a small reduction in the rate of weight gain of preschool children in northeast Brazil. The Journal of Nutrition, 134, 2336-41.

Moscoe, E., Bor, J., and Bärnighausen, T. (2015). Regression discontinuity designs are underutilized in medicine, epidemiology, and public health: a review of current and best practice. Journal of Clinical Epidemiology, 68, 132-43.

Nandi, A., Hajizadeh, M., Harper, S., Koski, A., Strumpf, E.C., and Heymann, J. (2016). Increased duration of paid maternity leave lowers infant mortality in low-and middle-income countries: a quasi-experimental study. PLoS Medicine, 13, e1001985.

National Institutes of Health Office of Disease Prevention (2018). A Report from the Federal Partners Meeting of the National Institutes of Health Pathways to Prevention Workshop: Methods for Evaluating Natural Experiments in Obesity. Bethesda, MD: National Institutes of Health.

Reinhard, E., Courtin, E., Van Lenthe, F.J., and Avendano, M. (2018). Public transport policy, social engagement and mental health in older age: a quasi-experimental evaluation of free bus passes in England. Journal of Epidemiology and Community Health, 72, 361-8.

Schram, A., Labonte, R., Baker, P., Friel, S., Reeves, A., and Stuckler, D. (2015). The role of trade and investment liberalization in the sugar-sweetened carbonated beverages market: a natural experiment contrasting Vietnam and the Philippines. Globalization and Health, 11, 41.

Snell, A., et al. (2018). WHO Regional Office for Europe's Natural Experiment Studies Project: an introduction to the series. European Journal of Public Health, 28, Supplement 2, 1-3.

Snow, J. (1855). On the Mode of Communication of Cholera. London: Churchill.

Tugwell, P., Knottnerus, J. A., Mcgowan, J., and Tricco, A. (2017). Big - 5 quasi - experimental designs. Journal of Clinical Epidemiology, 89, 1-3.

Webster, D., Crifasi, C.K., and Vernick, J.S. (2014). Effects of the repeal of Missouri's handgun purchaser licensing law on homicides. Journal of Urban Health, 91, 293-302.

Wimbush, E., Geddes, R., Woodman, K., Craig, P., and Jepson, R. (2015). Evaluability Assessment of the Family Nurse Partnership in Scotland. Edinburgh: NHS Heath Scotland.

Wing, C., Simon, K., and Bello-Gomez, R.A. (2018). Designing difference in difference studies: best practices for public health policy research. Annual Review of Public Health, 39, 29.1-29.17.

5.10 临床流行病学

5.10.1 引言

临床流行病学是将流行病学原理和方法运用到临床实践和临床研究中的一门科学，包括寻找、评估和应用最佳证据来指导临床医生在患者管理中的决策，以及临床研究人员对高质量研究证据的总结。与传统的流行病学关注人群的健康状况不同，临床流行病学聚焦于患者，充分结合了临床专业知识和患者价值观点，将临床流行病学科学地应用到患者管理中，即循证医学或循证实践。在循证医学或循证实践中，往往基于最佳可用证据、临床专业知识和患者偏好作出临床决策。

临床流行病学推动了研究成果向公共卫生决策和临床实践的转化应用，切实为全球公共卫生作出重要贡献。一是推动证据产生和合成方式的革新，形成更有效的证据检索、提取和评估方法(Sackett, 2002)。这些方法对循证公共卫生作出了重要贡献；循证公共卫生用来描述基于最佳可用证据、资源可得性以及人群需求、价值观和偏好进行公共卫生决策(Brownson et al., 2009)。二是促进了实施科学的发展，推进科学证据转化为临床决策(Woolf, 2008)。这些方法也被逐渐应用于公共卫生领域，保证研究证据可以转化为有效的干预和政策。

临床流行病学通过改善医疗保健对全球公共卫生产生积极影响，并通过为患者提供更好的诊断和治疗护理，促进人群健康水平提高。这些改善可以通过医生的循证临床实践以及循证决策在整个卫生系统中的运用来实现。

本章中介绍了临床流行病学方法以及如何使用这些方法来改善全球公共卫生，着眼于使用证据进行决策而不是研究设计和方法，如随机对照试验设计本身已在其他部分有详细的介绍。我们提供了如何评价和报告相关研究设计的框架，但没有详细讨论如何设计和实施此类研究。

5.10.2 临床流行病学方法

5.10.2.1 有效地检索研究证据

检索相关证据是循证决策的第一步。检索证据的一个重要原则就是先从证据等级更高的研究(主要是系统综述)和已经评估过质量的研究入手(Alper, Haynes, 2016)。这些“预评估”过的证据已经过专家的严格评估和筛选，意味着已经对研究偏倚进行过评估。表5.10.1给出了预评估证据的分级及其来源。证据最高级“系统”目前不适用于公共卫生决策，它整合了个人电子健康档案与数字化决策支持系统。其他级别的预评估证据都可用于公共卫生问题。第二级综合证据，也称为即时医疗工具，虽然是专门针对即时医疗的临床决策，也包含有用的公共卫生综合证据。但是使用这些资源的重要障碍是成本昂贵，因为都需通过订阅获取。

在预评估证据的较低的3个层次中，可用内容包括经过专家预评估的原始研究(筛选内容)以及对原始研究关键内容进行过评估和提取后的内容(证据概要)(Alper,Haynes,2016)。表5.10.1列出了可用于公共卫生决策的不同形式的预评估证据。除了专门提供某类预评估证据的网站,如考科蓝(Cochrane)图书馆的系统综述,还有许多搜索引擎可以同时搜索多个来源,并根据证据的水平或质量汇总结果(如TRIP数据库和Health Evidence)。

表5.10.1 按预评价证据水平划分的资源

预评估证据的水平	公共资源	订阅资源
证据系统	不适用于公共卫生	不适用于公共卫生
临床综述摘要		DynaMed Plus: http://www.dynamed.com/ UpToDate: https://www.uptodate.com/home IBM Micromedex: https://www. micromedexsolutions.com/home/dispatch/ssl/true BMJ Best Practice: https://bestpractice. bmj.com/ Essential Evidence Plus: https://www. essentialevidenceplus.com/
指南	UK National Institute for Health and Clinical Excellence (NICE) Public Health Guidelines: https://www.nice.org.uk/ US Task Force on Community Preventive Services Guide to Community Preventive Services: https://www.thecommunityguide.org/ Centers for Disease Control and Prevention (CDCP) Morbidity and Mortality Weekly Report (MMWR) Recommendations and Reports: https://www.cdc.gov/mmwr/index.html US Preventive Services Task Force (USPSTF) Recommendations: https://www. uspreventiveservicestaskforce. org/Page/Name/recommendations WHO guidelines: https://www. who. int/publications/guidelines/year/en/	
系统综述	The Cochrane Database of Systematic Reviews (freely available in some jurisdictions): https://www.cochranelibrary.com/ Campbell Collaboration Library of Systematic Reviews: https://campbellcollaboration.org/ PubMed Clinical Queries: https://www.ncbi.nlm.nih.gov/pubmed/ US Office of Disease Prevention and Health Promotion Healthy People 2020 Evidence-based Resources: https://www. healthypeople. gov/2020/tools-resources/ Evidence-Based-Resources University of London Evidence for Practice and Policy Information (EPPI) Centre: https://eppi. ioe. ac. uk/cms/Default.aspx? tabid=53 Agency for Healthcare Research and Quality (AHRQ) Evidence Reports: https://www. ahrq. gov/research/findings/evidencebased-reports/search.html Centre for Reviews and Dissemination: https://www.crd.york.ac.uk/CRDWeb/	

续表

预评估证据的水平	公 共 资 源	订 阅 资 源
原始研究	PubMed: https://www.ncbi.nlm.nih.gov/pubmed/	
多元搜索引擎	TRIP database: https://www.tripdatabase.com/	ACP Journal Club: http://annals.org/aim/journal-club*
	ACCESSSS: https://www.accessss.org/	Evidence Alerts: https://plus.mcmaster.ca/EvidenceAlerts/QuickSearch.aspx*
	PDQ-Evidence: https://www.pdq-evidence.org/	

注:*ACP Journal Club和Evidence Alert列出了系统综述和原始研究的概要。

高效的检索应从最高层级的证据开始,并根据检索成功与否以及资源是否可用逐层向下检索,如果具备可用的即时医疗工具,则应优先考虑使用。在每个层级内,经过预评估的证据越多越好。例如,检索来自指南的证据时,被专家评为高质量的指南比未经评估的指南更好。此外,只有在没有其他更高级别的证据可用时,随机对照试验、队列研究或病例对照研究等原始研究的结果才可应用于决策制定。

5.10.3 证据合成

能检索到支持健康决策所需的预评估证据,很关键的一部分是提供预评估资源。这一过程的关键是综合证据的方法,临床流行病学发展了所需的方法。"证据合成"指的是针对特定问题就所有现有证据形成无偏的证据总结;具体地讲,包括找到特定问题或主题的所有相关证据,使用严格的方法进行评估、综合并以言简意赅和易于获取的方式呈现信息,从而为决策提供指导。针对临床参考、指南和系统综述形成的综合证据是临床流行病学和循证医学实践中证据合成的重要形式。这些也是循证公共卫生预评估信息的重要来源。

5.10.3.1 综合证据

这类资源也被称为即时医疗工具(因为它们便于在临床进行循证决策)和在线循证临床教科书,如表5.10.1所示的很多资源。虽然这些资源主要用于临床决策,它们也提供了与公共卫生决策相关的证据,如戒烟、糖尿病预防和疫苗效果方面的证据。

一般来说,这类资源应阐明检索和评估证据的过程,定期更新资源,并向用户提供证据新近程度的信息。近期针对这些资源开展的一项回顾分析发现,这类资源在编辑质量(包括利益冲突的披露和更新频率等)、循证方法学和覆盖的疾病范围等方面存在差异(Kwaget al.,2016)。只有BMJ Best Practice、DynaMed和UpToDate在全部3个维度上都获得了前25%的评分。

5.10.3.2 指南

临床实践指南(CPGs)是对证据的阐述,包括患者管理优化和特定临床情况下的医疗决策的指导(国家卫生和医疗研究委员会,NHMRC)。CPGs整合了多个不同的系统综述证据,评估不同管理措施的益处和危害(AGREE,2018)。CPGs是通过一定的方法制定,包括系统地检索和选择证据、选择目标人群以明确其意见和偏好、评估所收集证据的质量、声明利益冲突、基于收集的证据提出明确的管理建议。

CPGs主要用于临床实践，但也可以应用于公共卫生，如关于饮酒和膳食建议的指南。除了CPGs之外，越来越多的指南针对公共卫生实践而制定。因此，世界卫生组织（WHO，2014）和英国国家卫生与临床优化研究所（NICE，2012）等组织制定了手册，概述了公共卫生决策制定指南的方法，且均使用“国际医学推荐分级的研究、开发和评估”（GRADE）工作组的方法来评估证据质量。

评估指南质量的重要工具是《研究和评估指南的评价》（AGREE）Ⅱ。AGREE Ⅱ制定了评估CPGs质量、开发和报告的框架，并强调系统综述在确保CPGs形成过程严谨性中的重要作用（AGREE，2018）。虽然是为评估CPGs而开发的，但AGREE Ⅱ仍是评估公共卫生指南的有效工具。

5.10.3.3 系统综述

系统综述是通过严格、明确定义的方法对原始研究的证据进行综合的过程。系统综述旨在汇总所有符合纳入标准的经验性证据，以回答特定的研究问题。系统综述使用明确、系统的方法使偏倚最小化，以提供可靠的结论和决策。考科蓝和坎贝尔两大协作组制定了高质量的系统综述，对于循证决策具有重大意义。

考科蓝对系统综述的方法标准和传播作出了重大贡献。考科蓝最初的重点是对随机对照试验进行系统综述，但近年来，考科蓝的数据库（CDSR）已扩展到包括：用以评估医疗保健和卫生政策干预的益处和危害的干预措施综述（随机和非随机研究）；用以评估某种试验诊断和发现特定疾病效果的诊断试验准确性的综述；用以评价系统综述和临床试验实施与报告相关问题的方法学综述；定性综述，考虑干预措施有效性以外的方面；预后综述，评估具有特定健康结局的人群的病程和未来结局。考科蓝的公共卫生和卫生系统网络包括考科蓝公共卫生综述，致力于解决人群层面的健康和其他结局，旨在帮助政府和非政府机构实现全人群健康、福祉、学习和社会成果。

坎贝尔协作组与考科蓝相似，旨在对社会干预措施有效性的研究证据进行系统的评估。坎贝尔系统综述主要关注犯罪与司法、教育、国际发展和社会福利领域中的计划、政策和实践的有效性。除了系统综述系列外，坎贝尔还包括：政策和指南系列、方法学系列，以及为研究人员提供的各种资源和工具。

5.10.4 GRADE和证据质量的评估

无论是系统综述还是临床实践指南（CPGs），都采用GRADE方法来对证据的可信度（或确定性）进行“分级”。GRADE将每个结果的证据质量分为4个级别：高、中、低和非常低。在GRADE中，证据的可信度涉及研究的偏倚风险（内部有效性）。GRADE的质量评估包括以下5个组成部分：

（1）研究局限性或偏倚风险；

（2）结果不一致性；

（3）证据的间接性；

（4）不确定性；

（5）其他因素，如发表偏倚（Guyatt et al.，2008）。

在这一框架下，评估的质量取决于这些组成部分的综合分析。每个组成部分的分析都有助于判断关于特定结果的证据质量（高、中、低和非常低）。GRADE有助于更全面地理解和解释研究的可信度，并提供基于证据的医学决策。

5.10.4.1 偏倚风险

偏倚是一种系统性偏差，导致研究结果与真实情况不同。偏倚风险评估是指评估研究的偏倚风险的过程，以判断研究结果是否可信。如果研究组之间存在系统性差异，而不是由于研究的干预措施所导致的，那么研究结果可能会朝着特定的方向扭曲。判断偏倚风险的方法因研究类型和研究问题而异。例如，队列研究可用于检查因果关系问题（例如高血压与中风之间的联系）和预后问题（例如中风后的生存），但其是否产生偏倚风险是通过研究设计和研究问题决定的。表5.10.2提供了流行病学研究类型、临床问题类型以及可用于评估它们的工具示例。

表5.10.2 按研究设计和问题类型进行的偏倚风险评估检查表和研究报告指南

研究设计/问题类型		偏倚风险评估检查表	研究报告指南
干预研究系统综述		ROBIS（系统综述的偏倚风险）：http://www.bristol.ac.uk/media-library/sites/social-community-medicine/robis/robisguidancedocu - ment.pdf	PRISMA（系统综述和Meta分析的首选报告项目）：http://www. equator-network. org/reporting-guidelines/prisma/
		AMSTAR：http://www.amstar.ca/	
		DSU NMA方法学检查表：http://scharr.dept.shef.ac.uk/nicedsu/wp-content/uploads/sites/7/2016/03/TSD7-reviewer - checklist. final_.08.05. 12.pdf	
		CASP系统综述检查表：http://docs. wixstatic. com/ugd/dded87_a02ff2e3445f4952992d5a96ca 562576.pdf	
诊断试验准确性和预后研究的系统综述		ROBIS：http://www.bristol.ac.uk/media-library/sites/social-community-medicine/robis/robisguidancedocument.pdf	PRISMA-DTA（诊断试验准确性）：http://www. equator-network. org/reporting-guidelines/prisma-dta/
随机对照试验		Cochrane RoB Tool：https://sites.google.com/site/riskofbiastool/welcome/rob-2-0-tool	CONSORT（随机对照试验报告规范声明）：http://www. equator-network. org/reporting - guidelines/consort/
		有效实践和护理组织（EPOC）RoB Tool：http://epoc.cochrane.org/resources/epoc-resources-review-authors	
		CASP RCT检查表：http://docs. wixstatic. com/ugd/dded87_40b9ff 0bf53840478331915a8ed8b 2fb.pdf	
非随机对照试验		Cochrane ROBINS-I：https://sites. google. com/site/riskofbiastool/welcome/home	TREND（非随机对照设计报告规范）：https://www. cdc. gov/trendstatement/index.html
		EPOC（有效实践和护理组织）RoB Tool：http://epoc.cochrane.org/resources/epoc-resources-review-authors	
所有观察性研究			STROBE（加强流行病学观察性研究报告）：http://www. equator-network. org/reporting-guidelines/strobe/
	队列研究	Cochrane ROBINS-Ihttps://sites.google.com/site/riskofbiastool/welcome/home：	
		EPOC RoB Tool：http://epoc.cochrane.org/resources/epoc-resources-review-authors	
		CASP队列研究检查表：http://docs. wixstatic. com/ugd/dded87_e37a4ab637fe46a0869f9f977d acf134.pdf	

续表

研究设计/问题类型		偏倚风险评估检查表	研究报告指南
		文献质量评价量表(NOS):http://www.ohri.ca/programs/clinical_epidemiology/nosgen.pdf	
	病例对照研究	CASP 病例对照研究检查表:http://docs.wixstatic.com/ugd/dded87_63fb65dd4e0548e2bfd0 a982295f839e.pdf	
		EPOC RoB Tool:http://epoc.cochrane.org/resources/epoc-resources-review-authors	
		文献质量评价量表(NOS):http://www.ohri.ca/programs/clinical_epidemiology/nosgen.pdf	
	横断面研究	JBI横断面研究检查表:https://joannabriggs.org/assets/docs/critical-appraisal-tools/JBI_Critical_Appraisal-Checklist_for_Analytical_Cross_ Sectional_Studies.pdf	
		AXIS:http://bmjopen.bmj.com/content/6/12/e011458	
	诊断准确性研究**	QUADAS-2:http://www.bristol.ac.uk/population-health-sciences/projects/quadas/quadas-2/	STARD(诊断准确性研究报告规范):http://www.equator-network. org/reporting-guidelines/stard/
		CASP 诊断准确性研究检查表:http://docs.wixstatic.com/ugd/dded87_3815f02af1b34c21b 8c3b2b5020024c3.pdf	
	预后研究**	QUIPS 检查表:http://methods.cochrane.org/sites/methods.cochrane.org.prognosis/files/public/uploads/QUIPS%20tool.pdf	
	患病率/发病率研究**	JBI 患病率/发病率研究检查表 https://joannabriggs.org/assets/docs/critical-appraisal-tools/JBI_Critical_Appraisal-Checklist_for_Prevalence_Studies.pdf	

注:**表示针对特定类型临床问题的关键评估检查表。

总体上,在评估原始研究的偏倚风险时,我们需要评估:(1) 研究组在整个研究期间是否保持可比性(选择偏倚);(2) 参与者是否受到平等对待,即在组之间以相同方式测量(执行偏倚和测量偏倚);(3) 是否考虑了可能影响结果的参与者特征的系统性差异(对潜在混杂变量的调整)。

以随机对照试验(RCT)为例,为了确保RCT中的研究组保持一致,研究应该以可比较的组,采用适当的随机分配方法,并且设盲,以防止研究人员干预随机分配过程。此外,通过在整个研究中确保失访率降到最低和进行按意向分析或按随机分配进行分析,以此可以保持组间特征的平衡,以确保随机分配的效果。盲法是RCT的基本组成部分,它能够在研究期间平等地对待参与者,无论研究组如何分配都能够平等地测量结果。混杂因素是与结果相关的因素,它们在研究组之间分布不均。由于随机分配应确保特征在研究组之间均匀分布,因此在RCT中通常不再需要处理混杂因素。

系统综述中对偏倚风险评估的方法,在指导方案制定中是一个至关重要的部分,但与原始研究的方法略有不同。在评估系统综述中的偏倚风险时,其关键包括:对研究的全面性搜索,包括已发表和未发表的研究;对包括的原始研究进行偏倚风险评估;以及对包括的研究进行适当的综合评估(Meta分析)。

对于严格评估而言,一个重要而常见的困难是文章中可能没有足够的信息,使得无法对偏倚风险进行评估。为此已经制定了一些报告指南,其明确规定了作者需要为每种研究类型报告的一组项目,以便进行偏倚风险评估。这些报告指南也列在表5.10.2中。重要的是这些指南是供作者在撰写手稿时使用的报告清单,并且经常被期刊强制执行。它们不适于用作评估偏倚风险的关键评估清单。

5.10.4.2 结果的不一致性

在GRADE中，如果研究之间的相对效应存在未能解释的不一致性或异质性，信度也会降低（Guyatt et al.，2011c）。如果以下情况发生，证据质量会被下调：在研究之间的点估计存在较大的变异；这些点估计周围的置信区间显示出最小或没有重叠；并且通过显著的异质性统计检验和较大的I^2值。当结果的可变性将导致不同的决策时，不一致性尤为重要。例如，当一些研究表明存在明显的有益效果，而其他研究表明存在明显的有害效果，并且没有明显的原因解释这种不一致，那么在不一致性方面下调证据质量是很重要的。相反，如果观察到的不一致性仅仅是数量上的，即所有研究都显示出益处，但在益处的幅度上存在差异时，不一致性对决策的影响将较小。

5.10.4.3 证据的间接性

间接性是指在系统综述或指南中总结的研究并未直接回答我们感兴趣的问题的情况。这可能是因为研究中包括的人群或患者并非感兴趣的人群。例如，研究可能全部在年轻或中年人群中进行，而感兴趣的人群是老年人。又如，在制定有关禽流感的指南时，有关抗禽流感的证据被下调，因为它基于对季节性流感抗病毒药物有效性的证据，而禽流感病毒可能对抗病毒药物的反应方式不同（Schunemann et al.，2007；Guyatt et al.，2011b）。

间接性的另一个潜在原因涉及干预本身。这可能包括考虑同一干预可能由于技术专业知识或其他资源的可用性差异而实施不同的情况。后者对于中低收入国家尤为重要。

间接性的第三个原因是缺乏被认为对患者最重要的结果，这可能包括时间（长期与短期）或领域（代用指标与患者报告的结果）。例如，在评估心血管疾病等健康状况的证据时，心肌梗死、中风和总体死亡率等结果将被认为比胆固醇水平更重要以及和患者的相关性更强。

5.10.4.4 不精确性

在GRADE中，对不精确性的评估是基于置信区间的（Guyatt et al.，2011a）。然而，在确定精确度是否足够时，不是单独考虑置信区间的宽度，而是认为相对于决策阈值的置信区间更重要。当整个置信区间位于阈值的任意一侧时，不精确性对决策无影响，因为在置信区间的任一极端，临床决策都将相同——要么使用干预，要么不使用。然而，如果置信区间横跨治疗阈值，这意味着在置信区间的任一极端，决策可能不同，因此将降低不精确性的证据质量。置信区间对临床决策在与阈值相关的情况下的影响如图5.10.1所示。在研究一中，整个置信区间位于临床意义阈值的左侧，因此足够精确用于决策。在研究二中，由于置信区间横跨临床意义阈值，虽然干预可能是有益的，但益处可能不足以具有临床意义。因此，在这种情况下，我们需降低不精确性。在研究中，即使置信区间非常宽，横跨无效线表明缺乏统计学显著性，整个置信区间仍位于临床意义阈值的右侧。这意味着我们确信不存在临床意义效果，并不建议使用该干预。

5.10.4.5 发表偏倚

具有统计学显著结果的研究更有可能被发表，而非显著结果的研究更不可能被发表。因此，仅依赖于系统综述中发表的研究可能会因为这种发表偏倚而产生误导性的结果（有利于干预）。此外，非显著结果的研究更有可能延迟发表，这意味着对特定主题的早期系统综述可能具有偏倚的结果，因为这些后期出版物的负面结果将被剔除——此被描述为滞后偏倚（Hopewell et al.，2007）。发表偏倚可能与资助有关，因为被资助的试验更不太可能发表负面或不显著的结果。发表偏倚的高概率意味着关于特定主题的证据体系的可信度将会降低。

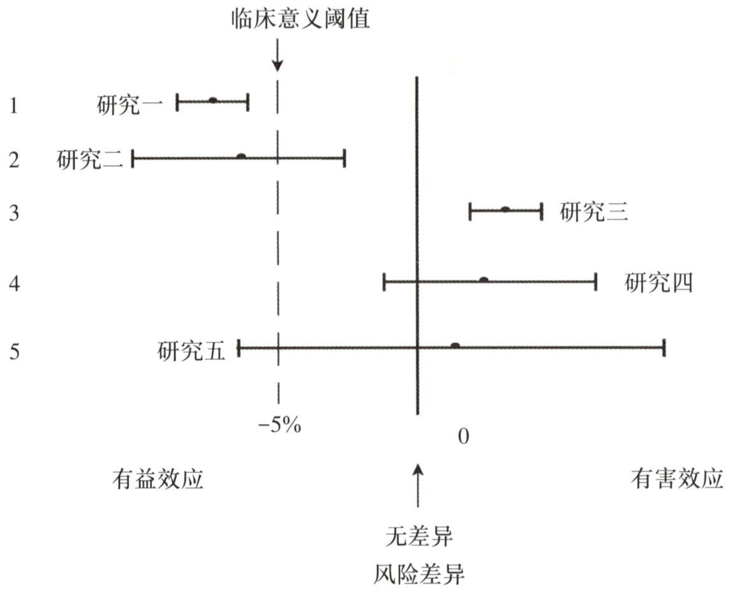

图5.10.1 判断与临床意义阈值相关的置信区间的精度

注：研究一和三足够精确，因为整个置信区间都位于临床意义阈值一侧。研究四也足够精确，因为尽管缺乏统计学显著性，但整个置信区间都位于临床意义阈值一侧。研究二和五精度不足，因为置信区间横跨临床意义阈值。

5.10.4.6 推荐强度

使用GRADE方法，指南中的建议可归结为两类，即“强烈”或“弱”（也称为条件性）。除了如前所述确定的证据的可信度之外，建议的强度还需考虑以下方面：干预的获益和危害之间的平衡的不确定性；目标人群的价值观和偏好的不确定性；以及干预是否合理使用资源的不确定性（Guyatt et al.，2008；Andrews et al.，2013）。GRADE推荐强度分为以下4个类别：

(1) 强烈建议不使用该干预；

(2) 弱建议不使用该干预；

(3) 弱建议使用该干预；

(4) 强烈建议使用该干预。

5.10.5 GRADE与公共卫生指南

GRADE方法通常用于评估为公共卫生问题制定的系统综述和指南中的证据质量，并越来越多地应用于公共卫生指南中。

世界卫生组织已经将GRADE用于指南中，英国国家卫生和临床技术优化研究所（NICE）也同样采用GRADE来决定证据的准确性。尽管如此，公共卫生领域仍然对GRADE的使用存在着一定程度的担忧（Burford et al.，2012；Rehfuess，Akl，2013）。这种担忧与在公共卫生决策中需要使用较低水平的证据有关，主要原因是随机对照试验缺乏可行性和/或可及性。然而，值得注意的是，尽管观察性研究默认为较低可信度评级，但如果这个研究结果的效应很大，或者存在剂量-反应梯度的证据，以及所有潜在混杂因素的影响都有助于减少观察到的效应方向，那么这个研究结果可以被评为更高的可信度（Guyatt et al.，2011d）。其中一个例子是,观察性研究中有证据显示吸烟是肺癌的危险因素,因为吸烟的效应结果很大(总体的相对危险度为5.5,鳞状细胞癌的相对危险度为16.9),而且吸烟与肺癌存在明显的剂量-反应关系,即吸烟的量、时间、焦油含量和吸入比例越大,肺癌的风险越高(Lee et al.,2012)。此外,许多公共卫生问题的研究可以通过进行随机研究来解决。特别是一些临床试验采用了更接近真实世界的设计和方法,例如实用性试验、集群随机化或阶梯楔形设计。

在使用GRADE评价公共卫生干预措施的效果时还会出现另一类问题,即评价干预措施效果时除了考虑科学证据的质量和强度,还需要考虑其他方面的影响,比如干预措施的成本、法律后果等。以英国国家卫生和临床技术优化研究所(NICE)为例,即使他们采用了GRADE方法来评估证据的质量,但是在综合评价时,还考虑了成本效益分析对证据质量的影响,并且在给出推荐意见时,NICE使用了不同于GRADE的其他方法(Thornton et al.,2013)。

GRADE协作组在改进用于卫生系统和公共卫生决策的GRADE证据决策(EtD)框架时,已经考虑到了上述许多的因素。GRADE工作组改进证据决策(EtD)框架的目的是帮助决策者以一种结构化和透明的方式使用该证据来指导卫生政策和实践。在这一决策框架中,协作组还考虑到了对特定问题的优先级、干预方案对公平性的影响以及其可接受性和可行性(Moberg et al.,2018)。

5.10.6 研究转化

研究者们发现,医学研究的结果通常无法转化为对患者的诊疗成效,即使能够转化,其时效性也难以保证。以一项大型试验为例,心肌梗死后使用受体阻滞剂可以将死亡率降低40%,然而历时8年发现,美国只有三分之一的相关患者接受了这种治疗方法,直到这项研究发表20年后,才达到了较高的处方率,而这还是因为该研究被纳入了指南的推荐,并成为了认证标准之后(Glasziou et al.,2017)。

临床流行病学研究在综合证据中的作用,已经通过系统评价、荟萃分析和临床实践指南的形式进行了概述。但仅靠这些方法无法有效推进临床实践。将研究转化为个体临床实践需要一个积极主动的过程。即使在资源充足的卫生系统中,被动接受指南建议的比例也可能很低。

在常规临床实践中,除了未能采用有确凿证据证明有净效益的干预措施,过度使用不适当的医疗保健也很常见。过度使用是指提供的医疗保健对患者的危害大于益处的情况。有研究表明,在泰国和中国,大约有55%的急性腹泻儿童在临床实践中接受了不适当的抗生素处方(Brownlee et al.,2017)。除了使用没有临床证据支持的治疗方法之外,不适当地使用诊断检查的现象也很常见。例如在美国,据估计有36%的患者进行了不符合指南建议的重复结肠镜检查,有40%的患者接受了不适当的腰背部影像检查(Brownlee et al.,2017)。临床流行病学中,研究转化既涉及缺乏有效的干预措施和检测手段,也涉及使用无效或不必要的干预措施和检测手段。

为了促进临床证据转化为临床实践,人们已经开发了一些转化模型。这些模型可以促进将理论与临床干预措施相结合,以鼓励临床证据转化为临床实践。以下步骤来自Grol(Grol,Wensing,2004)开发的模型的改进方案:

(1) 识别和评估临床证据与临床实践的差距——选择一个在临床上重要的、有良好证据基础支持特定管理方法的研究领域是很有用的,有利于衡量当前临床实践的领域;

(2) 分析导致循证证据与临床实践产生差距的原因——可以通过使用鱼骨图或理论领域框架等工具来完成;

(3) 选择一种旨在促进临床实践的干预措施;

(4) 使用合适的质量改进评价指标评估干预措施的有效性;

(5) 可持续性——在项目规划中应该首先纳入可持续性计划并且应该纳入如何评估项目可持续性的方法。

5.10.7 优化卫生资源利用

临床流行病学可以促进卫生系统运作的另一种方式是通过解释临床证据,并与卫生经济学家合作,优化资源利用。临床流行病学通过对试验数据的严格评估和荟萃分析技术构成了卫生技术机构决策的支柱。在这方面使用的一些其他技术还包括网络荟萃分析(Lumley,2002)(评估两种以上治疗的相对有效性,以确定哪种干预措施可能是最好的),以及评估诊断测试的“联合证据方法”(Merlin et al.,2013)。

卫生技术机构的评估报告不仅为本机构提供指导,还为其他考虑采用新药的卫生系统提供了丰富的参考资料,其中包括美国食品和药物管理局(McDonagh et al.,2013)、欧洲药品管理局(European Medicines Agency,2018)、英国国家健康与护理卓越研究所(National Institute for Health and Care Excellence UK)以及澳大利亚的医疗保险福利和药品福利计划(Pharmaceutical Benefits Scheme,2018)的报告资料。

5.10.7.1 个体患者中证据的应用

除了有助于系统范围内优化健康资源的使用,临床流行病学方法也可以为临床医生提供帮助,即根据个别患者的情况来定制管理决策,从而优化资源的使用。这一过程被称为证据的适用性和可转移性,个性化治疗,精准医学和分层护理。这种方法的重要性在于,即使有试验或荟萃分析的有力证据表明某种治疗能产生净效益,但在试验中或在临床实践中,并不是每个病人都能从治疗中获得净效益(Glasziou,Irwig,1995)。以往人们通常采用试验的纳入和排除标准来判定一项干预措施是否会给患者带来净获益。然而,这些试验的纳入和排除标准主要是基于不同的考虑因素,如提高研究检测效果的能力和最大限度地提高安全性。这就会导致有些符合试验纳入标准的患者不会从干预措施中获得净效益,而有些不符合纳入标准的患者会获益。确定哪些患者应该接受特定干预措施更合适的方法是风险-效益模型。该方法有几个步骤,分别是:

(1) 列出干预措施的所有利弊;

(2) 确定相对治疗效果和/或危害是否存在异质性或效果修正;

(3) 考虑基线风险对绝对收益和危害的影响;

(4) 权衡利弊,考虑患者的价值观。

在第一步中,应列出干预措施将对患者产生影响的所有相关结果。有关疗效的证据应来自对研究性临床试验的系统综述。同时可能有必要使用队列研究或队列研究的系统综述来获取有关危害的足够数据。

在第二步中,重要的是要考虑是否存在某些患者亚群或特定环境,其中的治疗效果可能与系统评价或随机对照试验给出的效果估计不同。这种效果的差异不仅可以体现在干预措施的益处,也可以发生在其危害上。影响效果改变的一个重要因素是社会经济地位,这可能是由于个人和/或社区层面的资源限制而导致观察到的治疗效果发生变化。不同亚群患者在治疗效果和危害方面的这种差异将影响到效益和危害之间的权衡。

此外,下一步需要考虑的是基线风险对利弊权衡的影响。这一步骤的一个重要部分是了解相对效应和绝对效应之间的区别。相对风险往往对基线风险的依赖性较小,因此通常是临床试验中报告的效应衡量标准。然而,风险差异指的是组间发病率的绝对差异,对于确定利弊权衡更为有用,如图5.10.2所示,该图说明了在相对风险稳定的情况下,基线疾病风险如何决定绝对差异的大小。这意味着,如果危害恒定,基线疾病风险高的患者中,益处与危害之间的权衡将更大。因此,从个人和群体层面上看,将治疗重点放在这部分高风险人群上,将为患者提供更好的治疗和更有效的资源利用。

这种估算疾病总风险或绝对风险并据此调整管理策略的方法已被纳入许多指南,如当前的世界卫生组织的心血管疾病指南（WHO，2007）。据估计，针对中低收入国家的高危人群采取循证干预措施预防心血管疾病，可在10年内避免1 790万人死于心血管疾病（Lim et al.，2007）。

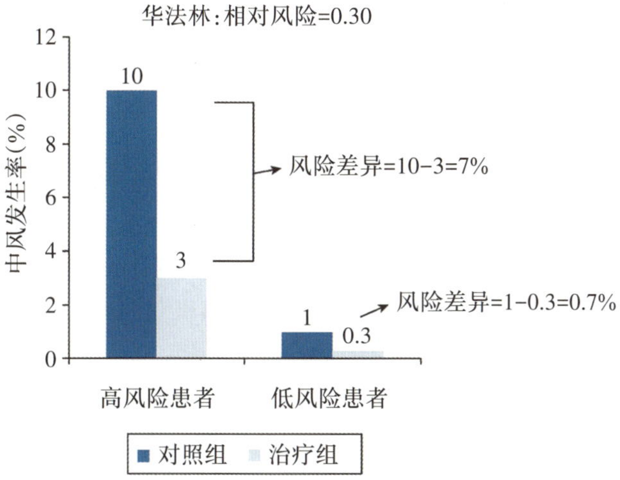

图5.10.2　不同基线风险下的绝对风险差异的变化

采用风险-效益模型方法进行个体化医疗保健的一个重要组成部分是获取循证信息，使临床医生能够估算出绝对风险。这一过程的关键是开发有效的预后模型（也被称为预后指数、预测法则、风险或临床预测模型），这些模型可以转化为评分系统或风险计算工具。这些工具越来越多地基于网络，并允许临床医生根据一些预测性的临床特征和测试结果估计患者某种疾病或结果的绝对风险。

预后研究的方法标准落后于随机对照试验等其他领域，为此，预后研究策略（PROGRESS）成员提出了预后研究的主题框架，并在方法学层面提供了指导。开发预后模型有3个主要阶段，包括：模型的开发、模型的外部验证（最好在不同的环境中进行），以及评估使用模型对临床实践的影响。遗憾的是，只进行到第一步的情况非常普遍。一项在马来西亚的研究强调了在不同环境下进行外部验证的重要性，该研究对四种常用心血管风险预测模型的性能进行检测，结果发现其中一种模型的拟合效果不理想（Selvarajah et al.，2014）。

这个过程的最后一步还需考虑患者个人的价值观，因为他们会考虑潜在的效益和危害。现有证据表明，患者对特定治疗方法的偏好存在很大差异，对特定益处和危害的重视程度也不尽相同，因此这是至关重要的一步。例如，在一项关于抗血栓治疗患者偏好的系统性综述中，所纳入的研究发现，研究参与者在如何权衡预防中风等益处与出血的危害之间存在很大差异。患者在获得有关治疗方案利弊的证据后作出的决定也存在差异（MacLean et al.，2012）。

5.10.7.2　证据在不同情况中的应用

通过考虑利弊权衡来优化个体患者管理的方法，可以很容易地适用于如何将公共卫生证据应用到不同的环境中。可以在国家层面考虑实施公共卫生干预措施的效益和危害，除了与具体干预措施结果相关的效益和危害外，鉴于固定资源和机会成本的限制，还需要考虑对资源利用的影响。评估干预措施效果改变的可能性是一个重要的考虑因素，尤其是在中低收入国家。由于社会经济地位和营养状况等人口特征等因素，可能会造成效益和危害的差异；由于对工作人员培训的可及性以及基础设施的差异，可能导致效力的差异。就基线风险而言，与其考虑单个病人的基线风险，不如考虑不同国家的疾病患病率。这将为确定该国通过干预能获得健康改善的绝对效益提供坚实的依据。在相对效果度量恒定的情况下，疾病负担较重的国家将从针对该疾病的干预中获得更大的绝对效益。

特定国家或环境中的不同价值观可能会影响对公共卫生干预措施潜在的效益和危害的重视程度，从而影响利弊权衡。本章“GRADE与公共卫生指南”一节中讨论的GRADE EtD框架涵盖了其中的许多观点。例如,公共卫生问题的优先级与疾病负担密切相关。考虑建议对公平性的影响和考虑公共卫生干预措施的可行性,就要考虑干预措施的有效性或效果修正的潜在变异性。而考虑公共卫生方法的可接受性则需要考虑人口的价值观,包括这些价值观对利弊权衡的影响。

5.10.8 卫生系统评价

临床流行病学方法有助于改善卫生系统设计,除了优化资源分配外,它们在卫生系统评价中同样具有实用性。类似于评价个体治疗效果的方法,这些方法也可以扩展到评价系统范围的干预措施。但由于其复杂性和广泛性,许多公共卫生干预措施往往难以使用传统的随机对照试验方法进行评价,临床流行病学方法在这方面的评价中被广泛应用。

5.10.8.1 整群随机对照试验

在某些情况下,卫生系统可能希望基于工作单位(例如诊所、区域卫生服务机构或学校等)对干预措施随机化分配以进行评价,也可以基于个体参与者/患者的结果来衡量研究结局。这时候,整群随机对照试验可能是首选的研究设计:

(1) 干预适用于整个集群,例如整个学校的健康促进项目;

(2) 干预可能会“溢出”或“沾染”未干预单位,例如手卫生教育干预可能会影响到目标卫生工作者及未被分配到干预组同事的行为。

整群随机对照试验的一个关键点是每个整群内个体参与者的结果都可能存在相关性。例如,就诊于同一诊所患者的健康结果可能比不同诊所的患者更相似。在研究的规划和分析阶段需要考虑到这一点,目前已有相应的统计方法来处理这种情况(Hemming et al.,2017)。例如,Protopopoff等(2018)的研究利用整群随机对照试验,将干预措施随机分配到坦桑尼亚村庄的两个群体,以评价喷洒杀虫剂后室内滞留喷洒情况对儿童发生疟疾的影响。

5.10.8.2 阶梯整群随机试验

阶梯整群随机试验设计是整群随机试验的一种。当卫生系统决定推出一项干预措施时,基于实际情况,一次可能只能在一个整群中推出,这为收集评价数据提供了机会。阶梯设计包括定期(即每个阶梯)收集所有整群的结果数据,收集数据需在整群开始干预措施之前开展。然后在每个后续“阶梯”上,随机分配一个集群开始采取干预措施,这样每个阶梯上都会增加一个集群,直到所有集群都被分配到相应的干预措施。阶梯整群随机试验的分析较为复杂,但目前已有较好的入门资料(Hemming et al.,2015)。Betran等(2018)的研究采用了阶梯设计,以评估提供医疗用品包是否改善了莫桑比克10个产前保健诊所的产前护理质量。

5.10.8.3 人群筛检

人群筛检的定义是为目标群体中所有个体提供检测,例如,每两年对50~74岁的所有妇女进行一次乳房X光检查,以确定有早期症状的人,并提供早期干预。

人群筛检应当基于随机对照试验的证据,Barratt等(1999)的随机对照研究表明提供早期干预可以改善预后。随机对照试验设计避免了筛检这种观察性研究中可能发生的两种常见偏倚:领先时间偏倚和病程长短偏倚。领先时间偏倚指通过筛查识别出的患者由于在疾病的较早阶段被识别出而表现出的较长生存期，是筛检导致诊断时间提前所致的偏倚。病程长短偏倚是由于筛查更容易识别出病程较缓慢的疾病而引起的偏倚，这种疾病将与更好的生存相关。除了在延长寿命和改善生活质量方面可能带来的潜在益处外，筛检还可能伴随不利影响，包括来自调查的并发症、治疗的不良反应和心理危害。筛查的另一个危害是无论在个人层面还是在人群层面，都有可能出现过度诊断，这是指对非急性疾病的识别，不及时治疗也不会造成任何伤害。随机对照试验数据还可能利于辨别筛查环境中过度诊断的可能性（Moynihan et al.，2012）。

5.10.9　中低收入国家环境面临的挑战

在最后一节中，将讨论使用本章中重点强调的方法时所面临的一些关键挑战，以及目前正在使用能缓解这些挑战的策略。

5.10.9.1　获取证据

在中低收入国家中，有效获取研究证据的一个重要障碍在于难以获得这类证据。这与能否提供可靠的互联网和保障电力供应的基础设施问题，以及基于订阅的证据来源的可用性减少都密切相关。Hinari是世界卫生组织设立的一个方案，为中低收入国家（LMICs）提供大量期刊、电子书和信息资源，包括例如考科蓝图书馆这样的综合证据的来源。Hinari为中低等收入国家的5 000多个不同机构提供了250多家出版商的完全或部分访问权限。还有一些免费给政策制定者提供综合证据的网站，比如SUPPORT摘要，提供有关在中低收入国家设置、资金和管理卫生保健干预方式的系统评价的结构化摘要，以及PDQ-Evidence，提供系统评价、综合评价、基于证据的政策简报、初步研究和结构化摘要。

5.10.9.2　研究能力建设

临床流行病学培训为临床医生和临床研究人员提供了必要的技能，使他们能够有效地使用和出示高质量的证据来指导临床决策。如本章所示，临床流行病学技能方面的培训还为公共卫生从业人员提供了重要的技能和方法，可用于基于证据的公共卫生决策。提高一个国家或区域内的研究能力，不仅增加了研究成果数量和提高研究质量，还可以由当地而不依靠全球，优先确定研究重点。

为加强中低收入国家临床流行病学和研究培训能力，在1982年建立了国际临床流行病学网络（INCLEN）。该网络已经在39个国家的89个学术机构建立了临床流行病学单位（CEUs）和临床流行病学研究培训中心（CERTCs）。该网络的目标是培养和提升以患者为主的研究人员和临床医生研究人员的技能，使他们能够进行高质量的临床研究。CEUs的INCLEN学者接受了临床流行病学、生物统计学、健康社会科学和卫生经济学领域的培训。最初的培训是在已建立的临床流行病学培训中心进行的，如加拿大的麦克马斯特大学、宾夕法尼亚大学、美国的北卡罗来纳大学以及澳大利亚的纽卡斯尔大学。然而，许多最初建立的CEUs现在已经成为培训中心。这些单位和中心在加强临床研究能力、建立研究人员网络和增加研究产出，包括CPGs的制定方面发挥了至关重要的作用。

考科蓝和坎贝尔合作组织也致力于提高中低收入国家和地区的研究能力。两者都建立了一个庞大的技术研究人员网络和中心，以产生高质量的系统综述，可用于支持和指导中低收入国家的研究人员。考科蓝的有效实践和护理组织（EPOC）、公平性和公共卫生组织都充分参与了LMICs研究人员的能力建设。例如，挪威的EPOC卫星组织向中低收入国家的考科蓝审查作者提供培训津贴，并在整个系统审查过程中提供编辑团队的支持和指导。该卫星组织还帮助提升政策制定者适当解读研究证据以进行决策的能力。

5.10.9.3 证据的间接性和指南的可转移性

目前，大多数研究证据仍然是在高收入国家中发布的，并不是所有的结果都适用于中低收入国家。由于指导方针的制定过程耗时且资源密集，因此更有效的方法是使现有的指导方针适应不同的环境。GRADE的“EtD”框架为理解需要哪些额外的证据来确保循证的适应过程提供了良好的基础。这将包括对确定优先级至关重要的疾病负担研究、量化对卫生资源影响的成本效益数据、审查可行性问题的试点研究数据以及了解特定利益和危害的重要性方面的价值。

Owalabi 等(2016)提供了一个有用的例子，表明了心血管疾病建议如何在低收入国家和地区实现成效，他们提出了一个实施周期和可转化规模，这是一个有用的方法，可以根据成本和人员考虑，对建议进行排名，以确定它们在实施上有多容易。

5.10.10 结论

基于在公共卫生领域发展的方法，临床流行病学已将这些方法扩展到新的领域，旨在改进临床决策中证据的使用以及高质量证据的产生。尽管临床流行病学专注于临床领域，但其中许多方法对公共卫生决策也有价值，并正在越来越多地被公共卫生专业人员采用。

（翻译：毛琛；审校：吕筠）

参考文献

AGREE Enterprise (2018). The Appraisal of Guidelines for Research and Evaluation Instrument Evaluates the Process of Practice Guideline Development and the Quality of Reporting. [Online]. Available at: https://www.agreetrust.org/

Alper, B.S. and Haynes, R.B. (2016). EBHC pyramid 5.0 for accessing preappraised evidence and guidance. Evidence-based Medicine, 21, 123-5.

Andrews, J.C., et al. (2013). Grade guidelines: 15. Going from evidence to recommendation — determinants of a recommendation's direction and strength. Journal of Clinical Epidemiology, 66, 726-35.

Barratt, A., et al. (1999). Users' guides to the medical literature: XVII. How to use guidelines and recommendations about screening. Evidence-Based Medicine Working Group. The Journal of the American Medical Association, 281, 2029-34.

Betran, A.P., et al. (2018). Provision of medical supply kits to improve quality of antenatal care in Mozambique: a stepped-wedge cluster randomised trial. Lancet Glob Health, 6, e57-65.

Brownlee, S., et al. (2017). Evidence for overuse of medical services around the world. Lancet, 390, 156-68.

Brownson, R.C., Fielding, J.E. and Maylahn, C.A. (2009). Evidence-based public health: a fundamental concept for public health prac-tice. Annual Review of Public Health, 30, 175-201.

Burford, B.J., et al. (2012). Assessing evidence in public health: the added value of GRADE. Journal of Public Health (Oxford), 34, 631-5.

European Medicines Agency. (2018). Medicines — download. [Online] Available at: https://www.ema.europa.eu/en/medicines/download-medicine-data

Glasziou, P., et al. (2017). Evidence for underuse of effective medical services around the world. The Lancet, 390, 169-77.

Glasziou, P.P. and Irwig, L.M. (1995). An evidence based approach to individualising treatment. British Medical Journal, 311, 1356-9.

Grol, R. and Wensing, M. (2004). What drives change? Barriers to and incentives for achieving evidence-based practice. Medical

Journal of Australia, 180, S57-60.

Guyatt, G.H., et al. (2011a). GRADE guidelines-6. Rating the quality of evidence — imprecision. Journal of Clinical Epidemiology, 64, 1283-93.

Guyatt, G. H., et al. (2011b). GRADE guidelines: 8. Rating the quality of evidence — indirectness. Journal of Clinical Epidemiology, 64, 1303-10.

Guyatt, G. H., et al. (2011c). GRADE guidelines: 7. Rating the quality of evidence — inconsistency. Journal of Clinical Epidemiology, 64, 1294-302.

Guyatt, G.H., et al. (2011d). GRADE guidelines: 9. Rating up the quality of evidence. Journal of Clinical Epidemiology, 64, 1311-16.

Guyatt, G. H., et al. (2008). GRADE: an emerging consensus on rating quality of evidence and strength of recommendations. (Grading of Recommendations Assessment, Development and Evaluation). British Medical Journal, 336, 924.

Hemming, K., Eldridge, S., Forbes, G., Weijer, C., and Taljaard, M. (2017). How to design efficient cluster randomised trials. British Medical Journal, 358, j3064.

Hemming, K., Haines, T.P., Chilton, P.J., Girling, A.J., and Lilford, R.J. (2015). The stepped wedge cluster randomised trial: rationale, design, analysis, and reporting. British Medical Journal, 350, h391.

Hopewell, S., Clarke, M., Stewart, L., and Tierney, J. (2007). Time to publication for results of clinical trials. Cochrane Database of Systematic Reviews, (2), MR000011.

Kwag, K.H., Gonzalez-Lorenzo, M., Banzi, R., Bonovas, S., and Moja, L. (2016). Providing doctors with high-quality information: an updated evaluation of web-based point-of-care information summaries. Journal of Medical Internet Research, 18, e15.

Lee, P.N., Forey, B.A., and Coombs, K.J. (2012). Systematic review with meta-analysis of the epidemiological evidence in the 1900s relating smoking to lung cancer. BMC Cancer, 12, 385.

Lim, S.S., et al. (2007). Prevention of cardiovascular disease in high-risk individuals in low-income and middle-income countries: health effects and costs. Lancet, 370, 2054-62.

Lumley, T. (2002). Network meta-analysis for indirect treatment comparisons. Statistics in Medicine, 21, 2313-24.

Maclean, S., et al. (2012). Patient values and preferences in decision making for antithrombotic therapy: a systematic review: Antithrombotic Therapy and Prevention of Thrombosis, 9th ed: American College of Chest Physicians Evidence-Based Clinical Practice Guidelines. Chest, 141, e1S-23S.

McDonagh, M.S., Peterson, K., Balshem, H., and Helfand, M. (2013). US Food and Drug Administration documents can provide unpublished evidence relevant to systematic reviews. Journal of Clinical Epidemiology, 66, 1071-81.

Merlin, T., Lehman, S., Hiller, J.E., and Ryan, P. (2013). The 'linked evidence approach' to assess medical tests: a critical analysis. International Journal of Technology Assessment in Health Care, 29, 343-50.

Moberg, J., et al. (2018). The GRADE Evidence to Decision (EtD) framework for health system and public health decisions. Health Research Policy and Systems, 16, 45.

Moynihan, R., Doust, J., and Henry, D. (2012). Preventing overdiagnosis: how to stop harming the healthy. British Medical Journal, 344, e3502.

National Health and Medical Research Council (NHMRC) (n.d.). Clinical Practice Guidelines Portal. [Online] Available at: https://www.clinicalguidelines.gov.au/portal

National Institute for Health and Care Excellence (NICE) (2012). Methods for the Development of NICE Public Health Guidance (3rd ed.). London: NICE.

National Institute for Health and Care Excellence (NICE) (n.d.). NICE Guidance Database. [Online] London, UK. Available at: https://www.nice.org.uk/

Owolabi, M., Miranda, J.J., Yaria, J., and Ovbiagele, B. (2016). Controlling cardiovascular diseases in low and middle income countries by placing proof in pragmatism. BMJ Glob Health, 1, e000105.

Protopopoff, N., et al. (2018). Effectiveness of a long-lasting piperonyl butoxide-treated insecticidal net and indoor residual spray interventions, separately and together, against malaria transmitted by pyrethroid-resistant mosquitoes: a cluster, randomised controlled, two-by-two factorial design trial. Lancet, 391, 1577-88.

Rehfuess, E.A. and Akl, E.A. (2013). Current experience with applying the GRADE approach to public health interventions: an empirical study. BMC Public Health, 13, 9.

Sackett, D.L. (2002). Clinical epidemiology: what, who, and whither. Journal of Clinical Epidemiology, 55, 1161-6.

Pharmaceutical Benefits Scheme (2018). Public Summary Documents. [Online] Available at: http://www.pbs.gov.au/info/industry/listing/elements/pbac-meetings/psd

Schunemann, H.J., et al. (2007). WHO Rapid Advice Guidelines for pharmacological management of sporadic human infection with avian influenza A (H5N1) virus. The Lancet Infectious Diseases, 7, 21-31.

Selvarajah, S., et al. (2014). Comparison of the Framingham Risk Score, SCORE and WHO/ISH cardiovascular risk prediction models in an Asian population. International Journal of Cardiology, 176, 211-18.

Thornton, J., et al. (2013). Introducing GRADE across the NICE clinical guideline program. Journal of Clinical Epidemiology, 66, 124-31.

Woolf, S.H. (2008). The meaning of translational research and why it matters. The Journal of the American Medical Association, 299, 211-13.

World Health Organization (WHO) (2007). Prevention of Cardiovascular Disease. Geneva: WHO.

World Health Organization (WHO) (2014). WHO Handbook for Guideline Development. (2nd ed.). Geneva: WHO.

5.11 流行病学研究的真实性和偏倚

5.11.1 引言

本章概述了流行病学研究中真实性和偏倚的一些主要概念。内容主要分为4个部分:统计解释的真实性、预测问题的真实性、因果推断的真实性以及病例对照和回顾性队列研究真实性的特殊问题。本章节的读者应已具备流行病学研究设计的基础,熟悉流行病学理论的一系列术语,包括风险、竞争风险、平均风险、风险人群和比率等。如果需要知道更多的理论知识和更深的阐述,可以参考其他教材。例如,Kelsey等(1996)、Koepsell和Weiss(2003)、Checkoway等(2004)以及Rothman等(2008)。

尽管各类教科书对这方面的阐述有相似之处,但它们采用的分类方式和术语存在较大的差异甚至是不一致。这种差异表明,对真实性的条件、偏倚和误差并没有唯一的划分方法。因此,本章节和其他教材中所采用的分类方式,都只是为了方便对流行病学推断的真实性和偏倚作讨论。许多类型的偏倚可以通过因果图定性地说明,揭示混杂偏倚和选择偏倚之间的关系;相关信息可参考Greenland等(1999)、Cole和Hermán(2002)、Hernán等(2004)、Glymour和Greenland(2008)及Pearl(2009)等教材。

本章不讨论一些重要的研究设计,包括随机试验、患病率(横断面)研究和生态学研究。此类研究需要考虑上述提到的真实性条件,还需要考虑自身的特殊问题。相关细节可查阅上述提到的其他教材。关于生态学研究问题的讨论,请参见Greenland(2001,2002a,2004a)和Morgenstern(2008)。关于Meta分析方法的讨论,可参见Eddy等(1992)、Greenland和O'Rourke(2008)以及Borenstein等(2009)。本章节也没有涵盖许多流行病学推断的一些核心问题,包括效应指标的选择、归纳问题和因果建模。有关本章作者对效应指标的批判性讨论,请参阅教材Greenland等(1986,1991,1999)、Greenland(1987,1999,2002b)、Greenland与Robins(1988)、Rothman等(2008,第4章)及VanderWeele(2012)等。Greenland(1998a,1998b)和Rothman等(2008)讨论了归纳性概率推断的问题,Greenland和Brumback(2002)综述了流行病学中的因果模型,Rothman等(2008)对因果推理和哲学中的问题作了更广泛的讨论。

有些更深层次的问题,本章节也没有讨论,比如传统统计方法无法控制非随机来源的不确定性,以及在面对不确定性时作出过度自信而有偏倚推论的倾向性(Gilovich et al.,2002)。这些问题的分析方法在Eddy等(1992)、Greenland(2005)、Greenland和Lash(2008)及Lash等(2009,2014)中都作了讨论。

5.11.2 推断和真实性

流行病学推断是从流行病学数据中进行推断的过程,例如预测疾病模式、识别疾病或流行病的原因。这些推断通常需要在没有直接实验证据或没有疾病病因学理论的情况下作出。比如,预测1型人类免疫缺陷病毒(HIV-1)感染者患获得性免疫缺陷综合征(AIDS)的风险和潜伏(诱导)期的问题。与由研究者分配暴露的实验不同,大多数情况下无法准确估计HIV-1感染的日期;此外,“沉默”的HIV-1感染发展为艾滋病的机制尚不清楚。然而,如果要针对未来的医疗保健需求做好有效准备,就必须根据现有数据作出一些预测。

又比如,要估计喝咖啡会额外导致冠心病的风险升高多少,在该问题中,与实验的暴露不同,喝咖啡是自我选择的。喝咖啡的人似乎比不喝咖啡的人更有可能吸烟,而且在许多其他行为上也可能有所不同(Greenland,1993)。因此,即使喝咖啡是无害的,我们也难以在喝咖啡的人和不喝咖啡的人中观察到相同的心脏病风险。喝咖啡的微小影响很难与其他行为的影响区分开来。然而,考虑到饮用咖啡的广泛性和心脏病的高发病率,咖啡对心脏病风险的任何影响都可能具有相当大的公共卫生重要性。

在这两个例子中,一般而言,推断将取决于评估现有研究的真实性,即研究符合基本逻辑和避免偏倚的程度。当研究设计策略无法成功确保真实性时(通常是这种情况),例如盲法随机分配(这确保基线的不可比性是随机的),我们必须评估可能违背真实性的情况及其导致的偏倚大小。

对统计学的误解而导致的偏倚在教科书中经常被忽视,但这在健康科学文献中却普遍存在,因此下一小节将阐述这些常见的误解,以便在阅读文献和数据分析时引起注意。其余小节将从3个应用层面来概述并说明流行病学研究中真实性和偏倚的主要概念:从一个总体到另一个的预测、队列研究的因果推断以及病例对照和回顾性队列研究的因果推断。每一种应用,我们将平行地介绍比较偏倚(即混杂)、随访偏倚(即失访或删失偏倚)、测量错误导致的偏倚、统计模型错误导致的偏倚以及统计结果解释错误导致的偏倚(这里的“偏倚”并非传统正式的流行病学意义上的概念,而是对应于正式的统计概念上的“不一致性”)。病例对照研究需要额外考虑病例选择偏倚和对照选择偏倚,除了前瞻性队列研究类似的测量误差以外,通常还受到其他测量误差来源的影响。回顾性队列研究中也有类似的上述问题。

5.11.3 统计学的错误解读

未能正确解释统计结果,以及未能识别统计方法的不恰当使用,可能会产生严重后果。不幸的是,很少有教科书详细讨论这些问题,尽管它们与以下小节中讨论的更熟悉的偏倚一样,可能导致严重的推断错误。

这里简要介绍健康科学文献中非常常见的两个问题。通过某些贝叶斯统计方法可以避免这两个问题以及许多其他问题。贝叶斯方法的详细论证可以在Berge和Berry(1988)、Greenland(1998b,2006)以及Thomas等(2007)中找到。贝叶斯方法可通过常见的分析软件实现,相关介绍请参阅Greenland(2007)以及Sullivan和Greenland(2013)。本小节的其余部分仅涉及显著性检验、置信区间(CI)、P值和模型拟合的传统“频率派”方法。

5.11.3.1 对统计显著性的误解

许多人都意识到显著性检验很难正确解释,以至于流行病学专家甚至统计学家经常犯严重错误(Altman et al.,2000;Greenland,2004b,2011,2012a;Greenland,Poole,2011)。然而,科学文献中误报和误判的最大根源可能是简单地把存在或不存在关联等同于存在或不存在有统计学意义的关联(Altman,Bland,1995;Rothman et al.,2008;Greenland,2011)。这种混淆的常见后果是将无统计学意义的结果错误地“确证”为没有关联(译者注:即确证原假设正确),而实际上这结果应该是完全不明确的。例如,一项研究得出相对风险(RR)的95%CI在0.80和2.0之间,没有统计学意义。然而,即使这计算结果完全没问题,它也不会支持原假设,就像它也不会支持真实RR为1.5(风险增加50%)的假设一样。通过关注置信区间,很容易避免将无统计学意义的结果误解为原假设正确(Rothman,1978;Altman et al.,2000;Poole,2001;Rothman et al.,2008)。0.80和2.0的上下限表明,0.05置信水平下0.80和2.0之间的任何RR没有“统计学意义”。不幸的是,把无统计学意义结果错误地解释为支持无关联的原假设,这一情况仍然很普遍,尤其是当统计学和流行病学应用于重要政策和法律制定的时候(Greenland,2004b,2011,2012a;Greenland,Poole,2011)。

与此相反,有一种误解是因为两组具有不同的统计显著性,因此说两组显示不同的结果。例如,一篇文章摘要(Park et al.,2007)报告称,"男性维生素D摄入总量与结直肠癌呈负相关(RR=0.72,95%CI:0.51~1.00;趋势P=0.03),但女性则不然(该估计将维生素D摄入量的最高五分位数与最低五分位数进行比较)。然而,该文的表3显示,女性相应的RR为0.89,95%CI上下限为0.63和1.27,这意味着女性实际也是呈现负关联(0.89=11%最高五分之一的风险低于最低五分之一),就像男性一样。尽管在0.05置信水平上与1(无关联)相比没有显著差异,但与男性的RR 0.72也没有显著差异;它与0.63至1.27之间的任何RR也没有显著差异。总结这些结果的一种方法,是指出在男性和女性中都观察到了这种负关联,但女性的这种关联较弱且不显著。更好的解释是,该研究的参与者太少,无法检测男性和女性在维生素D与结直肠癌的关系方面是否存在实际差异。然而,这种对研究弱点的诚实报告并不常见。这个问题在随机试验中亚组分析的解释中尤其突出(Rothwell,2005;Wang et al.,2007)。

对于上述的结果,另一种相反的误解是说两个结果没有显著差异,因为它们的置信区间重叠。确实,如果任一组的区间包含另一组的点估计(如前面的例子所示,其中男性的点估计0.72在女性的0.63~1.27区间内),那么它们不会有显著差异。如果两组的置信区间不重叠,则两组将显著不同。如果两个区间重叠但没有同时包含两个点估计,则需要直接对结果差异进行假设检验才能确定显著性。

产生上述错误解读,一部分是因为传统方法一般使用诸如0.05这类的截断值来表明显著性的存在或不存在,以及相应地使用95%来确定置信区间的宽度(这其实只是在0.05水平上不显著的所有值的集合)。事实上,显著性程度是连续的,通过P值("显著性水平")来衡量,任何截断值都是任意和歪曲的(Rothman et al.,2008)。因此,有人建议放弃对关联划分为"显著"或"非显著",而应该呈现对所检验原假设的实际P值和对其他关注的参数进行假设检验的P值(Poole,1987a,1987b;Goodman,1993;Greenland,Poole,2013a,2013b)。

然而,即使提供P值,当涉及多个检验时("多重比较"问题),要确定和解释显著性将变得更复杂更微妙。虽然对多重检验的调整能维持检验的Ⅰ类错误水平,但也会导致其他问题,例如降低了检验功效。他们还可能将待检验的原假设转化成与当前科学问题无关的假设。有关这些问题的讨论和进一步的信息,请参阅Rothman等(2008)以及Greenland和Poole(2011)。这类问题大多可以通过多水平(层次)分析方法来避免(Greenland,2000a,2000b)。

5.11.3.2 稀疏数据偏倚

大多数流行病学研究都会收集大量变量的数据,对这些变量数据的任何彻底分层(制表)都将出现层内的"稀疏数据",导致分层表格中许多(如果不是大多数)格子的样本量可能非常小。标准化等经典流行病学方法对这种稀疏性难以奏效。尽管已发展出一些专门针对稀疏数据问题的模型,但也尚未完全解决问题。拟合风险和率的传统建模方法,例如最大似然(ML)、加权最小二乘法和广义估计方程,都是"大样本"(渐近)技术,其真实性都依赖于有效样本量。此外,在流行病学常见的方法里,比如logistic回归,模型中分类变量的所有水平上都需要观察到足够数量的病例和非病例。

一个严重的问题是,当特定分类变量某个水平的病例或非病例太少时,该分类变量的系数估计可能会"爆炸",得到极其大的估计值。这个问题在无条件和条件logistic回归中都可能出现(Greenland et al.,2000)。当纳入模型的变量数目相对于病例和非病例的数量来说过多时,某些估计值同样可能会被夸大。该问题在亚组分析中尤为严重,比如将男性和女性分开来分析而不是把性别作为一个自变量或作为"交互项"纳入模型时。在几乎所有报告中,被夸大的"具有统计学意义"的估计值常被错误解读为强烈的效应,而不被视为这只是统计学上的人为现象。

为了发现这些问题,研究人员应该检查结局人数和模型中的变量个数,如果分类变量某个水平中观察到的样本量低于4或5时,或者当病例数和非病例数与模型中的变量数目的比值在4或5以下时,研究者应警惕模型的估计值。多种收缩估计的方法(包括随机系数、分层、多水平、岭回归、惩罚和贝叶斯回归)可用来合并或删除变量,以避免稀疏数据带来的偏倚(Greenland,2000b,2007;Sullivan,Greenland,2013)。

5.11.4 预测问题的真实性和偏倚

现在转向更传统的话题,从预测问题的角度说明真实性的几个基本概念。一家针对男同性恋者的健康诊所即将开始招募HIV-1阴性男性参加一项每隔6个月重新测试每位参与者的HIV-1抗体的项目。

我们可以预期,在该项目进行的过程中,许多参与者将转为HIV-1阳性。这些参与者总是会问一些比较难回答的问题,例如,未来5年我患上艾滋病的机会有多大?我还有多少年才会患上艾滋病?在尝试回答这些问题时,可将此类参与者(即血清转化者)称为目标群体。尽管该群体并非预先确定的,但它是我们预测的目标。从HIV-1感染至出现临床艾滋病的时间作为艾滋病潜伏期。如果我们能够准确预测艾滋病潜伏期,我们就可以合理解答参与者的问题,尽管我们还必须估计感染和第一次检测呈阳性之间所经过的时间。

可能有人会用以下传闻来回答这里提出的问题:"我认识几个与这个队列参与者类似的人,他们在HIV-1检测呈阳性后5年内都患上了艾滋病。"但受过训练的科学家都不会就这传闻下结论说所有或大部分目标人群将在血清转化后的5年内患上艾滋病。当然,其中一个原因是,传闻中的男性不可能在各个方面都与我们队列中的男性"一模一样":他们在被感染时可能年龄更大或更年轻;他们在感染后可能承受了更大程度的压力;他们可能是重度吸烟者、饮酒者或吸毒者等。换句话说,就影响艾滋病潜伏期的所有因素(包括测量的、未测量的和未知的因素)而言,传闻中的男性及其感染后的生活事件不可能与我们目标人群中的男性完全相同。此外,传闻中提到的部分或全部男性可能在第一次检测之前就已被感染,因此他们(与我们目标人群中的男性不同)从第一次检测呈阳性到艾滋病发病的时间要比从血清转阳到艾滋病发病的时间短得多。

任何合理的预测都必须基于观察另一个队列中艾滋病潜伏时间的分布。假设我们从一项对接受定期HIV-1检测的同性恋男性的研究中获得数据,然后我们统计了血清转阳的男性队列的数据。还假设这些男性中的大多数在血清转阳后有至少5年的随访。我们不能期望本研究的任何参与者在各个方面都与我们目标群体的任何人"一样"。然而,如果我们能够确定两个队列之间在影响潜伏时间的因素方面没有差异,我们可能会认为该研究队列可以作为预测目标队列中潜伏时间的参考。因此,下文将把这个研究队列称为我们的参考队列。

需要注意的是,我们的参考群体和目标群体可能来自不同的总体;例如,建立目标队列的诊所可能位于纽约,但建立参考队列的研究可能位于旧金山。当然,对于目标人群和参考人群,必须根据最后一次阴性检测和第一次阳性检测的日期来估算HIV-1感染的实际时间。

假设我们对参考队列的数据进行统计分析,得出HIV-1感染2年、5年和8年内发生艾滋病的平均风险分别为0.05、0.25和0.45。什么情况下可以保证这些数字对于目标人群在感染后2年、5年和8年内患上艾滋病的比例的估计或预测是真实的?如果"真实"是指我们的预测与真实目标比例之间的任何差异都是无偏的或完全随机的(原则上不可预测),那么需要满足以下条件:

(C)比较真实性:目标队列中的潜伏时间分布将与参考队列中的分布大致相同。

(F)随访真实性:在参考队列中,删失风险(即因艾滋病以外的事件而结束随访)与艾滋病风险无关。

(M)测量真实性:分析中使用的所有变量测量值都非常接近变量的真实值。特别是,每个估算的HIV-1感染时间都非常接近真实的感染时间,每个报告的艾滋病发病时间都非常接近AIDS发病的临床事件。

(Sp)模型设定真实性:参考队列中潜伏期时间的分布可以通过用于计算估计值的统计模型来近似。例如,如果采用对数正态分布来模拟参考队列中潜伏期时间的分布,则该模型应该大致正确。

第一个条件涉及根据参考群体对目标群体作出预测的外部真实性。其余条件涉及对参考队列中平均风险估计进行预测的内部真实性。以下小节将探讨这些条件在预测问题中的含义。

5.11.4.1 比较真实性

比较真实性尽管很难评估，但可能是最容易理解。直观地说，就是在参考人群潜伏期无测量误差也无失访的情况下，用参考群体中的潜伏期时间分布可以非常近似地预测目标群体中的潜伏期时间分布。换另一种方式来说，就是两个队列在潜伏期时间方面是可比较的或可互换的，或者目标队列的艾滋病经历可以根据参考队列的经历来预测。

5.11.4.2 混杂因素

如果两个队列不具有可比性，那么我们基于参考队列对目标队列的部分或全部风险估计就会产生偏倚。这种偏倚有时被称为混杂因素。对于识别和调整这种偏倚的方法已经有很多研究；参见前面引用的教材。

为了评估比较的真实性，我们必须调查两个队列在影响潜伏期时间的因素上是否存在差异。如果存在差异，我们就没有理由预期这两个队列的潜伏期时间的分布具有可比性。对估计值产生部分或全部混杂的因素称为混杂因素或混杂变量，估计值会被该因素所混杂，该因素会对估计值造成混杂。

为了说明这些概念，假设年轻时感染的男性往往有更长的潜伏时间，并且参考队列的平均年龄比目标队列的小。如果没有其他差异来抵消这种年龄差异，那么我们可以预期参考队列的人比目标队列的人有更长的潜伏时间。因此，基于参考队列预测目标队列的未经调整的风险将因年龄而产生负向偏倚（混杂）。换句话说，年龄会成为估计目标人群风险的混杂因素，而年龄混杂会导致低估目标人群中5年内患上艾滋病的男性比例。

现在假设我们可以计算参考队列中男性感染时的年龄，并且在1岁年龄层内目标队列和参考队列具有几乎相同的潜伏时间分布。从参考队列中得出的年龄别风险估计将不受年龄混杂的影响，因此可以用作目标队列中男性年龄别风险的无混杂估计。此外，如果我们希望对整个目标群体的平均风险进行无混杂的估计，我们可以通过年龄标准化技术来实现。

为了说明这一点，让 P_x 表示参考队列中在 x 岁感染的人在感染后5年内患艾滋病的平均风险的估计。令 W_x 表示目标人群中在 x 岁时感染的男性比例。那么，感染后5年内艾滋病的估计平均风险，标准化为目标人群的年龄分布，就是按目标人群的年龄分布（感染时）加权的年龄别参考风险估计值 P_x 的平均值；从代数上来说，这个平均值是所有年龄段 W_xP_x 乘积的总和，用 $\Sigma_x W_x P_x$ 表示。考虑到对HIV-1感染后5年内感染艾滋病的目标人群总体比例的估计，标准化比例 $\Sigma_x W_x P_x$ 将不存在年龄混杂因素。

上例提出了一个重要且经常被忽视的观点：当采用标准化来调整潜在偏倚时，标准分布的选择绝不应该被认为是任意的。事实上，标准分布应始终取自目标群体或希望作出推论的人群。如果要对不同的组进行推论，则可能需要相应计算不同的标准化估计值。

通过考虑造成部分或全部偏倚的变量来消除估计偏倚的方法称为调整或协变量控制方法。标准化也许是这类方法中最古老和最简单的方法。基于多变量模型的方法更加复杂。另请参见Cole和Stuart（2010），了解使用加权进行调整的替代方法。

5.11.4.3 未测量混杂

如果能准确测量所有混杂因素，则只需调整这些混杂因素即可实现比较真实性（尽管尝试这样做时可能会出现各种技术问题）。然而，在任何非随机研究中，我们通常能够想到许多可能的混杂因素，这些混杂因素可能未被测量或仅以非常粗糙的方式被测量。在这种情况下，通过检查从总体人群中选择人员进入目标和参考队列的方式，仍然可以预测不受控制的混杂的方向。如果队列来自结局预测因子分布不同的人群，或者预测因子本身与队列中的入组相关，则这些预测因子将成为分析中的混杂因素。

为了说明这种方法，假设通过静脉途径（例如通过共用针头）感染HIV-1的潜伏期比通过性活动感染HIV-1的潜伏期更短。还假设参考队列排除了所有或大多数静脉注射吸毒者，而目标队列在这方面是非选择性的。由于目标队列中存在静脉注射感染者，因此目标队列中的潜伏时间平均将短于参考队列中的时间。因此，我们可以预期参考队列的结果会低估目标队列中艾滋病发病的平均风险。

5.11.4.4 随机抽样和混杂

目前假设我们的参考队列是通过从目标队列中随机抽取样本而形成的。根据这样的随机样本对目标作出的预测是否仍然会有混杂？根据这里给出的混杂定义，答案是肯定的。要看到这一点，例如，我们样本参考队列中的男性有可能完全由于偶然因素比目标人群的年龄要小；如果男性在年轻时的潜伏期更长，那么这种年龄差异反过来会使未经调整的风险预测出现负向偏倚。

尽管如此，随机抽样能使得参考队列的分布与目标队列的分布不会相差太远。本质上，可以通过增加样本量尽可能减少严重混杂的概率。此外，如果使用随机抽样，则只要使用正确的统计模型来计算估计值和标准误，调整后留下的任何混杂因素都将由估计值的标准误来解释。我们将在模型设定真实性小节中检查后一个条件。

5.11.4.5 随访真实性

在任何存在较长风险期的队列研究中，研究对象的随访时间会有所不同。部分研究对象在研究结束前失访。其他人将因其他事件不可能发生艾滋病，从而被排除在研究之外，这些事件可以是艾滋病发病前的死亡，如致命事故、致命性心肌梗死等。由于研究对象在不同的时间参与研究，那些没有失访或在患上艾滋病之前死亡的人在研究结束时仍将有不同长度的随访时间；传统上，研究结束时仍在随访的研究对象归类为“退出研究”。

假设我们希望估计感染后5年内艾滋病发病的平均风险，对于参考队列中未观察到患有艾滋病但也没有在感染后5年内进行完整随访的人就进行删失。例如，个体在感染2年后但在发生艾滋病之前死于车祸：该个体的潜伏期在2年随访时被删失。

随访真实性意味着在任何随访时间内，删失风险与研究关注的结局风险无关。在我们的例子中，随访真实性意味着在感染后的任何时间范围内，删失风险（艾滋病前的失访、退出或死亡）与艾滋病风险无关。所有用于估计删失发生情况的风险的常用方法（例如人年、寿命表和Kaplan-Meier方法）都是基于随访真实性的假设。考虑到随访真实性，我们可以预期，在感染后的任何时间t，对于在t时失访或退出的研究对象以及在t后继续随访的研究对象，潜伏时间的分布将是相同的。

违背随访真实性可能会导致风险估计出现偏倚，此类违背可导致随访偏倚或有偏倚的删失。为了说明这一点，假设年轻的参考对象往往比年长的参考对象有更长的潜伏时间（即风险更低）并且失访率更高。换句话说，低风险研究对象的失访率高于高风险研究对象。然后，经过足够长的时间，参考队列中观察到的部分艾滋病的平均风险往往会被高估；也就是说，高于完整参考队列中发生的平均风险（因为后者包括经过删失和未经删失的研究对象）。

随访偏倚不会影响年龄别的风险估计（其中年龄是指感染时的年龄）。因此，随访中的年龄偏倚不会对年龄标准化风险估计产生偏倚。更一般地，如果随访偏倚可以归因到某个同时作为结局和删失的预测因子的特定变量，则可以通过调整该变量来消除估计中的偏倚。因此，这种形式的随访偏倚可以用与混杂相同的方式处理。

5.11.4.6 测量真实性

如果一项研究不存在变量测量错误而导致的偏倚，则可以说该研究的估计具有测量真实性。不幸的是，几乎所有流行病学研究都存在测量误差的来源，并且几乎所有测量误差的来源都会导致估计值的偏倚。因此，测量真实性的评估主要集中于识别测量误差的来源并尝试推测这些来源产生的偏倚的方向和大小。

为了识别测量误差来源，可以根据误差来源对其分类。有些特征可用于预测其产生的偏倚方向，根据这些特征可以进一步对特定误差来源进行分类。测量误差来源可分为3大类：

(1) 程序误差：由于测量程序的错误或缺陷而引起的；

(2) 替代变量误差：由于使用"替代"变量而不是实际关注的变量而引起的误差；

(3) 结构误差：由于变量定义的不明确而产生的误差。

无论其来源如何，根据误差的方向或大小是否取决于研究变量的真实值，误差可以分为两种基本类型：差异性和非差异性。根据一个来源所导致的误差方向或大小是否取决于来自另一来源的误差的方向或大小，两个不同的误差来源可以分为相关的或独立的。最后，连续测量的误差可以分解为系统和随机成分。正如以下小节所述，这些分类对偏倚具有重要意义。

5.11.4.7 程序误差

程序误差是最容易想象到的。它包括通过回顾性访谈测量变量时的回忆错误(例如，怀孕期间服用药物的记忆错误)。它还包括编码误差、仪器校准误差以及测量方法的其他误差。在我们的示例中，测量目标之一是血液中的HIV-1抗体。现有的抗体测试都会出现误差(假阴性和假阳性)，这些误差可被视为测量的程序误差。

5.11.4.8 替代变量误差

替代变量误差与程序误差的区别在于，替代变量的使用需要插补，这就确保了测量误差在实际中难以避免。在示例中，我们要估算HIV-1感染的时间。我们可以将最后一次HIV-1抗体阴性检测和第一次HIV-1抗体阳性检测之间的中位时间再往前推6周作为感染时间的替代变量，即使我们的HIV-1检测是完全准确的，如果感染时间并不总是发生在最后一次阴性检测和第一次阳性检测之间的中位时间往前的6周(实际情况确实如此)，那么这种测量就会存在误差。

5.11.4.9 结构误差

尽管结构误差是误差的主要来源，但它经常被忽视。在我们的例子中，测量的最终目标是HIV-1感染和艾滋病发病之间的时间。在尝试测量这个时间之前，我们必须明确定义该时间段开始和结束的事件。虽然将HIV-1感染视为一个点事件可能是合理的，但对于艾滋病的发病却不能这么定义。症状和体征可能会逐渐积累，通常只有到某个时间点才会被诊断为疾病。如果这种传统做法不能相当精确地转化为艾滋病发病的临床诊断标准，那么潜伏期(感染与艾滋病发病之间的时间段)就很难定义了，更不用说准确地测量了。在这种情况下，可能需要不同的临床医生对艾滋病发病时间的问题作出判断，这就在潜伏时间这个最终"测量"中引入另一个外部变异来源。

5.11.4.10 差异性误差和非差异性误差

当某测量变量的误差方向或大小会随另一些变量的真实值变化时,测量变量的误差被称为差异性误差。例如,患有先天缺陷儿童的母亲对怀孕期间吸毒的回忆会更深刻,那么在对怀孕期间吸毒情况的回顾性访谈时就会产生差异性误差,因为假阴性误差在没有先天缺陷的孩子的母亲中更常见。

当误差的分布随变量本身的真实值变化时,另一种类型的差异性误差发生在连续变量的测量中。例如,假设女性能更准确地回忆起最近进行的宫颈涂片(巴氏)检查的日期,而不是较远的检查日期。若通过回顾性访谈来确定女性上次宫颈涂片检查以来的时间长度时,对于较为久远的测量时间,往往会出现较大的误差。

如果某测量变量的误差大小不随另一个变量的真实值而变化,则称该变量的误差相对于一个变量是非差异的。如果被测量者和测量者都不知道其他变量的值,则通常认为测量是非差异的。例如,如果通过检查母亲的产前处方记录来衡量怀孕期间的药物使用情况,通常会认为该测量误差对于产后发现的出生缺陷是非差异的。然而,这种"盲法"评估在以下场景下不能保证非差异误差,一是测量尺度不如原始变量的尺度那么精细(Flegal et al.,1991;Wacholder et al.,1991),二是存在第三个未控制的因素影响该变量和其他变量的测量。

5.11.4.11 相关误差和独立误差

如果测量一个变量时产生的误差的方向或大小与测量另一个变量时产生的误差的方向或大小相关,则称测量两个变量的误差是相关的。如果不存在这种关联,则称误差是独立的。

在我们的示例中,测量HIV-1感染年龄和艾滋病潜伏时间的误差是相关的。我们对潜伏期的测量等于艾滋病发病时的年龄减去感染时的年龄;因此,高估感染时的年龄将导致低估潜伏期,低估感染时的年龄将导致高估潜伏期。相反,在同一示例中,测量感染年龄和发病年龄的误差很可能是独立的。

5.11.4.12 误差的系统和随机成分

对于有明确测量程序的连续变量,测量误差可以细分为系统误差和随机误差成分。系统成分(有时称为测量偏倚)是指测量程序在重复应用时倾向于低估或高估真实值的程度。随机分量是从总体误差中减去系统成分后剩下的残余误差。

为了说明这一点,假设在我们的研究中,HIV-1感染时间与抗体检测时间无关,并且HIV-1血清转阳的平均时间为感染后8周。然后,即使使用完美的HIV-1检测,将最后一次阴性检测和第一次阳性检测之间的中位时间之前6周作为感染时间,这种估算所得到的感染时间会比真实感染时间晚2周。因此,该程序误差的系统成分将是+2周。由于艾滋病潜伏期是艾滋病发病时间减去HIV-1感染时间,因此该测量程序对潜伏期的估算会存在2周的系统误差(即低估2周)。

系统误差和随机误差的成分可能是差异性的(即可能随其他变量值变化)或非差异性的,并且可能独立于其他变量中的误差成分,也可能不独立。我们不会探究多种可能性的后果。然而,一个重要的(但语义上令人困惑的)事实是,对于某些定量测量,独立和非差异性的系统误差成分不会有损测量真实性,因为它们不会产生估计偏倚(Poole,1985)。

为了说明这一点,假设在我们的例子中,我们希望估计艾滋病潜伏期在多大程度上取决于感染HIV-1的年龄。还假设潜伏期和感染年龄的测量的系统误差成分为-2周和+2周(如上所述),并且不随测量时的真实潜伏时间或年龄而变化(即系统成分是非差异性的)。然后,当我们计算潜伏时间的差异和感染时年龄的差异时，系统成分相等，就会相互抵消。因为仅使用这些差异来估计关联性，所以观察到的潜伏时间对感染年龄的依赖性不会受到系统误差成分影响（尽管它可能会受到随机误差成分的影响）。

5.11.4.13 模型设定真实性

所有统计技术，包括所谓的"不指定分布"或"非参数"方法以及基本列联表方法，都是通过假设抽样模型或误差分布的真实性而得出的。一个常见的例子是二项式模型，引言中引用的所有教科书都讨论了该模型。对于参数方法，抽样模型是一个数学公式，它将出现各种可能的观测数据模式的概率表示为某些未知常数（参数）的函数。尽管该模型的参数可能未知，但该模型的数学形式仅包含数据生成过程的已知或纯粹随机的方面；该模型不会考虑此过程中未知的系统成分（例如大多数随访和选择偏倚）。

所有参数统计技术还假设一个结构模型，这是一个数学公式，将抽样模型的参数表示为研究变量的函数。一个常见的例子是logistic模型（Kelsey et al.，1996；Hosmer，Lemeshow，2000；Checkoway et al.，2004；Jewell，2004；Greenland，2008a，2008b）。结构模型通常被合并到抽样模型中，这种组合称为统计模型。如果一个估计值是由正确或接近正确的统计模型得出的，则可以说该估计值具有模型设定真实性。

如果用于分析的抽样模型或结构模型不正确，则所得的估计值可能有偏倚。这种偏倚有时称为模型设定偏倚，而使用不正确的模型称为模型误设或设定错误。即使模型误设不会导致偏倚，也可能导致不正确的统计检验和置信区间。

在人类疾病研究中，所研究变量之间的真正结构关系几乎是不能获知的。此外，在没有随机抽样和随机化的情况下，真实的抽样过程（即人们进入并留在研究组的确切过程）也是未知的。因此，我们通常应该预期流行病学分析中会出现一定程度的设定误差。要最大限度地减少此类错误，可以将统计模型与数据以及有关生成数据过程的任何可用信息作比较，例如发病率相关的人口学特征的先验信息。

流行病学中的许多统计技术都是基于某种logistic模型假设。比如，所有常见的调整优势比，例如Woolf、ML和Mantel-Haenszel估计以及比值比异质性检验。经典的"间接"调整比率和标准化发病率比较的真实性也取决于类似的乘法模型（Breslow，Day，1987；VanderWeele，Vansteelandt，2010）。

当模型假设不成立时，传统流行病学分析方法的偏倚程度尚未得到广泛研究。一些传统方法，例如直接标准化比较和Mantel-Haenszel检验，在各种结构模型下仍然有效。此外，风险回归已从经典理论假设扩展到更宽泛的模型（Breslow，Day 1987；Hastie，Tibshirani，1990）。Leamer（1978）和White（1993）详细介绍了多重回归问题中设定错误的影响，Maldonado和Greenland（1994）以及Greenland和Maldonado（1994）研究了流行病学中设定错误的影响。

5.11.4.14 预测示例总结

本小节通过示例介绍了影响预测真实性最常见的因素。如果目标群体和参考群体的组成不同，则未经调整的艾滋病风险估计可能会受到混杂影响，并且还可能因失访或使用不正确的统计模型而产生偏倚。最后，我们的预测可能会因测量误差而受到影响。在任何尝试预测艾滋病发病率时都应牢记这些误差来源。

5.11.5 因果推断的真实性和偏倚

所有预测中的偏倚问题都可以出现在因果关系研究中。必须考虑混杂因素、随访偏倚、测量误差和模型设定误差。事实上，正如我们将看到的，因果推断问题可以被视为一种特殊类型的预测问题，即预测如果人群的某些特征发生（或已经发生）改变，人群将会发生什么（Greenland，2012b）。

为了说明因果推断的真实性问题,我们将假设喝咖啡导致急性心肌梗死。该假设可以通过多种方式来解释,例如:

(1) 有些人喝咖啡会导致他们比不喝咖啡更早发生心肌梗死。

尽管这一假设非常精确,但它对流行病学研究人员几乎没有提供实际指导。问题在于我们无法识别出因喝咖啡而导致心肌梗死的个体。喝咖啡引发的心肌梗死很可能在临床和病理上与其他原因引起的心肌梗死难以区分。如果是这样,用纯粹的生理证据来检验这个假设并不合适。

我们可以通过检验相关的流行病学假设来克服这一僵局。也就是说,涉及疾病在人群中分布的假设。假设可以如下:

(2) 每天喝5杯咖啡的人,停止喝咖啡会降低心肌梗死的发生率。

这种形式不仅涉及人群(每天喝5杯咖啡的人),而且还声称大规模行动(戒咖啡)将减少所研究疾病的发生频率。因此,该假设的形式直接表明可以对该假设做强有力的检验:进行一项随机干预试验,评估停止喝咖啡对心肌梗死频率的影响。这个方案实际上有明显的局限性,其中最重要的是需要说服他人停止或继续喝咖啡来检验推测性假设。

除了干预以外,我们可能会考虑进行观察性队列研究。在这种情况下,我们的流行病学假设必须参考自然条件,而不是干预。其中一个假设是:

(3) 每天喝5杯咖啡的人,喝咖啡会增加心肌梗死的发生率。

关于咖啡和心肌梗死的队列研究和病例对照研究有许多相互矛盾的结论。目前的讨论将仅限于单个研究分析中出现的问题。有关多项研究分析(荟萃分析)中出现的问题的回顾,请参阅Greenland(1994)以及Greenland和O'Rourke(2008)。

考虑一项关于咖啡和首次心肌梗死的队列研究。在基线时,纳入一组没有心肌梗死病史的人,并根据咖啡的使用情况分为亚组(例如从不喝咖啡的人、以前喝过咖啡的人、偶尔喝咖啡的人、每天喝1杯咖啡的人、每天喝2杯咖啡的人等)。还测量其他变量:年龄、性别、吸烟习惯、血压和血清胆固醇。假设在对这一队列的心肌梗死事件进行10年监测后,我们比较了每天5杯咖啡和从不喝咖啡的子队列,并获得首次心肌梗死的人时发病率之比的未经调整的估计值为1.22(95%CI为1.00~1.49)。换句话说,每天喝5杯咖啡的人首次心肌梗死的发生率似乎是从不喝咖啡者的1.22倍(下文中的心肌梗死是指首次心肌梗死,风险是指平均风险,比率是指人时发病率)。

估计的率比1.22可能看起来并不大。然而,如果它准确地反映了每天喝5杯咖啡的影响,那么这一估计意味着在基线时每天喝五杯的人的心肌梗死率增加了22%。鉴于许多人群中饮用咖啡和心肌梗死的频率都很高,这可能会对健康产生重大影响。因此,我们希望对估计中可能存在的偏倚进行仔细评估。

就像艾滋病的例子一样,我们可以通过检查一系列足以证明估计真实性的条件来继续衡量咖啡的效果:

(C)比较真实性(无混杂)——假设每天5杯咖啡的人从未喝过咖啡,那么他们随时间的心肌梗死事件分布将与从不喝咖啡的人之间的分布大致相同。

(F)随访真实性——在每个亚组中,删失风险(即随访以心肌梗死以外的事件结束)与心肌梗死风险无关。

(M)测量真实性——分析中使用的所有变量测量值都非常接近变量的真实值。

(Sp)模型设定真实性——用来估计效果的统计模型可以近似拟合子队列中的心肌梗死事件随时间的分布。

这4个条件有时被称为内部真实性条件,因为它们仅适用于估计研究队列内的效果,而不是将结果推广到其他队列。它们对于真实性来说是充分非必要条件,因为违背某些条件不一定会在效应估计中产生偏倚(尽管大多数情况下会产生一些偏倚)。

以下小节将探讨这些条件对于因果假设的观察性队列研究的意义。在阐述比较真实性之后还将讨论一个重要的现象,即效应修饰,它与内部真实性和外推性都息息相关。

5.11.5.1 比较真实性

在我们的例子中，比较真实性意味着从不喝咖啡的人心肌梗死的分布可以准确地预测喝咖啡的人从不喝咖啡的话会发生什么。这一陈述条件C的另一种方式是，如果没有人曾经喝过咖啡，或者不存在混杂因素，那么每天5杯咖啡和从不喝咖啡的人在心肌梗死的时间方面将具有可比性或可互换性(Greenland et al.，1991；Rothman et al.，2008)。

尽管这一陈述简单直白，但比较真实性取决于研究假设的精确表述方式。特别是，研究假设(上一小节中的假设3)是关于每天喝5杯咖啡的影响的陈述。因此，这个子队列是目标队列，而从不喝咖啡的人作为对该目标进行预测的参考队列。

为了进一步说明比较真实性与所讨论的假设之间的对应关系，暂时拟定我们的研究假设是：

(4)对于从不喝咖啡的人来说，每天喝5杯咖啡会增加心肌梗死的发生率。

在检验这一假设时，从不喝咖啡的人将是目标群体，而喝咖啡的人将是参考群体。因此，比较真实性条件必须替换为以下条件：

(C′)如果从不喝咖啡的人每天喝5杯咖啡，他们的心肌梗死分布与每天喝5杯咖啡的人的分布大致相同。

陈述条件C′的其他方式是，如果每个人都是每天喝5杯咖啡，则每天5杯咖啡和从不喝咖啡的人在心肌梗死发生时间方面将具有可比性或可互换性，并且每天喝5杯咖啡的人的心肌梗死经历准确地预测了从不喝咖啡的人如果每天喝5杯咖啡会发生什么。

5.11.5.2 混杂

如果不满足条件C，那么对每天喝5杯咖啡的人喝咖啡的效应估计将产生偏倚，这种情况有时被称为估计的混杂。同样，不满足条件C′会导致对从不喝咖啡的人每天喝5杯咖啡的效应估计存在偏倚。

为了评估潜在的混杂因素，我们必须检查亚队列在影响心肌梗死时间的任何因素上是否存在基线差异。如果是这样，即使在同样的喝咖啡水平，我们也不能合理地预期亚组的心肌梗死分布具有可比性。换句话说，我们不能期望条件C(或C′)成立，因此我们应该预计我们的估计值会受到混杂的影响。无论调整是否会改变咖啡使用与心肌梗死的关联，情况都是如此(Greenland et al.，1999)。

一些研究发现吸烟(心肌梗死的既定危险因素)和咖啡使用之间存在正相关(Greenland，1993)。习惯于尼古丁等兴奋剂的人也会常喝咖啡，这似乎也是先验合理的。因此，我们应该预期在我们的研究中喝咖啡的人吸烟率会更高。

假设在我们的队列中，每天喝5杯咖啡的人比从不喝咖啡的人吸烟更为普遍。即使咖啡没有影响，吸烟率的升高也会导致每天喝5杯咖啡的人心肌梗死率升高。更通俗地说，我们用不喝咖啡的人的心肌梗死发生率去估算每天喝5杯咖啡的人如果从未喝咖啡的心肌梗死发生率，这将造成低估，从而夸大了在喝咖啡的人里对每天喝5杯咖啡对心肌梗死的影响。同样，我们用每天喝5杯咖啡的人的心肌梗死发生率去估算从未喝咖啡的人如果每天喝5杯咖啡的心肌梗死发生率，这将造成高估。

5.11.5.3 调整已测量的混杂因素

与预测问题一样，我们可以根据潜在混杂因素对数据进行分层，使得每层内的混杂最少或消除。我们还可以采用标准化来消除总体效果估计中的混杂，但要再次强调，需要注重标准的选择。

为了说明这一点，让R_{xz}表示基线时每天喝x杯咖啡和每天吸z支香烟的人发生心肌梗死的发病率估计值，R_{0z}表示从不喝咖啡的人的发病率估计值。令W_{xz}表示每日喝x杯咖啡的人中由每天吸烟z支的人所贡献的人时比例。最后，令R_{xc}为基线时每天喝x杯咖啡的人中观察到的未调整的发病率，R_{0c}表示从不喝咖啡的人中估计的未调整的发病率。

目前假设咖啡使用模式的任何变化对队列中吸烟的人时分布的影响可以忽略不计。在校正吸烟的混杂后，每天喝5杯咖啡的人在如果从未喝过咖啡的情况下所预测的（即预期）发病率就是来自从不喝咖啡者的（参考）子群体中用每天喝5杯咖啡（目标）的人群的吸烟分布来加权所得到的吸烟别效应估计的平均值。

从代数上来说，该平均值是以下总和（在z上）：

$$\sum_z W_{5z} R_{0z}$$

这个总和通常被称为不喝咖啡者按每天5杯咖啡者的吸烟分布来标准化的发病率。这些术语掩盖了这样一个事实：这个总和是对每天喝5杯咖啡的人的预测，而不是对从不喝咖啡的人的预测。

根据最后的计算，对吸烟进行标准化之后的每天饮用5杯咖啡的人因饮用咖啡而导致心肌梗死发生率增加的估计值其实就是用每天5杯咖啡者的吸烟分布进行标准化的率比：

$$\sum_z W_{5z} R_{5z} / \sum_z W_{5z} R_{0z}$$

该公式揭示了简单标准化率比的共同特点：分子和分母总和中必须使用相同的权重W_{xz}。从这公式也可以发现，每天喝5杯咖啡的人中未经调整的率R_{5z}等于：

$$\sum_z W_{5z} R_{5z}$$

从而标准化比率可以改写为

$$R_5 \sum_z W_{5z} R_{0z}$$

该公式显示该率比是传统所观察到的未调整的率与未暴露情况下预期的率之比，或标准化发病率（SMR）。另一个标准化率比为

$$\sum_z W_{0z} R_{5z} / \sum_z W_{0z} R_{0z}$$

这与之前的标准化比例不同，权重取自从不喝咖啡者（W_{0z}），而不是每天喝5杯咖啡的人（W_{5z}）。按这个公式，分子之和是对那些从不喝咖啡的人如果每天喝5杯咖啡的话将会发生什么进行预测（期望），而分母之和等于不喝咖啡者中未经调整的发病率R_{0c}。因此，最后的标准化率比是对吸烟进行标准化之后的从不喝咖啡者若每天饮用5杯咖啡而导致心肌梗死发生率增加的估计值。

标准化的原理和算法都非常简单。不幸的是，如果混杂因素类别中发生的案例数量较小（少于5个左右），则该方法将受到各种技术问题的影响，包括可能的偏倚。这些问题可以通过扩大混杂因素类别或不调整某些测量的混杂因素来避免。不幸的是，这两种策略都可能导致混杂控制不完全。为了避免这些策略，许多研究者尝试通过使用多变量模型来控制混杂因素。这种补救方法有其自身的问题，其中一些问题我们将在模型设定真实性的小节中讨论。

另一个问题是标准化程序（以及典型的建模程序）没有考虑暴露因素对调整变量或其分布的潜在影响。因此，在前面的例子中，为了证明使用固定权重W_{xz}的合理性，我们引用一个不一定成立的假设，即咖啡使用量的变化只会对吸烟分布产生微不足道的影响。我们将在关于中介变量的小节中简要讨论这个问题。

5.11.5.4 无法测量的混杂因素

在我们假设的研究中，未测量的潜在混杂因素包括饮食和运动。假设"有健康意识"的人经常锻炼和低脂饮食，也避免喝咖啡，从而导致这些低风险的人集中在不喝咖啡的人里，因此高估了咖啡对风险的影响。

有时可以通过控制未测量混杂因素的影响路径上的变量来最大程度地减少其混杂效应。例如，如果运动和低脂饮食仅通过降低血清胆固醇和血压来降低心肌梗死风险，那么控制血清胆固醇和血压将消除运动和膳食脂肪的混杂。不幸的是，如果控制变量是我们的研究变量和结局变量之间的中介变量，这种控制也可能会产生偏倚。

如果外部信息可以表明我们研究中未测量的混杂因素与研究变量之间的关系，我们可以尝试使用间接方法来调整混杂因素；即使外部信息不可靠或不可用，我们也可以检查我们的结果对未测量的混杂因素的敏感性（Greenland，Lash，2008；VanderWeele，Arah，2011）。有时我们还可以预测混杂引起的偏倚的方向（VanderWeele，2008；VanderWeele et al.，2008）。最后，我们可以评估未测量的混杂因素的不确定性对我们关于效果的最终推论的影响（Greenland，Lash，2008；Lash et al.，2009）。

5.11.5.5 随机化和混杂

目前假设我们队列中的咖啡使用水平是通过随机分配的，并且参与者都努力地按照所指定的数量来喝咖啡。我们从这样的随机试验中对咖啡效果的估计是否仍然有混杂？根据我们之前对混杂的定义，答案是肯定的。要了解这一点，请注意，例如，完全由于偶然因素，每天喝5杯咖啡的人可能比从不咖啡的人平均年龄更大；这种差异会高估未经调整的每天5杯咖啡的效果，因为年龄是心肌梗死的重要危险因素。

然而，随机化有助于确保不同暴露组中混杂因素的分布不会相差太远。本质上，可以通过增加随机分组的样本量来尽可能降低严重混杂的概率。此外，如果使用随机化并且受试者遵循指定的处理，则调整后留下的任何混杂都将由估计值的标准误来解释，前提是使用正确的统计模型来计算效应估计值及其标准误（Robins，1988；Greenland，1990）。

5.11.5.6 中介变量

在效应估计中，我们必须注意区分中介变量和混杂变量。中介变量代表从研究暴露到结局事件的因果路径中的步骤。这种区别至关重要，因为控制中介变量会增加估计值的偏倚。

为了说明这一点，假设咖啡的使用会影响血清胆固醇水平，如Curb等（1986）的结果所示。然后，鉴于血清胆固醇影响心肌梗死风险，血清胆固醇是研究咖啡对该风险影响的中介变量。现在假设我们对血清胆固醇水平的队列数据进行分层。一些咖啡饮用者会因为咖啡的使用而处于高胆固醇类别，因此患心肌梗死的风险也会升高，但这些人将与同一层中从不喝咖啡的人进行比较，后者由于胆固醇升高而面临较高的风险。因此，咖啡通过胆固醇途径对心肌梗死风险的影响在胆固醇层内并不明显，因此胆固醇调整将低估咖啡对心肌梗死风险的影响。类似地，如果咖啡通过升高血压来影响心肌梗死的风险，那么血压调整将导致低估咖啡的作用。这种低估可以称为过度调整偏倚。

中介变量也可能是混杂因素，从而使研究者陷入严重的困境。考虑到血清胆固醇水平的大部分变化不是由于咖啡的饮用造成的，咖啡饮用与胆固醇之间的大部分（也许大部分）关联并不是由于咖啡的影响，而是与咖啡和胆固醇相关的因素（例如运动和膳食脂肪）所致。这意味着血清胆固醇也可能被视为咖啡-心肌梗死研究的混杂因素，并且未调整血清胆固醇的估计值将会有偏倚，除非它们也针对咖啡-胆固醇关联性的影响因素进行了调整。

假设一个变量既是中介变量又是混杂变量。通常不可能确定通过调整变量而产生的效应估计值变化有多少是因过度调整偏倚而引入，有多少是由于消除混杂所致。然而，在某些情况下，可以进行定性评估。例如，如果我们知道咖啡对血清胆固醇的影响很弱，并且咖啡和血清胆固醇之间的关联大多数是由于未控制的混杂因素（例如运动和饮食）所导致，那么我们可以得出结论，调整胆固醇后的估计值可能是两者中偏倚较小的那个。或者，如果我们准确地测量了所有影响咖啡与胆固醇关联性的因素，我们可以控制这些因素而不是胆固醇，从而获得不受过度调整偏倚和胆固醇混杂影响的估计值。最后，如果我们对咖啡的使用和胆固醇进行多次随时间变化的测量，就可以使用专门的技术来调整胆固醇的混杂效应，同时也不会有过度调整的问题（Hernán et al.，2000；Robins et al.，2000）。

5.11.5.7 直接和间接效应

通常,人们可能希望估计所研究的效应有多少是与中介变量间接相关的(从通过中介变量传递的意义上来说),或者有多少效应相对于中介变量来说是直接的(即不是由中介变量介导的)。例如,我们可能希望估计咖啡对心肌梗死风险的影响有多少是由于其对血清胆固醇的影响而造成的,或者有多少是由于咖啡对胆固醇以外的心血管因素的影响。

解决这个问题的一种常见方法是通过普通分层或回归方法调整血清胆固醇水平后估算咖啡-心肌梗死的关联性,然后所得估计值作为咖啡直接影响的估计值。该程序可能存在偏倚,因为它可能会由于血清胆固醇决定因素而引入新的混杂,即使这些决定因素并不会对(未经调整的)关联造成混杂(Robins,Greenland,1992,1994;Cole,Hermán,2002;Glymour,Greenland,2008)。尽管如此,只要有足够的数据,就可以使用特殊的分层或建模技术来分别获得直接和间接效应的估计值(Robins,Greenland,1994;Kaufman et al.,2005;Vansteelandt,2012;Valeri,VanderWeele,2013),但这些技术相比总效应的估计需要更强的假设。这些假设可以在一定程度上用敏感性分析进行评估(VanderWeele,2010)。

5.11.5.8 效应修饰(效应异质性)

效应估计通常需要考虑效应测量修饰,也称为效应修饰、效应变异或效应异质性。举个例子,假设每天喝5杯咖啡,我们队列中男性的心肌梗死发生率升高了1.40倍(即增加40%),但女性的心肌梗死发生率升高了仅1.10倍(即增加10%)。这种情况被称为性别的率比修饰(或变异或异质性),而性别被称为咖啡-心肌梗死率比的修饰因子。

再举一个例子,假设每天喝5杯咖啡会使我们队列中男性的心肌梗死发病率增加400例每10万人/年,但女性的心肌梗死率仅增加40例每10万人/年。这种情况被称为性别的率差修饰,而性别则被称为咖啡-心肌梗死率差的修饰因子。

最后一个例子,假设每天喝5杯咖啡会使我们队列中男性和女性的心肌梗死率都升高1.22倍。这种情况被称为性别间的率比同质性。

效应修饰和同质性并不是效应的绝对属性,而是效应测量方式相关的属性。例如,假设每日喝5杯咖啡的男性心肌梗死发生率从1 000例每10万人/年上升到1 220例每10万人/年,而女性心肌梗死率从400例每10万人/年上升到488例每10万人/年。那么,特定性别的率比均为1.22,不同性别的率比是同质的。相比之下,男性的特定性别率差为220例每10万人/年,女性为88例每10万人/年,因此存在因性别的异质性或而“修饰”。诸如此类的例子表明,不应将效应修饰与协同或拮抗等相互作用的生物学概念等同起来(Greenland,O'Rourke,2008;VanderWeele,2009)。

效应修饰可以通过所研究的潜在效应修饰因子进行数据分层来分析,从而估计每个层内的效应以及比较各层的估计。这种方法有几个潜在的问题。每个层中的研究对象数量可能太小,无法对特定层的效应进行稳定的估计,特别是在调整混杂因素之后。由于随机误差,各层的估计值可能会大幅波动。由此带来的另一个相关问题是,分层数据异质性的统计检验在很多情况下的功效极低,因此在传统显著性水平(例如0.05)上可能会遗漏很多(如果不是大部分)异质性。最后,混杂因素、失访、测量误差和其他来源造成的偏倚可能因层而异,在这种情况下,观察到的修饰模式将会存在偏倚。

5.11.5.9 效应修饰和外推性

假设我们成功地从研究中获得了近似无偏(内部真实)的估计值,然后我们可以讨论结果的外推性(外部真实性）问题。例如，我们可以讨论它们是否准确地反映了新目标人群中咖啡对心肌梗死发生率的影响。我们可以将这样的问题视为预测问题，其目标是预测咖啡对新目标群体的影响强度。从这个角度来看，效果估计的外推性只涉及一个额外的真实性问题，即在修饰因子对预测效应作用中的混杂。

假设在我们的研究队列和新目标队列中，每天喝5杯咖啡的男性因喝咖啡而导致的心肌梗死发病率增加400人，女性增加40人（每10万人/年）。如果我们的研究队列中有70%是男性，而新目标队列中只有30%是男性，那么我们研究队列中每天喝5杯咖啡的人的发病率平均增幅将为0.7×400+0.3×40=292，而新目标的增幅仅为0.3×400+0.7×40=148。因此，对我们研究队列中的平均增幅的任何有效估计都将倾向于高估新目标队列的平均增幅。换句话说，按性别对咖啡效应的修饰会对其在新目标队列中的效应预测造成混杂。若仅进行针对特定性别的效果预测，或根据新目标人群的性别分布将研究结果标准化，则可以避免这种混杂偏倚。

5.11.5.10 随访真实性

在我们的示例中，随访真实性意味着随访在每个比较的子队列中都是真实的。换句话说，在随访期的任何期间内，亚队列内的心肌梗死风险与亚队列中的删失风险无关。随访真实性成立的情况下，我们可以预期，在任何随访时间t，对于在t时间点丢失或退出的研究对象以及在t时间点后继续随访的研究对象，子队列中的心肌梗死率将相同。

事实上，我们应该预料到吸烟会导致随访偏倚：吸烟与心肌梗死和许多其他原因导致的死亡有关；吸烟与社会经济地位的关联也可能导致吸烟与失访之间的关联，从而导致高风险（吸烟）的人更容易删失。因此，未经调整的心肌梗死风险估计将低估整个人群中（包括删失和未删失的人）的风险。如果不同子群体的低估程度不同，就会导致相对风险的估计出现偏倚。

事实上，由于不同亚组的吸烟率存在差异，本例中的低估程度应该有所不同。然而，吸烟相关的删失不一定会对绝对效应产生有偏估计。例如，如果与吸烟相关的删失对每个亚组中的心肌梗死发生率统一低估15%，则所有率差也将被低估15%。

与混杂因素的控制类似，吸烟与心肌梗死和删失之间的关联产生的任何偏倚都可以通过调整吸烟来消除。如前所述，如果通过标准化进行调整，则应从目标子队列中选择标准分布。

由于有时候校正方法相同，一些研究者将随访偏倚归类为混杂的一种形式。然而，就导致对于偏倚的第三个变量的因果顺序而言，这两种现象是相反的：混杂的产生是由于研究暴露（咖啡使用）与其他暴露（例如吸烟）相关，且其他暴露又会影响结局风险；相反，随访偏倚的产生是由于研究结局的风险（心肌梗死）与其他终点风险（例如其他原因死亡或失访）之间存在关联，且其他终点结局也受暴露影响。因此，许多研究者将其归类为选择偏倚的一种形式（Kelsey et al.，1996；Hernán et al.，2004）。在这方面，请注意某些形式的随访偏倚无法通过调整来消除，因此并不类似于混杂（Hernán et al.，2004；Glymour，Greenland，2008）。这些问题在统计文献中以非独立竞争风险为主题进行了讨论（Slud，Byar，1988），并且类似于病例对照研究的选择偏倚问题，稍后将对此进行讨论。

5.11.5.11 测量真实性

与性别不同，咖啡使用、香烟使用、血压、胆固醇和年龄等连续变量是时间相关的协变量。除了年龄（其值在任何时候都可以从出生日期计算出来）之外，测量这些变量和估计其影响相当复杂。

单一基线测量无论多么准确，我们都不能合理地期望用它来充分总结研究对象的咖啡饮用、吸烟、血压或胆固醇等整个暴露史。即使可以通过单个汇总数字（例如吸烟总数）来大概获取研究对象暴露史的影响，基线测量也可能难以替代这个理想且未知的汇总数字。因此，可预见我们的示例中替代变量的误差会非常大。

5.11.5.12 研究变量中的替代变量误差

在测量研究变量时,替代变量的误差程度取决于我们所关心的变量的确切定义。反过来,这个定义应该反映我们所期望的假设效应。为了说明这一点,假设有如下急性效应:

喝1杯咖啡会立即增加短期内心肌梗死的风险。换句话说,喝咖啡是一个急性的危险因素。

这一假设并不排除咖啡的饮用也可能通过其他机制增加长期心肌梗死风险的可能性。只是它关注的不是慢性影响的问题。

为检验这一假设,一种方法是以人/日为单位比较喝了1杯、2杯、3杯或更多杯咖啡的人的心肌梗死率与不喝咖啡的人的心肌梗死率(调整混杂和随访偏倚)。如果我们只有基线数据,则基线每日饮用量作为后续每天消耗量的替代指标。基线测量可能无法代表随访结局过程中的日常饮用量。"标准"分析仅检查基线咖啡使用量与心肌梗死发生率的关联,相当于使用基线饮用量作为所有日后饮用量替代指标的分析。因此,如果将标准分析的估计值视为咖啡急性影响的估计值,则会出现很大的偏倚。

此示例中的替代变量误差对于结局来说主要是差异性的:在早期随访中,人/日累积得更快,而使用基线饮用量作为替代指标的误差相对较低;相反,心肌梗死事件在后期随访中累积得更快,误差可能更高。这种累积的差异说明了一个重要的普遍观点:即使变量是在结局事件之前测量的,变量中的误差也可能是差异性的。当误差与结局的危险因素相关时,就会出现这种现象;在我们的示例中,误差与随访时间以及年龄相关。当测量基于替代变量时,很可能会发生这种关联。

现在假设我们要检验以下慢性效应假设:

每喝1杯咖啡最终会导致心肌梗死风险的长期升高。

这一假设的提出是因为有报告说喝咖啡会导致血清脂质水平升高(Curb et al.,1986);它关注的不是一个急性影响的问题。检验这一假设的一种方法是以人/月为单位比较不同累积咖啡剂量的心肌梗死发生率(也许在计算剂量时考虑滞后期;例如,人们可能会忽略最近1个月的饮用量)。然而,如果我们只有基线数据,则必须使用基线每日饮用量来构建一个替代指标来表示随访期间每个月的累积饮用量。这种构造可以通过几种不同的方式来完成。例如,我们将他们在基线时的每日饮用量乘以他们在18岁到某天之间的生存天数,从而估计研究对象在该特定日期之前的累积饮用量。该估计假设咖啡从18岁开始饮用,基线时候的每日饮用量是自该年龄以来的平均每日饮用量。我们应该预料到,这种粗略的累积饮用量计算方法会出现相当大的误差。

估计慢性影响的偏倚程度可能与估计急性影响的偏倚程度有很大不同。此外,如下所述,由于替代指标的误差的存在,研究者几乎不可能区分急性和慢性影响。

5.11.5.13 错误分类和趋于无关联的偏倚

尽管测量误差可能会使效应估计产生偏倚,但在某些情况下能够预测偏倚的方向。对于二分类变量的测量,无论真实的分类如何,若测量得到的分类比随机分类更准确,则该测量就优于随机分类。换句话说,如果正确的可能性大于错误的可能性,则无论真实的分类如何,测量都比随机更好。给定两个二分类变量,具有独立非差异性的优于随机的测量不会夸大或逆转所观察到的变量之间的关联。换句话说,优于随机的测量的独立非差异性误差所产生的任何偏倚只能接近无关联(相对风险等于1),而不是远离无关联。

如果任一变量具有两个以上的水平,则(与1990年之前的大多数文献中的论断相反)前面的条件不足以保证所产生的偏倚只会趋于无关联,而非远离(Dosemeci et al.,1990)。这种不足即使存在,独立且非差异的误差也可以增加任何由此产生的偏倚趋向于无关联的可能性,尽管不能确证所观察到的关联的方向是正确(Weinberg et al.,1994)。有关测量误差和趋于无关联的偏倚的进一步讨论,请参阅Flegal等(1991)、Wacholder等(1991)、Weinberg等(1994)、Rothman等(2008)、VanderWeele和Hernán(2012年)以及Gustafson

和Greenland(2017)。

有一种重要的情况是,在独立非差异性测量误差的假设下,趋向于无关联的偏倚具有特别高的合理性:在二分类治疗和结局的双盲临床试验中,若对治疗状态成功设盲,那么在结局评估时治疗和结局的测量误差应该是独立和非差异性。因此,成功的盲法有助于确保(尽管不能保证)测量误差产生的任何偏倚都会低估治疗差异(保守偏倚)。

5.11.5.14 测量误差和混杂因素

如果一个变量的测量有误差,那么针对该变量调整后的估计值仍然会受到该变量的影响。这种残余混杂的出现是由于测量误差导致的,这使得按该变量分层后,层内并不同质(Greenland,1980)。

为了说明这一点,以基线时的每日吸烟量为例。该变量可以被视为随访后每天吸烟量的替代指标或可用于构建累积吸烟量的估计(类似于前面讨论的累积咖啡变量)。假设我们根据基线吸烟测量构建累积吸烟指数并根据该指数进行数据分层。在该指数的任何层中,累积吸烟量可能会存在较大的变异范围。例如,两名40岁的研究对象在基线时每天吸一包烟,计算得到相同的吸烟指数,因此最终处于同一层。然而,如果其中1个人在基线后立即戒烟,而另1个人继续每天吸1包烟,那么经过10年的随访,前者的吸烟量将比后者少10包/年。

现在假设累积吸烟量与累积咖啡消费量呈正相关。然后,即使在吸烟指数的同一层内,我们也应该预期咖啡消费量高的人实际上会仅因为吸烟量较高而表现出较高的心肌梗死率。因此,根据吸烟指数调整咖啡效果的估计仍然会受到累积吸烟量的影响。

在某些情况下,所研究的变量可能看起来有影响(或没有影响),只是因为对表面上不重要的混杂因素的测量不够好。例如,当重要混杂变量的测量存在较大的非差异性误差时,就会发生这种情况。这种误差通常会降低该变量与暴露的明显关联,并且还会使该变量看起来是一个弱危险因素,可能比研究暴露弱。这继而会使该变量看起来只是微弱的混杂,对该变量进行调整只会使结果产生很小的变化。然而,这种表面现象是假的,因为对所测量的变量进行调整几乎不会消除该变量带来的实际混杂。

举个例子,假设人格相关的冠心病发病倾向仅通过基线是或否的问题来衡量:您认为自己是一个努力的人吗?对原始结构的这种粗略测量可能显示出与咖啡饮用或心肌梗死之间的微弱关联,并且对其进行调整几乎不会对咖啡效应的估计产生影响。然而,假设有冠心病发病倾向人格的人更偏好喝咖啡。这种现象将导致冠心病易感人群集中在咖啡饮用者中(从而导致心肌梗死率虚假性升高),即使在根据该人格问题的回答进行分层之后也是如此。

人们通常期望对非差异性错分的混杂因素进行调整,得到一个介于未调整估计值和针对混杂因素真实值调整后的估计值之间的估计值(Greenland,1980)。不幸的是,如果真正的混杂因素有两个以上的水平,根据错分的混杂因素进行调整可能比未经调整的估计值具有更大的偏倚(Brenner,1993);如果混杂因素以相反的方向影响暴露和未暴露的研究对象,这种偏倚甚至可能发生在两个水平的混杂因素上(Ogburn,VanderWeele,2012)。当调整了影响错误分类的因素,也可能加剧偏倚(Greenland,Robins,1985)。然而,如果混杂因素对暴露状态的影响都是同一方向,并且其错误分类相对于暴露和结局而言是独立非差异的,对错误分类的混杂因素进行调整所得到的估计值将在未调整的估计值和针对真实混杂因素值调整的估计值之间(Ogburn,VanderWeele,2012,2013)。

5.11.5.15 测量误差和效应分离

测量误差会影响调整过程的有效性,从而严重影响我们对研究变量不同效应的辨别。假设在我们的例子中,我们希望估计咖啡的急性和慢性影响的相对强度。为此,我们必须考虑急性和慢性效应会受到混杂的影响。在研究急性效应时,高咖啡消费量的人/日最常出现在累积咖啡消费量高的人中。因此,如果累积咖啡消费量是一个危险因素,那么它将成为估计咖啡消费的急性效应的混杂因素。类似地,如果咖啡消费会产生急性效应,那么这将对累积消费的慢性影响的估计造成混杂。

不幸的是,累积消耗量和每日消耗量的测量都存在相当大的误差。因此,观察到其中一方的任何效应可能全部或部分归因于另一方,即使另一方几乎没有或没有明显的效应。

5.11.5.16 重复测量

在测量随时间变化的变量时,降低替代变量误差程度的一种昂贵但有效的方法是在随访期间进行重复(系列)测量,并要求研究对象在基线时报告此类变量在基线前的情况。在我们的示例中,可以询问研究对象首次使用咖啡和香烟的年龄以及不同年龄段的消费水平;然后可以每隔一两年重新联系他们一次,以评估他们当前的消费情况。当然,并非所有研究对象都愿意配合这种主动随访,造成额外的样本量损失,但测量精度的提高可能远比这一损失更重要。

5.11.5.17 发生率评估中的错误

评估发生率时测量误差的一个重要形式是结局事件的误诊。在艾滋病的例子中,艾滋病的假阳性诊断将低估潜伏期,而假阴性诊断将高估潜伏期。在本示例中,假阳性错误将高估心肌梗死率,而假阴性错误将导致低估。当研究依赖于现有的监测系统或记录来检测结局事件时,应特别关注这些错误。

在某些特殊情况下,只要误差对观察到的人时影响很小,误差就不会引起估计值的偏倚。如果误诊的唯一形式是假阴性错误,则以这种方式遗漏的结局事件的比例在各队列中是相同的,并且如果不存在随访偏倚,则相对风险估计就不会因诊断不足而被歪曲。假设在我们的示例中,所有记录的心肌梗死事件都是真正的心肌梗死,但在每个子队列中,有10%的心肌梗死被遗漏。每个亚组的心肌梗死率将被低估10%;然而,如果我们考虑任意两个发病率,例如R_0和R_s,则观察到的率比将为:

$$\frac{0.9R_s}{0.9R_0}=\frac{R_s}{R_0}$$

这并没有因为心肌梗死的诊断不足而扭曲。尽管如此,如果咖啡主要诱发“无症状”心肌梗死,而这些是最常见的未确诊事件,那么咖啡的效应就会被低估。

类似地,如果误诊的唯一形式是假阳性错误,则不同队列中的假阳性率是相同的,如果没有随访偏倚,那么误诊率的差异不会因过度诊断而扭曲。假设我们的示例中所有子队列中的假阳性率为R_f;那么,如果我们考虑任意两个真实的发病率,例如R_0和R_5,则观察到的率差将为:

$$(R_5+R_f)-(R_0+R_f)=R_5+R_0$$

这并没有因心肌梗死的过度诊断而扭曲。然而,如果心肌梗死存在非差异性漏诊(如我们示例中的情况),则率的差异将被低估。

5.11.5.18 模型设定真实性

如前所述,使用不正确模型(设定误差)的统计方法可能会导致估计偏倚以及不合理的统计检验和区间估计。所有统计技术,包括非参数方法,都必须为生成数据的过程假设某种模型;然而,在没有随机化或随机抽样的情况下,几乎不可能确定“正确”的抽样模型。此外,结构假设很少(如果有的话)能够完全满足。因此,应该预料到会出现一些设定错误。如上述,模型设定的最小化必须依赖于根据数据和有关生成数据的过程的背景信息检查模型。

回想一下,在本示例中,每天5杯咖啡与从不喝咖啡者的未调整率比估计值1.22,95%CI上下限为1.00

和1.49，P值为0.05。假设这些数字是通过传统的人时方法获得的（Rothman et al.，2008）。这些方法是在给定每天喝5杯咖啡和从不喝咖啡的病例总数的情况下，基于每天喝5杯咖啡的病例数的二项抽样模型。在我们的例子中，该模型的真实性取决于这样的假设：在随访期间，亚组内的心肌梗死率保持恒定。由此可见，该模型（以及之前给出的统计数据）在我们的示例中是无效的，因为各组的人在随访期间逐渐变老，心肌梗死率必然随着随访时间的推移而增加。

刚才提到的无效性可以通过根据随访时间或影响随时间变化的发生率的变量（此处为年龄）进行分层来纠正。分层只需足够精细以确保分层内的心肌梗死率随时间的变化可以忽略不计。然而，如前所述，我们还必须针对吸烟以及可能导致混杂或随访偏倚的其他因素进行调整。如果我们进行非常精细的分层以消除这些来源的所有偏倚，则得出的估计值将难以确定或不稳定，以至于无法告诉我们咖啡与心肌梗死之间的关系。

此类问题的标准解决方案是使用回归模型计算调整后的估计值。这些结构模型基于研究变量联合效应的一系列假设（通常是相当强的假设）。这些模型能够利用原本极其稀疏的数据进行效应估计和假设检验，但代价是由于违背模型的假设而产生更大的偏倚风险（Robins，Greenland，1986）。有关队列建模的更多详细信息，请参阅Breslow和Day（1987）、Hosmer和Lemeshow（2000）、Kelsey等（1996）、Checkoway等（2004）、Jewell（2004）和Greenland（2008a，2008b）。

5.11.5.19　队列示例的总结

本小节中使用的示例说明了队列研究效应估计真实性的最常见威胁。咖啡对心肌梗死影响的未经调整的估计会受到许多变量（例如吸烟）的影响，并且会存在随访偏倚。如果必须控制的变量数量太多，仅通过分层就无法充分控制这些变量的影响。心肌梗死率关于咖啡和混杂因素的真正函数式尚不清楚，因此基于多变量模型的估计可能存在偏倚。即使这种偏倚并不重要，我们的估计仍然会受到混杂影响，因为我们无法准确测量关键的混杂因素。最后，我们无法准确合计咖啡消费量，这将进一步影响我们的估计，从而无法可靠地区分咖啡使用的急性和慢性影响。

由于存在多种未知程度和不同方向的偏倚来源，我们似乎无法从前文所描述的研究中得出有关咖啡效应的结论，只能说明咖啡没有产生很大的效应。这种类型的结果只能排除非常大的效应，但还是非结论性的，这在整个基于观察性数据的流行病学分析领域很常见。特别是，当所分析的数据不是为了解决有争议的假设而收集时，不确定的结果很常见，因为此类数据通常缺乏对关键变量的准确测量。

5.11.5.20　病例对照研究中的特殊问题

队列研究的实际操作比较困难，这使得病例对照研究设计有广泛发展。此类设计的一个显著特征是基于个体结局有目的地抽样。在基于人群或人群发起的病例对照研究中，首先确定一个有结局发生风险的人群，并在特定时间段或风险期内进行研究。正如在队列研究中一样，人们试图确定高危人群的结局事件。然而，与队列研究不同的是，病例对照研究选择出现了结局事件（病例）的人群和处于风险中的整个人群的“对照”样本，以确定暴露和协变量状态。

在以病例启动的病例对照研究中，首先要确定研究病例的来源（例如，医院急诊室是心肌梗死病例的来源）。然后尝试识别风险总体，使得病例源自于该总体中发生的所有病例的随机或完整样本。从该来源招募发生在整个风险期的病例；选择对照是为了该风险期间内风险人群的暴露分布。病例对照研究也可以从现有的一系列对照开始（Greenland，1985）。无论病例对照研究如何启动，真实性评估最终都必须指向能代表研究推断目标的风险人群。

5.11.5.21 病例对照研究中的相对风险估计

对照样本里可以排除病例，也可以不排除病例。如果在风险期内成为病例的人不会纳入对照组（如传统的病例对照设计），则可能需要在“罕见病”假设下用病例对照数据估计RR值。相反，如果在风险期内成为病例的人也能纳入对照组（如新的病例对照设计），则不需要罕见疾病假设。这些要点在本章开头引用的教科书中进行了讨论。

以下是关于病例对照估计的基本原理和范例。我们希望研究饮用咖啡对首次心肌梗死发生率的影响，并且我们选择了一个为期1年风险期的研究人群（例如，特定城镇中40～64岁的所有居民）。在风险期间的任何时刻，处于危险中的人群是指该选定人群中尚未患有心肌梗死的人。

假设危险人群中在风险期内从不喝咖啡的平均人数为20 000人，平均每天喝5杯咖啡的人数为10 000人，从不喝咖啡的人中有120例首次心肌梗死，每天喝5杯咖啡的人中有90人首次出现心肌梗死。然后，如果无误地观察整个人群，则不喝咖啡者和每天喝5杯咖啡者的发病率分别为

$$\frac{120}{20\,000\text{人/年}} = \frac{90}{10\,000\text{人/年}}$$

因此，如果我们观察整个人群，估计的率比将是：

$$\frac{90/10\,000\text{人/年}}{20\,000\text{人/年}} = \frac{90/120}{10\,000/20\,000\text{人/年}} = 1.50$$

这一估计仅取决于两个数字：病例中每天5杯咖啡与从不喝咖啡者的相对比例（90/120），以及处于危险中的人年的相对比例（10 000/20 000）。这两个相对比例通常称为病例暴露比值和人群暴露比值。第一个相对比例（分子）可以通过调查风险期内发生的所有新发心肌梗死病例的无偏样本来估计，第二个相对比例（分母）可以通过调查风险期内的危险人群的无偏样本来估计。病例和对照样本调查的相对比例之比的无偏估计为1.50，该估计称为样本比值比。

关于上述论点，应仔细注意三点。第一，没有作出罕见病假设。第二，风险人群的对照样本是在整个风险期（而不是风险期结束时）累积的；这种抽样称为密度抽样（Rothman et al., 2008）或风险集抽样（Breslow, Day, 1987）。第三是由于是密度抽样，抽样时，被选为对照样本的某些人可能在风险期后期发生心肌梗死，也成为病例样本的一部分。进行密度采样的方法可以在本章开头引用的教科书中找到。

5.11.5.22 病例对照研究的真实性条件

病例对照研究的主要优点是时间短，并且较少的样本量就能达到与队列研究相同的统计功效。主要缺点是必须满足更多条件才能确保其真实性（除了队列研究示例中列出的四个条件之外），因此，更有可能出现偏倚。

假设我们的病例对照研究数据得出未调整的比率估计值（比值比）为1.50，95%CI限为1.00和2.25。只有满足以下一系列条件才能说明该估计值作为每天喝5杯咖啡（相对于不喝咖啡）对心肌梗死率的影响的估计是真实的：

（C）比较真实性：如果高危人群中每天喝5杯咖啡的人不喝咖啡，他们的心肌梗死事件随时间的分布将与从不喝咖啡的人的分布大致相同。

（F）随访真实性：在由咖啡使用情况定义的每个亚群中，删失风险（即因心肌梗死以外的事件而结束随访，例如移民或其他原因导致的死亡）与心肌梗死风险无关。

（Se）选择真实性：包括两个组成部分。

第一，病例选择真实性：如果仅研究风险期内人群中发生的心肌梗死病例的子集（例如，由于未能检测到所有病例），则该子集提供了所有在该风险期内的病例不同咖啡饮用水平的无偏估计。

第二，对照选择真实性：对照样本提供了风险期内风险人群不同咖啡饮用水平的无偏估计。

(Sp)模型设定真实性：亚群中心肌梗死事件随时间的分布可以通过统计模型来近似估计。

(M)测量真实性：分析中使用的所有变量测量值都非常接近变量的真实值。

病例对照研究中的比较真实性、随访真实性、模型设定真实性、效应修饰和外推性等问题与随访研究中的问题类似，因此这里不再讨论。

病例对照研究容易受到某些测量误差问题的影响，影响比前瞻性队列研究中的更严重。我们将首先讨论这些问题，然后探讨选择真实性和建模。最后，我们将简要讨论回顾性队列研究中的类似问题。

5.11.5.23　回顾性核实

一类特殊的测量误差是由于对随时间变化的回顾性核实而产生的；也就是说，尝试测量变量过去的数值。回顾性核实必须基于个人记忆、过去数值的现有记录或两者的某种组合。因此，这种核实通常会受到错误回忆、丢失或错误记录以及现有记录中缺乏直接测量的影响。

回顾性核实可能是队列研究的重要组成部分。例如，前面讨论的咖啡和心肌梗死的队列研究可以通过在随访开始之前询问受试者他们的咖啡饮用和吸烟情况来改进。这一信息可用于构建咖啡累积饮用指数，比单独从基线消费构建更好，尽管最终的指数仍然会包含由于错误回忆而导致的误差。

除非所有研究对象都有过去测量的记录，否则需要在选择研究对象之后对病例和对照进行测量。因此，与队列研究不同，大多数时间相关变量的病例对照研究依赖于回顾性核实。在我们的例子中，要确定访谈前10年的每日咖啡消耗量可能比确定前1个月的误差要大得多；病例对照研究对于探讨急性效应比探讨慢性效应更准确。尽管如此，如果急性效应和慢性效应会很大程度混淆在一起，长期记忆的不准确将导致无法区分短期效应和长期效应。如前所述，这种混杂可能会出现在队列研究中。然而，在队列研究中，通过重复测量可以最大限度地减少这种混杂因素。相比之下，即使要求研究对象提供详细的纵向病史，在基于回忆的病例对照研究中，这种混杂也是不可避免的。

应注意，一些病例对照研究可以获得与队列研究中相同质量的暴露测量值，并且一些队列研究中的暴露测量值可能并不比一些病例对照研究中使用的测量值好。例如，通过提取常规医疗记录得到测量值的队列研究，测量误差不会比病例对照研究的少。

5.11.5.24　影响结局的测量

病例对照研究中一个常见的潜在问题是影响结局的回忆，通常称为回忆偏倚。该术语指的是结局事件会影响对过去事件的回忆，从而产生差异性测量误差。例如，出生缺陷的病例对照研究中就有这样的例子。如果生育了有缺陷的孩子，这种经历会增强母亲对产前暴露的回忆，或者增加了她们假阳性报告的频率，此时得到的RR估计值就会因病例回忆结局的影响而被高估。这种偏倚可能会被其他偏倚所抵消，例如对照组的回忆偏倚，使得由于错误测量而导致的偏倚的最终方向和大小难以被预测(Drews，Greenland，1990)。

为防止因受结局影响的回忆而产生偏倚，常用的方法是将对照组也限制在被认为与病例有相似回忆的群体中。不幸的是，人们通常无法判断这种限制性选择能在多大程度上纠正受结局影响的回忆带来的偏倚。更不幸的是，人们通常无法判断这种限制产生的选择偏倚是否比试图纠正的回忆偏倚更严重(Swan et al.，1992；Drews et al.，1993)。

当结局影响心理或生理测量时，就会出现类似于结局影响回忆的问题。这在营养水平和慢性病的病例对照研究中尤其值得关注。例如，如果结肠癌导致血清视黄醇水平下降，那么如果在癌症发生后测量血清视黄醇，则血清视黄醇作用的RR将被低估。这种类型的错误可以被视为替代变量误差，结局发生后的测量值不能很好地代表关注的结局出现前的测量值。

5.11.5.25 选择真实性

选择真实性很容易理解,但验证起来却异常困难。违背选择真实性条件称为选择偏倚。许多病例对照设计和现场方法都是为了避免这种偏倚(Kelsey et al.,1996;Koepsell,Weiss,2003;Rothman et al.,2008)。

在某些情况下,可能会找到决定研究对象是否纳入研究的一个或多个影响因素。在这种情况下,如果我们对其中某个因素有准确的测量,我们就可以根据该因素进行分层(或以其他方式进行调整),从而消除该因素造成的选择偏倚。由于有这种可能性,部分研究者将选择偏倚归类为混杂的一种形式。然而,有些形式的选择偏倚无法通过调整来消除。这些要点将在以下小节中进行说明。

5.11.5.26 病例选择真实性

如果能够识别风险期内高危人群中发生的每一个病例,则可以最大限度地减少病例选择偏倚(尽管由于不参与而导致的偏倚仍可能很大)。这需要一个针对所研究结局的监测系统,例如基于人群的疾病登记。在我们的咖啡心肌梗死示例中,我们很可能需要利用现有资源(例如急诊室入院记录、救护车服务记录和护理人员记录)构建心肌梗死监测系统。

即使可以识别所有关注的病例,由于未能获得所有病例的信息,也可能会出现选择偏倚。在我们的例子中,许多病例在采访之前就已经死亡。对于这种情况,只有两种选择:尝试从其他来源(例如近亲或同事)获取信息,或者从研究中排除此类情况。第一种选择会增加研究中的测量误差。如果咖啡对致命性和非致命性心肌梗死风险的影响不同,或者咖啡对心肌梗死生存风险有影响,则第二种选择将引入偏倚。为了说明这一点,假设发生心肌梗死时喝咖啡会降低一个人活着到达医院的机会。那么,心肌梗死幸存者中喝咖啡的比例将不足以代表所有心肌梗死病例中的比例。如果将致命性心肌梗死病例排除在研究之外,就会导致率比的低估。

如果将研究结局重新定义为非致命性心肌梗死,虽然似乎可以消除本例中的病例选择偏倚,但这并没有消除偏倚,只是将其重新分类为由于差异性删失所导致的偏倚(随访偏倚的一种形式)。在一项非致命性心肌梗死的研究中,致命性心肌梗死是与非致命性心肌梗死风险相关的删失事件;如果致命性心肌梗死也与咖啡的使用有关,那么结果将低估非致命性心肌梗死的发生率。更一般地说,通常不可能通过限制结局来消除偏倚。

不幸的是,对于拒绝参与或无法找到的病例,排除是唯一的选择。在我们的示例中,如果这种排除的情况在咖啡使用者中更常见,那么就会导致率比的低估。然而,假设在吸烟的水平范围内,这些排除的病例在喝咖啡的水平上跟其他病例没有什么不同。那么对吸烟进行调整将消除因拒绝和未能找到病例而引起的选择偏倚(当然,这种调整需要精确的吸烟测量,这本身就是一个问题)。

由于未能检测到某些病例而产生的偏倚有时称为检测偏倚。如果我们的监测系统仅使用住院病例,许多院外心肌梗死死亡将被排除在外,并且可能会导致此处描述的那种检测偏倚。

5.11.5.27 对照选择真实性

如果人们能够在风险期间的每个时间识别出处于风险中的每个人,那么对照组的选择偏倚就可以最小化(尽管由于不参与而导致的偏倚仍可能很大)。在这种情况下,有许多概率抽样技术可以把整个风险人群作为抽样框架从中选择对照。不幸的是,这是很特殊的情况。

许多研究试图通过使用现有的总体列表来近似理想的抽样情况。一个例子是通过随机进行电话号码拨号进行对照选择;例子中,虽然整个(住宅电话号码)清单并未直接使用,但仍可作为高危人群的部分列举。此列表不包括没有电话号码的人。在我们的示例中，如果没有电话号码的人比有电话的人喝的咖啡少，则通过随机电话号码拨号选择的对照组将过度代表高危人群中的咖啡使用情况。结果将是低估率比。

人们可以重新定义上一示例中的危险人群，以便通过将研究限制在拥有电话的人中，从而不存在与电话相关的选择偏倚。这需要将没有电话的人从病例系列中排除，由此产生的相对风险估计不会出现选择偏倚。这种限制的唯一重要局限是该估计值可能仅适用于拥有电话的人群，这是一个外推性问题，而不是选择偏倚问题。类似地，通常可以通过对危险人群（即对照组）进行限制来防止混杂或选择偏倚。然而，在这种情况下，必须注意对病例也应用相同的限制，并避免使用基于暴露发生后的事件作为限制（Poole，1999；Rothman et al.，2008）。

即使可以识别出所有处于危险中的人群，由于未能获得所有被选为对照组的人的信息，也可能会出现选择偏倚。其影响与病例选择偏倚的影响相反。在我们的例子中，如果对照组的人拒绝参与或无法定位的人往往比其他对照的人喝更多的咖啡，就会导致率比被高估。这与病例中相同的倾向性所导致的低估截然相反。

更一般地，人们可能期望病例和对照的选择概率与研究变量的关联方向相同。如果是这样，由此产生的病例选择偏倚和对照选择偏倚将是相反的方向，因此，在某种程度上，它们将相互抵消，尽管不是完全抵消。为了说明这一点，假设在案例中，每天5杯咖啡的人拒绝参与的比例为0.05，从不喝咖啡的人拒绝参与的比例为0.02，而对照组中类似的比例为0.20和0.10。这类拒绝参与将导致病例中每天5杯咖啡与从不喝咖啡者的比值被低估0.95/0.98=0.97倍；继而导致率比被低估3%。在对照中，比值将被低估0.80/0.90=0.89；这导致高估1/0.89=1.12倍，即率比高估12%。率比估计中的净选择偏倚将为0.97/0.89=1.09，即高估9%。

有关对照选择真实性的进一步讨论，请参阅本章开头引用的教科书，以及Savitz和Pearce（1988）、Schlesselman（1992）、Swan等（1992）和Wacholder等（1992）。

5.11.5.28 匹配

在队列研究中，匹配是指暴露子队列的选择方式，使得子队列间用于匹配的因素具有相似分布。如果匹配的因素能被准确测量，并且失访的比例不依赖于匹配的因素，那么队列匹配可以防止匹配因素带来的混杂，尽管也可以通过统计分析来控制匹配的因素（Weinberg，1985）。

然而，在病例对照研究中，匹配是指以某种方式选择研究对象，使得病例和对照间某些因素的分布相似。由于病例对照匹配不会改变高危人群，因此这种匹配本身并不能防止匹配因素造成的混杂。事实上，现在人们广泛认识到病例对照匹配是选择偏倚的一种形式（Glymour，Greenland，2008；Rothman et al.，2008）。这种偏倚可以通过调整匹配因子来消除；如果该因素的匹配做得很好并准确测量，则此调整还可以控制该因素的混杂因素。

举个例子，假设高危人群中有一半是男性，男性往往比女性少喝咖啡，并且我们的病例中大约75%是男性。如对照组选择不存在偏倚，那么所产生的对照组应50%是男性。然而，如果我们将对照根据性别与病例进行匹配，则约75%的对照将是男性。因为男性喝的咖啡比女性少，而且男性会在匹配的对照组中比例过高，那么匹配的对照组在高危人群中的咖啡使用比例就会较低。但请注意，匹配不会影响对照组中特定性别的咖啡饮用比例，因此特定性别和性别调整后的估计值不会受到匹配的影响。换句话说，可以通过调整匹配因子来消除匹配产生的选择偏倚。

由此得出的结论是，匹配需要控制匹配因素。为了避免增加不必要控制的因素数量，应限制匹配因素的数量，只对很可能需要控制的因素进行匹配。特别是，匹配通常最好限于已知的重要混杂因素，例如前面示例中的年龄和性别（Rothman et al.，2008）。

一般来说，匹配的主要理论价值是它有时可以减少调整估计量的方差。然而，在某些情况下，匹配可以使对照选择更容易，因此可在实践中合理使用。例如，邻里对照可能比没匹配的一般人群对照更容易实现。此外，虽然邻里匹配需要使用匹配分析方法，但邻里匹配结果将包含对与邻里相关的因素（例如社会经济地位和空气污染)的混杂控制。

5.11.5.29 特殊对照组

在以下情况,有时候也会选择一个显然不能代表高危人群的特殊对照组:(1) 该组将充分反映研究因素在高危人群中的分布;(2) 对照组中的选择偏倚与病例组中的选择偏倚具有相同的大小(因此相互抵消)。第一个理由在死亡率病例对照研究中很常见,其中将死于其他选定死因的人当作对照;在此类研究中,只有当对照组的死亡原因与研究因素无关时,才能保证选择的真实性。第二个理由在使用医院病例和对照的研究中很常见;特别是,如果对照组与研究因素无关,并且研究疾病和对照组具有成比例的暴露特定入院率,则可以在此类研究中确保选择真实性(Schlesselman,1992)。

特殊对照组的选择通常是高危人群中经过精心挑选的一小部分人。因此,使用特殊对照组需要仔细检查研究因素可能影响进入子集的机制。参见Schlesselman(1992)和Kelsey等(1996)讨论了评估特殊对照组的实际问题,Rothman等(2008)讨论了死亡率病例对照研究(所谓的成比例死亡率研究)的真实性原则。

5.11.5.30 病例对照模型

病例对照分析最流行的模型是logistic模型。许多教科书都介绍了病例对照分析的logistic建模的详细信息,包括Breslow和Day(1980)、Schlesselman(1992)、Kelsey等(1996)、Hosmer和Lemeshow(2000)、Jewell(2004)和Greenland(2008b)。

病例对照模型的一个重要方面是匹配因素需要特殊处理。例如,假设匹配是根据年龄(每5年为一类)进行的,并且年龄与研究暴露相关。为了控制匹配产生的选择偏倚,必须采用以年龄作为分层因素的条件logistic回归,或者将每个年龄匹配类别的指示变量放到普通logistic回归校正(后一种策略的缺点是每个年龄层需要大约10名或更多的人才能得到准确的估计)。简单地将年龄作为连续变量输入模型可能无法充分控制匹配引起的偏倚。

病例对照例子总结如下:

本小节中的示例说明了病例对照研究中最常见的真实性有关问题(除了已经讨论的队列研究之外)。在对可能的混杂因素和随访偏倚进行调整后(按照队列研究中描述的路线),可能仍然存在不可挽回的选择偏倚,特别是如果我们仅使用选定的病例组(例如心肌梗死幸存者)或对照组(例如医院对照)。此外,回顾性核实将导致比前瞻性核实更大的测量误差,并且其中一些误差可能是差异性的。

考虑到病例对照研究有更多未知大小和不同方向的潜在偏倚,从上述研究中(如队列示例中)除了显示咖啡确实没有大的影响以外,似乎不能得出关于咖啡效应的任何结论。同样,这在整个基于观察性数据的流行病学分析领域很常见。

5.11.6 回顾性队列研究中的特殊问题

队列研究根据研究人群是在研究的随访之前还是之后确定,可以分为两种主要类型。在随访之前确定所有研究对象的研究称为现时或前瞻性队列研究,在随访之后确定所有研究对象的研究称为历史或回顾性队列研究。

与病例对照研究类似,回顾性队列研究通常需要特别考虑回顾性核实和选择真实性的问题。特别是,从结局事件出现后获得暴露或协变量历史的回顾性队列研究很容易受到结局影响测量的偏倚。例如,假设一家公司癌症发病率的研究必须依靠公司人员来确定相关暴露期间工厂中各种暴露的位置和性质。如果这些人员知道病例发生的地点(例如出现公开的“聚集性”病例时),可能会导致暴露评估出现偏倚。如果暴露或协变量历史在结局事件出现后再确认,那么此类问题也可能出现在前瞻性队列研究中。

回顾性队列研究也可能存在类似于病例对照研究中的选择偏倚。例如,假设一项回顾性队列研究依靠公司记录来识别工厂员工队列的成员。如果员工记录的保留(以及因此将该员工识别为队列成员)与该员工的暴露和结局状态相关,则在不完整的研究队列中观察到的暴露-结局关联可能很难代表暴露-结局关联在整个工厂员工队伍中的情况。

5.11.7 结论

真实性条件的不确定性是流行病学研究不能得到明确结论的主要原因。当有多个类似的研究相互补充时,即当新的研究能有效控制早期研究中存在的一个或多个偏倚来源时,这种不确定性可以部分克服。理想情况下,在进行足够的补充研究后,每个已知或可疑的偏倚来源可能在至少一项研究中变得不重要。如果此时所有研究结果都显得一致(咖啡和心肌梗死的情况并非如此,而吸烟和肺癌的研究是一个很好的例子),流行病学界可能会对效应及其强度达成一定的共识。

然而,即使在这样理想的情况下,我们也应该记住一致性并不等于真实性。例如,所有研究中可能存在一些未被发现的偏倚来源,使得它们始终都偏向同一方向。或者,所有已知的偏倚来源可能都处于同一方向,因此,如果没有一项研究消除所有已知的偏倚来源,则所有研究仍然存在同一方向的偏倚。这些问题可以通过敏感性分析或更复杂的风险分析和偏倚分析方法来暂时解决(Eddy et al.,1992;Greenland,Lash,2008;Lash et al.,2009;VanderWeele,Arah,2011;Greenland,2014)。出于这些和其他原因,许多研究者提醒说,所有因果推论都应被视为暂时性的,至少对于仅从观察性流行病学数据中得出的结论来说应该这样。如果不采取行动的后果远远超过干预的可能成本,不应该因为这种暂时性的推论而不进行干预(Rothman,1988;Rothman et al.,2008)。

(翻译:杨智荣;审校:王彤)

参考文献

Altman, D.G. and Bland, J.M. (1995). Absence of evidence is not evidence of absence. British Medical Journal, 311, 485.

Altman, D.G., et al. (eds.) (2000). Statistics with Confidence. London: BMJ Books.

Berger, J.O. and Berry, D.A. (1988). Statistical analysis and the illusion of objectivity. American Scientist, 76, 159-65.

Borenstein, M., Hedges, L.V., Higgins, J.P.T., and Rothstein, H.R. (2009). Introduction to Meta-analysis. New York: Wiley.

Brenner, H. (1993). Bias due to nondifferential misclassification of a polytomous confounder. Journal of Clinical Epidemiology, 46, 57-63.

Breslow, N.E. and Day, N.E. (1980). Statistical Methods in Cancer Research. I: The Analysis of Case Control Studies. Lyon: IARC.

Breslow, N.E. and Day, N.E. (1987). Statistical Methods in Cancer Research. II: The Analysis of Cohort Data. Lyon: IARC.

Checkoway, H., Pearce, N., and Kreibel, D. (2004). Research Methods in Occupational Epidemiology (2nd ed.). New York: Oxford University Press.

Cole, S.R. and Hermán, M.A. (2002). Fallibility in estimating direct effects. International Journal of Epidemiology, 31, 163-5.

Cole, S.R. and Stuart, E.A. (2010). Generalizing evidence from randomized clinical trials to target populations: the ACTG-320 trial. American Journal of Epidemiology, 172, 107-15.

Curb, J.D., et al. (1986). Coffee, caffeine, and serum cholesterol in Japanese men in Hawaii. American Journal of Epidemiology, 123, 648-55.

Dosemeci, M., Wacholder, S., and Lubin, J.H. (1990). Does nondifferential misclassification of exposure always bias a true ef-fect towards the null value? American Journal of Epidemiology, 132, 746-48.

Drews, C.D. and Greenland, S. (1990). The impact of differential recall on the results of case-control studies. International Journal of Epidemiology, 19, 1107-12.

Drews, C.D., Greenland, S., and Flanders, W.D. (1993). The use of restricted controls to prevent recall bias in case-control studies of reproductive outcomes. Annals of Epidemiology, 3, 86-92.

Eddy, D.M., Hasselblad, V., and Schacher, R. (1992). Meta-analysis by the Confidence Profile Method. New York: Academic Press.

Flegal, K.M., Keyl, P.M., and Nieto, E.J. (1991). Differential misclassification arising from nondifferential errors in exposure measurement. American Journal of Epidemiology, 134, 1233-44.

Gilovich, T., Griffin, D., and Kahneman, D. (2002). Heuristics and Biases: The Psychology of Intuitive Judgment. New York: Cambridge University Press.

Glymour, M.M. and Greenland, S. (2008). Causal diagrams. In: Rothman, K.J., Greenland, S., and Lash, T.L. (eds.) Modern Epidemiology (3rd ed.). Philadelphia, PA: Lippincott Williams & Wilkins, pp. 183-211.

Goodman, S.N. (1993). P-values, hypothesis tests, and likelihood: implications for epidemiology of a neglected historical debate. American Journal of Epidemiology, 137, 485-96.

Greenland, S. (1980). The effect of misclassification in the presence of covariates. American Journal of Epidemiology, 112, 564-9.

Greenland, S. and Robins, J.M. (1985). Confounding and misclassification. American Journal of Epidemiology, 122, 495-506.

Greenland, S. (1985). Control initiated case-control studies. International Journal of Epidemiology, 14, 130-4.

Greenland, S., and Robins, J.M. (1988). Conceptual problems in the definition and interpretation of attributable fractions. American Journal of Epidemiology, 128, 1185-97.

Greenland, S., Schlesselman, J.J., and Criqui, M.H. (1986). The fallacy of employing standardized regression coefficients and correlations as measures of effect. American Journal of Epidemiology, 123, 203-8.

Greenland, S. (1987). Interpretation and choice of effect measures in epidemiologic analyses. American of Journal of Epidemiology, 125, 761-8.

Greenland, S. (1990). Randomization, statistics, and causal inference. Epidemiology, 1, 421-9.

Greenland, S., et al. (1991). Standardized coefficients: a further critique and a review of alternatives. Epidemiology, 2, 387-92.

Greenland, S. (1993). A meta-analysis of coffee, myocardial infarction, and coronary death. Epidemiology, 4, 366-74.

Greenland, S. (1994). A critical look at some popular meta-analytic methods. American Journal of Epidemiology, 140, 290-6.

Greenland, S. and Maldonado, G. (1994). The interpretation of multi-plicative model parameters as standardized parameters. Statistics in Medicine, 13, 989-99.

Greenland, S. (1998a). Induction versus popper: substance versus semantics. International Journal of Epidemiology, 27, 543-8.

Greenland, S. (1998b). Probability logic and probabilistic induction. Epidemiology, 9, 322-32.

Greenland, S. (1999). The relation of the probability of causation to the relative risk and the doubling dose: a methodologic error that has become a social problem. American Journal of Public Health, 89, 1166-9.

Greenland, S., Pearl, J., and Robins, J.M. (1999a). Causal diagrams for epidemiologic research. Epidemiology, 10, 37-48.

Greenland, S., Robins, J.M., and Pearl, J. (1999b). Confounding and collapsibility in causal inference. Statistical Science, 14, 29-46.

Greenland, S., Schwartzbaum, J.A., and Finkle, W.D. (2000). Problems from small samples and sparse data in conditional logistic regression analysis. American Journal of Epidemiology, 151, 531-9.

Greenland, S. (2000a). Principles of multilevel modelling. International Journal of Epidemiology, 29, 158-67.

Greenland, S. (2000b). When should epidemiologic regressions use random coefficients? Biometrics, 56, 915-21.

Greenland, S. (2001). Ecologic versus individual-level sources of confounding in ecologic estimates of contextual health effects. International Journal of Epidemiology, 30, 1343-50.

Greenland, S. and Brumback, B.A. (2002). An overview of relations among causal modelling methods. International Journal of Epidemiology, 31, 1030-7.

Greenland, S. (2002a). A review of multilevel theory for ecologic analyses. Statistics in Medicine, 21, 389-95.

Greenland, S. (2002b). Causality theory for policy uses of epidemiologic measures. In: Murray, C.J.L., et al. (eds.) Summary Measures of Population Health. Cambridge, MA: Harvard University Press/WHO, pp. 291-302. (Reprinted as Greenland, S.

(2005). Epidemiologic measures and policy formulation: lessons from potential outcomes (with discussion). Emerging Themes in Epidemiology, 2, 1-4.)

Greenland, S. (2004a). Ecologic inference problems in studies based on surveillance data. In: Stroup, D.F. and Brookmeyer, R. (eds.) Monitoring the Health of Populations: Statistical Principles and Methods for Public Health Surveillance. New York: Oxford University Press, pp. 315-40.

Greenland, S. (2004b). The need for critical appraisal of expert witnesses in epidemiology and statistics. Wake Forest Law Review, 39, 291-310.

Greenland, S. (2005). Multiplebias modeling for analysis of observa-tional data (with discussion). Journal of the Royal Statistical Society, Series A, 168, 267-308.

Greenland, S. (2006). Bayesian perspectives for epidemiologic research. I: foundations and basic methods. International Journal of Epidemiology, 35, 765-8.

Greenland, S. (2007). Bayesian methods for epidemiologic research. II: regression analysis. International Journal of Epidemiology, 36, 195-202.

Greenland, S. (2008a). Introduction to regression models. In: Rothman, K.J., Greenland, S., and Lash, T.L. (eds.) Modern Epidemiology (3rd ed.). Philadelphia, PA: Lippincott Williams & Wilkins, pp. 381-417.

Greenland, S. (2008b). Introduction to regression modeling. In: Rothman, K.J., Greenland, S., and Lash, T.L. (eds.) Modern Epidemiology (3rd ed.). Philadelphia, PA: Lippincott Williams & Wilkins, pp. 418-57.

Greenland, S. (2011). Null misinterpretation in statistical testing and its impact on health risk assessment. Preventive Medicine, 53, 225-8.

Greenland, S. (2012a). Nonsignificance plus high power does not imply support for the null over the alternative. Annals of Epidemiology, 22, 364-8.

Greenland, S. (2012b). Causal inference as a prediction problem: assumptions, identification, and evidence synthesis. In: Berzuini, C., Dawid, A.P., and Bernardinelli, L. (eds.) Causal Inference: Statistical Perspectives and Applications. John Wiley and Sons, Chichester, UK, pp. 43-58.

Greenland, S. (2014). Sensitivity analysis and bias analysis. In: Ahrens, W. and Pigeot, I. (eds.) Handbook of Epidemiology (2nd ed.). New York: Springer, pp. 1087-159.

Greenland, S. and Lash, T. L. (2008). Bias analysis. In: Rothman, K. J., Greenland, S., and Lash, T. L. (eds.) Modern Epidemiology (3rd ed.). Philadelphia, PA: Lippincott Williams & Wilkins, pp. 345-80.

Greenland, S. and O'Rourke, K. (2008). Meta-analysis. In: Rothman, K.J., Greenland, S., and Lash, T.L. (eds.) Modern Epidemiology (3rd ed.). Philadelphia, PA: Lippincott Williams & Wilkins, pp. 652-82.

Greenland, S. and Poole, C. (2011). Problems in common interpretations of statistics in scientific articles, expert reports, and testimony. Jurimetrics, 51, 113-29.

Greenland, S. and Poole, C. (2013a). Living with P-values: resurrecting a Bayesian perspective. Epidemiology, 24, 62-8.

Greenland, S. and Poole, C. (2013b). Living with statistics in observational research. Epidemiology, 24, 73-8.

Gustafson, P. and Greenland, S. (2017). Misclassification. In: Ahrens, W. and Pigeot, I. (eds.) Handbook of Epidemiology (2nd ed.). New York: Springer.

Hastie, T. and Tibshirani, R. (1990). Generalized Additive Models. New York: Chapman and Hall.

Hernán, M.A., Brumback, B., and Robins, J.M. (2000). Marginal structural models to estimate the causal effect of zidovudine on the sur-vival of HIV-positive men. Epidemiology, 11, 561-70.

Hernán, M.A., Hernandez-Diaz, S., and Robins, J.M. (2004). A structural approach to selection bias. Epidemiology, 15, 615-25.

Hosmer, D.W. and Lemeshow, S. (2000). Applied Logistic Regression (2nd ed.). New York: Wiley.

Jewell, N. (2004). Statistics for Epidemiology. Boca, FL: Chapman and Hall/CRC.

Kaufman, S., et al. (2005). Improved estimation of controlled direct effects in the presence of unmeasured confounding by intermediate variables. Statistics in Medicine, 24, 1683-702.

Kelsey, J.L., et al. (1996). Methods in Observational Epidemiology (2nd ed.). New York: Oxford University Press.

Koepsell, T.D. and Weiss, N.S. (2003). Epidemiologic Methods. New York: Oxford University Press.

Lash, T.L., Fox, M.P., and Fink, A.K. (2009). Applying Quantitative Bias Analysis to Epidemiologic Data. Boston, MA: Springer Publishing Company.

Lash, T.L., et al. (2014). Good practices for quantitative bias analysis. International Journal of Epidemiology, 43, 1-17.

Leamer, E.E. (1978). Specification Searches. New York: Wiley.

Maldonado, G. and Greenland, S. (1994). A comparison of the performance of model-based confidence intervals when the correct model form is unknown. Epidemiology, 5, 171-82.

Morgenstern, H. (2008). Ecologic studies. In: Rothman, K.J., Greenland, S., and Lash, T.L. (eds.) Modern Epidemiology (3rd ed.). Philadelphia, PA: Lippincott Williams & Wilkins, pp. 511-31.

Ogburn, E.L. and VanderWeele, T.J. (2012). On the nondifferential misclassification of a binary confounder. Epidemiology, 23, 433-9.

Ogburn, E.L. and VanderWeele, T.J. (2013). Bias attenuation results for nondifferentially mismeasured ordinal and coarsened confounders. Biometrika, 100(1), 241-8.

Park, S.Y., et al. (2007). Calcium and vitamin D intake and risk of colorectal cancer: the Multiethnic Cohort Study. American Journal of Epidemiology, 165, 784-93.

Pearl, J. (2009). Causality: Models, Reasoning and Inference (2nd ed.). Cambridge: Cambridge University Press.

Poole, C. (1985). Exceptions to the rule about nondifferential misclassification (abstract). American Journal of Epidemiology, 122, 508.

Poole, C. (1987a). Beyond the confidence interval. American Journal of Public Health, 77, 197-9.

Poole, C. (1987b). Confidence intervals exclude nothing. American Journal of Public Health, 77, 492-3.

Poole, C. (1999). Controls who experienced hypothetical causal intermediates should not be excluded from case-control studies. American Journal of Epidemiology, 150, 547-51.

Poole, C. (2001). Low P-values or narrow confidence intervals: which are more durable? Epidemiology, 12, 291.

Robins, J.M. (1988). Confidence intervals for causal parameters. Statistics in Medicine, 7, 773-85.

Robins, J.M. and Greenland, S. (1986). The role of model selection in causal inference from nonexperimental data. American Journal of Epidemiology, 123, 392-402.

Robins, J.M. and Greenland, S. (1992). Identifiability and exchange-ability for direct and indirect effects. Epidemiology, 3, 143-5.

Robins, J.M. and Greenland, S. (1994). Adjusting for differential rates of prophylaxis therapy for PCP in high-versus low-dose AZT treat-ment arms in an AIDS randomized trial. Journal of the American Statistical Association, 90, 737-49.

Robins, J.M., Hernán, M.A., and Brumback, B. (2000). Marginal structural models and causal inference in epidemiology. Epidemiology, 11(5), 550-60.

Rothman, K.J. (1978). A show of confidence. The New England Journal of Medicine, 299, 1362-63.

Rothman, K.J. (ed.) (1988). Causal Inference. Chestnut Hill, MA: Epidemiology Resources.

Rothman, K.J., Greenland, S., and Lash, T.L. (eds.) (2008). Modern Epidemiology (3rd ed.). Philadelphia, PA: Lippincott Williams & Wilkins.

Rothwell, P.M. (2005). Subgroup analysis in randomised controlled trials: importance, indications, and interpretation. The Lancet, 365, 176-86.

Savitz, D.A. and Pearce, N. (1988). Control selection with incomplete case ascertainment. American Journal of Epidemiology, 127, 1109-17.

Schlesselman, J.J. (1992). Case-Control Studies: Design, Conduct, Analysis. New York: Oxford University Press.

Slud, E. and Byar, D. (1988). How dependent causes of death can make risk factors appear protective. Biometrics, 44, 265-70.

Sullivan, S. and Greenland, S. (2013). Bayesian regression in SAS soft-ware. International Journal of Epidemiology, 42, 8-17.

Swan, S.H., Shaw, G.R., and Schulman, J. (1992). Reporting and selection bias in case-control studies of congenital malformations. Epidemiology, 3, 356-63.

Thomas, D.C., Witte, J.S., and Greenland, S. (2007). Dissecting complex mixtures: who's afraid of informative priors? Epidemiology, 18, 186-90.

Valeri, L. and VanderWeele, T.J. (2013). Mediation analysis allowing for exposure-mediator interactions and causal interpretation: theoretical assumptions and implementation with SAS and SPSS macros. Psychological Methods, 18(2), 137-50.

VanderWeele, T.J. (2008). The sign of the bias of unmeasured confounding. Biometrics, 64, 702-6.

VanderWeele, T.J. (2009). Sufficient cause interactions and statistical interactions. Epidemiology, 20,-6-13.

VanderWeele, T.J. (2010). Bias formulas for sensitivity analysis for direct and indirect effects. Epidemiology, 21, 540-51.

VanderWeele, T.J. (2012). Confounding and effect modification: distribution and measure. Epidemiologic Methods, 1, 55-82.

VanderWeele, T.J. and Arah, O.A. (2011). Bias formulas for sensitivity analysis of unmeasured confounding for general outcomes, treat-ments and confounders. Epidemiology, 22, 42-52.

VanderWeele, T.J. and Hernán, M.A. (2012). Results on differential and dependent measurement error of the exposure and the outcome using signed DAGs. American Journal of Epidemiology, 175, 1303-10.

VanderWeele, T.J., Hernán, M.A., and Robins, J.M. (2008). Causal directed acyclic graphs and the direction of unmeasured confounding bias. Epidemiology, 19, 720-8.

VanderWeele, T.J. and Vansteelandt, S. (2010). Odds ratios for mediation analysis with a dichotomous outcome. American Journal of Epidemiology, 172, 1339-48.

Vansteelandt, S. (2012). Estimation of direct and indirect effects. In: Berzuini, C., Dawid, A.P., and Bernardinelli, L. (eds.) Causal Inference: Statistical Perspectives and Applications. Chichester: John Wiley and Sons, pp. 126-50.

Wacholder, S., Dosemeci, M., and Lubin, J. H. (1991). Blind assignment of exposure does not always prevent differential misclassification. American Journal of Epidemiology, 134, 433-7.

Wacholder, S., et al. (1992). Selection of controls in case-control studies. American Journal of Epidemiology, 135, 1019-50.

Wang, R., Lagakos, S.W., Ware, J.H., Hunter, D.J., and Drazen, J.M. (2007). Statistics in medicine — reporting of subgroup analyses in clinical trials. The New England Journal of Medicine, 357, 2189-94.

Weinberg, C.R. (1985). On pooling across strata when frequency matching has been followed in a cohort study. Biometrics, 41, 103-16.

Weinberg, C.R., Umbach, D., and Greenland, S. (1994). When will non-differential misclassification preserve the direction of the trend? American Journal of Epidemiology, 140, 565-71.

White, H. (1993). Estimation, Inference, and Specification Analysis. New York: Cambridge University Press.

5.12 因果和因果推断

5.12.1 引言

本章为公共卫生研究的因果推断理论提供了一个入门指南。因果推断可被视为一个预测性的问题,解决的是采取不同的措施可能导致什么样的结果的问题。虽然提出这类问题几乎是自然而然的,但要得到有用的答案,需要在因果问题的陈述、分析技术及其局限性的描述上非常精确。本章重点讨论因果假设的构建以及回答这些假设时的考量。Rothman等(2008)著作的第2、4、9和19章,以及Hernán和Robins(2020)的著作对这些内容进行了更详尽的介绍。

我们首先回顾了评估因果关系证据的考量,然后描述了因果关系的潜在结果(反事实)框架,展示了在该框架中如何区分效应和关联。潜在结果框架说明了在尝试量化不同行动或干预下预期的健康变化时所面临的固有问题。最后,我们讨论了如何将研究成果转化为政策。

5.12.2 因果关系的研究

随着现代科学的兴起,在系统化的因果关系理论的帮助下,出现了日益复杂的区分因果关系和非因果关联的方法。系统化的因果关系理论促进了演绎推理在因果推断过程中的应用,更重要的是,它使我们能够准确定义"因果关系"和"关联"之间的区别,并为如何提出因果问题和检验因果假设提供指导。然而,它并没有为"证明"因果关系提供基础,也无法模拟因果推理的整个过程(Greenland,2017a)。

因果推理过程始于儿童早期,在这个阶段,我们会观察到一件事情总是发生在另一件之后,并由此萌生了因果推断的基本概念。比如,我们观察到无论何时拨动开关都会导致灯亮和灯灭,并很容易用因果关系来解释这些关联。然而,将"先后变化"天真地等同于因果关系往往会混淆因果关系与关联。让我们确信是开关控制光的关键是,我们看到拨动开关后灯光立刻发生了变化——换言之,我们反复观察到一种干预,或者说一种我们认为和灯光变化没有重要的共同原因的事件,发生后,灯光随之改变。

现代因果推断理论的一个关键特征是,它们提供对干预措施和对照措施(例如,提供膳食补充剂vs不提供)结果的对比预测,而不是对假设不干预的事件的单一预测(例如,对流感流行的预测)(Greenland,2012)。然而,正如Hume(1739)所认为并详细阐述的那样,没有演绎的方法可以证明因果关系。因此,因果推断只能是一种推测性的、归纳的过程,其产出是一种因果关系理论。事实上,科学史表明,所有理论,包括因果关系理论,都必然是暂时的,未来的证据可能拒绝先前"确立"的关系(Popper,1968;Kuhn,1970)。

公共卫生或政策领域的工作者经常必须在面对模棱两可的证据时作出决策。随之而来的问题是,如何权衡支持因果关系的证据来作出决定。例如,是否应该在酒吧禁烟以预防工作人员患肺癌,是否应该建议孕妇服用叶酸以预防后代出现神经管缺陷,或者是否应该给绝经后的妇女使用激素替代疗法(HRT)以预防心脏病。在这些例子中,卫生或政策专业人员都是在没有明确的因果关系证据的背景下作出最终决定的,即这些决策依赖于现有研究中的不完美的证据。

由于因果推断的核心重要性,它常常与更为复杂的理性决策过程相混淆。虽然因果推断是决策的关键因素,但决策还依赖于结果的成本和收益。例如,当政策制定者相信在酒吧和酒馆禁烟可能会带来的健康益处会超过任何负面经济影响时,这种利大于弊的认知将成为拟议禁烟令的关键依据。相比之下,建议医生开出HRT以预防心脏病时,也必须承认HRT可能对女性健康产生严重的副作用。如果成本随着个体的偏好和价值观发生变化,那么这些建议很容易受到质疑。

这些例子表明,政策制定者根据流行病学研究评估因果关系证据时,应考虑多重效应。然而,大多数试图将因果推理过程系统化的尝试都集中在单一效应上。在考虑多重效应之前,必须对单一效应进行深入了解。

5.12.3 Hill提出的考量

许多学者曾尝试列举在提出因果论证时应该权衡的条件。其中最著名的是Hill(1965)的观点,这些观点与美国卫生局局长第一份关于吸烟与健康的报告(United States Department of Health,1964)中考虑的因素密切相关。Hill的文章被广泛误解为提供了因果关系推断所需的必要条件("标准"),关于这一点及其他的误解,请见Phillips和Goodman(2004)的著作。用Hill自己的话来说,这些条件并不是一个清单或一套标准,而只是"需要考虑的观点",即(1)关联强度(strength),(2)结果的一致性(consistency),(3)特异性(specificity),(4)时间顺序(temporality),(5)生物梯度/剂量-反应关系(biological gradient/dose-response),(6)生物学合理性(plausibility),(7)生物学一致性(coherence),(8)实验证据(experimental evidence),以及(9)相似性(analogy)。我们将逐一展开讨论。在Hill称之为"观点"的这些需考虑的条件中,因果推断唯一必要的条件是时间顺序。其他条件则一直存在争议,并且有各种修改和谨慎处理的呼吁,具体参见Weiss(1981,2002)、Maclure(1985)、Weed(1986)、Susser(1991)、Kaufman和Poole(2000)、Phillips和Goodman(2004,2006)、Höfler(2005,2006)以及Rothman等(2008)。

5.12.3.1 关联强度

关联的强度可能很重要,因为越强的关联越难完全解释为偏倚(如混杂偏倚)导致。对于关联需要有多强才能为效应提供令人信服的证据尚无共识,但有时人们会将危险度(risk ratio)或率比(rate ratio)为2视为界值,低于该值,关联可能完全由偏倚引起。尽管如此,也有许多较小的关联被公认为反映了因果关系,一方面由于它们在不同的人群中得到了不同研究设计的重复,另一方面是关联强度以外的考量,如剂量-反应关系(生物梯度)。例如,虽然环境烟草烟雾与肺癌的危险度低于2,但非吸烟者有更低的发病率而直接吸烟者有更高的发病率,暴露于环境烟草烟雾作为非吸烟者和直接吸烟者之间的插值状态,其因果关系仍得到了支持。

然而,也存在相对较强的非因果关联。比如出生顺序与唐氏综合征之间的关联,但事实是由于母亲年龄的增长与婴儿出生顺序密切相关,而前者是唐氏综合征的原因,从而导致了出生顺序与唐氏综合征之间的非因果关联。在缺乏关于实际原因的信息的情况下,可以结合敏感性、偏倚分析,以及外部信息,估计或定量推测可能的偏倚来源对观察到的关联强度的影响程度(Greenland,Lash,2008;Lash et al.,2009;VanderWeele,Arah,2011;Greenland,2014;Hernán,Robins,2020)。

5.12.3.2 一致性

在不同人群、不同时间和不同研究设计中反复报告的关联被认为具有一致性。虽然一致性经常被视为因果关系的有力论据,但也可能会产生误导。例如,很多流行病学研究都观察到β-胡萝卜素与癌症呈负相关,但在随后的随机试验中并未观察到这一点。相反地,一致性的缺失也并不意味着因果关系不存在。例如,如果一个研究只关注长期暴露的影响,那么它可能忽视了短期的急性效应。同样,如果研究只进行短期的随访或只测量了一次性的暴露,那么可能无法观察到长期效应。此外,一些因素可能只在高度易感的亚人群中起作用。尽管如此,不同研究之间的一致性仍然有助于我们排除偶然性对关联的影响。不同设计类型的研究间的一致性还可以提供重要证据,表明可能不存在通过研究设计控制的特定偏倚。例如,随机化允许对未测量的混杂因素进行统计控制,完整的随访可防止由于非随机失访造成的重要偏倚。

5.12.3.3 特异性

在Hill的表述中,特异性既可以指一个因仅引起一个果,也可以指一个果仅由一个因引起。这种标准的局限性是显而易见的:即使在吸烟和肺癌这样经典的例子中,也没有特异性。因为尽管吸烟与肺癌的关联(按危险度衡量)比与心脏病的关联更强,但如今人们普遍认为吸烟会增加包括心脏病和其他癌症在内的多种疾病的风险(一因多果)。

因果关系或者非因果关联是用来解释关联的一对竞争性的假设。特异性可以加强因果推断,尤其在存在一种竞争性的非因果假设可以预测一种非特异性关联的情况下(Weiss,2002)。例如,有人认为癌症筛查本身和降低癌症死亡率之间并没有因果关系,调整领先时间后得到的表面保护效应实际上反映的是选择定期筛查的人通常更注重健康,他们的"健康生活方式"降低了患癌的风险。但如果一个特定的筛查工具,如乳房X光摄影,被证明仅与乳腺癌死亡率降低有关,而与其他部位的癌症死亡率降低无关,则可以增强乳房X光摄影确实能有效预防乳腺癌死亡的推断,这种方法有时被称为"阴性对照"(Lipsitch et al.,2010)。

5.12.3.4 时间顺序

时间顺序指的是因必须在果之前发生,这是无可争辩的。但在某些情况下,我们也可能观察到假定的因(X)在假定的果(Y)之后出现,而在其他情况下,X先于Y出现并导致了Y。因此,在特定案例中观察到Y先于X出现(逆序)并不意味着当X先于Y出现时不存在因果关系。

只有当我们知道X不可能在Y之前发生时,逆时间顺序才是推倒因果关系的决定性论据。然而,确立X和Y之间正确的时间顺序是特定情况下推断因果关系的必要条件。如果X和Y随时间变化,也有可能它们之间存在反馈,即因和果相互影响。如果这些变量有重复测量的数据,那么纵向因果模型有助于评估这种反馈关系(Hernán,Robins,2020)。

5.12.3.5 生物梯度/剂量-反应关系

生物梯度指暴露与结局之间的剂量-反应关系。虽然大多数流行病学家认为"线性"或单一的剂量-反应关系有助于加强因果推断,但实际情况并非总是如此。在低至中等剂量的特定暴露下,特定结局的风险可能会急剧增加,但在更高剂量时风险增加幅度可能减弱;或者在解毒机制饱和前可能不会出现不良效应,只有在更高剂量下风险才会增加。

许多暴露与结局之间呈现出非单一的趋势,这与它们可能的生物学效应一致。例如,某些维生素在极积极的反应，不会出现严重副作用）。此外，试验本身可能存在缺陷和局限性，如不依从和退出，这些问题会削弱初期随机化所带来的优势（尽管这些问题可以通过特定的方法部分校正；Greenland，2002，2005；Hernán，Robins，2020）。另外，由于每位参与者的成本远高于其他研究，随机对照试验往往样本量更小，也限制了其检测效果的精度和功效。最后，对于诸如乳腺X线类医疗程序的研究，随着时间的推移，设备和培训的改进，治疗本身也会发生很大变化，或者在实践中可能比在严格执行方案的试验中使用得更差；无论什么情况下，哪怕是最佳试验的结果，也可能对当前的实践产生误导。

5.12.3.9 相似性

相似性是指根据已知的其他暴露-疾病关系来推断特定暴露与疾病之间的关联。比如，从已知的吸烟对肺癌的影响出发，即使缺乏相关研究，我们也可能预测吸入其他可燃物（例如大麻）会有类似的效果。类比可以作为一种有用的科学工具，用于形成关于疾病过程的新假设，然而，其在评估因果关系方面的实用性受限于科学家的理解、想象力和知识。

5.12.3.10 统计学显著性

Hill的清单中缺失“统计学显著性”之类的概念。Hill（1965）的考量是基于这样的假设：“我们观察到了两个变量之间非常明确的关联，且这种关联超出了偶然的范畴。”这一初始声明导致一些人认为Hill将“统计学显著性”视为必要条件。然而，Hill并没有提到任何关于“统计学显著性”的标准，并且他专门用了一整个章节来阐述对显著性检验的怀疑。值得注意的是，Hill总结道：“我怀疑我们浪费了大量时间去舍本逐末，削弱了我们解释数据和在任何P值下作出合理决策的能力。而且，我们过于频繁地从没‘没有统计学显著的差异’推断出‘没有差异’。”因此，Hill在作出推论时似乎很谨慎，避免过分强调有无“统计学显著性”。

不论Hill确切的观点如何，现在人们广泛认识到“统计学显著性”是一个富有争议的概念，它的有无绝不应与效应的有无混为一谈：如果需要进行统计学假设检验，应该呈现实际的P值以供考虑，而非判断P值是否超过了某个阈值（Greenland et al.，2016；Wasserstein，Lazar，2016；Amrhein et al.，2017，2019；Greenland，2017b；Wassertein et al.，2019；McShane et al.，2019；Rafi，Greenland，2020）。此外，在用P值呈现关联或效应时，必须附有备择假设的P值或区间估计，同时必须充分认识所有统计数据依赖的假设（Greenland，2017b；Rafi，Greenland，2020）。

5.12.3.11 总结

出于上述原因，Hill和其他具有批判性思维的学者们不建议将他的“观点”改为确定因果关系的核对清单。尽管Hill的考量仍广受欢迎——有时以修改后的形式出现——但对于应该使用哪些考量以及如何在进行因果推断时使用它们，目前尚无共识（Weed，Gorelic，1996；Kaufman，Poole，2000；Holman et al.，2001；Höfler，2005，2006；Rothman et al.，2008）。有些人认为，这些辅助因果推断的工具相当于精炼的常识，如果将其作为严格的标准可能会损害因果推断过程（Lanes，Poole，1984；Phillips，Goodman，2004，2006；Rothman et al.，2008）。其他人则利用这些考量来建立因果假设评估的一般演绎形式（Maclure，1985；Weed，1986；Susser，1991）。最后，研究人员可能会根据因果推断的具体情况使用不同的考量或以不同方式利用。因此在实践中，大多数考量反映的是价值观而不是客观的推理工具（Poole，2001）。

5.12.4 因果推断的系统方法

在对因果关系的讨论中，隐含着这样一种观点：对于什么构成了因果关系，存在着一个明确的定义。也许最古老的定义源于潜在结果(potential-outcome)或反事实(counterfactual)框架。潜在结果或反事实模型(Rosenbaum，2002；Morgan，Winship，2007；Rothman et al.，2008；Pearl，2009；VanderWeele，2015；Hernán，Robins，2020)详述了在不同行为或干预下个体或群体可能发生的变化，同时明确了在操作层面定义“因”时面临的问题(Greenland，2002，2005；Hernán，2005)。这个因果关系模型对于定义如混杂这样的方法学概念也非常有用，如Rothman等(2008)所讨论的。因果图是一个与之密切相关且非常实用的工具，它可以快速可视化因果模型中所使用的假设，更多基础介绍可见Glymour和Greenland(2008)，Pearl(2009)，Elwert(2013)以及Pearl和Mackenzie(2018)。

5.12.4.1 潜在结果和反事实因果关系

要理解因果推断如何被视为一个预测问题，我们可以考虑以下情景：我们可能希望预测如果实施室内禁烟令，酒吧工作人员的肺癌发病率会如何变化。潜在结果模型让我们能够系统化地提出问题，例如“禁烟令是否会在10年内使肺癌发病率的下降超出无禁令情况下的预期水平？”

在讨论潜在结果时，必须定义3个组成部分：

(1) 研究因果关系时关注的目标对象。这个目标可以是个人、一个群体或任何其他研究单元。

(2) 在某个感兴趣的时间跨度内，一系列可能对研究对象实施的干预或行为X_0，X_1，…。

(3) 干预或行为实施后的结果测量(Y)。

如果X_a是从可能的行动X_0和X_1中选择的行动，潜在结果模型假设存在一个明确定义的结果$Y(X_a)$，这个结果将随着特定行动X_a而产生。这个结果通常被称为“潜在结果”。

举例来说，假设我们感兴趣的治疗是在某保险计划的成员们50岁生日时，给他们寄送一个家用采样套装，用于筛查大便中的血液(大肠癌的一个可能指标)。假设对某个研究对象提供套装时X=1，没有提供时X=0。寻常的分析可能会测量一个结果变量，比如Y=1表示该人在60岁之前死于大肠癌，而Y=0则表示该人在这个年龄没有死亡。相比之下，潜在结果分析为所比较的每种治疗设想了一个单独的结果变量：对于X=1，我们设想结果$Y(1)$=1表示向该人寄送套装且其在60岁之前死于大肠癌，而$Y(1)$=0表示寄送套装且未在60岁前死于大肠癌。同样地，对于X=0，我们认为$Y(0)$=1表示未向该人寄送套装且其在60岁之前死于大肠癌，而$Y(0)$=0表示未向该人寄送套装且其未在60岁前死于大肠癌。如果$Y(1)$=0但$Y(0)$=1，即向该人寄送套装则其不会在60岁之前死于大肠癌，而没有获得套装则会死亡，那么提供采样套装对于这个人来说是有益的。这种益处可能是因为寄送了套装，人们会接收、使用它，从而对原本致命的肿瘤进行检测和干预。

潜在结果模型广泛应用于关于因果关系的统计学讨论中，并在流行病学和其他领域越来越受欢迎。然而，这个模型并非毫无争议，主要问题是，在每个人身上最多只能观察到一个潜在结果变量，即实际接受的干预所引起的结果，而所有其他的潜在结果都无法观测，因此被视为“缺失数据”。显然，该模型下存在的数据缺失让人困扰，而且这种不可避免的数据缺失需要我们重新思考很多传统的统计方法。不过，这种重新思考也催生了一些创新方法，帮助解决之前难以应对的问题，比如评估随时间变化而变化的治疗方案的效应(Hernán，Robins，2020)。

该模型还有一些方面经常被误解为其局限性，但事实并非如此。比如，这个模型并不要求对所有可能的干预都有清晰定义的结果，它只需对我们感兴趣的干预有明确定义的结果。举个例子，如果在研究摩托车事故死亡时，我们想要估计实施头盔法规(对不戴头盔的骑手罚款)与不实施法规的效果，我们就不需要为其他可能的干预（比如对不戴头盔的人实行监禁的法律）定义结果。另外，与某些误解不同，潜在结果模型本质上并不是确定性的：尽管这个模型通常用确定性的语言来介绍和教学，但潜在结果也可以是概率分布的参数，例如疾病发生的概率（Rothman et al.，2008）。

5.12.4.2 因果关系

“效应”这个术语有时用来表示因果过程的结果。例如，研究者可能把肺癌或心脏病描述为吸烟的两种可能效应。效应的定量定义是不同行为或干预的结果测量值之间的比较，例如$Y(X_1)$和$Y(X_0)$，这种数值对比被称为效应测量。在之前的例子中，如果X_1是实施头盔法规，X_0是不实施头盔法规，那么$Y(X_1)-Y(X_0)$是摩托车事故的死亡率差，而$Y(X_1)/Y(X_0)$是死亡率比。

因此，在潜在结果模型下，效应是指同一个目标群体中两种不同行为或干预所对应的结果的比较（这个群体也可以是单个个体）。效应的定义必须包含明确的对照或参考条件。比如说，每天吸一包烟会增加肺癌和心脏病的风险这种说法，在没有指定参考条件的情况下是不正确的：相比于不吸烟（隐含的参考条件），每天吸一包烟可能是有害的，但与每天吸两包烟相比可能是有益的。如果不明确指出数值指标和参考条件，关于某行为效应的描述则是模糊甚至毫无意义的。

由此可见，我们不能仅凭行为本身就认为它必然导致了某个结果，当与其关联的结果和另一参考行为关联的结果进行比较时，才能确认因果关系。假设这样一个情境，一个患有抑郁症的人被开了抗抑郁药物，治疗开始后的几周被认为是自杀风险增加的时期，如果这个人在治疗开始后自杀，有人可能会说抗抑郁药导致了自杀。但考虑到这个人本来就患有抑郁症，即使没有开药他可能也会自杀，因此，相较于不开药这种参考情况，抗抑郁药并没有导致自杀。然而，如果此人没有服用抗抑郁药而是住院治疗，他就可能不会自杀，在这种情况下（即和住院这一行为作比较），抗抑郁药物可以被认为是他自杀的原因。

第二个要点是，效应是同一目标人群中不同行为结果的对比，然而，对于该人群，我们最多只能观察到一种行为及其结果，其他未观察到的行为是反事实的（与事实相反），因此它们对应的潜在结果也未被观察到。例如，对于实际接受了治疗X_1的人来说，$Y(X_0)$将是未观察到的（缺失数据）。因此，对于反事实行动的潜在结果只能估计，而无法观察。

如果一个行为及其参考行为导致相同的结果，那么我们说该行为对目标人群没有效应。当一个行为有效应时，将其描述为因果效应还是预防效应取决于我们侧重的结果。如果20年每天吸一包烟（相对于不吸烟）导致某人在70岁时死亡，那么这个行为就阻止了这个人活过70岁。同理，如果不吸烟相对于20年每天吸一包烟能够防止70岁时死亡，那么不吸烟就是这个人活过70岁的原因。

5.12.4.3 混杂和关联的测量

我们无法观察到多于一种行为的结果，这从本质上限制了我们进行因果推断的能力。在尝试估计因果效应时，至少有一个反事实行为的潜在结果必须通过估计或预测来确定，而非直接测量。实践中通常是通过测量那些实际上经历了参考行为的个体的结果来实现的。在实验和队列研究中，这些个体通常被称为对照组。

举个例子，2000年7月1日，佛罗里达州放宽了现有的摩托车头盔法，21岁以上的个体如发生事故时拥有至少10 000美元的保险即可免除强制戴头盔的规定。为了估计放宽头盔法在佛罗里达州的效果，我们可以比较法律变更前后摩托车事故死亡率的变化。具体来说，我们使用1999年的死亡率作为“假设2001年法律没有改变时”（反事实的）的死亡率的替代。这种对比不再是效应的测量，因为它不是同一目标人群中两种不同行为结果的对比。相反，它是一种关联测量，即不同行为影响下的不同群体间结果的对比。我们使用这种关联测量作为相应效应测量的替代或估计。混杂的程度可以量化为关联测量和目标效应测量之间的差异或比率。

尽管混杂严重威胁因果推断，但我们通常能够确定导致关联测量与效应测量差异的因素。在上述头盔的例子中，这些常被称为“混杂因素”的因素正是1999年的摩托车事故死亡率与如果2001年头盔法没有改变时死亡率不同的原因。当测量混杂因素时，可以使用统计分析方法来最小化这些因素导致的混杂，从而增强因果推断。控制混杂的最基本方法是按混杂因素的水平进行分层。还可以通过标准化等方法进行汇总比较，即使用相同的加权方案或标准对目标组和对照组的结果进行加权平均(Rothman et al.，2008)。还有其他方法可以得到总结比较，但这些方法需基于特殊的假设，以便在混杂因素不同水平上合并测量关联。例如，在进行Logistic回归分析暴露和混杂因素时，这种方法假定在混杂因素的不同水平上，暴露与结果之间的比值比是恒定的。在所有这些方法中，基于混杂因素不同水平得出的汇总比较被认为是调整了混杂因素的结果。

如果要通过调整关联测量来准确估计实际的效应大小(效应测量)，前提是必须充分控制了重要的混杂因素(如通过分层或建模)。但如果还残余其他重要因素会导致所观察的结果和反事实结果之间存在差异，那么关联的测量就可能仍是有偏估计，不能准确反映效应测量。以头盔法事件为例，我们需要考虑，除了头盔法的改变外，所有影响事故死亡率的重要因素是否都已测量并恰当地控制了。如果对于这些重要混杂因素的控制存在疑虑或不确定性，用调整后的关联测量作为效应测量估计值的真实性就值得怀疑。

5.12.5 因果推断的实际应用

学术上关于因果关系的讨论常常关注那些无法被实际行动解释的“效应”改变(如，消除肺癌)或者那些不切实际的行动(如，实现一个“无烟社会”)。即便是关注可行的干预措施，这些讨论往往也是基于一些不切实际的假设，例如假定某个治疗方案或行为改变项目能够达到100%的依从率。

如果讨论的主题是“消除某种疾病或不良结果后，预期的健康影响”，那么它对于制定政策来说通常是无关紧要的，而且往往会产生误导。以“肺癌导致的疾病负担”为例，我们可以大致把行动和问题从不相关和不切实际到最相关最切实进行如下排序：

(1) 直接消除肺癌(如，如果我们能消除肺癌，能预防多少人死亡?)。

(2) 消除肺癌的危险因素(如，如果我们能消除吸烟，能预防多少人死亡?)。

(3) 对整个人群实施改变风险行为的干预措施(如，如果我们能在全国所有吸烟人群中实施某个戒烟计划，能预防多少人死亡?)。

(4) 对特定人群实施改变风险行为的干预措施(如，如果我们能在一个有戒烟动机的特定群体中实施某个戒烟计划，能预防多少人死亡?)。

接下来，我们将依次讨论这些行为。

5.12.5.1 消除结果

当我们无法直接操控某个结果时，基于“消除结果”这一假设的任何预测都需要考虑两个方面：一是消除这个结果的事实本身，二是用于消除这个结果的方法(Greenland，2002，2005；Kalbfleisch，Prentice，2002；Hernán，2005；Hernán，VanderWeele，2011)。即使我们可以采取一个可行的干预措施来消除某个结果，我们也不能假设消除后的人群将与未经历过这种干预或未出现该结果的其他人群有相似的风险特征。不幸的是，分析这类数据的标准统计方法假设这些人群(干预且无结果 vs. 无干预且无结果)的风险特征相似(这是一种“独立竞争风险”的假设)。因此，可以合理预计，即使我们能想到一个预防特定结果发生的干预措施，但如果我们根据那些没有经历过干预措施或结果的人的经验来估计去除这种结果的效应，很可能会出现偏差。

因此为了估计消除结果的效应，我们不能比较那些未经历过干预或未出现该结果的个体，而必须比较被成功干预的个体。举例来说，假设Y代表死亡原因，其中$Y=y_1$表示死于心肌梗死，$Y=y_0$表示死于其他原因（“竞争风险”）。一个人最终只会发生其中一种结果，所以另一个结果必定是反事实的。现在假设T代表50岁以后的存活年数。T的值不仅取决于Y的值，还取决于这个值（y_1或y_0）是如何实现的。假设一个生活习惯不良且饮食不良的男性在54岁时死于心肌梗死，我们观察到$T(y_1)=4$（过了50岁的年数）。那么$T(y_0)$将是如果心肌梗死死亡得到预防时，超过50岁的存活年数，而它严重依赖于预防心肌梗死死亡的干预措施：如果这个男性在二十多岁时开始进行体育锻炼并保持健康饮食，$T(y_0)$可能会比$T(y_1)$大得多，因为这种生活方式会降低他死于心肌梗死以外的许多死因的风险；如果在心梗发生时通过医疗护理阻止了因心梗而死亡，$T(y_0)$和$T(y_1)$可能不会有太大差异，因为这个男性仍然面临着中风、癌症和其他潜在致命事件的高风险。

5.12.5.2 消除危险因素

以肥胖和死亡率的争论为例。许多研究报告称相对于“正常”体重指数（BMI 20～24.9），BMI超过30（即世界卫生组织标准下的肥胖临界值）的人群有更高的死亡率。一些人根据这些发现断言肥胖导致早死，而让人们减肥以减少死亡。但并非所有将BMI从30以上降到24的个体都是以相同的方式减重。有些人可能开始锻炼并吃得更健康，这种情况下确实可能导致死亡率降低，但其他人可能会接受胃旁路手术或长期使用安非他明，这些都可能增加早死风险。

不幸的是，仅研究BMI与死亡率之间的关联并不能告诉我们改变BMI的不同干预措施的影响。为了作出相关的因果推断，我们必须明确指定降低BMI的干预措施，然后比较该干预与对照干预（如无干预）下的死亡率。由此产生的关联测量，作为一种效应测量的估计，将不是不同BMI水平的人的结果对比，而是相同BMI水平的人在特定干预下的结果对比。

“BMI的健康效应”这一概念本身存在混淆，它将干预措施的效应（例如饮食和锻炼计划）与中间结果（例如BMI的变化）引起的下游结果混为一谈。不同BMI组的死亡率，最多只代表导致这些BMI水平下的一系列未知干预措施的平均效应。因此，比较这些率相当于比较处于不同分布水平的未知干预措施下的平均结果（VanderWeele，Hernán，2013），但即使是这种局限的解释也只有在非常强的假设下才成立。BMI的变化不是一种干预措施，因此无法明确定义BMI变化的因果效应。如果要考虑更多人戒烟对肺癌发病率的影响，就会出现类似的问题。就像BMI一样，研究人员需要在讨论吸烟者戒烟的效果之前，先明确一个干预措施（例如尼古丁贴片、催眠疗法、药物等）。

与临床试验中的研究方案不同，在观察性研究中，将暴露视为干预措施时由于对于暴露细节描述是有限的，导致假设的干预措施不可避免地存在模糊不清的地方（Robins，Greenland，2000）。尽管如此，为了基于观察数据作出政策相关的因果推论，有必要摆脱将BMI等结果视为潜在原因而非中间结果的想法。在讨论个体特征层面的因果效应时，也会出现相关问题。例如，围绕以下问题展开了大量争论：将种族或性别等因素视为影响结果的可能原因是否有意义（Holland，1986；Greenland，2005；Kaufman，2008；VanderWeele，Hernán，2012）。

尽管人们似乎很自然地会问，患高血压等疾病的风险是否会受到种族的影响，但是对不同种族群体中高血压患病率进行对比的研究并不能充分回答这个问题。为了改善高血压的种族差异，我们首先需要确定可行的干预措施。在这个目标下，将种族作为一个原因来讨论毫无帮助，因为改变个体的种族既不是一个明确的行为，更不是一个可行或可取的干预方式。观察到的种族与高血压之间的关联表明了差异的存在，但这些关联通常无法准确指出潜在原因，因而不足以为旨在减少差异的实践提供信息（Kaufman，2008）。

最后，在考虑基线特征的影响时，重要的是要记住后续发生的事件可能会受到基线特征的影响，因此调整这些事件将会导致效应估计产生偏倚。这一点在当今的效应估计中尤为重要，因为可能涉及对许多变量的调整，其中包括一些基于因果分析理论不应该被调整的变量（Rothman et al.，2008；Glymour，Greenland，2008；Westreich，Greenland，2013）。

5.12.5.3 识别和评估可行的干预

即使暴露是一种干预措施,但如果存在治疗不依从、干预未经随机化,或研究者希望将效应估计推广至不同的目标人群,对其效应的讨论也可能变得复杂。

在实际操作中,除了偶尔的强制性执行之外,治疗通常只是处方或建议,因此,处方或建议是唯一可以明确研究和实施的内容。研究对象实际上对指定治疗的反应不仅取决于分配措施,还取决于其他因素,其中大部分要么不可改变(例如受试者的年龄),要么改变会引入进一步的治疗(例如副作用)。如果研究者希望了解"接受治疗"的效果,而非"治疗措施"的效应,那么重要的是要认识到"接受治疗"是一种结果,而非干预措施,因此它也受到前文所述的中间结果(例如BMI的问题那样)问题的困扰。有一些专门的方法可用于研究接受治疗的效果(例如工具变量、广义评估;详见Hernán和Robins(2020)对这些主题的介绍)。然而,这些方法估计的效果是在理想条件下预期的效果,可能会高估在实际应用中看到的效果。

对于政策制定者和卫生从业者而言,最相关的因果假设是:在实施可行干预措施时预期会出现的结果变化,而这些干预措施受到各种依从性问题的影响。估计可行干预措施的现场效果虽然困难,但至少可以避免因假设受试者特征或行为受到卫生从业者或社会的直接或完全控制而产生的不现实和偏倚。在研究这些类型的干预时,感兴趣的效应测量将是不同干预水平下的结果比较(如,是否资助某个项目),而不是前文讨论的"接受治疗"后的结果。因此,问题不在于如果人们依从分配给他们的干预会发生什么,而在于如果以一定的代价给予人们特定治疗,将会产生什么结果。

针对可行的干预措施的因果假设研究面临严峻的方法学挑战。如果干预没有随机分配(如,参与某个干预的个体是志愿者,他们的结果与选择不参与的人进行比较),那么得出的关联测量很可能会受到混杂因素的干扰,因此将是对目标效应测量的有偏估计。由于拒绝参与、失访、测量误差等因素,关联也可能被扭曲。这些对真实性(validity)的威胁在流行病学方法著作中有详细讨论,如Rothman等(2008)的作品。

虽然对政策制定而言至关重要,但将特定研究的结果推广或转移到感兴趣的目标人群时所遇到的问题仍未得到足够关注。政策的目标人群总是与研究的样本人群不同,至少有一个区别:目标人群是根据对未来情况的预期定义的,而研究结果总是基于过去。哪怕没有时间趋势,依从率和对干预的反应也取决于参与特定研究的个体的特征。因此,一项研究的结果可能不适用于其他人群,因为每个人群可能由混合的不同个体组成。

效应的人群异质性问题有时被定义为"效应测量修正"(effect measure modification)的问题,意味着干预的效应测量取决于个体或人群的特征(Rothman et al.,2008;Hernán,Robins,2020)。理论上,解决方案是确定导致异质性的因素,根据这些因素进行分层,估计层内的效应,并根据目标人群中影响因素的分布,标准化分层估计值,以预测干预在目标人群中可能的影响。基于样本重加权的外推也是可行的(Cole,Stuart,2010;Westreich et al.,2017)。然而,识别所有重要的异质性来源可能很困难,且可获得的数据严重限制了能以上述方式展开分析的因素的数量。

5.12.6 从研究到政策,乃至更多

本章回顾了进行与公共卫生相关的因果推断所需考虑的一些因素。但如果研究的目标明确是报告关联,以为后续评估提供信息,而不是估计因果效应,则这些考虑可推迟在研究综合报告中体现(Greenland et al.,2004)。事实上,从单个流行病学研究中得出的因果推断很少是合理的(典型的例外是巨大的相对危险度或率比),而且尽管流行病学结果对决策很重要,但其几乎从来都不是制定政策的唯一依据。

举几个例子,关于吸烟和肺癌联系的研究导致了香烟包装的标签和室内禁烟;关于空气污染物与疾病

和死亡率联系的结果影响了排放标准;关于维生素缺乏与不良健康结果之间联系的发现导致了牛奶、谷物和面粉的强化推广。在所有这些例子中,决策不仅基于多个流行病学研究,还基于实验室和临床研究的证据以及对机制理论的考虑。

因此,对于卫生研究人员和政策制定者来说,了解因果推断的基本原理是很重要的,特别是经常被忽视的"确定有意义的和可行的干预措施"的问题。同样重要的是,研究人员要明白,研究是为了给政策制定提供信息,而不是为了制定政策,并且因果推断代表了多种证据源的综合。除了可能的暴发调查或大型、执行良好的随机对照试验,没有任何单一研究能够建立因果关系。此外,随机对照试验的人群必须合理地代表预期的目标人群,以便充分地为临床或政策决策提供信息,但试验和目标人群常常有很大差异。因此,决策应基于对整个相关科学和政策文献的仔细考量,并必须考虑成本效益和纯粹的科学问题。

(翻译:唐金陵、吴心音;审校:邵瑞太)

参考文献

Amrhein, V., Korner-Nievergelt, F., and Roth, T. (2017). The earth is flat (p> 0.05): significance thresholds and the crisis of unreplicable research. Peer J, 5, e3544.

Biller-Adorno, N. and Jüni, P. (2014). Abolishing mammography screening programs? A view from the Swiss Medical Board. New England Journal of Medicine, 370, 1965-7.

Cole, S.R. and Stuart, E.A. (2010). Generalizing evidence from randomized clinical trials to target populations: the ACTG 320 trial. American Journal of Epidemiology, 172(1), 107-15.

Deaton, A. and Cartwright, N. (2018). Understanding and misunderstanding randomized controlled trials (with discussion). Social Science & Medicine, 210, 2-90.

Elwert, F. (2013). Graphical causal models. In: Morgan, S.L. (ed.) Handbook of Causal Analysis for Social Research. Dordrecht: Springer, pp. 245-72.

Glymour, M.M. and Greenland, S. (2008). Causal diagrams. In: Rothman, K.J., Greenland, S., and Lash, T.L. (eds.). Modern Epidemiology (3rd ed.). Philadelphia, PA: Lippincott Williams & Wilkins, pp. 183-209.

Greenland, S. (2002). Causality theory for policy uses of epidemiologic measures. In: Murray, C.J., et al. (eds.) Summary Measures of Population Health. Cambridge, MA: Harvard University Press/World Health Organization, pp. 291-301.

Greenland, S. (2005). Epidemiologic measures and policy formula-tion: lessons from potential outcomes (with discussion). Emerging Themes in Epidemiology, 2, 1-4.

Greenland, S. (2012). Causal inference as a prediction problem: assumptions, identification, and evidence synthesis. In: Berzuini, C., Dawid, A.P., and Bernardinelli, L. (eds.) Causal Inference: Statistical Perspectives and Applications. Chichester: John Wiley and Sons, pp. 43-58.

Greenland S. (2014). Sensitivity analysis and bias analysis. In: Ahrens, W. and Pigeot, I. (eds.) Handbook of Epidemiology (2nd ed.). New York: Springer, pp. 685-706.

Greenland, S. (2017a). For and against methodology: some perspectives on recent causal and statistical inference debates. European Journal of Epidemiology, 32, 3-20,

Greenland, S. (2017b), The need for cognitive science in methodology. American Journal of Epidemiology, 186, 639-45.

Greenland, S., Gago-Domiguez, M., and Castellao, J.E. (2004). The value of risk-factor ('black-box') epidemiology (with discussion). Epidemiology, 15, 519-35.

Greenland, S. and Lash, T. L. (2008). Bias analysis. In: Rothman, K. J., Greenland, S., and Lash, T. L. (eds.) Modern Epidemiology (3rd ed.). Philadelphia, PA: Lippincott, pp. 345-80.

Greenland, S., et al. (2016), Statistical tests, confidence intervals, and power: a guide to misinterpretations. European Journal of Epidemiology, 31, 337-50.

Hernán, M.A. (2005). Hypothetical interventions to define causal effects — afterthought or prerequisite? American Journal of Epidemiology, 162, 618-20.

Hernán, M.A., and Robins, J.M. (2020). Causal Inference: What If? New York: Chapman & Hall.

Hernán, M.A. and VanderWeele, T.J. (2011). Compound treatments and transportability of causal inference. Epidemiology, 22, 368-77.

Hill, A.B. (1965). The environment and disease: association or causation? Proceedings of the Royal Society of Medicine, 58, 295-300.

Höler, M. (2005). The Bradford Hill considerations on causality: a counterfactual perspective. Emerging Themes in Epidemiology, 2 (1), 1-9.

Höfler, M. (2006). Getting causal considerations back on the right track. Emerging Themes in Epidemiology, 3(1), 1-3.

Holland, P.W. (1986). Statistics and causal inference. Journal of the American Statistical Association, 81, 945-60.

Holman, C.D.J., Arnold-Reed, D.E., de Klerk, N., McComb, C., and English, D.R. (2001). A psychometric experiment in causal in-ference to estimate evidential weights used by epidemiologists. Epidemiology, 12, 246-50.

Hume, D. (1739). A Treatise of Human Nature. Selby-Bigge L.A. (ed.) (1888). Oxford: Oxford University Press.

Kalbfleisch, J.D. and Prentice, R.L. (2002). The Statistical Analysis of Failure-Time Data (2nd ed.). New York: Wiley.

Kaufman, J.S. (2008). Epidemiologic analysis of racial/ethnic dispar-ities: some fundamental issues and a cautionary example (with dis-cussion). Social Science & Medicine, 66, 1659-80.

Kaufman, J.S. and Poole, C. (2000). Looking back on causal thinking in the health sciences. Annual Review of Public Health, 21, 101-19.

Kuhn, T.S. (1970). The Structure of Scientific Revolutions (2nd ed.). Chicago, IL: University of Chicago Press.

Lanes, S.F. and Poole, C. (1984). 'Truth in packaging?' The unwrapping of epidemiologic research. Journal of Occupational Medicine, 26, 571-4.

Lash, T.L., Fox, M.P., and Fink, A.K. (2009). Applying Quantitative Bias Analysis to Epidemiologic Data. Boston, MA: Springer Publishing Company.

Lipsitch, M., Tchetgen, E.J., and Cohen, T. (2010). Negative controls: a tool for detecting confounding and bias in observational studies. Epidemiology, 21, 383-8.

Maclure, M. (1985). Popperian refutation in epidemiology. American Journal of Epidemiology, 121, 343-50.

McShane, B.B., Gal, D., Gelman, A., Robert, C., and Tackett, J.L. (2019). Abandon statistical significance. The American Statistician, 73(suppl 1), 235-45.

Mill, J.S.A. (1862). System of Logic, Ratiocinative and Inductive (5th ed.). London: Parker, Son and Bowin. (Cited in: Clark, D. W., and MacMahon, B. (eds.) (1981). Preventive and Community Medicine (2nd ed.). Boston, MA: Little, Brown.

Morgan, S.L. and Winship, C. (2007). Counterfactuals and Causal Inference: Methods and Principles for Social Research. New York: Cambridge University Press.

Pearl, J. (2009). Causality: Models, Reasoning and Inference (2nd ed.). Cambridge: Cambridge University Press.

Pearl, J. and Mackenzie, D. (2018). The Book of Why: The New Science of Cause and Effect. New York: Basic Books.

Phillips, C.V. and Goodman, K.J. (2004). The missed lessons of Sir Austin Bradford Hill. Epidemiologic Perspectives and Innovation, 1, 3.

Phillips, C.V. and Goodman, K.J. (2006). Causal criteria and counterfactuals; nothing more (or less) than scientific common sense. Emerging Themes in Epidemiology, 3, 5.

Poole, C. (2001). Causal values. Epidemiology, 12, 139-41.

Popper, K.R. (1968). The Logic of Scientific Discovery. London/New York: Hutchinson.

Rafi, Z. and Greenland, S. (2020). Semantic and cognitive tools to aid statistical science: replace confidence and significance by compatibility and surprise. BMC Research Methodology. [Online]. Available at: https://arxiv.org/pdf/1909.08579.pdf

Robins, J.M. and Greenland, S. (2000). Comment on 'Causal inference without counterfactuals' by A.P. Dawid. Journal of the American Statistical Association, 95, 477-82.

Rosenbaum, P.R. (2002) Observational Studies (2nd ed.). New York: Springer.

Rosenbaum, P.R. (2003). Does a dose-response relationship reduce sensitivity to hidden bias? Biostatistics, 4, 1-10.

Rothman, K.J., Greenland, S., and Lash, T.L. (2008). Modern Epidemiology (3rd ed.). Philadelphia, PA: Lippincott Williams & Wilkins.

Susser, M. (1991). What is a cause and how do we know one? A grammar for pragmatic epidemiology. American Journal of

Epidemiology, 133, 635-48.

United States Department of Health, Education and Welfare (1964). Smoking and Health: Report of the Advisory Committee to the Surgeon General of the Public Health Service. PHS Publ No. 1103. Washington, DC: Government Printing Office.

VanderWeele, T.J. (2015). Explanation in Causal Inference: Methods for Mediation and Interaction. Oxford: Oxford University Press.

VanderWeele, T.J. and Arah, O.A. (2011). Bias formulas for sensitivity analysis of unmeasured confounding for general outcomes, treat-ments and confounders. Epidemiology, 22, 42-52.

VanderWeele, T.J. and Hernán, M.A. (2012). Causal effects and natural laws: towards a conceptualization of causal counterfactuals for non-manipulable exposures with application to the effects of race and sex. In: Berzuini, C., Dawid, A.P., and Bernardinelli, L. (eds.) Causal Inference: Statistical Perspectives and Applications. Chichester: John Wiley and Sons, pp. 101-13.

VanderWeele, T.J. and Hernán, M.A. (2013). Causal inference under multiple versions of treatment. Journal of Causal Inference, 1 (1), 1-20.

Wald, N.A. (1985). Smoking. In: Vessey, M.P. and Gray, M. (eds.). Cancer Risks and Prevention. New York: Oxford University Press.

Wasserstein, R. L. and Lazar, N. A. (2016). The ASA statement on p-values: context, process, and purpose. The American Statistician, 70(2), 129-33.

Wasserstein, R.L., Schirm, A.L., and Lazar, N.A. (2019). Moving to a world beyond ‘p<0.05’. The American Statistician, 73 (Suppl 1), 1-19.

Weed, D.L. (1986). On the logic of causal inference. American Journal of Epidemiology, 123, 965-79.

Weed, D.L. and Gorelic, L.S. (1996). The practice of causal inference in cancer epidemiology. Cancer Epidemiology, Biomarkers & Prevention, 5, 303-11.

Weiss, N. (1981). Inferring causal relationships: elaboration of the criterion of ‘dose-response’. American Journal of Epidemiology, 113, 487-90.

Weiss, N. S. (2002). Can the specificity of an association be rehabilitated as a basis for supporting a causal hypothesis? Epidemiology, 13, 6-8.

Westreich, D. and Greenland, S. (2013). The table 2 fallacy: presenting and interpreting confounder and modifier coefficients. American Journal of Epidemiology, 177(4), 292-8.

Westreich, D., Edwards, J.K., Lesko, C.R., Stuart, E., and Cole, S.R. (2017). Transportability of trial results using inverse odds of sam-pling weights. American Journal of Epidemiology, 186(8), 1010-14.

5.13 系统综述和Meta分析

5.13.1 引言

系统综述采用系统、全面和可重复的方法，以确定相关研究、评估研究偏倚、提取信息并综合研究结果。系统综述通常采用统计方法（即Meta分析）综合相似研究的结果，以得到比单个研究结果更加准确的结果。

系统综述在指导医生、决策者和消费者作出明智的医疗卫生决策中至关重要。自20世纪中叶起，生物医学文献大规模涌现，使得医疗卫生决策者越来越难以及时更新各个研究的结果。因此，文献综述对于整合现有研究成果并就医疗卫生和资源配置作出明智选择非常重要（Chalmers et al.,2014）。从文献中得出错误结论的综述可能会对患者和公众造成严重伤害，并浪费医疗资源（Chalmers,Glasziou,2009），在健康问题日益严峻、资源匮乏的背景下，确保资源高效利用尤为重要（Chinnock et al.,2005）。

本章重点讨论系统综述的方法，以评估临床干预措施的疗效。其中，对疗效的评估以随机对照试验（RCTs）为主，因此，大部分的例子都与RCTs的系统综述有关。系统综述越来越多地用于综合观察研究的结果，包括定性研究的数据。本章未详细说明关于开展此类综述的方法特点，若读者对综述的适用性感兴趣，我们建议读者拓展阅读范围，而不仅限于本章所包含的内容。接下来的内容将主要介绍计划和开展经典系统综述的具体步骤。

5.13.2 什么是系统综述?

系统综述（systemic review）是对相关原始研究结果的最新综合，旨在为医疗决策者提供坚实的基础，以支持其政策和实践决策。如果在收集、鉴定和分析个别研究结果的过程中未对方法予以足够重视，最终的综合结果可能存在偏倚的风险。偏倚包括在调查过程中发生的任何误差，可能导致高估或低估观察到的效应的强度。系统综述的方法旨在减少传统文献综述中可能存在的偏倚风险。接下来将概述可能影响综述的主要偏倚，表5.13.1列出了系统文献综述与传统文献综述之间的差异。

表5.13.1　系统文献综述与传统文献综述的典型特征比较

系统文献综述	传统文献综述
在方案中说明审查方法	往往没有说明审查方法
回答一个重点问题或检验一个假设；通常范围很窄	可能有一个明确的问题，但往往涉及一般性的讨论，没有明确的假设；通常范围很广
试图找到所有相关的研究，以尽量减少发表和其他偏见	通常不会找到所有相关的研究

续表

系统文献综述	传统文献综述
使用明确的纳入标准来确定哪些研究将被纳入综述评价,以防止代表评价者的选择偏倚	通常没有说明为什么纳入一些研究而排除另一些研究
系统地评价纳入研究的方法,以确定这些研究中存在偏倚的可能性和研究结果之间异质性的来源	通常不评估研究中的偏倚风险或承认其方法的差异
基于方法学上合理的研究结果	通常不区分方法上可靠的研究和不合理的研究
可以在Meta分析中结合研究结果进行统计分析	通常不会在Meta分析中汇总结果
结果说明了数据的异质性水平,允许量化的不确定性	结果通常以某些术语呈现,但不表明不确定性或可变性

5.13.2.1 可能影响综述的偏倚

选择偏倚

当收集原始研究资料时,系统地倾向于确定某些研究而不是其他研究时,综述中可能会出现选择偏倚。在综述中出现的选择偏倚主要有发表偏倚和语言偏倚。

强有力的研究证据表明,有阳性结果的研究比那些阴性结果的研究更有可能被发表(Hopewell et al.,2009)。如果未发表的阴性研究未被识别并纳入综述,则综合结果将存在发表偏倚的风险,并可能产生假阳性结果(Hopewell et al.,2007)。在资源和时间的限制下,一项执行良好的系统综述将试图找出未发表的研究,以减少潜在的发表偏倚。

英语是生物医学文献的主要出版语言,许多作者倾向于在英语期刊上发表研究成果。有证据表明,与发表在德语期刊上的研究相比,用英语发表的试验更有可能获得统计学上显著的积极结果(Egger et al.,1997)。尽管并没有得到一致的证明(Morrison et al.,2012),未能纳入非英语撰写的研究,无论其是否发表,都可能导致语言偏倚,这可能会影响综述的最终综合结果。一个良好的系统综述不会将检索限制在一种语言,综述作者应该认识到必要时要为文章的翻译提供预算。

索引偏倚

通过电子数据库获取大量文献简化了审查工作,并大大减少了高质量系统审查所需的时间。为了准确地识别特定研究设计的原始研究,检索策略的条款必须与数据库记录的条款相匹配。例如,对于在数据库中查找随机对照试验的检索策略,原始记录必须在创建时清楚地标识或索引。20世纪90年代,Cochrane Collaboration发起了一项提高MEDLINE中随机对照试验检索精度的倡议,使得在MEDLINE和Embase中检索随机对照试验的准确性更高(Glanville et al.,2006)。系统综述团队作者应注意,在检索其他数据库以及检索观察性研究和其他非随机设计时,索引偏倚可能仍然是一个问题。

信息偏倚

综述取决于纳入研究报告的质量。如果研究报告较差或缺乏数据,则综述可能产生信息偏倚。在进行系统综述的过程中,应鼓励作者团队通过联系原始研究的作者来积极寻找缺失的数据(Young,Hopewell,2011)。如果无法做到这一点,则要求系统综述团队透明地报告对缺失数据所做的任何假设,并应向读者指出缺失数据对综合结果可能产生的影响。

5.13.3 制定方案

系统综述被归类为二次研究，但它仍然是收集、评价和结合初级研究结果的原创性研究。因此，在进行审查之前，要制定一份研究方案，以确保研究目标和方法得到明确说明，并为团队提供一个模板。研究方案应包括下列各部分：

(1) 正在研究的临床问题和干预的背景；

(2) 提出审查问题(使用PICO结构，见下)；

(3) 纳入和排除标准；

(4) 搜索策略；研究选择、数据提取和质量评估的方法；

(5) 分析方法；

(6) 整体质量评估方法(如建议分级评估、开发和评估、GRADE)。

理想情况下，该方案应该经过同行审查，以确保它是严格的，符合可接受的标准。

鼓励在可公开访问的平台上注册审查，但这对一些资助者来说是强制性的。注册审查提高了研究的透明度，并允许检测在审查过程中可能发生的任何方案的更改。它还可以减少不必要的重复工作的可能性(Straus，Moher，2010)。审查方案可以在免费提供的平台PROSPERO(https://www.crd.york.ac.uk/prospero/)上公开注册。PROSPERO提供统一的有关健康研究(包括护理、社会福利、公共卫生、教育、犯罪、司法和国际发展)的系统综述。

PROSPERO的系统综述方案包括任何类型的任何研究设计，也可以接受至少包含一个直接患者或临床相关的结果的综述和方法学问题的综述。

关键点：一个良好的系统综述的方法应在审查之前公开登记的方案中加以描述。

5.13.4 制定审查问题

系统综述的第一步是明确地制定研究问题。重点审查问题指导了要包含在搜索策略中的术语的选择，并缩小了纳入标准的范围。PICO-ST结构为制定审查问题提供了一个有用的框架：

◇ P Populations 人群

◇ I Intervention 干预措施

◇ C Comparison 比较

◇ O Outcome 结果

◇ S Study design 研究设计

◇ T Timeframe 时间框架

PICO问题的最小结构如下：

[干预]与[人群]预防/治疗[结果]的[比较]

研究设计(S)和时间框架(T)是PICO可选的附加部分。这使读者能够立即辨别纳入综述的研究的设计(例如，如果纳入的研究仅限于随机对照试验)。时间框架成分指的是测量主要结果的时间点，如随访1年时的死亡人数或指纳入综述的研究的时间跨度，如1990年至2010年发表的随机对照试验。

PICO中的O是指在审查问题中指定为主要结果的结果。审查小组应考虑哪个结果对回答临床问题最有意义，并将其作为主要结果。需要注意的是，这可能与纳入研究中指定为主要结局的结局不同。

关键点：系统综述问题最好采用PICO结构。

5.13.5 检索研究

检索策略是系统综述的基础,最好由训练有素的图书管理员或信息专家准备。综合的检索应该具有高度敏感性,旨在可行的时间范围和可用的资源内识别和定位尽可能多的符合条件的研究。检索还应该精确,以减少筛选大量无关材料的需要。精度是衡量需要筛选多少记录才能识别出一项符合条件的研究的指标。在实践中,敏感性和精度之间的平衡偏向于高敏感性,以减少选择偏倚(包括语言和发表偏倚),而精度较低。系统综述团队通常期望筛选大量记录,因为最终可能只有少数研究符合条件。

5.13.5.1 要检索的数据源

发表的报告

经验丰富的信息专家将使用特定于数据库的语法(包括与审查PICO相关的关键字)开发检索策略。下面列出了数据库的示例。对卫生保健干预措施效果进行的良好审查至少应包括前三个数据库。

(1) 已发表报告的一般电子期刊数据库:

◇ 欧洲、北美

MEDLINE(http://www.ncbi.nlm.nih.gov/pubmed)

EMBASE(http://www.elsevier.com/online-tools/embase)

CENTRAL(Cochrane CENTRAL Register of Controlled Trials)(http://www.cochranelibrary.com)

◇ 南美

LILACS(拉丁美洲加勒比健康科学文献)(http://lilacs.bvsalud.org/en/)

◇ 非洲

非洲在线期刊(https://www.ajol.info/)

(2) 特定主题电子期刊数据库:

◇ 数据库将取决于审查主题,例如,行为干预的审查可能包括PsycINFO(https://www.apa.org/pubs/databases/psycinfo/index.aspx)。

未发表的报告

所谓的灰色文献,如会议摘要、研究报告、政策文件、论文、书籍章节和个人信件等,应该通过联系所选论文的作者、该领域的专家和相关组织(包括制药和医疗器械公司)以及检索相关网站来寻找,并在制定方案阶段确定这些来源。

正在进行的研究

有几个前瞻性试验注册中心更新了试验方案和试验进展。这为查找正在进行的研究和最近完成但尚未发表的研究提供了有效的来源,注册表的选择取决于研究主题。

◇ 全球(世界卫生组织支持)

http://apps.who.int/trialsearch/AdvSearch.aspx

◇ 美国、全球

https://www.clinicaltrials.gov

◇ 非洲

http://www.pactr.org

◇ 澳大利亚

http://www.anzctr.org.au/

在观察性研究领域，人们开始认识到前瞻性登记的重要性，并且已有部分小规模的研究登记。如果评审小组希望纳入观察性研究，则鼓励他们在所选领域中寻找这些研究。

5.13.5.2 筛选研究的方法

评审小组的至少两名成员应独立筛选由检索得到的记录的标题和摘要，并选择所有可能符合条件的研究，然后应获得每一项商定的潜在合格研究的文章或报告全文。在出现分歧或不确定的情况下，建议采取保守的方法并获得全文报告。

此后，两名研究者将于每个全文稿件中应用基于PICO的资格规则，并确定是否符合纳入标准。团队中的第三个成员可以在存在分歧或不确定的情况下充当仲裁者。必须记录筛选、合格性评估和纳入的每个阶段的数量，以便在最终报告中填充系统综述和Meta分析（PRISMA）流程图（参见本章后面的“报告系统综述”部分）。在阅读全文后也应记录排除研究的原因并在最终报告中提供。

值得注意的是，一项研究可能在一篇以上的文章或会议论文集中报道。例如，在发表试验结果的最终报告之前，试验方案和概述试验初步结果的论文可能在会议上发表或提交，这可视为有效的出版方式。然而，有时结果发表在不同的文章中，且没有交叉引用其他相关报告，则可能导致在Meta分析中重复计算结果（Abraham，2000）。

这种现象被贴上了“香肠论文”的标签，是不应该鼓励的。因此，纳入研究的最终数量应该是指独立研究的数量，而不是所选的文章或报告的数量。

关键点：系统综述的检索策略需要信息专家的专业知识，并且应该足够全面，以确保尽可能多的符合条件的研究纳入综述。

5.13.6 数据提取

5.13.6.1 收集的数据种类

从纳入的研究中收集的具体数据项目将受到系统综述的目标的影响。一般来说，应收集以下条目：

◇ 研究是否符合纳入排除标准。

◇ 研究方法，例如研究设计和持续时间，以及用于评估偏倚风险的方法，例如序列生成、分配隐藏和盲法。

◇ 有关参与者（例如性别、年龄、种族和教育水平）和环境（例如机构和地理位置）的数据，这些数据可能会可能会影响效应估计的大小，或者帮助评估结局的适用性。

◇ 干预组的数目和所涉及的具体干预措施的细节。应获得有关干预实施的准确性（即干预按计划实施的程度）的任何信息。这通常在“真实世界”条件下实施的预防性或复杂的干预中尤为重要。

◇ 关于结局的信息，例如结局定义、被测量的时间点和度量单位。通常只会对方案中预先指定的结局进行。然而，列出所纳入研究中报告的所有其他结局可能有助于分析由于选择性结果报告而导致的偏倚风险。

◇ 应仅收集方案中预先指定的结局。对于Meta分析，还需要收集用于分析的数值数据。

◇ 其他要收集的信息可能包括资金来源、伦理审查的详细信息、作者的姓名或联系方式以及引文。

5.13.6.2 收集数据的步骤

一旦确定了要收集的数据,就需要设计合适的数据收集表格。这些可以是电子的或纸质的,具体取决于审查员的偏好。

数据提取是指将纳入研究的所有相关数据记录到数据采集表上的过程。建议使用具有代表性的研究样本来完成数据收集表。为了减少数据提取过程中的错误风险,建议至少有两个独立工作的调查员参与数据提取。审查员之间的任何分歧应通过协商一致或由第三方解决。

关键点:要提取的数据的选择取决于受审查问题的目标。两名独立的调查人员应该提取一式两份的数据,以避免错误。

5.13.7 偏倚风险评估

对任何类型的研究结果进行解释均取决于研究的质量。例如,一项随机对照试验可能得出显著的结果,但若大部分试验参与者未能完成试验,失访者的结局也无法获得,我们可能会对该结果的可信度产生疑虑。同理,若从几项质量较差的研究中综合得出系统综述的结果,我们应着重关注潜在偏倚对此综合结果的影响。因此,对纳入的个体研究中存在的偏倚风险进行评估是系统综述的关键部分。

偏倚风险的评估基于研究报告中所含的信息。有时报告的信息可能不足以对研究方法作出关键判断。在这些情况下,与作者联系以澄清关于研究设计或报告中未清晰描述的遗失数据等问题是重要的。

以下概述了几种评估与研究设计相关偏倚风险的方法。

5.13.7.1 随机对照试验

对于随机对照试验,由考科蓝协作组织开发的偏倚风险评估工具目前已被广泛使用(Higgins et al., 2011)。该工具要求对以下6个领域的偏倚风险水平(低、高或不明确)进行判断:

◇ 序列生成

◇ 分配隐藏

◇ 参与者、提供者和评估者的盲法或设盲

◇ 随访的样本量和失访

◇ 选择性结果报告

◇ 其他偏倚,如发表偏倚

在过去大都使用提供整体得分或质量评级的质量评估量表。这些量表的局限性包括对有效性的不可靠评估以及在量表中为项目分配权重较困难。我们提到使用这些量表仅是为了向读者提供一个完整的背景,但不鼓励使用它们。

5.13.7.2 非随机和观察性研究

对于干预的观察性研究,Cochrane的ROBINS-I工具(Risk Of Bias In Non-randomized Studies — of Interventions)可用于评估在未使用随机化分配干预的研究中,对干预效果或安全性的偏倚风险的估计(Sterne et al.,2016)。这些研究可能包括观察性研究,如队列研究和病例对照研究。我们在通常的治疗决策中对干预组进行分配，但在准随机研究方法中，干预组的分配则并非完全随机。该工具解决了由于混杂、参与者选择、干预的分类错误、对干预的偏离、缺失数据、结果测量以及报告结果的选择而引起的偏倚。对偏倚的评估可以分为低等、中等、严重或非常严重。

The Newcastle-Ottawa Scale（NOS）是另一种常用工具，可用于评估纵向和横断面研究（Wells et al., 2018）。偏倚风险评估用于3个领域：参与者的选择、队列的可比性以及结果。该量表基于星级系统，一个研究满分为9颗星。

关键点：在系统综述中评估所纳入研究的偏倚风险是十分重要的，以此显示结果的稳健性。应尽量采用领域内的方法，而应避免使用量表评分。

5.13.8 数据综述

一篇好的系统综述包括对所包含研究结果的详细综合。综合可以是叙述性的、Meta分析性的，也可以是两者的结合。综述方案必须预先确定阈值，以此来判断是否应进行Meta分析。此外，还需预先确定在研究之间和数据内部是否存在重要的亚组，需要进行单独的分析。

5.13.8.1 Meta分析

Meta分析是一种将多个独立研究的效应估计值进行合并的统计分析方法，从而得到一个综合所有研究的总体效应估计值。

当适合开展Meta分析时，相对于其他分析方法，开展Meta分析有以下几点优势。首先Meta分析能提供更精确的治疗效果评估，使人们对疗效的评估能更加全面；同时Meta分析更强的检验效能还有助于发现那些可能在临床上具有重要意义的小效应。此外，Meta分析还能够评估这些结果在不同环境中的适用性。

只有当纳入的研究被认为具有相似（或同质）性，才能进行合并开展Meta分析。在了解研究数据的前提下，开展Meta分析的研究者们应考虑以下的问题：

（1）研究中的干预措施、人群和结果是否相似或有明显的差异?（临床异质性）

（2）研究的方法在各个研究中是否相似或不同?（方法学异质性）

（3）不同研究结果之间的变异程度大小。（统计异质性）

如果这些研究在方法学和临床分析上都足够相似，那么可以在Meta分析过程中进一步检测异质性的大小，以评估统计异质性的程度。统计异质性可以用I^2统计量来量化，其范围为0%～100%（Higgins et al., 2003）。I^2统计量表示研究之间的异质程度，其值表示总变异中由非抽样误差引起的变异所占的百分比。I^2的值越高，表示统计异质性越大。

进行Meta分析有两种统计学模型可供使用，分别是固定效应模型和随机效应模型，两种模型都有其纳入的研究的假定条件，以及对研究进行加权和生成置信区间的方法。

5.13.8.2 效应衡量指标

研究者在开展系统综述的研究设计阶段就应确定使用哪种效应衡量指标。这应基于效应衡量指标对于将要分析的数据类型的适用性。研究者应该选择那些对临床医生和患者有意义且常用的效应衡量指标。例如，在对艾滋病毒感染者的研究进行Meta分析时，我们更倾向于使用二分类的结果“是否检测到病毒载量”，而不是“病毒载量变化指标”，因为后者需要进行对数转换，可能并不能转化为临床效益。研究者应该避免使用不同的效应衡量指标进行多项探索性分析，然后只关注那些产生了他们期望结果的研究（Bender et al.，2008）。此外，只有在极少数的情况下，改变效应衡量指标才能减少异质性。

对于有效性数据，通常会用相对风险或者优势比及其95%CI来进行二分类数据的效应估计，而风险差异是一种更受非专业性读者喜爱的替代方法。连续性数据的效应估计通常以均值差异和置信区间来表示。当不同的研究使用不同的单位来衡量结果时，我们可以将不同单位结果的均值和标准差合并成一个标准化均数差（SMD）及其置信区间。但是，这在临床上可能难以解释，因此，研究者应该尽量为读者提供一些关于具有临床意义的SMD指标。

倒方差法（GIV）适用于其他形式的非标准数据，将数据进行对数转换，使其都置于相似和对称的范围内。风险比就可以使用倒方差法进行合并。有时一些研究报告的数据格式可能无法使用，需要联系研究的作者以获取分类数据，或者需要对数据进行转换（例如，使用对数、从中位数估计平均值和从p值估计置信区间），以便于进行Meta分析，同时需要在最终报告中对此进行说明。

5.13.8.3 亚组分析

当存在统计异质性时，应根据研究方案中可能的亚组进行进一步分析。亚组分析可能会发现数据的真实差异，并为观察到的异质性提供解释。如果没有合理的解释，则需要谨慎说明合并结果，且该研究可能不适合纳入Meta分析。

即使已经预见亚组分析会显示出与总体不同的结果，但这并不能保证其统计学差异在临床上是可靠的。这是因为分析做得越多，就越有可能发现具有统计学差异的结果，即便是亚组之间确实没有差异。系统综述中，亚组分析应被视为一种表明不同类型患者疗效方向是否相同或其结局关联是否一致的方法，或作为一种假设，以便在今后的研究中进行检验。亚组分析的结果应谨慎对待，因为随机误差对亚组的影响会大于对总体结果的影响。

建议根据临床专业知识和科学依据预先确定临床异质性的来源，并只关注与研究问题相关的变量（参与者、干预措施、对照、结果）。关于如何开展和解释亚组分析，已有大量指南可以参考（Higgins et al.，2002；Gagnier et al.，2013；Sun et al.，2014）。大多数统计软件包都包含了亚组差异或交互作用的检验，并能够检验出亚组差异的效应估计值由随机误差造成的可能性有多大。

5.13.8.4 敏感性分析

与所有的统计分析一样，Meta分析也需要先进行假设。一旦决定进行Meta分析，研究人员就会选择一个统计模型作为分析的基础，在Meta分析中，随机效应模型和固定效应模型都被广泛使用，同时可以使用贝叶斯方法来解决异质性和数据缺失问题（Higgins et al.，2009；Moreno et al.，2018）。在制定研究计划阶段，研究者应首先确定需要使用的模型及明确使用该模型的理由。在分析阶段，可对不同模型得出的结果进行敏感性分析。如果不同模型得出的结果一致，会增加整体研究合并结果的可信度；如果不同的模型的结果不同，研究人员需要考虑其原因，并谨慎解释最终结果。

此外，还可以对研究质量等其他参数进行敏感性分析。研究者可以将包含所有符合条件的研究与低偏倚风险的研究的Meta分析进行比较。同样，如果研究结果不一致，研究者应对其进行详细解释，并分析纳入高偏倚风险的研究后对结果的影响。

5.13.8.5 分析单位误差

研究通常可以在个体、群体或交叉水平上进行随机化试验。在Meta分析中合并不同随机化水平的研究可能会导致分析单位误差，并得出错误的结果。对此类数据的分析必须考虑到同一分组中参与者之间的相关性，以及在交叉设计中提供对照和干预数据的参与者之间的相关性（Donner et al.，2001；Elbourne et al.，2002）。

5.13.8.6 Meta回归

Meta回归是Meta分析中探索或解释异质性的另一种方法（Thompson，Higgins，2002）。它允许我们研究多个分类变量或连续变量对结果的影响。Meta回归是简单回归的延伸，其中结果变量是效果检验值，解释变量是可能影响效果检验值的协变量。当研究少于10项时，不建议采用Meta回归法（Thompson，Higgins，2002）。Meta回归的结果是观察性的，因此应作为观察性结果看待。

5.13.8.7 发表偏倚（漏斗图）

尽管审阅者努力对已发表和未发表的数据进行详尽、全面的检索，但仍可能会遗漏一些相关数据源（Sedgwick，2015）。发表偏倚的存在对如何评估证据体系的完整性及其质量起着重要作用。发表偏倚可通过漏斗图来检验，也可通过Egger和Begg的显著性检验进行统计检验（Thornton，Lee，2000）。

漏斗图是纳入研究的样本大小与效应大小的对比图。如果不存在发表偏倚，该图上的点看起来就像一个漏斗，较小的研究广泛分布在漏斗底部，较大的研究则狭长的分布在漏斗顶部。漏斗图中的不对称现象表明存在发表偏倚（Song et al.，2013），但观察到的不对称现象也可能出于其他原因。此外，Egger回归分析和Beggs相关性分析的显著性检验旨在研究Meta分析的效应估计值是否与纳入的研究规模相关（Thornton，Lee，2000）。

在图5.13.1中，展示了一项研究的森林图。这项Meta分析纳入在低收入和高收入水平中进行的10项研究，这些研究比较了移动（SMS）和现金混合支付方式与单纯通过SMS支付方式对治疗依从性的影响。

研究结果是二分类的，并以相对风险来衡量。使用随机效应模型对数据进行合并分析，并计算出95%的置信区间。垂直线表示无差异或相对危险度=1。在高收入和低收入两种水平环境中，分别比较了SMS和现金混合支付方式与单纯通过SMS支付方式的相对优势。

每个正方形代表一个特定研究的点估计值（效应大小），横穿每个正方形的水平线长度代表每个估计值的置信区间。

每个正方形的大小与该研究在Meta分析中的权重成正比，权重由方差决定。换言之，精确度较低、规模较小且置信区间较宽的研究的正方形较小。

菱形代表合并估计值。对于正向结果（如依从性），垂直线右侧的菱形区域表示SMS和现金混合支付方式的研究对象更有可能出现该结果。

根据Meta分析结果，所有十项研究之间的异质性为47%；亚组之间的异质性为90.1%；高收入亚组的异质性为0%，低收入亚组的异质性为0%。亚组差异检验具有统计学意义（$p<0.001$）。

5.13.8.8 叙述性综述

当存在明显的异质性而不适合进行Meta分析时，研究者需要提交一份全面的叙述性综述。在介绍研究特点和数据时，应像进行系统综述一样进行详细考虑。但需要注意的是，叙述性综述不等同于“传统文献综述”。叙述性综述指的是在不适合或不可能进行Meta分析的情况下，报告系统综述的结果，并采用包括Meta分析在内的严格系统综述方法（Popay et al.，2006）。

在叙述性综述中应说明其方法学和临床异质性，并说明风险偏倚和效应估计方向的一致性。但需要注

	研究或亚组	结局	总体	结局	总体	权重	风险比率,95%CI
亚组名称 →	高收入组						
研究名称 →	Geneva 2015	13	23	27	45	5.0%	0.94[0.61,1.45]
	Hamburg 2007	12	19	33	45	6.0%	0.86[0.59,1.27]
	Hamilton 2011	40	55	31	41	11.6%	9.96[0.76,1.22]
	Oxford 2012	101	111	113	118	24.2%	0.95[0.89,1.02]
	小计(95%CI)		**208**		**249**	**46.8%**	**0.95[0.89,1.01]**
	结局合计	166		204			
	异质性:I^2=0%						
	总体检验效能:$Z=1.60(P=0.11)$						
亚组名称 →	低收入组						
研究名称 →	Buea 2013	14	19	25	33	7.5%	0.97[0.70,1.35]
	Cape Town 2015	17	29	17	41	4.3%	1.38[0.86,2.21]
	Johannesburg 2017	16	30	13	41	3.2%	1.68[0.96,2.95]
	Maputo 2011	55	68	50	72	14.5%	1.16[0.96,1.41]
	Nairobi 2009	35	59	23	40	7.3%	1.03[0.73,1.45]
	Yaounde 2013	34	37	46	59	16.4%	1.18[1.00,1.39]
	小计(95%CI)		**242**		**285**	**53.2%**	**1.16[1.04,1.29]**
	结局合计	171		174			
	异质性:I^2=47%						
	总体检验效能:$Z=0.93(P=0.35)$						
	合计(95%CI)		**450**		**534**	**100.0%**	**1.05[0.95,1.17]**
	结局合计	337		378			
	异质性:I^2=47%						
	总体检验效能:$Z=0.93(P=0.35)$						
	亚组差异检验:(P<0.001),I^2=90.1%						

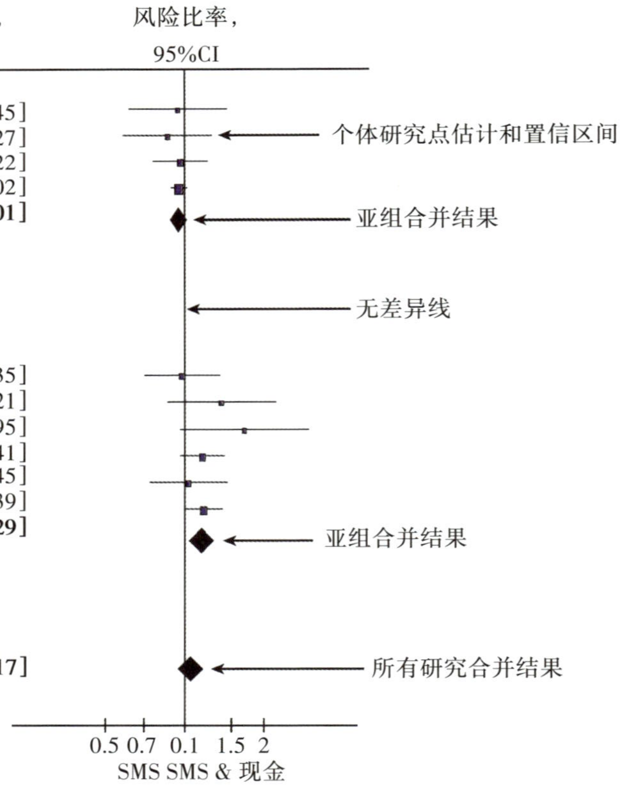

图 5.13.1 研究数据森林图,对高收入和低收入水平下的十项研究的 **Meta** 分析,比较了移动和现金支付与单纯通过移动支付在病毒学成功的结果

意的是，对所有研究效益（损害或无影响）进行统一报告通常是不现实的，建议不要将有重大发现的研究与没有重大发现的研究相提并论。叙述性综述有助于描述当前研究证据的基础情况，并可为初步研究提供信息和指导，从而提供更加标准化的研究报告，以便将来进行Meta分析。

关键点：只有当所纳入的研究在方法学和临床上都被认为足够相似时，才应进行Meta分析。在Meta分析过程中，统计异质性检验表明合并结果在统计学上是否是同质的。如果不同质，则要考虑事先确定的亚组间差异是否可以解释观察到的异质性。如果不适合进行Meta分析，则应报告详细的叙述性综述。

5.13.9 总结证据的整体质量

一旦系统综述的结果可用，决策者需要确定对该综述所产生的证据应给予何种程度的可信度。这种将综述结果与质量衡量标准相结合的趋势促进了多种方法的发展，以提供按照强度进行分级的审查证据。目前的分级证据评级系统包括美国预防服务工作组（U.S.Preventive Services Task Force）使用的A到D方法、牛津循证医学中心1到5级（Centre for Evidence-based Medicine，2016）以及建议评估、制定和评价分级（Grading of Recommendations，Assessment，Development and Evaluation，GRADE）方法（Guyatt et al.，2011a）。我们在此详细介绍GRADE方法。

GRADE（建议评估、制定和评价分级）提供了一种将系统综述产生的证据整体质量分为高、中、低或极低的方法（Guyatt et al.，2011a）。一方面，考虑到随机对照研究提供了最高水平的证据，一些综述评价了多个随机对照试验，并最初被评为高质量。根据纳入研究的局限性，包括存在偏倚风险、不一致性、间接性、不精确性和/或发表偏倚，该质量水平可能会被降级。当局限被判断为“严重”时，降级一个级别；当限制被判断为“非常严重”时，降级两个级别。另一方面，观察性研究的综述最初被评级为提供低质量证据，并可能因与随机对照试验相同的原因而被降级，或者在情况允许的情况下升级（Guyatt et al.，2011e）。

GRADE结果摘要表中列出了最多7个关键结果。关键结果是指那些综述的对象——那些将直接受到结果影响的人，认为对于他们的健康最重要的结果。例如，试验研究人员可能通过测量生物标志物来评估药物的疗效，但患者可能更感兴趣的是药物对其生活质量的潜在不良影响。系统综述团队可以与消费者协会协商，以更好地了解他们在选择关键结果方面的需求，并更好地反映这些需求。

对于7个关键结果中的每一个，系统综述团队将评估纳入的研究是否存在总体偏倚风险。如果判断存在偏倚风险，则整体质量将被降级（Guyatt et al.，2011f）。

在对间接性进行评级时，研究小组必须判断纳入的研究是否直接或间接与系统综述的PICO（P：Patient or Population，患者或人群；I：Intervention，干预措施；C：Comparison，比较条件；O：Outcome，研究结果）相匹配。例如，可能需要将证据从成人研究中外推到以儿童为重点的PICO，然而儿童试验并未实施。在这种情况下，结果将因间接性而被降级（Guyatt et al.，2011c）。

当存在异质性且不能用亚组差异等解释时，则对结果进行降级。单独存在异质性不足以降低结果的等级；正是这种无法解释的异质性驱使人们作出降级决定（Guyatt et al.，2011d）。

在考虑不精确性时，作者需要考虑效应估计周围的置信区间的宽度，并通过考虑样本大小和事件率来确定这是否精确（Guyatt et al.，2011b）。

请注意，对于所有上述领域都需要进行判断，并且审查小组必须在GRADE摘要结果表的脚注中记录每个判断的理由。这样可以确保透明度，并且让读者理解每个决策的原因。

一旦对所有领域进行了分级，就会生成每个结果的整体证据质量。质量水平解释如下：

- ◇ 高：我们对真实效应与效应估计值非常接近非常有信心。
- ◇ 中等：我们对效应估计值有适度的信心，真实效应可能与效应估计值接近，但也可能存在明显差异。
- ◇ 低：我们对效应的信心有限，真实效应可能与效应估计值存在明显差异。
- ◇ 非常低：我们对效应估计值几乎没有信心，任何效应估计值都存在非常大的不确定性。

重要的是要认识到,不同结局的结果可能是通过汇集不同研究的结果而产生的,因此,不同结局的证据质量可能有所不同。

关键点:GRADE是一个质量评估系统,它包含了偏倚风险、间接风险、不精确风险和不一致性风险,以确定系统综述中产生的证据的整体质量。质量分为高、中、低或非常低。

5.13.10 报告一项系统综述

用于报告系统综述的PRISMA与用于报告随机试验的CONSORT(Moher et al.,2010)是等价的,并在早期QUOROM声明(Moher et al.,1999)的基础上于2009年首次发表(Liberati et al.,2009)。PRISMA是一个基于证据的最小项目集,用于报告系统综述和Meta分析。虽然PRISMA侧重于报告随机试验研究,但它可以扩展到报告对其他类型研究的系统综述,特别是对干预措施的评价。

PRISMA为作者提供了一份清单,以确保以下项目的全面和透明的报告:

- 标题
- 摘要
- 引言
- 方法
- 结果
- 讨论
- 资金

PRISMA检查表在一份详细的细化文件中得到了解释,该文件已在几家期刊上发表(Liberati et al.,2009)。系统综述报告的一个强制性组成部分是PRISMA流程图,它记录了搜索策略的阶段和最终结果。

已经开发了PRISMA声明的几个扩展,包括用于网络Meta分析的PRISMA和用于诊断测试准确性的PRISMA(参见http://prisma-statement.org)。鼓励系统综述的作者根据相关的PRISMA声明报告他们的方法和结果。

关键点:系统综述应使用PRISMA声明中建议的结构进行报告。

5.13.11 系统综述质量评价

符合本章概述方法的系统综述均被视为良好。然而,类似对纳入研究的质量进行评估,系统综述的质量也可以根据是否存在偏倚风险进行分类。了解系统综述的结果有多大可信度对于医疗决策者尤其有帮助。

现有多种用于评估系统综述进行质量的工具。AMSTAR-2关键评估工具提供了一个包含16项内容的检查清单(Shea et al.,2017)。AMSTAR-2工具不提供得分,而是根据关键项目存在的缺陷对综述结果进行置信度评级。可应用于对医疗干预的随机和非随机研究的综述中。

ROBIS工具于2016年开发,用于评估多种研究问题综述中的偏倚风险,包括诊断、预后和治疗(Whiting et al.,2016)。它提供了一种类似于考科蓝偏倚风险工具的基于判断的领域方法。4个领域包括:方法和研究资格标准的适当性、研究的识别和选择、数据收集和研究评估以及综合和结果相关的多个问题。总体偏倚风险(高、低或不清楚)来自于对4个领域中提出的问题是否在结果解释中得到解决的评估,结合对纳入研究与综述问题的相关性的评估,以及评审者避免强调统计学意义的程度。

AMSTAR-2和ROBIS旨在为评估系统综述中的偏倚风险提供结构化的方法,该方法需要综合的判断。

许多人可能会发现这点难以实现,因此建议由至少两名方法熟练和具有专业知识的调查员独立完成评估。

关键点:可以使用诸如AMSTAR-2或ROBIS的工具来评估系统综述的质量,以显示综合结果的稳健性。

5.13.12 证据整合的相关方法

5.13.12.1 范围综述

不同文献对范围综述的定义各不相同。2005年,Arksey和O'Malley叙述了界定范围综述的4个目标:

(1) 考察研究活动的程度、范围和性质;

(2) 明确进行系统评审的价值;

(3) 总结和发布研究成果;

(4) 找出文献中的研究空白(Arksey,O'Malley,2005)。

与使用由PICO问题定义的系统审查的局限相比,范围综述通常具有广泛的焦点。鉴于范围综述的目标是根据一个主题来"绘制"当前的研究,所纳入的研究类型将不限于RCTs,该主题所有形式的研究都将考虑在内。显然,采用稳健的系统方法将提高范围综述的质量,但范围综述可能遵循更传统的综述方法,并按主题领域对结果进行分类,而不是提出定量总结或研究质量的评估。一个2014年的范围综述描述了344个范围综述的方法过程、术语和范围审查报告的可变性。作者认为有必要实现方法学的标准化,以增加从范围综述中得出的结果的使用率和相关性(Pham et al.,2014)。

5.13.12.2 概述综述

概述综述旨在确定和整理关于特定主题的相关综述的结果(Thomson et al.,2010)。概述也称为伞形综述,可以出于多种原因进行。首先,当针对同一情况下的不同干预措施存在若干系统综述时,决策者可能希望汇总基于所有相关治疗方式的证据,并在一份报告中呈现。其次,当对某一相关主题的综述的数量和重点未知时,概述有助于确定已经过综述的证据的范围。

在一个概述中,该综述是所纳入的研究设计的类型。注意,概述可能只包括系统综述,也可能同时包括系统和文献综述。无论纳入的综述类型如何,概述的方法和系统综述的方法相同,唯一例外的是偏倚风险评估使用的是ROBIS或类似工具,而不是ROB工具。目前,对于应用GRADE或其他等级系统在概述中产生总体质量评估,尚未达成共识。

5.13.12.3 个体患者或参与者的数据分析

这是一种Meta分析的形式,其中试验研究人员合作共享来自他们的试验的个人水平数据,而不是汇总的数据,以确保合并的结果类似一个大型试验。这使得跨研究的分析能够标准化,而不依赖于汇总分析的方式进行(仍保留每个单独试验的数据,不将其视为来自一个大型试验)(Rileyetal,2010)。个体参与者的数据分析可能需要非常多的资源,并且依赖于试验研究人员团结协作,但可以产生比汇总数据的Meta分析更可靠的估计。

5.13.12.4 前瞻性Meta分析

在世界各地遵循相同方案的试验地点进行的单一大型试验能否比使用Meta分析合并几个较小的区域试验提供更好的证据(Shrier et al.,2007),这点在文献中尚存在争议。有人担心,即使精度提高,当汇集小型检验效能不足试验的结果时,误差可能会增加。前瞻性Meta分析或许是一种解决方案,在任何纳入已知或发表的研究结果之前,辨别、评估并确定试验是否符合条件,从而避免了标准、回顾性Meta分析中固有的一些潜在偏差(Askie et al.,2011)。这种方法提供了与单一的大规模多中心随机研究相同的优势,同时具有更大的灵活性。当所有试验完成时,将发布使用了每个试验个体患者数据的综合Meta分析结果。

5.13.12.5 网络Meta分析

简单的Meta分析比较了一种干预措施和另一种干预措施的效果。这是一种直接两两比较的方法。然而,综述更倾向于比较两种以上的治疗方案。试验可以在两种治疗方法间相互比较,也可以两者都与安慰剂进行比较。在这种情况下,可以进行多重治疗比较或进行网络Meta分析(NMA)。NMA的优势在于能够提供从未被直接比较过而具有相对优势的干预措施的信息。NMA还可以通过使用两种数据来源来提高效应估计的精确度:直接两两比较和基于与安慰剂比较的间接比较(Mills et al.,2011)。NMAs有三个关键假设。第一个是同质性,仅指不存在异质性。第二种是可转换性,由于所有对照组可能并不相同,它可以检验进行间接比较组的有效性。第三个是直接证据和间接证据之间的一致性(Mills et al.,2013)。结果可以以图形表示,也可以以代表干预措施第一第二概率的排名表示。NMA是一个相当新颖的领域,关于如何进行、解释、评估证据质量和报告NMAs的指南逐渐普及。

5.13.12.6 诊断测试的准确性审查

综述可能会更倾向于总结诊断测试的准确性。搜索和筛选类似于典型的干预性系统综述,但在这种情况下,提取的数据将是研究报告所涉及诊断测试的敏感性和特异性(Leeflang,2014;Canbelletal,2015)。许多审查员使用诊断准确性研究的质量评估(QUADAS)工具来评估所纳入的研究的质量。诊断测试准确性(DTA)评价有两个重要的考虑事项。第一个是阈值作用。基于连续性变量(如血红蛋白)的检测需要一个阈值,高于(或低于)该阈值,则结果为阳性。如果不同的研究使用不同的阈值,这将在综述中引入异质性。第二个问题是,敏感性和特异性是相关的,因此必须一起建模。采用层次总结ROC(HSROC)模型和双变量随机效应模型分别解决第一个问题和第二个问题。这两种模型都允许协变量调整(Leeflang,2014)。

5.13.12.7 快速综述

文献中没有对快速综述的统一定义,已发表的快速综述的方法也各不相同(Tricco et al.,2015)。然而,快速综述的特点是通过简化或略过方法阶段以加快综述过程。这可以为时间紧迫的决策快速提供证据。快速综述的进行依赖于一个熟练的评价小组和可以紧急提供必要的资源。随着电子数据库搜索、计算机化的研究选择和共享分析工具的普及,评价的各个阶段都得到显著加快。快速综述不需要也不应该省去严谨的方法学,但当时间紧急时,这仍然会出现。我们建议制定基于干预措施系统综述的方案模板,并在需要快速综述时加以使用。有必要进行研究以表明忽略方法论的后果(Tricco et al.,2015)。

5.13.12.8 定性评价和CERQual

系统综述已成功地应用于辨别和综合定性研究数据。与干预性综述不同，系统综述的定性资料旨在提供对问题更深入的理解，告知理论发展，并描述与主题相关的主要主题。CERQual是一种根据GRADE方法对综合定性证据进行置信度评级的方法(Lewin et al.,2015)。考虑了方法上的局限性、相关性、连贯性和数据的充分性，并产生了所关注现象表征的置信水平的总体摘要。

5.13.13 实践指南中的系统综述

指南的制定应以系统综述的证据为基础。2007年，世界卫生组织因未能将全球临床建议建立在系统综述证据的基础上，以及过度依赖方法学专业知识有限的专家而受到批评(Oxman et al.,2007)。作为回应，世界卫生组织根据GRADE框架积极制定了一套严格的准则制定方法，并在《WHO指南制定手册》中进行了详细说明(WHO,2014)。从系统综述中获得的证据构成了GRADE框架决策的基础，并进一步补充了价值观和偏好，以及可接受性、可行性、资源利用和公平性等问题。该过程是透明的，作为整体建议的一部分，明确报告了支持建议的证据质量(Andrews et al.,2013)。

随后在世界卫生组织内部评估指南制定的研究表明，建议越来越多地基于系统审查证据(Sinclair et al.,2013)，但挑战依然存在。鼓励指南制定者和系统综述者之间的积极互动，同时预期存在一定程度的紧张关系。批评者指出，有时强烈的建议可能不适当地基于低质量的证据，并主张对指南专家组成员进行更多的GRADE方法培训(Alexander et al.,2014)。

5.13.14 系统综述的未来会怎样？

5.13.14.1 实时的系统综述与人工智能

"实时"系统综述的概念源于这样一种认识，即系统综述的价值不仅在于它的准确性，而且在于它的时效性。实时系统综述旨在随着新数据的出现而不断更新证据(Elliott et al.,2017)。它要求预先确定搜索的频率是可预测的，以便实时更新指南。新的技术可以加速综述过程，例如，通过机器学习筛选文献以进行资格评估。这种筛选分类器的准确性可以通过人类识别的反馈模型来提高，还可以通过众筹计划使用公众科学进一步增强这一能力(Thomas ct al.,2017)。利用自动化来提高人类响应能力的潜力和局限性需要仔细考虑和测试，以确保来自实时综述的结果的有效性，但这一方法具有巨大的潜力。

5.13.14.2 挖掘大数据

结合临床数据和生物库开发的大数据(Bouzille et al.,2018)可能提供可靠的纵向数据，随着时间的推移，这些数据可能成为对随机对照试验数据的替代，这种替代的效用在治疗罕见病的情况下可能最为显著。然而，关于获取数据许可的伦理问题仍然是一个有争议的主题(Lipworth et al.,2017)，需要进行统计建模来确定从这些数据库中得出纵向数据的因果推断的关键标准。

5.13.14.3 发展系统综述的方法

目前正在努力确定进行系统审查的最适当方法。除了对系统综述实践进行独立主导的方法学审查外,考科蓝方法小组(https://methods.cochrane.org/)和北爱尔兰试验方法学研究网络(https://www.qub.ac.uk/sites/theenorthernirelandnetworkfortrials MethodologyResearch/)也积极参与这一过程。

5.13.15 系统综述的软件和资源

有一些资源可用于进行系统综述,其中一些是商业性的(此处未作报道),而另一些则不以营利为目的。我们提供了一个选择,读者可能会从中获取有用的知识。

5.13.15.1 考科蓝(Cochrane)

考科蓝(前身为考科蓝协作组织)是一个国际性的志愿组织,它生成和编辑考科蓝系统综述,被认为是系统综述的黄金标准。有几个有用的资源可供评论作者使用:

考科蓝图书馆

考科蓝系统综述被发布在一个电子数据库上,即"考科蓝图书馆"。许多国家为医疗专业人士和普通公众提供国家级的订阅服务。请参阅 http://www.cochranelibrary.com/。

考科蓝干预措施系统综述手册

本手册是编写、分析和报告考科蓝系统综述的逐步指南。请参阅 http://handbook-5-1.cochrane.org/。

REVMAN

这款软件是免费的,提供基于文本的综述模板和内置的 Meta 分析软件。它还包含指向考科蓝手册的链接。请参阅 http://community.cochrane.org/help/tools-and-software/revman-5。

5.13.15.2 GRADE工作小组

GRADE 工作小组持续开发 GRADE 方法以及用于综述、卫生技术评估和指南的软件。请访问 http://www.gradeworkinggroup.org/。

GRADEPro

这款软件是免费的,并生成"研究结果总结表",以根据 Meta 分析呈现证据的总体质量。该软件可以直接与 REVMAN 进行接口。请访问 https://gradepro.org/。

Rayyan QCI

Rayyan 提供免费的文献管理、筛选和存储支持。请访问:https://rayyan.qcri.org/welcome。

5.13.16 结论

在本章中,我们为读者提供了一种全面的系统综述方法论,一份理解和解释Meta分析的指南,以及系统综述及相关综合研究的众多应用的概要。尽管系统综述科学在流行病学领域相对较新,但系统综述和Meta分析方法的影响已经相当显著:综述的证据指导了初级研究的方向,支持了指南,并为患者、临床医生和公众提供了更准确的治疗和预防选择。然而,需要牢记,系统综述像所有的研究一样,是存在偏倚的。

从综述中生成的数据是基于所包含研究报告的数据,因而完全依赖于综述中使用的个体研究的质量。从系统综述中获取证据的使用者应牢记,对于深思熟虑的研究人员、临床医生和政策制定者来说,批判性评价仍然必不可少。

(翻译:毛琛;审校:方心宇、叶冬青)

参考文献

Abraham, P. (2000). Duplicate and salami publications. Journal of Postgraduate Medicine, 46, 67-9.

Alexander, P.E., et al. (2014). World Health Organization recom-mendations are often strong based on low confidence in effect estimates. Journal of Clinical Epidemiology, 67, 629-34.

Andrews, J., et al. (2013). GRADE guidelines: 14. Going from evidence to recommendations: the significance and presentation of recom-mendations. Journal of Clinical Epidemiology, 66, 719-25.

Arksey, H. and Omalley, L. (2005). Scoping studies: towards a meth-odological framework. International Journal of Social Research Methodology: Theory and Practice, 8, 19-32.

Askie, L.M., Brocklehurst, P., Darlow, B.A., Finer, N., Schmidt, B., and Tarnow-Mordi, W. (2011). NeOProM: neonatal oxygenation prospective meta-analysis collaboration study protocol. BMC Pediatrics, 11, 6.

Bender, R., et al. (2008). Attention should be given to multiplicity issues in systematic reviews. Journal of Clinical Epidemiology, 61, 857-65.

Bouzille, G., et al. (2018). Integrating Biobank Data into a Clinical Data Research Network: the IBCB project. Studies in Health Technology and Informatics, 247, 16-20.

Campbell, J.M., et al. (2015). Diagnostic test accuracy: methods for systematic review and meta-analysis. International Journal of Evidence-based Healthcare, 13, 154-62.

Centre for Evidence-Based Medicine (2016). OCEBM Levels of Evidence. Oxford: Oxford Centre for Evidence-based Medicine. [Online] Available at: https://www.cebm.net/2016/05/ocebm-levels-of-evidence/

Chalmers, I., et al. (2014). How to increase value and reduce waste when research priorities are set. The Lancet, 383, 156-65.

Chalmers, I. and Glasziou, P. (2009). Avoidable waste in the production and reporting of research evidence. The Lancet, 374, 86-9.

Chinnock, P., Siegfried, N., and Clarke, M. (2005). Is evidence-based medicine relevant to the developing world? PLoS Medicine, 2, e107.

Donner, A., Piaggio, G., and Villar, J. (2001). Statistical methods for the meta-analysis of cluster randomization trials. Statistical Methods in Medical Research, 10, 325-38.

Egger, M., Zellweger-Zahner, T., Schneider, M., Junker, C., Lengeler, C., and Antes, G. (1997). Language bias in randomised controlled trials published in English and German. Lancet, 350, 326-9.

Elbourne, D.R., Altman, D.G., Higgins, J.P., Curtin, F., Worthington, H.V., and Vail, A. (2002). Meta-analyses involving cross-over trials: methodological issues. International Journal of Epidemiology, 31, 140-9.

Elliott, J.H., et al. (2017). Living systematic review: 1. Introduction-the why, what, when, and how. Journal of Clinical Epidemiology, 91, 23-30.

Gagnier, J.J., et al. (2013). Consensus-based recommendations for investigating clinical heterogeneity in systematic reviews. BMC Medical Research Methodology, 13, 106.

Glanville, J.M., Lefebvre, C., Miles, J.N., and Camosso-Stefinovic, J. (2006). How to identify randomized controlled trials in MEDLINE: ten years on. Journal of the Medical Library Association, 94, 130-6.

Guyatt, G., et al. (2011a). GRADE guidelines: 1. Introduction-GRADE evidence profiles and summary of findings tables. Journal of Clinical Epidemiology, 64, 383-94.

Guyatt, G.H., et al. (2011b). GRADE guidelines 6. Rating the quality of evidence--imprecision. Journal of Clinical Epidemiology, 64, 1283-93.

Guyatt, G.H., et al. (2011c). GRADE guidelines: 8. Rating the quality of evidence--indirectness. Journal of Clinical Epidemiology, 64, 1303-10.

Guyatt, G. H., et al. (2011d). GRADE guidelines: 7. Rating the quality of evidence - - inconsistency. Journal of Clinical Epidemiology, 64, 1294-302.

Guyatt, G.H., et al. (2011e). GRADE guidelines: 9. Rating up the quality of evidence. Journal of Clinical Epidemiology, 64, 1311-16.

Guyatt, G.H., et al. (2011f). GRADE guidelines: 4. Rating the quality of evidence--study limitations (risk of bias). Journal of Clinical Epidemiology, 64, 407-15.

Higgins, J., Thompson, S., Deeks, J., and Altman, D. (2002). Statistical heterogeneity in systematic reviews of clinical trials: a critical ap-praisal of guidelines and practice. Journal of Health Services Research & Policy, 7, 51-61.

Higgins, J.P., et al. (2011). The Cochrane Collaboration's tool for assessing risk of bias in randomised trials. British Medical Journal, 343, d5928.

Higgins, J.P., Thompson, S.G., Deeks, J.J., and Altman, D.G. (2003). Measuring inconsistency in meta-analyses. British Medical Journal, 327, 557-60.

Higgins, J.P., Thompson, S.G., and Spiegelhalter, D.J. (2009). A re-evaluation of random-effects meta-analysis. Journal of the Royal Statistical Society Series A (Statistics in Society), 172, 137-59.

Hopewell, S., Loudon, K., Clarke, M.J., Oxman, A.D., and Dickersin, K. (2009). Publication bias in clinical trials due to statistical signifi-cance or direction of trial results. Cochrane Database of Systematic Reviews, (1), MR000006.

Hopewell, S., Mcdonald, S., Clarke, M., and Egger, M. (2007). Grey literature in meta-analyses of randomized trials of health care inter-ventions. Cochrane Database of Systematic Reviews, (2), MR000010.

Leeflang, M.M. (2014). Systematic reviews and meta-analyses of diagnostic test accuracy. Clinical Microbiology and Infection, 20, 105-13.

Lewin, S., et al. (2015). Using qualitative evidence in decision making for health and social interventions: an approach to assess confidence in findings from qualitative evidence syntheses (GRADE-CERQual). PLoS Med, 12, e1001895.

Liberati, A., et al. (2009). The PRISMA statement for reporting systematic reviews and meta-analyses of studies that evaluate healthcare interventions: explanation and elaboration. British Medical Journal, 339, b2700.

Lipworth, W., Mason, P.H., and Kerridge, I. (2017). Ethics and epis-temology of big data. Journal of Bioethical Inquiry, 14, 485-8.

Mbuagbaw, L., et al. (2017). Approaches to interpreting and choosing the best treatments in network meta-analyses. Systematic Reviews, 6, 79.

Mills, E.J., et al. (2011). Multiple treatment comparison meta-analyses: a step forward into complexity. Clinical Epidemiology, 3, 193-202.

Mills, E.J., Thorlund, K., and Ioannidis, J.P. (2013). Demystifying trial networks and network meta-analysis. British Medical Journal, 346, f2914.

Moher, D., Cook, D.J., Eastwood, S., Olkin, I., Rennie, D., and Stroup, D.F. (1999). Improving the quality of reports of meta-analyses of randomised controlled trials: the QUOROM statement. Quality of Reporting of Meta-analyses. The Lancet, 354, 1896-900.

Moher, D., et al. (2010). CONSORT 2010 Explanation and Elaboration: updated guidelines for reporting parallel group randomised trials. Journal of Clinical Epidemiology, 63, e1-37.

Moreno, E., Vazquez-Polo, F.J., and Negrin, M.A. (2018). Bayesian meta-analysis: the role of the between-sample heterogeneity. Statistical Methods in Medical Research, 27(12), 3643-57.

Morrison, A., et al. (2012). The effect of English-language restriction on systematic review-based meta-analyses: a systematic review of empirical studies. International Journal of Technology Assessment in Health Care, 28, 138-44.

Oxman, A.D., Lavis, J.N., and Fretheim, A. (2007). Use of evidence in WHO recommendations. The Lancet, 369, 1883-9.

Pham, M.T., Rajic, A., Greig, J.D., Sargeant, J.M., Papadopoulos, A., and McEwen, S.A. (2014). A scoping review of scoping reviews: advan-cing the approach and enhancing the consistency. Research Synthesis Methods, 5, 371-85.

Popay, J., et al. (2006). Guidance on the Conduct of Narrative Synthesis in Systematic Reviews. A Product from the ESRC Methods Programme. [Online] Available at: http://www. lancaster. ac. uk/shm/research/nssr/research/dissemination/publications/NS_ Synthesis_ Guidance_ v1.pdf

Riley, R.D., Lambert, P.C., and Abo-Zaid, G. (2010). Meta-analysis of individual participant data: rationale, conduct, and reporting. British Medical Journal, 340, c221.

Sedgwick, P. (2015). What is publication bias in a meta-analysis? British Medical Journal, 351, h4419.

Shea, B.J., et al. (2017). AMSTAR 2: a critical appraisal tool for sys-tematic reviews that include randomised or non-randomised studies of healthcare interventions, or both. British Medical Journal, 358, j4008.

Shrier, I., Platt, R.W., and Steele, R.J. (2007). Mega-trials vs. meta-analysis: precision vs. heterogeneity? Contemporary Clinical Trials, 28, 324-8.

Sinclair, D., Isba, R., Kredo, T., Zani, B., Smith, H., and Garner, P. (2013). World Health Organization guideline development: an evaluation. PLoS One, 8, e63715.

Song, F., Hooper, L., and Loke, Y. (2013). Publication bias: what is it? How do we measure it? How do we avoid it? . Open Access Journal of Clinical Trials, 5, 71-81.

Sterne, J.A., et al. (2016). ROBINS-I: a tool for assessing risk of bias in non-randomised studies of interventions. British Medical Journal, 355, i4919.

Straus, S. and Moher, D. (2010). Registering systematic reviews. Canadian Medical Association Journal, 182(1), 13-14.

Sun, X., Ioannidis, J.P., Agoritsas, T., Alba, A.C., and Guyatt, G. (2014). How to use a subgroup analysis: users' guide to the medical literature. The Journal of the American Medical Association, 311, 405-11.

Thomas, J., et al. (2017). Living systematic reviews: 2. Combining human and machine effort. Journal of Clinical Epidemiology, 91, 31-17.

Thompson, S.G. and Higgins, J.P. (2002). How should meta-regression analyses be undertaken and interpreted? Statistical Medicine, 21, 1559-73.

Thomson, D., Russell, K., Becker, L., Klassen, T., and Hartling, L. (2010). The evolution of a new publication type: steps and challenges of producing overviews of reviews. Research Synthesis Methods, 1, 198-211.

Thornton, A. and Lee, P. (2000). Publication bias in meta-analysis: its causes and consequences. Journal of Clinical Epidemiology, 53, 207-16.

Tricco, A.C., et al. (2015). A scoping review of rapid review methods. BMC Medicine, 13, 224.

U.S. Preventive Services Task Force. Grade Definitions. [Online] Available at: https://www.uspreventiveservicestaskforce.org/Page/Name/grade-definitions#grade-definitions-after-july-2012

Wells, G., et al. (2018). The Newcastle-Ottawa Scale (NOS) for Assessing the Quality of Nonrandomised Studies in Meta-analyses. [Online] Available at: http://www.ohri.ca/programs/clinical_ epidemiology/oxford.asp

Whiting, P., et al. (2016). ROBIS: a new tool to assess risk of bias in systematic reviews was developed. Journal of Clinical Epidemiology, 69, 225-34.

World Health Organization (WHO) (2014). WHO Handbook for Guideline Development. Geneva, Switzerland: World Health Organization.

Young, T. and Hopewell, S. (2011). Methods for obtaining unpublished data. Cochrane Database of Systematic Reviews, (11), MR000027.

5.14 统计方法

5.14.1 引言

统计学是一门以数学为基础的学科，内容包括收集、分析和解释量化数据。统计学广泛应用于公共卫生的各个领域，这是一个涉及生物学、临床医学、流行病学、社会学、生态学和行政管理系统的复合体。在一些情况下，我们只对手头的数据进行描述、探索或汇总，而不将发现的结果扩展到手头数据(此即为样本)以外的范围去。但更多时候，我们希望的是将所发现的结果从样本外推到更大的群体，即“目标”总体。在这种情况下，就需要在数据收集阶段仔细考虑以下两个方面的内容。首先，数据的实际来源是什么以及如何从总体中选择样本？如果我们有意地在抽样中排除一些人，或者让一些人比其他人更难以被纳入样本，那么样本可能不能充分地代表总体，即这可能是一个存在偏倚的样本人群。其次，当进行重复抽样时，即使相同的条件，所得到的抽样结果也会不尽相同，这种可变性被称为抽样变异。当我们将由样本发现的结果外推到总体时，应考虑抽样变异对结果外推精确性的影响。

当前，我们可接触到的统计学技术比以往任何时候都要广泛。这里非常重要的一点是所使用的分析方法一定要适合所对应的抽样策略、收集的数据类型和所研究的科学问题。很多时候我们都希望把结果外推到总体，这种使用样本来对总体下结论的过程称为统计推断。

本章中，我们将对数据分析和统计推断中的一些基本概念进行讨论。随机抽样涉及大量概率论的思想，这是由于随机抽样是基于某个概率模型假设而发生的样本选择。概率模型还有助于量化样本估计中的不确定性。我们还将简要介绍常用的统计学方法，概括其基本假设，并着重于结果解释。

5.14.2 基本概念

5.14.2.1 总体、样本、抽样

在统计学中，总体是我们感兴趣的研究目的确定的全体观察对象的集合。例如，享有政治权利的公民、医院里的病人、疾病传播媒介、社区、卫生服务机构等。样本是总体的一个子集。令人感兴趣的往往不是样本本身，样本的作用是提供总体的相关信息。例如，估计疟疾的发病率，或比较吸烟者和非吸烟者患肺癌的风险。相较于对穷尽总体中的个体进行研究，从总体中抽样可节省资源与时间。节省下的花费可用于更高质量的测量，或者对样本进行更好的随访。当然，抽样的代价是无法对总体作绝对的描述；得到的只是一个估计值——如样本发病率，吸烟者样本中的超额肺癌发生数。

5.14.2.2 概率和随机抽样

为获得无偏估计和量化不确定性的问题，在抽样选择过程中就需要"公平"的概念。"公平"的抽样方法不偏袒或歧视总体中的任何成员。然而，如果能够量化所有的"不公平"，就可以在统计分析中纠正这一点，仍可以获得无偏估计。例如，如果男性被选择的可能性是女性的两倍，而男性和女性的数量是相等的，我们可以调整数据，使女性的权重是男性的两倍。因此，真正重要的是，我们要知道总体中的每个个体被选择为样本的可能性有多大，即每个个体被选择的概率。

我们用一个单一的指标来表示概率，它具有一些特定的性质，具体如下：

◇ 概率介于0到1之间（或0%～100%）。

◇ 如果事件发生的概率为0，则该事件不可能发生。

◇ 如果事件发生的概率是1，则事件一定会发生。

◇ 事件的完备集合的合并概率为1。

结果虽不可预测但依从一定概率发生的事件称为随机事件。如果我们从100个人中随机抽取一个人，我们可以说（在抽样之前）一个人入选的概率是1/100，但我们无法准确预测哪些人会入选。其他经典的随机事件如投掷硬币或掷骰子的结果。我们知道，任何一次投掷无偏硬币，得到正面的机会或概率是0.5或50%，但每一次投掷的结果都是不可预测的。

统计学中使用的"随机"一词有特殊的含义。该过程所致结果（在本例中，是否被选择为样本）受机会的影响。随机并不意味着"随意"或"任意"。

总体中每个个体都有相同的机会被选中的样本称为简单随机样本。这可以通过列出总体的所有个体（该列表称为抽样框架），按照所需样本量的大小进行无偏随机抽样（例如抽签或使用计算机生成的随机数）来实现。在实践中，编制抽样框架可能比较困难。一般来说，已知每个个体被选中概率（无论是否相同）的样本被称为概率或随机样本。

推荐的抽样方法通常需要确定一个总体作为样本来源。如为了获得一个7岁儿童的样本来估计儿童哮喘患病率，可以从获得学校班级名单开始。重要的是要明确我们的目标研究总体，在本例中，应确定总体是7岁的在校儿童还是所有的7岁儿童？只对一个有限的总体（在校儿童）进行正式抽样是可行的，但通常我们真正想要得到的结论是针对更广泛的总体（所有学龄儿童）。这个更广泛的总体有时被称为目标总体。结论是否可以外推到比实际抽样更广泛的总体中，这还需要进一步的判断。

如果某个体在样本中没有被抽中的机会，并且在测量的特征方面与其他个体不同，或者说一个个体在被抽中的机会和感兴趣的特征方面与其他个体都不相同，那么这就可能是一个有偏的样本。通常我们无法预测个体在被测量的特征中如何变化，但如果能够控制并且知道抽样概率，就可能对偏倚进行控制。不遵循随机规则的抽样被称为非概率抽样，此时我们不知道总体中各单位的抽样概率。有时我们无法定义抽样的总体，这些方法包括方便抽样（在门诊部等待的人）或偶然抽样（"街上的人"）。

较为关键的是，一个样本之所以被称为随机样本，是因为抽样方式。我们无法通过检查样本来确定样本是否随机，必须了解样本的获取过程以确定样本的随机性。检查样本中某些观察值是否在某些方面显得异常，或将样本特征与目标人群特征进行比较，都不能确定样本是否具有随机性。

因此，"随机"并不等于"代表性"（尽管使用随机选择方法，在某种意义上会减少样本不具有代表性的机会）。综上所述，使用随机抽样的原因是：

◇ 可使用概率论量化抽样变异。

◇ 确保获得感兴趣指标的统计学无偏估计。

5.14.3 复杂抽样

复杂抽样，是不同于简单抽样的一种抽样方法。复杂抽样中通常包括或组合应用多种简单抽样方法。当总体由若干亚总体或分层组成时，就可以使用分层抽样。分层抽样在每一层内分别进行随机抽样，以保证各层内的样本量或控制层间差异性对抽样的影响。例如，一般来说，城市的人口数量高于农村的人口数量。在涉及到城乡居民的研究中，建议首先按照城乡进行分层，然后在各层内进行抽样，以实现预定的各地区样本量或抽样比例。当各层的抽样比例不同时，由于不同层内的个体被抽到的概率不同，整个样本并不是总体的一个简单随机样本；然而，该样本仍是总体的一个概率或随机样本，因为在知晓各层的抽样比例后，即可以计算出每个个体被抽到的概率。如果可以控制各层中的样本比例来准确反映其在总体中的比例，那么相较于不分层抽样，分层抽样方法可以得到精度更高的结果。在设计分层抽样方案时，需要明确的一个问题是——本研究是想要不成比例地增加特定层内的人数，还是想对层间差异进行最优控制?

假设我们在一个大城市中进行简单随机抽样，那么我们需要对每个个体进行面对面调查，由此，被抽到的个体离散程度将很大，同时这也大大增加了研究成本。与个体抽样不同，整群抽样是对个体所构成的群进行抽样，这大大提高了研究效率。要实现对一个城市的人口进行随机抽样，可以首先在各人口普查地区中进行一个简单随机抽样，随后选择该区域内全部人口作为随机样本。这种方法的缺点在于人为增加了样本个体间的“同质性”，相较于简单随机抽样，整群抽样所选择的个体可能会更相近。这种统计上的低效能必须在分析阶段通过设计效能进行评价。

两阶段抽样类似于整群抽样，不同之处在于两阶段抽样是要从所选群中再次抽样而不是抽取整个群中个体。这在一定程度上有助于克服“同质性”的问题，但是由于抽样包括两个阶段，因此该抽样方法更复杂。

在某些情况下，被选择的群及其被选的抽样比例应仔细罗列出来，以便使得总体中每个个体被抽到的概率整体一致。其中一种方法为按比例抽样——以与集群大小成比例的概率选择群(较大的集群有较大被抽中的机会)，然后从每个被选择的群中随机选择固定数量的个体。另一种方法是等比例抽样，即以等概率选择集群，并使用固定的抽样比例从每个被选中的集群中选择个体。整群抽样和两阶段抽样不需要对整个总体有明确的抽样框架。在两阶段抽样中，需要一个第一阶段的抽样单位(例如人口普查地区)列表(译者注：初级抽样单元)，以及第一阶段中实际被选中的单位内部的个体列表(译者注：次级抽样单元)。这对于抽样登记不完善的总体来说是个优势。两阶段抽样还可以扩展到三个或更多阶段，例如，区、镇、户和个人。

分层、整群或多阶段抽样方法为在各个层面评价其结果提供了可能。因此，在村庄一级(是否有保健中心、偏远程度)、家庭一级(家庭收入、自来水供应情况)或个人一级(年龄、性别)，各因素可能是相关的。

复杂抽样允许样本中的不同个体具有不同的抽样概率。这要求我们在进行分析调整前详细计算每个个体被纳入的可能性。在抽样过程中，所有与抽样概率相关的信息都需要被完整记录。

复杂抽样方案需要在专业知识的帮助下进行严谨地设计和分析，通常有必要向专业的统计学家寻求相关建议。大多数的统计软件都具有相应的分析程序，只是不同程序在构建数据集时可能有特殊的要求。

接下来，我们将介绍对收集到的样本信息进行描述的方法。这其中涉及到了变量的不同类型，这对于如何描述以及选择什么样的方法描述至关重要。

5.14.4 变量描述

根据所应用的统计分析方法的不同，变量可分为定量变量和分类变量。两种类型的变量主要区别在于其可取值的类型，在统计分析中，这种区别主要在于变量的测量方法，具体来说即变量是根据数值尺度(如年龄)测量还是类别尺度(男性或女性)测量。有时，数值类型的变量(如mmHg单位的血压)也可转化为分类变量(高血压或非高血压),但是要注意,变量的最终形式(数值或分类)在分析中起很重要的作用。

5.14.5 分类变量

分类变量是指其取值以互斥的类别(如生存状况、社会阶层、性别、宗教、残疾程度)表示的变量。分类变量进一步可细分为名义变量和有序变量。名义变量的值是没有次序的类别(例如性别,宗教)。只有两个类别的变量(如性别)称为二元变量或二分类变量。有序变量的类别中有一个潜在的次序(例如社会阶层、残疾程度)。分类变量通常用每个类别中的频率和百分比来描述,并以表格或图的形式表示,如条形图或饼状图。例如,在一项关于儿童死亡率的研究中,研究者收集了关于接生时助产士类型的信息,相关信息可以表示在表5.14.1或图5.14.1中。

表5.14.1 1984—1986年菲律宾博霍省5岁以下儿童社区样本,按分娩时助产士分类

助产士类型	接生人数(n=511)	百分比(%)
未经培训的TBA	8	1.6
经培训的TBA	224	43.8
助产士	186	36.4
护士	3	0.6
医师	34	6.7
未知	56	11.0
合计	511	100.0

注:TBA表示传统助产士。

资料来源:Acute Respiratory Infection Research Project, funded by the Australian International Development Assistance Bureau, Bohol, Philippines, Copyright©1986-1992.

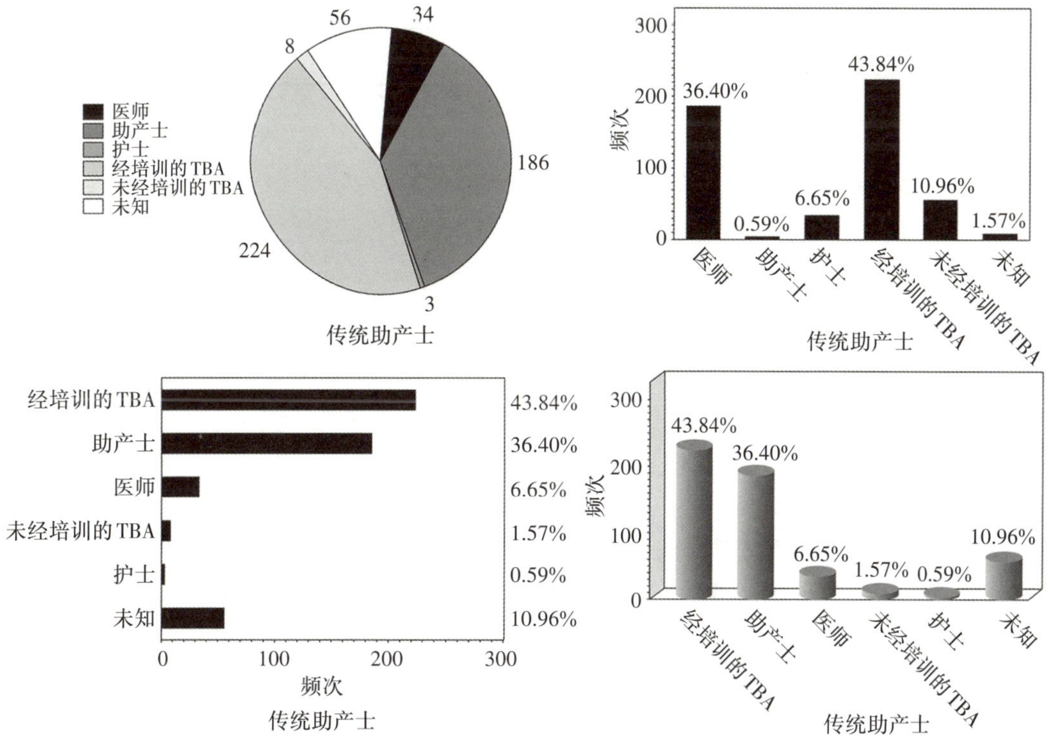

图5.14.1 1984—1986年菲律宾博霍省5岁以下儿童社区样本,按分娩时助产士分类可选的图表类型

尽管图表类型的选择在一定程度上取决于个人喜好,但是条形图更多应用于有序变量(因为条形图中可进行适当地排序),饼图更多应用于分类变量(不强调次序)。

5.14.6 定量变量

定量变量表示由测量所得到的数值(如身高、年龄、出生人数)。定量变量进一步可分为离散型变量和连续型变量。离散型变量通常只能取整数(如出生人数)。连续型变量可取观察范围内的所有值(如年龄、出生体重、血清胆固醇)。定量变量必须指定测量单位。

5.14.6.1 频率分布

定量变量通常以频率分布来描述,该频率分布在互斥和相邻的组中,将每组中的数量或百分比制成表格。例如,一项研究记录了澳大利亚布里斯班一家产科医院出生的婴儿的出生体重(kg),研究包括了500名足月婴儿(妊娠至少39周)。在根据出生体重选择分界点后,进行了频率分布描绘(表5.14.2)。

表5.14.2 1981年澳大利亚布里斯班出生婴儿出生体重

出生体重(kg)	婴儿人数(n=500)	百分比(%)
2.3～2.49	6	1.2
2.5～2.69	10	2.0
2.7～2.89	19	3.8
2.9～3.09	63	12.6
3.1～3.29	71	14.2
3.3～3.49	94	18.8
3.5～3.69	78	15.6
3.7～3.89	65	13.0
3.9～4.09	41	8.2
4.1～4.29	26	5.2
4.3～4.49	20	4.0
4.5～4.69	6	1.2
4.7～4.89	1	0.2
合计	500	100.0

资料来源:Najman, J.M. et al., Cohort profile: the Mater University of Queensland Study of Pregnancy (MUSP)[J]. International Journal of Epidemiology, 2005, 34(5):992-997.

分组分界点的选择在某种程度上是任意的。尽管没有严格规定,通常建议至少设置8个组,并且尽量使组间间隔一致。有学者建议将样本分为$\sqrt{N}$组,其中N是样本量。我们也可以用具有特别含义的值来定义分界点(2.5 kg通常是定义低出生体重儿的分界点)。当我们计划与其他研究的频率分布进行比较时,必须使用相同的分界点。频率分布通常用直方图表示(图5.14.2a)。直方图往往需要较大样本以确定直方图的分布形状,而这对后续选择什么样的统计方法至关重要。并不是所有的分布都呈对称分布,当峰值向右或向左偏时,变量可能呈负偏态(图5.14.2b)或正偏态(图5.14.2c)分布。

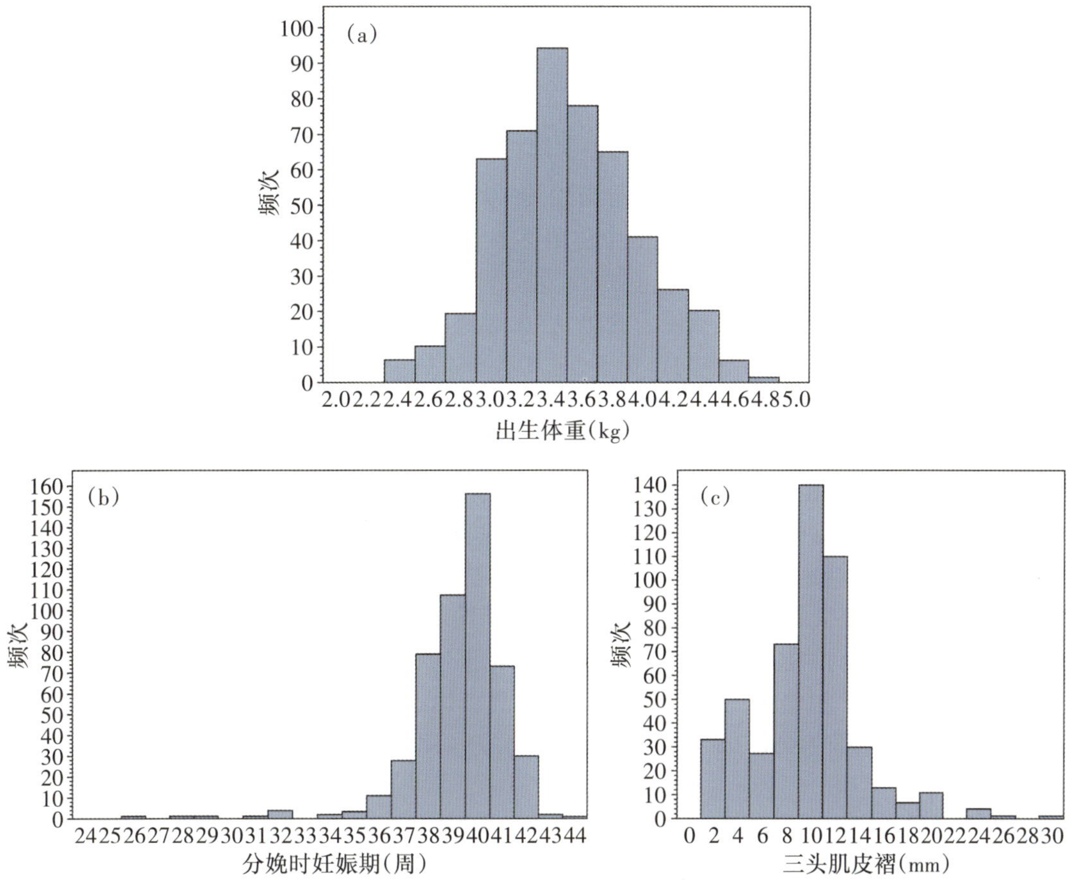

图 5.14.2 1981 年澳大利亚布里斯班 500 名婴儿的特征频率分布(a)500 名婴儿的出生体重(kg),(b)分娩时妊娠(周),(c)500 名 5 岁儿童的肱三头肌皮脂厚度

5.14.7 位置测度

最常用的描述定量变量大小的度量指标是平均值(算术平均值或平均值)。当某些个体需要被赋予不同的权重时,可以使用加权平均值。当分布呈正偏态时,通常使用几何平均值。变量的中位数是原始观察值从小到大排列后的中间值;在全部观察值中,有一半的观察值小于中位数,另一半的观察值大于中位数。图 5.14.2a 所示的 500 个出生体重分布的平均值为 3.49 kg,中位数为 3.47 kg;由于分布的对称性,它们非常接近。

当数据呈“偏态”分布时,如图 5.14.2 b,c 所示,通常认为中位数比均数更适用于描述数据的分布位置(即更能代表数据)。因为极端值对于均值的影响远大于其对中位数的影响。当数据呈正偏态分布时,平均数大于中位数;相反,当数据呈负偏态分布时,平均数小于中位数。众数是出现频率最高的值。如果数据分布存在两个峰值,则将具有两个局部众数(这可以使用图 5.14.2 所示的直方图进行检查)。在卫生统计学中,众数的应用情况较少,并且其很难应用数学的方法进行处理。分位数是指将观察值从小到大排列后,对应于指定分界比例的值。常用的分位数包括有:四分位数(25%)、五分位数(20%)、十分位数(10%)和百分位数(1%)。需要注意的是,中位数也是第二个四分位数、第五个十分位数和第五十百分位数。一个常用的描述连续型变量的方式是绘制箱式图。箱式图中通常包括了变量的分布位置、离散程度、分布形状以及离群值的信息。

5.14.8 变异度测度

从统计学的角度来看,描述变量的变异度与描述其平均值同样重要。最有用的变异程度测度是对个体值与均值间差值的度量,即离均差。当所有的个体值都等于平均值时(完全没有变异),所有的离均差都为0,而离均差绝对值越大表示变异程度越大。

在单次测量中,综合个体离均差的一种方法是,首先对离均差求平方,然后对平方差进行平均。求平方值的意义在于正差值和负差值在研究中同样重要,对其求平方后再进行平均可避免正负离均差值可能出现的"抵消"情况。这样的统计指标称作方差。它是"离均差平方和的均值"。由于方差的计算过程存在求平方过程,所以方差的单位中带有平方。第二个用于描述数据变异程度的指标是通过计算方差的平方根得到的,即标准差(standard deviation,SD),这也是实际研究中应用最广泛的指标。图5.14.2a展示了500个出生体重的分布,经计算,其出生体重标准差为0.45 kg。极差又称全距,是指最大值与最小值之间的差值。对于图5.14.2a中的出生体重数据,其极差(参考原始数据)为4.71−2.34=2.37 kg。极差容易受极值的影响,并且一般来说,随着样本量的增加,更大或更小的观测值出现的可能性增加,也就意味着极差可能越大。在实际应用中,报告最小值与最大值之间的范围(2.34~4.71 kg)可能比报告极差更有用。

变异系数是标准差与平均值的比值,常以百分比形式表达。它表示变异大小与其平均水平间的关系。在出生体重数据中,变异系数为0.45 kg/3.49 kg=0.129或12.9%,即标准差为平均出生体重的12.9%。

5.14.9 概率分布

正如样本均值或标准差(在样本是随机样本的情况下)反映总体均值或标准差一样,观察到的样本分布反映了总体的分布。在实践中,发现某些分布形状经常出现。给这些分布形状一个特殊的数学形式是很有用的,它们可以作为"模型",从样本中得出进一步的结论。

5.14.10 正态分布

在澳大利亚布里斯班出生的500个足月婴儿样本的出生体重分布大致遵循对称的钟形曲线。连续变量的分布通常遵循这种形状,数学家们努力寻找一种数学化或理想化的表达式来描述它。

数学家们发现这个光滑曲线的数学公式为:

$$f(X)=\frac{1}{\sqrt{2\pi(SD)}}\exp\left(-\frac{1}{2\times(SD)^2}(X-Mean)^2\right)$$

其中"exp"是指数(或反对数)函数,π=3.14159。X是给定变量值的符号(例如,出生体重)。要注意,该公式依赖于总体均数及其标准差。这个公式被称为正态分布,是概率分布的一个具体实例;对随机变量(其值不能准确预测的变量)的数学描述。它被认为是数据的"理想化"描述,也可以作为分析方法的基础模型。拥有理想模型的目的可能是"平滑"数据,或者根据给定模型检验数据,了解生成观察结果的过程。只要有了样本均数和标准差的估计值,就可以将这个分布拟合到样本中。均数决定分布中心峰的位置,标准差控制分布的变异程度。

许多统计分析都依赖于假设一个潜在的概率模型。检查实际观察结果与这些概率预测结果,可以了解:如果概率模型"适配",那么可以使用模型的特征对总体作出进一步的推断或预测。如果模型不"适配",

则需要找到一个更合适的模型。正态分布并不是适用于所有分布的“好”模型，例如图5.14.b，c所示的分布。在这种情况下，应使用其他概率分布；增加了关于偏度的程度和类型信息的分布会更复杂。

正态分布模型的优势在于它的性质已经得到了很好的研究。例如，大约三分之二的分布位于均数两侧1个标准差之内，大约95%的分布位于均数两侧2个标准差之内。图5.14.3显示了对出生体重样本的均数和标准差进行拟合的正态分布模型。

在这个正态分布中，平均数两侧的2个标准差是从3.49 − (2 × 0.45) kg = 2.59 kg到3.49 + (2 × 0.45) kg = 4.39 kg。图5.14.3中2.59～4.39 kg之间的面积（或曲线下的面积），即最外侧的一组垂直线与曲线围出的图形面积约占总面积的95%。

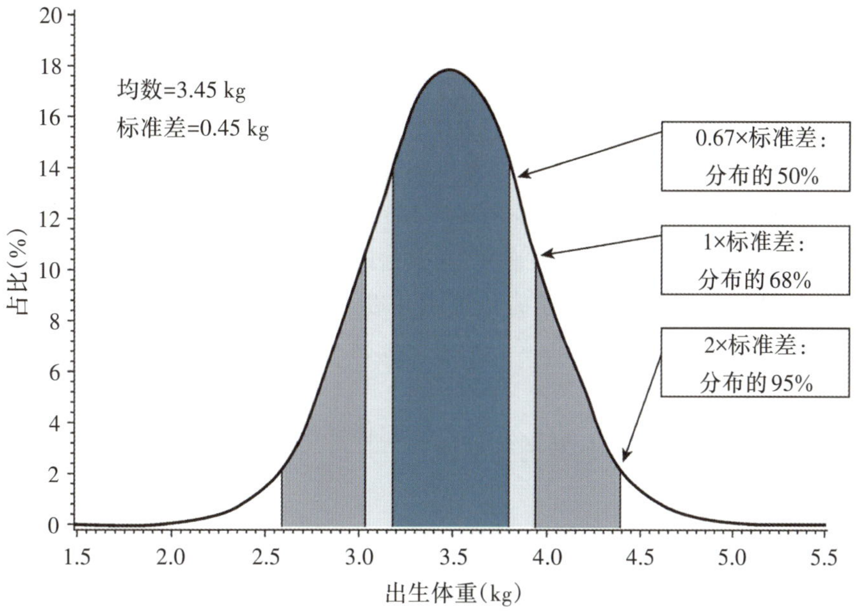

图5.14.3　使用500个出生体重（均数=3.49 kg，标准差=0.448 kg）的样本拟合的正态分布，图中分别展示了均数±0.67，1，2个标准差（SD）封闭的区域。

以这种方式拟合分布的目的可能只是为了获得分布的“平滑”曲线。但是，可以使用这种“平滑”曲线进一步进行计算，例如估计：(1) 出生体重在特定范围内的婴儿比例，(2) 出生体重的一定比例的分界值。

综上所述，正态分布的描述性性质如下：

◇ 描述的是在整个数值尺度上的连续型变量，尽管在实际应用中，假设的正态分布的值将被限制在一个特定的范围内。

◇ 图形呈钟形，围绕均数对称；也就是说，分布的一半位于均数的任意一边。

◇ 完全由均数和标准差决定。

◇ 由均数两侧的标准差倍数设定的界限预测了这些界限内所包含的分布的比例——均数±SD，该面积是分布的68%；均数±1.96 SDs（≈2 SDs），面积为95%；均数±2.56个SDs，面积则为99%。不同比例对应的标准差倍数由标准正态分布计算，其均数为0，标准差为1。

5.14.11　抽样的变异性

抽样变异是统计推断的核心。使用样本来估计相应总体的均数或率，而不是检查整个总体，这可以大大降低成本。但这也导致了估计的不确定性。依现有的数学规律，能够在概率范围内预测随机抽样过程中的抽样变异。在实际应用中，这些分布规律有助于估计置信区间（CI）、检验假设和拟合统计模型。

5.14.12 抽样分布

估计量的抽样分布描述了如果重复抽样很多次所期望看到的某样本估计量的随机变异性。现实中我们一般只有一个样本和一个估计量(例如均数),因此必须依靠数学理论告诉我们均数抽样分布的性质及其精度。

考虑一个出生婴儿随机样本的例子,目的是估计平均出生体重。由于随机抽样既不倾向于高出生体重也不倾向于低出生体重(即它是无偏的),因此预计任何一个特定样本的均数偏高的可能性与偏低的可能性一样大。因此,反映随机抽样行为的第一个性质是:

(1) 无论样本量大小,均数的抽样分布的均数就是总体均数。

接下来,考虑样本量的大小。假设一个估计值是无偏的,它可能与总体真实值(即如果测量了总体中的每个人将获得的总体值)有多接近?从直觉上讲,会认为从总体中随机抽取1 000人的样本,比抽取100人的样本提供“更好”或更精确的估计。这就产生了反映随机抽样行为的第二个性质:

(2) 均数的抽样分布所具有的变异性(如标准差)将随样本量的增大而减小。

上述两点的实际含义是,随着样本量N的增大,样本估计值更有可能接近总体均数。

均数抽样分布的这两个性质已经用数学方法证明并进一步量化了。一个重要的数学发现将样本均数的期望标准差与样本量和总体标准差联系起来。均数的标准差通常被称为均数的标准误(SE)。

样本均数的变异性定义为

$$\text{均数的标准误}=\frac{\text{总体标准差}}{\sqrt{N}}$$

其中N是样本的大小。

这表明,样本量越大,样本均数的变化就越小;总体中原始测量值的变异程度越大,样本均数的变化就越大。

1810年,皮埃尔-西蒙·拉普拉斯在中心极限定理中给出了一个重要结果:只要样本量N足够大,即使原始分布不服从正态分布,其均数的抽样分布也服从正态分布!这对于我们预测抽样的变异性极其重要。

5.14.13 置信区间

5.14.13.1 均数的置信区间

样本均数是未知总体均数的估计值。使用之前的理论可知其抽样变异性。

以上述出生体重为例,样本量N=64,期望的均数标准误SE为0.07 kg。使用样本均数正态分布的假设(中心极限定理),估计值有95%的机会小于0.14 kg(1.96×0.07)。

换句话说,有95%的可能性:

◇ 样本均数-总体均数<0.14 kg,如果样本均数大于总体均数;

◇ 总体均数-样本均数<0.14 kg,如果总体均数大于样本均数。

以上也等价于再说,有95%的概率:

(1) 样本均数-0.14 kg<总体均数,在样本均数大于总体均数情况下;

(2) 样本均数+0.14 kg>总体均数,在总体均数大于样本均数情况下。

结合以上两点,区间(样本均数-0.14 kg,样本均数+0.14 kg)包含真实的(未知的)总体均数概率有95%。

这被称为均数的95%CI。使用标准正态分布的其他界值可获得不同百分比对应的CI。一般来说：

均数的CI = 样本均数 $- k \times SE$，样本均数 $+ k \times SE$，

其中 SE=均数的标准误=$\frac{SD}{\sqrt{N}}$

对于80%，90%，95%和99%置信区间，k分别等于1.28，1.645，1.96和2.56。

在表达这些结果时，应表述为"在（3.284 g，3.516 g）这个区间包含真实的平均出生体重的概率有95%"，而不是"有95%的概率总体平均数位于（3.284 g，3.516 g）范围内"。

在实际应用中，一般不知道总体的标准差，通常用样本的标准差来代替。如果样本量为50以上，这种代替导致的误差不大。如果样本很小，对标准误应使用不同的乘数（即不同的k）；这个乘数是从统计软件中提供的t分布（不是标准正态分布）中获得的。此时还需要指定另一个参数称为自由度（df），它取决于样本量，对于样本量N，$df=N-1$。因此，当$N=30$时，$df=29$；此时计算95%CI时，取$k=2.045$，而不是$k=1.96$。

值得注意的是置信区间结合了参数的大小（位置）、总体中个体的变异性和用于估计参数的样本量的信息，因此，它是一个非常有用的汇总指标。

5.14.13.2　率的置信区间

将均数置信区间的概念扩展到比例，或者其他流行病学测量指标，同样也可以得到率的置信区间。以菲律宾接生员的数据（表5.14.1）为例，估算511名婴儿中有224名（43.8%）是由训练有素的传统助产士（TBAs）接生的。考虑率的抽样误差的基本原则与考虑均数抽样误差的基本原则相同。根据中心极限定理，如果样本足够大，样本率将近似为正态分布。

率的置信区间与均数置信区间计算时唯一不同的是标准误的计算公式。

$$\text{率的标准误(SEP)}=\sqrt{\frac{p \times (1-p)}{N}},$$

其中p为样本率，N为样本容量。在上例中，$N=511$，$p=0.438$，因此，

$$\text{率的标准误(SEP)}=\sqrt{\frac{0.438 \times (1-0.438)}{511}}=0.022$$

率的置信区间的公式完全类似于均数置信区间的公式。通过TBAs接生的婴儿率的95%CI为0.438-（1.96×0.022），0.438+（1.96×0.022）或（0.395，0.481）。以百分比表示结果，估计43.8%的婴儿是由TBAs接生的，95%CI为（39.5%，48.1%）。

5.14.14　比较分析的基本原理和方法

本节讨论一些基本的统计分析方法。首先我们考虑不同组间比较的情况。这种比较可以针对许多不同的变量类型，例如分类或连续的健康结果，或危险因素的流行率或均数。其次，介绍一些模型用以检验变量间的关联，或危险因素的模式。

5.14.15　分组比较

公共卫生领域的许多问题研究都涉及组间比较。可能是在一个实验或干预研究，一个分析性研究，如队列、病例对照或横断面研究。统计分析分两个阶段进行：首先，使用前面提到的方法描述每个组内数据的

基本情况，然后进行组间比较。

各组之间的比较首先是描述性的，但通常我们希望对差异的“统计学意义”进行评估；也就是说，这些差异是否只是和抽样变异大小一致，还是组间确实存在可能由于生物或其他影响而导致的“真实”差异？如果这些差异不是偶然的，那么从临床或公共卫生的角度来看，它们重要吗？我们还经常想要确定差异是否是由于“因果”因素造成的，以及这些因果因素是否可以改变，从而为预防或管理提供基础。因果关系的判断还包括除统计分析之外的其他证据，如生物学上的合理性、效应的大小和对混杂的考虑。虽然统计分析，特别是多变量分析（见后文）可以帮助提供一些信息，但最终的因果关系判断是一个复杂的问题。

表5.14.3展示了一些研究课题的例子，它们是如何被构建的，以及所涉及的变量的类型。

表5.14.3　涉及两个变量之间关系的一些研究问题

问　　题	变量组合
1. 身高会影响孩子的出生体重吗?	连续型变量-连续型变量
2. 分娩时间长短与女性以前生育的次数之间是否存在关联?	连续型变量-离散型变量
3. 如果人们住得离保健中心较远，他们出现疾病的阶段是否较晚?	有序变量-连续型变量
4. 不同民族的钙摄入量不同吗?	分类变量-连续型变量
5. 一个人被晒伤的次数能预测他患皮肤癌的次数吗?	离散型变量-离散型变量
6. 孩子接受教育的年数是否取决于他或她在家庭中的出生顺序?	离散型变量-有序变量
7. 女孩受教育的年数是否会影响她以后的有薪就业状况?	离散型变量-分类变量
8. 不同的社会经济群体是否表现出不同程度的疾病严重程度?	有序变量-有序变量
9. 就诊时的诊断是否取决于社会经济群体?	分类变量-有序变量
10. 皮肤癌的易感性与肤色有关吗?	分类变量-分类变量

分析变量间的关系，很重要一点的是要考虑这些变量是否会起到“结局”“解释”或“预测”变量的作用（或潜在作用）。在表5.14.3中，出生体重、产程长短和疾病阶段是结局变量；母亲的身高、生育次数和与健康中心的距离都是潜在的解释变量（“潜在”是因为如果没有关系，那么一个变量就很难“解释”另一个变量）。一个变量可能在不同的问题中扮演不同的角色；例如，在表5.14.3的问题6中，受教育年数是结局变量，而在问题7中是解释变量。因此，将变量视为结局或解释变量，要看问题的方向（哪个事件先出现?）

关联性分析方法取决于所分析的变量的类型，可能有几种有效的方法可供选择。

比例或百分比的比较具体如下：

检验两个分类变量之间关系的第一步通常是对它们进行交叉分类；也就是说，用一个变量的取值来分类另一个变量。通常在列联表中展示，包括了所有值的组合。以一个来自澳大利亚昆士兰州皮肤癌研究为例（表5.14.4）（Green et al.，1999）。

表5.14.4　根据皮肤类型分类，报告1993—2006年期间在阳光照射部位诊断出非黑色素瘤皮肤癌（NMSC）的人数（1992）

	无NMSC	单发性NMSC病变	多发性NMSC病变	总计
晒伤	236(69.4)	50(14.7)	54(15.9)	340
晒伤且晒黑	866(78.8)	112(10.2)	121(11.1)	1 099
晒黑	148(82.7)	16(8.9)	15(8.4)	179
总计	1 250(77.3)	178(11.0)	190(11.7)	1 618

注：括号中的数字在每种皮肤类型中的百分比。

资料来源：Green A et al., Daily sunscreen application and beta-carotene supplementation in prevention of base-cell and squamous-cell carcinoma od the skin[J].The Lancet, 1999, 354(9180): 72-75.

列联表应包括每个变量所有类别的所有组合。随访期间皮肤癌的总发病率为22.7%(合并单发和多发病变),但是发生过皮肤晒伤者的发病率(伴有晒黑和未伴有晒黑组分别为21.2%和30.6%)高于仅晒黑未晒伤组(17.3%)。

假设对另外1 600名左右参与者重复此皮肤癌研究,即使遵照完全相同的程序,也会得到略有不同的结果。这是由于抽样的变异性导致的:在所研究总体中,具有相同特征的个体也会有不同的皮肤癌结局。如何在解释研究结果时考虑到这一点?为了简化示例,考虑在三种皮肤类型间比较,合并单个和多个病变。第一步是计算如果不同皮肤类型的人平均而言反应相同,我们会期望看到什么。换句话说,如果抽样变异是产生不同结局的唯一因素,我们会期望看到什么?答案是:皮肤癌在每种皮肤类型中的分布是相同的。计算这些"预期"情况的结果见表5.14.5。

表5.14.5 根据皮肤类型分类,1993年至2004年期间在阳光照射部位诊断出非黑色素瘤皮肤癌(NMSC)的人数(1992)

	无NMSC病变	单发或多发NMSC病变	总计
晒伤	236(262.7)	104(77.3)	340
晒伤且晒黑	866(849.0)	233(250.0)	1 099
晒黑	148(138.3)	31(40.7)	179
总计	1 250	368	1 618

资料来源:Green A, et al., Daily sunscreen application and beta-carotene supplementation in prevention of base-cell and squamous-cell carcinoma od the skin[J].The Lancet, 1999, 354(9180): 72-75.

表中括号内的数字为期望频率;也就是说,如果皮肤类型与皮肤癌无关(译者注:不同皮肤类型的皮肤癌发病有相同分布),所预期的数字。注意观察到的和预期频率的边际总数是相同的。表格中显示在不同皮肤类型之间皮肤癌发生率没有真正差异的基础上,晒伤组观察到的皮肤癌病例比预期的要多(多出大约27例),而晒黑组观察到的皮肤癌病例比预期的要少(大约少10例)。此差异来源于以下二者之一:

(1) 抽样变异本身(即不存在与皮肤类型有关的皮肤癌额外风险)。

(2) 抽样变异加上与皮肤类型相关的皮肤癌额外风险。

在研究总体中,皮肤类型与皮肤癌无关的说法被称为原假设,这是对偶然作用进行任何正式评估的第一步。

5.14.16 皮尔逊卡方检验

由卡尔皮尔逊提出的卡方检验统计量能够总结观察到的频率和预期频率之间的差异,因此可以对这些差异的统计学意义作出判断。计算如表5.14.6所示。

表5.14.6 根据表5.14.5中数据计算卡方统计量

	无NMSC病变	单发或多发NMSC病变
晒伤	$(236-262.7)^2/262.7=271.262.7$	$(104-77.3)^2/77.3=922.77.3$
晒伤且晒黑	$(866-849.0)^2/849.0=034.849.0$	$(233-250.0)^2/250.0=116.250.0$
晒黑	$(148-138.3)^2/138.3=068.138.8$	$(31-40.7)^2/40.7=231.40.7$
所有格子(观测频率-期望频率)²/期望频率的和=271.+922.+034.+116.+068.+231.=16.42		

资料来源:Green A, et al., Daily sunscreen application and beta-carotene supplementation in prevention of base-cell and squamous-cell carcinoma od the skin[J].The Lancet, 1999, 354(9180): 72-75.

卡方统计量的公式为:

$$\chi^2=\sum_{i=1}^{i=k}\frac{\left(O_i-E_i\right)^2}{E_i}$$

式中,k是表中单元格的个数。观察到:

◇ 当上式每个单项达到其最小值0,也就是相应的期望频率和观测频率都完全相等时,χ^2的最小值为0。

◇ χ^2的值随着观测频率和预期频率之间差异的增加而增加。

◇ 对于给定的关联强度,样本越大,χ^2的值越大:例如,如果将样本量增加一倍,则χ^2值也将增加一倍。

因此,随着观察到的频率越来越偏离预期频率,此测量值(χ^2值)将增大。从这里我们可以看到,较小的χ^2与上述差异来源解释的第1条相一致,而较大的χ^2则表明第2条是潜在的解释(第1条意味着总体间无差异,第2条意味着总体间有差异)。

由表5.14.6计算可知χ^2值为16.42。但是χ^2要多大才能决定结果倾向于第2条解释而不是第1条呢? 有一个分界点吗? 这个问题的数学计算方面已经解决了:对于任何给定的χ^2值,如果观察到的差异仅仅是偶然所致,也就是第1条为真时,可以计算得到出现现有的χ^2及比它大的χ^2值出现的概率;χ^2值与其出现的概率之间的关系可用卡方分布表示。卡方分布的表格可以在标准教科书中找到,或者可以从统计软件中获得数值。其概率还取决于另一个参数,自由度df,df取决于列联表中行和列的数量。如果表有r行c列,则$df=(r-1)\times(c-1)$。对于表5.14.6,有三行两列:$df=(3-1)\times(2-1)=2$。

P值约为0.000 3,即得到$\chi^2=16.42$或更大时的概率。也就是如果上述第1条成立,抽样变异是所观察到差异的唯一解释,那么看到如此大或更大的χ^2值的概率是0.000 3,即0.03%或1/3 333,这是非常小的,所以会倾向于拒绝第1条而支持第2条。在实际应用中,为了作出这个决定,最常用的分界值是$P=0.05$或5%。

然后得出结论,不同皮肤类型的人患皮肤癌的风险差异有统计学意义($P=0.000\,3$)。从表5.14.6中可知晒伤组皮肤类型对χ^2值的贡献最大,因此可以得出结论,该类别对发现统计学意义作用最大。

5.14.17 皮尔逊卡方检验的局限性

使用皮尔逊卡方检验有一个重要的潜在假设——观察到的频率是独立的。例如,如果不是比较皮肤类型,而是比较同一人群中干预前和干预后皮肤癌的发病率,那么观察结果将不是独立的,因为同一个人的结果是相关的,此时就不应该使用皮尔逊卡方检验。

卡方检验的有效性同样取决于样本是否“足够大”。对于列联表,“足够大”取决于预期频率的大小。经验法则发现,如果大约五分之一(或20%)或更多的预期频率小于5,那么检验是无效的。统计软件可提供模拟或排列检验,将直接估计出P值,然后用通常的方式解释结果。

为区分差异是第1条还是第2条解释,我们基于概率分界点拒绝了原假设。这个结论可能是不正确的。如果第1条为真,出现$\chi^2=16.42$及更大的值不太可能(约为1/3,333),但并非不可能。事实上总体间无差异而拒绝原假设得到总体间有差异的错误结论,这是Ⅰ类错误。相反,即在原假设为假时未能拒绝它,或者在确实存在差异时得出没有差异的结论,被称为Ⅱ类错误。当样本量很小,并且数据不足以检验到差异时,通常会出现这种错误。

表5.14.7总结了假设检验的四种可能结果,根据是否存在真实效应(如真实差异)和统计检验是有意义(如P值很小)。Ⅰ类错误是假阳性结果,Ⅱ类错误是假阴性结果。

检验得出差异或关联是“有统计学意义的”,并不意味着这种关联是“强的”或就是因果关系。发现统计学意义意味着有差异或关联的可能性大于在没有任何真实差异或关联的情况下单独偶然发生的可能性(即仅仅源于抽样变异)。这些技术可用于较大的列联表,尽管有时可能需要进一步检查数据以确定差异的性质。

表 5.14.7　Ⅰ类错误和Ⅱ类错误

		真实效应	
		原假设为真	原假设为假
统计学意义（拒绝原假设）	否	P	Ⅰ类错误(假阳性)
	是	Ⅱ类错误(假阴性)	P

卡方检验可探索列联表中比例的各种变异性。然而,想要检查一种更具体的关联类型,卡方检验可能不是最好的。当想要检查比例的趋势时,就会出现这种情况。

假设重新将表5.14.5中的皮肤类型分组按照日光照射下炎症反应增加的顺序排列,并希望验证一个关于皮肤癌风险随着炎症反应增加而增加的假设(而不仅仅是皮肤类型无论哪种模式的风险变化)。也就是说,将变量视为有序变量而不是无序分类变量,这需要一个专门寻找趋势模式的统计检验。有多种方式,通常都包括为有序变量的类别分配递增的分数。这些检验将在二元变量回归建模小节中讨论。

5.14.18　比较均值

假设我们想要知道孩子出生时的体重是否取决于他(她)母亲的婚姻状况。我们知道,出生体重的分布是一个连续变量,可以用均值和标准差来进行描述。因此,我们对分类变量不同取值(婚姻状况,一个分类变量)的汇总指标相应总体参数进行检验,以了解连续变量如何随分类变量的变化而变化。表5.14.8显示了结果。

表 5.14.8　1984—1988 年一组出生于布里斯班的婴儿按母亲婚姻状况分组描述其出生体重的平均值、标准差(SD)和范围

婚姻状况	N	均数(kg)	SD(kg)	最小值(kg)	最大值(kg)
已婚	363	3.57	0.42	2.33	4.85
未婚	70	3.64	0.44	2.34	5.06
同居	53	3.38	0.42	2.27	4.18
其他	14	3.40	0.40	2.86	4.28
总	500	3.56	0.43	2.27	5.06

资料来源:Najman J M, et al. Cohort profile: the Mater University of Queensland study of pregnancy (MUSP) [J]. International Journal of Epidemiology, 2005, 34(5): 992-997.

如果一个连续变量的频率分布近似于正态分布(例如出生体重),那么就采用其均值和SD来进行描述,这也是我们在这个例子中使用这些统计量的原因。在其他情况下,例如偏态分布,我们可能会使用中位数或几何均数作为位置测度,使用四分位数间距作为变异性的测度。

结果表明,与"已婚"女性相比,"未婚"女性的婴儿体重偏高(高出0.07 kg),而"同居"和"其他"女性的婴儿体重偏低(分别低出0.19 kg和0.17 kg)。这些差异看起来相对较小,但却是重要差异(与其他降低出生体重的危险因素相比,例如吸烟)。由于已婚女性占样本的大部分(363/500=72.6%),所以已婚女性的平均值非常接近总体平均值。我们现在需要评估偶然因素在产生所观察到的差异中的作用。观测到的均值的一些变异是由抽样误差引起的,但抽样误差能完全解释变异吗? 关键的问题在于这些均数的差异是否超出了我们预期的随机误差。

均值的抽样误差是通过均值的标准误(SE)来描述的,之前此标准误被用于估计总体均值的CI。我们可以将此技术应用于表5.14.8中的数据从而检查母亲的婚姻状况和婴儿的出生体重(表5.14.9)。

表 5.14.9　1984—1988 年一组出生于布里斯班的婴儿按母亲婚姻状况分组描述其出生体重的平均值、标准误(SE)和 95%CI

婚姻状况	N	均数(kg)	SE(kg)	95%CI
已婚	363	3.57	0.022	(3.53,3.62)
未婚	70	3.64	0.052	(3.53,3.74)
同居	53	3.38	0.058	(3.27,3.50)
其他	14	3.40	0.108	(3.16,3.63)
总	500	3.56	0.019	(3.52,3.59)

资料来源:Najman J M, et al. Cohort profile: the Mater University of Queensland study of pregnancy(MUSP)[J]. International Journal of Epidemiology,2005,34(5):992-997.

我们需要注意由于样本量的变化而导致的标准误的变化:样本量最大的组("已婚"女性)的标准误最小,样本量最小的组("其他"女性)的标准误最大。相应地,CI 的宽度变化同样很大。对于"已婚"和"未婚"母亲来说,CI 有相当大一部分的重叠,但"已婚"母亲的 CI 非常窄,与"同居"母亲的 CI 没有重叠。我们可能会认为"已婚"和"未婚"之间的差异可以用抽样误差来解释,但"已婚"和"同居"之间的差异却无法解释。有时 CI 的重叠或非重叠也会这样使用,但如果我们希望正式地表达均值间的差异,那么就必须进行统计检验。

5.14.19　两样本 *t* 检验

正式统计检验的第一步是建立一个原假设。在本例中,原假设是(真实)平均出生体重在婚姻状况组之间没有差别。首先考虑"已婚"母亲(3.57 kg)和"未婚"母亲(3.64 kg)的孩子出生体重之间的差异,差异为 0.07 kg。第二步是评估在总体均值没有差异的情况下,随机误差在产生这种观察到的差异中的作用。如果原假设成立,我们需要计算得到相差 0.07 kg 以上的概率。我们首先通过计算 t 统计量来评估。检验统计量取决于:

◇ 均值之差的大小。

◇ 均值的标准误。

因此,

$$t=\frac{\text{均数之差}}{\sqrt{\sum(SE)^2}}$$

自由度(df)=样本量－2。

这被称为两样本 t 检验。两个样本均值之差越大,标准误越小(或样本越大),t 值越大。就像卡方检验一样,一旦我们有了统计量和自由度的值,我们就可以使用统计软件获得 P 值。

为了比较"已婚"和"未婚"母亲孩子的出生体重,我们有:

$$t=\frac{3.57-3.64}{\sqrt{0.002^2+0.052^2}}=-1.24$$

自由度(df)=363+70－2=431。

根据统计表我们可以得出 P>0.10(使用 df=无穷大∞),因此这种差异偶然发生的可能性非常高。故而我们将观察到的差异归因于抽样变异,并得出差异无统计学意义的结论。

5.14.20 方差分析

以母亲的婚姻状况和孩子的出生体重为例，我们可以进行多次t检验，观察各组之间的差异。然而，以这种方式“寻找”差异是不正确的，更被接受的做法是对4个均值进行“整体”比较，以观察该集合的均值之间差异是否具有统计学意义，而不指定任何两组之间的均值。一旦确定了总体差异，就可以事后检验两两差异。用于对一组均值进行整体检验的统计方法称为方差分析（Analysis of Variance，ANOVA）。原假设是所有组的总体均值没有变化。对于婴儿的出生体重而言，我们假定所有母亲，不论其婚姻状况如何，都属于同一总体。在这一分析过程中没有出现新的概念上的问题。

我们再一次得到一个检验统计量，现在称为F统计量。该检验统计量取决于：

◇ 均值之间的变异性。

◇ 均值的标准误差。

现在我们需计算出两种自由度：分子df是组数减去1，分母df是总样本量减去被比较的组数。

我们通常会使用统计软件进行方差分析，它会直接给出P值。在本例中，F统计量为14.01，df=(3，497)，p=0.0029，小于0.05这一分界点，因此我们得出结论，婚姻状况组的出生体重差异具有统计学意义。这些差异显然来自“同居”组和“其他”组。

如果不拒绝原假设，统计分析到此为止。当拒绝原假设时，我们可能希望使用t检验来检验两两差异。虽然看法不一，但有时会使用改进的t检验来进行多重比较。多重比较增加了Ⅰ型错误的风险（即发现的统计学差异实际上是偶然性的）。

5.14.21 两样本t检验和方差分析的假设

两样本t检验和方差分析有重要的潜在假设。具体如下：

◇ 如果样本较小，则均值应基于正态分布的变量；如果变量不是正态分布，样本要足够大，可将中心极限定理应用于均值分布。

◇ 每组内的SDs近似相等。

◇ 样本是独立的。

我们已经确定出生体重的分布为近似正态分布，满足第一个假设。表5.14.8中的“SD”列证实了SD的变化很小，因此同样满足假设二。

Bartlett检验可以用来判断SD间的差异是否有统计学意义。当进行方差分析时，一些统计软件会自动执行此检验。此时也还有其他替代检验方法。

处理非正态分布有两种方法：变量变换和非参数检验。

变量变换：有时我们可以将变量转换为正态分布，然后对变换后的变量进行t检验或方差分析。如果一个变量为正偏态分布，有时使用对数变换能够将其转换为更接近于正态分布的对称分布。虽然有许多转换方法可供选择，但不是所有情况都适用，因此我们需要对变换后的变量分布进行检验。

非参数检验：如果转换方法不适用，则可以使用非参数检验。非参数检验不需要满足前两个假设，但仍然需要满足观察值之间的独立性（假设三）。对于本例而言，我们使用Wilcoxon-Mann-Whitney检验替代t检验来获得比较两个均值的P值；使用Kruskal-Wallis方差分析替代方差分析来获得比较两个均值的P值。

如果满足假设条件但还是使用非参数检验，则检验均值之间差异的能力较弱；也就是说，它们会产生比t检验或方差分析更大的P值，从而拒绝原假设的可能变小。通常研究人员希望最大限度地利用他们的数据，使用灵敏度最高的检验，因此他们更倾向于使用基于正态分布的统计方法。

5.14.22 定量变量的重复测量

表5.14.3中的问题是关于两个变量之间的关系,每个变量都度量不同的实体。有时我们的问题涉及到单个变量是否随时间的变化而变化。假设我们正在调查改善儿童营养状况的干预措施的有效性,在这种情况下,我们可能会在干预前后测量样本中每个孩子的营养状况。乍一看,这与前面的情况类似:有两个变量,干预前的营养状况和干预后的营养状况。不同的是,我们实际上是在两个不同的时间观察同一个变量。在两个不同时间对同一个个体进行的测量是相关的,因此这些观测值并不独立。当评估另一个变量(干预)的效果时,需要考虑到这种相关性。

在一项检验膳食干预有效性的试验中,17名参与者在基线和6个月后接受了维生素A摄入量(μg)的评估,以观察6个月内的膳食干预是否有助于增加人体维生素A摄入量(表5.14.10)。乍一看,我们可能认为这是两样本t检验的情况,采用两样本t检验来比较基线和6个月时的平均维生素A摄入量。此做法是不合适的,因为两样本t检验的第三个假设,即被比较组的独立性没有得到满足。

表5.14.10 基线和干预后6个月的维生素A摄入量(μg)

序号	基线	6个月后	改变量(6个月-基线)
1	120	124	4
2	122	135	13
3	126	140	14
4	131	130	-1
5	135	169	34
6	157	189	32
7	160	176	16
8	181	196	15
9	195	223	28
10	200	254	54
11	205	267	62
12	211	289	78
13	215	301	86
14	220	227	7
15	246	305	59
16	255	278	23
17	278	299	21
均数(SD)	185.7(49.6)	217.8(65.4)	32.1(26.3)

我们可以看到,尽管存在一些个体差异,但几乎所有个体6个月后维生素A的值都高于基线值。描述连续变量配对重复测量设计的合适汇总统计量是个体内的均值变化。对于每个参与者,我们用6个月维生素A的值减去基线维生素A的值,然后计算这些个体变化的均值和标准差。因此,对于匹配的数据,我们最终处理的是一个变量(即干预后的变化),而不是两个变量。在这个例子中,维生素A水平的平均变化为32.1 μg,变化范围为-1~+86 μg,SD为26.3 μg。如果观测值的分布不满足正态性,则采用中位数进行描述。

为了得到均值变化的95%CI,我们首先计算维生素A摄入量均值变化的标准误,即

$$\text{SE(均值差)}=\frac{\text{SD(均值差)}}{\sqrt{N}}=\frac{26.3}{\sqrt{17}}=6.4\ \mu\text{g}$$

95%CI=(均值差－1.96×SE(均值差),均值差+1.96×SE(均值差))=(19.5,44.6)。

注意到该95%CI下限远大于0,因此我们有很大把握确定该变化是正向的。

我们可以通过计算t统计量来检验原假设(即实际的变化值为零),如下所示:

$$t=\frac{\text{均值差}}{\text{SE(差值)}}$$

这被称为配对或单样本t检验,因为它假设了成对测量,我们想要评估配对个体改变量(差异)的统计学意义。均值变化越大,标准误越小(或样本量越大),t值越大。

一旦计算出t值和它的自由度,我们就可以从t值表或统计软件中得到p值。对于N对配对的t统计量,df是N−1。对于本例,我们计算出t=5.02,df=16,p=0.0001。这种差异是不可能偶然发生或仅仅是抽样误差导致而与干预无关。因此,我们拒绝原假设,并得出结论:干预措施增加了维生素A每天约32.1 μg的饮食摄入量,95%CI为(19.5 μg,44.6 μg)。

本次t检验是基于维生素A水平的变化是正态分布的假设。如果不满足该假设,则可以使用非参数检验——Wilcoxon符号秩检验。

5.14.23 相关与回归

我们现在欲研究当两个变量都是连续型变量的情况,这会带来一些数据呈现,以及评估关联的大小和程度的多种方式。

5.14.24 散点图

假设我们对出生体重和怀孕前母亲体重之间的关系感兴趣,二者均为连续变量。直观地显示这种关系的一种有效方法是使用散点图,其中每个点代表一对特定的母亲(体重)-孩子(出生体重)。图5.14.4显示,

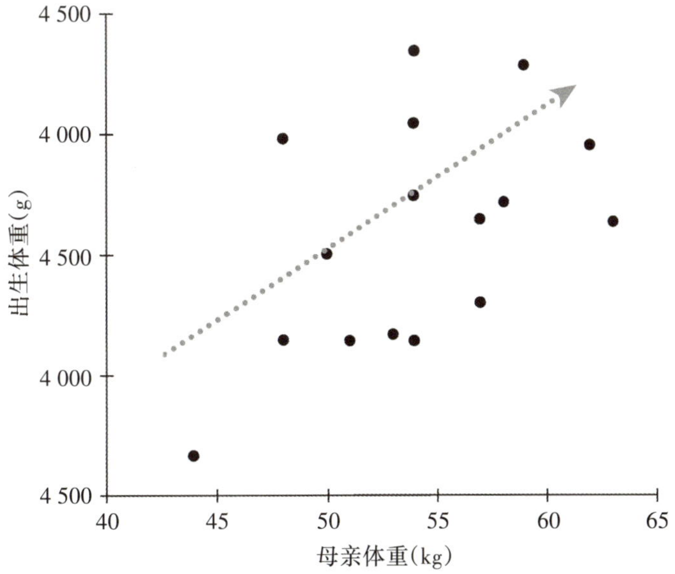

图5.14.4 1984—1988年出生于布里斯班的16例婴儿出生体重(g)和母亲体重(kg)的散点图和最小二乘拟合回归线。

资料来源:Green A, et al. Daily sunscreen application and beta-carotene supplementation in prevention of base-cell and squamous-cell carcinoma od the skin[J].The Lancet,1999,354(9180):72-75.

体重较重的母亲生出的婴儿也较重。虽然这种关系的图示是有用的,但我们通常用“关联系数”来更简洁地概括这种关系。

5.14.25 关联系数

现已发展出多种定量变量的关联系数,其具有一些共同的性质,包括:

◇ 该系数的值为0表示没有关联。

◇ 该系数为负意味着一个变量随着另一个变量的减小而增加。

◇ 该系数为正值意味着两个变量同时增加或减少。

◇ 系数取值范围为-1～+1。达到-1或+1被称为“完全相关”。

对于图5.14.4所示的关系,我们发现其相关系数值为正,略小于1。

5.14.26 Pearson相关系数

最常用的关联指标是Pearson相关系数(r),用于描述两连续变量间的线性关系。如果两个变量的值同时增加,则r为正;一个变量值的增加伴随着另一个变量值的减少,则r为负。在前面的例子中,“Y”是出生体重,“X”是母亲体重,与图5.14.4中的散点图相对应,二者相关系数约为+0.50。这种相关性是“高”还是“强”?生物统计学中粗略划分0～0.15为“低”相关性,0.16～0.4为“轻度”相关,0.41～0.7为“中等”相关,0.7以上为“高”相关性。

相关系数的统计学意义

以上得到0.5的相关系数可以认为是中等强度相关。但还有一个问题是相关是否有统计学意义,用以检验得到这个相关系数时机会或抽样误差所起到的作用。如果母亲体重和出生体重没有真实关系(相关系数为0),我们需要得到在该样本量条件下单纯的偶然机会观察到相关系数大于0.5的概率。

Pearson相关系数的p值能够直接从表格或统计软件中获得。我们需要计算df,其取决于样本大小N。在本例中,$df=N-2$,即16-2=14,由此得到$p=0.048$,略小于传统的临界值。因此,相关系数可以被描述为是“有统计学意义”的,或者“统计学上不等于0”。

关联和相关的类型

图5.14.5显示了各种关联类型以及如何描述。值得注意的是,相关系数仅衡量线性关系;或者说相关系数只衡量线性关系的一部分。线性关系用一条直线来近似描述。

请注意,图5.14.5中的右下曲线图给出的Pearson系数的相关性接近于0,原因是该数据是非线性的,即使这两个变量之间存在关系。因此,Pearson系数仅用于衡量线性关联强度。若我们想估计非线性关系的关联强度,就必须指定一个特定的非线性形式。

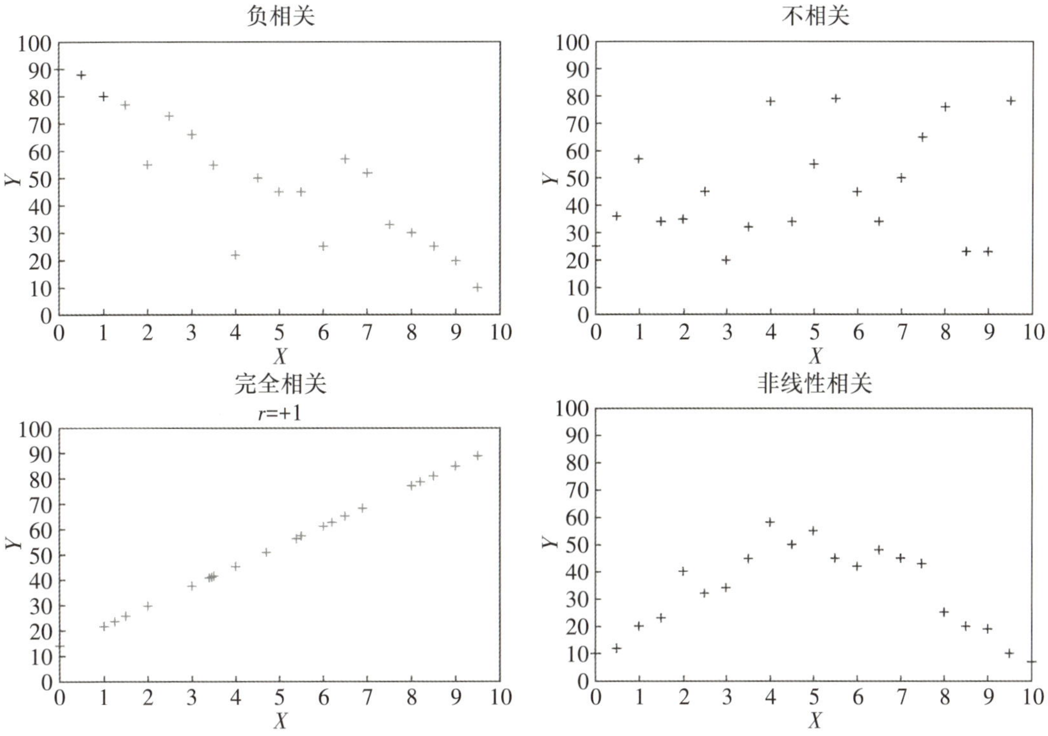

图 5.14.5　关联类型

5.14.27　回归

为了说明回归分析方法，我们使用图5.14.4中的数据。我们希望对数据拟合一条直线来“建模”两个变量之间的关联，如下所示。因变量和自变量的线性模型表示为：

$$Y=\alpha+\beta X+e$$

在建立回归模型时，变量Y称为因变量（或结局），用于解释Y的变量通常表示为X，称为自变量（预测变量或解释变量）。公式假设Y与X呈直线关系，符号α和β分别表示Y与X的直线的截距和斜率。参数β被称为回归系数，用于衡量X每变化一个单位（例如母亲体重变化1 kg）时Y的变化程度；α通常不感兴趣。e用来度量“误差”——考虑到简单的模型不能描述图5.14.4所示的数据，我们允许“误差”有一个分布。在这种情况下，对于每个X值，假设误差关于预测值$\alpha+\beta X$具有正态分布。

我们需要一种数学算法来估计α和β，最简单的是最小二乘法，它能够使观测值与预测值之间的平方差的和最小化。

对于图5.14.4中出生体重的数据，我们可以得到如下模型：

$$Y=1\ 124+45.5X$$

也就是说，母亲体重每增加1 kg，婴儿的出生体重就增加45.5 g。因此，倘若母亲的孕前体重相差10 kg，她们生出的婴儿出生体重平均相差455 g。还可以计算出回归系数的标准误和CI。本例回归系数的95%CI为（4.5，86.5）。虽然这个CI很宽，但它不包含0，回归系数为0说明母亲的体重和孩子的出生体重没有关系（图5.14.4中的水平线）。我们同样可以使用统计软件对回归系数的统计学意义进行检验。本例题p=0.03，据此较小的p值可以得出这种关系具有统计学意义。

该模型也可用于预测。如果母亲孕前体重为50 kg，我们可以计算出婴儿出生体重为Y=1 124+(45.5×50)=3399 g。

5.14.28 相关与回归分析的假设条件

相关系数和回归系数是在线性关联的假设下估计的。若要进行统计推断(假设检验或计算CI),则需要作出以下额外的假设:

◇ 对于相关分析,涉及的两个变量需服从联合正态分布。

◇ 对于回归分析,结局变量(因变量)应满足正态分布。

◇ 对于相关和回归分析,样本需要满足独立性,也就是说所有的成对观测值都是独立的。

我们已经确定出生体重接近于正态分布,因此满足回归分析所需的第二个假设。但对于其他假设呢?如果这些假设不满足我们该怎么办?同样地,主要有两种选择:变量变换和非参数相关系数。

◇ 变量变换:可以进行变量变换的情况,参考t检验和方差分析小节所述。

◇ 非参数相关系数:如果找不到合适的变量变换,则可以使用非参数方法代替,该方法不需要满足两个分布假设中的任何一个,此时我们使用Kendall(τ或tau)或Spearman相关系数(r_s)代替Pearson相关系数。

对数据成功地拟合出一条直线并不能建立因果关系。虽然我们预测母亲体重相差1 kg的婴儿出生体重平均相差45.5 g,但我们无法预测母亲体重增加1 kg会导致孩子出生体重增加45.5 g。观察结果与潜在危险因素之间的关联是检验因果关系的第一步,接下来我们必须考虑可能的解释,包括偶然性、偏倚和混淆。假设检验的结果使我们能够评估偶然性的作用,但偏倚和混杂同样是至关重要的考虑因素。多变量统计模型是检查混杂的一种方法,在本章后面会进行详细叙述。

5.14.29 生存数据

在队列研究中,如果观察的结局事件或疾病在大多数参与者身上均有可能发生,那么相较于结局事件发生本身,我们对结局事件发生前的实际时间更感兴趣。例如,被诊断为乳腺癌后直至死亡前的时间、治疗后疾病缓解的时间或婴幼儿母乳喂养持续的时间。这些数据被称为生存数据或失效时间数据。一个人的“生存时间”是指他从进入研究到事件发生的时间。生存时间的分布往往呈偏态或双峰分布(例如随着术后时间,死亡率先显著增加,随后缓慢降低)。

如果有参与者在研究结束前尚未发生结局事件,或“失访”(如迁出或死亡),或经历了其他阻止本研究结局发生的其他事件(如死于其他原因),或不再有资格参加本研究(如在一项针对5岁以下儿童的研究中,儿童在5岁以后就没有参与资格了),则生存数据可能会发生删失。在以上这些情况中,我们不能确切地知道这个人的生存时间,只是知道至少生存多久。生存分析允许我们使用一个人的所有“风险期”时间,而不管是否经历了结局事件。另一个特点是,它允许发病率在整个观察期间有所变化。

伍斯特心脏病发作研究(WHAS)检查了急性心肌梗死(MI)后生存率的相关因素(Tonne et al.,2005)。该研究的数据收集于1975年至2001年的马萨诸塞州伍斯特市的标准都市统计区,包含了500名心肌梗死患者的住院情况。数据分析主要针对患者从入院到死亡的时间,若患者仍存活则为从入院到最后一次随访的时间。在500例患者中,有215例(43%)在随访期间死亡。

分析方法是将随访时间分为一个个短时间段,称为风险集,并计算在每个风险集中发生结局事件的数量,计算在此时间段内所有参与者中发生结局的比例。其中分母的统计非常重要,因为参与者将会因发生结局事件(死亡)或结束随访而退出研究。然后根据Kaplan和Meier(1958)的方法列出这些比值,形成一条可以显示估计生存时间概率的曲线。对WHAS全部数据和两个亚组(入院时有并发症或无并发症)数据的曲线拟合结果及95%CI见图5.14.6。

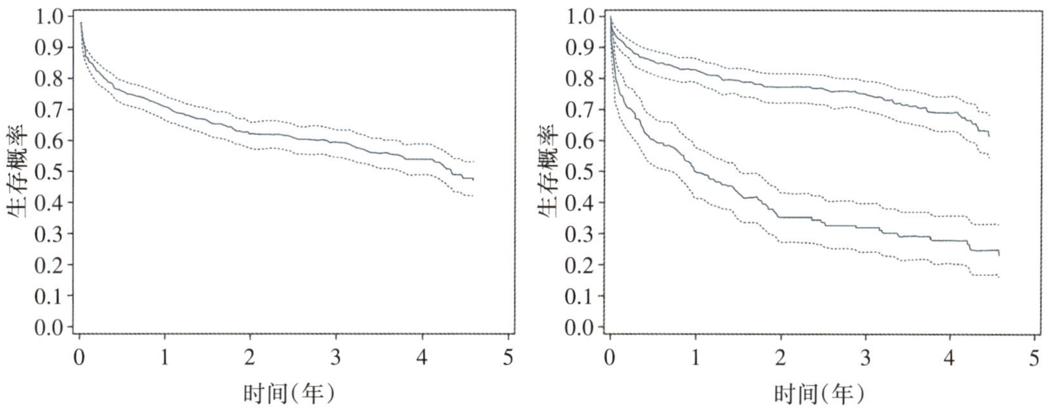

图 5.14.6 心肌梗死患者全体以及按入院时是否伴有并发症的情况的生存曲线及其 95%CI (伍斯特心脏病发作研究)。无并发症者在右侧图中的上方

资料来源:Tonne C, et al. Long-term survival after acute myocardial infarction is lower in more deprived neighborhoods[J]. Circulation, 2005, 11:3063-3070.

注意到死亡率在心肌梗死首次发生时最高,只有大约70%的人在第一年存活,在大约2年时曲线稍变平。生存分析所能提供的信息不仅仅是死亡率,生存曲线也可以用于估计中位生存时间,表示刚好有50%的个体存活的时间:生存曲线上纵轴生存率=0.5时在水平轴的投影,可以估计中位生存时间为5年或更多(即5年生存率为50%)。其他分位数也可以类似地估计。Kaplan-Meier生存曲线的正式比较,可以通过Wilcoxon或logrank检验进行(Martinez, Naranjo, 2010; Doi, Williams, 2013)。

5.14.30 删失数据的注意事项

在研究中,参与者一旦经历了其他阻止本研究结局发生的其他事件时,在该时间点即被删失。例如,在WHAS研究中,研究者感兴趣的事件是死于心血管疾病,如果参与者死于癌症则在其死亡时视为删失。同时我们也假设删失事件是独立的,也就是说,发生删失者未来的结局风险与未发生删失者相同,是否删失并不影响其发生结局事件的风险。这是个相当强的假设。例如,假设我们正在研究接受重症监护病房住院患者的生存情况,如果患者出院即停止观察(发生删失),考虑到出院患者一定比未出院患者有更好的预后,那么被删失的观察对象也会有更低的死亡风险。如果退出观察者与不退出者发生结局事件的风险不同,也会导致非独立删失。

这类特例会发生在"竞争风险"模型中。在前面给出的心血管疾病死亡和癌症死亡删失的例子中,我们需要考虑死于癌症的人和未死于癌症的人在未来是否有相同的心血管疾病死亡风险。然而,如果在一系列肥胖患者中,人们感兴趣的事件是心血管疾病死亡,那么糖尿病死亡将是一个竞争事件,因为这二者结局的风险很可能是相关的。在这种情况下,有人认为,前面描述的方法将导致对生存率的有偏估计。恰当的分析会比较复杂,涉及了对感兴趣事件和任何竞争事件的累积发生率的联合分析(Doi, Williams, 2013)。

5.14.31 多变量分析

本节讨论的是存在多个变量对一个结局变量进行预测的情况。术语"多变量"的使用优先于"多元",尽管后者通常也用于描述这种情况。在经典统计学中,"多元"一词用于描述需要同时预测多个结局变量的分析,例如当我们有一组旨在测量共同维度(例如抑郁或焦虑)的条目变量集,或者当结果的测量是随时间重复时。我们考虑基于不同结局变量或研究设计而产生的各种模型。正如我们将看到的,这些模型共享一个通用的框架,即广义线性模型,它是前面讨论过的简单回归模型的外推;这些模型根据所需要纳入的不同假设而有所不同。下面我们从基于正态分布的模型开始。

5.14.31.1 正态理论回归

在确定了出生体重和母亲体重是有关的,并估计了回归系数后,我们可能有兴趣进一步探索对出生体重的预测。我们可以对一系列其他变量进行同样的分析,如家庭收入、烟草或酒精消费量。在每种情况下,有一个回归模型为我们提供了效应的大小(回归系数,95%CI)及其统计学意义(p 值)。通过这种方式,我们可以识别出一组预测因素或“危险因素”。这些预测因子本身很可能是相关的:考虑下面基于500个出生样本的例子。

出生体重与母亲孕前体重的回归结果如下:

出生体重(g)=2 832+11.3×母亲孕前体重(kg)。

母亲孕前体重每增加1kg,出生体重增加11.3 g。

出生体重与既往怀孕次数的回归分析得出:

出生体重(g)=3 453+29.5×既往怀孕次数。

既往怀孕次数每增加一次,出生体重增加29.5 g。

但是如果女性的孕前体重随着既往怀孕次数的增加而增加,那么以上两个发现可能是相关的;例如,出生体重随着怀孕次数的增加而增加,是因为母亲孕前体重增加,还是一个独立的影响因素?

为了验证这一点,我们建立了一个多变量线性模型:

$$Y=\alpha+\beta_1X_1+\beta_2X_2+e,$$

其中,β_1和β_2表示变量X_1和X_2的回归系数,X_1为母亲孕前体重,X_2为既往怀孕次数。该模型的拟合方法与以往相同,得到:

出生体重(g)=2 830+11.0×母亲孕前体重(kg)+16.9×既往怀孕次数

我们看到,母亲孕前体重对出生体重的影响几乎保持不变,但既往怀孕次数的影响已经减少了一半,且不再有统计学意义。为了探究其中的原因,我们使用多变量模型来评估母亲孕前体重每增加1 kg对出生体重的影响。假设一名女性A孕前体重为50 kg,既往怀孕1次。她的宝宝的预测出生体重(g)是2 830+11.0×50(kg)+16.9×1。

假设另一名女性B孕前体重为49 kg,以往未曾怀孕。既往怀孕次数对出生体重有影响,所以B不能与A直接相比。而该预测模型可以使A和B在妊娠史方面具有可比性。假设B以前曾有一次怀孕,那么B的婴儿的预测出生体重为2 830+11.0×49(kg)+16.9×1。

两个方程相减,得到这两名女性预测的婴儿出生体重的差值为11.0 g,即多变量模型中母亲体重的回归系数。因此,回归系数11.0 g代表了在控制(或调整)既往怀孕次数后,母亲体重每增加1 kg对婴儿出生体重的影响。

反之,在多变量模型中调整了母亲体重的影响后,既往怀孕次数的回归系数反映了其与出生体重的关联。由于这种效应已经大大降低到没有统计学意义的程度,我们可以得出结论,在第一次单独分析中看到的有统计学意义的效应是由于母亲体重所导致的混杂。

混杂变量是一个与结局变量和预测变量都相关的变量。总之,一个多变量回归模型产生了结局变量和预测变量之间的单独或“调整”关系的估计值。

本质上,当这个过程扩展到更多的预测因子或危险因素时也还是这个原则。我们可获得一系列估计的回归系数,参数的置信区间,以及p值,每一个都反映校正了所拟合模型中包含的其他自变量时结局和每个预测因子之间的关联。

如果一个结局变量是连续的,但误差不服从正态分布,有时可以对结局变量进行变换,从而使其满足正态性。典型的可以纠正偏态的变换包括对数变换或平方根变换。虽然这些都是有用的统计工具，但它们有时会使结果更难以解释。

5.14.32 Logistic回归

Logistic回归用于类似于正态理论回归的情况，只是其结局变量是二元的（例如，死亡/存活，是否患有某种疾病），我们可根据特定的预测因素或危险因素，对结局的风险（死亡、患病）建立模型。不同之处在于，我们使用一种变换，称为logit变换，来处理二元结局变量，见以下公式的左侧：

$$\text{logit}(p) = \log\left(\frac{p}{(1-p)}\right) = \alpha + \beta_1 X_1 + \beta_2 X_2 + e$$

其中log是以e为底的对数函数，p是给定X_1和X_2的值时发生结局的预测比例。公式左侧为结局比的对数，其中结局比可以用发生结局的数除以未发生结局的数来估计。假设右边(e)的误差服从二项分布，这是一个描述在一定数量的风险个体中，发生结局的次数的概率分布。回归系数β_1和β_2现在需要根据这种转换来重新解释。当模型拟合数据，并通过指数变换（取反对数）时，我们得到了结局和危险因素之间关联的比值比。比值比是指有危险因素的人的结局比（在前面定义）与无危险因素的人的结局比的比值。它是一种被广泛使用的衡量危险因素和结局之间关联的统计量。比值比为1表明危险因素与结局之间没有关联；大于1或小于1的比值比分别表明与危险因素相关的结局风险增加或降低。

例如，假设我们在一个1 823名14岁女童组成的出生队列中，研究女童的体重超重的危险因素（Najman et al.，2005）。我们注意到，其中的466人，即26%的参与者在14岁时有超重情况，而且14岁时超重的发生与其出生时的父母的体重有关。如果一个女孩的母亲在开始怀孕时超重，那么该女童在14岁时更有可能超重（超重母亲的女儿中有51%超重，而非超重母亲的女儿中有21%超重）。计算母亲和女儿之间超重的比值比为：(0.51/(1−0.51))/(0.21/(1−0.21))=3.9。父亲的体重也有类似但不是那么明显的结果：超重父亲的女儿中有39%超重，而非超重父亲的女儿中有21%超重。这些数据见表5.14.11。

表5.14.11 孕前父母体重超重情况与女童14岁时超重情况的关联

危险因素		N	女儿超重		女儿超重和及其危险因素的比值比(OR)（1=参考类别）
母亲超重情况	否	1 545	324	(21%)	参考类别
	是	278	142	(51%)	3.9
父亲超重情况	否	1 381	293	(21%)	参考类别
	是	442	173	(39%)	2.4

资料来源：Mamun A A，Lawlor D A，O'Callaghan M J，et al.Family and early life factors associated with changes in overweight status between ages 5 and 14 years：findings from the Mater University Study of Pregnancy and its outcomes[J].International Journal of Obesity，2005，29(5)：475-482.

此外，14岁时超重的女童平均出生体重为3.4 kg，而14岁时没有超重的女童平均出生体重为3.3 kg。我们可以推测（并可以通过额外的分析证实）母亲的孕前体重、怀孕时父亲的体重和女儿的出生体重可能呈正相关，导致产生混杂。为了整理出这三个预测因子的单独贡献，我们使用了如下的logistic回归模型。我们通常会从一次一个危险因素的模型开始，然后是多变量模型，或一系列检查调整其他危险因素的效应。如前所述，从多变量模型中获得的效应都对模型中的所有其他变量（危险因素）进行了调整。当对本例这样做时，我们发现各种效应估计和95%CI如表5.14.12所示。

表 5.14.12 Logistic 回归:根据孕前父母超重情况,和女儿出生时体重,预测青春期女童的超重情况

危险因素		女儿超重和危险因素的比值比 OR(95%CI)		
		未校正	校正父母另一方超重情况	校正父母另一方超重情况以及出生体重
母亲超重情况	否	参照	参考类别	参考类别
	是	3.9(3.0~5.1)	3.5(2.7~4.6)	3.4(2.6~4.5)
父亲超重情况	否	参照	参考类别	参考类别
	是	2.4(1.9~3.0)	2.1(1.6~2.6)	2.1(1.6~2.6)
出生体重	(kg)	1.4(1.1~1.7)		1.2(1.0~1.5)

资料来源:Mamun A A, Lawlor D A, O'Callaghan M J, et al. Family and early life factors associated with changes in overweight status between ages 5 and 14 years: findings from the Mater University Study of Pregnancy and its outcomes[J]. International Journal of Obesity, 2005, 29(5): 475-482.

我们的多变量分析(最后两列)显示,在调整后,效应估计值有所降低,这表明母亲和父亲超重的效应基本上是独立的效应,调整出生体重对父母超重状况的影响幅度几乎没有差异。请注意,作为连续变量的出生体重的效应与父母超重的分类变量效应表示方式不同。出生体重的比值比(odds ratio)表示,出生体重每增加1 kg,女儿在14岁时超重的概率增加,即出生时体重为4 kg的儿童相比于出生时体重为3 kg的儿童,超重概率增加了40%。同样的相对增加在将3.5 kg的儿童与2.5 kg的儿童进行比较时也适用。当我们在logistic 回归模型中包括连续变量时,我们假设相对效应在变量每单位变化时是恒定的。这是一个需要检验的假设。

5.14.33 泊松回归

泊松回归(以最初描述计数数据概率分布的法国数学家命名)用于当因变量为计数变量时(例如在一段时间内的死亡人数或疾病发病例数)。相比于正态理论回归,有两个不同之处。第一个是我们对计数数据应用对数转换,第二个是我们(通常)要将"偏移"变量纳入其中,该变量测量风险期间事件累积的时间。该模型根据以下公式表示:

$$\text{Log}(\text{事件数})=\alpha+\beta_1+X_1+\beta_2+X_2+\log(\text{风险人-时})+e$$

或者,同样地

$$\text{Log}(\text{事件率})=\alpha+\beta_1X_1+\beta_2X_2+e$$

右侧的误差(e)被假设为服从泊松分布,它是描述独立事件发生数量的概率分布。与logistic 回归类似,回归系数β_1和β_2需要在对数转换的基础上重新解释。当模型拟合数据,并通过指数化(取反对数)变换回归系数时,我们得到了结局和危险因素之间关联性的率比。在这种情况下,率比是具有该危险因素的人群中结局的比率(人-时率)除以没有该危险因素的人群中结局的比率。同样,率比等于1表示危险因素与结局之间无关联;率比大于1或小于1则分别表示与该危险因素相关的结局的风险增加或减少。

举一个例子,应用泊松回归来研究导致一种特定类型的皮肤癌(鳞状细胞癌SCC)发生的危险因素,该研究是一项队列研究。因为参与者在随访期间的12年内不同阶段退出了研究,所以有必要考虑每个参与者的随访时间。这就引入了前面所描述的偏移变量。该分析的结果是参与者在随访期间是否被检测到有新的SCC病变。请注意,在分析中,每个个体只出现一次,后续新的SCC病变不会有贡献。这是泊松回归的一个重要假设,即结果彼此独立——SCC倾向于在个体内聚集,因此同一个个体内的后续事件不是独立的。如果要考虑个体内的多个事件,则必须使用其他模型(例如负二项回归)。用于预测SCC的多变量分析中要考虑的变量包括性别、年龄、肤色、皮肤癌症历史以及皮肤对阳光暴露的反应。本分析结果见表5.14.13。

表5.14.13 SCC危险因素的未校正和多变量泊松回归分析的比较:率比

危险因素		鳞状细胞癌发生率的率比RR(95%CI)	
		未校正	多变量分析
性别	女	参考类别	参考类别
	男	1.53(2.17~5.72)	1.39(0.98~1.99)
年龄	年	1.08(1.06~1.10)	1.06(1.05~1.08)
皮肤颜色	橄榄	参考类别	参考类别
	中等	1.33(0.52~3.40)	1.22(0.47~3.14)
	白皙	2.11(0.86~5.21)	1.60(0.63~4.07)
皮肤癌病史	否	参考类别	参考类别
	是	5.08(3.55~7.20)	2.50(1.69~3.71)
皮肤对太阳的反应	褐色	参考类别	参考类别
	晒伤变为黄褐色	1.13(0.59~2.20)	1.45(0.74~2.86)
	晒伤过但未变为黄褐色	2.33(1.17~4.62)	2.12(1.02~4.39)

资料来源:Green A, et al. Daily sunscreen application and beta-carotene supplementation in prevention of base-cell and squamous-cell carcinoma od the skin[J]. The Lancet, 1999, 354(9180): 72-75.

第一列的率比表明每个危险因素(及其95%CI)单独增加的风险。第二列的率比显示了在调整其他危险因素和危险因素之间的关联性后增加的风险。可以看到,在控制混杂因素后,率比通常会降低。值得注意的是,与先前的皮肤癌病史相关的率比(RR)从5.08(3.55~7.20)降至2.50(1.69~3.71),这是在校正其他危险因素时的结果;这是因为有些因素(如年龄、皮肤对阳光的反应)既与过去的疾病史也与未来的皮肤癌风险相关。当考虑到这些因素时,作为单一因素的皮肤癌病史的效应会有所减弱。还要注意,年龄效应看起来无统计学意义——RR=1.06(1.05~1.08)——但需要考虑到这是年龄每增加一岁带来的风险增加。在十年的年龄增长下,其对应累积率比为1.84(1.64~2.23)。

5.14.34 Cox比例风险回归

Cox比例风险模型(Cox,1972)是一种广泛应用于生存数据的多变量分析方法。它可以看作是Kaplan-Meier方法和泊松回归方法的结合,其中将随访时间分为小的间隔,并在每个时间段内构建模型。

考虑图5.14.6中提到的WHAS数据。假设我们的随访时间被划分为由时间点t_1、t_2、t_3等确定的间隔。我们在每个这些间隔$(t_1,t_2)(t_2,t_3)$内设想一个回归模型,将在该时间间隔内发生死亡的概率与危险因素(例如心肌梗死并发症)相关联。在时间间隔中,通过这样的模型,我们可以得到一个效应估计(在这种情况下为与并发症相关的死亡相对风险)。这个相对风险会随时间变化。然而,我们首先作出了一个简化的假设,即风险率比(在这种背景下通常称为风险比)在时间上是恒定的,这被称为比例风险假设。

现在,我们考虑一个泊松模型,以覆盖从t到$t+1$的时间段,如下所示(Doi,Williams,2013)。

$$\text{Log}(t\text{时间点的事件率})=\alpha+\beta_1X_1+\beta_2X_2+e$$

理论上,可以用该模型对每个时间段借助一个偏似然估计的过程进行拟合(约束条件是估计值β_1和β_2在每个时间段上相同)。所得到的参数估计值表示风险比的对数。

通常的模型形式中将“截距”表示为“基线风险”的对数,它是自变量的参考类别的预测死亡率,即:

$$\text{Log}(t\text{时间点的事件率})=\text{Log}(\text{自变量}X_1\text{和}X_2\text{取参考类别时t时间点的事件率})+\beta_1X_1+\beta_2X_2+e$$

因此,风险比β_1和β_2给出了与处于特定风险组相关联的基线风险的乘数。可以看到,风险比是“相乘”

的,因为上述模型经过对两边进行指数化后,变为:

t时间点的事件率=自变量X_1和X_2取参考类别时在t时间点的事件率$\times\beta_1X_1\times\beta_2X_2$

使用患者性别、年龄(岁数)和并发症存在与否作为预测因子,对WHAS数据拟合Cox模型,我们得到如表5.14.14所示结果。

表5.14.14 心肌梗死时的患者年龄、性别,以及是否存在充血性心力衰竭(CHF)并发症对心肌梗死死亡率影响的Cox回归分析

危险因素		死亡的风险比RR(95%CI)	
		未调整	多变量分析
性别	女	参考类别	参考类别
	男	1.46(1.12～1.92)	0.86(0.65～1.13)
年龄	年	1.07(1.06～1.08)	1.06(1.05～1.08)
并发症	否	参考类别	参考类别
	是	3.31(2.53～4.34)	2.41(1.82～3.19)

资料来源:Tonne C, et al. Long-term survival after acute myocardial infarction is lower in more deprived neighborhoods[J]. Circulation, 2005, 111, 3063-3070.

"未校正"的风险比表示单独的模型,每次只考虑一个变量。而多变量分析给出的风险比是在模型中互相校正其他变量的结果。因此,我们可以看到在考虑年龄和并发症时,性别对结果的影响减小。并发症的影响程度有所下降,但仍然很强。

5.14.35 比例风险假设和时变变量

前面已经指出,上述模型的构建假设了一个恒定的风险比。我们可以正式地检验这一假设,并修改模型以适应风险比的变化。我们还可以包括时变的危险因素。例如,如果想将饮酒作为一个危险因素纳入考虑,可以在基线(时间恒定)或在任何时间点(时变)测量饮酒摄入量。虽然这样的操作稍微复杂,但在解释结果方面没有出现新的概念。

其他概率模型的变化和扩展

Logistic回归已经扩展到具有两个以上的分类结局,被称为多分类(而不是二分类)模型,产生了多分类回归。标准的多分类模型需要更多的OR参数与每个危险因素水平相关联,因为此时有更多水平的结局。例如,假设一个结局变量有三个水平(无疾病、中度严重疾病、重度疾病),我们正在评估一个二分类危险因素(吸烟史,无吸烟史)。多分类模型将涉及一个度量是否吸烟与中度严重疾病相关风险增加的比值比,以及另一个度量是否吸烟与重度疾病相关风险增加的比值比。如果结局变量是一个有序变量(如当前示例),那么多分类模型可以简化,此时需假设从无疾病到中度严重疾病的比值比相等于从中度疾病到重度疾病的比值比。这被称为累积Logit回归或有序回归。这个共同的比值比假设被称为比例比值假设,并应检验其有效性,因为它是一个相当强的假设。有时认为logistic回归的一个缺点是其结果为比值比,在处理常见终点结局发生时不是恰当的相对风险度量。对于这种情况,已经提出了对数二项式回归,因为它假设误差服从二项分布(与logistic回归一样),但使用对数而不是logit函数而导致估计结果被解释为风险比。然而,拟合这些模型有时存在些技术困难。

如前所述,泊松回归假设所关注的结果是独立的。然而,在许多情况下,这并不成立。之前提到的SCC示例中,个体患者进展为SCC的倾向可能无法完全由模型中包含的危险因素解释,这将导致独立性假设不

成立。在对传染病发生进行建模时，这个问题同样存在——虽然我们可以通过一些预测变量（营养状况、环境暴露等）"解释"某些个体内聚集发生的情况，但也很难完全解释，因为未测量和未知的因素也会影响事件发生的风险。常用的一种替代方法是使用负二项回归，其假设结局发生的机制更加复杂，即每个个体对结局（如皮肤癌）有特定的倾向，并且在给定这种倾向的情况下，个体发生事件的数量符合泊松分布。一旦考虑了这个更复杂的过程，负二项分布的结果就与泊松分布非常相似，也就是说，可以得到感兴趣事件的风险比。还可使用其他替代方法，包括零膨胀回归模型。这些模型基于泊松或负二项模型，但特别假设零计数（发生次数为0）的值比常规泊松或负二项模型理论上的发生数要多。例如在媒介传播疾病的情况下，这是合适的，因为人群中可能有一大部分亚群体没有暴露于相关的媒介（译者注：合理地出现过多的0），而只有一个较小的亚群体对媒介可以有不同程度的暴露。

具有层次结构的研究设计通常使用随机效应回归模型。这些模型可能涉及不同类型的概率模型，但其都有的定义特征是所包括的一些因素（协变量）其本身服从某个随机分布。例如，我们可能设计一项研究来考察空气污染与儿童健康之间的关系。我们选择了一些靠近空气污染监测站的地点，并在监测站旁边的一个定义半径内选择了一些学校作为样本。然后我们从每个学校选择儿童并测量他们的肺功能。在这种情况下，以肺功能为结果的回归模型是恰当的，主要的危险因素将是空气污染水平，可能还会在多变量模型中使用其他的协变量（社会经济地位、年龄、性别等）。然而，学校之间的变异此时需要考虑进去。鉴于我们选择了一些学校作为样本，这种选择应视为随机的，意味着我们希望将所研究学校视为所有学校的代表。这与更常见的"固定"效应形成对比，例如对吸烟状态的固定效应，我们有非吸烟或吸烟两种确定的状态，而并不存在不同吸烟级别的状态供我们选择。使用随机效应回归模型的一个后果是，我们可以允许效应（例如平均肺功能或关联肺功能和空气污染效应的回归系数）在学校之间有变化。随机效应模型可以研究这些效应在学校间的变异性，也可估计各学校的平均值。因此会有学校内效应和学校间效应。

迄今为止考虑的多变量模型具有一个共同特征，即它们要么将个体记录视为独立的，要么（如负二项或随机效应模型）将非独立性纳入概率模型本身。非独立性在许多研究设计中会出现，包括重复测量设计、多水平层次设计或空间设计。应用于这些设计的回归模型将非独立性相关结构纳入考虑，允许估计和考虑同一个体随不同时间内的测量之间、同一亚群体内的测量之间或同一空间单位内的测量之间的相关性。根据所使用的软件，可为该结构提供各种选项，如恒定相关性、随时间或空间指数衰减的相关性等。复杂的设计通常也使用广义估计方程（Generalized Estimating Equation，GEE）进行拟合，这是一种非常灵活的模型拟合方法，并且在处理缺失数据方面，相对于经典的拟合方法有着更好的适应能力。

广义可加回归模型（Generalized Additive Model，GAM）特别用于探索非线性效应。简单回归模型假设连续的因变量（出生体重）与一个预测变量（母亲体重）之间的关系是线性的——在不同母亲体重的变化范围内，母亲体重每增加一个单位对应的婴儿出生体重增加量是保持恒定的。这是一个强假设，通常也需要进一步探索。GAM的构建方式与广义线性模型非常相似，只是可以将一个预测变量指定为在该预测变量的各个子范围上拟合的曲线函数的集合，非线性项的复杂程度需要被指定。这是一种探索曲线效应非常敏感和灵活的方法，可用于处理非线性混杂效应，使得残余混杂最小化。

5.14.36　结论

现代统计学和软件为统计分析提供了广泛的方法。恰当和有效分析的关键在于明确研究设计和需要回答的专业问题，对可用数据进行全面的初步预分析从而使用适当的分析技术和对结果表达与解释的正确方法。常见的错误包括应用不适合于变量类型或其分布的方法，忽略设计特点（如重复或分层抽样），以及对计算机输出结果的错误解读。不幸的是，能够进行复杂分析的统计软件的可用性可能会使这些错误出现得更加频繁。很难以替代的好的做法是向有资质的统计学家咨询，尤其是对于复杂的研究设计。

（翻译：王彤；审校：缪小平）

参考文献

Cox, D.R. (1972). Regression models and life tables. Journal of the Royal Statistical Society, 34, 187-220.

Doi, S.A.R. and Williams, G.M. (eds.) (2013). Methods of Clinical Epidemiology. Springer Series on Epidemiology and Public Health. Germany: Springer, Verlag.

Green, A., et al. (1999). Daily sunscreen application and betacarotene supplementation in prevention of basal-cell and squamous-cell car-cinoma of the skin; a randomised controlled trial. The Lancet, 354 (9180), 72-5.

Kaplan, E.L. and Meier, P. (1958). Nonparametric estimation from incomplete observations. American Statistical Association, 53, 457-81.

Martinez, R.L.M.C. and Naranjo, J.D. (2010). A pretest for choosing between logrank and Wilcoxon tests in the two-sample problem. METRON — International Journal of Statistics, LXVIII(2), 111-25.

Najman, J.M., Bor, W., O'Callaghan, M., Williams, G.M., Aird, R., and Shuttlewood, G. (2005). Cohort profile: the Mater University of Queensland Study of Pregnancy (MUSP). International Journal of Epidemiology, 34, 992-7.

Tonne, C., Schwartz, J., Mittleman, M., Melly, S., Suh, H., and Goldberg, R. (2005). Long-term survival after acute myocardial in-farction is lower in more deprived neighborhoods. Circulation, 111, 3063-70.

5.15 人群健康测量——全球疾病负担研究方法

5.15.1 引言

过去二十年间，全球卫生格局经历了快速转变。世界各地居民的寿命明显延长，并正在步入人口老龄化时代。许多国家在预防儿童死亡方面取得了显著进展。因此，伤残造成的疾病负担占比越来越大，而不再是以过早死亡为主导。导致死亡和伤残负担的主要原因正在从儿童的传染性疾病转向成人的非传染性疾病。值得注意的是，在撒哈拉以南非洲地区，传染病、孕产妇和新生儿疾病以及营养缺乏症仍是主要原因。虽然中低收入国家正在解决贫困相关疾病这一“未完成议程”，但它们也越来越需要为日益严重的非传染性疾病和伤害疾病负担做好卫生服务准备，有学者将其称为“双重负担”或“三重负担”（Bradshaw et al.，2003；Marshall，2004；Boutayeb，2006）。在高收入国家，由于人口老龄化、医疗技术不断拓展以及居民对医疗保健服务的需求增加，相较于国内生产总值，卫生总费用投入正在稳步增长（Lorenzoni et al.，2014；Richardson，2014；Keehan et al.，2015）。对于政府和其他医疗卫生服务提供者来说，为了能够应对这些挑战，收集关于死亡率和发病率规模和趋势的高质量、可比性数据非常重要，特别是“可比性”一词至关重要。受到商业和专业相关利益的影响，疾病导致的患病及死亡人数往往被不合理地高估。要解决这些夸大其词的说法，唯 的办法就是对每个人群的健康状况进行全面评估，确保按病因分类的所有死亡人数相加等于死亡总人数，并对病例进行类似的严格分类。全球疾病负担（Global Burden of Disease，GBD）研究是全球唯一致力于测算各年龄段所有疾病和伤害造成健康损失的研究（Murray et al.，1996；Mathers et al.，2008；Murray et al.，2012）。GBD研究始于1990年，直到2008年基本上仍在使用相同的方法，只进行了微调。2007年，比尔及梅琳达·盖茨基金会资助了《2010年全球疾病、伤害和危险因素负担研究》（GBD，2010）。该研究采用了更为广泛的健康数据源和扩大化的计算力，同时重新构建了人群健康测量的方法和假设。在GBD 2010的基础上，GBD 2013、GBD 2015和GBD 2016均有所更新。展望未来，GBD每年会定期更新研究结果，以反映从1990年到最近一个年份时间段内疾病和伤害所致的健康损失。GBD 2017已于2018年10月发布。

5.15.2 GBD概述

GBD研究方法是一项系统性的科学工作，旨在量化特定时间点不同年龄、性别和地域的疾病、伤害和危险因素造成的健康损失（表5.15.1）。自GBD 2010以来，每次更新结果均会在《柳叶刀》杂志上发表系列论文。这些信息为全球各个国家卫生系统的建设和公共卫生政策的制定提供了重要的决策支持。GBD 2016估计了1990—2016年分年龄组（23个年龄组）、分性别（男性、女性和合计）因333种疾病和伤害、2982种后遗症（疾病和伤害的直接后果）和84种危险因素导致的过早死亡和伤残，该项研究运算量高达10亿次。

表5.15.1 不同年份全球疾病负担研究更新内容:疾病和伤害、危险因素、后遗症、年龄组、性别、地理区域及估计年份的数量

年　份	1990年	2000—2004年	2010年	2013年	2015年	2016年
疾病和伤害	107	136	291	306	315	333
危险因素	10	25	67	79	79	84
后遗症	483	500+	1 160	2 337	2 619	2 982
年龄组	5	8	20	20	20	23
性别	2	2	2	2	2	2
地理区域	8	211	215	295	590	774
估计年份	1	1	21	24	26	27

自2007年以来,位于西雅图的华盛顿大学健康测量与评价研究所(IHME)一直是GBD研究的协作中心。GBD 2010由来自50个国家303个机构的488名研究人员共同完成;GBD 2016则由来自133个国家和3个地区的2 518名研究人员共同完成。这种合作汇集了各学科的顶尖人才,从而加强了数据收集工作和定量分析能力。每年的更新确保国际社会能够获得及时、高质量的估计结果。基于科学、合理的测量得到的结果,为改善人口健康提供了基础证据。缩略语见表5.15.2。

表5.15.2 缩写表

英文缩写	英　文　全　称	中　文
CODEm	Cause of death ensemble model	死因集成模型
DALY	Disability-adjusted life year	伤残调整寿命年
DFLE	Disability-free life expectancy	无伤残预期寿命
DW	Disability weight	伤残权重
GBD	Global burden of disease	全球疾病负担
HALE	Health-adjusted life expectancy or healthy life expectancy	健康预期寿命
ICD	International classification of diseases and related health problems	疾病和有关健康问题的国际统计分类
IHME	Institute for Health Metrics and Evaluation	健康测量与评估研究所
5q0	Probability of dying before fifth birthday	5岁以下儿童死亡概率
45q15	Probability of dying between 15th and 60th birthdays	15~60岁死亡概率
UNAIDS	Joint United Nations Programme on HIV/AIDS	联合国艾滋病规划署
VA	Verbal autopsy	主观死因推断
WHO	World Health Organization	世界卫生组织
YLD	Years lived with disability	伤残所致寿命损失年
YLL	Years of life lost	早死所致寿命损失年

5.15.3 如何选择有价值的人群健康测量指标?

目前已有几种人群健康测量指标综合考虑了死亡和发病,它们的共同点是,健康损失或健康收益都是按照时间单位来衡量的。人群健康测量方式有两类,包括健康预期和健康差距测量标准。健康预期值是对预期寿命概念的扩展,是对人群中特定年份、特定年龄别死亡率的综合衡量,并根据非致死性疾病造成的健

康损失对寿命表中的人年数进行调整。人口学家将人群中当前的死亡率应用于假设的出生队列，并利用寿命表计算预期寿命。在寿命表的每一行中，按连续年龄组跟踪出生队列的死亡和幸存者，直到假定每个人都死亡的最高年龄组(例如80岁以上或100岁以上)。计算每个年龄组的平均寿命，所有年龄组的寿命之和除以假定的出生队列的初始规模即为平均预期寿命。对预期寿命的一种常见解释是“出生的孩子预期能活的平均年数”。当然，这种解释只有在当前每个年龄段的死亡率继续适用于出生队列的整个生命跨度的情况下才成立。实际上，死亡率随时间变化很大。由于大多数国家几乎所有年龄段的死亡率都在下降，人口的实际预期寿命往往高于卫生统计中测算得到的数字。但是，它仍然是常用的统计指标，因为它相对简单，同时可以将按年龄划分的死亡率信息汇总成一个数字，而且使用者可以很好地理解预期寿命的含义(即使这种测算结果并不能完全代表实际情况)。

健康预期是对预期寿命的调整，它考虑了并非所有剩余的预期寿命都是健康的。健康预期最粗略的代表是无残疾预期寿命(DFLE)，它以二分法对残疾进行分类：高于阈值的人对DFLE没有任何贡献，低于阈值的人则贡献一整年(Murray et al.，2002)。健康调整预期寿命(HALE)，也称健康预期寿命，在多个类别或全谱范围内对残疾的严重程度进行分级，并根据严重程度加权残疾率调整寿命表中每个年龄段的生存时间。健康预期的优势在于，这些指标用单一的数字反映了人群的健康状况，同时决策者较易理解指标的概念。它的主要用途在于比较不同国家或不同人群的健康状况，以及评估同一人群健康状况随时间的变化趋势。健康预期的缺点是，无法将人群健康归因于潜在的疾病、伤害或风险。

伤残调整寿命年(DALY)是一种健康损失测量指标，旨在衡量人群的健康状况，并能够表示疾病、伤害和危险因素在疾病总负担中所占的比例。它被称为健康差距衡量标准，与“人人都应该活到没有疾病的高龄”这一既定理想比较，它量化了人群中因发病和死亡造成的健康损失。同时，许多社会价值选择被纳入DALY的测算，伦理学家和哲学家组成的小组为GBD 2010重新考虑了所有这些价值选择(Murray et al.，2012)。

要构建健康损失评估指标，首先涉及选择标准寿命。早期版本的GBD选择了一个反映20世纪90年代初日本女性预期寿命的标准寿命表，这是Coale和Demeny的26级西方女性模型寿命表，出生时的预期寿命为82.5岁(Coale，Demeny，1966)。假设男性和女性的预期寿命存在生理差异，人们选择为男性设定一个略低的标准。由于Coale和Demeny的结果中没有与所选女性寿命相近的男性模型寿命表，因此选择了出生时预期寿命为80岁的25级西方女性模型寿命表作为男性模型寿命表。标准寿命表的使用基本上是对死亡年龄的加权，婴儿死亡被认为相当于出生时预期寿命年数的损失，20岁死亡相当于失去该年龄剩余的标准预期寿命。由此还可以得出结论，即使是最年长年龄组的死亡，也会造成一定的生命损失。GBD 2010中由伦理学家和哲学家组成的小组建议，没有明确的理由说明男女之间存在差异，应该在2010年将标准更新为可实现的预期寿命水平。一种选择是创建一个新的标准寿命表，其中包括500万以上人口中任何年龄组中观察到的最低死亡率。GBD 2016使用的标准寿命表显示，出生时的预期寿命为86.6岁。标准寿命表中每个年龄段预期寿命的完整列表呈现在《柳叶刀》上发表的一篇GBD 2016论文的网络附录中(Naghavi et al.，2017)。

第二个选择是，是否对所有人群和各个时期采用相同的标准寿命表。出于希望比较不同国家和人群，以及对人群健康状况随时间的变化进行有意义比较的目的，GBD使用单一模型寿命表来衡量生命损失的年数，而不管死亡发生在目前经历高死亡率还是低死亡率的人口中。

第三个选择是，相对于死亡造成的健康损失，像DALY这样的总结性测量指标如何评估非致命性疾病造成的健康损失。前两种选择确定了如何将死亡人数转化为生命损失年数。为了将人群中的非致命性健康损失转化为可比较的“健康损失年数”的时间度量，需要对每种疾病以及疾病和损伤的后果进行严重程度加权。20世纪90年代，最初的GBD研究通过一个国际卫生专家小组提出了“伤残权重”(disability weights，DWs)，他们用个人权衡法对22种指示性疾病进行赋值。随后，他们被要求在对22种指示性疾病估值，通过分类化形成7个严重程度类别，对所有剩余的健康状态进行插值(Murray et al.，1996)。DWs低至0.005(轻度贫血)，高至0.85(一些严重的先天异常)。此后，各国疾病负担研究(Melse et al.，2000；Begg et al.，2008)继续使用这些DWs，但补充了为荷兰疾病负担研究开发的一套新的DWs(Stouthard et al.，2000)，以及一些针对新疾病的补充DWs。由于这会导致DWs之间缺乏一致性，也因为仅依赖一个小型卫生专家组的赋值受到批评，因此针对GBD 2010，在秘鲁、印度尼西亚、孟加拉国、坦桑尼亚和美国进行了人群调查，并进行了一项开放式网络调查，来自167个国家的3万多名受访者参与了调查。GBD 2013在意大利、瑞典、匈牙利和荷兰使用相同的调查设计进行了4次调查，这使先前调查的可用数据增加了一倍。为了使认知差异最小化，GBD研究采用了简化的两两比较方法。每一次，参与者都被要求在随机配对的健康状态中决定“谁更健康?”这些健康状态采用不到35个单词进行简短描述，捕捉到了功能丧失的基本领域，因为初步测试表明，这是受访者能够吸收的最大信息量。GBD研究对包含所有疾病和损伤后遗症的235个健康状态进行了评估。此外，网络调查的应答者被要求回答少量人群健康等效性问题，以确定0~1量表上成对比较的值，其中0表示无健康损失，1表示相当于死亡的健康损失。所有DW s都用不确定区间估计。最轻的DW为0.003，为轻度视力丧失，而最严重的DW为0.770，是精神分裂症的急性精神病期。在Salomon等学者的研究可以找到对所有疾病后遗症的描述和DWs的计算方法（Salomon et al.，2015）。

过去GBD研究中使用的另外两种参数，即贴现和年龄加权，被伦理学家和哲学家小组拒绝使用。这两个参数在学术文献中都受到了批评（Anand，Hanson，1997；Tsuchiya，2001；Arnesen，Kapiriri，2004），而且也难以向政策制定者解释。通过对未来健康损失的贴现，在感兴趣的年份健康损失值最大，而未来年份的价值越来越低。以前的GBD研究使用3%的瞬时贴现率，这意味着一个标准预期寿命为82.5岁的女婴死亡时将转化为30.5年的寿命损失。年龄加权是原先GBD研究中DALY的进一步深化，年龄加权函数的目的是给少年和老年人群的健康损失赋予较小值，而对中青年人群的健康损失赋予较大值，后者被认为有照顾青少年和老年人群的社会责任。

进一步需要考虑的是，是否对新发和现患病例造成的非致命性健康损失进行估计。既往GBD研究使用发病率指标，因为发病造成的未来健康损失反映了预防带来的潜在健康收益，因此认为其与死亡造成的损失年数相结合能够更好地反映人群健康状况，同时有助于制定相应的预防政策（Murray et al.，1996）。然而，对于某一年份的疾病负担并不能反映当前患病情况造成的健康损失这一事实，很难向政策制定者解释清楚。GBD 2010采用患病率来估计非致命性健康损失，它考虑的最主要因素是，在计算上几乎不可能用发病率校正共病，因为它必须综合考虑不同疾病病程造成的健康损失。另外，选择患病率指标意味着不能应用贴现率，当然贴现率已经被弃用。

本文是关于疾病负担的估计指标以及关键假设随时间推移而变化的详细介绍。需要指出的是，这些指标及参数的任何改变都意味着不再与原指标具有可比性。因此，在每个GBD估算周期中，都明确地对1990年至最近一年的整个时期进行重新估算，以避免与以前的GBD估算结果进行比较。关键术语列表见文本框5.15.1。

文本框5.15.1 关键术语

Years of life lost（YLLs）：因早死所致的寿命损失年。

Years lived with disability（YLDs）：包括短期或长期健康损失的生活年数疾病所致伤残引起的健康寿命损失年。

Disability-adjusted life years（DALYs）：YLLs和YLDs的总和。伤残调整寿命年也被定义为健康寿命损失年数。

Healthy life expectancy，or health-adjusted life expectancy（HALE）：在目前的死亡率和残疾率保持不变的情况下，一个人在某一年龄预期能健康生活的年数。

Sequelae：疾病和伤害的后果。

Health states：反映症状和功能主要差异的后遗症分组。

Disability weight：在0到1的范围内表示与健康状态相关的健康损失严重程度的数字。

Uncertainty interval：给定原因造成的健康损失估计值的可能范围。

5.15.4 测量原则

GBD的病因列表是一组相互独立且全面详尽的分类。GBD 2016共包含333个病因，纳入标准是根据各个病因与全球卫生决策的相关性以及该病因对死亡和/或发病负担的预期贡献来选择的。每一轮GBD估计的初期，由IHME机构内主要研究人员和合作方主要成员组成的GBD学术委员确定是否在原有病因和危险因素列表上增加新的估计内容。GBD研究对所有感兴趣的指标都进行了估计，GBD研究团队认为即使在数据稀少或无法获得的情况下，不确定的估计也要优于没有估计结果。没有估计的病因可以解释为没有造成疾病负担。GBD采用不确定性指标，如95%不确定性区间，来表示每个估计指标的证据强度。

GBD估计的重要原则之一是确保结果的内部一致性。疾病别死亡率的合计必须等于全死因死亡率，即遵循“每个人只有一次死亡”的原则。根本死因是依据《国际疾病和相关健康问题分类》(ICD)中的根本死因判定原则确定的。各类疾病(如失明和贫血等损伤)导致的死亡合计必须等于全因死亡。对于非致命性疾病结果，发病率、流行率、缓解率和持续时间必须在内部保持一致。

疾病负担估计应被视为一个反复的过程。新数据和新方法将导致对估计结果的修订。修订时应重新估算整个时间序列，以便始终使用相一致的数据和方法得出结果。

5.15.5 多源数据融合

GBD强调系统性识别所有已发表和未发表的数据源；已发表的文献是某些疾病(例如，癫痫)数据的重要来源。对于其他许多疾病，国家数据系统(例如，生命登记、出院记录、全国调查和监测数据)也是同样重要的来源。通过纳入各种不同来源的人群健康测量数据，我们可以避免由于不同疾病和人群主要数据源的不同造成的发表偏倚和选择偏倚。

利用所有可用的数据源需要仔细考虑非抽样误差，原因是不同数据源的病例定义、诊断技术、研究设计、数据收集者的培训、回忆周期(1个月、12个月、一生)等均存在差异。例如，对糖尿病患病率研究的文献回顾发现，有18种不同的病例定义正在使用；对心肌梗死数据的回顾显示，使用心脏相关的血清肌酸激酶分数确诊的发生率与应用肌钙蛋白检测的发生率有显著差异。在不同的研究或测量方法中，抽样误差对观察方差的影响比这些非抽样误差小得多。GBD估计方法旨在识别和纠正这些偏倚。

死因数据处理的关键问题包括ICD编码的映射、中间原因(如脓毒症和心力衰竭)和定义不明确或“垃圾”编码(如未指明的癌症或衰老)的重新分配，以及主观死因推断(VA，根据对死者亲属的访谈确定死亡原因)的有效性。对于流行病学数据，统计学方法被用于量化不同来源测量值之间的关系，例如不同的病例定义、诊断技术或回忆时期。设置目标参考测量定义可以将所有可用数据进行统计学调整为可比的单位、定义或类别的指标值。在可能的情况下，这些映射中的不确定性被转换为测量的不确定性区间。一些测量必须被排除，因为它们不能与其他测量指标进行比较或存在数据无效的基本问题。例如，由于回忆偏倚，终生患病率指标被视为疾病发生的无效指标。这个原则也有少数例外情况，即排除这类有偏估计后剩余资料过少而无法进行估计。

GBD研究将数据进行调整使其具备可比性，使用合适的统计方法来处理抽样误差和非抽样误差。我们将协变量添加到模型中，在数据较少的地区或人群估计中，使用统计学方法综合考虑其他时间及地区的结果，以改进预测结果。GBD基于1 000次抽样生成所有估计值的置信区间，反映了抽样误差、非抽样误差、校正数据的方法以及模型本身可能带来的不确定性。理想情况下，数据融合方法的有效性是根据样本外部预测性能来确定的。这一方法目前已完全用于死因数据的融合,但尚未用于疾病后遗症数据的融合。迄今为止,数据量过少限制了对疾病后遗症样本外部预测性能的评估。

5.15.6 GBD数据分析步骤

如图5.15.1所示,GBD分析步骤包括22个部分且各部分相互关联。例如,在将新数据纳入年龄别死亡率分析(构成部分2和3)时,还必须更新其他相关构成部分,如按比例调整每种原因的死亡人数(构成部分9)、健康预期寿命(构成部分17)、寿命损失年YLL(构成部分18a),以及估计每种危险因素导致的YLL(构成部分22a)。以下是对这些关键构成部分的简要描述。各组成部分更详细的描述可参见已发表的文章(Gakidou et al.,2017;Hay et al.,2017;Naghavi et al.,2017;Vos et al.,2017;Wang et al.,2017)。

GBD数据和模型流程图

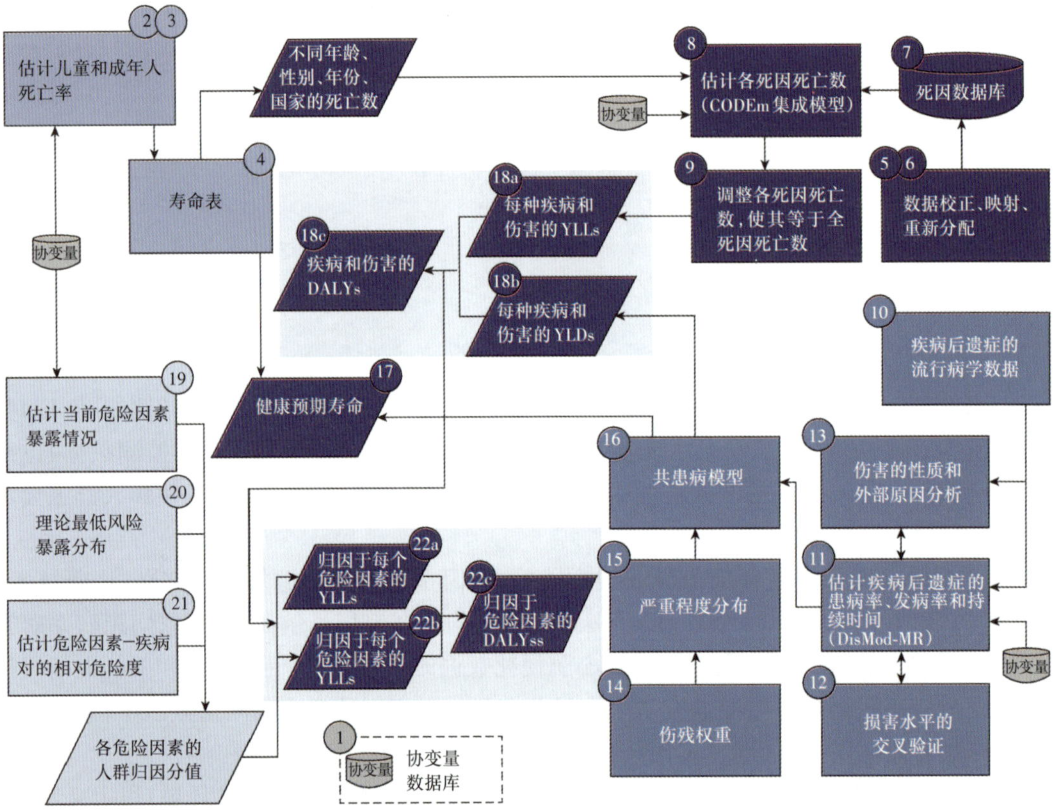

图5.15.1 GBD研究的22个组成部分

5.15.6.1 协变量

在数据稀少的地区,协变量被广泛使用。200多个协变量涵盖了社会经济因素(如国内生产总值)、人口统计学(例如人口密度、总生育率)、行为(如酒精、烟草和一系列食品的平均消费)和卫生系统特征(疫苗接种覆盖率、卫生系统可及性的复合指标)。至关重要的是,所有人群和分析年份的协变量数据都需要提供,数据主要来自国际数据库、全国人口普查、调查和GBD估计的危险因素流行率(例如肥胖或发育迟缓的患病率)。当某一时期或特定人群的信息缺失时,利用填补技术对缺失数据进行补充。

5.15.6.2 估计5岁以下儿童死亡率

5岁以下儿童死亡率数据源包括死因登记系统，以及向母亲询问其孩子活产和死亡情况的调查和普查。对所有可用数据进行处理以消除偏倚，并使用高斯过程回归估计0至5岁（$_5q_0$）的死亡概率。

5.15.6.3 估计成人死亡率

成人死亡率的来源包括死因登记系统，以及询问兄弟姐妹死亡情况的调查和普查。采用与估算儿童死亡类似的统计方法估计15～60岁的死亡概率（$_{45}q_{15}$）。

5.15.6.4 寿命表

将$_5q_0$和$_{45}q_{15}$的估计值输入模型寿命表，以确定每个国家从1970年至最近一年不同性别的年龄别死亡率，输出的结果包括出生时的预期寿命估计和不同年龄、性别、国家和年份的死亡数。

5.15.6.5 死因数据来源

有关死因的信息主要来自死因登记系统和VA研究。VA是在死因登记系统信息不完整的人群中确定死亡原因的一种手段。采访者通过结构化问卷向亲属询问死者死前的体征和症状。验证性研究表明，VA在多种死因判别中表现较好（Lozano et al.，2011）。对于部分特定死因，其他来源（如他杀和道路交通事故的警方记录、孕产妇死亡率监测系统和癌症登记）提供了进一步信息。

5.15.6.6 数据校正、映射和重新分配

使死因数据具有可比性的首要任务是将不同版本的死亡原因映射到统一的ICD编码。其次，开发算法处理死因登记和VA数据中定义不清的编码问题，包括不明死因、中间死因或直接死因，而不是根本死亡原因。为了在不同国家和年份间进行比较，在这样的"垃圾"代码类别中有不同数量的死亡是不可取的。GBD的方法是将这些死亡重新分配给更具体的原因。这些"垃圾"代码在目标原因中的分配是根据已发表的科学文献、专家判断或统计分析完成的。在某些情况下，"垃圾"代码中的死亡人数会在所有死因中按比例重新分配。详细内容可在GBD关于死亡原因的论文网络附录中找到（Naghavi et al.，2017）。

5.15.6.7 死因数据库

GBD 2010死因数据库包含来自130个国家的2 798个年份的死因登记数据和66个国家的486个年份的VA数据，其中10%具有全国代表性。关于癌症死亡率的估算，我们纳入了93个国家的2 715个年份癌症登记发病率数据，同时基于癌症登记数据的人群追踪获得了死亡发病比。我们利用统计模型对每种癌症的死亡发病比的对数进行了建模，该模型通过纳入一个衡量地区发展水平协变量（国内生产总值、受教育水平和生育率的复合指标），综合考虑了时间变化和不同国家的信息。然后将这些比值应用于发病率数据，从而得到癌症死亡估计数并将其添加到死因数据库中。多次健康调查、其他调查和人口普查数据提供了与妊娠相关的生育年龄组死亡比例的数据；同胞历史数据覆盖61个国家的1 609个调查年；另外，有8个国家拥有全国代表性的孕产妇死亡率监测系统。

5.15.6.8 死亡原因估计

GBD 2010使用了一种新的统计方法,称为死因集成模型(Cause of Death Ensemble model,CODEm),估计不同年龄、性别、国家和年份各死因的死亡人数。2009年,奈飞奖得主BPC(BellKor's Pragmatic Chaos)设计了基于集成模型的最佳算法来预测一个人对一部电影的喜爱程度,并考虑了他们过去的电影偏好,从而使集合模型名声大噪。

CODEm的基础是,分析人员预先不确定最佳统计方法和预测协变量,而是测试大量可信的统计模型,并确定哪个单一模型或组合模型的表现最好。我们使用了4类统计模型:死亡率的对数或病因分值logit转换的线性混合效应模型及时空高斯过程回归模型。使用协变量的多种组合方式运行这四类统计模型。根据已发表的研究,我们确定并检验了协变量和每个死因之间相对合理的关系。协变量系数的符号符合基于文献预期的方向,并且只有那些系数具有统计学意义的模型被保留。

接下来,使用验证样本的预测性能来评估单一模型和各种组合模型的性能,组合模型也就是集成模型。具体实现步骤为:将数据按照7∶3分为训练集和验证集,采用训练集构建模型,基于验证集开展模型预测,将预测结果与实际观测数据进行比较。样本外部预测性能的检验方法包括对数死因别死亡率的均方根误差,预测的趋势与实际观测数据的对比,以及95%不确定区间的有效性。根据样本外预测结果选择性能最好的集合模型。

通常,对于每种死亡原因,会运行数百个单一模型,选择5～20个表现最好的单个模型创建集成模型;但对于某些死因,我们会选择将近100个单一模型创建集成模型。

在某些情况下,CODEm不可用,包括撒哈拉以南非洲的HIV/AIDS、麻疹、百日咳、先天梅毒和疟疾等传染病所致死亡的估计,因为这些疾病在死因登记中存在大量的错误分类。但是,疾病自然史模型是根据发病率、患病率以及病死率创建的。GBD采用改进后的联合国艾滋病规划署开发的软件程序估计HIV/AIDS的死亡数。国际数据库中关于冲突、自然灾害和流行病造成的死亡信息,被用于分析这些原因导致的死亡率峰值。

5.15.6.9 确保各类别死亡数总和与全因死亡数相等

按性别、年龄、国家和年份分类的所有原因造成的死亡人数按比例计算,以确保其总和等于GBD人口分析步骤2～4中估计的死亡总数。

5.15.6.10 疾病后遗症流行病学研究的系统综述

GBD的大量工作致力于对已发表和未发表的关于患病率、发病率、缓解率、死亡风险和病程的数据进行系统综述。GBD 2016对328种疾病和伤害及其2 498种后遗症进行了非致死性估计。除了系统综述之外,还对住户调查数据、产前门诊监测、可报告的疾病通知、疾病登记、住院数据、门诊就诊数据、医保理赔数据、基于人群的癌症登记、主动筛查数据和其他管理数据进行了分析。与死因数据一样,花了大量精力记录和校正影响所有数据质量和可比性的因素,如不同的病例定义、诊断技术和抽样策略(Vos et al.,2017)。

5.15.6.11 基于贝叶斯Meta回归估计疾病后遗症的流行率

为了估计按年龄、性别、年份和国家划分的疾病患病率,GBD专门开发了一个贝叶斯Meta回归工具(DisMod-MR)。该工具用于处理各种年龄区间的数据;预测数据稀疏的国家和地区的数值;校正病例定义、诊断技术或抽样策略不同的研究数据；确保发病率、患病率、超额死亡率和病程等相关流行病学指标之间的内部一致性。DisMod-MR对所有流行病学数据采用对数正态模型进行估计，该模型包括选择一系列协变量来预测真实率变化和校正会导致测量偏倚的研究特征。同时，它估计了全球7个大区、21个区域和195个国家和地区之间的随机效应。它使用微分方程来控制发病率、缓解率、死亡率、患病率和病程等指标之间的关系，加强内部一致性。DisMod-MR的发展和应用的更多细节可参考相关文献（Vos et al.，2012；Flaxman et al.，2015）。

5.15.6.12 伤残水平的交叉验证

我们没有可以用于确定人群全因伤残的数据源，类似于可以确定人群全因死亡率的人口统计学数据源。但是，在一些情况下，可以收集到人群中总体患病率的数据。在GBD中，我们称之为伤残。在GBD 2016中，这种情况包括视力丧失、听力丧失、贫血、不孕症、心力衰竭、智力残疾、癫痫发作、盆腔炎和格林-巴利综合征。在这些情况下，我们认为总体损害水平的数据质量和范围高于相同损害造成的特定疾病估计值。

5.15.6.13 伤害的外因和性质分析

在疾病原因列表中，伤害是根据外因（如道路伤害、动物咬伤或人际暴力）进行分类的，而伤害致残则由损伤的性质（如脑外伤、髋部骨折或脊髓损伤）确定。损伤分析包括以下6个步骤：第一，使用DisMod-MR对入户调查、出院记录和急诊数据进行分析，获得不同年龄、性别、国家和年份各外因所致伤害的发病率估计值。调查数据包括回忆导致入院和其他医疗护理的伤害。Meta回归包括个体是否住院的协变量，用于预测损伤的住院治疗和门诊治疗。第二，我们利用多项式回归模型分析了来自28个国家的医院数据，这些国家应用ICD-9和ICD-10根据外因和伤害性质对出院情况进行双重编码。我们分别对在急诊科治疗和导致入院的伤害，按照不同收入国家、年龄和性别归类外部伤害编码和伤害性质类别。第三，根据荷兰一项随访研究中主要损伤原因的发生率和持续时间，结合创伤外科医生对其余原因的专家建议，估算出每种损伤性质的短期伤残发生率。第四，对美国、荷兰和中国七项随访研究记录了损伤发生一年后的结局，对该数据进行再分析，估计个体损伤后发展为长期残疾的可能性。第五，再次使用DisMod-MR来估计人群中因既往伤害而致残的患病率。长期残疾的患病率的估计基于以下指标，包括发病率（对于脊髓损伤、严重的创伤性脑损伤、大面积烧伤和髋部骨折等情况假设为零缓解率）和相对危险度，也就是基于对长期残疾人群的随访研究估计该人群相对于一般人群的死亡风险。对于接受治疗和未接受治疗的病例对应长期结局的伤残权重不同，我们估计了有效治疗的可及性，范围从最不发达国家的20%到高收入国家的完全可及。这主要与脊髓损伤和截肢有关，在这些情况下，使用功能性轮椅或假肢可显著改变因这些致残结局造成的健康损失。第六，外因所致长期损失的伤残寿命损失年（years lived with disability，YLD）与外因对各类伤害的贡献成比例。

5.15.6.14 伤残权重

自GBD 2010以来使用的伤残权重已经在前面关于如何选择有价值的指标部分中予以介绍。

5.15.6.15 严重程度分布

许多疾病的后遗症与一种以上的健康状态（通常分为轻度、中度和重度）相关，包括卒中、焦虑、重性抑郁障碍、痴呆和哮喘等。通过对无合并症人群的调查可以估计不同严重程度的DW。因此,需要估计合并症的严重程度分布,否则会系统性地偏向更严重的症状。例如,卒中患者也可能同时患有糖尿病和肾脏疾病,则其报告的功能健康状态分布将会偏向更严重的结局。

对于不同年龄、性别和地区某些疾病的严重程度分布,我们使用DisMod-MR或简单的Meta分析法估计每种健康状态对应的比例。与疾病患病率数据相比,严重程度分布的数据通常更少且质量更差。由于现有疾病严重程度分布数据的异质性,各类疾病的数据必须结合三个高收入国家一系列诊断信息和健康状况的数据进行综合分析。这些数据源评估了严重程度的分布以及疾病的合并症。由于普遍缺乏疾病严重程度相关且可比的数据,因此很难确定随时间推移和地区改变,可能影响疾病严重程度的治疗方面存在的差异。这是一个需要收集新数据的领域,未来可能通过分析健康随访数据、与诊断信息相关联的数据集,以及健康调查中的一般健康状况指标来推进这一工作。

5.15.6.16 共患病模拟

在既往的GBD研究中,全因YLDs的估计方法是简单地将每种疾病及其后遗症的YLDs相加,潜在的假设是不同条件所致的残疾是可叠加的。在个体层面上,如果一个人有几个严重的后遗症,这可能导致DWs的总体超过1,也就是说比死亡更严重。2003年澳大利亚疾病负担研究(Begg et al.,2008)提出了一种方法:首先模拟人群的共患病情况,然后使用乘法函数而不是加法函数来校正共患病的影响,生成合并DWs。GBD 2010及随后的更新中采用了类似的方法。

对于每个年龄、性别、国家和年份,我们使用4万人的蒙特卡罗模拟,使用患病率和不确定区间作为患病概率来估计后遗症的共患情况。在具有两个或更多后遗症的模拟个体中,用乘法函数计算合并DW,然后按比例分配到每个共病。在患有特定后遗症的所有个体中,DW的平均减少也就是共病的校正。

美国医疗支出调查小组的真实数据测试表明,应用这种相乘函数是合适的,并且按照不同年龄组和性别分别估算就可以确定共病校正的部分。GBD已完成多次更新,我们也打算考虑依赖性共病(例如,糖尿病和心脏病、酒精依赖和焦虑或抑郁等常见组合),但由于计算时间过长暂未完成,我们希望通过优化代码来解决这一问题。

5.15.6.17 健康预期寿命

GBD 2016结合每个国家的寿命表和共病模拟输出结果,估计了195个国家和地区以及500多个国家内地区层面的健康预期寿命。健康预期寿命是一个代表人群健康的汇总指标,不受人口年龄结构的影响。给定目前观察到的年龄别死亡率以及疾病和损伤后遗症的严重程度加权患病率,可以认为健康期望寿命相当于出生时完全健康的预期寿命。

5.15.6.18 测算YLDs、YLLs和DALYs

YLLs的计算方法是将不同死因、年龄、性别、国家和年份的死亡人数与标准寿命表中死亡年龄对应的剩余寿命相乘。YLDs疾病后遗症流行率和后遗症对应健康状态的共病校正DW的乘积。DALYs是YLLs和YLDs简单相加所得。GBD中的每一个指标的不确定性区间都是通过生成1 000次抽样来估计的。通过对每个指标的估计值进行第一次提取,然后进行第二次提取,以此类推,直到计算出1 000个估计值,来计算每个汇总度量的1 000个值。因此,死亡原因和流行率在年龄和时间上的相关性得以保留。因此,不同年龄和时间的死亡原因和患病率之间的相关性得以保留。

5.15.6.19 评估危险因素暴露水平

在GBD中,根据以下几方面考虑选择危险因素:对疾病负担或政策的重要性;是否有足够的数据和方法来估计各国的危险因素暴露分布情况;是否有因果效应的充分证据及对应特定结局的效应估计值;目前证据是否发现在其他人群中也支持该联系。

与研究疾病后遗症的方案类似,我们建立了一个关于危险因素暴露率的数据库,其中包括已发表和未发表的资料来源。对于一些危险因素,我们使用了全新的数据来源,例如环境空气污染中颗粒物的卫星图像。

5.15.6.20 理论最低风险暴露水平

危险因素流行情况的估计方法是基于反事实假设来测算归因负担,即将危险因素在过去的暴露水平设定为反事实情景,比较归因死亡数、YLLs、YLDs及DALYs的真实观测值和反事实情景下的数值,差值即为归因疾病负担。根据比较风险评估框架(Murray,Lopez,1999),反事实情景被设定为已观察到或理论上可能的最低风险水平,即理论最低风险暴露水平。

5.15.6.21 危险因素与疾病(或伤害)的相对风险估计

GBD研究纳入的危险因素和疾病(或伤害)的关联量化数据,主要来源于队列研究或队列研究的Meta分析等。在同一暴露标准下,世界范围内不同人群的暴露与疾病的关系具有相似的RR值,但是某些危险因素与疾病(或伤害)的关系具有年龄、性别的特异性。以年龄特异性为例,汇集研究(Pooled studies)显示,随着年龄增长,心血管疾病风险呈对数线性下降。各年龄和性别的风险-疾病对相对危险度的不确定性被纳入到最终估计值。关于危险因素估计的详细信息见已发表文献(Gakidou et al.,2017)。

5.15.6.22 估计危险因素归因死亡数、YLDs、YLLs和DALYs

利用与一种危险因素相关的每种疾病的负担分布来评估危险因素的负担。暴露率、相对风险以及理论最低风险暴露水平的不确定性,都被整合到最终的危险因素所致疾病负担不确定性。最终的不确定性既反映了年龄-性别组在疾病和伤害估计过程中的不确定性,也反映了人群归因分值的不确定性。我们假设人群归因分值的不确定性与疾病和伤害负担的不确定性无关。在计算各类危险因素(如饮食、环境和职业风险)时,我们假设危险因素的综合效应是相乘的;当一种风险的影响是通过另外一种或多种风险介导时,我们从队列研究中获得了中介因素,同时这些研究提供了在控制或不控制中介因素时危险因素对疾病结局的相对风险估计值。各危险因素所致疾病总负担的估计值考虑了已知的中介因素。

5.15.7 探索GBD的结果

GBD可以被看作是“公众产品”。为了将大量研究结果用于指导政策制定者、研究人员、学生和感兴趣的个人,IHME创建了新的数据可视化工具,以探索不同国家和地区的健康趋势。人们可以通过可视化工具从数百个不同的维度查看GBD的估计结果。登录IHME网站可以使用GBD数据可视化工具,请访问https://vizhub.healthdata.org。

“The Mortality and Causes of Death visualizations”可视化显示所有死亡率估计值的结果、数据输入和全因死亡率的估计流程。“GBD Compare”显示了按疾病和危险因素划分的死亡数、YLLs、YLDs和DALYs的结果。主要视图是一个“树状图”,基本上是一个方形饼状图,显示了潜在原因占总体负担的比例分布。其他视图包括世界地图、排位图、时间图和年龄图。每个视图都可以根据国家、年龄、性别、年份、原因或危险因素进行交互式探索。结果包括计数、发生率和占比三种呈现形式。GBD展示了不同年龄人群的发病率,也包括全年龄组和基于GBD标准人群的年龄标准化发病率(Naghavi et al.,2015)。前者在探索卫生系统需要解决的疾病负担方面最有用,后者有助于了解基本的流行病学趋势,即在排除人口增长和老龄化对于负担估计数增加的影响。箭头图允许用户比较不同年份各个国家和世界各区域的排名变化情况,也可以限定死因和年龄进行比较。热点图是显示所选国家和区域疾病或危险因素排序的另一种方法,排序靠前的原因显示为深红色,随着排序下降颜色逐渐变浅,后面排名的颜色逐渐变为黄色、绿色和蓝色。这个工具可以快速显示出某个国家与其他国家相比所取得的进展或关注的领域。《预期寿命和死亡概率工具》将这两种死亡率汇总指标以及各国死亡率随时间变化的情况绘制成图表。可以从http://ghdx.healthdata.org/GBD-2016/data-Input-sources和http://ghdx.healthdata.org/GBD-results-tool网站检索和下载GBD的输入数据源和详细结果。

5.15.8 关键GBD结果

我们比较了全球1990年和2016年导致DALYs的前20个原因,结果显示主要原因从传染性疾病、孕产妇、新生儿和营养不良转向非传染性疾病和伤害(图5.15.2)。缺血性心脏病已取代1990年排名第一的下呼吸道感染和腹泻疾病,成为2016年的首要原因。在主要传染病中,只有HIV/AIDS的排名和数量有所增加,但HIV/AIDS的DALYs高峰出现在2005年,此后抗逆转录病毒药物的广泛使用使死亡率和YLLs下降,但幸存者的YLDs随之上升。伤残对全球疾病负担的影响日益重要;腰痛、偏头痛和重度抑郁症排名明显上升,它们不会导致患者死亡,但会导致大量的YLDs(图5.15.2)。

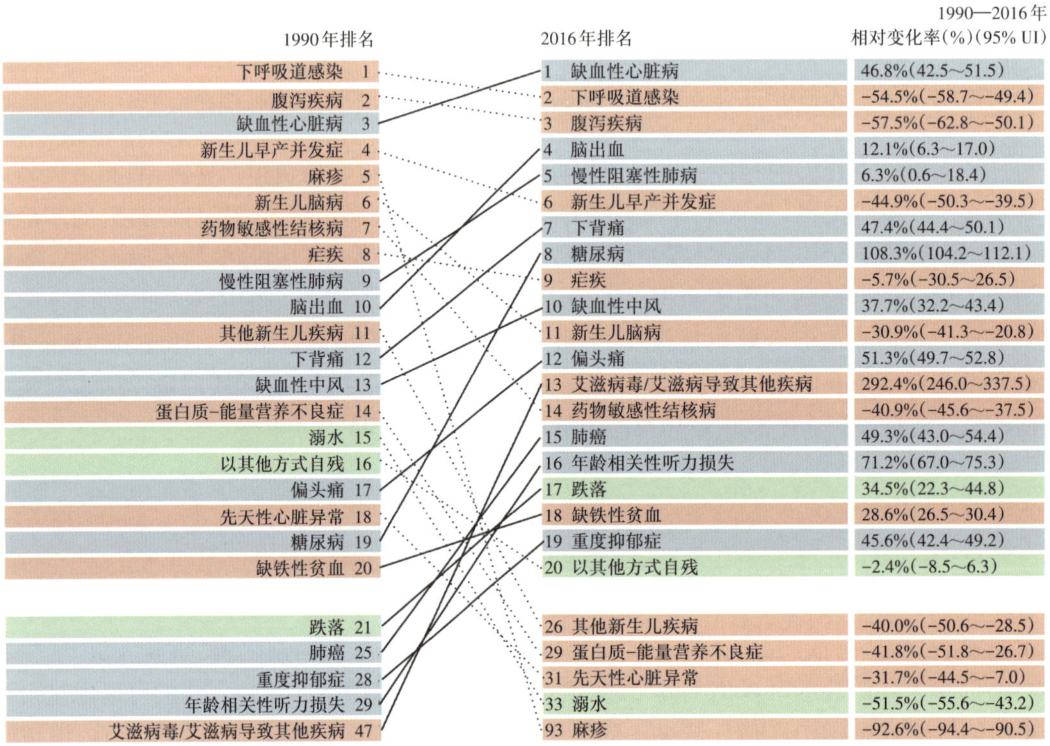

图5.15.2 1990年和2016年全球DALYs排名前20位的疾病和伤害

图5.15.2右侧一列显示了1990年至2016年DALYs(95%不确定性区间)的相对变化率。这一变化是由人口增长、世界人口老龄化和流行病学趋势变化共同造成的。图5.15.3显示了相同的前20位DALYs排名,但该排名是基于年龄标准化率的比较。在该图中,右边一列反映了流行病学趋势随时间的变化,排除了人口统计学因素对DALYs数量变化的影响。除了某些疾病的排名发生变化外,相对变化一栏显示出更大的差异。例如,缺血性心脏病导致的DALYs增加,46.8%完全是由于人口结构的改变,而实际上流行病学标化率下降了23.4%,见图5.15.3。相比之下,对于糖尿病,DALY和年龄标准化率分别增加了108.3%和14.9%,这两种衡量方法各有其用途。疾病数量的变化(如图5.16.2所示)可以为决策者提供了关于卫生服务规划的信息,流行病学的变化告诉我们预防和治疗对疾病发生的影响。

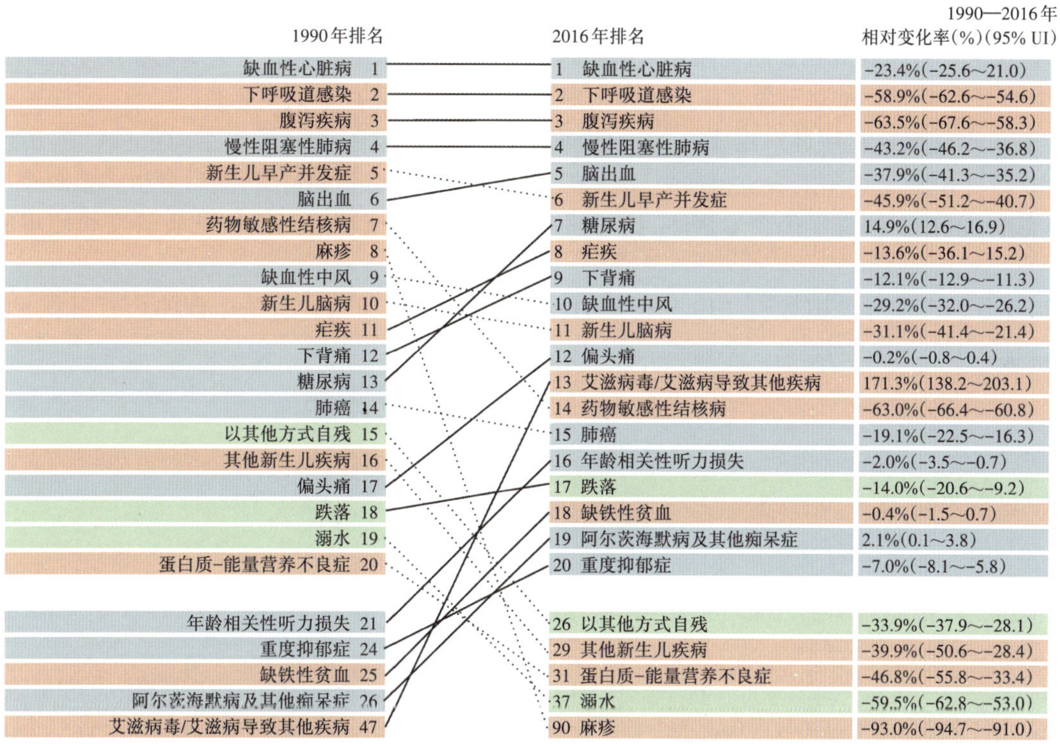

图5.15.3 1990年和2016年全球年龄标准化DALY率排名前20位的疾病和伤害

从主要影响儿童的传染性疾病向影响成年人的非传染性疾病转变这一趋势,可以通过主要危险因素的排序随时间变化情况进一步佐证(图5.15.4)。尽管儿童和孕产妇营养不良仍处于前列,但其数量减少了

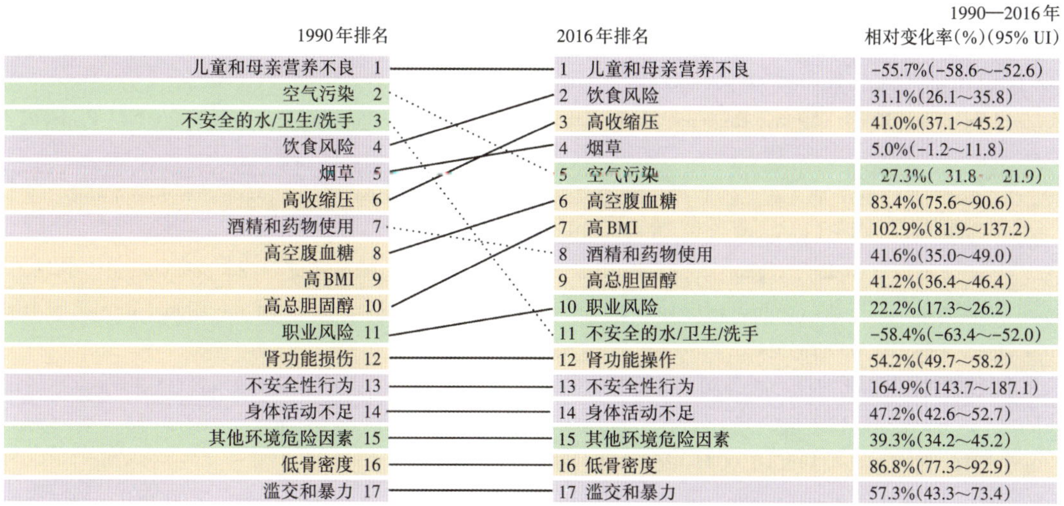

图5.15.4 1990年和2016年全球疾病负担主要危险因素

55.7%。1990年至2016年整个评估期间,不健康饮食、高收缩压、高空腹血糖和高体重指数的排名和数量均有所增加。全球吸烟负担小幅增加约5%,这掩盖了中低收入国家吸烟负担明显增加,历为高收入国家的吸烟负担在减少。

5.15.8 GBD的未来

GBD结果定期更新,其目的是继续扩大合作范围,并加强与各国科研人员、卫生部门、世界卫生组织和IHME之间的紧密联系,以期改进国家层面的结果估计,并可以开展地区性疾病负担研究。通过这种伙伴关系,IHME正在帮助各国政府和资助者深入了解当地的健康趋势,从而为当地卫生规划和决策提供信息。地区层面的疾病流行病学评估对于为当地优化卫生资源配置提供信息是至关重要的。

GBD未来的设想是利用针对疟疾开发的疾病制图技术,继续改进估算的空间尺度("疟疾地图集项目")。GBD即将开展2040年疾病负担预测,预测的方法为首先考虑基线情景,然后分析主要政策对重点领域的健康影响,例如不同程度的全球变暖、抗生素耐药性的传播或针对主要传染病研发和使用的新疫苗情况。

IHME致力于在世界各国加强GBD分析能力,并举办各种培训班。有关培训的信息可在http://www.healthdata.org/gbd/training中找到。

(翻译:周脉耕、段鹏、齐金蕾、周宇畅;审校:王建明)

参考文献

Agency for Healthcare Research and Quality (2000). Medical Expenditure Panel Survey. [Online] Available at: https://meps.ahrq.gov/mepsweb/

Anand, S. and Hanson, K. (1997). Disability-adjusted life years: a crit-ical review. Journal of Health Economics, 16(6), 685-702.

Arnesen, T., and Kapiriri, L. (2004). Can the value choices in DALYs influence global priority - setting? Health Policy (Amsterdam, Netherlands), 70(2), 137-49.

Begg, S.J., Vos, T., Barker, B., Stanley, L., and Lopez, A.D. (2008). Burden of disease and injury in Australia in the new millennium: measuring health loss from diseases, injuries and risk factors. The Medical Journal of Australia, 188(1), 36-40.

Boutayeb, A. (2006). The double burden of communicable and non-communicable diseases in developing countries. Transactions of the Royal Society of Tropical Medicine and Hygiene, 100(3), 191-9.

Bradshaw, D., et al. (2003). Initial burden of disease estimates for South Africa, 2000. South African Medical Journal = Suid-Afrikaanse Tydskrif Vir Geneeskunde, 93(9), 682-8.

Coale, A.J., and Demeny, P.-G. (1966). Regional Model Life Tables and Stable Populations. Princeton, NJ: Princeton University Press.

Flaxman, A. D., Vos, T., and Murray, C. J. L. (eds.) (2015). An Integrative Meta - regression Framework for Descriptive Epidemiology. Washington, DC: University of Washington Press.

Gakidou, E., et al. (2017). Global, regional, and national comparative risk assessment of 84 behavioural, environmental and occupational, and metabolic risks or clusters of risks, 1990-2016: a systematic analysis for the Global Burden of Disease study 2016. The Lancet, 390(10100), 1345-422.

Hay, S.I., et al. (2017). Global, regional, and national disability-adjusted life-years (DALYs) for 333 diseases and injuries and healthy life ex-pectancy (HALE) for 195 countries and territories, 1990-2016: a systematic analysis for the Global Burden of Disease Study 2016. The Lancet, 390(10100), 1260-344.

Keehan, S.P., et al. (2015). National health expenditure projections, 2014-24: spending growth faster than recent trends. Health Affairs, 34(8), 1407-17.

Lim, S.S., et al. (2012). A comparative risk assessment of burden of disease and injury attributable to 67 risk factors and risk factor clus-ters in 21 regions, 1990-2010: a systematic analysis for the Global Burden of Disease study 2010. The Lancet (London, England), 380(9859), 2224-60.

Lorenzoni, L., Belloni, A., and Sassi, F. (2014). Health-care expenditure and health policy in the USA versus other high-spending OECD countries. The Lancet, 384(9937), 83-92.

Lozano, R., Lopez, A.D., Atkinson, C., Naghavi, M., Flaxman, AD., and Murray, C.J.L. (2011). Performance of physician-certified verbal autopsies: multisite validation study using clinical diagnostic gold standards. Population Health Metrics, 9(32), 32.

Marshall, S.J. (2004). Developing countries face double burden of dis-ease. Bulletin of the World Health Organization, 82(7), 556.

Mathers, C., Fat, D.M., and Ties Boerma, J. (2008). The Global Burden of Disease: 2004 Update. [Online] Available at: http://www.who.int/healthinfo/global_ burden_ disease/2004_ report_ update/en/

Melse, J.M., Essink-Bot, M.L., Kramers, P.G., and Hoeymans, N. (2000). A national burden of disease calculation: Dutch disability-adjusted life-years. Dutch Burden of Disease Group. American Journal of Public Health, 90(8), 1241-7.

Murray, C.J.L., Lopez, A.D., World Health Organization, World Bank, and Harvard School of Public Health (1996). The Global Burden of Disease: A Comprehensive Assessment of Mortality and Disability from Diseases, Injuries, and Risk Factors in 1990 and Projected to 2020. [Online] Available at: http://apps.who.int/iris/handle/10665/41864

Murray, C.J.L., Salomon, J.A., Mathers, C.D., Lopez, A.D., and World Health Organization (2002). Summary Measures of Population Health: Concepts, Ethics, Measurement and Applications. [Online] Available at: http://apps. who. int/iris/handle/10665/42439

Murray, C.J.L., et al. (2012). Disability-adjusted life years (DALYs) for 291 diseases and injuries in 21 regions, 1990-2010: a systematic analysis for the Global Burden of Disease study 2010. The Lancet, 380(9859), 2197-223.

Murray, C.J.L., et al. (2012). GBD 2010: design, definitions, and met-rics. The Lancet, 380(9859), 2063-6.

Murray, C.J.L., and Lopez, A.D. (1999). On the comparable quantifica-tion of health risks: lessons from the Global Burden of Disease study. Epidemiology (Cambridge, Mass.), 10(5), 594-605.

Naghavi, M., et al. (2017). Global, regional, and national age-sex spe-cific mortality for 264 causes of death, 1980-2016: a systematic analysis for the Global Burden of Disease study 2016. The Lancet, 390(10100), 1151-210.

Naghavi, M., et al. (2015). Global, regional, and national age-sex spe-cific all-cause and cause-specific mortality for 240 causes of death, 1990-2013: a systematic analysis for the Global Burden of Disease study 2013. The Lancet, 385(9963), 117-71.

Richardson, J.R. (2014). Can we sustain health spending? The Medical Journal of Australia, 200(11), 629-31.

Salomon, J.A., et al. (2015). Disability weights for the Global Burden of Disease 2013 study. The Lancet Global Health, 3(11), e712-23.

Stouthard, M.E.A., Essink-Bot, M.-L., and Bonsel, G.J. (2000). Disability weights for diseases: a modified protocol and results for a western European region. European Journal of Public Health, 10(1), 24-30.

The Malaria Atlas Project. (n.d.). MAP. [Online] Available at: https://map.ox.ac.uk/

Tsuchiya, A. (2001). The Value of Health at Different Ages. York: Centre for Health Economics, University of York.

Vos, T., et al. (2017). Global, regional, and national incidence, prevalence, and years lived with disability for 328 diseases and injuries for 195 countries, 1990-2016: a systematic analysis for the Global Burden of Disease study 2016. The Lancet, 390(10100), 1211-59.

Vos, T., et al. (2012). Years lived with disability (YLDs) for 1160 sequelae of 289 diseases and injuries 1990-2010: a systematic analysis for the Global Burden of Disease study 2010. The Lancet, 380(9859), 2163-96.

Wang, H., et al. (2017). Global, regional, and national under-5 mor-tality, adult mortality, age-specific mortality, and life expectancy, 1970-2016: a systematic analysis for the Global Burden of Disease study 2016. The Lancet, 390(10100), 1084-150.

5.16 传染性病原体传播和控制的数学模型

5.16.1 引言

的确，卫生保健的"重头戏"在于病人的护理，疫苗、药品和设备的开发和配置，以及制度和政策的合理制定与实施。然而，近几十年来，计算能力的大幅提升已为数学建模铺平了道路，通过在各种尺度对有关过程进行形式化分析，数学建模在公共卫生的很多方面发挥着越来越重要的作用。

数学建模的核心理念是巧妙、功能强大，并且简单。然而，对于外行来说，数学建模似乎是一门黑暗的艺术，他们会被细节所困扰，或被获得自信、直觉和技能所需要的大量训练和实践所吓倒。

从本质上讲，数学是一个宽泛的框架，数学建模的自然成熟在于抽象和概括。在数学这个大的且不断发展的框架下，许多数学思想、方法和技术可以容纳其中。对于生物医学研究，尤其是公共卫生研究而言，大多数数学分析和建模都采用了某种"统计"建模的形式。

在统计学中，关键问题通常是要了解数据的细节如何受"随机性"影响，以及尽管存在随机性，但当有"足够"的数据时，我们如何从生成数据的基本情况和事件中学到很多东西。生物医学和公共卫生研究中的"统计"方法就是带给我们诸如估计值的"置信区间"、表达假设与数据一致性的"P值""相关系数"等的基础数学。这种应用于健康领域的统计通常被称为生物统计学，它是一个重要的行业，熟悉其关键概念是解读任何深度公共卫生研究的先决条件。虽然我们假定读者已经掌握了一些基本的统计知识，但我们不会过度依赖这一假设。

本章探讨的是一种特殊类型的"建模"，而不是一般的(生物)统计建模，我们称之为"动力学"建模(以有别于"统计"建模，见表5.16.1)。就本质而言，动力学建模必须将流行病学范畴下的"过程"或"机制"中固有的关键事实和原理简化为数学。然后，我们可以操纵这些数学结构，寻求那些最终隐含在模型构建中的真谛，而这些真谛仅从我们的原始数据和直觉中很难被认知。

表5.16.1 "统计"与"动力学"模型的基本特征和用途

统计模型	动力学模型
• 解释数据中的随机误差和偏倚以发现可能暗示因果关系的相关性	• 系统方法——明确模拟(假设"声明")特定机制，以探索机制间的相互作用
• 支撑因素间的关系评价	• 总结系统中各部分之间的特定关系
• 假设个体具有独立性(有时是群组内的独立性)	• 明确地关注个体之间的相互依存关系
• 典型问题:	• 典型问题:
• HIV感染状况与结核病发病风险呈正相关吗?	• 由于HIV感染导致结核病发病风险增加，应该如何预期结核病报告发病率随HIV感染率的变化而变化?
• 杀虫剂处理蚊帐或杀虫剂室内滞留喷洒预防疟疾更有效吗?	• 实施杀虫剂处理蚊帐或室内滞留喷洒措施后，预计疟疾发病的年龄分布将如何变化?

当然，不仅仅是调查和临床试验测量涉及到随机性，许多对流行病学至关重要的过程最终都会受到一些随机性的影响。必死的工业事故肯定会造成死亡，但是，即使是感染了埃博拉病毒，其结局也不可能被完全准确地预测。在描述任何涉及生物和社会的复杂情况时，不可避免地存在许多层次的随机性。通常情况下，在一个充分(尽可能)确定的情况和一套规则下，结局(例如感染)发生的数量会围绕某个“平均的”“中间的”或“预期的”值随机地变化。

然而，数学建模的重点是，在对支配传染病流行的规则有一些特定假设的情况下，捕捉和理解传染病流行平均的或预期的过程。这允许我们能够使用从根本上讲不受随机性支配或导致复杂化的定量研究方法。

艾滋病、结核病、疟疾、麻疹、登革热、寨卡病毒病、霍乱、埃博拉出血热等传染病仍然是损害健康、导致社会心理压力和过早死亡的主要原因，更不必说其给社会造成的更为广泛的经济压力和发展障碍。在分析传染病在人群中的传播过程时，每一种病原体及其导致的疫情都有许多特定的细节，其中一个重要的反复出现的主题是：不仅仅是具有相同“风险特征”或“环境”的人碰巧聚集在了一起，还有更多的事情在发生。心脏病发病风险是由遗传和生活方式因素所驱动，而结核病发病风险在很大程度上取决于一个人接触到多少结核病患者，两者存在根本性的差异。感染者和易感者之间的这种动态相互作用是传染病流行病学的核心和灵魂。利用数学手段模拟这一过程是阐明概念的有力方法，可以帮助我们理解疫情动态的方方面面，否则，我们很难直观地认识疫情。

数学建模除了帮助我们更好地理解微妙的群体效应，其独特的优势还有另一个方面。直接观察和规范的实验技术应用只能在研究人体、疾病、护理和社会系统的情况下才能走得更远。理想情况下，科学家更喜欢一遍又一遍地观察一个系统，一次改变一个“东西”(温度、电压、力、传染性等)来阐明各种因素对系统的行为和/或状态的影响，无论这一系统是固体材料、进行化学反应的液体溶液，还是密闭容器中的气体。当想了解一个由许多部分组成的非常复杂的系统时，比如一个与疾病作斗争的社会，我们就不能随意地开展实验，这是显而易见的事情。即使在伦理/道德上站得住脚，也根本不可能以可行的成本、足够快的速度学到足够多的知识，从而提供有意义且可操作的见解。

例如，我们可能想知道：

需要为每个人接种疫苗以预防麻疹暴发吗？或者，有些不完全、大致可量化的覆盖水平就足以通过限制传播网络来提供“群体免疫”，从而使那些没有接种疫苗的人也极不可能遇到感染者，也就是说，单个病例不可能导致更大范围的疫情暴发。

这个问题切中了传染病传播中“群体”效应的要害，显然无法通过以下方式来回答：

◇ 隔离众多具有各种明确定义的互动/活动网络的社区。

◇ 让居民接种疫苗达到不同(精确测量)水平的覆盖率。

◇ 在每个隔离的社区引入一例麻疹病例。

◇ 观察疫情暴发规模与疫苗接种率和社会网络结构的关系。

研究者将不得不做很多次的实验，以探索各种因素多种排列组合下的结果。更糟糕的是，由于现实世界中疾病传播存在固有的随机性，研究者实际上需要探索任何特定因素组合下的平均结果(以及其他统计或分布特征，例如，最坏的5%的结果)。

那么，为了探索这些从根本上超出了对照实验能力范围的问题，我们还能做什么？这就是模型发挥作用的地方。到这里，我们暂时忽略了几乎所有细节，但希望没有忽略全部重要概念(我们还将更深入地讨论这些概念)。针对上面的麻疹问题，我们可以把基于模型的研究总结如下：

◇ 建立一个模型“世界”，在这个世界中，基于生物学和卫生系统的认知，我们声明关于麻疹传播的具体假设规则(模型世界的构建最好由多学科团队完成)。

◇ 用精确的数学语言/方程式/计算机代码捕捉模型世界的状态和规则(即利用特定技术建立数学模型)。

◇ 根据以往不同疫苗接种率下的麻疹疫情数据，包括关键的无疫苗接种情况下的数据、校准/拟合模型(校准是一个需要大量生物统计学知识的过程)。

◇ 在各种初始条件下运行不同场景,这些初始条件由各种因素决定,如哪些(或多少)人口最初被感染或具有传染性,以及关键的疫苗覆盖率(这有时被称为"驱动"这个模型)。

◇ 通过观察传播轨迹、严重程度、持续时间等各种指标如何依赖于模拟的规则,探索模拟的疫情在真实世界中的发展趋势(即进行实际调查)。

因此,基于模型的研究利用了我们当前拥有的见解、信念和数据,或许还结合了一些有趣的"如……将会怎么样"的场景,并将其转化为后续的推断(有时被称为"预测",这造成了不必要的混乱)。有些推断是显而易见的,比如"提高疫苗覆盖率可降低疫情的规模"。有些可能是惊人的发现,如"在疫苗覆盖率低于完全覆盖的情况下,基本上可以完全控制疫情暴发"。

5.16.2 建模基础

所有试图描述自然世界(包括人类活动的世界)的尝试都面临一个反复出现的核心问题:

如何描述世界的某一特定部分(我们对其有具体的疑问),而又不被吸引去试图描述太多以至于淹没在细节和复杂性中?

无论是试图理解重力等基本物理概念,还是试图理解为什么有些父母拒绝让他们的孩子接种现成可用的疫苗,都会遇到这个核心问题的挑战。数学建模是一种强大的工具,它可以帮助我们明确和清晰地认识这一过程的关键方面,并使我们的研究严谨而连贯。

回到主题,我们现在的目标是帮助读者改进他们对建模过程本身的认知,而不是过多地涉及哲学方面的旁白。为此,我们将在很大程度上依赖于一个建模框架,据我们所知,这个框架是Tony Starfield的心血结晶,我们称之为"真实世界-模型世界-模型"范式(Starfield et al.,1990)。我们还要向George Polya(1945)的经典著作《如何解决问题》中包含的更早的启发式工具箱致敬。Polya的目标远比我们目前对传染病模型的关注要宽泛得多,但是,对任何打算致力于建模和解决形式化问题的人来说,他的思想都是极其宝贵的,因此,对其释义见文本框5.16.1。Starfield为自己出色而有趣的"计算机时代的建模"指南选择了《如何建模问题》这一标题,以此肯定Polya的基础工作(Starfield et al.,1990)。

文本框5.16.1 Polya的"如何解决问题"启发法

◇ 理解问题。用自己的话重述问题(可能是对别人说的);考虑你是否掌握了足够的信息;画一幅图。

◇ 制定计划。从最简单的入手(我们建议尽可能简单);列举各种可能性;猜测(并检查);寻找模式;发挥创造力!

◇ 实施你选择的计划。在最初遇到的挫折中坚持你的计划;如果真的行不通,再制定另一个计划。

◇ 回顾/扩展。回顾你所做的一切,哪些有效,哪些无效;从中学习,帮助你解决将来遇到的问题。

资料来源:Polya G. How to solve it[M]. Princeton: Princeton University Press, 1945.

在Starfield的论述中(文本框5.16.2),尤其引人注目的是,他习惯于认真对待外部真实世界与数学细节之间的中间地带,也就是他所说的"模型世界",这也是我们希望使之成为主流的主要地方。我们发现这种方法非常有用,不仅在教学上,而且,作为建模业内人士的启发式方法,对计划和实施基于模型的研究提供了切实的支持。

文本框5.16.2 Starfield的三个境界

◇ 真实世界:我们生活的世界——极其复杂,只有部分可知,不受我们直接控制。

◇ 模型世界:规则和“自由度”是武断声明的,也是充分可知的。我们还有权声明模型世界处于任何(内部一致的)特定状态,而无需考虑这种状态是如何达到的。

◇ 模型:捕捉模型世界(其状态和规则)各个方面的数学结构和计算机代码。模型旨在通过操作和探索(分析)来帮助理解模型世界,进而理解真实世界的方方面面。

资料来源:Starfield A M, Smith K A, Bleloch A L. How to model it: Problem solving for the computer age[M]. New York: McGraw-Hill, 1990.

5.16.2.1 模型世界

在编写任何数学公式或计算机代码之前,我们通常会在头脑中构建一个简化了的真实世界的结构,即一个“模型世界”! 在这个模型世界中,可能性是受限制的,基本规则是人为确定而不是发现的。只要我们愿意,我们可以按下倒带键,改变起点(甚至规则),让时间重新流逝。这基本上就是我们在构思任何对象、系统或原理时总是在做的事情,至少是隐含的。

在设计一座桥梁时,每个螺栓究竟要被转多少圈并不重要,重要的是所有梁和连接件的基本结构和数量,尽管建好的桥梁会呈现无数微小的细节。所有小部件都是按照“公差”制造的,虽然不可能制造出与图纸完全一致的产品,但公差为可接受的偏差范围提供了指导。当我们说“house”这个词时,我们可以与所有说英语的人有固定相同的含义,而不需要加任何解释,因为我们心中都有这个概念,换个词说,就是一个模型,一个房子的模型。

上述冗长的概念性序言的含义是,在实际数学建模中,第一步也是最重要的一步,并不要求对数学建模的专业知识有任何实质性的详细了解。数学建模是一个必须跨学科的过程,专业建模人员只是其中几个重要的贡献群体之一。这一观点越被接受,模型的实际效果就越好,将建模研究成果转化为真实世界行动的效果也就越好——这一过程最近被广泛地称为“知识转化”。因此,前边所说的Starfield的“三个境界”“建模范式”强调,在写下方程式或生成计算机代码进行模拟之前,我们需要用通俗易懂的英语(或其他自然语言)和简单的图表说明我们想要探索的假设世界。我们可以自由地创建自己想要数量的新的模型世界。在构建模型世界的过程中,最重要的经验法则之一就是尽可能简单地开始。换句话说,首先要构建一个最简单的模型世界,在这个世界中,任何与你的实际问题相似的东西都可以被提出来,哪怕这个问题简单到你可以直接回答。

例如,如果模拟季节性流感的传播,我们想探索一个具有以下特征的模型世界:

◇ 感染了流感病毒的人立即具有传染性,并且传染性持续7天。

◇ 任何一对个体,无论其感染状况如何,每天都以某种方式有一定的概率相互接触,如果其中一人感染而另一人未感染,就会造成传播。

◇ 一旦在7天后不再具有传染性,他们就不会被再次感染。

◇ 在考虑的时间范围内(流感季节的3个月)没有人死亡。

这一组相对简单易懂的表述列举了一个羽翼丰满的“模型世界”:在这个世界里,我们确切地知道规则是什么,因为我们声明了这些规则!

模型世界与真实世界的进一步不同在于,我们可以任意规定人群在某个时间点处于什么状态,而无需考虑我们是如何规定的。例如,我们可以从一个感染了流感的人“开始”,他/她与1 000个没有感染流感且从未感染过流感的人生活在一起;我们可以这样做,而不必询问(更不必解释)这个人从哪里来,或者他/她是如何感染流感的。然后,我们可以在前面说明的规则下“让4个月过去”,再分析世界如何发展。我们可以以“稀释"传播过程,声明一部分人在流感暴发前接种了疫苗,使得他们在流感季节来临时具有了免疫力。我们还可以考虑在"初始条件"中规定不同人口规模和病例数量,从这些条件开始我们的"模型场景"。

为了生成可分析的场景,我们通常需要超越对话式的思想实验。当然,如果建立的是一个足够简单的模型世界,我们可以立刻知道会发生什么。假设外星人降落在一个与世隔绝的只有100人的小镇上,他们每天都可以任意抓走一个人,供他们消遣和补充营养,这不需要数学技能,我们就可以得出结论:最多100天,小镇上就会没有活人了。如果我们的模型世界允许有其他死亡原因,或者允许有人逃离小镇,小镇出现没有活人情况的时间会更早一些。但是,如果我们愿意,我们可以去掉这些额外增加人口消失的因素。

或者,也许外星人需要一天的时间给他们仅有的一支电击枪充电,他们在每天清晨瞄准一个看起来鲜嫩多汁的人,但不幸的是,电击枪不稳定,半数会打偏。这样一来,我们就不能再确定每天会死一个人,而是每天都有一半的概率会死人。

再考虑另一种可能性。外星人携带的食物在飞船着陆接触到地球上的细菌后迅速腐烂,每个外星人每天必须吃掉一个人才能存活,而他们自己也会接触地球上的微生物感染发病。那么,如果我们想确定人类死亡的数量,就需要跟踪记录健康能够捕食的外星人的数量。

这个漫画式的例子旨在说明,模型世界规则的完整陈述可以不同,但是,只要仔细推敲,往往可以得出简单的数学思想。在这个例子的三个陈述中,我们看到了人类死亡的三种情况:

◇ 以每天一人的稳定速度发生;
◇ 随机的,但平均每隔一天一人;
◇ 速度由当时健康的外星人的数量决定。

决定一个故事是否令人满意的一个关键因素,尤其是在科幻或奇幻小说领域,无疑是作者所创造的模型世界是否看起来内部连贯,以及特定故事情节(场景)的演绎方式是否符合我们已认知的各种显性和隐性规则。就连孩子们也想知道,在《哈利·波特与死亡圣器》的最后高潮部分,伏地魔被自己的死亡咒语杀死的结局是否合理以及为什么合理?幸运的是,互联网为家长提供了有关魔杖本性、魔杖"忠诚"或"所有权"的详细分析。有了这些知识,家长们就可以让孩子们相信,这不是"很复杂"的问题,也不是随意拼凑的情节漏洞。各个年龄段的人都能自然而然地讨论、评论和品味故事,这充分证明了人类思维的普适能力,即通过运用大量的复杂知识、坚持内在一致性和直觉来构建、上传、分析和评论模型世界。

正如儿童的自然学习和探索与正规的科学研究相似但又不尽相同,用文字、图片和思维来创建和探索模型世界,与通过代数和计算机模拟等数学手段来定量生成"场景"密切相关,但又不尽相同。

5.16.3 疾病建模历史概述

也许,动力学数学建模在公共卫生领域的首次应用是在1760年由Daniel Bernoulli进行的,以了解为人们接种天花疫苗预防他们日后患病的效果。Bernoulli使用了我们现在所说的"SR模型"(易感者和移出/恢复者)来阐明易感人群和移出/恢复人群的规模随时间的变化(Bernoulli,1760;Dietz,Heesterbeek,2002;Bacaër,2010)。Bernoulli得出的结论是,接种天花疫苗虽然会带来一定的风险,但是,通过权衡个人的风险和收益,还有至关重要的是,通过减少天花在整个人群中的传播,它可以大幅提高人群的预期寿命。

在Bernoulli的开创性成果问世一百多年后,Ronald Ross发现疟疾是通过蚊子叮咬感染人类的(Ross,1895,1899),并因此于1902年获得诺贝尔生理学或医学奖。实际上,Ross可能是一位比昆虫学家更出色的数学家。他基于微分方程建立了最早的疾病传播数学模型之一,支持了他在面对许多怀疑时提出的主张,即可以通过将蚊子数量减少到临界水平以下来根除疟疾,而不需要完全消灭蚊子种群。

在动力学参数上存在临界阈值,低于该阈值,疾病传播就无法持续,这一概念也许是传染性病原体传播数学模型的核心要点。最著名的体现就是R_0的概念,即基本再生数,其定义见后。

这种“临界点”的另一个重要例子是在非百分百有效的疫苗通过部分覆盖实现的“群体免疫”,这只有通过在一个人群中的群体动力学才能理解。即使人群中仍有感染和易感的个体,如果传播不够有效——病例被自然清除后不能被迅速补充,那么,流行率和发病率注定会下降,且最终降为零(详见附录)。

Ross的模型发表在他的著作《疟疾的预防》第二版中(Ross,1910,1923),成为后来病媒传染病建模的基础。他总结如下(Bacaër在2010年也引用了这一重要结论):

> 事实上,任何疾病的流行病学都涉及疾病在不同时间或不同地点的变化,如果要科学地对其进行研究,就必须进行数学分析,无论其中涉及多少变量。说一种疾病取决于某些因素,这并不能说明什么,除非我们还能估计出每个因素对整个结果的影响程度。而数学的处理方法实际上就是对相关问题进行仔细的推理。

在20世纪20年代末和30年代,William Kermack和Anderson McKendrick引入了连续时间的传播模型,其中增加了感染和康复的随机要素(McKendrick,1926;Kermack,McKendrick,1927;Harvey,1943;Bacaër,2010)。他们展示了如何将年龄或感染后的时间作为连续变量,以及如何扩展模型以处理随时间变化的感染率和恢复率。他们与Hamer、Soper和Ross(Hamer,1906;Ross,1923;Soper,1929)一起,为现代流行病学数学建模奠定了早期基础。至关重要的是,他们认识到传染病流行是由易感个体与具有传染性的个体之间的接触率所驱动的。由于最简单的模型并不区分个体,因此所有未感染的人都同样有可能被感染,易感者被感染的概率与感染者的数量(或比例)成正比。这个所谓的“质量作用原理”最初是为了模拟化学反应的速率而提出的,现在已在传染病流行病学中得到应用。它简单地概括了两个(亚)人群完全混合的概念,即“接触率”与每个(亚)人群的规模(或比例)成正比。

在考虑控制传染性疾病时,最重要的一个概念是基本再生数,习惯上写为R_0,它最常被认为是将一个原发病例引入一个完全未感染的人群所产生的继发病例数。这一概念的起源可以追溯到Alfred Lotka、Ronald Ross等人的研究,但是,其在现代流行病学中的首次应用是George Macdonald(Lotka,1923;Ross,1923;Macdonald,1957)在构建疟疾传播的人群模型时提出的。Dietz(1980)、Anderson和May以及他们的同事和合作者对这一概念进行了扩展和发展。Anderson和May的合作最终形成了他们的权威著作《人类传染病:动力学与控制》(Anderson,May,1991)。

在过去的二三十年里,利用数学模型来回答有关传染病问题的文献数量急剧增加,这主要是由于计算能力的空前增长。公共卫生政策和筹资决策越来越多地依赖于模型,本章后面将讨论相关例子。

文本框5.16.3概述了传染病建模的关键概念。

文本框5.16.3 传染病建模至关重要的基本概念

(更详细的信息见附录)

◇ 基本再生数:完全易感的人群中一个病例直接引发的新病例数。
◇ 病程:个体处于感染状态的时间长度。
◇ (疾病)死亡率:死亡发生的速率(通常为年概率)。
◇ 平衡态:模型世界的状态不随时间变化而变化的情景。
◇ 群体免疫:一个人群抵御或消灭疫情暴发的集体能力,尽管人群中存在易感个体。
◇ 发生率(发病率):感染(疾病)发生的速率。
◇ 流行率:在某个时间点具有某种状态的人口比例。
◇ 模型场景:具有完全指定的初始条件和规则的“模型世界”的记载。
◇ 参数:表达规则的变量,即模型输入。
◇ 状态变量:捕捉模型输出的变量。

5.16.4 模型世界或数学模型的类型

在本节中，我们将对疾病建模中遇到的一些最重要的模型世界/模型的“类型”给出概念性定义并作简要说明。以下罗列的内容不是一个系统回顾的总结，并且没有包含那些不明朗、难以界定的内容。这些类型具有交叉性，例如，仓室模型可以是确定性的或随机的，可以是离散的或连续的，不同类型之间可以任意组合。

静态模型与动态模型：在静态模型中，影响个体的规则是固定的。例如，感染的发生率被赋予一个预先确定的值，并且不考虑个体之间的相互作用。在动态模型中，定义参数的规则可明确地随时间变化而变化，并且允许时间依赖的感染流行率在疾病传播中发挥作用。静态模型通常用于成本效果分析，它可以在依据法规/许可而声明的背景下，追踪涉及卫生投入与收益互动的个体生命轨迹。这里的“静态”并不意味着模型世界中什么都不会发生，相反，该术语表明，我们忽略了卫生干预或疾病流行率等因素对个体所处的整个背景的应激反应（反馈）。在动态模型世界中，这种反馈会被考虑在内。例如，随着时间的推移，干预措施可能会以某种特殊方式改变传染病传播的压力。这对于合理地模拟长期的成本和收益至关重要。静态模型可以估算接种或未接种疫苗个体的长期成本，但是，它无法考虑群体免疫的作用，即易感个体从与免疫个体共存中获得的间接保护。

仓室模型与基于个体的模型：在仓室模型中，感染的发生率是依据在整体水平上定义的参数值来确定的，依据此发生率人群的成员在不同仓室或健康状态之间移动。在同一个仓室内，所有成员在每个细节上都是相同的，完全不考虑个体之间的差异。当注意到在某一时期内有多少人群成员流出某个仓室时，仓室模型无法知道流出者是哪些成员，或者他们在该仓室内停留了多长时间等类似的信息。基于个体的模型（也称为微观模拟模型）确切地追踪个体的特定状态，并且，在理论上，还可追踪个体对所经历事件的个性化倾向。感染、关系的建立或解除、死亡等都被模拟发生在特定的个体身上。该模型的一个主要特点是，允许个体之间存在广泛的、复杂的和非刻意预设的异质性，而仓室模型则必须明确地列举人群成员可能处于的所有状态。两种模型既可以是动态的，也可以是静态的。

确定性模型与随机模型：在随机模型中，事件的发生具有内在的随机性。关键的流行病学过程，比如传染病传播，取决于概率、或每单位时间（或时间步长）的概率。当然，这些概率不仅仅是对不确定性的表达，它们捕捉了特定的动力学规则，或者说，取决于你的观点，它们是由特定的动力学规则所产生。在确定性模型中，未来事件的发生完全由“初始条件”和“动力学规则”的组合所决定。通常，当我们构建一个确定性模型世界时，实际上是在考虑捕捉真实世界动态过程的某些方面，而这些动态过程至少有一部分是随机的。因此，我们通常将确定性模型的输出解释为事件（如感染或死亡）的平均数量，或人群亚组的平均规模（如需要接受长期治疗艾滋病患者），这些平均的结果都是在（动力学固有的随机性）模型世界中预期的（而不是严格确定性的）。

群体水平模型与个体内模型：个体内部的生物过程模型（从细胞和传染性病原体的生命周期，到药代动力学和药效动力学过程）经常被称为个体内模型。相比之下，群体水平的模型聚焦于更高水平/尺度的个体聚合。通常，这一差别不被明确地指出，因为大多数流行病学模型忽略了复杂的生物学的细节。然而，我们应该意识到，在这两个尺度都存在有趣的问题值得研究，而且，两者的基本建模过程非常相似，甚至会产生类似的结构和过程，如健康亚群和感染亚群、死亡和繁殖周期、通过接触和环境暴露引起的传播等。

离散模型与连续模型：在离散模型中，特征（如时间本身）或其他表达模型世界状态的计量指标以离散步长跳跃，例如，针对个体的离散模型的人数总是整数。在连续模型中，特征是连续变化的，原则上可以在某个合理的范围内取任何值。我们可以运行一个连续模型直到有0.4个人存活。一个模型还可以在某些方面是连续的，而在另一些方面是离散的，例如，在连续时间轴上人群状态可以发生离散跳跃，而危险因素则是连续变化的。

5.16.5　基本模型

本节旨在通过展示一些非常简单的模型，详细介绍其涉及的相关概念，来探究动力学建模的本质。我们希望向大家展示，建模其实并不是什么稀奇或困难的事情，并不是只有专业圈子内的初学者或专家才能接触到。

有效的流行病学模型可能很复杂，但我们认为，文献中报道的许多模型复杂得没有必要。“奥卡姆剃刀”(Occam's Razor)定律是一个久经考验的哲学启发式理论，它鼓励我们，在寻找答案的过程中剔除不必要的细节和假设，这与形式化建模中的思想高度一致。如前所述，我们应该总是从尽可能简单的模型世界开始，在简单的模型世界中，我们可以看到所探索问题的任何蛛丝马迹。现在我们想补充的是，事实上，模型世界应该在任何时候都尽可能地保持简单。接下来的例子都非常简单，以至于让人怀疑它们是否值得认真对待，或者它们是否真正说明了现代疾病建模的实际情况。事实上，它们充分说明了种群动力学模型，尤其是疾病传播模型的概念框架。

我们相信读者能够回忆起一些高中数学知识，熟悉基础微积分将大有帮助。即使没有建模经验的读者，只要愿意行动，拿起记事本，也应该能够理解这些例子的大部分细节，并能在这里建立起深入阅读建模文献的基础。

5.16.5.1　“指数式”增长或下降

“指数式”增长(或下降)的概念是所有动力学建模中(从物理学和工程学等纯科学，到人口动力学等高度应用的社会科学)最重要、最常见的主题之一。指数式增长与常说的“指数级”增长在概念上并无多大关系，后者时常仅表示某事物“极大地”(或爆炸式)增长。

从技术上讲，指数式增长只是指某个量的变化(增长或下降)速度与其目前的大小成正比，而且，至少在一段时间内(如果不是无限期的话)，量的大小和变化速度两者不断调整以保持这种关系。

指数式增长在某些情形下会带来惊人的快速增长，但也可能非常缓慢。一个每年只有区区几个百分点利息的储蓄账户，在一个通货膨胀率高达两位数的社会中，将经历月度余额面值的指数式增长，但是，随着时间的推移，购买力会越来越低，呈指数级下降。

让我们来思考一个人口动力学中最基本的问题：

问题1：假设有100万人口，每年的死亡率(m)为百分之一(0.01)，那么10年后有多少人(预期)还活着？

现在，凭着直觉，我们来建立一个模型世界以探索这个问题。这只不过是阐明规则而已：

◇ 在这个人群中，既没有新出生人口，也没有迁入或迁出人口。

◇ 这个人群中的每个成员每年都会面临一个预先确定的固定死亡概率m。

就这样，我们的模型世界诞生了。“我们从100万个个体开始”，这一主张，与其说是一个动力学规则，不如说是一个关于初始条件的陈述。为了超越纯粹的概念，以便我们能用数学工具计算出一些有用的东西，我们现在要考虑的是，对时间这一因素的思考是否存在一些微妙之处。

把时间看作离散步长流逝

针对时间因素，有一种观点认为，无论是模型世界本身，还是我们用来描述模型世界的数学，在人们死亡的确切时间上都是模糊的，只有每年的死亡人数，或者说每年开始或结束时的人口数量是明确的。

另一种欲对时间因素详细说明的方法是，想出一个相当有创意的(即使荒诞滑稽)“动态过程”：

◇ 每年年初，都会有1%的人收到死亡通知书，要求他们在年底向死神报到。

◇ 正好在所有死亡事件都发生于除夕午夜时分之后，新一轮的死亡通知被分发给幸存者。

我们甚至可以思考死神管理运作的可能神秘细节。例如：

◇ 也许，死亡日程总管基于目前在世的人数，在根据一个公式明确决定每年发布多少份死亡通知时，会做一些四舍五入的工作，把数字取到最接近的整数。

◇ 也许，人们需要掷有一百面的骰子，其中一面是0，另外99面是1。每个掷出0的人都会被安排死亡。

◇ 也许，这里真的没有定义明确的个体，只有每年修订的个体数量的声明。也许我们并不太在意这是否是一个整数。那么，即使N不是100的倍数，我们也可以简单地安排$0.01\times N$次死亡。例如，如果年初有250人，我们让2.5人在这一年死亡，而不用担心这在真实世界中不可能发生。事实上，有人可能会说，2.5人死亡的情况根本不可能在我们的模型世界中发生。不到1的小数死亡只是一个小技巧，它为我们模型世界中发生的事情提供了一个简单的数学近似值。

上述三条中的最后一条，尽管在某种意义上说是最荒诞的，甚至背离了我们在真实世界中以整数计算人数的经验，但从分析的角度来看，它实际上是最简单的。允许使用非整数个体是一种重要的、广泛使用的方法。它允许在每个时间步长内，将既定的个人死亡风险或概率直接体现为实际实现的死亡人口比例。这就是关注定义明确的“动力学原理”而非动力学规则的“实际实现”的关键所在，动力学规则在真实世界中通常会受到某种随机因素的影响。这暗示了一个反复出现的主题。我们往往只需一点点抽象化，只需在下述二者之间适当平衡一下，就能换来大量的分析效率，更不用说简单明了：

◇ 真实世界与模型世界，或

◇ 一个模型世界与一组旨在捕捉模型世界某些方面的方程。

从真实世界到模型世界的抽象至少有以下两个可区分的方面：

(1) 了使研究工作顺利进行，我们需要简化和明确体现调查内容的基本规则，如出生、死亡和感染。

(2) 此外，还经常需要确定一些最初可能看起来与主要问题无关的细节。模型世界中可能发生的一切都需要足够具体的说明，以便数学能够进入讨论，而且作为奖励，使分析可能不会过于复杂。

科学家、工程师等都很清楚，绘制半示意图（暗示真实的关键方面）来帮助直观显示细胞或器官等复杂的生物系统是很有价值的。这些图通常被称为漫画，这绝不是贬义词。这只是建立一个模型世界以支持对话过程的另一个例子，在这个过程中，基本上都有许多我们不可能详细考虑的复杂问题。同样，对建模者来说，在模型世界中针对如何决定、协调、实施和跟踪事情，编造表面上听起来很愚蠢的解释是绝对正常的。我们热忱地鼓励大家无拘无束地制定模型世界规则，并以可视化的方式支持对所有必要细节的思考。

在构建了这个最简单的模型世界之后，我们就可以为正在发生的事情赋予实际的数学关系了。我们引入状态变量，即人口数量(N)，我们需要评估它在不同离散时间点，即1，2，3…（本例中以年为单位，但也可以是任何时间单位，如天、周、月，甚至小时）的变化。用N_t表示t年后的人口数量，我们现在就可以开始建立方程了。

关于每年死亡人数比例为m的声明的反面是$(1-m)$，即每年存活人数比例。因此，我们可以用初始时的人口数来表示后来年份的人口数：

$$N_1=(1-m)N_0$$
$$N_2=(1-m)N_1=(1-m)(1-m)N_0$$

以此类推。这样可以自然而然地引导我们推导出人口动力学的一般表达式。给定任意时间t的人口数量，我们可以写出1年后的人口数量：

$$N_{t+1}=(1-m)N_t \tag{1}$$

这种关系式被称为差分方程。它告诉我们关于一个函数的一些信息，这个函数要在特定的步长上进行求值/解释。在本例中，N应该是一个以年为时间单位的整数。具体地说，这个特定的差分方程告诉我们，当函数在相隔一个时间步长的两个时间点上求值时，它与自身的关系是怎样的。更具体地说，将“自变量”（时间）增加1（可理解为经过一个时间步长，即1年）会导致函数N以一个给定的乘法因子发生变化，我们恰好将其表示为$(1-m)$。

差分方程是捕捉一系列理想化(模型世界)动态规则的一种广泛适用的方法,例如:

◇ 每年,一家快速发展的公司的员工人数都会翻一番。

◇ 每个月,我的银行都会向我的账户中存入当月我在银行存款平均值的0.5%。

◇ 每个月,我床垫下的钱都会增加,增加的数额正好是我在工资发放日放在床垫下的那100美元。

◇ 在我65岁以后,每个月,我的退休金都会受到两部分变化的影响:一是固定支付给我的养老金的减少,二是养老金支付前那一刻基金价值0.5%的增加。

大多数人对"代数方程"都比较熟悉。一个"线性"方程可以求解出一个唯一的x值,即对于给定的A和B值下,满足$Ax+B=0$的值(答案为$x=-B/A$)。一元二次方程($Ax^2+Bx+C=0$)可以求解出可能的两个值,以此类推。从这个意义上说,差分方程不是用来求解x的特定值的。差分方程的"解"是完全特定的函数N_t,为了成为解,这些函数必须至少在步长变量的指定取值范围内服从差分方程。在我们的例子中,步长变量是所有正整数(自然数)。求解这类方程可能非常具有挑战性,但在本例公式(1)中,不难发现t年后的人口数量完全由以下公式给出,即:

$$N_t = (1 - m)^t N_0$$

即使不进行任何实质性的数学分析,我们也能想到,随着年数无限增加(趋于无穷大),问题1中的人口数量就会无限变小逼近0。这反映了模型公式的关键特征:

◇ t步(年)后的人口数量是初始人口数量乘以因子$(1-m)$的t次方(或t次幂),并且

◇ $(1-m)$是正数,但小于1。

这是一个常用的代数/分析概念,即任何小于1的正数的幂,只要取足够大的值,就可以使该正数尽可能接近0。

这种特定的属性在人口学中被称为人口的指数式下降。该属性的特点为,在每一个时间步长中,人口数量都会按照一个因子在缩小,或者换一种说法,人口减少的数量与该时间步长开始时的人口数量成正比。当然,我们也可以反过来,将指数式增长定义为在每个时间步长中,按照一个确定的大于1的因子增加。

那么,根据离散时间分析法,问题1的具体答案(最接近的整数)为:

$$N_{10} = (1 - 0.01)^{10} \times 10^6 = 0.99^{10} \times 10^6 = 904\,382 \tag{2}$$

图5.16.1显示了人口数量在连续几年中的下降情况。与我们前面的例子相比,这里年死亡率取值大幅提高,以便通过少量的步数更直观地显示效果。

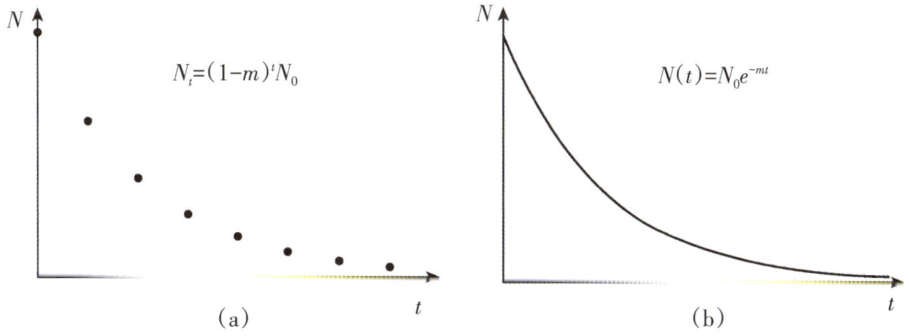

图5.16.1 模型世界"人口"的指数式下降,(a)按固定时间步长观测的,(b)连续观测的

把时间看作连续流逝

由于时间t现在可以取任何值,而不仅仅是整数,我们希望找到一个完全指定的时间函数$N(t)$,它可以表示在任何实数时间t(正数)时的人口数量。这里,关键的概念提升是构建一种略有不同的模型世界,其灵感仍来自于同一个基本问题(前面提到的"问题1"),但是,这个世界从根本上说是连续处理时间的模型世界。正如我们在离散时间模型世界中发现了一些需要说明的细节一样,在这里,我们需要对人口本身的特

征作出选择。首先,是让人口数量连续变化,还是让人口数量在适当的时候以1为单位跳跃?

与之前一样,我们不允许在连续时间模型世界中发生出生或迁移。在处理追踪和更新人口数量这一问题之前,我们需要将所述的死亡率动态调整为常数死亡率m。当讨论这意味着什么,以及最终如何将这一想法纳入数学模型时,我们将使用微积分语言,但是,以直观而非形式化的方式展开论证。

在说明连续时间模型世界的行为时,经常出现的基本任务是,考虑当时间t以非常小("无限小")的增量(通常称为dt,不是无限小的时间间隔通常称为Δt)变化时,系统会发生什么情况。图5.16.2看似简单——不过是提醒我们思考一个很短的时间间隔dt,但它却是一个非常有用的"拐杖",因此我们建议在开发连续模型时都画上它。

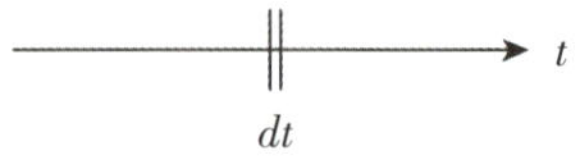

图5.16.2 连续时间动力学模型的基本图解

在持续时间为dt的极小("无限小")时间间隔内发生的事情会引起人们的注意。在这么小的时间间隔内,我们的模型世界可能会发生一些可辨识、可描述的微小("无限小")的变化,但是,在这个无限小的时间间隔内,这些变化不会反馈到模型世界的行为方式上。这是建模的一项基本技术,我们能够推导出微分方程,并利用微积分工具获得微分方程的解,以描述模型世界随时间的变化。

在真实世界中,如果我们考虑的时间窗口越来越小,那么在这些时间窗口中,值得关注的事件就越来越有可能不会发生。事实上,大小为dt的时间增量或时间窗的概念本身,就是一个小得无法测量和无实际意义的概念。尽管如此,如果说在速率m的作用下,事件发生的(非常小/无限小)概率dP只是速率本身乘以提出的(无限小)时间间隔,这也是完全合理的,即

$$dP = m \times dt$$

这可以看作是速率的基本定义,而且,在许多建模者的心目中,速率就是这样的。

虽然乍一看有点抽象,但它具有简单性和一些分析上的优势,这种简单性和优势在真实时间步长内观察累积事件时就不那么明显了。当我们想知道一年中有多少人死亡时,就会出现各种复杂的情况。如果一年中不同的时间段有本质上不同的死亡风险,该怎么办?或者,如果一年中可能以复杂的方式发生的几种非致命事件(如病原体感染)中的任何一种都会带来并发症和死亡风险,又该怎么办?要写出一条能总结一年中可能发生的所有事件的规则是非常困难的。事实上,弄清一年中会发生什么,其本身可能就是我们要研究的问题,或者说是一个关键的非平凡子问题。如果解决这个问题的方法一开始就把解法写下来,我们就很难指望它能走得更远。

然而,在足够小的时间步长内,问题就会变得简单得多。一个关键的简化概念是,在时间间隔dt内,速率不会发生变化。这就是无穷小时间间隔的本质,其对于建模而言是非常重要的特性。在无穷小时间间隔内可能会发生事件,但这些事件不可能足够迅速地反馈给游戏规则,从而在所考虑的时间间隔内改变游戏规则。

原则上,我们完全有可能构建一个时间连续变化的模型世界,并且,个体在明确定义的时间点(值)上死亡。这些时间点可以"根据"(严格地说,"由")一个适当的、定义明确的(但不一定是常数)死亡率来"选择"("产生")。不过,我们允许人口数量通过连续的死亡"流"来减少,这通常使建模简单很多,很像我们在离散时间公式中提出的非整数人口数量的做法。这通常是通过一个规则来实现的,该规则迫使模型世界在任何时间都能追踪人口数量离散跳跃的相关模型世界的"平均"行为。对于很多研究问题而言,这样做并不会导致任何重要的信息或认知的丢失,而且,人口数量连续变化的模型确实是场景建模研究的主流。它允许我们能够以一种非常直接和有效的方式,利用微积分的强大思想和定理,得出详细和稳健的分析见解,并高效地生成复杂动力学过程的精确和翔实的数据/图形。

我们将按照以下步骤建模:

◇ 从事件的概率建模;

◇ 到捕捉预期累积事件的连续流建模。

在一个连续时间、连续人口数量的模型世界中，总会发生人口以某种方式平稳地相互流动的情况。将关于概率的想法转化为人口流动的方法如下：

◇ 保留这样的想法，即某个人群（或可能是我们要追踪的某个大人群的亚人群）中的每个成员，由于其存在于这一特定人群中，都会受到事件发生率 m 的影响。

◇ 因此，还要记住这个想法，在一个时间段 dt 中，人群中每个成员都以一个无穷小概率 dP 经历相关事件，$dP=m\times dt$。

◇ 至关重要的是，我们声明，在时间段 dt 中，人群成员经历事件的（无限小）比例恰好等于每个成员的（无限小）概率 dP——我们刚刚将其定义为随机观点中的动态规则。这就是我们要建立的规则，即任何时间事件发生都是一个表亲模型世界（cousin model world）的预期/平均行为，在这个世界中，事件是完全随机的，波动是允许的。

◇ 可以得出结论：在时间段 dt 中，经历事件的人群成员数量为 $dN=N\times dP$。

那么，在一个无限小的时间段 dt 中，由于死亡人数是无限小的，人口数量减少也将是无限小的。现在，所有的过程都可以被看作是在连续地流动，就像我们通常认为的水的流动是在无限的平稳中进行。尽管我们知道，在真实世界中有一万亿个水分子在一个小玻璃杯中翻滚，但是，了解这些分子是如何相互碰撞的任何细节并不重要。

因此，我们已经注意到，在时间 t 和时间 $t+dt$ 之间，死亡人数为

$$dN = dPN = mN(t)dt$$

通常写为：

$$\frac{dN}{dt} = -mN \tag{3}$$

这个公式可以通过下述两步获得：

◇ 将公式两边除以 dt；

◇ 插入一个负号，以表示因死亡导致的人口数量 N 的减少。

这里 dN/dt 被称为“导数”，其含义与梯度或斜率的概念类似，是 N 随时间 t 变化速率的表达式。这个公式可以用微积分课程中的标准方法求解（技术上称为“积分”），从而得到时间 t 之后的人口数量 N 的表达式：

$$N(t) = N(0)e^{-mt} \tag{4}$$

符号 e 表示“自然对数的底”，为了分析方便，这个数字（约2.718）是定义幂的首选底。设

$$m = 0.01,\quad t = 10$$

我们就可以计算出连续模型给出的问题1的答案，并四舍五入为最接近的整数：

$$N(10) = 10^6 e^{-10\times 0.01} = 904\,837$$

这与公式（2）离散模型给出的答案略有不同（大约相差1/2 000），而且随着时间推移，两种方法的解还会进一步偏离。这一现象是显而易见的，但在概念上很有意思，它并不是两种方法自身错误导致的，也不是两种方法之间根本不兼容引起的，不用因此担心我们所做的形式化处理。事实上，这只是反映了我们在（累积）年度死亡风险和（瞬时）单位时间死亡概率（以年为时间单位）这两个概念之间并不那么严格的对应关系。本章的附录对这一细节以及其他基本建模概念进行了进一步探讨。

在连续时间模型中，公式（3）中的 m 值是单位时间内的内在风险。当我们改变计算的时间单位（例如，天数与年数），速率的取值也会相应改变。以年为单位的速率与以天为单位的速率取值不同（就像以厘米为单位的长度与以英寸为单位的长度取值不同一样）。通过选择不同的时间单位，速率参数的取值可以是任何值，我们可以让其趋于0，也可以让其趋于无穷大。然而，一个事件在某一特定时间段 T（比如一年）内发生的累积概率是一个介于0和1之间的实际具体数字。如果我们现在想以天为单位来计算，我们也应该更新问题，问在365天内事件发生的概率是多少，答案应该与一年内的概率相同。事实上，某个特定个体在一年中实际发生常见流行病学事件的累积概率是一个很小的数值，比如百分之几。在这种情况下，按照瞬时定义的该事件每年发生的概率也是一个相似的非常小的数字，而且，两者间这种微小的差别往往并不

明显。

微积分定理将速率(其测量方式对我们选择的时间单位很敏感)转化为在特定的有物理意义的时间段 T 内发生事件的明确定义的概率(其值取决于时间单位的选择):

$$R(T)=e^{-mT}$$

用 $1-R(t)$(即存活 t 年的概率)的相应值代替公式(1)中的 $(1-m)$,我们就可以使离散时间模型的解与公式(4)连续时间模型的解完全对应。我们需要做的只是对 m 的值稍作调整,以考虑到它在两种情况下的含义略有不同。现在,只要不对非整数时间 t 的离散时间模型进行求解,那么离散时间数学模型与连续时间数学模型的公式本质上是完全相同的!

我们上面构建的模型也适用于以恒定速率感染的易感人群,这种速率可以被称为"感染力""发生率"或"风险率"。类似的问题还会出现在许多其他情景下,可以用基本相同的公式来建模:感染者(具有传染性的人)以恒定的速率恢复、晾衣绳上的毛巾中残留的水量、一杯正在冷却的咖啡的温度(相对于室温)、放射性物质的衰变质量。正如 Lev Ginzburg 和 Mark Colyvan 在他们的著作(Ginzburg,Colyvan,2004)中频繁指出的,指数式增长和下降是人口模型中基础的、反复出现的主题。

5.16.6 了解你的模型世界的建模构件

在此,没有必要详细探讨连续时间模型与离散时间模型在更复杂情况下有何不同或相似之处,但以下开场白可能会有帮助:

◇ 虽然连续时间模型可能会让不熟悉微积分的人望而生畏,但实际上,它在数学分析上通常比离散时间模型简单得多。

◇ 适用于"无限小"时间段 dt 的规则不需要在这段时间内更新,因为系统本身在这段时间内发生的微小(无限小)变化是无关紧要的。这就是以无限小步为时间单位进行思考所产生的对问题的关键简化。

◇ 因此,无需太多技术努力,我们通常只需将模型世界的规则从文字转化为代数,就能求解系统的状态在无限小时间步长结束时相对于指定的初始状态的结果。

◇ 这样,我们就推导出了"微分方程"。

◇ 然后,如果我们想知道系统在一段相当长的时间内是如何变化的,我们就需要使用微积分工具来"求解"微分方程。

◇ 微分方程的解是"函数",并不是在特定时间人口的数量,这不同于我们熟悉的"代数方程"的"解"是"数值"。这意味着,微分方程的解是人口状态与时间之间完全明确的形式关系。要成为微分方程的有效解,需要提供人口变量在无限多个时间点上的值/大小,并且这些时间点涵盖了与微分方程要捕捉的规则相对应的那段时期。

◇ 微分方程的解捕捉了特定场景下模型世界内部一致的"历史"。

离散时间步长模型可能需要额外的复杂技术或额外的简化假设,才能写出基本的时间–步长关系。

◇ 这些关系被称为"差分方程",它们的解也是关于时间的数学函数。

◇ 要使函数成为差分方程的解,它们仅需要对应模型世界在特定离散时间下的状态。

◇ 有时需要认真对待这些离散的时间步长,简单地读取非整数时间的系统状态可能并不合理。

◇ 例如,也许可以建立一个昆虫种群的逐年变化模型,该模型可以描述一个考虑很多出生和死亡的短暂繁殖季节的净结果,但不要试图或声称要描述许多卵、幼虫和蛹正在形成和消亡的中间状态。

◇ 同样,人类疾病的季节性模型可能不适用模拟短暂暴发的细节,而只是从死亡率、发病率、疫苗的使用、积累的免疫力等方面说明典型暴发的净影响。

通常情况下,无论是微分方程还是差分方程,都无法用显式公式干净利落地求解。这时,需要利用计算方法来提供近似值、图形表示等。这些计算方法本身就构成了一个成熟而强大的知识领域,可以常规地处理大多数流行病学上有趣的模型，所以，在基于模型的研究中，如果我们无法分析求解核心方程，这并不是什么大问题。当然，如果能得出解析解，总是非常有用的。

对于涉及面广且深入的研究，可能会遇到所需计算能力和运行时间方面的挑战。为了探讨大量不同场景下模型"拟合"数据的效果，探索结果对输入和假设的敏感性，可能需要进行数百万次的复杂计算，并需要相当复杂的数据管理技术和计算机集群。

为了避免分析思路和细节的泛滥，本节中下边的例子将采用连续公式的形式进行演示，这样做是为了概念清晰和讲授有效。对微积分适用性的直觉是一种强大的解决问题的能力。现在，让我们回到简单的人口动力学。

问题2：在问题1的人群中，死亡率为每年1%，如果平均每年有200人迁入，人口数量会怎样？

我们假定人均死亡率m（单位时间内死亡的概率）与之前一样是恒定的，现在加上了一个恒定的移民输入率b（单位时间内迁入的人数）。换句话说，在一个小的时间增量dt中，人口的变化由以下公式给出：

$$dN = bdt - mNdt$$

因此，导数（变化率）为

$$\frac{dN}{dt} = b - mN(t) \tag{5}$$

这个"微分方程"可以通过相对初级的微积分方法求解，得出如下结果：

$$N(t) = \frac{b}{m} + \left(N(0) - \frac{b}{m}\right)e^{-mt}$$

请注意，解的第二项具有前面讨论过的"指数式下降"结构。无论初始人口数量$N(0)$取值多少，第二项都会在很长一段时间后趋于0，因此，当时间t趋于无穷大时，人口数量会趋于一个恒定的平衡态值，即b/m，在我们的例子中为20 000。

关键在于，无论初始值$N(0)$（正数）为多少，这都是系统的最终状态（图5.16.3）。由此得出的推论是，若要维持特定的初始人口数量，则需要每年平均输入10 000个个体，因为此时$N_E=b/m=10\ 000/0.01=1\ 000\ 000$。事实上，公式（5）直接表明，当$N=b/m$时，人口的变化率为0，而无需经过求解的手续。考虑到$dN/dt=b-mN$，我们只需要问$dN/dt=0$的条件是什么。这种探索动力学（差分或微分）方程本身的行为，而不直接构建和操作潜在复杂的"解"的想法，是研究模型世界特性的一个正常且信息量极大的部分。

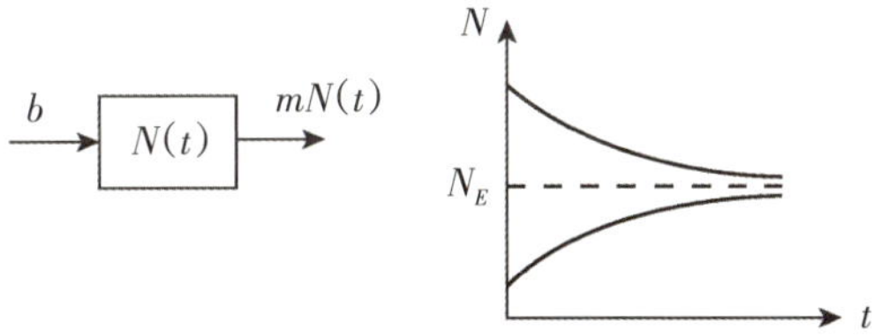

图5.16.3　模型世界人口的稳定平衡态，取决于恒定的死亡率m（即单位时间死亡的概率）和单位时间内b个新成员的稳定流入

注：无论初始人口数量是多少，模型世界的规则最终都会使人口数量接近于内在的平衡态值$N_E=b/m$。

立式水箱中的水量可以作为这个模型世界的一个形象比喻，也是一个廉价而详实的物理演示。考虑一下水箱中的水，当水位高于一个小出水口，我们声明（因为在我们的模型世界中，我们可以这样做）水的流速与出水口处的压力成正比。液体的压力与深度成正比，出水口上方的水位高度与出水口上方的水体积$V(t)$成正比（图5.16.4）。

如果关闭水箱的水龙头，水会从水箱下面的小孔流出，流出的速度始终与小孔上方（不断下降的）水位高度成正比。换句话说，水位会以指数级下降到孔的位置。如果水龙头源源不断地出水，水箱中的水位就会接近平衡态值，此时流出量（取决于水位）与流入量（固定不变）相匹配。原则上，如果假设的平衡态水位高于水箱顶部，水箱的水会溢出，但如果我们愿意，我们可以让模型世界水箱自动变得足够大。

这种流入-流出的过程可应用于描述人体内红细胞的数量。正常情况下，骨髓每秒生产大约2×10^6个细胞,即每天生产1728×10^8个细胞,而每天都有几乎恒定比例的细胞死亡。如果我们假设人体在任何时刻都维持着大约2×10^{13}(20万亿)个红细胞的平衡态数量,那么死亡率就可以很容易地从我们的模型中计算出来(这确实值得一试,“真实世界”的答案可以很容易地在网上查到)。

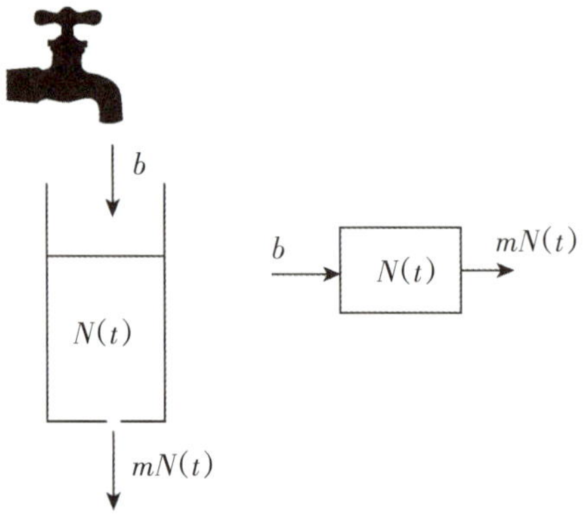

图 5.16.4 模型世界人口数量$N(t)$在恒定流入量b和(“线性”)可变流出量$mN(t)$条件下的穿孔水箱和流程示意图

问题3:问题1中的人群每年人均死亡率为0.01,如果没有人口迁入,但人均生育率保持在0.04,那么人口数量会发生什么变化?

我们再次假设人均死亡率(单位时间死亡的概率)m不变。接下来的新内容主要是对生育率的解释。我们最天真地说,任何人群成员在任何无限小的时间段dt内生育后代的概率由以下公式给出:

$$dP_b = bdt$$

这几乎就是我们所能理解的恒定生育率,也是一个相当粗糙的生育率模型。显然,这个模型世界不了解男女在生育中的不同角色,也没有个体内部和个体之间怀孕或生育变化的概念。尽管如此,可以选择生育率b来产生一些合理的动力学行为。当然,缺乏确切年龄结构的模型无法支持对生育率和其他人口统计学过程(如一个国家随时间变化的年龄结构)的细致讨论,但这类复杂问题主要是细节的增加,而不是新概念的增加。概念上,重要的一步是将每个人群成员的生育概率转化为无限小时间段dt中实际实现的(无限小)生育人数(dB):

$$dB = bNdt$$

再结合死亡率,可以得到在dt时间段的人口净变化,由以下公式得出:

$$dN = bNdt - mNdt$$

因此,导数(变化率)为:

$$\frac{dN}{dt} = (b - m)N$$

求解这个微分方程得到:

$$N(t) = N(0)e^{(b-m)t}$$

在问题3中,我们取$m=0.01$,$b=0.04$。当$m<b$时,模型世界的人口数量呈指数式增长;当$m=b$时,人口数量保持不变;当$m>b$时,人口数量呈指数式下降(图5.16.5)。指数式增长或下降也被称为“几何”增长或下降

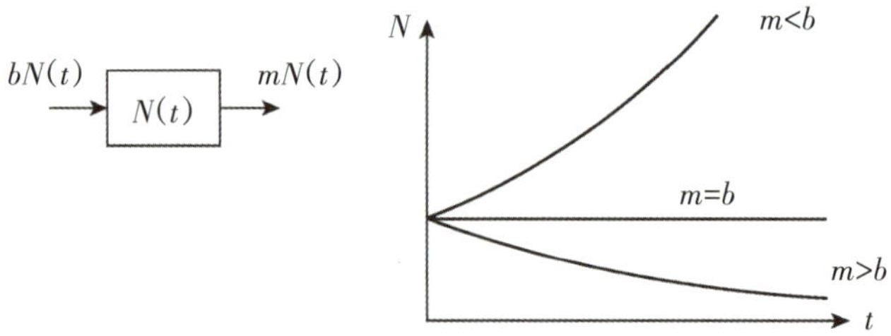

图 5.16.5 指数式增长($m<b$)、下降($m>b$)和平衡态/维持($m=b$),产生于相互竞争的补充和损耗,两者都与瞬时人口数量成正比(“线性”)

(但现在较少使用)。在指数式增长的情况下,很容易证明存在一个固定的“人口翻倍时间”,而在指数式下降的情况下,存在一个固定的人口“减半时间”,有时也称为“半衰期”。

即使在简单得多的假设条件下,人口数量也有“几何级数”增长的趋势,伟大的数学家Euler在18世纪中叶(Euler,1748)首次观察和研究了这一现象,Malthus(1798)对这一现象进行了更为著名的探索。尽管这里介绍的精确指数关系只在模型世界的理想化条件下出现,但它们在概念上的重要性和广泛适用性怎么强调都不为过。指数函数在技术上虽然微不足道,但在数学上却影响深远,它还构成了纯科学和工程学中许多建模的基础,包括对振荡和波的研究。

5.16.6.1 易感者-感染者仓室模型

将多种健康或疾病状态引入我们的模型世界无疑是模拟疾病传播及其进展的核心内容。此外,我们还需要扩大对相关指标的思考范围。到目前为止,在我们举例用的模型中,允许种群数量:

◇ 按固定的流入或流出(移民或细胞繁殖)变化,或

◇ 经历与瞬时种群(人口)数量成比例的增长或下降过程(我们的生育率和死亡率模型)。

接下来,我们考虑疾病实际传播的最基本模型,即之前提到的“质量作用原理”。因此,在持续时间为dt的时间窗口中,新发感染者的数量与易感者的数量成正比,另外,很重要,还与具有传染性的感染者(若不作特殊说明,这里“感染者”均指“具有传染性的感染者”)的数量成正比。要同时与这两类人的数量成正比,就必须与其乘积成正比。

这意味着我们需要为比例常数选择一个值,该常数将感染者数量和易感者数量的乘积与新感染的发生率联系起来。这个参数可以理解为同时包含以下两个方面:

◇ 一个组中的任何一个成员在单位时间内与另一个组中的任何一个成员发生接触的概率,以及

◇ 这种接触导致感染的普通概率(非单位时间内的概率)。

如果,在模型世界A中的接触率是在模型世界B中的两倍,但是,在模型世界A中一次接触导致成功传染的概率仅是在模型世界B中的一半,那么,在模型世界A和模型世界B的模型方程中,最终呈现的模型传染率是相同的。

因此,当仔细比较“模型世界”讨论与“数学模型”分析时,我们有了另一个有趣且有用的认识:我们可以清楚地看到模型世界中有、但并不直接体现在模型方程中的细节,并且看到某些模型(和数据)的表达是如何无法将一个动力学规则(模型世界)与另一个动力学规则(模型世界)区分开来的。这对于模型的解释和基于模型的推论有着重要的影响。如果我们只考虑方程,必然会使模型世界的某些方面无法确定。这本身并不是一个问题,但我们最好能够跟踪自己的思维图像和假设,并知道在我们的模型世界和数学方程中,哪些规则和原理在何时何地以何种方式体现了出来。

问题4:如何描述一个封闭的性活跃人群中淋病的流行情况?

让$S(t)$和$I(t)$分别表示在时间t时的易感者和感染者的数量。我们可以根据以下规则建立一个模型世界:

◇ 个体随机混合,单位时间内任何一对个体聚集在一起的概率与其他任何一对个体聚集在一起的概率相同。

◇ 人们一旦被感染就具有传染性。

◇ 感染者每天以恒定的人均速率r恢复,恢复后会立即再次成为易感者。

在一小段时间(dt)内,易感者和感染者人数的增量分别为:

$$dS = -KI(t)S(t)dt + rI(t)dt$$
$$dI = KI(t)S(t)dt - rI(t)dt \tag{6}$$

其中,K为质量作用比例常数。从个体的角度来看,在时间t附近的一小段时间dt中的感染概率可由下式给出(图5.16.6):

$$dP = KI(t)dt$$

这也可以称为易感人群感染的"发生率"。这是衡量与传染病流行相关的内在风险的一个重要指标。

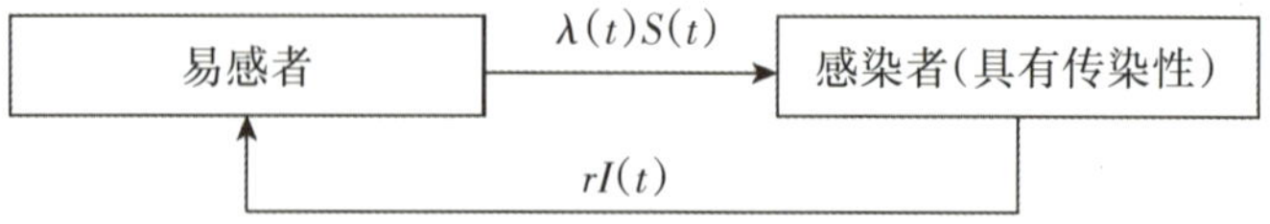

图5.16.6 基本的感染和恢复模型流程图

注:个体从易感者仓室向感染者(具有传染性)仓室移动,其发生率$\lambda(t)$是动态变化的,以捕捉与感染者接触的潜在复杂规则。感染者可以按每单位时间的(恒定)恢复率r返回到易感者仓室。公式(6)根据质量作用原理(即完全随机混合)模拟接触,建立了一个简单的模型,以捕捉淋病传播的动力学。

传播风险的另一个重要衡量指标是通常所说的基本再生数,常用R_0表示。从本质上讲,这可以理解为将一个感染者引入到一个全部为易感者的人群中所能产生的新感染数。关键在于,我们只统计被这个人为引入的感染者(有时称为指示病例)传染的人数,而不统计在流行过程中被其他获得感染的人再传染的人数。计算复杂模型世界的R_0是一项艰苦的工作,需要重新排列模型方程,但是,理解以下要点更关键:

◇ 如果预计指示病例在恢复、死亡或以某种方式不再具有传染性之前,不能感染至少一人,那么该传染病就没有持续扩散的可能。

◇ 如果预计指示病例会感染许多人,那么在确定性模型世界中,至少会有一段时期感染者数量会增加。

根据传播规则,随着疫情扩散,会出现易感者数量减少的动态反馈。除非易感者得到补充,否则易感者数量最终会减少到这样的情形:即使感染者人数众多,但他们没有足够的与易感者接触的机会以维持疫情传播。在这种情况下,疫情就会"燃尽",而不会感染每一个人。

对传染病模型方程可以进行一些相当有启发性的详细分析,这些分析超出了本章要讲授的范围。Hethcote和Yorke(1984)指出,他们的模型在对平均性伴更换率、每个性伴的传播概率和传染期进行合理估计后,预计淋病流行率会下降到零。

事实上,正如刚才所指出的那样,在涉及存活或治愈后获得免疫保护、或者无法治愈的传染病的模型世界中,除非有足够的新的易感者来源,否则疫情一般都会消失(有可能在达到高峰后)。在我们的淋病模型世界中,治愈的个体会恢复为易感者,因此,原则上讲,一个地方性平衡态可能已经出现,虽然我们的模型参数取值明显地不切实际。确实如此,该模型在其目前相关参数取值的场景下产生了一个困惑,因为它无法合理解释20世纪80年代美国淋病低而稳定的平衡态流行率。

问题5:在什么样的模型世界中,我们可以在封闭的性活跃人群中模拟出观察到的淋病低流行率?

Hethcote和Yorke(1984)继续建立了一个改进的模型(图5.16.7),他们将性活跃人群分为两组:低活跃度组(大多数)和高活跃度组(性伴更换率较高,占该人群的2%)。他们的研究表明,通过对相关参数的合理估计,该模型可以令人信服地模拟出如同报告数据显示的淋病低流行率。

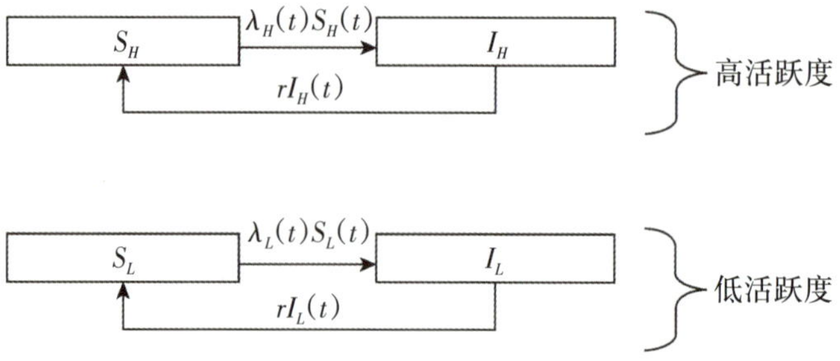

图5.16.7 简单的接触异质性传播模型流程图

注:性活跃人群被分为高和低活跃度(接触率)两类。在每类人群中,个体以活跃度特异的发生率$\lambda_H(t)$或$\lambda_L(t)$从易感者仓室流入感染者仓室。所有感染者通过一个共同的(常数)恢复率$\boldsymbol{r}$向相反方向(易感者仓室)流动。

常见的情况是,针对系统建立的简单初始的模型能够合理地捕捉到最初的见解和数据,但却无法再现在真实系统中已知的关键特征。同样典型的情况是,研究者试图通过识别一些重要的人群分类细节来解决这个问题。这就需要考虑对亚人群规模的估计以及与之相关的接触和混合规则。Cooke、Hethcote、Nold和Yorke(Cooke, Yorke, 1973; Yorke et al., 1978; Hethcote et al., 1982; Hethcote, Yorke, 1984)的研究强调了将风险异质性以及无症状感染者纳入模型的重要性。他们的研究成果为美国20世纪80年代制定性传播疾病防控政策提供了参考。

我们略显枯燥的技术示例只考虑了:

◇ 有流入和流出的单一人群。
◇ 具有易感与感染者分类和高或低接触倾向的简单结构人群。

其他可能需要考虑的关键人口结构包括:

◇ 性别
◇ 年龄
◇ 地点
◇ 关系状况
◇ 精细分辨的疾病状态,例如感染但临床无症状、无传染性,或
◇ 详细的病毒和免疫标志物
◇ 治疗机会和利用率

抛开这些潜在的复杂问题,我们回到本节的开场白。模型的建立和解释固然值得关注和重视,并能从技术技能和经验中获益,但是,不应被视为留给秘密组织的晦涩难懂的活动。

5.16.7　应用实例

建模可以帮助我们了解正在研究的传染病感染或疾病发展的自然史。在开始建立模型来解释这些不同的时间趋势之前,我们必须更多地了解疾病的生物学特性,并考虑对理解疾病发生发展至关重要的其他数据,如治疗和疫苗的可及性和覆盖率。

5.16.7.1　历史上重要的传染病

图5.16.8显示了1930—2000年英格兰和威尔士四种疾病各自的报告发病数(英格兰公共卫生局)。在开始建立模型解释这些不同发病趋势之前,我们需要更好地了解各种疾病的生物学特性和控制情况。

白喉是一种通过唾液接触传播的细菌性上呼吸道传染病。白喉疫苗在20世纪20年代就已问世,但是在1930—1940年,英格兰的白喉发病数仍然很高,每年约为6万例。只有在1940年引入大规模儿童免疫接种后,发病数才持续下降,并于1950年有效消除。

麻疹具有高度传染性,几乎所有接触过感染者呼吸道分泌物飞沫的人都会染病。感染后的存活者可获得终身免疫,接种疫苗也可获得终身免疫,麻疹疫苗在20世纪60年代末已上市。从图5.16.8中可以清楚地看到,在接种疫苗之前,英格兰和威尔士几乎每隔一年就会经历一次麻疹暴发。为什么会这样呢?因为麻疹是一种能获得终身免疫的疾病,只有在易感者得到充分补充后,才会大规模暴发。这意味着英格兰和威尔士的出生率使得麻疹每隔一年就会暴发一次。我们可以用数学模型来说明,出生率越低,麻疹暴发间隔期就越长,反之亦然。

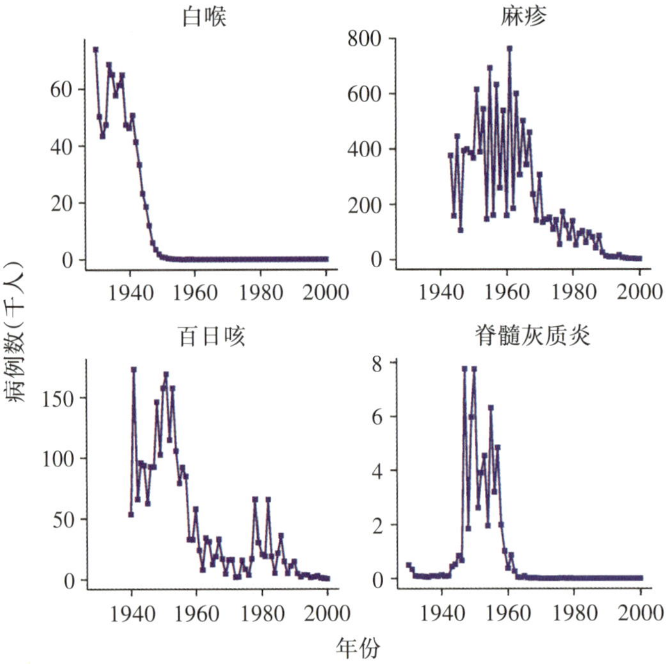

图 5.16.8 1930—2000 年英格兰和威尔士白喉、麻疹、百日咳和脊髓灰质炎的发病趋势，数据点表示记录在案的年报告发病数，纵轴单位为千人

百日咳是一种传染性极强的细菌性上呼吸道传染病，感染者可能会咳嗽长达3个月。抗生素治疗的效果不佳。在20世纪50年代引入疫苗之前，百日咳的发病率非常高，每年约有10万病例。随着疫苗覆盖率提高，百日咳病例数急剧下降。直到1978年，由于人们毫无根据地认为疫苗会造成脑损伤，致使疫苗覆盖率降到了30%。此后不久又发生了大规模百日咳暴发，疫苗覆盖率才逐渐回升，自20世纪90年代以来一直保持在90%左右。百日咳疫苗理想的接种方法是婴儿期接种3剂，到幼儿期时再加强1剂以避免免疫力衰减。

脊髓灰质炎正在与麦地那龙线虫病竞争，将成为继天花之后第2个在世界上被根除的人类疾病。据世界卫生组织估计，2018年全球仅发生了33例脊髓灰质炎病例。这一病毒性疾病具有高度传染性，通过粪口途径传播。1947年，英国报告的病例迅速增加，至今仍无法解释其原因。一种理论认为，水和卫生条件的改善导致感染年龄后移，青少年比婴儿更容易出现严重症状。然而，在大规模暴发前后，病例的年龄分布并没有发生变化。另一种理论认为，以前没有在英国流行的脊髓灰质炎病毒株导致了这次大暴发，但没有关于暴发前流行毒株的数据来证实这一理论(Agerholm，1953)。从1956年开始使用灭活疫苗进行大规模接种，然后从1962年开始使用口服减毒活疫苗，这使得报告的脊髓灰质炎病例数迅速下降，英国最后一例野生株感染的脊髓灰质炎病例发生在1984年。

建模可以帮助我们了解这4种疾病随时间的流行趋势，并为政策制定者提供决策依据。这4种疾病都可以通过接种疫苗来预防。我们可以收集一段时间内疫苗接种覆盖率的数据，然后建立一个数学模型，看看是否覆盖率的增加(和百日咳病例的减少)足以解释一段时间内的流行趋势。然后，我们可以利用该模型来研究是否不同的疫苗接种策略会产生相似的效果。例如，靶向特定年龄组的疫苗接种对控制白喉和脊髓灰质炎流行的效果是否与大规模疫苗接种类似？疫苗接种程序的改变会对百日咳发病产生什么影响？

5.16.7.2 应用实例列举

以下举例说明了数学建模在公共卫生领域的应用：

◇ 用一个简单的框架概括复杂情况下可量化的事物本质，然后用来进行估算。双重感染或合并感染就是一个很好的例子，HIV 感染者更可能发生人类乳头瘤病毒(HPV)的持续感染，从而增加宫颈癌的发病风险。

◇ 将某一尺度的行为描述(如个体水平的疾病流行病学)转化为另一尺度的行为描述(如人口动力学)。大多数公共卫生机构使用的 HPV 疫苗可预防两种致癌型 HPV，而这两种型别可在 70% 的宫颈癌病例中发现。从长远来看，这种疫苗接种是否会使人群宫颈癌发病率降低 70%?

◇ 通过量化不确定性，从相对短期测量的数据推断长期可能发生的情况。HPV 疫苗自 2007 年上市以来，迄今为止观察到有良好的保护效果。从最初感染 HPV 到宫颈癌发病需要几十年的时间。通过在模型世界中设定疫苗的长期保护效果规则，我们估算了 HPV 疫苗接种对宫颈癌发病的影响。

◇ 将来自不同方面的数据整合到一个框架中，从而实现一致性检查。在 HIV 感染高度流行的人群中模拟 HPV 疫苗接种对宫颈癌发病的影响，我们需要有关宫颈癌疾病进展/恢复率的临床信息；需要有关 HIV、HPV 和宫颈癌的流行病学数据；需要有关宫颈癌筛查和疫苗接种覆盖率的数据；如果要评估新的预防策略的成本效果，还需要经济学数据。

◇ 为新数据收集策略提供明确的指导——当试图回答特定问题而现有数据缺少关键信息时。这可能包括在财政和业务限制范围内，确定收集什么类型的数据、收集多大的量，以及应该在什么样的时间和空间尺度下收集。

◇ 识别支撑传染病在人群中传播的因素，估计各种因素/参数的相对重要性，从而为制定防控方案提供依据。就艾滋病而言，这些因素包括性行为、安全套的使用、“隔代”性行为的程度以及初次性行为的年龄。例如，建模者可能会比较异性、同性和不同混合型性行为对 HIV 传播的影响。

◇ 预测在不同干预措施下流行率、发病率和感染相关死亡率的可能动态变化，并比较不同干预措施组合的影响和协同作用。

◇ 识别一个现有干预措施成功实施后的风险。可以使用一个模型来说明，如果筛查覆盖率不能再维持几年，那么扩大 HPV 疫苗接种对宫颈癌发病率的影响可能会低于预期。

◇ 最大化干预措施的成本效果，从而优化防控传染病资源的使用。模型可以帮助评估不同防控策略的经济效益，并有助于决定是否应根据新证据或科技创新重新分配资金。提供新的 9 价 HPV 疫苗和 HPV DNA 检测可能在短期内更昂贵，但从长远来看，与接种 2 价疫苗和基于细胞学的筛查相比，可以更大幅度地降低宫颈癌发病率和非常昂贵的癌症治疗费用。

5.16.8 结论

模型的作用是将我们对数据和过程的理解和假设形式化，以便我们能够利用数学家多年来开发的强大工具。这使我们能够有条不紊地重述我们对系统的想法，在公共卫生系统的投资和管理等棘手的政策和技术问题上，展示其内部运作的细节。

我们希望本章的读者能从中获得以下关键信息：

◇ 建模的核心理念是构建有趣的“模型世界”，在这个世界中，我们声明事物是如何运作的，以便探索那些在现实世界中过于复杂而无法详细跟踪的动态，或者无法进行直接实验控制的动态。

◇ 建立模型世界并不是只有具备建模技术的人员才能从事的专业活动。任何对问题感兴趣的人都可以为模型世界的构建和探索作出贡献。

◇ 在建立和处理各种数学公式时，必须面对一些技术细节，这些数学公式捕捉到我们内置到模型世界中的过程。虽然这确实是一项专业活动，但也有一些反复出现的主题，甚至非专业人员也可以对重要的建模概念达到相当高的熟悉程度。

(翻译：庄贵华；审校：刘雅文)

延伸阅读

1. Anderson, R.M. and May, R.M. (1991). Infectious Diseases of Humans: Dynamics and Control. Oxford: Oxford University Press.

2. Bacaër, N. (2010). A Short History of Mathematical Population Dynamics. London: Springer-Verlag.

3. Brauer, F., Castillo-Chavez, C., and Castillo-Chavez, C. (2001). Mathematical Models in Population Biology and Epidemiology. London: Springer.

4. Keeling, M.J. and Rohani, P. (2011). Modeling Infectious Diseases in Humans and Animals. Princeton, NJ: Princeton University Press.

5. Vynnycky, E. and White, R. (2010). An Introduction to Infectious Disease Modelling. Oxford: Oxford University Press.

参考文献

Anderson, R.M. and May, R.M. (1991). *Infectious Diseases of Humans: Dynamics and Control*. Oxford: Oxford University Press.

Bacaër, N. (2010). *A Short History of Mathematical Population Dynamics*. London: Springer-Verlag.

Brauer, F., Castillo-Chavez, C., and Castillo-Chavez, C. (2001). *Mathematical Models in Population Biology and Epidemiology*. London: Springer.

Keeling, M.J. and Rohani, P. (2011). *Modeling Infectious Diseases in Humans and Animals*. Princeton, NJ: Princeton University Press.

Vynnycky, E. and White, R. (2010). *An Introduction to Infectious Disease Modelling*. Oxford: Oxford University Press.

Agerholm, M. (1953). Epidemic poliomyelitis and its prevention. *Lancet*, 287-93.

Anderson, R.M. and May, R.M. (1991). *Infectious Diseases of Humans: Dynamics and Control*. Oxford: Oxford University Press.

Bacaër, N. (2010). *A Short History of Mathematical Population Dynamics*. London: Springer-Verlag.

Bernoulli, D. (1760). Essai d'une nouvelle analyse de la mortalité causée par la petite vérole et des avantages de l'inoculation pour la prévenir. In Histoire de l'Académie Royale des Sciences (Paris) avec Mém des Math et Phys and Mém, pp. 1-45. (English translation by Blower. *Reviews in Medical Virology*, 14, 275-88.

Cooke, K. and Yorke, J. (1973). Some equations modelling growth processes and gonorrhea epidemics. *Mathematical Biosciences*, 16, 75-101.

Dietz, K. (1980). Models for vector-borne parasitic diseases. In: Barigozzi, C. (ed.) *Vito Volterra Symposium on Mathematical Models in Biology*. Berlin: Springer.

Dietz, K. and Heesterbeek, J. (2002). Daniel Bernoulli's epidemio-logical model revisited. *Mathematical Biosciences*, 180, 1-21.

Euler, L. (1748). *Introduction to Analysis of the Infinite*. New York: Springer Science & Business Media.

Ginzburg, L. and Colyvan, M. (2004). *Ecological Orbits: How Planets Move and Populations Grow*. Oxford: Oxford University Press.

Hamer, W.H. (1906). *Epidemic Disease in England: The Evidence of Variability and of Persistency of Type*. London: Bedford Press.

Harvey, W. (1943). A.G. McKendrick 1876-1943. *Edinburgh Medical Journal*, 50, 500-6.

Hethcote, H. and Yorke, J. (1984). *Lecture Notes in Biomathematics: Gonorrhea Transmission Dynamics and Control*. Berlin: Springer-Verlag.

Hethcote, H., Yorke, J., and Nold, A. (1982). Gonorrhea modeling: a comparison of control methods. *Mathematical Biosciences*, 58(1), 93-109.

How to Solve *It* (n.d.). [Online] Available at: https://en.wikipedia.org/wiki/How_ to_ Solve_ It

Kermack, W. and McKendrick, A.G. (1927). Contributions to the mathematical theory of epidemics I. *Proceedings of the Royal*

Society of London, *Series A*, 115(772), 700-21.

Lotka, A.J. (1923). Contribution to the analysis of malaria epidemi-ology. I. General part. *American Journal of Hygiene*, 3(Supp.), 1-36.

Macdonald, G. (1957). *The Epidemiology and Control of Malaria*. Oxford: Oxford University Press.

Malthus, T.R. (1798). *An Essay on the Principle of Population*. London: J. Johnson.

McKendrick, A.G. (1926). Applications of mathematics to medical problems. *Proceedings of the Edinburgh Mathematical Society*, 44(1), 98-130.

Polya, G. (1945). *How To Solve It*. Princeton, NJ: Princeton University Press.

Public Health England (n.d.). *Notifiable Diseases: Historic Annual Totals*. [Online] Available at: https://www.gov.uk/government/publications/notifiable-diseases-historic-annual-totals

Ross, R. (1895). Some observations on the crescent-sphere fla-gella metamorphosis of the malaria parasite within the mosquito. *Translations of the South Indian Branch of the British Medical Association*, 6, 334-50.

Ross, R. (1899). Life-history of the parasites of malaria. *Nature*, 60(1553), 322-4.

Ross, R. (1910). *The Prevention of Malaria* (2nd edn). London: John Murray.

Ross, R. (1923). *Memoirs: With a Full Account of the Great Malaria Problem and its Solution*. London: John Murray.

Soper, H.E. (1929). The interpretation of periodicity in disease preva-lence. *Journal of the Royal Statistical Society. JSTOR*, 92(1), 34-73.

Starfield, A.M., Smith, K.A., and Bleloch, A.L. (1990). *How to Model It: Problem Solving for the Computer Age*. New York: McGraw-Hill.

Yorke, J., Hethcote, H., and Nold, A. (1978). Dynamics and control of the transmission of gonorrhoea. *Sexually Transmitted Diseases*, 5(2), 51-6.

附录:关键的建模概念

在此,我们对文本框5.16.3中的关键建模概念进行了不同程度的复述和扩展,并以艾滋病为例进行说明。这些概念的进一步阐释可以在许多建模文献中找到(例如,参见“延伸阅读”)。

基本再生数 R_0

这个非常重要的概念要比通常所说的更难以捉摸一些,但有一个有效的启发式定义:一个原发病例被引入一个(非常大的)完全易感的人群后,由其直接接触引起的继发感染总人数(或平均期望人数)。

病程

患有(具有)某种疾病、感染或医学状态的人,在得到处置、治愈或死亡之前,这种疾病、感染或医学状态的持续时间。例如,如果不接受治疗,HIV感染者的平均寿命约为10年。

(疾病)死亡率

单位时间内,例如一年内,死亡人数所占的比例。由于HIV感染者在没有治疗的情况下可存活10年左右,因此在整个病程中,平均每年的死亡率约为10%。

流行增长率

疫情发生早期感染率(感染的流行率)上升的速度。例如,在南非,HIV感染率最初以每年60%的速度增长。

平衡态

指模型世界的状态不随时间推移而改变的情景。这是一个难以捉摸的概念,可以是这样一种情景,即隐含着个体进入和离开的不同人群亚组,但每个人群亚组的总人数(定义人群亚组的“状态变量”)是不变的。这种个体进、出人群亚组过程之间的“精细平衡”要求,只有在模型世界中才能精确地实现。

为了达到这种看似微妙的平衡态,需要对所有动力学规则和状态变量都进行精细调整,这看起来很奇怪或是故意为之。这里需要注意的关键点是,随着时间的推移,平衡态可以很容易地、自然地从系统中动态出现,即使它最初并不明显。虽然真实世界中的系统极少显示出接近真正的平衡态,但这一概念却非常重要,其不仅仅是为了对数学模型进行形式化分析。实际上,理想的平衡态是一个有用的概念,它可以增强洞察力,例如,了解在当前条件下,流行趋势原则上会走向何方——是基本上在消灭疾病的道路上,还是显然会高度持续流行。

群体免疫

如本章所述,动力学建模的核心和灵魂是流行病学事件发生率随时间的连续演变。最重要的是,这些率需要随着规则启动后人群状态的变化而不断调整。这就意味着反馈回路通常以关键的“临界点”为特征,如体现在R_0中的。从这种分析中得到的最重要的启示之一是,为了消灭传染病地方性流行,没有必要保护(例如通过接种疫苗)人群中的每一个个体。所以,“群体免疫”是一种集体能力,即使存在一些完全易感的个体,也能清除现有疫情或抵御疫情侵入。

发生率(发病率)

发生率可以看作是流行率的更具丰富信息的表亲,值得花更多的时间来讨论,因为,对发生率的理解和估计,以及它对干预的敏感性,终归是所有传染病建模的核心技术问题。定义发生率有几种有效的方法,但归根结底都是指在特定人群和时间段内发生新事件的数量。这有时被表述为每个时间窗口内的原始病例数,例如一家大型医院在一个月内需要治疗1 000例严重流感病例。然而,更“本质”的发生率概念是指暴露人群在单位时间内经历的风险。这种风险通常被表示为易感者人群在一段时间内被感染或预计被感染的比例。一般来说,当建模人员和统计人员谈到事件发生率时,他们指的是单位时间内事件发生的概率,并明确指出是指个人还是指某个人群。

一个微妙之处在于,即使我们用每年的概率来表示发生率,这也不完全等同于一年内实际发生感染的概率。首先,风险会随着时间的推移而变化,但这种不断变化的瞬时风险仍然可以用每年的概率单位来表示。其次,即使风险是恒定的,任何特定的率(单位时间内的概率)都可以通过选择不同的时间计量单位,用尽可能大或尽可能小的数值来表示。这就好比我们可以通过选择不同的长度测量单位,将物体的长度变成一个可大可小的数字一样。然而,事件实际发生的最大概率为1,这是事件发生的确定性极限。无论率(单位时间内的概率)有多高,也无论我们等待的时间窗口有多长,情况都是如此。对于不超过百分之几的风险,例如在高危环境中每年感染HIV的概率,作为每年瞬时概率的发生率和一年中的感染概率在数值上非常接近,在不需要精确估计时,可以被视为相等。另一方面,如果流感暴发带来每周20%的感染风险,并持续4周,那么将有59%(而不是80%)的人受到感染,即$1-(0.8)^4$,或1减去4周内未被感染的概率。更重要的是:如果流感暴发每周带来30%的感染风险,并持续4周,显然不可能影响120%的人口！它会影响大约76%的人。

患病率和发生率之间不存在简单的对应关系,这给流行病学家带来了很多不便和技术上的痛苦。这一关系在平衡态下比较简单:如果艾滋病流行达到一个“稳定状态”,所有发生率和由此产生的患病率都保持不变,那么每年新感染的人数将等于死亡人数。因此,每单位时间总人口(不是易感者人群)以事件为单位表示的发生率等于患病率与病程(用一组一致的单位来衡量时间)的比值。因此,“稳定的”艾滋病流行[没有有效的治疗,见文"(疾病)死亡率"]的发生率(用每年的感染风险表示)约为患病率的十分之一。在现实中,并不存在平衡态,发生率和患病率作为日历时间和年龄两者的函数以复杂的方式变化。

建模场景

数学模型,从基本的抽象意义上讲,是在捕捉模型世界中有关过程的规则,而这个世界是按照某些数学语言捕捉到的规则在运行。然而,由于这些规则本身并没有阐明一个"起点"或"初始条件",而系统又依赖它启动并在明确的规则驱动下运行,因此,这就给在这个模型世界中究竟会发生什么留下了(很大的)悬而未决的问题。例如,我们可能已经掌握了HIV传播的规则,但当应用到一个在某一时刻没有感染者的人群中时,这些规则并不会导致疫情的自发出现。当人群具有如年龄、性别和其他各种"危险因素"的异质性结构时,这些异质性因素的初始时间也需要被明确,以便将规则应用于模型世界的具体"实现"。这种对模型世界可能历史的完全具体地实现,其中既有规则,也有初始条件,通常被称为"场景"。场景也可能涉及任意"中途"实施的规则改变,例如在某个时间点启动疫苗接种或治疗活动。在流行病学中,人类机构的这种"干预"通常被视为对模型"规则"的任意改变,而不是根据某些复杂的高层次社会学规则展开的事件,因为这种层次的突发行为几乎不可能建立在模型世界中。通常,模型世界的规则最好尽可能地贴近可以被模拟的自然规则。

参数

模型中捕捉模型行为规则的任何变量,如感染恢复率、"接触"导致"传播"的概率等(另见"状态变量")。

患病率

目前患有(具有)某种疾病、感染或医学状态的人数比例。例如,在南非,约有10%的成年人感染了HIV。

状态变量

模型中捕捉系统状态的任何变量,如存活人数、特定风险类别中的人数等(另见"参数")。

请注意,在数学上,有时可能无法区分模型方程中的状态变量与参数。这种区分是概念上的,通常也很直接:参数通常是模型的输入,而状态变量通常是模型的输出。

(翻译:庄贵华;审校:刘雅文)

5.17 公共卫生监测

5.17.1 引言

公共卫生监测为现代公共卫生实践提供了流行病学基础。它是对人群疾病或健康趋势的持续监测，可为公共卫生服务提供信息并评估其有效性。监测可以涵盖疾病和其他健康问题及其先兆、特征和结局，可指导各地区应对病例个案，或更普遍地为公共卫生方案和政策提供依据。监测的一个关键功能是明确后续公共卫生审查的方向，例如受不同程度影响的人群或地区，或疾病发生及其严重程度的变化趋势等。疾病分布的关键流行病学特征是人群、空间和时间，通过监测这些特征有助于规划公共卫生项目目标。在不同国家中，尽管经济发展水平各有不同，但其监测所依据的原则基本类似。监测目标的确定取决于项目目的、所需信息、目标人群以及健康数据的应用方式。理想化的监测应具备完整性、及时性、代表性、高预测价值性、可接受性、灵活性、简便性和低成本性的特征。然而，这些特征也可能相互冲突。公共卫生监测开展方式有多种，主要取决于所监测卫生事件的性质、医疗保健和信息基础设施的性质、涵盖的人群、可用的资源和所需的信息。随着互联网、电子媒体、通信技术和移动计算的广泛使用和扩展，公共卫生监测的创新性相较于传统方法有了显著提高。监测系统应定期进行评估，以确定信息需求是否得到满足以及资源是否得到有效利用。监测方法最初发展目的是控制传染病，然而目前，公共卫生各个领域均已应用其基本理念。

在许多资源匮乏的国家中，满足人群健康信息需求的挑战日益加剧，外部资助者和国内决策者的观点之间、特定疾病“分类”项目负责人和聚焦于加强基本监测设施者的利益之间，以及利用现有资源来加强信息能力的倡导者和集中费用解决紧急服务需求者之间存在潜在矛盾。然而，即使存在资源短缺的情况，发达国家也专注医疗卫生监测的创新，这为改善卫生资源短缺情况下的监测工作带来了希望。

5.17.2 监测的定义

为了解特定人群的健康状况，负责保护和促进健康的监测工作者需获得持续、及时和可靠的信息。“监测”一词涵盖了公共卫生机构为满足这种信息需求而采用的复杂步骤。监测可包括特定疾病、健康风险的信息以及总体人群健康的基本指标。监测作为公共卫生实践的一个组成部分，是持续性、系统性地收集、分析、解释、可视化和传播信息并与公共卫生方案互相关联的过程(Thackerand，Berkelman，1988)。监测系统具有组织性，由专门管理和维持特定条件监测的人员和行动组成。监测系统可以在国家内部的不同层面，甚至全球范围内运行。

1963年，Langmuir(1963)明确了现代监测的概念，即“通过系统地收集、整理和评估发病率、死亡率报告及其他相关数据，持续关注事件的分布和趋势”，并及时、定期地向“需要了解”的群体发布信息。1968年，第二十一届世界卫生大会将监测描述为系统地收集和使用流行病学信息,并将其用于疾病控制的规划、实施及评估;总之,监测意味着"行动信息"(WHO,1968)。随着时间的推移,监测的范围和方法不断调整以满足公共卫生项目对信息的需求,这些项目包括多种传染性、非传染性疾病以及急、慢性疾病。本章将使用"疾病"或"病症"作为公共卫生项目和监测系统所关注的疾病、伤害、危险因素及其他健康相关事件的简称。

监测可包括对重要公共卫生疾病及其他事件的发病率、流行情况、病因(如行为危险因素或有害暴露)、特征和健康结局的监测。据美国疾病控制和预防中心称,"若公共卫生监测系统有助于预防和控制健康不利影响因素,并有助于制定公共卫生项目的绩效措施,包括用于需求评估和问责制度的卫生指标,则该系统有效"(CDC,2001)。监测应始于存在或可能存在值得关注的公共卫生问题时,止于其产生的信息不再需要或不再可用时。监测系统可以在国家内部的不同层面,甚至全球范围内运行。

为防止疾病在国际传播,2005年的《国际卫生条例》为世界卫生组织所有成员国提供了一个法律和实践框架。《国际卫生条例》要求所有国家具有识别、评估、报告和应对跨越国界传播的公共卫生安全事件的能力。因此,《国际卫生条例》呼吁各国加强监测和控制国际所关注公共卫生事件的能力(WHO,2016)。

5.17.3　建立监测系统

建立监测系统需明确监测目标,定义监测疾病,进行信息收集(或获取现有信息)、管理、分析、可视化、解释和传播信息等程序的实施。此外,随着监测系统数量的增加,应注意在某一人群中是否存在多个信息收集系统,如果有,这些系统是否收集相同数据并遵守信息共享规则。该方法至关重要,其可实现系统间的信息共享,最大限度地减少重复性工作,并简化信息系统报告者的工作量。应注意在不同地点是否能以相似的方式对某种疾病进行监测,从而更有可能对多个地区或国家的疾病发病率或流行情况进行有意义的比较。

监测系统信息具有循环或周期性,涵盖医疗服务提供者、公共卫生机构和公众的信息收集、分析、解释以及反馈的过程。该周期从公共卫生事件发生开始,到该事件信息被提供并应用于公共卫生项目为止。这可能涉及监测系统开发时多个层面,从当局对疾病个案的预期响应,到汇总不同来源的信息为国家政策提供证据。向人群和决策者提供信息对完成监测周期至关重要(Langmuir,1963)。在不侵犯隐私或保密性的前提下,应将监测数据发布在公共领域并提供适当的文件,以使其得到充分利用并使公众从中受益。

信息链中任何一个薄弱环节都会影响整个监测过程,因此应提前预见潜在的制约因素。例如,监测将受到卫生保健服务所产生信息可用性和质量的影响,包括实验室和其他诊断信息(Berkelman et al.,1994),也会受到诊断记录或编码准确性的影响。没有一种信息资源是完美无缺的,要建立监测就必须考虑在监测周期的每一步应如何进行选择,每种选择都有其优点和局限性。我们的目的是获得完整无误的数据,而这需要长期的努力。

5.17.4　监测的目标

公共卫生监测的目标是为公共卫生人员、政府领导人和公众提供信息并采取卫生行动,以指导公共卫生政策和方案(Smith et al.,2013)。监测对于可能危及人群健康的事件至关重要,有助于及时实施适当的预防和控制措施。有效的监测系统包括以下内容:数据的收集、报告和整合;数据的常规分析和解释;向决策者反馈监测数据;向监测对象和其他相关方反馈监测数据;检测、评估和应对数据中的异常模式并保证质量(PAHO WHO,2014)。

监测系统的目标将由它们所服务的公共卫生方案决定。例如,消灭传染病的方案需要在行动后期加强监测,识别所有感染该疾病的人群(Hinman,Hopkins,1998)。

监测的目的是满足公共卫生方案对所服务人群的健康信息需求。以下是公共卫生监测的目的:

◇ 确定公共卫生的优先事项。

◇ 通过时间、空间、人群和疾病特征来描述疾病模式。

◇ 识别流行疾病和健康问题。

◇ 监测并衡量疾病以及与健康相关事件的变化和趋势。

◇ 为进一步研究提出假设。

◇ 评估健康问题的严重程度和范围。

◇ 指导、评价预防和控制方案,包括评估有效性和不良后果。

综合来看,对时间、空间、个人和疾病特征进行人群层面的测量,可以了解各种疾病的影响,并深入了解疾病发生的个人和社会决定因素。监测可能会产生一些假设,这些假设可以在更明确的调查中得到验证,并确定可进一步参与流行病学研究的人群。在某些情况下,仅靠监测就能提供预防方案影响的有力证据,例如,随着新疫苗的广泛使用,相关疾病的发病率急剧下降(Seward et al.,2002)。在其他情况下,监测有助于评估干预措施的影响,但需要进行更详细的调查来解释多因素影响的趋势。发病率低并不一定意味这些疾病不值得继续关注和监测,也可能是成功的预防工作所产生的结果,为防止该疾病再次出现,必须持续开展这些工作。通过监测获得有关疾病趋势的信息与其他信息相结合时,可用于预测疾病的未来趋势。例如,随着美国等国家"婴儿潮"人口的老龄化,老年人疾病发病率的预测越来越受到关注,如痴呆症的预期发病率和所需成本(Hurd et al.,2013)。

对疾病或其他健康问题的监测应有明确的目标。这些目标应包括明确说明如何使用由监测所收集、整合和分析的数据来预防或控制疾病。在确定监测目标时,应考虑的几个问题包括:与健康相关的事件和病例定义;监测人群;数据来源和收集方法;监测数据的使用规划;数据收集的法律依据和频率;监测的组织;与其他监测和卫生信息系统的整合;数据处理、分析和管理;信息传播方法和伦理问题(CDC,2012c)。

监测的一个重要用途是确定重大公共卫生事件。定义重大公共卫生事件,除了监测发病率或流行情况,还需要监测疾病的流行趋势、公共卫生或其他干预措施产生影响的潜力、危害程度、差异和随之而来的社会公正问题以及公众利益。在确定重大公共卫生事件时使用监测数据,审议可能会关注的监测方法、查询内容、分析监测数据以及疾病影响的准确性。例如,死亡率监测是最传统的监测形式,并在评估不同疾病的影响方面至关重要(Thacker,2010),但不同机构使用死亡率数据会得出不同的结论,其主要取决于使用的是总体死亡率衡量标准、特定年龄衡量标准,还是将死亡率和健康衡量标准相结合的方法。表5.17.1提供了2010年全球主要死亡原因死亡人数(以百万计)的两个估计值,一个来自健康指标和评估研究所(IHME),另一个来自世界卫生组织(Liu et al.,2000)。来自不同组织的估计值很少一致,估算结果的差异可能会让捐助方和各国政府难以确定干预措施的优先级。

我们可以使用有效的数据和资源定期评估不同疾病的影响,但在疾病模式不断变化的情况下,这种方法并不适合频繁和持续地监测,如:(1)来自不同调查地区或不同环境的数据质量差异很大,而且往往是在其最初收集目标的基础上重新利用的数据;(2)横断面调查信息通常在调查完成后1~2年才能获得;(3)对极其偏远和信息匮乏地理位置的估计通常采用邻近地区的健康数据,缺乏"实地审核"来核实健康数据;(4)死亡原因的分类,尤其是基于口头尸检的死因分类,存在潜在的错误分类问题。

表5.17.1 2010年按原因分列的全球死亡人数估计值,卫生指标和评价研究所(IHME)和世界卫生组织(WHO)

	IHME	WHO
死因	死亡人数(百万)(95%CI)	死亡人数(百万)(95%CI)
肺炎/下呼吸道感染	0.847(0.736~0.981)	1.396(1.189~1.642)
腹泻病	0.666(0.544~0.763)	0.801(0.555~1.182)
疟疾	0.676(0.445~1.002)	0.564(0.432~0.709)
HIV/AIDS	0.514(0.318~0.841)	0.573(0.388~0.789)
新生儿败血症或脑膜炎	0.514(0.318~0.841)	0.573(0.388~0.789)
5岁以下儿童死亡总数	6.841(6.439~7.302)	7.622(未提供置信区间)

注:CI表示置信区间。

资料来源:Institute of Health Metrics and Evaluation, University of Washington, Seattle, WA, USA (unpublished report) and WHO via Child Health Epidemiology Reference Group, Department of International Health, Johns Hopkins Bloomberg School of Public Health, Baltimore, MD, USA; The Lancet, Volume 379, Issue 9832, Liu L.et al., Global, regional, and national causes of child mortality: an updated systematic analysis for 2010 with time trends since 2000, pp.2151-61, ©2000.

5.17.4.1 监测健康问题

明确需要监测的疾病和健康问题至关重要。监测可针对从暴露到不良结局这一系列过程中的任何一个点进行,主要需考虑监测疾病的表现方式或所处阶段。例如,缺血性心脏病的表现包括心绞痛、急性心肌梗死和猝死,早期症状可能包括高血压或行为危险因素,如吸烟、不健康的饮食习惯或缺乏锻炼。为选择和优先监测健康问题而制定的标准如下(CDC,2012b):

◇ 问题的公共卫生重要性:发病率、流行情况、严重性、产生的后果、致残性、问题造成的死亡率、社会经济影响、可传播性、暴发的可能性、公众的观点和关注度以及国际要求。

◇ 预防、控制或治疗健康问题的能力:可预防性、控制措施和治疗。

◇ 卫生系统对健康问题实施控制措施的能力:反应速度、经济性、资源可用性以及对该事件的监测要求。

5.17.4.2 目标人群

监测人群可根据人们的居住地点、工作地点、上学地点、饮水或食物消费地点或医疗服务使用地点来确定,亦可根据健康事件发生的地点来确定监测人群。例如,旨在识别道路危险的交通伤害监测可包括目标社区内发生的所有伤害,无论受影响者是否居住在该社区。在某些情况下,公共卫生监测的目标也可能是动物,如目前已开发了针对西尼罗河病毒和禽流感的动物监测系统,因为这些与人群健康相关的病原体也会感染动物,这能够提醒公共卫生机构注意可能传播给人类的病原体。

监测的数据可用于明确疾病的特征(是什么)、易感人群(是谁)、地点(在哪里)和时间(什么时候):

◇ **疾病特征**:疾病的特征是什么,如临床或实验室表现、严重程度和结局。例如,了解感染因子对抗菌药物敏感性或耐药性的流行程度对于医疗保健和公共卫生响应至关重要,而监测不同微生物菌株的流行程度对于了解不同疾病的传播情况或疫苗开发至关重要。全球流感监测可用于预测流感季节最为流行的病毒株,并用于研发年度流感疫苗(Cox et al.,1994)。受影响人群在疾病谱或严重程度上的差异可能会导致不同群体在遗传易感性、其他疾病的共存性或获得医疗服务方面的差异。

◇ **人**:谁受影响?了解受影响者的特点和共性,如年龄、性别、职业、种族、族裔、习惯、习俗或社会或经济地位,可进一步了解可能影响疾病风险的潜在暴露或行为。结合人口普查数据或人口调查所提供的总体人群特征信息,监测工作可以为了解不同群体之间疾病发病率的变化提供关键证据。例如,1981年,在获得性免疫缺陷综合征(AIDS)被发现后不久,人类免疫缺陷病毒(HIV)还未被确定,通过描述受影响人群的性接触、血液相关暴露或围产期暴露特征,采用监测与早期流行病学调查相结合,帮助确定了该疾病的传染性和可能的传播方式,为早期预防提供了信息,并让人群不再担忧会因偶然接触AIDS患者而受到感染(Jaffe et al.,1983)。

◇ **地点**:疾病在哪里发生或不发生?了解疾病发病或流行情况的地域差异,可为调查和干预措施提供方向,并为环境、职业、水、食物、行为或其他危险因素提供重要线索。另外,地域差异也可能反映了由于公共卫生或医疗保健服务可用性、质量或使用情况不同而导致的疾病监测差异。

◇ **时间**:疾病趋势是上升、下降还是稳定?下降趋势是否与干预措施相吻合(例如采用疫苗、治疗或预防方案)?上升的情况是否与恶化的情况相吻合?趋势的变化可能反映了人群的基本健康状况,也可能反映了监测方式的变化,抑或是反映了医疗机构或公众对特定疾病关注的变化。监测的一个主要目的是认识到可能预示疾病暴发或流行病开始的趋势变化,促进调查以确认观察到的疾病进展,进一步确定可能的原因并指导干预措施。

5.17.4.3 病例的定义

病例的定义对于任何监测系统都至关重要,因为它是所监测疾病的金标准。病例定义主要是确定监测对象,但也可用于其他目的,如为临床医生提供诊断指南。在可行的情况下,跨地理区域使用一致的病例定义可以比较发病率。病例定义应具有足够的包容性(敏感性),以确定需要公共卫生关注的人群或可靠地监测趋势,也应有足够的排他性(特异性),以使监测具有足够的预测价值。

准确定义病例并使其能够应用于特定的监测环境,可反映出报告和监测数据收集人员的专业水平以及可能获得的信息范围。监测病例定义也可以分层,包括那些可能、疑似、推定或确诊的病例,具体取决于在明确诊断之前所应对疾病的紧迫性。"可能"是根据临床标准对病例进行分类。"疑似"是根据临床标准、流行病学联系和推定实验室标准对病例进行分类。"确诊"是指根据实验室检测对病例进行分类。对于传染病,确诊通常需要实验室检测呈阳性。但如果不能进行实验室检测,症状标准可能足以指导治疗和监测疾病趋势。例如,在美国,淋病或梅毒等性传播感染(STIs)的监测标准结合了临床和实验室检测(CDC,2011),反映了诊断检测的常规可用性。然而,在许多国家无法获得此类常规检查,因此制定了基于症状的标准来治疗和监测尿道炎或宫颈感染等病症,这些标准是基于先前的评估,包括实验室检测以及可能的诊断和有效治疗的知情假设(WHO,2003)。

5.17.5 监测的类型

根据数据收集的形式和内容两种方法对监测进行分类。

5.17.5.1 按数据收集形式划分的监测类型

被动和主动监测:被动监测系统是"依靠医生、实验室、医院工作人员或其他相关来源主动向卫生部门报告数据"的系统。被动监测系统关键的数据质量问题之一是外部完整性。主动监测系统是"基于公共卫生机构主动联系医生、实验室、医院工作人员或其他相关来源报告数据"的系统。主动监测一般通过与数据提供者的直接联系生成高质量数据(高水平的完整性、有效性和及时性)。主动监测依赖于公共卫生专业人员的及时反馈,他们通常会监测反应情况并告知低敏对象,以提高外部完整性。严格选择监测对象的分布和组成可实现关键变量的完整性,从而提高数据的代表性。通过共同的监测标准收集数据可改善数据的可比性。主动监测的主要缺点是需要大量资源,以及需进一步重点关注的疾病和需要增加额外费用的问题。

强制与自愿:监测系统依赖于程序和个体。各个国家采用不同的方法从数据源获取监测数据。部分系统通过强制或准强制的方式(法律、专业法令、政策或指导)提交数据,而其他系统则依靠自愿方式收集数据。报告的法律或专业性可能会提高数据外部完整性和及时性,但较少能对数据代表性或有效性产生影响。

综合监测与哨点监测:综合监测系统包括监测系统覆盖的地理区域(国家、地区)中全体人群中发生的传染病病例报告。哨点系统依靠选定的医师、医疗机构、实验室和其他机构进行监测。哨点系统通常在系统设计过程中确定监测的代表性。应根据监测目标、疾病特点和可用的资源来选择哨点系统或综合系统监测方法(ECDC,2014)。

5.17.6 依据数据收集内容划分的监测类型

继WHO WPRO之后,有两种主要的监测类型——基于事件的监测和基于指标的监测(WHO WPRO,2008b)。两者都是国家监测系统重要的组成部分,功能不同但相辅相成。

基于指标的监测是疾病病例的常规报告,包括法定疾病监测系统、哨点监测和实验室监测。医疗机构按每周和每月进行报告。基于指标的监测包括例行收集标准化信息,以建立可与当前情况进行比较的历史趋势和基线。对于监测的疾病或症状,数据收集和分析应具有条理性。超过阈值则会触发公共卫生应对措施。

基于事件的监测是对公共卫生事件(包括聚集性疾病和意外死亡)的快速检测、报告、确认和评估,包括快速监测可能对公众健康构成高风险的事件。这些系统的设计目的是在事件发生的早期阶段,即事件发生在局部地区且涉及人数相对较少时检测到罕见事件,以便进行快速评估和应对,控制或缓解局势。为了实现这一目标,与基于指标的系统相比,基于事件的系统使用更广泛、更敏感的定义和灵活的报告结构。基于事件的监测补充了基于指标的监测。这两个系统应被视为单一国家监测系统的重要组成部分。

综合疾病监测(IDS):为了更好地应对新出现和再次出现的事件,非洲自2001年以来就提倡各国建立基于社区的监测系统,并开发了综合疾病监测(IDS)。以社区为基础的监测(CBS)是一个社区积极参与检测、报告、应对和监测社区健康事件的过程。社区代表和卫生工作者将作为监测的联系人。IDS包括以下主要活动(WHO Regional Office for Africa,2014):

◇ 使用标准病例定义来确定重点疾病、状况和事件。
◇ 向上一级卫生系统报告疑似病例、病症和事件。
◇ 调查并确认疑似病例、疫情和事件。
◇ 分析和解释收集的数据。
◇ 做好应对疫情和其他公共卫生事件的准备。
◇ 协调和调动资源以作出适当反应。
◇ 在卫生系统内部和各个层面提供反馈。
◇ 监测和评估系统和各部分的行动。
◇ 开展业务研究,为更好的实践和流程提供信息。

5.17.7 数据收集方法

健康相关数据通过上述方法和途径进行收集，并且这些方法将被进一步分类。根据不同情况，这些方法可能用于获取相关人群或事件样本的信息，也可能用于获取某一人群中所有成员或特定事件（如出生或死亡）发生情况的信息。在决定监测所需数据以及获取数据最合适的来源和方法时，监测的目标需得到仔细考虑，并且充分了解数据收集各来源和方法的优缺点也至关重要。

5.17.7.1 数据来源

公共卫生监测数据可通过以下方面获得（CDC，2012c）：

- 个人
- 医疗服务提供者、设施和记录：医生办公室、医院、门诊部、急诊部、住院部
- 实验室
- 环境条件：空气、水、动物媒介
- 行政措施
- 金钱交易：商品出售和服务提供、税收
- 法律举措
- 法律法规

5.17.7.2 生命统计

在生命事件登记系统完善的国家，监测各种死因变化趋势是生命安全状况监测的一项长期工作。虽然死因的分类方式存在公认的局限性，但从总体上以及按年龄、性别和地理位置对特定死因的死亡率趋势进行监测，可对多种疾病的影响和趋势提供良好的概括性描述。

从收集死亡信息到分析死亡原因之间存在一定的时间间隔，这可能降低这些数据对监测目的的可用性。但是人群动态汇总数据可在短时间内收集，如美国疾病预防控制中心每周都会收集122个城市的死亡人数，这是美国流感疫情监测工作不可或缺的一部分（图5.17.1），同时提供了相对于历史标准年度季节性流感的时间和严重程度（Choi，Thacker，1981；CDC，2009）。

5.17.7.3 法医报告

法医的记录有助于更详细地了解人群的死亡情况（包括尸检报告、毒理学检测和警方报告）。这些报告通常涉及意外死亡、无医疗救助死亡、故意和非故意伤害造成的死亡，并被用于监测与热浪相关的死亡和与饮酒相关的伤害等情况。系统的尸体解剖检查也有助于确定结核病对非洲西部艾滋病毒感染者死亡率的影响。估计传染病（如登革热）在人群中的流行程度还可通过测定尸检样本中的抗体来实现（RigauPerez et al.，2006）。

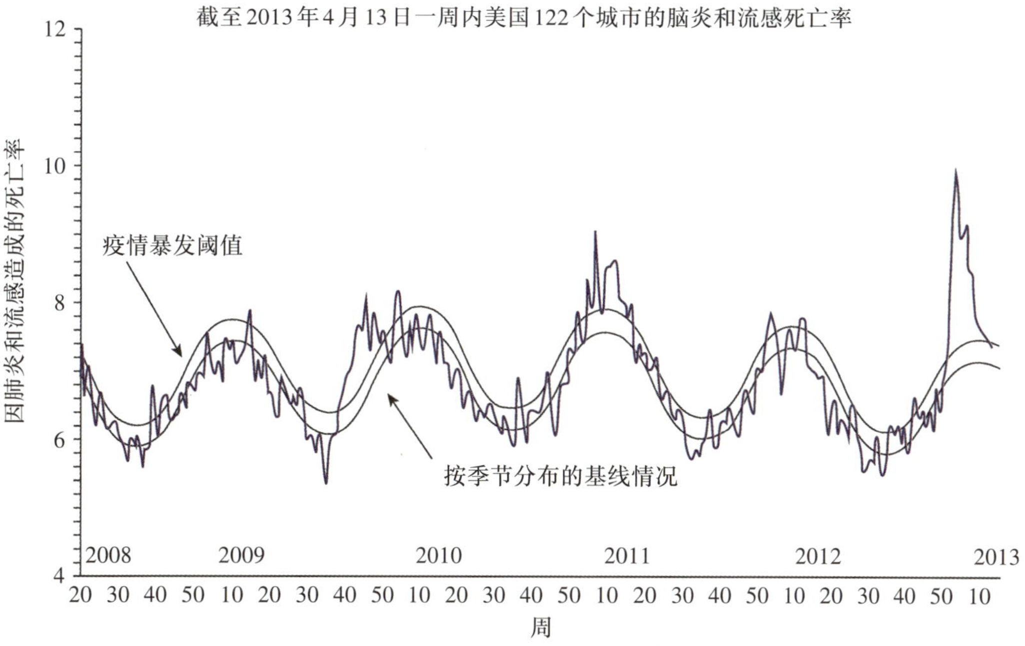

图5.17.1 2008—2013年，美国122个城市死亡率报告系统按周和年报告的肺炎和流感(P&I)死亡比例

资料来源：FluView，2013—2014流感季第3周（截至2014年1月18日），肺炎和流感（P&I）死亡率监测。可从http://www.cdc.gov/flu/weekly/#S2获得。

5.17.7.4 症状监测

为应对生物恐怖主义的袭击，越来越多的公共卫生机构开始投资自动化的"症状监测"，以便更快地发现流行性疾病（CDC，2004；Mandl et al.，2004）。症状监测包括监测相对非特异性综合征（如发热呼吸道疾病或胃肠道不适症状）和监测其他疾病相关表现（如药物销售情况、职工矿工、学生旷课）的发生趋势，这些情况变化可能较为明显，可在疾病确诊前被监测到。这些监测系统注重整个过程的及时性，一般能够在公共卫生事件发生后一天内进行追踪，因此它们依赖于电子健康信息系统的数据。这些系统使用自动化信息方法获取存储数据，应用统计工具监测疾病流行趋势，并开发地理空间系统对疾病变化趋势进行可视化。但收集的网络信息症状监测数据需要人工判断对报告作出解释，并在疫情警报发出后作出相应的应急响应。

5.17.7.5 报告

法定疾病报告是公共卫生方案的传统使用方法，其依据法律或法规向公共卫生部门报告特定疾病或状况。进行报告的人员或机构涉及医生、其他医疗保健服务者、验尸官、法医、实验室、诊所和医院。大型实验室（一般是商业性质）在较大的地理区域内为多个医疗服务提供者提供服务，随着它们的出现，公共卫生机构越来越重视实验室的报告。这提高了需实验室检测才能确诊疾病病例报告的及时性和完整性。然而，由于供实验室检测的样本所附带的信息有限，因此往往需要开具化验单的医疗服务提供者或患者本人跟进，以完成病例报告（Ackers et al.，2000）。

完整的法定疾病监测依赖于许多方面：病人需到医院或诊所就医，接受诊断性检测（如果病人接受经验性治疗，则可能不会进行诊断性检测）、报告阳性结果。若公共卫生人员不主动联系医疗服务提供者以鼓励其进行报告，则这种方法可能相对被动；若公共卫生人员主动联系医疗服务提供者，督促其报告或在报告过程中提供协助，则较为主动。主动的监测方法一般会形成更完整和更及时的报告。例如，20世纪70年代末美国哥伦比亚特区华盛顿暴发了较大规模的志贺氏杆菌病疫情，只有不到三分之一的疫情相关病例按要求进行了报告,因此卫生部门的监测系统并未发现此次疫情。此外,不同机构对疫情的监测报告差异很大,信息报告不仅不完整,而且不具有代表性,这是因为卫生部门采取了相对被动的方法,没有主动通知当地的医务人员遵守报告要求(Kimball et al.,1980)。

监测报告的完整性还可能会受到其他多种原因的影响:如患者和医生瞒报漏报疾病、医务人员不了解相关法规、不关注此类疾病。即使报告不完整,只要发现的病例比例在不同时间和不同地理区域保持一致,疾病的时间趋势和地理分布就可以被确定。相反,缺乏代表性和异质性的报告会降低数据的有效性(Lowndes,Fenton,2004)。

案例

中国法定传染病监测

国家传染病自动预警系统(CIDARS)是2004年重症急性呼吸综合征(SARS)暴发后启动的全国法定疾病报告电子系统的延伸。该系统要求临床医生向国家卫生健康委员会报告39种法定传染病。CIDARS增加了一个正规的分析和后续行动程序,并根据历史发病情况和按时空聚类的病例数,制定了警报的阈值;当发病数超过阈值时CIDARS会通过移动电话通知相关工作人员,并进行初步评估是否需要开展实地调查,如需要,则记录和报告评估和调查的结果。在对10个省CIDARS样本的初步评估中,针对9例相对罕见但严重的感染,在2008—2010年的两年期间发起了308起警报,其中69起(22%)需要进行实地调查,进而控制了9起霍乱暴发。对于其他较常见但并不严重的疾病,有超过10万份统计警报,其中1.4%被认为值得进一步关注,从而控制了167例疾病暴发(Yan et al.,2012)。

5.17.7.6 医务人员信息上报平台

医务人员信息上报平台主要是为了收集特定健康结局的发病和死亡信息。这个信息平台大多是由执业医生自愿组织的;在欧洲许多国家,这些平台与公共卫生当局和学术中心都建立了牢固的关系。这种信息监测上报平台由于获得了参与者的承诺,因此可以收集队列数据监测疾病在时间维度上的变化,收集疾病的发病率、流行趋势、治愈率等疾病指标(Fleming et al.,2003)。但这种监测信息上报平台服务的研究对象无法代表全人群的疾病流行情况。

5.17.7.7 疾病注册登记系统

疾病注册登记是对患有特定疾病人群的全面纵向登记,一般包括有关诊断分类、治疗和结果的详细信息。疾病登记最初是为了对个别疾病或病症进行流行病学研究,以提出病因学假设并确定病例供进一步研究(Weddell,1973)。通过疾病注册登记系统可以提供适当的医疗保健服务并评估其模式变化;与其他信息登记系统不同,它跨越了整个临床分期,并提供患者在不同时间段的患病信息。疾病登记有助于监测疾病的发病率和分布。为重点关注选定的疾病或病症,疾病注册登记系统一般会发展一个促进参与和报告的支持群体。疾病登记主要依靠医院的病例诊断、实验室检测和死亡记录信息,而非来自医生主动通知。

例如,出生缺陷。20世纪50年代末和60年代初,人们针对使用沙利度胺所产生的后果,首次对出生缺陷进行了监测;建立疾病登记系统,记录出生缺陷的基线情况和流行趋势,是识别人类致畸物的一种手段。自1967年以来,美国疾病控制与预防中心在美国佐治亚洲亚特兰大市区开展出生缺陷监测,通过使用多个来源确定在死产和活产婴儿中观察到的所有严重出生缺陷,并通过出生第一年内明显的体征和症状进行识别(Correa-Villasenor et al.,2003)。

国际出生缺陷监测和研究交流中心包括全球40个注册处(Botto et al.,2006)。国际信息交换所开展了一系列监测活动，包括监测特定的症状、交流正在调查的出生缺陷人群信息、未发表的研究结果以及出生缺陷相关的新闻谣言。信息交换所的参与者在基于监测和科学研究开展工作，评估妊娠早期药物使用的潜在致畸性。

5.17.7.8 以实验室为基础的监测

实验室监测可以作为法定传染病报告系统、哨点监测或其他信息报告系统的一部分进行。除了进行常规病例报告外，基于实验室的监测还可以使用分子流行病学工具，对微生物菌株或类型进行更详细的评估，并对药物敏感性进行监测。使用分子工具来加强病原体监测的国家越来越多，这能更敏感地识别疫情发生，尤其是食源性疾病相关的疫情。特定病原体感染产生的病例数可能不足以引起注意，但通过对地理位置不同的病例进行流行病学联系，可以检测到与疫情有关的独特病原体菌株。在美国，PulseNet是一个公共卫生实验室网络，用于对食源性细菌进行DNA“指纹识别”(Swaminathan et al.，2001)。该网络通过电子数据库快速比较这些“指纹”并监测相关疫情。例如，2008—2009年，PulseNet发现并追踪了与受污染花生酱相关的沙门氏菌病暴发，在43个州发现了500多名病例(CDC，2009)。分子方法也越来越多地应用于艾滋病毒疫情的监测。例如，加拿大的监测系统(Jayaraman et al.，2006)通常会根据HIV亚型对新诊断的HIV感染进行常规定性。

5.17.7.9 哨点监测

哨点监测是及时收集高质量数据的最有效方法，它通常与基于指标的监测一起进行，包括从个别监测点系统地收集日常数据。在哨点系统中收集的疾病数据可用于指示流行趋势、识别疫情暴发并监测社区的疾病负担，为其他监测方法提供了一种快速、经济的替代方案。然而，由于哨点监测仅在选定的地点进行，因此对于罕见病或哨点覆盖范围之外所发生疾病的有效性较低。理想情况下，选择具有代表性的人群和地区能使收集到的信息应用于全人群。例如，由于不同人群感染流感的严重程度差异非常大，因此监测的指标也并不一致，流感样病例(ILI)监测重点关注门诊中的轻度流感表现，而严重急性呼吸道感染病例(SARI)监测则用于监测因呼吸道疾病入院的重症患者。选择SARI监测应考虑以下几个方面：目标人群的代表性(气候区域、人口和社会经济特征)；监测的可行性和可持续性(工作人员和领导层的积极性；临床样本的收集、储存和运输；高质量的实验室、可靠管理和报告监测数据的能力；长期的资金来源)；疾病负担(基于人群的发病率、就医率)；以及可靠的分子和分母数据的可用性(PAHO，2014)。流感监测通常是多方面的，包括发病率(如因“流感样疾病”到诊室或医院急诊就诊或经实验室确诊的流感患者住院治疗)、死亡率(如归因于“肺炎和流感”的死亡)和基于实验室的指标(如来自参与实验室的病毒分离株，可测试病毒类型、与疫苗株的一致性或抗病毒药物的敏感性)(CDC，2012a)。

5.17.7.10 人群健康调查

人群健康调查是一种从“目标人群”中“结构化、系统地收集信息，以定量方式描述疾病流行特征”的调查。大多数调查从代表性样本中收集信息，得到的调查结果可以推广到整个人群。行为数据可以从整个人群的样本、对相关健康状况具有特定风险的人群以及受相关健康状况影响的人群中收集(Davy，2006)。人群健康调查还可以获得个体的健康体检数据，例如身高、体重、血压等，或收集生物样本进行实验室检测。此外，家庭调查还提供了个人健康相关信息，例如饮酒、吸烟、残疾情况和就医情况，例如美国的国家健康访谈调查(CDC，2013b)或英格兰和威尔士的一般家庭调查(Twigg，1999)。

在电话普及率高的国家，通过电话访谈可以降低访谈成本、覆盖更广泛的地区，更精确地估计疾病的患病率。例如,美国所有州都实施行为危险因素监测系统(BRFSS),以监测州一级(许多情况下是地方一级)的一系列与健康相关的行为。与所有基于电话的调查一样,BRFSS必须考虑到固定电话使用量下降和移动电话使用量增加的情况,这种趋势在不同特征群体之间存在差异(CDC,2013c)。

世界卫生组织主张将行为措施纳入艾滋病毒和性传播感染监测规划,通过调查人群的健康行为和测量生物样本,调查代表性人群以了解疾病的流行情况(Kenya Central Bureau of Statistics et al.,2004)。

调查特殊的高风险人群可指导公共卫生应急相应措施,这样的监测系统相对简单,以方便抽样的方式进行(例如,对在苏格兰同性恋酒吧与男性发生性行为的男性进行方便抽样)(Williamson et al.,2006)。此类调查可提供有关风险行为水平、采取预防行为的情况以及接触公共卫生预防信息的数据。

5.17.7.11 医疗保健信息监测系统

监测系统通常依赖于现有的健康数据收集信息平台,这些信息收集平台可以是监测的一部分,也可以作为特定疾病或病症监测的辅助手段,如使用患者的出院数据和医疗保险情况。医疗保健信息监测系统的优点是它使用以前已建立的信息系统,只需较少的额外费用就可用于监测。此外,这种信息监测系统有充足的代表性。其主要的局限性在于诊断的记录或编码可能不准确或存在差异。越来越多的医务人员正在使用电子信息健康记录系统来促进患者医疗记录信息的流动。从公共卫生的角度来看,这些“健康信息交换”为获取社区内的监测信息提供了便利,能够为临床医生的疾病诊断治疗提供及时有效的反馈信息(Public Health Informatics Institute,2005)。

5.17.7.12 监测子代的患病情况

子代监测系统没有提出新的数据收集方法,而是将现有的监测方法用于目标人群和亚组人群中并以适当的方式使它们充分结合。对于艾滋病毒监测,需要充分利用其他信息来源的监测系统、传染病监测、生殖健康调查等,以充分了解艾滋病毒流行情况及其传播行为。这些措施有助于减少艾滋病毒的传播和为感染者提供护理。子代监测系统包括生物监测(对确定的亚组人群进行定点血清监测、对亚组人群进行定期艾滋病毒筛查)、行为监测(对一般人群和确定的亚组人群进行重复的横断面调查)和其他信息监测[艾滋病毒和艾滋病病例监测、死亡登记、性传播感染和结核病(TB)监测](UNAIDS/WHO,2000)。

5.7.17.13 基于互联网的监测方法

互联网和电子媒体的广泛应用使人群健康监测的创新性远超传统的监测方法。1994年,国际传染病学会启动了新发疾病监测计划(ProMed),该计划允许个人在公共互联网网站上发布疾病事件的报告和最新信息,并由主持人确保网站的专业性。ProMed上发布的信息包括警报、流行病报告和当地观察员报告,全球有超过30 000名订阅者(Madoff,Woodall,2005)。例如,SARS的疫情暴发公告是最早来源于2003年初一位医生在ProMed上发布的问题,该医生从一位熟人那里了解到中国广州出现了大范围的严重呼吸道疾病。这份报告和ProMed的其他更新信息提醒全球公共卫生界注意这一流行病,在阻止SARS向其他国家传播方面发挥了关键作用(Yu,Madoff,2004)。

全球公共卫生情报网络(GPHIN)由加拿大公共卫生局管理,旨在为全球公共卫生的潜在危险提供早期预警。GPHIN使用持续的自动化流程来监测全球包括六种语言在内的在线媒体报道,获取疾病暴发、自然灾害、食品或水污染、潜在的生物或化学恐怖主义等公共卫生事件的早期迹象。GPHIN每周7天、每天24小时“近乎实时”地运行。GPHIN的访问权限仅限于世界卫生组织和加拿大卫生部授权的公共卫生机构(Public Health Agency of Canada,2013)。The Google.org Flu Trends监测系统使用与流感相关的术语来监控互联网搜索的趋势，虽然这种方法与ILI的其他指标相似，但其公共卫生方面的应用还有待考量（Valdivia et al.，2010）。互联网的使用日益普及，包括可使用互联网的移动手机，促成“参与式流行病学”或“众包”成为可能，鼓励对特定健康问题感兴趣的公众或网络社区成员发布疾病或疾病暴发报告。此类工具和服务的应用是一个持续开发和有待评估的领域（Freifeld et al.，2010）。

5.17.7.14 基于大数据开展疾病监测

如今，使用大数据已被证明可以提高某些公共卫生学科的精确度。大数据是大量结构化、半结构化和非结构化的数据集，可通过计算分析来揭示模式、流行趋势和关联，尤其是与人类行为相关的模式、趋势和关联。这些数据可能来源于多个方面，如商业交易系统、客户数据库、医疗记录、互联网点击流日志、移动应用程序、社交网络、科学实验收集的结果、机器生成的数据以及物联网环境中使用的实时传感器数据。基于大数据开展疾病监测在空气污染、抗生素耐药性、霍乱、登革热、溺水、药物安全、电磁场暴露、甲型H1N1流感、莱姆病、食物摄入量监测、百日咳等方面效果卓越，甚至能预测疾病的未来流行情况，评估公共卫生风险，为实施预防性干预措施提供了机会（Dolley，2018）。

5.17.7.15 数据收集工具

依靠目前的技术，详细的信息难以被收集，因为数据收集需要被限制在一定的信息范围内，在这个范围内信息可以长期、可靠、一致地被收集和使用。监测系统使用者希望数据应避免使用过于累赘的表格和调查问卷或其他数据收集工具。虽然计算机化系统可收集更详细的数据，但大量数据可能会超出公共卫生机构有效利用这些数据的能力。随着医疗信息系统和公共卫生监测系统的自动化程度不断提高，统一电子健康信息的收集标准至关重要。美国2009年的《经济和临床健康信息技术（HITECH）法案》要求医务人员采用电子信息系统记录健康数据，根据国家信息标准向政府资助的老年人和贫困人群医疗保险方案报告医疗质量措施，并向州和地方公共卫生方案报告免疫服务和某些疾病数据（HealthIT.gov，2013）。

5.17.8 监测数据的分析和管理

5.17.8.1 数据分析

分析监测数据一般从描述性分析开始，研究疾病的时间分布、空间分布和人群分布特征，它要求收集、汇总并报告特定时间间隔（如天、周、月或年）和特定地理区域（如城市、县、州、省、国家等）的疾病流行趋势，此外数据分析还需要使用统计方法进行显著性检验等。发病率或患病率以目标总人群为分母，如根据人口普查数据，使用标准化方法计算年龄标准化发病率和发病率的地区间差异。监测数据通常使用地图或图形表示疾病的发病率或患病率随时间、地点或人口学特征（如年龄或性别）的变化差异。

流行趋势分析旨在分析当前或近期的疾病水平是否与历史水平相同，监测周期根据疾病本身的流行特点和历史研究从几天到几年不等。确定流行性疾病发生或评估流行性疾病可能发生是公共卫生监测的一项关键功能。然而通常是医务人员首先观察到流行性疾病发病率的升高，并非通过监测系统检测到，这可能是由于监测周期的时间不够，无法监测疾病的上升趋势，但监测仍有助于评估最近观察到的疾病个案是否超过预期水平。当病例间发病的距离远或时间间隔长，个体医疗机构往往难以察觉到发病率的升高，此时监测最有可能优先识别到潜在的疾病流行趋势。

判断疾病的发病率是否超过历史水平或警戒水平,关键在于需要排除所观察疾病的发病情况是随机变化的,排除出现“噪声”的可能。使用各种技术对数据进行“平滑”处理可以解决这一问题,尤其是展示疾病对于时间的趋势(Devine,Parrish,1998),如按照一定的时间规律监测疾病发生或增加疾病监测的时间间隔,例如按每周而非每天,或者按每月而非每周。目前已经发展出一系列先进的分析技术用于评估监测数据中不同类型的历史趋势,如季节性或长期趋势,根据这些趋势,可以估计疾病的预期水平,并确定观察到的水平是否与预期水平有统计学差异(Brookmeyer,Stroup,2003)。

地理信息系统的使用改变了监测数据的分析和展示方式,通过评估疾病的地理位置信息,可以确定疾病高发区域,预防和治疗该区域的流行性疾病(Waller,Gotway,2004)。聚集性疾病较易被识别,但其往往难以跟随机变异相区分,为此发展了多种统计技术检测和描述聚集性疾病的方法(Kuldorff,1997)。利用电子信息系统自动化开展疾病日常监测和综合征监测,将传统监测方法和计算机软件算法相结合,利用聚类监测优化监测方法(Burkom,2007)。

无论是简单的描述性统计还是先进的建模技术,监测数据的分析都必须考虑数据的局限性,如缺乏完整性、代表性、及时性和数据质量不稳定。数据质量反映了数据的准确性、完整性和真实性。高质量的数据优化了在运营、决策和计划中的预期用途。数据质量可能遇到的问题包括:表格不完整、漏报、多报和重复报告、数据收集过程不系统、报告不真实、报告格式/形式不一致、报告周期不一致及计算错误。

5.17.8.2 汇总监测数据

监测数据可以以单个病例或汇总的形式进行记录。收集单个病例的情况供后续诊疗使用,而地区或国家的报告则应以汇总的形式呈现。个体数据比总体数据更灵活,可以进行更详细的分析。同时,个体数据还可以解决某些无法用常规分析回答的特定问题。

5.17.8.3 监测数据与其他信息来源的关联

由于新数据和信息系统建立的复杂性,人们越来越关注综合现有的数据库进行监测,这种方法可从多个层面汇总疾病患者的信息。例如,结合出生证明(包括婴儿出生体重和其他特征信息)和死亡证明(包括年龄和死因信息)可以确定不同出生体重或胎龄组的新生儿死亡率(Buehler et al.,2000)。结合HIV和肺结核记录可以监测这两种感染同时发生的情况(Ahmed et al.,2007)。

数据关联技术比较了不同信息系统来源的数据,评估两个数据是否代表同一个人,并将匹配的个人数据合并(Clark,2004)。在进行数据关联时,应对关联到不同人的记录比例进行评估,同时还需确定应关联但未正确关联的数据比例。

5.17.8.4 数据管理

管理监测数据为持续开展监测工作提供基础,包括维护历史数据和将新信息纳入监测数据库。考虑到最初丢失的信息可能会重新获得、后续调查可能会产生补充信息、最初被分类为符合或不符合病例定义的人可能会被重新分类、错误可能被识别和纠正、重复的病例报告可能被识别和剔除,我们需要定期更新监测数据。对于在监测过程中产生变更信息的数据,我们可以保留临时和最终的记录。同时,监测数据需采取物理方法和技术保护等措施进行保密。

5.17.8.5 数据报告

信息流

每个国家都制定法律法规要求医疗机构人员向政府机构报告法定传染病和慢性病。法规条例不仅规定了报告的对象和疾病清单，还规定了报告的方式和时效等。

通常情况下，大多数地区要求社区医院、诊所、医院和实验室向当地卫生机构（通常是区或街道级别）报告。当地卫生机构将报告或数据报送给上级政府（省、州或其他中级政府），然后由上级政府汇编数据向国家级卫生部报告。卫生部负责向世界卫生组织报告符合《国际卫生条例》要求的信息。反过来，世界卫生组织和大多数国家卫生部都会发布报告或通告，并向下级机构反馈。监测工作需要明确的监测目的，获得监测数据，或对现有信息的二次使用。无论哪种情况，在整个监测过程中都需要有计划性的信息流。对依赖于单个病例或疾病统计报告的监测系统，负责报告的人可能是特定地区医疗机构人员和相关实验室。这可能要求报告者收集公共卫生机构所需的生物样本，以便对特定疾病或暴露进行实验室诊断。

监测系统间隔几个月或几年定期收集和汇总数据，此外，在某些情况下，如果需要间歇性地开展调查，则需要规定具体的调查周期，每隔几年收集和提供一次数据。

对于特定疾病或病例的监测，发生相关事件与监测系统最终提供报告之间的可接受时间间隔取决于疾病的性质以及如何使用数据为公共卫生行动提供信息。报告应使用“零报告”方法，即在报告表上记录0（零），以表示在一周内未诊断出任何需要立即报告的疾病病例。当一周内未发现病例时，对于每种需要立即报告的疾病都应提交零报告，并告知下一级工作人员提交完整的报告。

监测数据的传播

数据的传播方式取决于资源的及时性和可用性。尽管现在仍然需要纸质表格或传真，但监测信息目前更多依赖电信和互联网传送。在互联网尚未普及的地方，人们更倾向于使用手持移动设备和移动电话进行数据收集和传播。2012年，世界银行估计全球四分之三的人口可使用移动电话，这为优化卫生信息的获取和公共卫生监测提供了相对低价且广泛可用的技术（World Bank，2012）。

5.17.9 监测信息的普及

监测数据的交流是监测链中的一个重要步骤。必须向提供数据的人提供适当的反馈，如分析报告，使他们能够将自己的经验与整个社会的经验进行比较，也应包括其他报告，使他们能够看到他们所贡献的信息资源价值。在合理的前提下，应当认可和表彰提供数据的个人或机构的贡献。公共卫生专业人员、政策制定者或其他制定公共卫生计划方向的专家，需要及时从监测系统获得所需信息以供使用。此外，这些数据应尽可能传播给对这些数据的分析感兴趣的人。越来越多的机构使用网站来分享监测数据，如美国疾病控制与预防中心的《发病率和死亡率周报》（http://www.CDC.gov/MMWR），世界卫生组织的每周流行病学记录（http:www.who.int/wer）和欧洲的欧洲监测（http://www.eurossurveillance.org/）。

必须定期提供监测数据，监测报告的频率应与监测系统的性质、监测疾病的特征和信息需求相符合。为了提高监测数据的及时性，在完成更明确的报告之前，可以发布临时或初步数据，并附带适当的说明。

传播形式因受众目标而异，有创意性的设计有助于使关键信息与普通文档区别开来，并获得更多的关注。大多数决策者和临床医生更希望看到用图形来解释数据，图形能提供快速的视觉图像，突出主要观察结果，并配有简短的摘要文字。图形和地图在直观解码大量数据方面的重要作用已得到明确的证明，图形可以让读者理解其他方式所难以表达的大型复杂数据集(Tukey,1977;Tufte,1983)。然而许多流行病学家和其他科学家则认为获取更详细的数据最为有用。

5.17.10 监测系统的评估

进行疾病监测,还需要定期评估监测系统,以确保能够监测到重要的公共卫生问题,确保监测系统信息的可用性,并使监测资源能够得到合理利用。可以采取定量和定性评估方法评估监测系统(CDC,2001,2004;Silk,Berkelman,2005;Buehler et al.,2009),或评估监测的质量(Krause,2006)。为反映建立监测系统的步骤,对评估监测系统应包括对其审查监测目标、描述运作方式、评估监测绩效和与监测相关的建议。

Samuel就以下几点描述监测系统评估的主要属性:

◇ **可接受性**:个人和组织参与监督系统的意愿。

◇ **成本效益**:预期结果与实现这些结果所产生的监测成本之间的关系。监测系统成本包括直接成本(人员和物质资源)、间接成本(对监测结果的准备和反应)以及从社会角度来看的预防效益或成本(如监测信息对决策和人群健康的影响)。

◇ **数据质量**:监测系统中数据的完整性和有效性。

◇ **灵活性**:监测系统或其流程能够在几乎不增加时间或资源的情况下,适应不断变化的流行病学、信息需求、技术或临床实践的能力。

◇ **阳性预测值(PVP)**:向系统报告的病例中实际存在监测健康病例所占的比例。对于基于事件的监测,PVP表示检测到的疫情具有公共卫生意义并需要采取应对措施的概率。

◇ **代表性**:系统准确描述所监测的健康状况在一段时间内的发生情况及其在不同地点和人群中分布情况的能力。

◇ **安全性**:能够确保监测数据和信息的保密性、可用性和准确性的流程和方法。

◇ **灵敏性**:监测系统对以下方面的灵敏性:(a)病例检测(患有相关疾病的个人比例),(b)疾病暴发监测(监测系统监测到的健康状况在时间或空间上显著增加的概率),以及(c)病例定义(病例定义标准准确代表了相关健康状况并对其适用病例进行分类的能力)。

◇ **简单性**:在从数据收集到使用的整个监测过程周期中,系统的结构和易操作性。系统应尽可能简单,同时能实现目标。

◇ **稳定性**:收集、管理和提供数据而不发生障碍的能力(可靠性),以及在需要时投入运行的能力(可用性)。

◇ **标准使用**:监测系统使用数据交换、信息传递或其他信息技术标准,以提高系统及其软件应用程序的通信、数据交换和使用已交换信息的能力。

◇ **及时性**:监测过程中任意两个步骤之间的时间。监测过程中的步骤因系统而异,监测过程间隔及时性的相对重要性因监测目标和监测的健康事件而异(Grosecluse,Buckeridge,2017)。

公共卫生监测系统的主要属性是相互影响的,提升一个系统属性可能会对另一个优先级更高的属性产生不利影响。相较于其他属性,某些属性对选定的监测目的和卫生结果更为重要。最近一篇文章对99篇涉及研究动物和人类健康监测的研究进行了系统综述,确定了监测系统的23个不同属性(Drewe et al.,2012)。几乎一半的评价只评估了一两个属性;最常被评估的属性是灵敏性、及时性和数据质量。调查人员发现被系统评估的监测目标往往没有说明,因此评估选定属性的理由并不明确。

应根据结论就监督系统的现状和未来潜力提出建议。结论应说明监测是否达到目标以及是否有效运行。提供的建议应切合实际、切实可行,并进行明确的解释。向卫生机构和利益相关者提供反馈非常重要。确定计划的优先次序并制定监测改进时间表可能对监测有一定的帮助(CDC,2012c)。

5.17.11 组织结构

监测系统需要能够定义监测周期所有阶段、参与者角色和责任的组织结构,包含不同级别的政府(地方、州、地区、国家或国际)。当监测数据发现需要进一步关注的情况时,应向负责预防和控制活动的人员发出警报,例如观察到的疾病发病率上升可能预示着疫情暴发的开始。

5.17.11.1 公共卫生监测中的伦理问题

公共卫生监测因不属于研究的范畴而可能会带来一些伦理问题上的挑战。在监测中,公开健康数据后,人们可能会遭受法律、社会、身体和心理伤害。收集人群层面的健康数据可能导致强制隔离、群体和个人隔离以及财产扣押。同时也存在侵犯隐私和歧视的可能性。例如,将高艾滋病毒感染率与特定社区联系起来的数据可能导致对这些社区成员的污名化。

在符合伦理道德的情况下,监测是在人口层面上促进人类福祉方案的基础,它有助于减少不平等现象的发生。世界卫生组织制定了公共卫生监测中的道德问题准则。这份文件可以帮助所有参与公共卫生监测的人,包括政府机构的官员、卫生工作者、非政府组织和私营部门。指导方针涵盖了以下内容:(1) 进行监督并接受道德审查的广泛责任;(2) 确保适当保护和权利的义务;以及(3) 关于如何交流和共享监测数据的决策考虑因素(WHO,2017)。监测的道德准则涉及以下方面:制定有效的道德监测传播机制;确保数据的安全性,并且仅为以合法的健康目的进行数据收集;在监测之前识别并最大限度地减少潜在危害;协助资源不足的国家进行监测;尊重被监测社区的价值观和关怀;向相关目标受众传达监测结果;确保可识别数据得到适当的保护;与有关各方以及其他国家和国际卫生机构共享数据。

5.17.11.2 资源不足国家的公共卫生监测:特殊考虑

对所有国家来说,监测实践基础的一般原则基本相似,其中包括系统设计的步骤以及收集和使用信息原则。世界卫生组织于2005年5月通过的《国际卫生条例》为加强全球监测系统提供了强有力的依据。该方案于2007年6月修订并生效(Baker,Fidler,2006)。然而,不同国家的信息和监测资源的差异很大。

在资源不足的国家中,启动监测系统的主要原因是为了追踪疾病(特别是传染性疾病)的发展趋势。此外,监测数据还用于确定公共卫生的优先事项,评估大规模预防和治疗方案的效果,例如为疟疾、肺结核和艾滋病毒/艾滋病制定预防方案。许多传染病等公共卫生事件发生在只有基本医疗保健和缺少实验室资源的环境中。大规模的治疗计划使实验室基础设施的需求变得更加紧迫。在治疗中,需确保治疗适当,诊断准确,抗耐药性及疫苗的特异性。缺乏明确的诊断可能会阻碍监测和应对工作,导致不当治疗和不良后果发生,例如耐药性增加。

监测的成功取决于是否有足够的资源、报告程序的简洁化、监测网络中人员之间的联系、定期反馈以及针对病例报告或监测数据分析所采取的行动的可见性。例如,小儿麻痹症的根除方案广泛利用监测来跟踪进展,并努力实现根除目标。建立全球的病毒学综合监测网络是脊髓灰质炎的根除方案的主要成就之一,其主要用以追踪传播脊髓灰质炎病毒的基因特征和传播模式(Pallansch,Sandhu,2006)。根除方案必须依靠针对性较强的监测,且随着根除目标疾病的临近变得愈加重要(而且代价高昂)。

许多资源不足的国家缺乏有效的出生和死亡等重大事件的登记系统,因此其实施监测的方式有所不同。在无常规死亡登记的地区,口头访谈以确定死因的方式可有助于遵循死亡模式(Kumar et al.,2006)。该方法对疟疾等急性发热性疾病的死因分类可能敏感性较低,但对孕产妇死亡、受伤、肺结核和艾滋病具有较高的敏感性。此外,不同方式的口头访谈可能导致其对特定条件的敏感性不同(Setel et al.,2006)。这种死亡率监测的一个简单而快速的替代方案是通过定期调查医院因特定情况而入院的人数来监测重病发病率。然而,此类调查的成功在很大程度上取决于诊断的准确性。

卫生信息的其他来源可能包括儿童基金会、世界卫生组织、国际会议、非政府组织和人口实验室(例如孟加拉国国际腹泻病研究中心)。尽管在许多资源不足的环境中,常具有一些相似的健康问题,但当疾病发生的特定条件存在巨大的地理差异时,依赖其他国家或地区的数据往往会造成严重的问题。

监测系统的设计必须考虑监测人员的安全保障、地理位置、人口分散性和流动性、卫生系统类型和人群教育程度。在资源不足的国家中,更常见且相似的问题可能包括公共卫生人员有限、目标人群中多个监测系统的同时运行、缺乏实验室能力以及基础设施和通信的局限性(如缺乏设备、用品或电力)。

解决公共卫生和预防人员短缺问题的解决方案包括自愿原则,如使用社区卫生工作者、传统助产士或乡村志愿者等资源。另一个常见的解决方案是通过公共卫生培训计划来填补人力资源缺口。由于对短期培训成本效益的担忧,各国均制定了长期的建设方案。应用现场流行病学培训计划因增加受培训的人员数量而受到广泛好评(Cardenas et al.,2002)。

同时,计算机可用性的增加和成本的降低为监测提供了更多机会。Epi Info™是一个免费的计算机程序,旨在协助公共卫生的数据管理和分析(CDC,2013a);该程序提供多种语言版本,且在资源充足和匮乏的国家都已成功应用。Epi Info等信息系统被视为向决策者等提供数据,以帮助其在改善健康方面作出决策。事实证明,移动电话和手持设备的使用在许多领域都已广泛应用。移动电话网络和国际电信系统的应用性,大大节省了信息收集和双向信息交流的资源。

5.17.12 结论

公共卫生监测通过系统收集、整合和评估相关数据,从而对健康问题进行持续监测。公共卫生监测在历史上推动和指导了传染病的预防和控制,如消灭天花、预防儿童疾病进行免疫运动、预防HIV病毒感染和艾滋病,以及SARS或大流行性流感等新发传染病的应对响应。监测在评估和指导非传染性疾病的预防和控制工作中变得越来越重要。监测驱动预防活动向正确方向发展,并指导其对疾病个案及公共卫生政策的应对。

有效的公共卫生干预措施依赖于持续可靠的信息来源;监测系统的维护和定期评估需分配有效资源。数据必须及时且具有人群代表性;必须对数据进行分析和解释,并向报告者提供反馈,并尽可能广泛地传播,包括传达给制定和实施公共卫生政策的人员。用于监测以提供预防和控制活动信息的资源分配必须与实施这些活动所需的资源相平衡。

(翻译:施小明;审校:何纳)

参考文献

Ackers, M.-L., Puhr, N.D., Tauxe, R.V., and Mintz, E.D. (2000). Laboratory-based surveillance of salmonella serotype typhi in-fections in the United States: antimicrobial resistance on the rise. Journal of the American Medical Association, 283(20), 2668-73.

Ahmed, A.B., et al. (2007). The growing impact of HIV infection on the epidemiology of tuberculosis in England and Wales. Thorax, 62, 672-6.

Baker, M.G. and Fidler, D.P. (2006). Global public health surveillance under new international health regulations. Emerging Infectious Diseases, 7, 1058-65.

Berkelman, R.L., et al. (1994). Infectious disease surveillance: a crumbling foundation. Science, 264, 368-70.

Botto, L.D., et al. (2006). Fostering international collaboration in birth defects research and prevention: a perspective from the International Clearinghouse for Birth Defects Surveillance and Research. American Journal of Public Health, 96, 774-80.

Brookmeyer, R. and Stroup, D.F. (2003). Monitoring the Health of Populations: Statistical Principles and Methods for Public Health Surveillance. Oxford: Oxford University Press.

Buehler, J.W., Prager, K., and Hogue, C.J. (2000). The role of linked birth and infant death certificates in maternal and child health epidemiology in the United States. American Journal of Preventive Medicine, 19(Suppl. 1), 3-11.

Buehler, J.W., Whitney, E.A., Smith, D., Prietula, M.J., Stanton, S.H., and Isakov, A.P. (2009). Situational uses of syndromic surveillance. Biosecurity and Bioterrorism: Biodefense Strategy, Practice, and Science, 7(2), 165-77.

Burkom, H. (2007). Alerting algorithms for biosurveillance. In: Lombardo, J.S. and Buckeridge, D.L. (eds.) Disease Surveillance: A Public Health Informatics Approach. Hoboken, NJ: John Wiley & Sons, pp. 143-92.

Cardenas, V.M., et al. (2002). Improving global public health leadership through training in epidemiology and public health: the experience of TEPHINET. Training Programs in Epidemiology and Public Health Interventions Network. American Journal of Public Health, 92, 196-7.

Centers for Disease Control and Prevention (CDC) (2001). Updated guidelines for evaluating public health surveillance systems. Morbidity and Mortality Weekly Report, 50, 1-35.

Centers for Disease Control and Prevention (CDC) (2004). Framework for evaluating public health surveillance systems for early detection of outbreaks. Recommendations from the CDC Working Group. Morbidity Mortality Weekly Report, 53(RR05), 1-11.

Centers for Disease Control and Prevention (CDC) (2009). Multistate outbreak of Salmonella infections associated with peanut butter and peanut butter-containing products — United States, 2008-2009. Morbidity and Mortality Weekly Report, 58(4), 85-90.

Centers for Disease Control and Prevention (CDC) (2011). STD Surveillance Case Definition. [Online] Available at: http://www.cdc.gov/std/stats10/app-casedef.htm

Centers for Disease Control and Prevention (CDC) (2012a). Overview of Influenza Surveillance in the United States. [Online] Available at: http://www.cdc.gov/flu/weekly/overview.htm

Centers for Disease Control and Prevention (CDC) (2012b). Diabetes Complications. [Online] Available at: http://www.cdc.gov/diabetes/statistics/complications_ national.htm

Centers for Disease Control and Prevention (CDC) (2012c). Public health surveillance. In: Principles of Epidemiology in Public Health Practice: An Introduction to Applied Epidemiology and Biostatistics (3rd ed.). Washington, DC: CDC.

Centers for Disease Control and Prevention (2013a). Epi Info™. [Online] Available at: http://wwwn.cdc.gov/epiinfo/

Centers for Disease Control and Prevention (2013b). National Health Interview Survey. [Online] Available at: http://www.cdc.gov/NCHS/NHIS.htm.

Choi, K. and Thacker, S.B. (1981). An evaluation of influenza mortality surveillance, 1962-1979. I. Time series forecasts of expected pneu-monia and influenza deaths. American Journal of Epidemiology, 113, 215-26.

Clark, D.E. (2004). Practical introduction to record linkage for injury research. Injury Prevention, 10, 186-91

Correa-Villasenor, A., et al. (2003). The Metropolitan Atlanta Congenital Defects Program: 35 years of birth defects surveillance at the Centers for Disease Control and Prevention. Birth Defects Research. Part A, Clinical and Molecular Teratology, 67, 617-24.

Cox, N., Brammer, T.L., and Regnery, H. (1994). Influenza: global surveillance for epidemic and pandemic variants. European Journal of Epidemiology, 10(4), 467-70.

Davy, M. (2006). Time and generational trends in smoking among men and women in Great Britain, 1972-2004/05. Health Statistics Quarterly, 32, 35-43.

Devine, O. and Parrish, R.G. (1998). Monitoring the health of a population. In: Stroup, D.S. and Teutsch, S.M. (eds.) Statistics in Public Health. New York: Oxford University Press, pp. 59-91.

Dolley, S. (2018). Big data's role in precision public health. Frontiers of Public Health, 6, 68.

Drewe, J.A., Hoinville, L.J., Cook, A.J.C., Floyd, T., and Stark, K.D.C. (2012). Evaluation of animal and public health surveillance sys-tems: a systematic review. Epidemiology & Infection, 140, 575-90.

European Centre for Disease Prevention and Control (ECDC) (2014). Data Quality Monitoring and Surveillance System Evaluation — A Handbook of Methods and Applications. Stockholm: ECDC, pp. 7-13.

Fleming, D.M., Schellevis, F.G., and Paget, W.J. (2003). Health monitoring in sentinel practice networks: the contribution of primary care. The European Journal of Public Health, 13(Suppl. 1), 80-4.

Freifeld, C.C., et al. (2010). Participatory epidemiology: use of mobile phones for community-based health reporting. PLoS Medicine, 7(12), e1000376.

Groseclose, S.L. and Buckeridge, D.L. (2017). Public health surveillance systems: recent advances in their use and evaluation. Annual Review of Public Health, 38, 57-79.

HealthIT.gov (2013). HITECH Act. [Online] Available at: http://www. healthit.gov/policy-researchers-implementers/hitech-act-0

Hinman, A.R. and Hopkins, D.R. (1998). Lessons from previous eradication programs. In: Dowdle, W.R. and Hopkins, D.R. (eds.) The Eradication of Infectious Diseases. New York: Wiley, pp. 19-32.

Hurd, M.D., Martorell, P., Delavande, A., Mullen, K.J., and Langa, K.M. (2013). Monetary costs of dementia in the United States. The New England Journal of Medicine, 368(14), 1326-34.

Jaffe, H.W., et al. (1983). National case control study of Kaposi's sarcoma and Pneumocystis carinii pneumonia in homosexual men: epi-demiologic results. Annals of Internal Medicine, 99, 293-8.

Jayaraman, G.C., et al. (2006). A population-based approach to determine the prevalence of transmitted drug-resistance HIV among recent versus established HIV infections: results from the Canadian HIV strain and drug resistance surveillance program. Journal of Acquired Immune Deficiency Syndromes, 42, 86-90.

Kenya Central Bureau of Statistics, Ministry of Health (MOH) and ORC Macro (2004). Kenya 2003 Demographic and Health Survey: Key Findings. Calverton MD, USA, MOH and ORC Macro. [Online] Available at: http://www.measuredhs.com/pubs/pdf/SR104/SR104KE03.pdf

Kimball, A.M., Thacker, S.B., and Levy, M.E. (1980). Shigella surveil-lance in a large metropolitan area: assessment of a passive reporting system. American Journal of Public Health, 70(2), 164-6.

Krause, G. (2006). From evaluation to continuous quality assurance of surveillance systems. Eurosurveillance, 11(11), 204-5.

Kulldorff, M. (1997). A spatial scan statistic. Communications in Statistics — Theory and Methods, 26(6), 1481-96.

Kumar, R., et al. (2006). Validity of verbal autopsy in determining causes of adult deaths. Indian Journal of Public Health, 50, 90-4.

Langmuir, A.D. (1963). The surveillance of communicable diseases of national importance. The New England Journal of Medicine, 268, 182-92.

Liu, L., et al. (2000). Global, regional, and national causes of child mortality: an updated systematic analysis for 2010 with time trends since 2000. The Lancet, 379(9832), 2151-61.

Lowndes, C.M. and Fenton, K.A. (2004). Surveillance systems for STIs in the European Union: facing a changing epidemiology. Sexually Transmitted Infections, 80, 264-71.

Madoff, L.C. and Woodall, J.P. (2005). The Internet and the global monitoring of emerging diseases: lessons from the first 10 years of ProMED-mail. Archives of Medical Research, 36, 724-30.

Mandl, K.D., et al. (2004). Implementing syndromic surveillance: a practical guide informed by the early experience. Journal of the American Medical Informatics Association, 11, 141-50.

Pallansch, M.A. and Sandhu, H.S. (2006). The eradication of polio — progress and challenges. The New England Journal of Medicine, 355, 2508-11.

Pan American Health Organization (PAHO) and WHO Regional Office for America (2014). Operational Guidelines for Sentinel Severe Acute Respiratory Infection (SARI) Surveillance, pp. 11-16. [Online] Available at: https://www.paho.org/revelac-i/wp-content/uploads/2015/10/2015-cha-operational-guidelines-sentinel-sari.pdf

Public Health Agency of Canada (2013). The Global Public Health Intelligence Network (GPHIN). [Online] Available at: http://www. phac-aspc.gc.ca/gphin/

Public Health Informatics Institute (2005). Public Health Opportunities in Health Information Exchange. Topics in Public Health Informatics (2005). [Online] Available at: http://www.phii.org/sites/default/files/resource/pdfs/Opportunities_ 0605.pdf

Rigau-Perez, J.G., et al. (2006). Medical examiner samples: a source for dengue surveillance. Puerto Rico Health Sciences Journal, 25, 67-9.

Setel, P.W., et al. (2006). Core verbal autopsy procedure with compara-tive validation results from two countries. PLoS Medicine, 3, e268.

Seward, J.F., et al. (2002). Varicella disease after introduction of varicella vaccine in the United States, 1995-2000. Journal of the American Medical Association, 287(5), 606-11.

Silk, B. and Berkelman, R.L. (2005). A review of strategies to enhance completeness of reporting. Journal of Public Health

Management and Practice, 11, 191-200.

Smith, P.F., et al. (2013). Blueprint version 2.0: updating public health surveillance for the 21st century. Journal of Public Health Management and Practice, 19, 231-9.

Swaminathan, B., et al. and the CDC PulseNet Task Force (2001). PulseNet: the molecular subtyping network for foodborne bacterial disease surveillance, United States. Emerging Infectious Diseases, 7, 382-9.

Thacker, S.B. (2010). Historical development. In: Lee, L.M., Teutsch, S.M., Thacker, S.B., and Louis, M.S. (eds.) Principles and Practice of Public Health Surveillance. Oxford: Oxford University Press, pp. 1-17.

Thacker, S.B. and Berkelman, R.L. (1988). Public health surveillance in the United States. Epidemiologic Reviews, 10, 164-90.

Tufte, E.R. (1983). The Visual Display of Quantitative Information. Cheshire, CT: Graphics Press.

Tukey, J.W. (1977). Exploratory Data Analysis. Reading, MA: Addison-Wesley.

Twigg, L. (1999). Choosing a national survey to investigate smoking behavior: making comparisons between the General Household Survey, the British Household Panel Survey and the Health Survey for England. Journal of Public Health Medicine, 21, 14-21.

UNAIDS/WHO (Joint United Nations Programme on HIV/AIDS and World Health Organization) (2000). Working Group on Global HIV/AIDS and STI Surveillance. Guidelines for Second Generation HIV Surveillance. WHO/CDS/CSR/EDC/2000.5 UNAIDS/00.03E. [Online]. Available at: https://www.who.int/hiv/pub/surveillance/en/cds_ edc_ 2000_ 5.pdf

Valdivia, A., López-Alcalde, J., Vicente, M., Pichiule, M., Ruiz, M., and Ordobas, M. (2010). Monitoring influenza activity in Europe with Google Flu Trends: comparison with the findings of sentinel physician networks — results for 2009 - 10. Eurosurveillance, 15(29), 2-7.

Waller, L.A. and Gotway, C.A. (2004). Applied Spatial Statistics for Public Health Data. Hoboken, NJ: John Wiley & Sons.

Weddell, J.M. (1973). Registers and registries: a review. International Journal of Epidemiology, 2, 221-28.

Williamson, L.M., et al. (2006). Increases in HIV-related sexual risk behaviour among community samples of gay men in London and Glasgow: how do they compare? Journal of Acquired Immune Deficiency Syndromes, 42, 238-41.

World Bank (1993). World Development Report 1993: Investing in Health. Oxford: World Bank and Oxford University Press.

World Bank (2012). 2012 Information and Communications for Development: Maximizing Mobile. Washington, DC: World Bank.

World Health Organization (WHO) (1968). Report of the Technical Discussions at the 21st World Health Assembly on National and Global Surveillance of Communicable Diseases. Geneva: World Health Organization.

World Health Organization (WHO) (2003). Guidelines for the Management of Sexually Transmitted Infections. Geneva: World Health Organization.

World Health Organization (WHO WPRO) (2008b). A Guide to Establishing Event-Based Surveillance. [Online]. Available at: https://iris.wpro.who.int/handle/10665.1/10421

World Health Organization Regional Office for Africa (2014). Integrated Disease Surveillance and Response in the African Region: A Guide for Establishing Community Based Surveillance. [Online]. Available at: https://www.afro.who.int/publications/integrated-disease-surveillance-and-response-african-region-guide-establishing-0

World Health Organization (WHO) (2016). International Health Regulations (2005) (3rd ed.). Geneva: World Health Organization.

World Health Organization (WHO) (2017).WHO Guidelines on Ethical Issues in Public Health Surveillance. Geneva: World Health Organization.

Yan, W., Nie, S., Xu, B., Dong, H., Palm, L., and Diwan, V. (2012). Establishing a web-based integrated surveillance system for early detection of infectious disease epidemic in rural China: a field experi-mental study. BMC Medical Informatics and Decision Making, 12(1), 4.

Yu, V.L. and Madoff, L.C. (2004). ProMED-mail: an early warning system for emerging diseases. Clinical Infectious Diseases, 39(2), 227-32.

5.18 生命历程流行病学

5.18.1 引言

生命历程流行病学的主要目的是通过了解疾病的病因来确定有效的干预策略，最终达到促进人群健康和卫生公平的目标。成功的干预措施必须在人一生中适当的时间实施，而生命历程流行病学的重点就是评估不同时期的暴露会对随后的健康结局产生怎样的不同影响。将生命历程方法融入流行病学研究，对确定有效的政策和人群层面的干预措施以促进人群健康及健康公平至关重要。在这一章中，我们总结了生命历程流行病学的概念模型，讨论了生命历程流行病学的因果推断、生物学机制和创新领域，并对生命历程流行病学的未来发展方向进行了展望。

5.18.2 生命历程流行病学的概念模型

生命历程流行病学研究以Kuh和Ben-Schlomo开发的概念模型为指导，描述了危险因素或保护因素的暴露时机如何影响随后的健康结局（Ben-Shlomo，Kuh，2002；Kuh et al.，2003；Ben-Shlomo et al，.2016）。本章使用有向无环图（Directed acyclic graphs，DAGs）来介绍主要的几种概念模型。这些模型包括：直接风险模型（immediate risk model）、轨迹/链式风险模型（trajectory/chains of risk model）、关键期和敏感期模型（critical and sensitive periods models）以及累积风险模型（cumulative risk model）。所有的模型都假设暴露对健康结局存在些许影响。

在直接风险模型中，暴露对健康结局有直接的影响；暴露消除后，健康结局的风险开始下降（图5.18.1a）。直接风险模型的例子包括青少年和成年人的家庭枪支所有权和自杀率之间的关联（Siegel，Rothman，2016；Knopov，2019），老年人使用苯二氮卓类药物和跌倒风险之间的关联（Díaz-Gutiérrez，2017），以及轮班工作和夜班工作对工作场所事故和夜班后车祸发生的影响（Kecklund，Axelsson，2016）。

在轨迹模型（也称为“链式风险模型”）中，暴露轨迹是“黏性的（sticky）”，即每个生命阶段的暴露都为下一个生命阶段的暴露奠定了基础。最初的暴露不会直接危害后期的健康，但是最初的暴露可以导致随后的暴露，而后者直接影响健康。图5.18.1(b)显示了一个直接风险和轨迹模型，其中童年期和成年早期的暴露并不直接影响中年健康，但童年期的暴露影响成年早期的暴露，进而影响中年时期的暴露。轨迹模型的一个例子是，童年期建立的健康行为是否仅通过影响成年期的健康行为模式来影响成年期的健康。

在累积风险模型中，每个暴露期对健康都有独立的影响（图5.18.1(c)）。无论是否存在具有“黏性”暴露的轨迹模型，累积风险模型都有可能发生。图5.18.1(c)显示了轨迹模型的累积风险，每个生命阶段的暴露对健康结局以及随后生命历程的暴露都有独立的影响。例如，社会经济地位在整个生命历程中往往具有“黏性”，每个生命阶段（例如幼年、中年、晚年）的社会经济地位指标也可能对晚年的健康结局产生独立影响。Marden等人使用美国健康与退休研究的数据，建立三个生命阶段的社会经济地位指标与晚年记忆功能和记忆衰退相关的累积风险模型，观察到一致的结果(Marden，2017)。正如该研究所示，检测累积风险模型可能会对因果推断提出一些挑战：由于早期暴露而产生的任何影响中年或晚年暴露与健康结局关系的混杂因素也可能是早期暴露对健康结局关系中的中介因素，通常被称为"时间依赖的混杂-中介因素"(time-dependent confounder-mediators)，而对这些因素的统计学调整可能会使暴露对结局影响的估计产生偏倚。这一问题可以通过逆概率加权(inverse probability weighting)等策略来解决，以去除混杂-中介变量在中年或晚年暴露与健康结局关系中的混杂效应，而不影响其在早期生活暴露与结局关系的中介作用(Robins，2000；McCulloch，2015)。

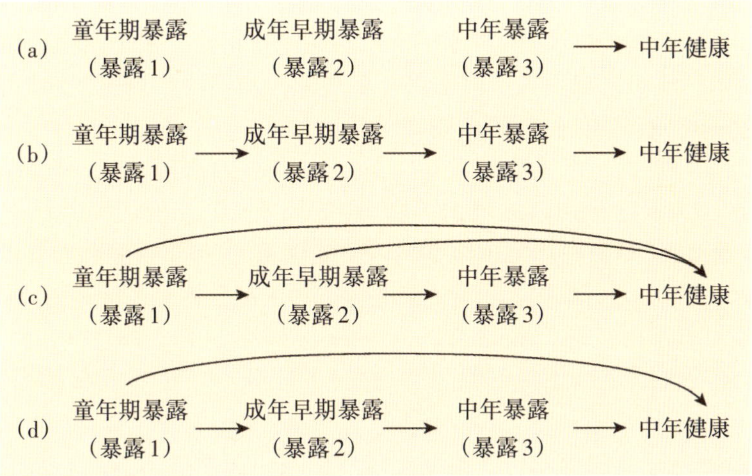

图5.18.1 生命历程模型：(a)直接风险模型；(b)直接风险和轨迹模型；(c)累积风险和轨迹模型；(d)童年关键期/敏感期和轨迹模型

在实际情况中，"敏感期(sensitive period)"和"关键期(critical period)"这两个术语经常互换使用，但它们的概念其实是不同的。我们使用相同的DAGs来说明这两个模型(图5.18.1d)。在敏感期模型中，特定生命阶段的暴露对健康的某些方面具有特别强烈的影响。在其他时期，暴露对健康的影响较弱。例如，"公平住房示范计划"(Moving to Opportunity for Fair Housing Demonstration Program)是20世纪90年代美国的一项随机试验，通过对居住在高贫困公共住房项目中的家庭随机分配住房补贴券，使其搬到贫困程度较低的社区(Leventhal，BrooksGunn，2003)。Chetty等利用税务记录研究了搬到贫困程度较低的社区对儿童长期结局的影响，结果发现，在年纪较小的时候，特别是在13岁之前搬到贫困程度较低的社区，可以提高大学入学率和成年后的收入，并降低单亲率(Chetty et al.，2016)。这些发现表明，童年期是社区影响和长期结局的敏感时期。另一项对识别幼儿认知和行为发育的敏感时期有影响力的随机对照试验是罗马尼亚的布加勒斯特早期干预项目(Bucharest Early Intervention Project)。从2000年开始，这项研究将生活在机构中的婴幼儿随机分组，这些婴儿在出生时或出生后不久就被遗弃，他们被转移到寄养家庭抚养(干预组)或留在机构进行照护(对照组)(Zeanah，2003；Nelson，2003，2007；Black，017)。其他童年期和青春期是敏感期的证据包括在美国移民中开展的关于抵达美国的年龄和晚年健康结局的研究(Roshania，2008；Osypuk，2015a)。

如何与诱导期(induction period)区分开是定义敏感期的重要内容。诱导期是指从暴露到疾病过程起始之间的时期。为了厘清健康影响的相关机制，研究人员界定敏感期时必须考虑将自暴露以来的时间与假定的生命历程里程碑分开。但是，如果研究招募是从假设的敏感窗口开始的，就会使机制的探讨出现困难。同样重要的是，诱导期可能影响特定研究中能够检测到敏感窗口的程度。例如，设想在一个已建立的大型队列中开展有关经产妇妊娠期高血压与心血管疾病(CVD)关联的研究，我们假设研究人员发现，第一次怀孕期间的妊娠高血压与产后10年随访期内CVD风险轻度升高相关，与随后40年内的CVD发病率显著升高相关。这些结果表明，妊娠期高血压对CVD影响的诱导期平均超过10年。然而，这些结果并没有揭示与其他生命阶段相比，高血压与心血管疾病之间的关联是否在妊娠期间更强。妊娠期高血压疾病(例如子痫前期)与随后的CVD之间的关联已在观察性研究中得到很好的重复(Garovic,2010;Toher,2017;Ying,2018)。这种关系背后的一个理论是,妊娠期高血压疾病可能是心脏代谢应激适应性下降的早期指标(Sattar,Greer,2002),相应地,患有妊娠期高血压疾病的女性未来患高血压的风险要高得多(Tooher,2017;Ying,2018)。不管妊娠期高血压是否比生命历程中其他时期的高血压与CVD发病率有更强的相关性,妊娠期高血压确实是一个高危女性亚群的特征,这些女性可能从CVD的早期预防和筛查工作中受益。

关键期模型是敏感期模型的一种更严格的形式,它假设在一个离散的生命历程期间,暴露对疾病病因具有特异性的影响。在该时间范围之外,暴露对疾病过程几乎没有影响。经典观点认为,关键暴露窗口与发育可塑性时期重叠,例如妊娠期、幼儿期、青春期和青年期。因此,该模型通常被认为是"发育编程"(developmental programming)概念以及健康与疾病的发育起源(Developmental Origins of Health and Disease)假说(Barker,1995;Barker,2012)的同义词,本章稍后将对此进行讨论。关键期模型的最近一个例子是美国加利福尼亚州的一项研究,该研究记录了产前暴露环境细颗粒物与早产风险之间的有害关联,结果显示在妊娠中期和后期是该暴露所致伤害的特定脆弱期(Sheridan,2019)。

关键期模型与敏感期模型的一个重要细微差别是,在不同生命阶段,特定的暴露可能影响疾病过程的不同方面。这一点在体型与乳腺癌风险之间的关联中得到了证实,二者的关联在不同的生命时期有所不同。绝经前,与成人体重指数(BMI)在正常体重范围内的女性相比,超重或肥胖的女性患乳腺癌的风险略有降低(van den Brandt,2000;Reeves,2007)。而绝经后,与BMI在正常体重范围内的女性相比,超重或肥胖的女性患乳腺癌的风险略有增加(van den Brandt,2000;Reeves,2007)。与之前观察到的关联不同,青少年期体脂增加与绝经前和绝经后乳腺癌风险降低都相关,这一关联独立于成年BMI而存在(Baer,2005;Bardia,2008;Baer,2010)。

针对特定研究问题确定适当的生命历程模型应以理论和相关文献为基础。如果研究人员认为有理论支持不止一种生命历程模型可能适合他们的研究问题,则可以分别对其进行实证评估。在实践中,有时是很难区分暴露起始年龄(反映敏感期模型)和暴露持续时间(反映累积风险模型)的影响的,除非能采用分析策略来评估数据与这两种模型一致的程度。例如,多项研究报告了中年高血压与晚年认知健康之间存在有害关联(Kivipelto,2001;Whitmer,2005;Knopman,2009;Debette,2011)。在一项老龄化研究中,Power等人在大波士顿地区的男性中评估了中年高血压与晚年认知功能之间的关联是否反映了起病年龄(敏感期模型)或暴露持续时间(累积风险模型)的作用,研究发现高血压发病年龄与认知间并不存在独立于高血压持续时间外的关联,这为高血压与晚年认知健康之间关联的累积风险模型提供了支持(Power,2013)。

5.18.3 生命历程流行病学的目标是什么?

分析流行病学的研究问题可以分为两大类:预测性研究问题和因果性研究问题。生命历程流行病学同时包括侧重于预测问题的研究(例如,出生体重能否预测成年后的身高?)和侧重于因果问题的研究(例如,母体在子宫内吸烟是否会影响儿童的行为和认知结局?)。生命历程流行病学研究中的大多数研究问题旨在从数据中进行因果推断,在本章的其余部分,我们假定以因果推断作为目标。在生命历程研究中进行因果推断的目的是确定疾病和健康状况的决定因素,以便为确定干预方法和促进人群健康及健康公平的有效策略提供证据。研究人员在明确研究问题、开展设计研究和选择分析工具并考虑其方法的优势和局限性时,应牢记自己的研究目标。

例如,在试图确定预防阿尔茨海默病和痴呆症这一重大公共卫生挑战的有效策略时,可以采取生命历程的观点(Brookmeyer,2007;Hebert,2013)。痴呆症的临床发病通常在晚年,但越来越多的证据表明,痴呆症相关的脑部病理变化在临床发病前许多年(可能是几十年)就开始发展(Alzheimer's Association,2019)。这种疾病过程的概念表明,预防痴呆相关病理发展的最佳干预时间是在生命早期或中期。此外,如果研究人员的目的是希望确定在痴呆症相关病理存在的情况下有助于其认知功能下降的恢复的因素时,可以考虑在生命历程不同阶段的暴露如何有助于阻止痴呆症相关病理的功能结局的出现，以预防或延迟认知能力下降和认知障碍的发生。

5.18.4 生命历程流行病学中的因果推断

区分不同的概念模型是很重要的，因为这些模型对干预措施的设计和资源的优先排序都有影响。在除“直接风险”模型外的所有模型下，通过干预改变童年期的暴露将为改善成人健康提供最大的益处。在累积风险模型下，不可能在成年后去纠正童年暴露所致的后果。在关键期或敏感期模型下，改善成年期暴露的干预对成人健康没有影响。关于生命历程暴露的因果推断，特别是在厘清不同概念模型时，往往具有挑战性。关于流行病学因果推断的更多细节可在第5.14章中找到。

在进行有意义的研究时，清楚地定义研究问题是一个重要但经常被忽视的步骤。反事实对比(counterfactual contrast)以及选择评估反事实对比的适当方法取决于具体的研究问题。Kaufman和Hernán(2012)清楚地阐述了因果推断的关键的第一步：“研究者必须首先提供一个明确的因果问题，这个任务不能通过任何复杂方法来解除。”一旦明确定义了研究问题，生命历程流行病学中内部效度的主要威胁包括混杂、碰撞分层偏倚、测量误差和反向因果关系。

暴露和结局共有的、未测量(或测量欠佳)的、上游影响因素所引起的混杂造成的偏倚是观察性流行病学研究中的一个主要问题(图5.18.2a)。使用DAGs明确与感兴趣的研究问题相关的假设的因果结构可以指导研究人员识别和控制该研究中的潜在混杂因素。时间依赖的混杂-中介因素(在本章前面的累积风险模型描述中已经介绍)在生命历程流行病学中具有特殊意义。

碰撞分层偏倚(collider-stratification bias)源于对感兴趣的暴露和结局的共同结局变量的校正(图5.18.2b;Hernán,2004)。在生命历程流行病学中，当感兴趣的暴露和结局都与生存相关时，可能会因为对生存变量的校正而产生一种特殊的碰撞分层偏倚，称为“生存偏倚”(survival bias)。生存偏倚可能存在于整个生命历程的研究中，因为它与估计产前暴露对出生后健康影响的研究(Liew,2015)以及估计生命历程暴露对晚年健康影响的研究都有关(Mayeda,2018a,2018b)。

反向因果关系是指由于研究结局影响暴露(而不是相反)而产生的观察到的暴露-结局之间的关联(图5.18.2c)。许多慢性病的病因可能在临床疾病发作前数年开始，并且通常潜伏期(即暴露后的亚临床期)是未知的。因此，很难排除反向因果关系作为观察到的暴露-结局关联的潜在解释，也很难确定针对暴露施加干预以预防疾病的相关生命阶段。例如，由于潜伏期较长，反向因果关系是阿尔茨海默病和痴呆的决定因素研究的一个重要问题(Singh-Manoux,2017,2018)。

测量误差，包括暴露、结局、混杂因素和中介因素的测量误差，是生命历程流行病学的另一主要挑战(图5.18.2d)。明确研究问题的结构是确定适当的测量方法的至关重要的第一步。不充分的测量可能导致概念上的不足(例如，研究人员提出了一个定义模糊的问题，结果得出了一个毫无意义的答案)。不充分的测量也可能导致数据缺失，因为研究参与者不知道如何回答或将拒绝回答调查项目。如果调查项目的措辞使得大多数参与者的反应一致，而不管他们在被测量问题的结构上的真实水平，那么研究测量的变异度就会很差。不充分的测量也可能导致效度和可靠性差(即测量与研究者旨在测量的潜在结构不一致，或者研究测量的基本结构存在很大的误差)。由于生命历程流行病学经常试图估计暴露的影响或要求调整研究开展之前的潜在混杂因素，测量误差是生命历程流行病学的一个主要问题。效度研究是验证研究测量和提供数据支持有用的定量偏倚分析的有用工具(Osypuk,2015b;Niesner,2013;Lash,Olshan,2016;Hinkle,2017;Luke,2018)。

除了对内部效度的影响外，外推性(将研究结果从分析样本推广到目标总体人群)也是一个重要的挑战，因为在生命历程研究中，外推的目标总体人群几乎总是与研究样本不同(Lesko,2017;Westreich,2017;Stuart,2018)。研究人员的目标可能是将结果外推到较大的目标人群，而目标人群常具有和研究人群不同的社会经济和健康特征分布。例如，研究人员可能希望将2010年建立的美国多中心队列研究的结果推广到2010年的美国一般人群。向不同时期的外推结果也是研究者感兴趣的问题。例如，将1960年在英国进行的全国队列研究的结果推广到2020年的英国一般人群。对于社会暴露，测量和研究问题之间的对应关系可能会因时间和地点的不同而有所不同。例如，Hayward和Gorman发表的非常有影响力的论文《童年的长臂效应》，提出早期的社会因素是20世纪初出生的美国男性中老年阶段死亡率的有力预测因素(Hayward，Gorman，2004)。与成年期死亡率升高有关的一个生命早期社会因素是“母亲在外工作”，这可能是20世纪早期生命早期经济逆境的标志，而不是代表母亲在外工作的“影响”。社会经济地位的标志并不一定在时间和地点上是恒定的，而这正是生命历程流行病学研究中应该考虑的。

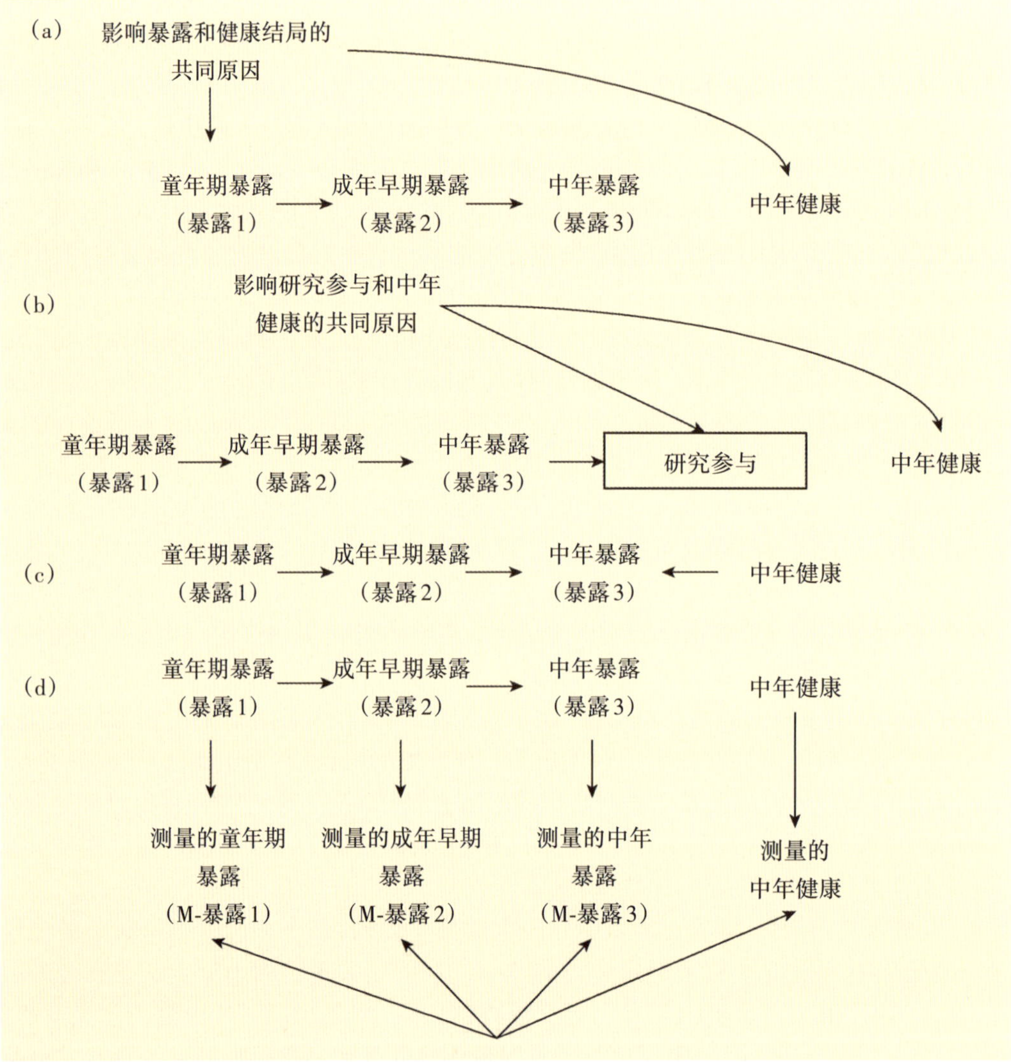

图5.18.2 生命历程流行病学研究中的偏倚来源实例

注：在所有的偏倚中，若生命历程中暴露对中年健康没有影响，那么混杂、碰撞分层偏倚、反向因果关系或测量误差会诱导感兴趣的暴露与感兴趣的结局之间的虚假关联：(a) 混杂：影响暴露和健康结局的共同因素混淆了暴露与健康结局之间的关联；(b) 碰撞分层偏倚：暴露和健康结局的决定因素都影响研究参与；(c) 反向因果关系：健康结局影响暴露；(d) 测量误差：暴露和健康结局的测量误差是相关的。

利用观察性数据进行因果推断的方法在生命历程流行病学中是必不可少的，而DAGs等常用工具清楚地代表了这一挑战。DAGs是流行病学中广泛使用的工具，用于暴露、结局和协变量之间因果关系假设的可视化展示(Glymour，2017)。DAGs特别有助于区分代表潜在混杂因素的协变量(即代表暴露对结果影响的常见原因的变量)和代表潜在中介效应的协变量(即处于感兴趣的因果路径上的变量)。明确区分潜在的混杂因素和中介因素有助于研究人员制定相应的分析策略。通常,对于一个给定的研究问题,多个生命历程模型常常看似都是合理的,但是不同的生命历程模型经验预测能力不一致,所以基于具有明确假设开展分析的实证研究结果可以为特定目标人群中的每个结局提供最可信的证据。

在生命历程流行病学中,一个主要的研究设计挑战是,收集整个人类生命周期的信息所需的随访时间,或者在连续世代的研究中,收集多代人生命周期信息所需的随访时间。因此,许多生命历程研究使用的数据来自中老年人群,但此时如果想要调查生命早期暴露的影响,则必须依赖于回顾性收集暴露信息。例如,研究者可能通过对大于65岁及以上的参与者进行调查,来估计其儿童时期的暴露对特定目标人群晚年健康的影响。暴露的测量误差是该研究中主要的问题,因为研究者需要收集参与者过去几十年前生命早期生活经历的回顾性报告并开展研究。此外,研究者只能基于高龄的参与者来评估生命早期暴露对晚年健康状况的影响。如果暴露影响老年人群的生存,在高龄的参与者中开展研究将产生碰撞分层偏倚(Mayeda,2018a,2018b)。

5.18.5 生命历程流行病学中的生物学机制

了解生命历程暴露与晚年健康之间关联的生物学机制,可以为制定干预措施提供信息,以促进人群健康和健康公平。在本节中,我们讨论了生命历程流行病学生物学机制的几个研究进展。

具身化

具身化是指在整个生命历程中,我们的身体融入赖以生存的物质世界和社会世界的过程(Krieger,2005)。这些暴露最终表现为健康或疾病状态;它们"深入皮肤",影响人体生理系统,并影响健康结局的发生风险(Marmot,Wilkinson,2001)。具身化是疾病分布的生态社会理论的核心概念,是一个有影响力的流行病学理论,它明确地构建了社会经验如何实现生物学的嵌入(Krieger,2005,2011)。生态社会理论认为,在空间和时间尺度上存在多种互不排斥的具体表达途径,这些途径塑造了人群健康和疾病结果的分布(Krieger,2011)。具身化的概念在社会流行病学研究中明确地提出了一些假设,例如历史创伤在美洲印第安人和阿拉斯加原住民的身体健康结局中的作用,美国心血管疾病种族差异的原因,以及孤独症谱系障碍的性别差异(Gravlee,2009;Walters,2011;Cheslack-Postava,Jordan-Young,2012)。许多生命历程和社会流行病学研究隐晦地使用了具身化的概念,即假定物质和社会暴露对人体产生生物效应就会导致健康和疾病的结果。具身化从本质上采用生命历程的观点,它指的是整个生命历程中的物质和社会条件如何引发最终导致人群健康和疾病模式的生物学过程。

疾病的发育起源假说

疾病的发育起源假说认为,产前和产后的生命早期环境在整个生命历程中塑造了健康和疾病(Barker,1995,2012)。这一假设的关键理论是,正在发育的个体适应产前和产后的生命早期环境,并最大限度地利用现有资源、减少外源性损伤的伤害。这种发育编程可以通过细胞分裂持续存在,塑造成年期的表型并决定个体在整个生命历程中如何对环境作出反应。在生命历程流行病学的开创性论文中,Barker报告称,妊娠中期至晚期的胎儿营养不良会导致胎儿生长不均衡,增加冠状动脉疾病的风险(Barker,1995)。1944—1945年荷兰的一项研究结果进一步强调了产前营养缺乏对健康的负面影响(Painter,2005)。在德国占领荷兰期间,严重的食物短缺造成了一个悲惨的自然实验,其结果表明,产前暴露于饥荒会在整个生命历程中对健康产生持续的影响(Painter,2005)。在许多负面的健康影响中,妊娠早期遭受饥荒的后代出生体重正常,但成年后肥胖的风险增加(Ravelli,1999)。最近关于疾病的发育起源假说的扩展已经超出了个体生命历程的范畴,包括生命历程中健康和疾病风险的代际传递(Barker,2012)。

表观遗传修饰

表观遗传修饰是导致暴露对慢性疾病结局(例如敏感期或关键期)的延迟或持久效应的原因之一。表观遗传学是指稳定的、有丝分裂可遗传、非DNA序列的变化所致的基因表达调控(Berger,2009)。表观遗传修饰包括DNA甲基化、非编码RNA和组蛋白修饰等,可以影响转录前(例如通过改变DNA可及性和染色质结构)和/或转录后(例如通过靶向特定转录物降解)的基因表达。人们对慢性病表观遗传程序的兴趣是由这些修饰的三个一般特征引起的:其在发育中的作用、时间稳定性和对环境线索的反应。这些特征提示表观遗传修饰在发育关键期暴露对成人健康影响中起中介效应的假设。如前所述,对经历过荷兰冬日饥荒的家庭进行的研究提供了一些初步证据,证明产前饥荒暴露可能对表观遗传模式产生持久影响(Heijmans,2008;Tobi,2009)。与未暴露的同性兄弟姐妹相比,暴露于饥荒的个体在60年后收集的全血中胰岛素样生长因子Ⅱ(*IGF2*)基因印记控制区的DNA甲基化程度较低(Heijmans,2008)。*IGF2*在调节妊娠生长和发育中起重要作用,这种偏离正常的表达模式与主要健康问题有关(Bergman,2013)。

确定表观遗传模式在疾病病因学中的作用比较复杂(Michels,2013)。许多表观遗传模式的决定因素尚未确定,这使得结合表观遗传分析的观察性研究很容易受到未测量的混杂因素的影响。与其他生物标志物研究一样,效应估计很大程度上会受到批次效应的影响,这可能是由多种因素引起的,包括样品采集、处理、储存的差异和生物标志物分析中技术相关的人为因素。人体内的所有体细胞在基因上都是相似的,但表观基因组因细胞类型不同而存在差异(Roadmap Epigenomics Consortium,2015),因此这些研究对所测定的组织的选择特别敏感(Jaffe,Irizarry,2014)。一般来说,人们认为暴露会通过改变特定"靶标"组织中的基因调控来影响疾病发生的风险。例如,环境空气污染通过改变肺组织中的基因调控来影响呼吸系统疾病的发病率。如果未检测到靶组织内的表观遗传模式,那么就不能捕获表观遗传修饰对疾病机制的作用。在大多数已建立的队列中,通常只能收集到全血,而全血生物样本是各种细胞类型的异质混合物。对于想要将表观遗传学分析整合到其研究问题中的研究人员来说,他们需要测定假定的靶组织或捕获与靶组织共享变异的替代组织。如果无法测定且目标是已知疾病的病因,那么这项研究可能就不值得继续。然而,如果研究的目的是确定暴露或亚临床疾病的非因果生物标志物,这项研究可能还有价值。

表观遗传流行病学是一个新兴领域,其研究的许多挑战来源于相应的配套问题(例如测定全基因组表观遗传变异的成本、将多种类型的表观遗传修饰整合到分析中的统计方法),但这些问题都将随着时间的推移而得到解决。尽管存在很多挑战,但通过表观遗传流行病学深入了解暴露对健康的长期影响推动了该领域的持续发展。日益引起人们兴趣和争论的一个领域是:个体一生中的暴露是否会通过表观遗传机制对后代产生代际或跨代的影响。跨代遗传是指将后天获得的性状传递给后代(Walker,2018),而当多代人在易感关键窗口期直接暴露时,就会发生代际效应。例如,外祖母在怀孕期间的暴露(F0)可能对发育中的胎儿(F1;子代)和该胎儿的种系(F2;孙代)的性状产生代际影响。一项瑞典的前瞻性全国数据中观察到的代际关联表明,在调整了母亲吸烟的情况下,祖母在怀孕期间吸烟的儿童的哮喘风险增加,(Bråbäck,2018;Lodge,2018)。跨代遗传很难被证明,因为它需要至少三代以上的女性妊娠期暴露,两代的非妊娠期女性或男性暴露信息,以证明它不是暴露的直接代际效应(Heard,Martienssen,2014;van Otterdijk,Michels,2016)。迄今为止,表观遗传信息在人类中跨代传递的程度仍然不清楚(Heard,Martienssen,2014;Perez,Lehner,2019)。

生物学年龄

大多数生命历程流行病学的研究认为实际年龄是衡量衰老过程的指标,但是开发精确的生物学年龄测量方法是一个活跃的研究领域。基于广泛的流行病学和实验证据表明,基因调控对整个生命历程中的暴露都很敏感,生物学衰老被定义为细胞功能的获得性变化。端粒长度等生物学衰老测量指标可以独立于实际年龄来预测健康结局(Müezzinler,2013)。最近,研究人员开始使用DNA甲基化的特定变异来估计"表观遗传年龄",并在不同队列研究中发现其与死亡率和年龄相关疾病始终存在着独立于实际年龄外的显著相关性(Horvath,Raj,2018)。已经证实这些“表观遗传时钟”能对环境暴露、健康相关因素以及社会和行为因素的变化作出反应(Horvath,2014;Quach,2017;Nwanaji-Enwerem,2017)。虽然目前的生物学衰老标志物需要进一步验证,但因为能够研究实际年龄和生物年龄差异的生命历程决定因素,它们可能代表了生命历程流行病学的一个重大进展。

生命历程流行病学中的生物标志物

利用生物标志物进行生命历程流行病学研究的一个重要问题是,生物标志物所代表的生命历程时期是否与研究人员旨在测量的生命历程时期相一致。例如,如果研究人员对成年人铅暴露对健康的影响感兴趣,并希望确定适当的铅暴露生物标志物,他们必须首先考虑最能代表他们感兴趣的铅暴露的铅测量方法。例如,研究人员可能对近期铅暴露的急性健康影响感兴趣,或者他们可能对几十年累积铅暴露的健康影响更感兴趣。为特定的研究问题选择铅暴露的最佳生物标志物应该以研究人员试图测量的生命历程暴露为指导,以解决他们的研究问题。循环血铅水平反映了最近的外部铅暴露和从组织储存(主要是骨组织)中动员的铅(Hu,2007)。在骨吸收高的生命阶段(即妊娠期和老年期),骨储存中铅的动员尤为重要(Hu,2007)。随着时间的推移,重复测量血铅水平可以作为一段时期内累积铅暴露的替代指标,但是除了一些职业人群队列研究外,这种重复测量很少能做到(Hu,2007)。在胫骨或髌骨中测量的骨铅水平被认为是长期(几十年)铅累积剂量的指标(Hu,2007),胫骨铅水平被认为能够反映比髌骨铅更长的暴露时间(Wilker,2011;Power,2014)。

通常,研究人员的目标是评估在研究期之前的生命历程中暴露的长期影响。研究人员利用敏感时期改进测量方法的一个例子是研究儿童净营养对晚年健康结局的影响。净营养是由营养摄入量和腹泻或其他影响营养摄入和吸收的疾病所决定的(Perkins,2016)。这种暴露可能对成人健康产生影响,特别是在早期营养不良现象非常普遍的低收入人群中。然而,在青春期后开始的队列研究中无法直接测量儿童期营养状况。生命历程流行病学家采取的一个解决方案是使用成年人身高作为生物标志来调查儿童生长期累积净营养的后续健康结局。在生命早期,净营养通过影响两个生长期来决定成人身高,即从受孕到大约两岁,以及在青春期早期(Perkins,2016)。使用成人身高作为儿童敏感生长期净营养标志的一系列研究显示,成人身高与心血管疾病、中风、晚年认知功能、阿尔茨海默病和相关痴呆等健康结局以及自杀和全因死亡率之间呈负相关(Magnusson,2005;Schnaider,Beeri,2005;Lee,2009;Nüesch,2016;Kobayashi,2019)。一个重要的方法论观点是,在老年人群的研究中,身高的测量可能需要考虑随年龄增长而变矮的现象,尽管一些研究表明,回归建模中对年龄的调整通常足以解释这种变矮(Fernihough,McGovern,2015)。这些研究都或明确或隐晦的使用了敏感期生命历程模型,因为他们使用成人身高作为儿童生长敏感时期累积净营养的生物标志。这种方法使得研究者可以对成人健康研究中无法调查的早期生活暴露进行研究。

5.18.6　生命历程流行病学研究方法创新领域

因果推断方法

生命历程流行病学在很大程度上依赖于观察性研究。为了更好地理解影响健康和疾病的生命历程机制,因果推断方法为改善生命历程流行病学中潜在的偏倚来源提供了有用的工具。虽然生命历程流行病学研究方法在许多领域的进展缓慢,采用因果推断方法进行中介分析和效应分解是生命历程流行病学潜在的有效工具(Vanderweele,2015)。正如生命历程流行病学模型中所说明的那样,因果中介分析是生命历程流行病学假设检验的核心。

自然实验是一种有效的因果推断工具,可以减少在传统的观察性研究中因果推断所面临的难题。自然实验模拟了随机对照试验,即决定每个人暴露的机制独立于他们潜在的系列结局,但与随机对照试验不同的是,治疗分配不在研究人员的控制范围内(Glymour,2017)。关于自然实验和相关方法的细节介绍请见第5.10章。

生命历程流行病学中使用自然实验进行开创性研究的一个例子是1944—1945年荷兰冬日饥荒暴露对健康影响的研究。这项自然实验中著名的发现之一就是将产前营养不良与精神分裂症的风险联系起来:在饥荒最严重的时候受孕的出生人群在中年之前患精神分裂症的风险更高(Susser,Lin,992;Susser,1996)。这些发现在对1959—1961年中国饥荒的研究中得到了重复(St Clair,2005)。最近的一个自然实验例子包括美国加利福尼亚州的一项自然实验,研究人员比较了2001年至2011年期间加利福尼亚州八家发电厂关闭前后住在煤电厂和石油电厂附近的母亲的早产情况(Casey,2018)。他们发现,发电厂关闭与生活在附近的母亲早产(<37周妊娠)的比例下降有关。例如,对于生活在发电厂5千米范围内的母亲,早产率从7.0%降低至5.1%(Casey,2018)。

生命历程流行病学中一个未被充分利用的工具是使用阴性对照来评估研究结果的潜在偏倚,方法是使用"阴性对照"暴露(或结局)来重现原始研究,这种暴露(或结局)与原始结局(或暴露)没有因果关系,但可能涉及相同的系统性偏倚来源(Lipsitch,010;Flanders,2011;Arnold,2016)。该方法已被用来评估回忆偏倚、诊断偏倚和选择偏倚的可能性,阴性对照的一个常见应用是评估由于未测量或不受控制的混杂而引起的偏倚(Suissa,Ernst,2005;Zaadstra,2008;Ivers,2015;Freedman,2016;Matthay,2017;Cohen,2019;Liew,2019;Hamer,2019)。阴性对照研究中可以对感兴趣的暴露变量或结局变量使用阴性对照。在这里,我们将讨论阴性对照结局研究中的阴性对照,尽管同样的原则也适用于阴性对照暴露研究。在阴性对照结局的情况下,假设暴露对阴性对照结局没有因果效应。当用于识别由于未测量的混杂引起的偏倚时,该方法的一个关键假设是阴性对照结局(N)和感兴趣的原始结局(Y)在感兴趣的暴露方面具有相同的混杂结构(A)。混杂因素统称为U,这被称为A-Y和A-N关联是"U-可比(U-comparable)"的。当U可比性或近似U可比性成立,并且N中的测量误差可以忽略不计时(Lipsitch,2010;Sanderson,2018),A和N之间观察到的任何关联都表明在A-Y关联中存在混杂偏倚。

一个应用的例子是Hamer等(2019)使用阴性对照结局来评估体力活动与心血管疾病死亡率间关联中是否存在混杂偏倚。大量的观察性证据表明,中高强度体力活动(MVPA)对心血管疾病死亡率具有保护作用,但这种关联受到不可测量的混杂因素的影响,并且由于确定死亡率作为结局需要长期随访,难以使用随机对照试验进行验证。因此,Hamer等人使用了来自英格兰健康调查和苏格兰健康调查的平均随访9.4(标准差:4.5)年的104,851名参与者的数据,使用意外死亡作为阴性对照结果,以确定不可测量的混杂是否或至少可以部分解释观察到的MVPA和CVD死亡之间的关联。在这个例子中,作者假设MVPA和意外死亡之间没有因果关系,排除了可能与身体活动相关的特定死因的意外死亡(Hamer,2019)。他们通过分析MVPA-意外死亡(A-N)和MVPA-CVD死亡(A-Y)关系的混杂结构,从经验上证实了U可比性的假设。在使用意外死亡作为结局重现了MVPA-CVD死亡关系的分析之后,作者观察到两个关联的点估计值都在保护性方向上,尽管MVPA与意外死亡的关联(风险比HR=0.85;95%CI:0.54～1.38)明显弱于MVPA与CVD死亡的关联(风险比HR=0.58;95%CI:0.49～0.68)(Hamer,2019)。经过敏感性分析,包括评估剂量-反应关系和替代性阴性对照,作者得出结论认为,考虑到MVPA与CVD死亡关联的一致性、生物学合理性及其对阴性对照结局的稳健性,MVPA对CVD死亡风险的影响可能是因果关系,但真正的影响可能比以前在观察性研究中报道的小。

针对其他类型系统偏倚的阴性对照方法的其他应用包括前文所述用于检测未被控制混杂因素的变化。回忆偏倚的大小可以通过使用阴性对照暴露变量进行经验性评估:在研究问卷中设计"探索性"问题,这些问题与研究结局没有因果关系,但会受到与相关暴露相同程度回忆偏倚的影响(Zaadstra et al.,2008;Lipsitch et al.,2010)。在家庭成员之间互换暴露或结局的家庭研究是阴性对照研究的特例,这种研究方法可以具体识别遗传或家庭环境所产生的混杂因素,由此研究人员可以对它们进行检测(Cohen et al.,2019)。阴性对照也可用于评估诊断偏倚,例如在流行病学文献中持续观察到的癌症和阿尔茨海默病诊断之间的反向和双向关联(Driver et al.,2012,2014;Schmidt et al.,2017;Yarchoan et al.,2017)。Freedman等人使用与美国国家癌症研究所的癌症监测项目数据相链接的美国医疗保险索赔数据,观察到新发癌症病例发生阿尔茨海默病以及在先前车祸中受伤的可能性相较无癌症对照组更小,它们的点估计值几乎相同。由于汽车事故伤害极不可能导致癌症,作者得出结论认为,诊断偏倚可以解释他们的发现,即在有不相关疾病史的患者中癌症的检出率较低(Freedman et al.,2016)。

生命历程研究会产生很多偏倚,其往往需要长期的随访,收集研究开始很久前发生的暴露信息(自我报告),以及生命历程研究的观察性质,因此生命历程流行病学很适合使用阴性对照。然而,很少有真正的生命历程流行病学研究采用阴性对照方法来检测偏倚和提高因果推断效能。研究人员增加阴性对照方法的使用将有助于夯实生命历程流行病学关键研究问题的证据基础。

最后,我们知道,没有一项研究是完美的,在不同的优势、局限性和潜在偏倚来源的各种研究设计中进行证据三角分析,对于加强生命历程流行病学中的因果推断至关重要(Lawlor et al.,2016;Vandenbroucke et al.,2016)。总之,因果思维和深思熟虑地应用各种方法来加强研究内部和文献之间的因果推论,将有助于确定健康和疾病的生命历程决定因素,进而为制定促进人群健康和健康公平的有效政策和方案提供信息。

生命历程流行病学中的蒙特卡罗模拟研究

蒙特卡罗模拟研究可用于评估生命历程流行病学中难以使用实证数据进行调查的假设的合理性。模拟研究可以被理解为在计算机上进行实验。研究人员在明确了模拟研究所要评估的研究问题之后,第一步是将所模拟数据生成过程的因果结构表达为DAG。第二步是指定与DAG对应的数据生成规则。由于研究人员在生成数据的过程中,相当于在模拟研究世界中产生了暴露对结局(β)的因果效应。第三步是使用统计软件(例如R、Stata、SAS)按照指定规则生成数据。第四步是在模拟数据中估计暴露与结局的关联(β)。第五步是通过比较估计的暴露-结局关联和模拟世界中的因果效应(相对于β)来量化偏倚的程度。最后一步是进行多次样本生成迭代(例如1 000次),以获得模拟世界中效应估计的稳定值,然后比较平均效应估计值和效应估计值分布的其他指标(Burton et al,.2006;Morris et al.,2019),最后通过改变不同的因果结构和参数条件重复整个过程。

如下例子应用了蒙特卡罗模拟来评估生命历程流行病学实证观察解释的合理性。某项模拟研究评估了选择性生存能合理地解释美国卒中发病率中黑人-白人差异存在年龄衰减效应的程度:在中年时,美国黑人的卒中发病率显著高于美国白人,但是这种差异在85岁时消失了(Giles et al.,1995;Kissela et al.,2004;Kleindorfer et al.,2006;Howard et al.,2011)。尽管卒中中种族不平等的年龄衰减性已被充分证实,但这种现象的原因很难用实证数据进行评估。从公共卫生的角度看,理解观察到的卒中发病率中种族不平等的年龄模式的原因具有重大意义。导致中年卒中发病率种族差异的社会劣势已被消除,因此观察到的年龄趋势可能反映出卒中发病率中种族差异中真实的年龄异质性。这种解释最符合种族对卒中发病率影响的直接风险模型。另一种解释是,卒中种族差异的年龄衰减反映了选择性生存:在美国,预期寿命存在巨大的种族差异。与存活到老年的美国白人相比,存活到老年的美国黑人可能经历更多选择,并且是更健康的人群,这可能是美国老年黑人卒中发病率低于美国老年白人的原因。值得注意的是,选择性生存的解释并不意味着老年健康差异的消除。

Mayeda等(2018a)利用死亡率和中风发病率的真实数据进行蒙特卡罗模拟,证明观察到的中风发病率种族不平等的年龄衰减可以用选择性生存来解释。更广泛地说,这项模拟研究的结果表明,选择性生存有可能掩盖了健康相关的社会差异。

序列分析表征复杂生命历程暴露模式

序列分析(sequence analysis)是一种很有前景的方法,可以同时将生命历程中暴露的顺序、时间和持续时间综合到一个单一的测量中。序列分析可应用于长期重复测量的多元分类数据,例如就业历史数据。序列分析最初由生物学家开发,用以识别DNA序列之间的同源性。染色体上的DNA序列可被视为类似于随时间推移的生命历史事件的序列,这一观点让社会学家在20世纪80年代开始采用序列分析研究(Abbott,Tsay,2000)。该方法在社会学中经历了流行、批判和方法论发展的浪潮,被用于描述一系列序列数据特征,包括国家社会福利政策的开始、美国南部私刑率的历史模式以及日常时间使用数据(Abbott,Tsay,2000)。

序列分析在生命历程流行病学中最常用的是就业历史数据(Sabath et al.,2015;Kobayashi,Feldman,2019)。就业是一种复杂的状态,随着时间的推移人们在多个维度上发生变化,例如每周工作时间、工作类型、工作技能水平和各种形式的非就业。结合生育、护理、疾病或退休等生活转变,就业历史数据序列分析可以深入了解典型人群的就业轨迹和生活历程,这些轨迹可能会对一系列健康结局产生影响。Sabbath等(2015)使用序列分析描述了16~50岁女性的工作-家庭需求与随后的死亡风险之间的关系,观察到在重新进入有偿劳动力之前短暂留在家中照顾孩子的已婚妇女的死亡率最低,其次是单身职业母亲和已婚非职业母亲,而单身非职业母亲的死亡率最高(Sabbath et al.,2015)。在每一组人群中,序列分析确定了与子女在一起和独自在家以及工作和不工作之间的典型时期和持续时间,从而可以进行全面的暴露评估,而使用人工分类方法则无法做到这一点。

序列分析是一种分两步的数据简化技术,包括最佳匹配分析(optimal matching analysis)和数据聚类分析(cluster analysis)(Aisembrey,Fasang,2010)。最佳匹配的目标是最小化将任意两个给定个体的序列转换为相互匹配所需的"成本"。成本分配一直是社会学文献中争论的主题,必须以所研究关系的理论和先前假设为依据(Wu,2000;Aisenbrey,Fasang,2010;Halpin,2010)。在计算出距离之后,序列分析的第二步是利用最佳匹配距离矩阵进行聚类分析,将极大数量的潜在序列提炼成少量相似序列的簇。

在因果框架中,序列数据由已被简化为单个实体(entity)的多个异构元素组成,因此它们可能是定义不清的暴露因素。如果理论允许使用序列分析识别的给定生命历程暴露轨迹是一个可以被干预的单一实体,而不是一系列随机产生的事件,那暴露可能是定义明确的。进一步的问题是,控制混杂可能很棘手,因为存在不容易控制的序列内混杂-中介变量。序列分析存在潜在的局限性,但它提供了一种有前景且未被充分利用的方法,以同时表征生命历程流行病学中复杂生活史暴露的时间、剂量、持续时间和顺序等多方面的信息。

5.18.7 生命历程流行病学的未来发展方向

迄今为止,绝大多数的生命历程研究都是在美国和西欧进行的。揭示中低收入国家人群健康的生命历程决定因素,对人口快速老龄化的国家确定整个生命历程中健康的危险因素和保护因素至关重要(Tollman,2016)。新背景下的研究有可能扩展我们对世界各国人民健康的生命历程决定因素的理解。直到最近,支持这类研究的数据来源还很少。

在过去的十年中,美国健康与退休研究已经在包括中国、哥斯达黎加、墨西哥、印度尼西亚、印度和南非在内的几个中低收入国家建立了新的国际合作同伴研究(https://g2aging.org/)。虽然其中许多研究目前仅限于基线数据或两轮数据,但它们的统一设计将允许对人群健康结局的生命历程驱动因素进行跨国比较,特别是在纵向随访继续进行的情况下。例如,印度老龄化纵向研究(Longitudinal Study of Aging in India,LASI)和非洲健康与老龄化:南非INDEPTH社区纵向研究(Lee,2014;Gómez-Olivé,2018)将提供关于正规教育受限和识字率低的老年人群的老龄化结果的证据,这些人群成长于与美国和西欧不同的社会、政治、文化和经济条件下。这些数据对于从全球角度加强关于人群健康的生命历程驱动因素的证据以及对于允许跨人群的证据的三角测量至关重要。

出生队列,例如1946年、1958年、1970年和2000年建立的英国出生队列(Elliott,Shepherd,2006;Power,Elliott,2006;Wadsworth,2006;Connelly,Platt,2014)是生命历程流行病学的宝贵资源,这需要许多年才能成熟。生命历程流行病学的一个有效和创造性的策略是对生命历程早期研究的队列进行后续研究。例如,"人才项目老龄化研究"(Project Talent Aging Study)是对"人才项目"(Project Talent)的后续研究。"人才项目"

是一项美国全国性的研究，在1960年调查了超过40万名高中生，并对他们进行了纵向随访研究，一直到1974年(https://www.projecttalent.org/)。人才项目老龄化研究的研究人员正在重新联系人才项目的参与者，进行一项关于认知老化的研究。这项研究有可能帮助研究人员了解影响阿尔茨海默病和相关痴呆症风险的生命早期生活因素。

除了从生命历程的角度扩大流行病学研究，使其包括具有不同生活经历的人群之外，新的发展领域还包括超越一代人的生命历程研究，包括代际和跨代生命历程研究，以及创新方法的应用。在生命历程流行病学研究中纳入具有不同生活经历的人群，并审慎地应用创新工具，有可能扩大对健康的生命历程决定因素的理解，并最终指导社会政策、公共卫生政策以及医疗政策和规划，以促进人群健康和健康公平。

（翻译：包巍、刘步云、吴雨道、李思冬；审校：施小明）

参考文献

Abbott, A. and Tsay, A. (2000). Sequence analysis and optimal matching methods in sociology. Sociological Methods & Research, 29(1), 3-33.

Aisenbrey, S. and Fasang, A.E. (2010). New life for old ideas: the 'second wave' of sequence analysis bringing the 'course' back into the life course. Sociological Methods & Research, 38(3), 460-2.

Alzheimer's Association (2019). 2019 Alzheimer's disease facts and figures. Alzheimers & Dementia, 15(3), 321-87.

Arnold, B.F., Ercumen, A., Benjamin-Chung, J., and Colford Jr, J.M. (2016). Brief report: negative controls to detect selection bias and measurement bias in epidemiologic studies. Epidemiology, 27(5), 637-41.

Baer, H.J., et al. (2005). Body fatness during childhood and adolescence and incidence of breast cancer in premenopausal women: a prospective cohort study. Breast Cancer Research, 7(3), R314-25.

Baer, H.J., Tworoger, S.S., Hankinson, S.E., and Willett, W.C. (2010). Body fatness at young ages and risk of breast cancer throughout life. American Journal of Epidemiology, 171(11), 1183-94.

Bardia, A., et al. (2008). Relative weight at age 12 and risk of postmenopausal breast cancer. Cancer Epidemiology, Biomarkers & Prevention, 17(2), 374-8.

Barker, D.J. (1995). Fetal origins of coronary heart disease. British Medical Journal, 311(6998), 171-4.

Barker, D.J. (2012). Developmental origins of chronic disease. Public Health, 126(3), 185-9.

Ben-Shlomo, Y. and Kuh, D. (2002). A life course approach to chronic disease epidemiology: conceptual models, empirical challenges and interdisciplinary perspectives. International Journal of Epidemiology, 31(2), 285-93.

Ben-Shlomo, Y., Cooper, R., and Kuh, D. (2016). The last two decades of life course epidemiology, and its relevance for research on ageing. International Journal of Epidemiology, 45(4), 973-88.

Berger, S.L., Kouzarides, T., Shiekhattar, R., and Shilatifard, A. (2009). An operational definition of epigenetics. Genes & Development, 23(7), 781-83.

Bergman, D., Halje, M., Nordin, M., and Engström, W. (2013). Insulin-like growth factor 2 in development and disease: a mini-review. Gerontology, 59(3), 240-9.

Black, M.M., et al. (2017). Early childhood development coming of age: science through the life course. The Lancet, 389(10064), 77-90.

Bråbäck, L., Lodge, C.J., Lowe, A.J., Dharmage, S.C., Olsson, D., and Forsberg, B. (2018). Childhood asthma and smoking exposures before conception — a three-generational cohort study. Pediatric Allergy and Immunology, 29(4), 361-8.

Brookmeyer, R., Johnson, E., Ziegler-Graham, K., and Arrighi, H.M. (2007). Forecasting the global burden of Alzheimer's disease. Alzheimer's & Dementia, 3(3), 186-91.

Burton, A., Altman, D.G., Royston, P., and Holder, R.L. (2006). The design of simulation studies in medical statistics. Statistics in Medicine, 25(24), 4279-92.

Casey, J.A., et al. (2018). Retirements of coal and oil power plants in California: association with reduced preterm birth among populations nearby. American Journal of Epidemiology, 187(8), 1586-94.

Cheslack-Postava, K., and Jordan-Young, R.M. (2012). Autism spectrum disorders: toward a gendered embodiment model. Social Science & Medicine, 74(11), 1667-774.

Chetty, R., Hendren, N., and Katz, L.F. (2016). The effects of exposure to better neighborhoods on children: new evidence from the moving to opportunity experiment. American Economic Review, 106(4), 855-902.

Cohen, J.M., Wood, M.E., Hernández-Díaz, S., Ystrom, E., and Nordeng, H. (2019). Paternal antidepressant use as a negative control for maternal use: assessing familial confounding on gestational length and anxiety traits in offspring. International Journal of Epidemiology, 48(5), 1665-72.

Connelly, R. and Platt, L. (2014). Cohort profile: UK Millennium Cohort Study (MCS). International Journal of Epidemiology, 43 (6), 1719-25.

Debette, S., et al. (2011). Midlife vascular risk factor exposure accelerates structural brain aging and cognitive decline. Neurology, 77 (5), 461-8.

Díaz-Gutiérrez, M.J., et al. (2017). Relationship between the use of benzodiazepines and falls in older adults: a systematic review. Maturitas, 101, 17-22.

Driver, J.A., et al. (2012). Inverse association between cancer and Alzheimer's disease: results from the Framingham Heart Study. British Medical Journal, 344, e1442.

Driver, J.A. (2014). Inverse association between cancer and neurode-generative disease: review of the epidemiologic and biological evi-dence. Biogerontology, 15(6), 547-57.

Elliott, J. and Shepherd, P. (2006). Cohort profile: 1970 British Birth Cohort (BCS70). International Journal of Epidemiology, 35 (4), 836-43.

Fernihough, A. and McGovern, M.E. (2015). Physical stature decline and the health status of the elderly population in England. Economics & Human Biology, 16, 30-44.

Flanders, W.D., et al. (2011). A method for detection of residual confounding in time-series and other observational studies. Epidemiology, 22(1), 59-67.

Freedman, D.M., et al. (2016). Associations between cancer and Alzheimer's disease in a U.S. Medicare population. Cancer Medicine, 5(10), 2965-76.

Garovic, V.D., et al. (2010). Hypertension in pregnancy as a risk factor for cardiovascular disease later in life. Journal of Hypertension, 28(4), 826-33.

Giles, W.H., Kittner, S.J., Hebel, J.R., Losonczy, K.G., and Sherwin, R.W. (1995). Determinants of black-white differences in the risk of cerebral infarction. The National Health and Nutrition Examination Survey Epidemiologic Follow-up Study. Archives of Internal Medicine, 155(12), 1319-24.

Glymour, M.M. (2017). Using causal diagrams to understand common problems in social epidemiology. In: Oakes, M.J. and Kaufman, J.S. (eds.) Methods in Social Epidemiology (2nd ed.). San Francisco, CA: Wiley, pp. 458-92.

Glymour, M.M., Walter, S., and Tchetgen, E.J. (2017). Natural experiments and instrumental variable analyses in social epidemiology. In: Oakes, M.J. and Kaufman, J.S. (eds.) Methods in Social Epidemiology (2nd ed.). San Francisco, CA: Wiley, pp. 493-538.

Gómez-Olivé, F.X., et al. (2018). Cohort profile: health and ageing in Africa: a longitudinal study of an INDEPTH community in South Africa (HAALSI). International Journal of Epidemiology, 47(3), 689-90.

Gravlee, C.C. (2009). How race becomes biology: embodiment of social inequality. American Journal of Physical Anthropology, 139 (1), 47-57.

Halpin, B. (2010). Optimal matching analysis and life-course data: the importance of duration. Sociological Methods & Research, 38 (3), 365-88.

Hamer, M., Bauman, A., Bell, J.A., and Stamatakis, E. (2019). Examining associations between physical activity and cardiovascular disease mortality using negative control outcomes. International Journal of Epidemiology, 48(4), 1161-6.

Hayward, M.D. and Gorman, B.K. (2004). The long arm of child-hood: the influence of early-life social conditions on men's mortality. Demography, 41(1), 87-107.

Heard, E. and Martienssen, R.A. (2014). Transgenerational epigenetic inheritance: myths and mechanisms. Cell, 157(1), 95-109.

Hebert, L.E., Weuve, J., Scherr, P.A., and Evans, D.A. (2013). Alzheimer disease in the United States (2010-2050) estimated using the 2010 census. Neurology, 80(19), 1778-83.

Heijmans, B.T., et al. (2008). Persistent epigenetic differences asso-ciated with prenatal exposure to famine in humans. Proceedings of the National Academy of Sciences of the United States of America, 105(44), 17046-9.

Hernán, M.A., Hernández-Díaz, S., and Robins, J.M. (2004). A struc-tural approach to selection bias. Epidemiology, 15(5), 615-25.

Hinkle, S.N., Rawal, S., Zhu, Y., Grewal, J., Albert, P.S., and Zhang, C. (2017). Validation of self-reported diagnosis of gestational diabetes at 6-weeks postpartum. Epidemiology, 28(5), 747-52.

Howard, V.J., et al. (2011). Disparities in stroke incidence contributing to disparities in stroke mortality. Annals of Neurology, 69(4), 619-27.

Horvath, S., et al. (2014). Obesity accelerates epigenetic aging of human liver. Proceedings of the National Academy of Sciences, 111(43), 15538-43.

Horvath, S. and Raj, K. (2018). DNA methylation-based biomarkers and the epigenetic clock theory of ageing. Nature Reviews Genetics, 19(6), 371-84.

Hu, H., Shih, R., Rothenberg, S., and Schwartz, B.S. (2007). The epidemiology of lead toxicity in adults: measuring dose and consideration of other methodologic issues. Environmental Health Perspectives, 115(3), 455-62.

Ivers, L.C., et al. (2015). Effectiveness of reactive oral cholera vaccine in rural Haiti: a case-control study and bias-indicator analysis. Lancet Global Health, 3(3), e162-8.

Jaffe, A.E. and Irizarry, R.A. (2014). Accounting for cellular hetero-geneity is critical in epigenome-wide association studies. Genome Biology, 15, R31.

Kaufman, J.S. and Hernán, M.A. (2012). Commentary: epidemiologic methods are useless: they can only give you answers. Epidemiology, 23(6), 785-6.

Kecklund, G. and Axelsson, J. (2016). Health consequences of shift work and insufficient sleep. British Medical Journal, 355, i5210.

Kissela, B., et al. (2004). Stroke in a biracial population: the excess burden of stroke among blacks. Stroke, 35(2), 426-31.

Kivipelto, M., et al. (2001). Midlife vascular risk factors and Alzheimer's disease in later life: longitudinal, population based study. British Medical Journal, 322(7300), 1447-51.

Kleindorfer, D., et al. (2006). The unchanging incidence and case-fatality of stroke in the 1990s: a population-based study. Stroke, 37, 2473-8.

Knopman, D.S., Mosley, T.H., Catellier, D.J., and Coker, L.H. (2009). Fourteen-year longitudinal study of vascular risk factors, APOE genotype, and cognition: the ARIC MRI Study. Alzheimer's & Dementia, 5(3), 207-14.

Knopov, A., Sherman, R.J., Raifman, J.R., Larson, E., and Siegel, M.B. (2019). Household gun ownership and youth suicide rates at the state level, 2005-2015. American Journal of Preventive Medicine, 56(3), 335-42.

Kobayashi, L.C., Berkman, L.F., Wagner, R.G., Kahn, K., Tollman, S.M., and Subramanian, S.V. (2019). Education modifies the rela-tionship between height and cognitive function in a cross-sectional, population-based study of older adults in rural South Africa. European Journal of Epidemiology, 34(2), 131-9.

Kobayashi, L.C., and Feldman, J.M. (2019). Employment trajectories in midlife and cognitive performance in later life: longitudinal study of older American men and women. Journal of Epidemiology and Community Health, 73(3), 232-8.

Krieger, N. (2005). Embodiment: a conceptual glossary for epidemiology. Journal of Epidemiology & Community Health, 59(5), 350-5.

Krieger, N. (2011). Ecosocial Theory of Disease Distribution: embodying societal and ecologic context. In: Krieger, N. (ed.) Epidemiology and the People's Health: Theory and Context. Oxford: Oxford University Press, pp. 202-35.

Kuh, D., Ben-Shlomo, Y., Lynch, J., Hallqvist, J., and Power, C. (2003). Life course epidemiology. Journal of Epidemiology & Community Health, 57(10), 778-83.

Lash, T.L. and Olshan, A.F. (2016). Epidemiology announces the 'validation study' submission category. Epidemiology, 27(5), 613-14.

Lawlor, D.A., Tilling, K., and Davey Smith, G. (2016). Triangulation in aetiological epidemiology. International Journal of Epidemiology, 45-6), 1866-86.

Lee, C.M.Y., et al. (2009). Adult height and the risks of cardiovascular disease and major causes of death in the Asia-Pacific region: 21,000 deaths in 510,000 men and women. International Journal of Epidemiology, 38(4), 1060-71.

Lee, J., Shih, R., Feeney, K., and Langa, K.M. (2014). Gender disparity in late- life cognitive functioning in India: findings from the longitudinal aging study in India. Journals of Gerontology Series B: Psychological Sciences and Social Sciences, 69(4), 603-11.

Lesko, C.R., Buchanan, A.L., Westreich, D., Edwards, J.K., Hudgens, M.G., and Cole, S.R. (2017). Generalizing study results: a potential outcomes perspective. Epidemiology, 28(4), 553-61.

Leventhal, T., and Brooks-Gunn, J. (2003). Moving to opportunity: an experimental study of neighborhood effects on mental health. American Journal of Public Health, 93(9), 1576-82.

Liew, Z., Olsen, J., Cui, X., Ritz, B., and Arah, O.A. (2015). Bias from conditioning on live birth in pregnancy cohorts: an illustration based on neurodevelopment in children after prenatal exposure to organic pollutants. International Journal of Epidemiology, 44(1), 345-54.

Liew, Z., Kioumourtzoglou, M.A., Roberts, A.L., O'Reilly, E.J., Ascherio, A., and Weisskopf, M.G. (2019). Use of negative control exposure analysis to evaluate confounding: an example of acetaminophen exposure and attention - deficit/hyperactivity disorder in Nurses' Health Study II. American Journal of Epidemiology, 188(4), 768-75.

Lipsitch, M., Tchetgen, E., and Cohen, T. (2010). Negative controls: a tool for detecting confounding and bias in observational studies. Epidemiology, 21(3), 383-8.

Lodge, C.J., Bråbäck, L., Lowe, A.J., Dharmage, S.C., Olsson, D., and Forsberg, B. (2018). Grandmaternal smoking increases asthma risk in grandchildren: a nationwide Swedish cohort. Clinical & Experimental Allergy, 48(2), 167-74.

Luke, B., Brown, M.B., Liu, C.L., Diop, H., and Stern, J.E. (2018). Validation of severe maternal morbidity on the US certificate of live birth. Epidemiology, 29(4), e31-2.

Magnusson, P.K., Gunnell, D., Tynelius, P., Davey Smith, G., and Rasmussen, F. (2005). Strong inverse association between height and suicide in a large cohort of Swedish men: evidence of early life origins of suicidal behavior? American Journal of Psychiatry, 162(7), 1373-5.

Marden, J.R., Tchetgen, E.J., Kawachi, I., and Glymour, M.M. (2017). Contribution of socioeconomic status at 3 life-course periods to late-life memory function and decline: early and late predictors of dementia risk. American Journal of Epidemiology, 186 (7), 805-14.

Marmot, M., Wilkinson, R.G. (2001). Psychosocial and material path-ways in the relation between income and health: a response to Lynch et al. British Medical Journal, 322(7296), 1233-6.

Matthay, E.C., Galin, G., Rudolph, K.E., Farkas, K., Wintemute, G.J., and Ahern, J. (2017). In-state and interstate associations between gun shows and firearm deaths and injuries: a quasi-experimental study. Annals of Internal Medicine, 167(12), 837-44.

Mayeda, E.R., et al. (2018a). Can survival bias explain the age attenuation of racial inequalities in stroke incidence? A simulation study. Epidemiology, 29(4), 525-32.

Mayeda, E.R., Filshtein, T.J., Tripodis, Y., Glymour, M.M., and Gross, A.L. (2018b). Does selective survival before study enrolment attenuate estimated effects of education on rate of cognitive decline in older adults? A simulation approach for quantifying survival bias in life course epidemiology. International Journal of Epidemiology, 47(5), 1507-17.

Michels, K.B., et al. (2013). Recommendations for the design and analysis of epigenome-wide association studies. Nature Methods, 10(10), 949-55.

McCulloch, C.E. (2015). Editorial: observational studies, time-dependent confounding, and marginal structural models. Arthritis Rheumatology, 67(3), 609-11.

Morris, T.P., White, I.R., and Crowther, M.J. (2019). Using simulation studies to evaluate statistical methods. Statistics in Medicine, 38(11), 2074-102.

Müezzinler, A., Zaineddin, A.K., and Brenner, H. (2013). A system-atic review of leukocyte telomere length and age in adults. Ageing Research Reviews, 12(2), 509-19.

Nelson, C.A., Zeanah, C.H., Fox, N.A., Marshall, P.J., Smyke, A.T., and Guthrie, D. (2007). Cognitive recovery in socially deprived young children: the Bucharest Early Intervention Project. Science, 318(5858), 1937-40.

Niesner, K., et al. (2013). Validation of VA administrative data algorithms for identifying cardiovascular disease hospitalization. Epidemiology, 24(2), 334-5.

Nüesch, E., et al. (2016). Adult height, coronary heart disease and stroke: a multilocus Mendelian randomization meta-analysis. International Journal of Epidemiology, 45(6), 1927-37.

Nwanaji-Enwerem, J.C., et al. (2017). Associations between long-term exposure to PM2. 5 component species and blood DNA methyla-tion age in the elderly: the VA normative aging study. Environment International, 102, 57-65.

Osypuk, T.L., Alonso, A., and Bates, L.M. (2015a). Understanding the healthy immigrant effect and cardiovascular disease. Circulation, 132(16), 1522-4.

Osypuk, T.L., Kehm, R., and Misra, D.P. (2015b). Where we used to live: validating retrospective measures of childhood neighborhood context for life course epidemiologic studies. PLoS One, 10(4), e0124635.

Painter, R.C., Roseboom, T.J., and Bleker, O.P. (2005). Prenatal ex-posure to the Dutch famine and disease in later life: an overview. Reproductive Toxicology, 20(3), 345-52.

Perez, M.F. and Lehner, B. (2019). Intergenerational and transgenerational epigenetic inheritance in animals. Nature Cell Biology, 21(2), 143-51.

Perkins, J.M., Subramanian, S.V., Davey Smith, G., and Özaltin, E. (2016). Adult height, nutrition, and population health. Nutrition Reviews, 74(3), 149-65.

Power, C. and Elliott, J. (2006). Cohort profile: 1958 British birth cohort (National Child Development Study). International Journal of Epidemiology, 35(1), 34-41.

Power, M.C., Tchetgen, E.J., Sparrow, D., Schwartz, J., and Weisskopf, M.G. (2013). Blood pressure and cognition: factors that may account for their inconsistent association. Epidemiology, 24(6), 886-93.

Power, M.C., et al. (2014). Lead exposure and rate of change in cogni-tive function in older women. Environmental Research, 129, 69-75.

Quach, A., et al. (2017). Epigenetic clock analysis of diet, exercise, education, and lifestyle factors. Aging (Albany NY), 9(2), 419-37.

Ravelli, A.C., van Der Meulen, J.H., Osmond, C., Barker, D.J., and Bleker, O.P. (1999). Obesity at the age of 50 y in men and women exposed to famine prenatally. American Journal of Clinical Nutrition, 70(5), 811-16.

Reeves, G.K., Pirie, K., Beral, V., Green, J., Spencer, E., and Bull, D. (2007). Cancer incidence and mortality in relation to body mass index in the Million Women Study: cohort study. British Medical Journal, 335(7630), 1134.

Roadmap Epigenomics Consortium, et al. (2015). Integrative analysis of 111 reference human epigenomes. Nature, 518, 317-30.

Robins, J.M., Hernán, M.A., and Brumback, B. (2000). Marginal structural models and causal inference in epidemiology. Epidemiology, 11(5), 550-60.

Roshania, R., Narayan, K.M., and Oza-Frank, R. (2008). Age at arrival and risk of obesity among US immigrants. Obesity, 16 (12), 2669-75.

Sabbath, E.L., Guevara, I.M., Glymour, M.M., and Berkman, L.F. (2015). Use of life course work-family profiles to predict mortality risk among US women. American Journal of Public Health, 105(4), e96-e102.

Sanderson, E., Macdonald-Wallis, C., and Davey Smith, G. (2018). Negative control exposure studies in the presence of measure-ment error: implications for attempted effect estimate calibration. International Journal of Epidemiology, 47(2), 587-96.

Sattar, N. and Greer, I.A. (2002). Pregnancy complications and maternal cardiovascular risk: opportunities for intervention and screening? British Medical Journal, 325, 157-60.

Schmidt, S.A.J., Ording, A.G., Horváth-Puhó, E., Søensen, H.T., and Henderson, V.W. (2017). Non-melanoma skin cancer and risk of Alzheimer's disease and all-cause dementia. PLoS One, 12(2), e0171527.

Schnaider Beeri, M., Davidson, M., Silverman, J.M., Noy, S., Schmeidler, J., and Goldbourt, U. (2005). Relationship between body height and dementia. American Journal of Geriatric Psychiatry, 13(2), 116-23.

Sheridan, P., Ilango, S., Bruckner, T.A., Wang, Q., Basu, R., and Benmarhnia, T. (2019). Ambient fine particulate matter and pre-term birth in california: identification of critical exposure windows. American Journal of Epidemiology, 188(9), 1608-15.

Siegel, M. and Rothman, E.F. (2016). Firearm ownership and suicide rates among US men and women, 1981-2013. American Journal of Public Health, 106(7), 1316-22.

Singh-Manoux, A., et al. (2017). Trajectories of depressive symptoms before diagnosis of dementia: a 28-year follow-up study. JAMA Psychiatry, 74(7), 712-18.

Singh-Manoux, A., et al. (2018). Obesity trajectories and risk of dementia: 28 years of follow-up in the Whitehall II Study. Alzheimer's & Dementia, 14(2), 178-86.

St Clair, D., et al. (2005). Rates of adult schizophrenia following pre-natal exposure to the Chinese famine of 1959-1961. The Journal of the American Medical Association, 294(5), 557-62.

Stuart, E. A., Ackerman, B., and Westreich, D. (2018). Generalizability of randomized trial results to target populations. Research on Social Work Practice, 28(5), 532-7.

Suissa, S. and Ernst, P. (2005). Bias in observational study of the effectiveness of corticosteroids in asthma. Journal of Allergy and Clinical Immunology, 115(4), 714-19.

Susser, E.S. and Lin, S.P. (1992). Schizophrenia after prenatal exposure to the Dutch Hunger Winter of 1944-1945. Archives of General Psychiatry, 49(12), 983-8.

Susser, E., et al. (1996). Schizophrenia after prenatal famine: further evidence. Archives of General Psychiatry, 53(1), 25-31.

Tobi, E.W., et al. (2009). DNA methylation differences after exposure to prenatal famine are common and timing-and sex-specific. Human Molecular Genetics, 18(21), 4046-53.

Tollman, S.M., Norris, S.A., and Berkman, L.F. (2016). Commentary: the value of life course epidemiology in low-and middle-income countries: an ageing perspective. International Journal of Epidemiology, 45(4), 997-9.

Tooher, J., Thornton, C., Makris, A., Ogle, R., Korda, A., and Hennessy, A. (2017). All hypertensive disorders of pregnancy increase the risk of future cardiovascular disease. Hypertension, 70(4), 798-803.

Van den Brandt, P. A., et al. (2000). Pooled analysis of prospective cohort studies on height, weight, and breast cancer risk. American Journal of Epidemiology, 152(6), 514-27.

van Otterdijk, S.D. and Michels, K.B. (2016). Transgenerational epigenetic inheritance in mammals: how good is the evidence? The FASEB Journal: official publication of the Federation of American Societies for Experimental Biology, 30, 2457-65.

Vandenbroucke, J. P., Broadbent, A., and Pearce, N. (2016). Causality and causal inference in epidemiology: the need for a pluralistic ap-proach. International Journal of Epidemiology, 45(6), 1776-86.

VanderWeele, T.J. (2015). Explanation in Causal Inference: Methods for Mediation and Interaction. Oxford: Oxford University Press.

Wadsworth, M., Kuh, D., Richards, M., and Hardy, R. (2006). Cohort profile: the 1946 National Birth Cohort (MRC National Survey of Health and Development). International Journal of Epidemiology, 35(1), 49-54.

Walker, V.R., et al. (2018). Human and animal evidence of potential transgenerational inheritance of health effects: an evidence map and state-of-the-science evaluation. Environment International, 115, 48-69.

Walters, K.L., Mohammed, S.A., Evans-Campbell, T., Beltran, R.E., Chae, D.H., and Duran, B. (2011). Bodies don't just tell stories, they tell histories: embodiment of historical trauma among American Indians and Alaska Natives. Du Bois Review: Social Science Research on Race, 8(1), 179-89.

Westreich, D., Edwards, J.K., Lesko, C.R., Stuart, E., and Cole, S.R. (2017). Transportability of trial results using inverse odds of sampling weights. American Journal of Epidemiology, 186(8), 1010-14.

Whitmer, R., Sidney, S., Selby, J., Johnston, S.C., and Yaffe, K. (2005). Midlife cardiovascular risk factors and risk of dementia in late life. Neurology, 64(2), 277-81.

Wilker, E., et al. (2011). Longitudinal changes in bone lead levels: the VA Normative Aging Study. Journal of Occupational and Environmental Medicine, 53(8), 850.

Wu, L. L. (2000). Some comments on 'sequence analysis and optimal matching methods in sociology: review and prospect'. Sociological Methods & Research, 29(1), 41-64.

Yarchoan, M., et al. (2017). Association of cancer history with Alzheimer's disease dementia and neuropathology. Journal of Alzheimer's Disease, 56(2), 699-706.

Ying, W., Catov, J.M., and Ouyang, P. (2018). Hypertensive disorders of pregnancy and future maternal cardiovascular risk. Journal of the American Heart Association, 7(17), e009382.

Zaadstra, B.M., Chorus, A.M., van Buuren, S., Kalsbeek, H., and van Noort, J.M. (2008). Selective association of multiple sclerosis with infectious mononucleosis. Multiple Sclerosis, 14(3), 307-13.

Zeanah, C.H., et al. (2003). Designing research to study the effects of institutionalization on brain and behavioral development: the Bucharest Early Intervention Project. Development and Psychopathology, 15(4), 885-907.

第六部分　社会科学技术

6.1 公共卫生中的社会学和心理学

6.1.1 引言

社会学和心理学这两门学科有许多有趣的不同之处，但在概念和方法上也有着一些共同的联系。它们在整体范围上的关注点有所不同：心理学通常聚焦于个体，研究人的心理过程和行为；而社会学则关注人在社会环境中的行为（能动性），社区的社会文化、经济、政治和物质环境（结构），以及人们在其中的生活、互动、工作和娱乐。尽管社会学和心理学有差异，但两者有一个重要的共同之处，即它们都有专门研究健康和疾病的子领域。这些子领域分别是健康社会学（又称医学社会学）和健康心理学。因此，本章聚焦于探讨健康社会学和健康心理学对公共卫生的贡献，这两个子领域与公共卫生关系密切，与本卷的目标一致。

正如健康社会学和健康心理学存在共同联系一样，这两个学科与公共卫生领域有两个共通之处。首先，它们共同关注个体行为对全球健康的影响，这一影响在许多健康相关行为中都得以体现。其中最明显的例子是传染病，其始于个体，但如果不加以控制，可能波及整个大陆。在19世纪，英国医生Southwood Smith强调了这一原则。Smith（1866）提醒卫生当局有必要调查和控制传染病。到21世纪，社会学和心理学已经积累了大量关于个体和集体社会行为对健康影响的研究，证明了Smith的概念同样适用于与非传染性疾病相关的个体行为和社会状况，实际上，适用于所有与健康有关的现象。

第二个共通之处即信任人际关系中的重要性，以及在培养社区合作中的集体行动的关键性。这一概念在社会学和心理学中得到了积极的研究（Stevenson et al.，2014；Poulin，Haase，2015；Pletzer et al.，2018；Do Nascimento-Bezerra，Souza-Feitosa，2018；Yost-Dubrow，Dunham，2018）。健康社会学对人际和社区环境中的信任重要性进行了批判性的研究。在人际环境中的一个例子是医生在临床接触中获得患者信任的必要性。在社区环境中，由公共卫生当局获得民众的信任同样是责任所在，这是推动社区积极参与合作，促进健康、预防和治疗疾病，包括预防和控制流行病的基本步骤（Quah，2007a，2007b）。越来越多的研究结果表明建立信任的重要性，并逐渐渗透到公共卫生领域（例如Adams et al.，2017；Benjamin et al.，2018；Callis et al.，2018；Datta，2018；Ellenberg et al.，2018；Kim，2018；Nuriddin et al.，2018；Raven et al.，2018）。

这两个概念——个体行为的全球影响和信任的重要性——反映了当前公共卫生、健康社会学和健康心理学的合作。下文将对这些概念进行详细阐述，分为以下四个部分：社会学和公共卫生、心理学与公共卫生、两个学科对公共卫生培训的贡献和结论。社会学和心理学的章节都包括三个主题：各自理论贡献的亮点；与公共卫生相关的主要方法论方法；以及对研究领域的简要总结，强调健康社会学和健康心理学对公共卫生领域的贡献。参考文献列表详细记录了文中的论点，并为公共卫生研究人员和从业人员提供了健康社会学和健康心理学的历史和最新信息。

6.1.2 公共卫生领域的社会学

对健康和疾病的社会学分析可以追溯到19世纪末,这是社会学作为系统性知识领域的开始。欧洲的社会学奠基人调查了社区的文化、社会经济和政治条件对社区内个体社会行为的影响。其中两位奠基人分别是法国的Emile Durkheim(1858—1917)和德国的Max Weber(1864—1920)。在社会学理论发展的过程中,当社会学先驱们正在研究社会和社会行动的性质和动态时,传染病让欧洲付出了沉重的代价。流行病造成的损害引起了一些英国和欧洲医疗当局的警觉,他们开始意识到社区的社会条件、社会行为和公共卫生之间可能存在的关联,而这些关联在此之前被医学专家视为无关。最早认为存在这种关联的医生是Virchow和Billings。一位杰出的德国病理学家Rudolf Virchow(1812—1902)被视为"德国医学的主导人物",他或许是最早将医学视为社会科学的医学家。美国外科医生John Shaw Billings,也是Index Medicus的首位出版者,于1879年写了一篇关于"卫生与社会学"的关联文章。在1894年一篇关于疾病社会因素的文章中,另一位医生Charles McIntyre首次使用了术语"医学社会学"。与此相同的思路,公共卫生从业者早早认识到社会学和心理学对公共卫生研究和实践的重要性。

健康社会学的最初阶段根植于在医学学术环境和公共卫生或生物医学临床环境中工作的社会学家的研究(Elling,Sokołoska,1978)。第二次世界大战后,健康社会学研究和出版物为将健康社会学课程纳入美国和英国大学的医学课程铺平了道路(Elling,Sokołoska,1978;Cockerham et al.,2010),这一点我们后面会再作解释。健康社会学正式成为社会学的一个分支学科的一些里程碑包括:1959年美国社会学协会医学社会学分会的成立;1963年国际社会学协会医学社会学研究委员会的成立;以及1969年英国社会学协会医学社会学研究网络的成立(Reid et al.,1976)[①]。从早期开始,健康社会学就专注于健康和疾病的各个方面,Robert Strauss将其巧妙地分为两个维度:"医学社会学",包括"医学作为一种行为系统的组织结构、角色关系、价值体系、仪式和医学功能"的分析;"医学社会学"致力于分析疾病过程、与健康有关的行为,以及社区中健康和疾病的社会文化、政治和社会经济决定因素(Strauss et al.,1957)。

健康社会学的研究出版物包括期刊文章和书籍。在领域特定的国际同行评议期刊中,最重要的包括《健康与社会行为杂志》,这是美国社会学协会专门的健康社会学期刊,以及《社会科学与医学》《健康与疾病社会学》《健康社会学综述》等。健康社会学领域有多本教材,其中最具影响力的是Cockerham的教材(2017),已经出版到第14版。系列丛书中有《新布莱克威尔医学社会学指南》和《医学社会学手册》。《医学社会学手册》的第1版于1963年出版,讨论了"社会学企业在理解疾病的病因、诊断和治疗方面的潜力;提供和资助卫生保健的方式;社会和社区对支持卫生活动的承诺;以及健康和疾病的定义"。回顾1963年、1972年和1979年的前3个版本,第4版的编辑写道,"医学社会学的承诺已经被其实用性的确凿证据所取代"(Freeman,Levine,1989)。这些作者正确地指出,健康社会学使用了所有的社会学理论和方法。

到了20世纪80年代,随着研究和出版物的增加,医学社会学家也"积极参与公共卫生项目,而且在美国的公共卫生学校中,规定必须提供社会和行为科学的正式培训"(Coreil,Dyer,2017)。不仅在美国(Gordon,McFarlane,1996),加拿大(Massé,Moloughney,2011)和其他国家,也都呼吁增加健康社会学在公共卫生从业人员培训中的投入。稍后还将继续讨论这个问题。

6.1.2.1 社会学理论与公共卫生

从历史角度来看,社会学的两个理论根源是哲学和科学,它们于17世纪和18世纪在欧洲发展起来,包

① 1986年,ISA研究委员会的名称从"医学社会学"改为"健康社会学",但该学科的本质没有改变,ISA研究委员会的工作和目标保持不变。

括像查尔斯·孟德斯鸠(1689—1755)和让-雅克卢梭(1712—1778)关于社会力量、权力和社会事实的著作;伊曼纽尔·康德(1724—1804)关于因果关系的系统分析;亨利·圣西门(1760—1825)关于工业、社会改革的需要以及对社会和社会生活的科学研究。像勒内·笛卡尔(1596—1650)、托马斯·霍布斯(1588—1679)和约翰·洛克(1632—1704)这样的哲学家旨在创建"伟大的、普遍的、非常抽象的、具有理性意义的思想体系",但其他思想家更关心的是用他们的"真实世界"经验来检验这些思想,或者更具体地说,沿着科学的道路"将实证研究与理性结合起来"(Ritzer et al.,1992)。后一种趋势"导致了将科学方法应用于社会问题",试图识别统管社会行为的可能定律,就像牛顿物理学证明了物理定律统治着物理世界一样(Ritzer et al.,1992)。这种初期的紧张关系和随后的共生关系——纯粹的理论观点与实证检验假设的必要性——仍然是今天社会学作为一门知识领域的核心。

在广泛的社会变革背景下,社会学从早期的思想理论发展成为一个独立的学科。该学科的两位创始人生于19世纪工业革命和资本主义兴起的时代。第一位是法国思想家奥古斯特·孔德(1798—1857),他在一篇论文中提出了一门被他称为"社会学"的新学科,并将其设想为遵循物理学模型对社会的系统分析。第二位先驱思想家是孔德的同胞埃米尔·杜尔凯姆(1858—1917),他提倡理论与实证研究的共存。杜尔凯姆一方面特别关注对社会混乱、冲突及其后果的研究;另一方面,他强调社会事实对于研究和规划社会改革以减少社会混乱的重要性。杜尔凯姆"使社会学在法国合法化"(Ritzer,1992)。杜尔凯姆的关于系统性分析社会事实以及与自杀相关的社会因素的研究是社会学领域的开创性著作。杜尔凯姆较有影响力的两本书之一是《自杀》,其展示个体行为与社会经济条件之间的联系;另一本是《社会学方法的规则》。杜尔凯姆对社会学理论和实证研究的重视为今天的循证研究铺平了道路。他在"社会正常与异常"概念上的贡献为"20世纪的医学社会学"奠定了基础,沿着"启蒙思想启发的医学中的正常/病理分化"的路径前进(Thomas et al.,2012)。

社会学的另外两位先驱是德国人:乔治·西梅尔(1858—1918)和马克斯·韦伯(1864—1920)。西梅尔和韦伯是德国社会学学会的共同创始人。西梅尔的主要贡献在于他提出了社会互动中的互惠和不确定性的概念(Gerhardt et al.,1989)。马克斯韦伯的社会行为理论、权威体系和官僚化理论等,在他的大量工作中做出了开创性的贡献,并构成了当代社会学的基础(Ritzer et al.,1992)。韦伯的贡献之一是他开创性的社会行为和社会系统理论,这是社会学中的经典理论。在健康社会学中,韦伯的概念性贡献被应用于广泛的研究,包括医疗体系和组织的官僚化分析(Fox et al.,1989;Germov et al.,2005),医疗行业权力和权威的分析(Starr et al.,1982;Freidson et al.,1988)以及生活机会和生活方式对健康相关行为的影响(Cockerham et al.,2010)。

在过去的一个世纪里,社会学理论体系呈指数级增长。社会学理论可以分为两种类型:一种是涉及所有人类行为并具有"普遍"适用性的通用理论;另一种是适用性有限的"中程理论"。对于健康与疾病的社会学分析来说,最相关的一般性理论包括结构功能理论、象征互动主义、冲突理论以及现象学/民族学方法论。鉴于本章的篇幅限制,本文只讨论一般性理论。

结构功能理论(现在通常称为新功能主义)是美国社会学家塔尔科特·帕森斯(1937)的贡献。这一理论将社会视为社会系统,并提出社会的所有组成部分,无论是个人、群体、社区、国家还是全球组织,都具有维持和发展的功能,包括显性功能和潜在功能。社会组织、群体和社会互动的主导趋势是维持平衡或均衡。因此,冲突被认为是组织和社会关系发展的功能失调,这种功能失调需要通过规范价值观和纠正行动的意外后果来纠正或平衡(Ritzer et al.,1992)。帕森斯(1937)从结构功能主义系统理论的角度来分析与健康相关的现象,提出了两种"疾病模式":"偏差"模式和"病人角色"或"能力"模式,两者都包含了社会结构的微观和宏观层面。"偏差"模式将疾病视为患者的一种依赖状态,因此治疗是被期待的,但也被视为社会控制系统,而医生则是社会控制的代理人。"能力"模式提出疾病是正常状态的崩溃,导致个体完全或部分无法履行正常的社会角色,并使个体进入"病人角色"。病人角色是社会结构中不同权利和义务的社会地位,包括医生和患者互动以及医生具有特定权利和义务(Parsons et al.,1937;Gerhardt,1989)。

第二个有影响力的一般性理论是象征互动主义。它提出个体通过意义和符号对情境的主观感知对其行为有重要影响。与主要由一位理论家塔尔科特帕森斯提出的结构功能主义相反,象征互动主义代表了几位理论家在概念上的贡献,并提出了两种疾病模型:“标签”模型和“协商”或“危机”模型。标签模型提出,疾病可能通过规范性评估的过程在社会上被定义或贴上标签。相应地,协商模型提出,患者通过协商对其疾病具有控制权:医疗专业人员的诊断和治疗可以通过协商进行,治疗涉及患者的积极参与(Gerhardt et al., 1989)。一些分析家认为,象征互动主义通过定性方法设计,如参与观察,在当前的健康社会学中发挥了重要作用(Cockerham, Scambler, 2010)。

冲突理论是与公共卫生相关的第三个一般性社会学理论。冲突理论的早期观点之一是马克思主义关于社会剥夺和剥削导致疾病的假设(Gerhardt et al., 1989)。更抽象地说,冲突理论认为潜在的冲突是社会关系的一个正常组成部分,因此,谈判和交涉是社会互动的关键元素。当应用于健康现象时,冲突理论提供了两种模型,即“损失”或“压力”模型和“支配剥夺”模型。“损失”或“压力”模型提出,压力与疾病之间存在着强烈的联系;失去所需的社会支持会增加患病的可能性;对疾病的易感性在社会中分布不均。关于压力与疾病关联的社会学研究始于20世纪50年代,并持续至今(Pearlin et al., 1989; Thois et al., 2010)。“支配剥夺”模型认为,由于医疗专业知识的专业性,医疗专业在社会中占据主导地位,而患者缺乏专业知识,因此处于依赖地位。这个模型也适用于社会不平等和社会经济剥夺的分析(Gerhardt et al., 1989)。除了为批判和女性主义观点提供概念基础外,冲突理论作为一种思想流派在卫生政策分析方面尤为有影响力:“冲突理论对医学社会学的最重要贡献之一是,它能够解释与卫生改革相关的政治”(Cockerham, Scambler, 2010)。

第四种理论立场是现象学/民族志方法论,如Ritzer(1992)所总结的那样,它提出“人是他们所创造的社会的产物”。这种现象学模型认为疾病属于“一类广泛的令人不安的事件……这些事件打破了日常生活中理所当然的平静”(Gerhardt et al., 1989)。与其他理论相比,特别是与其他三种概念取向(结构功能主义、象征互动主义和冲突理论)产生的大量实证研究相比,现象学/民族志方法论思想流派在健康社会学的实证研究中贡献相对较少(Cockerham, Scambler, 2010)。

6.1.3 与公共卫生有关的社会学研究

在最抽象的层面上,健康社会学对健康和疾病的研究,尤其是对公共卫生的研究,有两个独特的贡献。第一个贡献是系统地审视个体与社区之间的联系,以及“塑造群体行为的社会组织因素”之间的联系(Thorlindsson, 2011)。第二个主要贡献是“医疗保健系统是组织……嵌入在更大的机构中,这些机构受到历史先例的影响,并在特定的文化背景下运作”(Quadagno, 2010)。健康社会学研究与公共卫生相关的内容可以在这两个关键贡献的框架内找到。在公共卫生背景下,最重要的社会方面是,文化和社会阶级对个人和群体健康行为的影响;生活方式;以及医疗系统的建立和转变。体现个体和群体之间联系的是文化和社会阶级对个人和社区健康行为的影响;生活方式;以及医疗保健系统的建立和转型。植根于种族和宗教传统的文化价值观以及社会阶级差异共同决定了人们对健康和疾病及其生活方式的信仰和态度。医疗保健系统的产生、发展和变化是社会经济、文化和政治因素相互作用的一部分。让我们更详细地讨论每一个方面——文化、社会阶级、生活方式和医疗保健系统。

6.1.3.1 文化和公共卫生

文化是一个关键术语,指的是源自一个人的种族和/或宗教精神的价值观和信仰,通常作为社区身份或“生活设计”的一部分代代相传。自然环境对人们健康的影响是历史上公认的。现在我们知道,社会经济环境也是影响传染病和慢性病风险的一个关键因素(Armelagos, Harper, 2010; Charmaz, Rosenfeld, 2010; Baum, 2016; WHO, 2018)。文化对公共卫生的影响是多方面的,主要表现在至少三个方面:健康行为,即人们在健康风险方面的行为;健康态度和信念,即人们对健康和疾病的感受和看法;以及人们对卫生当局的公共卫生准则和建议的看法和反应(Fox,1989;Quah,2007a,2007b,2010;Brown et al.,2012;WHO,2018)。这三重影响的最好例子也许是文化和/或宗教规范和传统对人们的食物准备和饮食习惯的影响。无论公共卫生当局对食品消费的建议如何(Harvey,2017),种族和/或宗教群体在这方面都有所不同,因为他们倾向于遵循他们传统认可的饮食,如素食、避免食用猪肉、在食品制备中使用动物脂肪或精炼植物油,或完全避免油炸食品;对饮料的偏好;以及糖的摄入量等方面(Cockerham,2010b;Idler,2010;SEOW,2017)。

文化规范和传统也引导人们对某些类型的健康服务的偏好。例如,传统中医和阿育吠陀(印度传统医学)等文化治疗传统分别代表了中国和印度文化的重要方面,因此在公共卫生政策中必须考虑人口对这些治疗方法的偏好和使用(Quah,2003,2008;Etkin et al.,2017)。

然而,健康社会学研究的另一个贡献是分析文化对公共卫生和更广泛的医疗体系的影响,从两个角度对医疗服务进行审视:临床医生与患者互动的微观世界,以及卫生当局与社区和群体互动的宏观世界。有两个例子可以充分说明这点。研究发现,从业人员(无论是临床医生还是公共卫生从业人员)持有的社会刻板印象会扭曲他们的决定以及与护理对象的互动。临床医生对文化或社会经济差异的主观看法可能会导致他们将某些诊断与某些患者联系起来(Smith et al.,2012)。同样,公共卫生官员对社区的社会看法可能会无意中影响他们的公共卫生方针(Callis et al.,2018;Nuriddin et al.,2018)。这些例子还说明了一个相关的现象:“医学构建”的影响,即当一种身体或精神状况被卫生当局定义为“疾病”,而同样的状况被社区认为是正常的,或者至少不是需要医疗护理的状况。当专家与非专业人士的解释发生冲突时,官方分类“会对症状的社会合法性、获得治疗的机会和保健医疗系统的成本产生影响”(Conrad,Barker,2010;Rosich,Hankin,2010)。在流行病预防领域,该问题的一个例证是,一些农业社区反对强制扑杀家禽或牲畜,因为他们没有认识到疾病与破坏对他们来说是健康的农场动物及其家庭生计来源之间的联系(Quah,2007a)。

6.1.3.2 生活方式与健康

健康社会学研究提供了影响人们在面对健康风险时所采取的行动的另一个重要因素的证据,他们的生活方式(与文化相关但又有所不同)。Cockerham(2010)将健康生活方式定义为“基于人们根据其生活机会可作的选择而形成的健康相关行为的集体模式”,生活机会是Max Wcbcr(1968)提出的一个概念,用于表示选择,即个体在社会中的相对地位所施加的机会和约束。人们的生活方式塑造了他们的休闲和体育活动模式:有些人没有休闲时间;有些人久坐不动或从事极限运动;有些人经常去健身房作为社交活动,从而有规律地锻炼;另一些人则经常饮酒、吸烟和/或滥用毒品。同样,一个人的生活方式与严重受伤的风险和感染传染病的可能性有关。因此,发现不同种族群体之间发病率和死亡率的持续差异并不令人惊讶,这些差异基本上是社会原因而不是生物或遗传原因(Krieger,1987;Link,Phelan,1995;Williams,Sternthal,2010;Whyte et al.,2017)。考虑到男性和女性的生活方式各不相同,特别是在亚洲,在发病率和死亡率数字方面,性别差异显而易见(Quah,2011)。文化对公共卫生政策和实践的重要性得到了越来越多的认可,一些分析人士建议公共卫生从业人员应具备“文化能力”(Perez,Luquis,2008;Waters et al.,2017)。

一个人的生活方式是由他/她的社交网络分享和强化的。健康社会学研究表明,社会关系,也称为社会纽带与健康行为和结果之间存在积极的联系(Umberson,Montez,2010)。社会关系和社交网络显著影响健康相关行为,导致肥胖、吸烟、“娱乐性”药物使用和饮酒等危险行为(Cockerham,2010a;Jones et al.,2011)。然而,虽然社交网络对健康最明显的影响是负面的,但社交网络在其成员的幸福感和健康长寿方面发挥着积极作用(Lund et al.,2000;Nyqvist et al.,2013)。社交网络还可以在公共卫生政策中发挥作用,促进社区内健康习惯的培养和健康风险的避免(Mechanic,Tanner,2007;Umberson,Montez,2010;Brown et al.,2011)。

生活方式对健康和疾病的影响还可以从生命历程的角度进行分析,这是一种概念方法,审视个体在其身体和社会心理成熟过程中经历的变化。越来越多的循证社会学研究表明,不同种族群体和社会阶层在整个生命过程中所面临的健康风险存在重大差异(Brown et al.,2012)。

6.1.3.3 社会阶层、社会分层和公共卫生

社会阶级是一个基本的社会学结构,它描述了个人在社会等级制度中的相对地位(Weber,1968)[①]。在社会学研究中,一个人的社会阶层——即社会经济地位(SES)是通过三个或更多指标的综合指数来确定的,其中最常见的是个人收入水平、完成正规教育的年数和职业声望。所得的SES分数可以作为一个连续的尺度(通常是0~100的标准化分数),也可以作为一组基于算术平均值和标准偏差的离散类别。SES分数最简单的表现形式是下层阶级、中产阶级和上层阶级的三级描述。然而,在社会阶层差异和社会分层模式的社会学研究中,定量和连续的SES分数是首选(Bendix,Lipset,1966;Nam,Powers,1983;Phelan et al.,2010)。

社会阶层差异对个人获得和利用医疗保健服务的影响几乎是普遍存在的现象,这一点得到了社会学研究结果的支持:一个人的社会阶层越高,他/她获得医疗保健服务的机会就越大(Lahelma,2010;Rosich,Hankin,2010;Brown et al.,2011;Quah,Cockerham,2017)。一个国家的社会经济条件导致了社会群体之间的“持续的健康不平等”(Rosich,Hankin,2010),这种不平等通常“深深植根于社会”(Phelan et al.,2010)。研究结果表明,社会阶层加强了生活方式对健康行为的影响。然而,在某些条件下,社会阶层——主要是由于教育和职业的影响——对健康行为、获取医疗保健服务和个人接触职业危害的影响可能比文化信仰和规范更大。事实上,除了工作性质所固有的其他健康风险外,工人对危险的重复性任务、工业事故风险和环境污染的暴露程度各不相同。因此,社会学家分别研究了社会经济地位的每个组成部分对健康的影响:职业声望、收入水平、教育水平以及社会经济地位作为健康行为预测因子的强度。

社会阶层对健康状况、健康行为、获取和使用医疗保健服务的影响是最早和研究最多的社会对健康的影响。Phelan等(2010)总结了过去50年来健康社会学在社会阶层和健康研究方面的进展,报告称他们的数据支持“根本原因理论”。这一理论指出,社会阶层“通过多种危险因素影响多种疾病结果”;影响“获取可用于避免风险或在疾病发生后尽量减少其后果的资源”;并且这些影响往往会随着时间的推移而持续存在。他们的研究结果支持了这一理论,并对公共卫生政策产生了影响,这与应用“以个人为导向的危险因素方法”的研究结果不同。因此,这些作者建议,社会阶层引起的健康不平等“可以通过制定健康干预措施来减少,这些干预措施自动使个人受益,不论他们自己的资源或行为如何”(Phelan et al.,2010)。对健康和疾病的社会决定因素的研究——仔细审查社会、经济、文化和意识形态因素——正在认真进行中(Pearlin,1989;Link,Phelan,1995;Kawachi et al.,1999;Lund et al.,2000;Mechanic,Tanner,2007;Phelan et al.,2010;Williams,Sternthal,2010;Doyal,2014;Baum,2016;Quah,Cockerham,2017;Marmot,2018)。

总的来说,人的生活方式、生命历程和社会阶层所代表的相关现象表明,在调查促进健康和疾病风险时,需要把重点放在家庭上。通常,除了遗传背景外,家庭成员还共享一些主要的生活方式特征,如饮食、娱乐模式和物理环境。此外,一些疾病传播媒介(如跳蚤、蚊子、老鼠)在家庭中定居。因此,发现生活在农村和城市社区的个人之间以及生活在富裕社区和贫困社区的人之间在健康风险暴露方面存在重大差异并不奇怪。考虑到这一点,Valberg(2018)及其同事讨论了将“家庭相对风险”(FRR)作为社区层面对有风险家庭进行公共卫生评估中的“连续风险模型”使用。

职业和专业的社会学研究的另外两个贡献是对职业危害的分析和医学专业的作用,它们增加了我们对社会健康和疾病的理解。一方面,对社会上各种职业的健康结果、疾病流行率和疾病发病率的比较分析一致显示,主要由所从事的工作性质和职业危害造成的明显差异(Christ et al.,2012;NASEM,2018)。另一方面,社会学家也从其相对声望、培训、内部构成和动态以及对人口健康的影响等方面考察生物医学专业和传

① 过去60年来,世界各地的社会学研究用系统的经验证据表明了一个由法国社会学先驱亨利德圣西蒙在1819年首次提出的现象:不同的职业被赋予不同程度的威望或尊重,并得到相应的经济回报(从低工资、无技能的职业,如街道清洁工或砖瓦工,到高工资、高技能的职业,如神经科学家)。职业声望是通过人口调查来衡量的,从总人口的代表性样本中选出的每个人都被要求在五分制中打分(5“优秀”;4“信誉良好”;3“平均站立”;2“低于平均水平”;1“地位低下”)一份他们社会中职业的综合清单。

统治疗职业(Starr,1982;Friedson,1988;Quah,2003,2008)。研究结果表明,如今理想的具有信任和保密的医患关系已被资本化,医疗行业被雇主的“指导方针、预先授权、集中化和为提高产出而进行的财政奖励”所主导(Starr,1982;Freidson,1988;Timmermans,Oh,2010;Vanderminden,Potter,2010)。

6.1.3.4 医疗保健系统和公共卫生

除了分析文化和社会阶层对公共卫生的影响外,健康社会学的另一个贡献是对国家和跨国医疗保健系统的性质、动态和演变进行研究。当社会学家研究医疗保健系统时,他们包括国家对医疗保健资源的创造、组织、分配和管理所采取的方法。因此,卫生政策和医疗改革是这类研究的组成部分。一些关于医疗保健系统的跨国和比较研究结果表明,在今天的许多国家,“过多地优先考虑医院护理,而牺牲了初级保健、社区保健和公共卫生的发展”(Stevens,2010)。

在过去10年中,医疗系统越来越受到医学社会学家关注的问题之一是对医疗保健系统缺陷的分析,这些缺陷扭曲了医疗服务的成本和利用率之间的联系,从而导致医疗改革的紧迫性(Mechanic,McAlpine,2010)。医疗保健系统中对医疗成本有重大投入的一个部门是制药行业等利益相关者在促进医疗化方面的作用,特别是通过利用市场机会和营销方法来销售其产品(Rosich,Hankin,2010)。

健康社会学对卫生系统的分析还包括卫生服务研究领域。有大量文献研究记录了社会阶层和种族差异对不平等获取和利用医疗保健服务的影响。三种类型的研究说明了这一研究领域。第一类研究表明,获得医疗服务的不平等是由限制和允许“医疗服务组织、医疗保健提供者和消费者的行动”的机构和政策所维持的(Wright,Perry,2010)。这些关于卫生系统多重功能障碍的研究对国际政策制定者提出了挑战,并且是基于社会科学研究的社会政策干预的主题,例如由世界卫生组织、美国国立卫生研究院和世界银行联合开展的疾病控制重点项目(Laxminarayan et al.,2006)。第二种类型的卫生系统研究是比较分析卫生筹资方法和系统是否适合人口的社会经济需求和人口特征。这类研究的一个例子是Zaslavsky和Epstein(2005)对保险计划的研究。第三类研究代表了医学社会学家对公共政策的直接投入;最近的一个例子是分析国家关于为研究目的收集和获取与健康有关的人口数据的规定的变化(Hynes,2011)。

除了分析文化、生活方式、社会阶层和公共卫生社会制度的相关性外,健康社会学还研究了这些因素和其他因素在社区疾病发病率和流行率分析中的相互作用。例如,Anderson等(2011)发现,“在评估乳腺癌生存差异时,社会、文化和生物学问题都应考虑在内”。Brown等(2011)讨论了社会因素在肥胖、糖尿病和哮喘的诊断和管理中的相关性。在前面提到的健康社会学期刊,如《JHSB》《SSM》和《健康与疾病社会学》以及许多其他国际认可的健康研究期刊中,可以找到大量关于疾病的社会因素的研究。

6.1.3.5 社会学研究方法与公共卫生

健康社会学将社会学的各种方法和方法论工具应用于研究影响人群和个体健康的社会经济、文化和人口特征(Rosich,Hankin,2010;Smith et al.,2012;Baum,2016)。实际上,关于流行病和健康行为的分析,Hedges等(2002)认为“社会科学的理论和方法论知识已经指导了公共卫生研究数十年”。这种影响的一个例子是Kawachi等(1999)在关于收入不平等和健康的书中汇编的大多数文章中都应用了社会学方法来分析收入不平等和健康。

总的来说,Vogt(2007)在强调收集和分析证据以创造知识的关键任务时,很好地阐述了社会学,特别是健康社会学在科学研究方面的基本地位。在这方面,健康社会学和公共卫生领域的研究目标之间存在明显的兼容性。然而,有三个重要的社会学研究方法特征必须考虑到:(1) 社会学中使用的数据类型;(2) 应用的测量水平;和(3) 遵循的研究设计类型。接下来依次讨论每个特征。

社会学中使用哪些类型的数据?社会学使用两种类型的证据或数据:一是初级数据,二是次级数据。初级数据是由研究者首次收集的数据,例如,通过个人访谈、观察、实验或调查获得关于人们态度和行为的数据;或者通过首次对文件、信件、记录或其他类型的“原始”数据进行分析提取的数据。相比之下,次级数据是由其他人之前收集的数据,例如官方统计数据、人口普查数据,或者来自调查或已完成研究的已处理或编码数据集的数据库。许多研究机构都保留有次级数据的数据库,这些数据库通常来自调查研究的编码数据,其他研究人员可以购买这些数据以及相应的代码本以进行次级和纵向分析(Miller,Salkind,2002;Hauser et al.,2010)。许多数据档案现在可以在线访问。

社会学研究使用四种测量水平:名义、顺序、间隔和比率水平。最基础的是名义水平,它使用名称或标签来描述所研究现象的不同类别(例如,使用标签“男性”和“女性”来记录受试者的性别;使用标签“穆斯林”“印度教徒”“基督教徒”“其他宗教”和“无宗教”来记录受试者的宗教信仰)。每个名称或类别可以分配一个数字代码,但这些数字没有数量上的意义,它们只是标签。这种将字母数据转换为数字数据是为了使用计算机化的统计模型进行数字数据分析,尽管现在有专门用于分析字母和字母数字数据的计算机程序。顺序测量为观察到的现象类别分配了等级(例如,“苗条”“丰满”“肥胖”来记录身体外貌),但“序数尺度中等级间隔不一定均匀”。间隔尺度使用具有标准和可测量距离的等级,但“没有有意义的零点”。间隔尺度的典型例子是华氏温度刻度。一个常见的社会学例子是一个人对问题或情境的态度范围。以下是两个说明间隔尺度的社会学访谈问题:“您对处理患者需要做的事情非常有信心,只有一点信心,稍微焦虑还是非常焦虑?”“您如何评价您的生活质量?”“非常差”“差”“既不差也不好”“好”或者“非常好”? 间隔尺度比名义或顺序测量水平更精确,但不如具有相等间隔的比率尺度精确(Vogt,2007)。在社会学中,比率尺度的例子包括以年为单位测量的年龄;每月赚取的美元收入;完成学业的年限;子女数量;以及婚姻年限。

在健康与疾病的社会学分析中,最广泛使用的间隔尺度之一是世界卫生组织推广的“生活质量”指数,称为WHOQOL(WHO,2004;WHO,2017)。WHOQOL的长版和短版以及其他形式的量表通常包括在各种健康状况的研究中,从减轻压力到孤独症、丙型肝炎、冠心病、癌症、肥胖、胃旁路手术、肥胖手术、神经性疼痛以及牙周疾病等多种健康状况(Hamoen et al.,2015;Buset et al.,2016;de Vibe et al.,2017;WHO,2017;National Academies,2018)。

在社会学中使用哪些研究设计类型? 根据研究对象的性质和研究者偏好的测量水平,社会学家可以使用定性或定量的研究设计,或两者的结合。偏好定性研究的研究者通常会完全避免测量,或仅使用名义水平的测量。一些最常见的定性研究设计包括对社会现象的参与式观察和非参与式观察,以及与研究对象的单独或小组对话(Schwartz,Jacobs,1979;Chongo et al.,2018),遵循“扎根理论”方法(Thapa et al.,2018)。小组方法的一种形式是焦点小组法,研究者作为主持人,将一小组人聚集在一起——最好彼此不熟悉——讨论一个特定的主题。焦点小组法可能是最薄弱的方法,在健康研究中应极度谨慎使用,也许只能在探索性研究中使用,因为它具有3个最严重的局限性:(1) 考虑到对话是公开的,即在陌生人面前进行,研究者无法向焦点小组参与者保密,但保密是与人类受试者进行研究时所需的知情同意的重要组成部分(Citro et al.,2003),尤其是如果研究涉及他们的健康状况;(2) 焦点小组讨论中收集的数据的有效性和可靠性较低或不存在;(3) 焦点小组参与者通常会受到小组互动动态的社会压力的影响。因此,焦点小组法更适合用于群体动态的探索性研究(Mechlenborg,Grønkjaer,2018)。

与定性设计相比,定量研究设计可能涉及所有4个测量水平,但主要涉及社会现象的间隔和比率测量水平。类似地,定量研究设计可能包括一种或多种数据收集方法:文档分析、观察、使用结构化或非结构化问卷的个人访谈、调查、实验或准实验(Boudon,1993;Vogt,2007)。当然,正如在所有知识领域发生的那样,研究方法也有其局限性,研究者需要考虑所选方法的适用性,并采取措施尽量减少错误的可能性。为了减少误差,医学社会学家会在同一项研究中使用一系列可用方法的组合,医学社会学家可以在同一研究中使用来自可用方法阵列的多种方法:参与和非参与式观察;深入的非结构化访谈;以及使用各种问题格式的结构化问卷进行的结构化访谈,从开放式问题到态度量表。在调查研究中,结构化问卷通常是数据收集的主要工具。调查研究是Paul Lazarsfeld(Boudon,1993)在社会学中提出的一种方法论设计。杰出的社会学家Paul Lazarsfeld(1901—1976)确定了调查的三个阶段。早期阶段是在1930年之前,当时调查被用于“收集有助于改善社会状况的事实信息”。第二阶段是从1930—1948年,当时调查被用于收集有关公众意见和消费者偏好的数据。第三阶段是从1949年开始，始于开创性社会学研究《美国士兵》的出版，当时调查方法成为收集“大量数据”的重要社会学工具，这些数据可以通过精心的统计分析变得连贯和有意义（Lazarsfeld，1968；Boudon，1993）。

社会学家使用定量研究方法的目的是确定和减少在计算现象之间的相关性时的误差水平，以及从代表性样本到总人群的推断（推断第Ⅰ类和第Ⅱ类错误）。这个目标可以通过应用统计分析模型来实现，从简单的相关性检验（如卡方检验、皮尔逊系数、ANOVA和路径分析）到多层次模型（如有序logistic回归、结构方程模型和分层线性模型等）等等，这些模型的复杂程度和精密程度不等。最近一些应用多层次模型的健康社会学研究的例子有：饮酒对中学生学业表现的影响（Crosnoe et al.，2012），青少年和年轻人感知到的歧视与健康之间的关系（Grollman，2012），社交网络在高血压管理中的影响（Cornwell，Waite，2012），以及导致美国成年人睡眠紊乱的因素（Ailshire，Burgard，2012）。

社会学研究的另一个重要方面是主流社会学与所有其他科学研究领域共享的承诺：严格关注数据的有效性和可靠性。可靠性意味着测量的一致性：每次使用相同的工具测量现象时都得到相同的结果。有效性与可靠性之间的关系很重要：一个可靠的工具可能有效性较低（Vogt，2007）。有效性一般有两个维度：内部和外部。内部效度关注研究问题。内部效度的最基本形式是内容效度，它解决的问题是：工具测量的是它想测量的东西还是别的东西？内部效度还有两种类型：效标关联效度和结构效度。第二个维度是外部效度，即“研究结果被推广到其他环境的潜力”（Burchett et al.，2011）。同样，定性研究方法学家也努力增强他们的研究结果的可信度和可迁移性（Baum，2016；Lincoln，Guba，1985）。

这引出了抽样的问题。从公共卫生的角度来看，也许社会学，特别是健康社会学，最相关的方法论特征之一是通过分析代表性样本（也称为概率样本）来研究人口趋势。代表性样本是从目标人口中抽取的样本，该样本遵循的程序使目标人群中的每个人被选中的概率相同。概率样本允许研究者对总体人群进行推断，而非概率样本则不允许。应用推断性统计检验，如卡方检验、t检验和方差分析，可以表明在样本中发现的情况可能不反映总体情况的概率，而是由于偶然性或抽样误差造成的（Neuman，2000；Vogt，2007）。

在抽样问题上，有两点需要注意。第一，有一些研究主题和研究情境下，难以获得或不适合进行随机抽样。这种情况包括社会上被视为耻辱或偏离常规的健康状况，导致受影响的对象和/或他们的家庭拒绝参与研究；或者没有对目标人群中所有成员进行全面可靠的记录，无法作为抽样框架来抽取具有代表性的随机样本。在这些情况下，研究者可以选择非概率样本。“有目的抽样”是非概率抽样的一种形式，受试者是根据特定标准而不是随机选择的（Vogt，2007）。当然，非概率样本排除了对总体的任何推断，因为只有概率样本具有外部有效性（Vogt，2007）。

第二点需注意样本的大小。除了对大规模人口进行代表性或有目的抽样之外，还有案例研究方法，即研究人员只研究一个或少数几个社会现象的“案例”。这种方法至少有两种用途。首先，在紧急情况下，当需要快速获取有关某种情况的信息时，可以进行案例研究，例如，对受到罕见或“新”疾病影响的个人或家庭进行案例研究，而该疾病可能具有潜在的传染性；或者是一个可能严重影响大量人群的独特事件。其次，在非紧急情况下，案例研究方法通常用于探索性研究：即在社会现象是新的或以前从未研究过的情况下，研究人员希望熟悉该现象的性质，以便计划更全面和系统地研究（Ragin，Becker，1992）。

6.1.4 公共卫生心理学

人们普遍认为，心理学这门学科诞生于19世纪末（Norcross，Karpiak，2012），是“心理机能的神经生理定位”发现的延续，也是人类研究的其他进展之一（Greenwood et al.，2009）。1890—1910年，这一学科的成果尤为丰硕：1890年美国人威廉·詹姆斯出版了开创性的著作《心理学原理》，1900年西格蒙德弗洛伊德出版了《梦的解析》，这本书通常被视为精神分析的框架，也是弗洛伊德随后对个性、心智和疾病联系的研究的基础（Friedman et al.，2002）。

正如健康社会学子领域在社会学学科中发挥着重要作用一样,与公共卫生最相关的心理学专业领域是健康心理学(Luecke,Gallo,2008)。健康心理学也被一些分析师称为临床心理学或临床健康心理学(Boyer,Paharia,2008),并且是一个独特且不断发展的子领域(Romanow,Marchildon,2003)。健康心理学具有相对较新的历史(Albery,Munafò,2008)。霍华德弗里曼在其《健康心理学》教材中写道,尽管健康心理学"植根于医学社会学……公共卫生"和其他领域,"直到20世纪70年代末,都没有健康心理学的研究项目"(Friedman,2002)。健康心理学作为心理学的一个分支学科,正式引入有三个时间标志:1974年,健康心理学首次被提议作为加州大学旧金山分校医学院课程中的一门新学科;1977年健康心理学被批准成为美国心理学会的一个新分会;1984年,举办了"第一届国际健康心理学研讨会"(Stone,1991)。正如弗里德曼所报告的,不仅是在美国,在其他许多国家健康心理学家的数量都在迅速增长(2002)。

然而,直到大约10年前,健康心理学传统上还"维持着……对心理健康的明显单向关注"(Arnett,2001)。阿内特认为,健康心理学领域"如果能更全面地了解流行病学、病理生理学和各种健康障碍的自然历史,从而使心理干预得以实施,那么健康心理学领域将得到显著的发展"(Arnett,2001)。阿内特建议,除了心理健康之外,还可以通过健康心理学来研究的健康领域包括体重控制以及对酒精、尼古丁和毒品成瘾(Arnett,2001)。自20世纪70年代以来,健康心理学得到了显著的发展(Kenkel et al.,2005),尽管不同国家的发展速度不同。瑞典被视为20世纪70年代初期在斯德哥尔摩卡罗林斯卡学院发展"压力心理生理学"的先驱(Stone,1991)。

6.1.4.1 心理学理论和公共卫生

弗洛伊德(1859—1939年)是心理学历史上的著名人物之一。弗洛伊德接受过医学训练。他与同事约瑟夫·布罗伊尔共同推动了心理学中精神分析的新"学派",提出神经症有心理学而非生理学基础的观念(Ritzer,1992)。弗洛伊德的理论基于他对患者的观察,并从个别案例中作出一般推论。

在早期发展阶段,心理学与社会学存在相似的关注点:遵循科学的目标,寻求识别在理论中表达的普遍规律,以实现预测和解释(Looren de Jong,2010)。多年来,这种探索促进了一系列理论的发展,包括精神分析、神经心理学和各种人格理论,其中一些理论跨越了社会学和心理学学科,通常分为4类。这些类别包括:(1) 旨在解释个体健康相关行为的社会认知模型,包括计划行为理论、健康信念模型、跨理论模型和健康行动过程模型;(2) 自我调节模型,侧重于风险行为,包括认知适应理论、自我调节模型和自我效能模型;(3) 心理生理模型群,描述心理过程如何影响生理功能,特别是在应对压力源时,包括疼痛的门控理论、认知知觉模型和一般适应综合征等;(4) 环境模型群,包括操作性学习理论、资源保护理论和工作压力需求-控制模型(Weinman et al.,2007a;Weinman et al.,2007b)。鉴于本章的篇幅限制,这只是对主要理论的一个总结,但它传达了支撑当今心理学研究的大量的且不断增长的概念观点。马歇尔贝克尔和他的同事(Becker et al.,2007)就社会学与心理学在分析健康行为方面的概念合作进行了深入讨论,以健康信念模型为例,这种合作的成果体现在概念模型和丰富的、不断发展的研究中(Harmon Jones et al.,2015;Rivard,Butler,2017;Anderberg,Dahlberg,2018;Diaz-Quijano et al.,2018)。

从不同且更抽象的角度来看,心理学及其所有子领域(包括健康心理学)正处于两种截然不同的立场之间的辩论中:一种是当代版本的实证主义方法,称为"理性重建和理论构建",另一种是"批判解构主义";后者的方法"侧重于理论对话和批判",以及"意义的集体构建,而不是对心灵客观事实的发现"(Looren de Jong,2010)。这两个立场被视为"学术心理学中的两种研究传统,即社会建构主义和认知神经科学"的基础(Praetorius,2003)。

关于加强心理学对科学的贡献和心理学家职业认同的理论路径的争论仍在继续(Romanow,Marchildon,2003),但一些中间的思想流派承认理论是主流心理学研究的重要组成部分(Looren de Jong et al.,2010)。与此同时,一些心理学家,如C.R.库珀和J.丹纳,建议将文化纳入该学科的研究范围,承认文化会影响行为。他们的建议源于心理学家对跨学科研究的参与,以及文化是社会学和其他社会科学中长期研究的主题,但在心理学中却没有得到足够的重视(Cooper,Denner,1998)。另一个原因是他们对心理学外部效度问题的担忧。他们写道:"心理学家继续在样本之外进行泛化;虽然只研究自己的国家……但他们认为心理现象足够普遍,足以使此类研究具有代表性"(Cooper,Denner,1998)。

6.1.4.2 与公共卫生相关的心理研究和服务

加拿大心理学家约翰L.阿内特(2001)将健康心理学研究的一般范围清晰地界定为:"疾病的诊断和预防、健康的促进以及与整个健康状况相关的痛苦的缓解。"

临床/健康心理学家提供直接的医疗保健服务,但他们的实际临床实践是由政府法规决定的,更广泛地说,是由指导医疗保健系统的政治制度和意识形态决定的。美国心理学家成功地获得了官方许可,并修改了联邦法规,以"在大多数联邦项目中获得自主参与",提供付费医疗服务,并在管理医疗机构中实践。然而,在20世纪的大部分时间里,心理学和健康心理学的培训和实践并没有涉及该专业参与公共政策过程或"那些……解决社会的公共卫生优先事项和感知需求"(de Leon et al.,1995)。这种情况在其他国家也很常见,但已经在发生变化。例如,在大多数经济合作与发展组织(OECD)国家,人们只有在精神科专科医师的提供下才能获得有偿心理治疗服务。然而,虽然心理学家和精神科医生都可以提供心理治疗,但"获得博士学位的临床心理学家在心理治疗方面接受的培训和教育要比接受过医学培训的精神科医生要丰富得多"(Romanow,Marchildon,2003)。在意识形态领域,在"医疗保健集中计划"的国家,如古巴、哥斯达黎加和印度,或以社区为基础的医疗保健项目中,"健康心理学的概念很早就出现,其方法倾向于以社区为导向",与欧洲传统中该领域的个体导向形成对比(Stone,1991)。如今,社区导向的心理学超越了意识形态。除了在灾难情况下进行的以社区为基础的咨询之外,社区导向方法的其他例子包括对"集体心理疾病"(也称为"集体歇斯底里")的治疗(Friedman,2002)以及针对特定社区成员的干预措施,例如无家可归的青少年(Trickett,2009)。

各国健康心理学家的执业领域也有所不同。在该领域的前二十年,虽然临床工作是美国和英国最常见的活动领域,但在德国、奥地利、法国和阿根廷的健康心理学家的主要工作是在医学院教学(Stone,1991)。Norcross和Karpiak(2012)在2010年对美国健康心理学家的研究中提出了当前与公共卫生相关的健康心理学工作的概述。这些研究人员发现,在美国健康心理学家的专业工作中,最常见的领域是对个人或团体进行心理治疗。事实上,2010年,76%的专业健康心理学家将大约35%的时间用于心理治疗工作,并且自1986年开始进行比较数据收集以来,这一直是最常见的工作领域。其他4项主要的专业活动是:诊断/评估(58%)、教学(49%)、临床监督(47%)和研究/写作(47%)(Norcross,Karpiak,2012)。

心理学家提出,他们提供的某些服务确实可以通过降低公共卫生支出来提高医疗服务的生产力。这类服务的一个例子是为乳腺癌患者提供个体或团体心理治疗,以及通过认知行为疗法治疗抑郁和与成瘾有关的病症(Romanow,Marchildon,2003)。另一个例子是"基于证据的育儿干预",旨在帮助父母有效地管理受到"行为和情绪问题"影响的儿童和青少年(Sanders,2010)。在向加拿大心理学协会发表的主旨演讲中,Sanders建议,心理学家可以将基于证据的育儿干预作为一种"公共卫生方法"来提供,因为他的提议目的是"在人口层面上减少降低不适当育儿的发生率",这与心理学传统上关注"个体临床干预"的做法截然不同(Sanders,2010)。美国、英国和几个欧洲国家也尝试过类似的干预方案。

健康心理学在公共卫生领域中的一个相关领域是压力管理。一项有趣的成果源自公共卫生从业者和心理学家的合作:基于1979年由J.C.Quick和J.D.Quick提出的"预防性压力管理理论",为企业开展的预防性压力管理计划,旨在解决生理压力和组织压力(Hargrove et al.,2011)。根据TPSM,个体和组织对压力源的反应可能是积极的或消极的。对压力源的反应,或者称为压力反应,"是个体以及团体或组织面对抗争或逃避时的心理生理反应";这种反应的结果可能是"积极的,如提高警觉性和改善表现,也可能是消极的,如产生医疗、心理和行为困扰"(Hargrove et al.,2011)。如前所述,瑞典卡罗林斯卡学院在健康心理学领域的早期贡献之一就是关于压力管理的研究。瑞典研究人员分析了由个人的社会和物理环境产生的压力源的影响,包括工作环境、家庭环境、交通和退休等因素(Stone,1991)。

家庭心理治疗是另一个与公共卫生相关的心理学领域。它涉及各种不同的形式，其中有两种可能是最为人所知。它们分别是涉及儿童和青少年的家庭治疗，以及涉及老年人的家庭治疗。涉及儿童和青少年的家庭心理治疗通常是与社区的学校系统合作进行的，涉及儿童的心理疾病以及行为问题，包括吸毒、逃学和学业表现问题等方面。涉及老年人的家庭心理治疗在老年人口增长的国家日益受到重视。参与老年人家庭心理治疗的心理学家处理的问题范围很广，从痴呆症和其他精神疾病到代际冲突、家庭环境的重要性、疼痛管理、活动能力和身体损伤等各种问题(Curtis,Dixon,2005)。在对英国老年人家庭心理治疗的最新进展的回顾中，Curtis 和 Dixon 发现“缺乏对晚年家庭进行家庭治疗的实证研究”，这需要得到解决，而且与大量参与儿童和年轻人家庭治疗的家庭心理治疗师相比，从事这类工作的家庭心理治疗师数量不足。

健康相关行为的改变是健康心理学家与公共卫生相关的另一个工作领域。心理学家将一种或多种社会认知理论(也用于社会学)应用于青年和成人的个人和群体治疗干预中，以改变诸如饮酒和吸烟等风险行为，并加强如使用避孕套和健康饮食等预防性健康行为(Thirlaway,Upton,2009)。

6.1.4.3 与公共卫生相关的心理研究方法

心理学的一个显著特点是其永远处于批判性的自省状态。这种情况适用于其研究方法论。讨论心理学的方法论景观时，Lambdin(2012)认为主要特征是两方阵营之间的分歧：一方是实验心理学家，他们声称自己的工作“是科学，因为它是实验性的”，另一方是他们从事非实验性工作的同事。两方心理学阵营都在寻找方法来推进学科发展并纠正研究中的差距和偏见。但正如 Lambdin 正确指出的，所有科学研究中都存在共同的偏见来源，无论是心理学、社会学、生物医学还是其他领域：“任何研究的结果都可能由刺激的选择、变量的操作定义、实验方案的构建、数据汇总的水平或研究者选择使用的特定分析来预先决定”(2012)。Lambdin 建议研究人员应“不引用推论统计”来解释他们的发现；并建议转而应用“大量的艰苦思考和批判性推理”，并专注于“效应大小和置信区间，这些……共同提供了更多信息和意义”(2012)。

统计推断的使用只是心理学领域中讨论的几个方面之一。目前积极讨论的四个主要基本问题影响着研究：心理学中的“科学与人文”文化；两个本体论问题，即“主观-客观”和“个体-集体的紧张关系”；“评价标准问题”以及“竞争世界观或价值体系问题”(Goertzen,2008)。这场有益的持续辩论范围广泛，从对心理学概念学派的批评到对诊断材料的实践导向评估，包括改进《精神障碍的诊断与统计手册》，这是国际公认的精神病理学主要分类，由美国精神病学协会定期出版(Acton,Zodda,2005)。

大多数(如果不是全部的话)健康心理学家倾向于认为，从实验设计(也称为随机临床试验)中得出的结论比案例研究的发现更为可靠，但不幸的是，在健康心理学中无法使用随机分配和真正的实验(Friedman,2002)。因此，除了其他形式的系统观察外，心理学家传统上使用态度量表和问卷来收集实验室情境或一对一访谈或小组环境中受试者的系统反应。除了这种长期建立的心理学方法论外，一些心理学家偶尔也会借鉴社会学和其他领域的方法来研究心理现象。例如，在研究人们对医学的看法时，Kienhues 和 Bromme(2012)使用了通过在线向 284 名高中生发送问卷的调查技术。

如前所述，在心理学中对定量和定性研究方法的区分与社会学中是相同的。因此，一般而言，心理学家更倾向于使用定量方法以及在数据分析中应用高级统计模型。然而，Wienman 及其同事(2007b)建议，现在定性方法的使用比以前更为频繁，并讨论了几种正在改进中的方法。三个例子足以说明。第一个例子是健康相关行为的研究，研究者可能使用“自我报告、视频或音频录制观察”。受试者的自我报告是心理学中最常见的数据收集方法，“但它容易出现错误和偏倚”；因此，这种方法受到严密的审查，正在努力改进以使其更具“心理测量学的可靠性”。第二个例子是使用诸如“事件影响量表”和“医院焦虑与抑郁量表”等态度量表来评估压力是否因负面生活事件和情绪变化而发生。第三个例子是通过使用问卷量表，如多维健康控制中心量表和疾病感知问卷，来测量“健康和疾病认知”，例如健康风险的感知(Wienman et al.,2007b)。与社会学中的模式一样，心理学家在检验和改进其研究工具的有效性和可靠性方面付出了大量的努力(Sutton,2007)。

6.1.5 将社会学和心理学对公共卫生培训的贡献规范化

社会学和心理学与公共卫生的关联性在今天得到了充分的认可,这不仅体现在公共卫生研究和实践中,也体现在公共卫生教育中,特别是公共卫生的研究生培训中。

有研究人员认为,英国是第一个将公共卫生领域正规化(Paccaud et al.,2011)的国家。因此,1871年英国启动了第一个公共卫生培训课程,这也在意料之中。该培训课程是公共卫生文凭课程,仅包括三个科目:《流行病学》《人口统计学》和《传染病学》。自20世纪30年代以来,人们对于卫生和疾病的社会决定因素与疾病之间的相互作用越来越感兴趣,因此,社会学和心理学在20世纪60年代被纳入英国的公共卫生教育(Cole et al.,2011)。

在欧洲国家,将社会学和心理学纳入公共卫生课程的进展缓慢,但在美国,约翰霍普金斯大学和哈佛大学这两所私立大学已将这两个领域纳入公共卫生研究生培训的先导(Paccaud et al.,2011)。美国大学公共卫生培训的框架——其起源可以追溯到1915年出版的《Welch-Rose报告》——在公共卫生学院中实施,包括将社会科学和行为科学作为课程的五大核心领域之一。这五个领域是公共卫生教育委员会(CEPH)所要求的,该委员会监管美国的公共卫生硕士和博士课程(Gebbie et al.,2007;Calhoun et al.,2011;CEPH 2011a;CEPH 2011b;Imperato et al.,2011;Rosenstock et al.,2011)。

在过去的20年里,全世界都在努力改善医学教育课程的质量(WHO,2005)。其他国际组织,如世界医学教育联合会,正在通过在公共卫生研究生课程中纳入"基础生物医学、行为和社会科学、一般临床技能、临床决策技能、沟通能力以及医学伦理学"来引领医学教育标准的改进(WFME,2003)。作为为改善公共卫生培训而努力的一部分,北卡罗来纳大学夏洛特分校(UNC)的经验说明了在公共卫生研究生和本科生课程中纳入健康行为课程的趋势,这些课程均获得了公共卫生教育委员会的认证。在UNC,公共卫生课程的扩展旨在建立"一个强调人口健康和健康行为研究的蓬勃发展的研究基地"以及"具有响应性和渐进性的健康和人类服务培训课程"的跨学科模式(Thompson et al.,2009)。北卡罗来纳大学目前45学分的公共卫生理学硕士课程的专业课程包括流行病学、生物统计学、研究方法、"健康的行为和环境决定因素"以及项目规划和评估方面的培训;核心课程包括"公共健康的社会和行为基础"(Thomson et al.,2009)。此外,也有人主张在哥伦比亚大学医学中心内科住院医师的课程中纳入健康社会学模块,让他们接触到"如健康差距、健康的社会决定因素和健康素养等重要社会健康问题"(Fiebach et al.,2011)。除了培训之外,社会学和心理学研究的另一个重要贡献是对初级医生在选择研究生课程时的决策过程进行分析(Gale et al.,2017)。

欧洲的公共卫生项目遵循了相同的趋势,即在获得欧洲公共卫生教育认证机构或APHEA设定的认证要求后,将社会和行为科学纳入公共卫生研究生院核心课程(Otok et al.,2011;Tulchinsky,McKee,2011)。然而,在西方世界之外,社会和行为科学被纳入公共卫生课程的时间相对较晚。如今,健康社会学和健康心理学已成为许多非西方国家公共卫生研究生课程的基本组成部分(Bangdiwala et al.,2011;Pino,Solimano,2011)。

最后,我们还需要考虑一个问题。随着涉及生物医学、社会学和心理学等各种组合的人类跨学科研究的发展,监管机构已经通过创建和扩展伦理指南来支持合作。这一努力也强调了这样一个事实:研究伦理在健康社会学和健康心理学研究中的重要性,不亚于在生物医学研究中的重要性。美国国家科学院出版社已经出版了两本最相关的专业指南:《保护参与者并促进社会与行为科学研究》和《进行生物社会调查》(Citro et al.,2003;Houser et al.,2010)。随着对社会科学在公共卫生和临床医学中的相关性的认识日益增强,关于健康和疾病的跨学科研究继续扩大(Daw et al.,2012;Betts,Hodgson,2018;WHO,2018)。

6.1.6 结论

前文简要介绍了两个社会科学——社会学和心理学——以及它们各自的子领域,即健康社会学和健康心理学,对公共卫生学科的贡献。也许将健康社会学和健康心理学紧密联系在一起的纽带是它们对健康相关行为的系统分析的兴趣以及对研究结果在解决社区健康相关问题上的适用性的关注。

社会学的主要焦点是个体的社会行为,即个人在主要和正式关系中对他人的行为和动机,以及在从小组到机构、社会系统、国家和全球组织等集体实体中的行为和动机。因此,健康社会学分析个体在健康和疾病问题上的行为、信仰、态度和知识,社会各层次的群体、组织和机构的健康相关活动,以及社会经济、文化、政治和物理环境对个体和任何规模的集体实体的行为、态度和信仰的影响。因此,健康社会学涉及社会行为的微观层面和宏观层面的研究:从个体行为的三元素(预防性健康行为、疾病行为、病人角色行为)到二元组和主要群体(例如,医生与患者的关系;家庭的健康,小型社交网络对健康风险的影响),再到大型和复杂的组织和社会系统(例如,医疗保健组织、保险和制药公司的分析,医学职业、政府卫生政策,以及意识形态对人口卫生资源分配的影响)。

健康心理学最初的焦点是分析个体的心理健康。然而,在过去的20年里,健康心理学已重新将其关注点转向除了精神疾病之外的所有其他健康行为的分析。这一研究兴趣的重新调整对公共卫生是积极的发展,因为公共卫生从业者现在不仅受益于健康社会学和健康心理学产生的日益丰富的知识体系,而且还可以从这两个学科的概念和方法论专业知识中受益。

21世纪的知识生产越来越倾向于跨领域的多学科合作。这种模式提出了一种独特的挑战:只有在每个参与的学科对合作项目有独特的贡献时,多学科合作才能发挥作用。每个学科都必须不断突破知识的界限以增加自身的专业知识。健康社会学和健康心理学通过对自己的理论和方法论途径进行研究和持续批判性审视,在各自感兴趣的领域内持续创造知识。同时,这两个学科积极与彼此、公共卫生以及其他生物医学领域合作,促进人们健康的改善。这种合作涉及应用和理论知识。健康社会学、健康心理学和公共卫生之间的合作增速已经在科学出版物的联合作者身上显现,不仅体现在书籍和经过评审的期刊上,还体现在全球公共卫生学院教职人员的多学科组成上。事实上,排名靠前的公共卫生学院往往有更多来自不同学科的教职人员。

(翻译:徐桂凤;审校:邵瑞太)

参考文献

Acton, G.S. and Zodda, J.J. (2005). Classification of psychopathology. Goals and methods in an empirical approach. Theory & Psychology, 15(3), 373-99.

Adams, R.M., Prelip, M.L., Glick, D.C., Donatello, I., Eisenman, M.D. (2017). Facilitating partnership with community-and faith-based organizations for disaster preparedness and response: results of a national survey of public health departments. Disaster Medicine and Public Health Preparedness, 12(1), 57-66.

Ailshire, J.A. and Burgard, S.A. (2012). Family relationships and troubled sleep among US adults: examining the influences of contact frequency and relationship quality. Journal of Health and Social Behavior, 53(2), 248-62.

Albery, I.P. and Munafò, M. (2008). Key Concepts in Health Psychology. London: Sage Publications.

Anderberg, Mats and Dahlberg, Mikael (2018). Gender differences among adolescents with substance abuse problems at Maria clinics in Sweden. Nordic Studies on Alcohol and Drugs, 35(1), 24-38.

Anderson, B.O., et al. (2011). Optimization of breast cancer management in low-resource and middle-resource countries: executive summary of the Breast Health Global Initiative consensus, 2010. Lancet Oncology, 12, 378-98.

Armelagos, G.J. and Harper, K.N. (2010). Emerging infectious diseases, urbanization, and globalization in the time of global warming. In: Cockerham, W.C. (ed.) The New Blackwell Companion to Medical Sociology. New York: Wiley-Blackwell, pp. 291-311.

Arnett, J.L. (2001). Clinical and health psychology: future directions. Canadian Psychology/Psychologie Canadienne, 42(1), 38-48.

Bangdiwala, S.I., et al. (2011). Public health education in Indian and China: history, opportunities, and challenges. Public Health Reviews, 33(1), 204-24.

Baum, F. (2016). The New Public Health (4th ed.). Oxford, UK: Oxford University Press.

Becker, M.H., Haefner, D.P., Kasl, S.V., Kirsh, J.P., Maiman, L.A., and Rosenstock, I.M. (2007). Selected psychosocial models and correlates of individual health-related behaviors. In: Weinman, J., Johnston, M., and Molloy, G. (eds.) Health Psychology. Vol 1. Theoretical Models and Frameworks. London: Sage Publications, pp. 3-26. [Originally published in 1977 in Medical Care, volume XV(5), 27-46]

Bendix, R. and Lipset, S.M. (eds.) (1966). Class, Status, and Power. Social Stratification in Comparative Perspective (2nd ed.). London: Routledge & Kegan Paul.

Benjaminy, S., Schepmyer, A., Illes, J. and Traboulsee, A. (2018). Resilience, trust, and civic engagement in the post-CCSVI era. BMC Health Services Research, 18, 366.

Betts, K, and Hodgson, A. (2018). Advances in Causal Understanding for Human Health Risk-Based Decision-Making: Proceedings of a Workshop in Brief. Washington, DC: National Academy of Sciences.

Boudon, R., (ed.) (1993). Paul F. Lazarsfeld — On Social Research and Its Language. Chicago, IL: The University of Chicago Press.

Boyer, B.A. and Paharia, M.I. (eds.) (2008). Comprehensive Handbook of Clinical Health Psychology. New York: John Wiley & Sons.

Brown, P., Lyson, M., and Jenkins, T. (2011). From diagnosis to social diagnosis. Social Science & Medicine, 73, 939-43.

Brown, T.H., O'Rand, A.M., and Adkins, D.E. (2012). Race-ethnicity and health trajectories: tests of three hypotheses across multiple groups and health outcomes. Journal of Health and Social Behavior, 53(3), 359-77.

Burchett, H., Umoquit, M., and Dobrow, M. (2011). How do we know when research from one setting can be useful in another? A review of external validity, applicability and transferability frameworks. Journal of Health Services Research & Policy, 16, 238-44.

Buset, S.L., Walter, C., Friedmann, A., Weiger, R., Borgnakke, W.S., and Zitzmann, N.U. (2016). Are periodontal diseases really silent? A systematic review of the effect on quality of life. Journal of Clinical Periodontology, 43, 333-44.

Calhoun, J.G., Wrobel, C.A., and Finnegan, J.R. (2011). Current state in the U.S. public health competence-based graduate education. Public Health Reviews, 33(1), 148-67.

Callis, A., et al. (2018). Lessons learned in clinical trial communication during an Ebola outbreak: the implementation of STRIVE. Journal of Infectious Diseases, 217(S1), S40-7.

Charmaz, K. and Rosenfeld, D. (2010). Chronic illness. In: Cockerham, W.C. (ed.) The New Blackwell Companion to Medical Sociology. New York: Wiley-Blackwell, pp. 312-33.

Chongo, M., Chase, R.M., Lavoie, J.G., Harder, H.G., and Mignone, J. (2018). The Life Story Board as a tool for qualitative research: interviews with HIV-positive indigenous males. International Journal of Qualitative Methods, 17, 1-10.

Christ, S.L., Fleming, L.E., Lee, D.J., Muntaner, C., Muenning, P.A., and Caban-Martinez, A.J. (2012). The effects of a psychosocial di-mension of socioeconomic position on survival: occupational prestige and mortality among US working adults. Sociology of Health & Illness, 34(7), 1103-17.

Citro, C.F., Ilgen, D.R., and Marrett, C.B. (eds.) (2003). Protecting Participants and Facilitating Social and Behavioral Sciences Research. Washington, DC: National Academies Press.

Cockerham, W.C. (2010). Health lifestyles — bringing structure back. In: Cockerham, W.C. (ed.) The New Blackwell Companion to Medical Sociology. Oxford, UK: Wiley-Blackwell, pp. 159-83.

Cockerham, W.C. (2017). Medical Sociology (14th ed.). New York: Routledge.

Cockerham, W.C. and Scambler, G. (2010). Medical sociology and sociological theory. In: Cockerham, W.C. (ed.) The New Blackwell Companion to Medical Sociology. Oxford, UK: Wiley-Blackwell, pp. 3-26.

Cole, K., Sim, F., and Hogan, H. (2011). The evolution of public health education and training in the United Kingdom. Public Health Reviews, 33(1), 87-104.

Conrad, P. and Barker, K.K. (2010). The social construction of Illness: key insights and policy implications. Journal of Health and

Social Behavior, 51(S), S67-S79.

Cooper, C.R. and Denner, J. (1998). Theories linking culture and psychology: universal and community-specific processes. Annual Review of Psychology, 49, 559-84.

Coreil, J. and Dyer K.E. (2017). Social science contributions to public health: overview. In: Quah, S.R. and Cockerham, W.C. (eds.) International Encyclopedia of Public Health (2nd ed), (Vol-6). Oxford: Academic Press, pp. 599-616.

Cornwell, E.Y. and Waite, L.J. (2012). Social network resources and management of hypertension. Journal of Health and Social Behavior, 53(2), 215-31.

Council on Education for Public Health (CEPH) (2011a). Accreditation Criteria — Schools of Public Health. Amended June 2011. Washington, DC: CEPH.

Council on Education for Public Health (CEPH) (2011b). Accreditation Criteria - Public Health. Programs. Amended June 2011. Washington, DC: CEPH.

Crosnoe, R., Benner, A.D., and Schneider, B. (2012). Drinking, socioemotional functioning, and academic progress in secondary school. Journal of Health and Social Behavior, 53(2), 150-4.

Curtis, E.A. and Dixon, M.S. (2005). Family therapy and systematic practice with older people: where are we now? . Journal of Family Therapy, 27, 43-64.

Datta, S. (2018). Emerging dynamics of evidence and trust in online user-to-user engagement: the case of 'unproven' stem cell therapies. Critical Public Health, 28(3), 352-62.

Daw, J., Shanahan, M., Mullan Harris, K., Smolen, A., Haberstick, B., and Boardman, J.D. (2012). Genetic sensitivity to peer behaviors: 5HTTLPR, smoking, and alcohol consumption. Journal of Health and Social Behavior, 54(1), 92-108.

De Leon, P.H., Frank, R.G., and Wedding, D. (1995). Health psychology and public policy: the political process. Health Psychology, 14(6), 493-9.

De Vibe, M., Bjørndal, A., Fattah, S., Dyrdal, G.M., Halland, E., and Tanner-Smith, E.E. (2017). Mindfulness-Based Stress Reduction (MBSR) for Improving Health, Quality of Life and Social Functioning in Adults: A Systematic Review and Meta-Analysis. Oslo, Norway: The Campbell Collaboration.

Diaz-Quijano, F.A., Martinez-Vega, R.A., Rodriguez-Morales, A.J., Rojas-Calero, R.A., Luna-Gonzalez, M.L., and Diaz-Quijano, R.G. (2018). Association between the level of education and knowledge, attitudes and practices regarding dengue in the Caribbean region of Colombia. BMC Public Health, 18(143), 1-10

Do Nascimiento-Bezerra, Y.R. and Souza-Feitosa, M.Z. (2018). The affection of the community healthcare agent in the territory: a study with affective maps. Ciencia & Salude Colectiva, 23(3), 813-22.

Doyal, L. (2014). The art of medicine — a decade of researching the social aspects of HIV and AIDS. The Lancet, 384, 2102-3.

Durkheim, E. (1895/1964). The Rules of Sociological Method. New York: Free Press.

Durkheim, E. (1897/1951). Suicide. New York: Free Press.

Ellenberg, S.S., et al. (2018). Rigorous clinical trial design in public health emergencies is essential. Clinical Infectious Diseases, 66(9), 1467-9.

Elling, R.H. and Sokołoska, M. eds. (1978). Medical Sociologists at Work. New Brunswick, NJ: Transaction Books.

Etkin, N.L., Baker, J.D. and Busch, J.N. (2017). Cultural factors influencing therapeutic practice. In: Quah, S.R. and Cockerham, W.C. (eds.) International Encyclopedia of Public Health (2nd ed.), (Vol-2). Oxford: Academic Press, pp. 198-201.

Fiebach, N.H., Rao, D., and Hamm, M.E. (2011). A curriculum in health systems and public health for internal medicine residents. American Journal of Preventive Medicine, 41(4S3), S264-9.

Fox, R.C. (1989). The Sociology of Medicine. A Participant Observer's View. Englewood Cliffs, NJ: Prentice-Hall.

Freeman, H.E. and Levine, S. (1989). Handbook of Medical Sociology (4th ed.). Englewood Cliffs, NJ: Prentice-Hall.

Freidson, E. (1988). Profession of Medicine. A Study of the Sociology of Applied Knowledge. Chicago, IL: University of Chicago Press.

Friedman, H.S. (2002). Health Psychology (2nd ed.). Upper Saddle River, NJ: Prentice-Hall.

Gale, T.C.E., Lambe, P.L., and Roberts, M.J. (2017). Factors associated with junior doctors' decisions to apply for general practice training programs in the UK: secondary analysis of data from the UKMED project. BMC Medicine, 15(220), 1-14.

Gebbie, K., et al. (2007). The National Board of Public Health Examiners" Credentialing Public Health Graduates. Public Health Reports, 122(4), 435-40.

Gerhardt, U. (1989). Ideas about Illness. An Intellectual and Political History of Medical Sociology. New York: New York University Press.

Germov, J. (2005). Managerialism in the Australian public health sector: towards the hyper-rationalisation of professional bureaucracies. Sociology of Health & Illness, 27(6), 738-58.

Goertzen, J.R. (2008). On the possibility of unification: the reality and nature of the crisis in psychology. Theory & Psychology, 18 (6), 829-52.

Gordon, L.J. and McFarlane, D.R. (1996). Public health practitioner incubation plight: following the money trail. Journal of Public Health Policy, 17(1), 59-70.

Greenwood, J.D. (2009). Materialism, strong psychological continuity, and American scientific psychology. Theory & Psychology, 19 (4), 545-64.

Grollman, E.A. (2012). Multiple forms of perceived discrimination and health among adolescents and young adults. Journal of Health and Social Behavior, 53(2), 199-214.

Hamoen, E.H.J., De Rooji, M., Witjes, J.A., Barentsz, J.O., and Rovers, M.M. (2015). Measuring health-related quality of life in men with prostate cancer: a systematic review of the most used questionnaires and their validity. Urologic Oncology, 33(2), 69e19-e28.

Hargrove, M.B., Quick, J.C., Nelson, D.L., and Quick, J.D. (2011). The theory of preventive stress management: a 33-year review and evalu-ation. Stress and Health, 27, 182-93.

Harmon-Jones, E., Harmon-Jones, C., and Levy, N. (2015). An action-based model of cognitive-dissonance processes. Current Directions in Psychological Science, 24, 3, 184-89.

Harvey, T.S. (2017). Cultural issues and linguistic complications in health communication. In: Quah, S.R. and Cockerham, W.C. (eds.) International Encyclopedia of Public Health (2nd ed.), (Vol-2). Oxford: Academic Press, pp. 202-7.

Hauser, R. M., Weinstein, M., Pool, R., and Cohen, B. eds. (2010). Conducting Biosocial Surveys: Collecting, Storing, Accessing, and Protecting Biospecimens and Biodata. Washington DC: National Academies Press.

Hedges, L.V., Johnson, W.D., Semaan, S., and Sagolow, E. (2002). Theoretical issues in the synthesis of HIV prevention research. Journal of Acquired Immune Deficiency Syndrome, 30 (Supplement 1), S8-S14.

Hynes, M.M. (2011). Sociology, health data, and health equity: one state agency as a site of social change. Current Sociology, 60 (2), 161-77.

Idler, E.L. (2010). Health and religion. In: Cockerham, W.C. (ed.) The New Blackwell Companion to Medical Sociology. New York: Wiley-Blackwell, pp. 133-58.

Imperato, P.J., LaRosa, J.H., Kavaler, F., Benker, K., and Schechter, L. (2011). The establishment of the School of Public Health at the State University of New York, Downstate Medical Center: the first na-tionally accredited School of Public Health in a public university in New York City. Journal of Community Health, 36,-1-13.

Jones, I.R., Papacosta, O., Whincup, P.H., Wannamethee, S.G., and Morris, R.W. (2011). Class and lifestyle 'lock-in' among middle-aged and older men: a multiple correspondence analysis of the British Regional Heart Study. Sociology of Health & Illness, 33(3), 399-419.

Kawachi, I., Kennedy, B.P., and Wilkinson, R.G. (eds.) (1999). Income Inequality and Health. The Society and Population Health Reader. New York: The New Press.

Kenkel, M.B., DeLeon, P.H., Mantell, E.O., and Steep, A.E. (2005). Divided no more: psychology's role in integrated health care. Canadian Psychology/Psychologie Canadienne, 46(3), 189-202.

Kienhues, D. and Bromme, R. (2012). Exploring laypeople's epistemic beliefs about medicine — a factor-analytic survey study. BMC Public Health, 12, 759-74.

Kim, H.H.S. (2018). Particularized trust, generalized trust, and immigrant self-rated health: cross-national analysis of World Values Survey. Public Health, 158, 93-101.

Krieger, N. (1987). Shades of difference: theoretical underpinnings of the medical controversy on Black/White differences in the United States, 1830-1870. International Journal of Health Services, 17, 259-78.

Lahelma, E. (2010). Health and social stratification. In: Cockerham, W. C. (ed.) The New Blackwell Companion to Medical Sociology. New York: Wiley-Blackwell, pp. 71-96.

Lambdin, C. (2012). Significance tests as sorcery: science is empirical — significance tests are not. Theory & Psychology, 22, 67-

90.
Laxminarayan, R., et al. (2006). Advancement of global health: key messages from the Disease Control Priorities Project. The Lancet, 367, 1193-208.
Lazarsfeld, P.F. (1968). Foreword. In: Rosenberg, M. (ed.) The Logic of Survey Analysis. New York: Basic Books, pp. vii-x.
Lincoln, Y.S. and Guba, E.G. (1985). Naturalistic Inquiry. Beverly Hills, CA: Sage Publications.
Link, B.G. and Phelan, J. (1995). Social conditions as fundamental causes of disease. Journal of Health and Social Behavior, 35, 80-94.
Looren de Jong, H. (2010). From theory construction to deconstruction: the many modalities of theorizing in psychology. Theory & Psychology, 20(6), 745-63.
Luecken, L.J. and Gallo, L.C. (eds.) (2008). Handbook of Physiological Research Methods in Health Psychology. Los Angeles, CA: Sage Publications.
Lund, R., Modvig, J., Due, P., and Holstein, B.E. (2000). Stability and change in structural social relations as predictor of mortality among elderly women and men. European Journal of Epidemiology, 16(12), 1087-97.
Marmot, M. (2018). Social causes of the slowdown in health improvement. Journal of Epidemiology and Community Health, 72(5), 359-60.
Massé, R. and Moloughney, B. (2011). New era for schools and programs of public health in Canada. Public Health Reviews, 33(1), 277-88.
Mechanic, D. and Tanner, J. (2007). Vulnerable people, groups, and populations: societal view. Health Affairs, 26, 1220-30.
Mechanic, D. and McAlpine, D.D. (2010). Sociology of health care reform: building on research and analysis to improve health care. Journal of Health and Social Behavior, 51(S), S147-59.
Mechlenborg K.T. and Grøkjaer, M. (2018). Focus groups as social arenas for the negotiation of normativity. International Journal of Qualitative Methods, 17, 1-11.
Miller, D.C. and Salkind, N.J. (2002). Handbook of Research Design & Social Measurement (6th ed.). London: Sage Publications.
Nam, C.B. and Powers, M.G. (1982). The Socioeconomic Approach to Status Measurement (with a Guide to Occupational and Socioeconomic Scales). Houston: Cap and Gown Press.
National Academies of Sciences, Engineering and Medicine (NASEM) (2018). A Smarter National Surveillance System for Occupational Safety and Health in the 21st Century. A Consensus Study Report. Washington, DC: The National Academies Press
Neuman, W.L. (2000). Social Research Methods. Qualitative and Quantitative Approaches. Boston, MA: Allyn and Bacon.
Norcross, J.C. and Karpiak, C.P. (2012). Clinical psychologists in the 2010s: 50 years of the APA Division of Clinical Psychology. Clinical Psychology: Science and Practice, 19(1), 1-12.
Nuriddin, A., et al. (2018). Trust, fear, stigma and disruptions: community perceptions and experiences during periods of low but ongoing transmission of Ebola virus disease in Sierra Leone, 2015. BMJ Global Health, 3, e000410.
Nyqvist, F., Pape, B., Pellfolk, T., Forsman, A.K., and Wahlbeck, K. (2014). Structural and cognitive aspects of social capital and all-cause mortality: a meta-analysis of cohort studies. Social Indicators Research, 116(2), 545-66.
Otok, R., Levin, I., Sitko, S., and Flahault, A. (2011). European accreditation of public health education. Public Health Reviews, 33(1), 30-8.
Paccaud, F., Weihofen, A., and Nocera, S. (2011). Public health education in Europe: old and new challenges. Public Health Reviews, 33(1), 66-86.
Parsons, T. (1937). The Structure of Social Action. Volumes 1 & 2. New York: McGraw-Hill.
Pearlin, L.I. (1989). The sociological study of stress. Journal of Health and Social Behavior, 30, 241-56.
Perez, M.A. and Luquis, R.R. (2008). Cultural Competence in Health Education and Health Promotion. San Francisco, CA: Jossey-Bass.
Phelan, J.C., Link, B.C., and Tehranifar, P. (2010). Social conditions as fundamental causes of health inequalities: theory, evidence, and policy implications. Journal of Health and Social Behavior, 51, S28-S40.
Pino, P. and Solimano, G. (2011). The School of Public Health at the University of Chile: origins, evolution, and perspectives. Public Health Reviews, 33(1), 315-22.
Pletzer, J.L., Balliet, D., Joireman, J., Kuhlman, D.M., Voelpel, S.C., and Van Lange, P.A.M. (2018). Social value orientation, expectations, and cooperation in social dilemmas: a meta-analysis. European Journal of Personality, 32, 62-83.

Poulin, M.J. and Haase, C.M. (2015). Growing to trust: evidence that trust increases and sustains well-being across the life span. Social Psychology and Personality Science, 6(6), 614-621.

Praetorius, N. (2003). Inconsistencies in the assumptions of constructivism and naturalism: an alternative view. Theory & Psychology, 13(4), 511-39.

Quadagno, J. (2010). Institutions, interest groups, and ideology: an agenda for the sociology of health care reform. Journal of Health and Social Behavior, 51, 125-36.

Quah, S.R. (2003). Traditional healing systems and the ethos of science. Social Science and Medicine, 57(10), 1997-2012.

Quah, S. R. (2007a). On trust and health consensus-building in the governance of epidemics. In: Quah, S. R. (ed.) Crisis Preparedness: Asia and the Global Governance of Epidemics. Stanford, CA: Shorenstein Asia-Pacific Research Centre, Stanford University, pp. 113-33.

Quah, S.R. (2007b). Public image and governance of epidemics: comparing HIV/AIDS and SARS. Health Policy, 80, 253-72.

Quah, S.R. (2008). In pursuit of health: pragmatic acculturation in everyday life. Health Sociology Review, 17(4), 419-21.

Quah, S.R. (2010). Health and culture. In: Cockerham, W.C. (ed.) The New Blackwell Companion to Medical Sociology. New York: Wiley-Blackwell, pp. 27-46.

Quah, S.R. (2011). Gender and the burden of disease in ten Asian countries: an exploratory analysis. Asia Europe Journal, 8, 499-512.

Quah, S.R. and Cockerham, W.C. (eds.) (2017). International Encyclopedia of Public Health (2nd ed.), (Vols 1-7). Oxford: Academic Press.

Ragin, C.C. and Becker, H.S. (eds.) (1992). What is a Case? Exploring the Foundations of Social Inquiry. Cambridge, UK: Cambridge University Press.

Raven, J., Wurie, H., and Witter, S. (2018). Health workers' experiences of coping with the Ebola epidemic in Sierra Leone's health system: a qualitative study. BMC Health Services Research, 18, 215.

Reid, M. (1976). The development of medical sociology in Britain. Discussion Papers in Social Research No 13. Glasgow, UK: University of Glasgow.

Ritzer, G. (1992). Sociological Theory. 3rd Edition. New York: McGraw-Hill.

Rivard, J.C. and Butler, A.S. (2017). Lessons Learned from Diverse Efforts to Change Social Norms and Opportunities and Strategies to Promote Behavior Change in Behavioral Health: Proceedings of Two Workshops. Washington, DC: The National Academy of Sciences.

Romanow, R.J. and Marchildon, G.P. (2003). Psychological services and the future of health care in Canada. Canadian Psychology/ Psychologie Canadienne, 44(4), 283-95.

Roney, J.G. Jr (1960). Social sciences in the teaching of public health. Journal of Health and Human Behavior, 1(1), 47-52.

Rosenstock, L., Heksing, K., and Rimer, B.K. (2011). Public health education in the United States: then and now. Public Health Reviews, 33(1), 39-65.

Rosich, K.J. and Hankin, J.R. (2010). What do we know? Key findings from 50 years of medical sociology — executive summary. Journal of Health and Social Behavior, 51, S1-S9.

Sanders, M.R. (2010). Adopting a public health approach to the delivery of evidence-based parenting interventions. Canadian Psychology, 51(1), 17-23.

Schwartz, H. and Jacobs, J. (1979). Qualitative Sociology. A Method to the Madness. New York: The Free Press.

Seow, A. (2017). International dietary guidelines. In: Quah, S.R. and Cockerham, W.C. (eds.) International Encyclopedia of Public Health (2nd ed.), (Vol 4). Oxford: Academic Press, pp. 312-15.

Shryock, E.H. (1974). The Development of Modern Medicine. An Interpretation of the Social and Scientific Factors Involved. Madison, WI: University of Wisconsin Press.

Smith, S. (1866). The Common Nature of Epidemics, and their Relation to Climate and Civilization. Philadelphia, PA: J.B. Lippincott.

Smith, M., Saunders, R., Stuckhardt, L., and McGinnis, J.M. (2012). Best Care at Lower Cost: The Path to Continuously Learning Health Care in America. Washington, DC: The National Academies Press.

Starr, P. (1982). The Social Transformation of American Medicine. The Rise of a Sovereign Profession and the Making of a Vast Industry. New York: Basic Books.

Stevens, F. (2010). The convergence and divergence of modern health care systems. In: Cockerham, W.C. (ed.) The New Blackwell Companion to Medical Sociology. New York: Wiley-Blackwell, pp. 434-54.

Stevenson, C., McNamara, N., and Muldoon, O. (2014). Stigmatised identity and service usage in disadvantaged communities: residents', community workers' and service providers' perspectives. Journal of Community & Applied Psychology, 24, 453-66.

Stone, G.C. (1991). An international review of the emergence and development of health psychology. In: Jansen, M.A., and Weinman, J. (eds.) The International Development of Health Psychology, Philadelphia, PA: Hardwood Academic Publishers, pp. 3-17.

Strauss, R. (1957). The nature and status of medical sociology. American Sociological Review, 22(2), 200-4.

Sutton, S. (2007). Predicting and explaining intentions and behavior: how well are we doing? In: Weinman, J., Johnston, M., and Molloy, G. (eds.) Health Psychology. Vol 3. Methods and Measurement. London: Sage Publications, pp. 3-21.

Thapa, S., Hannes, K., Bive, A., Bhattarai, S., and Mathei, C. (2018). Theorizing the complexity of HIV disclosure in vulnerable popula-tions: a grounded theory study. BMC Public Health, 18(162), 1-13.

Thirlaway, K. and Upton, D. (2009). The Psychology of Lifestyle: Promoting Healthy Behaviour. London: Routledge.

Thois, P.A. (2010). Stress and health: major findings and policy implications. Journal of Health and Social Behavior, 51(5), 541-53.

Thomas, C. (2012). Theorising disability and chronic illness: where next for perspectives in medical sociology? Social Theory & Health, 10(3), 209-28.

Thomson, M.E., Harver, A., and Eure, M. (2009). A model for integrating strategic planning and competence-based curriculum design in establishing a public health programme: the UNC Charlotte experience. Human Resources for Health, 71(7), 1-10.

Thorlindsson, T. (2011). Bring in the social context: towards an integrated approach to health promotion and prevention. Scandinavian Journal of Public Health, 39(Supplement 6), 19-25.

Timmermans, S. and Oh, H. (2010). The continued social transformation of the medical profession. Journal of Health and Social Behavior, 51(S), S94-S106.

Trickett, E.J. (2009). Community psychology: individuals and interventions in community context. Annual Review of Psychology, 60, 395-419.

Tulchinsky, T.H. and McKee, M. (2011). Education for a public health workforce in Europe and globally. Public Health Reviews, 33 (1), 7-15.

Umberson, D. and Montez, J.K. (2010). Social relationships and health: a flashpoint for health policy. Journal of Health and Social Behavior, 51(S), S54-S66.

Valberg, M., Stensrud, M.J., and Aelen, O.O. (2018). The surprising implications of familial association in disease risk. BMC Public Health, 18(135), 1-9.

Vanderminden, J. and Potter, S.J. (2010). Challenges to the doctor-patient relationship in the Twenty-First Century. In: Cockerham, W.C. (ed.) The New Blackwell Companion to Medical Sociology. New York: Wiley-Blackwell, pp. 355-72.

Vogt, W.P. (2007). Quantitative Research Methods for Professionals. Boston, MA: Pearson.

Waters, E., Gibbs, L., Riggs, E., Priest, N., Renzaho, A., and Kulkens, M. (2017). Cultural competence in public health. In: Quah and W.C. Cockerham (eds.) International Encyclopedia of Public Health (2nd Ed.), (Vol 2), pp. 181-6. Oxford: Academic Press.

Weber, M. (1921/1968). Economy and Society. (3 Volumes). Totowa, NJ: Bedminster Press.

Weinman, J., Johnston, M., and Molloy, G. (eds.) (2007a). Health Psychology. Vol 1. Theoretical Models and Frameworks. London: Sage Publications.

Weinman, J., Johnston, M., and Molloy, G. (eds.) (2007b). Health Psychology. Vol 3. Methods and Measurement. London: Sage Publications.

WFME (2003). Basic Medical Education. WFME Global Standards for Quality Improvement. Copenhagen: WFME.

Whyte, J.D., Anderson, I.P.S., and Crengle, S. (2017). Populations at special health risk: indigenous populations. In: Quah, S.R. and Cockerham, W.C. (eds.), International Encyclopedia of Public Health (2nd ed.), (Vol 5). Oxford: Academic Press, pp. 573-82.

Williams, D.R. and Sternthal, M. (2010). Understanding racial-ethnic disparities in health: sociological contributions. Journal of Health and Social Behavior, 51(S), S15-S27.

World Health Organization (WHO) (2004). WHOQOL-BREF. Geneva: WHO.

World Health Organization (WHO) (2005). Accreditation of Medical Education Institutions. Report of a Technical Meeting. Schæffergården, Copenhagen: WHO-WFMF [World Health Organization-World Federation for Medical Education] Task Force on Accreditation.

World Health Organization (WHO) (2017). Model Disability Survey — Survey Manual. Geneva: WHO.

World Health Organization (WHO) (2018). Integrating Social Science Interventions in Epidemic, Pandemic and Health Emergencies Response: Report of the Informal Consultation. Geneva: WHO.

Wright, E.R. and Perry, B.L. (2010). Medical sociology and health services research: past accomplishments and future policy challenges. Journal of Health and Social Behavior, 51(S), S107-19.

Yost-Dubrow, R. and Dunham, Y. (2018). Evidence for a relationship between trait gratitude and prosocial behaviour. Cognition and Emotion, 32, 397-403.

Zaslavsky, A.M. and Epstein, A.M. (2005). How patients' sociodemographic characteristics affect comparisons of competing health plans in California on HEDIS® quality measures. International Journal of Quality in Health Care, 17(1), 67-74.

6.2 性与公共卫生

6.2.1 背景

在过去的25～30年间，关于性的公共卫生研究和项目经历了一次爆炸式增长。在公共卫生史上，性和性相关问题从未像现在这样受到重视。在全球各地的社区中，针对性健康或与性相关的健康问题，学者、从业人员和政策制定者都在努力开发新知识，开展新项目，制定新政策。

公共卫生对性的关注与早期形成了鲜明对比。在19世纪末和20世纪初，性被认为至多是个体健康的边缘问题，关注焦点主要集中在当时被称为性病(venereal diseases，VDs)的控制上(Brandt，1987)。这些疾病被视为道德沦丧的标志，如何保护主流社会免于这些疾病的道德威胁似乎是主要关注之处。

在20世纪中期，这种情况逐渐发生了变化，人们的兴趣开始不那么集中在性传播感染上，而是更广泛地关注男性和女性的"正常"性行为——目标不再只是保护他们免受疾病侵扰，而是促进他们的健康和福祉。这种关注在19世纪40年代末和50年代初达到顶峰，当时美国发布了金赛研究报告(Kinsey et al.，1948，1953)。然而，围绕金赛报告所引发的重大争议，尤其是在19世纪50年代的冷战政治氛围中，迅速导致了之后几十年里对性的研究工作(以及对该领域的经费支持)几乎完全停止(Corrêa et al.，2008)。

直到20世纪80年代初HIV/AIDS疫情的出现，公共卫生对性的长期忽视所产生的后果变得显而易见。随着HIV/AIDS——一种主要通过性接触传播的全球性流行病的出现，其毁灭性的规模开始被人们认识到，人类迫切需要更深入地了解性，并寻求创新的性健康促进方法。因此，新一波的公共卫生研究、干预和性健康促进工作开始萌发，并在90年代和00年代持续发展。

本章旨在对这一正在迅速发展的公共卫生领域进行概述。本章将描述最初在HIV/AIDS背景下公共卫生对性的应对，以及随着时间的推移，这种应对如何逐渐扩充，形成更全面的提升性健康和福祉的方法。本章还将在地区和全球层面阐述该领域的进展，包括发达国家和发展中国家，包括正在努力应对当地人口需求的地区，也包括正在积极应对性健康相关挑战的国际机构。

6.2.2 艾滋病的影响

20世纪80年代初HIV/AIDS疫情的出现，导致公共卫生在处理性相关问题的手段发生了重大转变。在HIV流行早期，公共卫生官员最常抱怨的是缺乏有关性行为的数据或无法参考其他研究成果，如金赛及其同事在美国的研究，彼时已过时近半个世纪(Turner et al.，1989)。应对这种流行病迫切需要更近代的性研究数据，这为在不同人群中进行性研究的资金大幅增加提供了合理依据，并使得开发公共卫生干预措施以降低HIV性传播风险成为紧迫的优先事项(Turner et al.，1989)。

由于流行病学视角的关注，最初与HIV/AIDS相关的性研究是在医学机构中开展的，并受到西方生物医学研究假设的影响。早期应对疫情的研究主要集中在高危性行为调查，以及与HIV感染风险相关的知识、态度和行为调查。大多数研究收集了性伴数量、特定性行为、性传播感染等与HIV传播相关的定量数据。行为研究旨在为公共卫生政策和干预计划提供科学依据，以更有效地预防HIV感染(Parker et al,.1991)。

然而，疫情初期，关键的公共卫生和社会科学研究也强调了HIV/AIDS需要被理解为Paula Treichler所描述的“一场意义深远的疫情”(Treichler，1988)。这些研究强调了复杂的文化意义如何塑造了社会对AIDS流行的理解，并使其深深植根于污名化、歧视和否定的形式中(Parker，Aggleton，2003)。它强调了批判性地检视流行病学和生物医学类别，以及公众对疫情流行理解的重要性，并强调了研究不同社会和文化背景下的本地性文化与性行为的社会构建的必要性(Parker，2001)。

在早期关于同性恋和双性恋男性的HIV研究中，显然许多与其他男性发生性行为的男性可能不会基于这种行为将自己认定为同性恋，而西方生物医学类别如“同性恋”“双性恋”或“异性恋”可能无法充分描述许多个体在性方面的实际情况。越来越多地，包括“男男性行为人群”(或“MSM”)等性的类别描述在研究和公共卫生实践中被采用，以避免文化层面不准确或不恰当的标签和分类。这反过来又推进了重新思考性取向、性身份和性行为之间关系的重要工作。基于这项工作，显然需要重新审视和研究关于性欲、性行为和性身份之间关系的假设——特别是认为欲望必然导致行为，而行为必然导致形成基于该行为的特定性身份的假设(Dowsett，2003)。

对于同性恋和MSM的研究拓宽了用以了解HIV流行病学的其他关键类别的讨论范畴。关于“卖淫”的研究强调了性行为在交换金钱、礼物或其他恩惠时的跨文化多样性，并强调了性工作和性工作者不容忽视。另一方面，也提出了其他交易形式将性关系定义为不包含性工作，或不涉及性工作者及嫖客的概念(de Zalduondo，1991)。与此类似，虽然男性注射吸毒者的女性性伴(或女性注射吸毒者的男性性伴)可能构成有意义的流行病学类别，这些群体的界定在社会学上的意义有限，甚至可以说没有，而且这些群体类别中的成员几乎没有基于此种界定的自我认同或群体认同感，这使其在健康促进和HIV预防方面几乎发挥不了任何作用(Kane，Mason，1992)。因此，由于HIV/AIDS，公共卫生处理性问题的方式发生了重大变化，并且对于性健康促进的理解得到了显著发展，对HIV/AIDS以外的其他性健康领域产生了重要影响。

公共卫生显著增加了对边缘化人群的关注，如女性性工作者、男性和女性注射吸毒人群及其性伴等人群的研究，主要针对社会中贫困、种族歧视、性别不平等在HIV易感性方面的协同作用(Farmer et al.，1996)。显然，性行为并不是某种独立存在的、与其他形式的社会经验和社会结构无关的行为。相反，性存在于社会等级制度之中，只有以社会演进过程为背景才能真正理解性行为。HIV/AIDS疫情对于人们从公共卫生视角理解性的影响深远的教训之一就是，高危性行为不应该仅仅被理解为“行为风险”，更应该被理解为“社会风险”——事实上，或许应该完全摒弃“风险”这一概念，更应该强调“社会脆弱性”，这将更有助于理解AIDS的社会驱动因素(Parker et al.，2000)。

对于AIDS流行的社会决定因素的强调也引起了人们对性相关问题与其他社会问题之间相互作用的关注。例如，全球许多国家人群性健康的两大威胁是物质滥用和牢狱之灾。物质滥用与性行为之间的联系是复杂的。一方面，物质滥用如酒精这类物质的过度使用与无保护性行为和强迫或非自愿的性行为有关(O’Hara，Cooper，2015)。另一方面，不同人群使用酒精、大麻、阿片类药物和娱乐性用药来缓解压力，这种压力源自与性别规范以及异性恋主导的性取向和性别表达的格格不入(Slater et al.，2017)。此外，对于注射吸毒人群来说，使用受污染的注射器或通过不安全的性行为，可能感染HIV等经血传播的传染病；这尤其令人担忧，因为以获取毒品、金钱或住所为目的的商业性行为与严重的阿片类药物和可卡因滥用有关(Decker et al.，2012)。因此，物质滥用及其严重程度与人群的性表达、性行为以及性传播感染之间存在复杂的双向关联。虽然高风险物质使用和物质滥用本身就是值得关注的问题，但最近的证据表明，物质滥用可能与危险性行为、HIV/性传播感染(sexually transmitted infection，STI)、AIDS晚发现、治疗HIV/STI和物质滥用时的不良依从性有关(Strathdee et al.，2010)。

正如对导致疾病易感性的风险的各个社会维度和各种社会因素的重视而产生的重要见解一样，最近在预防HIV性传播方面采用新生物医学方法所取得的进展，也为性行为和公共卫生领域的研究和干预开启了新的篇章。暴露前预防(pre-exposure prophylaxis,PrEP)作为一种全球范围内易感人群的HIV预防工具的出现,引发了公共卫生界关于减少新发HIV感染最佳方式的持续争论。学者们已作出努力,强调生物医学(包括PrEP和高效抗逆转录病毒治疗)在消除HIV方面的潜在影响。然而,将PrEP推广到边缘化社区和脆弱群体的工作已经停滞。一项针对美国黑人MSM的研究发现,不到四分之一的人知道PrEP是一种预防工具(Eaton et al.,2015)。研究表明,对于美国和全球许多MSM来说,与HIV相关的污名化、基本生活必需品和医疗保险的缺乏,以及对PrEP的负面看法,都导致了PrEP的使用不足(Arreola et al.,2015;Garcia et al.,2016b)。此外,即使在获取途径畅通的情况下,许多人群也难以坚持使用抗HIV药物,从而降低了其预防和治疗的效果(Wilson et al.,2016)。社会科学家们为过分依赖生物医学手段来预防HIV成效不佳的问题提供了一些解释。性少数群体在HIV预防中并不总是有发言权或选择权,这限制了公共卫生研究人员和从业者对有效干预方法的推广。使用抗HIV药物进行预防或治疗时,对个人、社会和政治多个复杂维度的理解对于终止AIDS流行的下一步工作至关重要(Aggleton,Parker,2015;Auerbach,Hoppe,2015)。

在HIV/AIDS背景下对性的研究所获得的各种见解,在过去二十年继续塑造了公共卫生对性的看法。这些经验在开发针对年轻人、异性恋男女以及社会主流之外的性社区和群体的性健康促进研究和项目尤为重要,这些人群常常由于不断出现的社会边缘化和排斥等问题而展现特殊的易感性。在人群健康领域的性研究也提高了人们对性经验在社会上如何被复杂方式调控的认识,并认识到性行为的后果有高度多样性。不仅仅要关注避免发展成疾病,也要广泛地关注在性方面以及其他健康方面实现真正的健康,这要求我们更广泛地关注性健康与性权利之间的关系(Parker,2007)。值得注意的是,全球AIDS社会运动引发的政治议程设定、文化框架构建以及对现状不满的直接表达,已经塑造了公共卫生工作的发展方向(Altman,Buse,2012)。AIDS社会运动在解决包括性行为和性健康在内的文化、结构和社会决定因素方面发挥了重要作用(Parker,2011)。在本章的后续部分,我们将探讨这些不同维度的性和公共卫生工作的发展,探索性如何与公共卫生问题,如心理健康和暴力相交织,并强调这一迅速发展领域在21世纪初的进展情况。

6.2.3 青年、性与性别

如今全球范围内,年轻人代表着最大的人口群体,人数达到18亿并且仍在增长(Patton et al.,2016)。这表明,关注他们的成长历程,特别是在性和健康方面,是至关重要的。近来,全球卫生界倡导对“青春期”的定义进行扩展(10~24岁),考虑到世界各地人群青春期的早发以及年轻人的成长历程已经延伸至他们20多岁的生活阶段(Sawyer et al.,2018)。“青年”的定义以及年轻人首次体验性行为的时间是公共卫生研究人员和从业者设计性健康干预措施时需要考虑的两个重要因素。生物学上定义的青年发展阶段往往强调青春期作为人类性的起始时期(Patton,Viner,2007)。青春期的到来伴随着众多生理变化和新的社会压力,这些压力影响着年轻人向成年期的过渡。除了适应所经历的新的生物学变化,包括第二性征的发展,年轻人还必须适应同龄人、家庭和社区对他们明显的生理和情感的性成熟的社会反应。随着社会从农村向城市转型,随着正规学校教育覆盖更多年轻人群体,随着全球化和新技术对儿童和青年成年期经历的影响,以及性别规范的不断演变,年轻人的性社会化正在经历改变和转型(Blum,2007)。

女孩和男孩在生物学视角和社会文化视角对青春期的体验各不相同。青春期不仅在不同性别的年龄上有所差异,而且可能会有不同的成年礼(广义上定义),这些成年礼取决于环境和结构因素。社会规范塑造的性别差异可以影响女孩和男孩性别分工和性机会的转变。影响年轻人发展、社会角色感知,以及最终他们在高危性行为中的参与或自我约束的社会规范,这种规范与本土女性气质和男性气质规范密切相关。在某些文化中,女孩在很小的时候就通过女性生殖器割礼等程序被去性化,也被女权主义人权运动广泛定义为女性生殖器割礼(Boyle,2005)。通常,生育能力被视为女性气质的代表。男孩也经历性的成年礼,但这些通常更具有“赋权”意义,象征着成为成熟男人,强调阳刚之气的重要性。然而女性有时通过这些程序被剥夺性快感,但经历男性割礼的男孩在社会被赋予了角色,将他们的性与权力和责任联系起来(WHO,

2000)。"

近几十年来,人们的关注已转向对性的社会构建,以此来理解年轻人的性和性体验是如何受到他们周围社会压力和传统的影响(Freud,1994)。基于性的社会构建的这种差异化对于教育和健康领域中与性别相关的人类发展差异有着具体的影响。性别分工在资源贫乏的环境中构成了显著的障碍,阻碍了社会文盲率的减少和人们对基本卫生服务的获取(Blum,Mmari,2006)。此外,女孩常常被嫁给年长的男性,而男孩有时被迫从农村迁移到城市寻找工作。有年龄差距的性关系和迁移都是与性风险有关的因素。

随着年轻人步入青春期,性与生殖健康成为首要的健康问题。这对低收入国家的年轻女性尤其如此,因为青少年怀孕使母亲死亡和患病(如产科瘘管)、感染HIV/AIDS以及STIs的风险升高(Hindin,Fatusi,2009)。青少年怀孕使女孩面临辍学和心理健康问题的风险。针对面临结构性障碍的青年的STIs和HIV预防活动才刚刚开始。性暴力的风险是额外的挑战,特别是在社会中性别权力运作使年轻女性在性关系谈判中处于弱势地位,男性的阳刚之气和力量受到推崇。

近年来,人们对月经初潮的关注日益增加,这是在性压力和性关系出现之前与女孩进行交流的关键时刻,是一个重要窗口(Sommer et al.,2015)。虽然关于月经的关注大多来自供水和卫生设施领域,重点在于改善学校中月经期女孩使用的水和厕所设施(Sommer,Sahin,2013)。但性与生殖健康领域的专家们逐渐认识到在月经初潮时与女孩及其家庭建立联系的好处,将其作为讨论性与生殖健康的切入点,相比避孕和计划生育等话题更容易被接受(Chandra-Mouli,Patel,2017)。四年前启动的全球早期青少年研究,旨在探索关于这一关键发展阶段的证据,研究地点遍布全球16个低、中、高收入国家(Saewyc,2017)。研究尤其关注的是理解从童年到青春期的性别过渡,以及促进健康性行为或导致青春期风险性行为的因素。

然而,对于性行为是否真的始于青春期的质疑也是很重要的。一些研究表明,性探索和性启蒙可能在这一生物里程碑之前就开始了(Bankole et al.,2007)。自慰是性探索的重要部分,而互联网上也充斥着色情内容。国际社会越来越关注全球化对儿童贩卖和性工作的影响,将其视为当代世界的重大公共卫生问题。保护儿童权益是家庭、社区和国家的责任。

青少年的性教育大多通过家人和学校进行规范(Barker,2007)。家庭和"传统价值观"在男孩和女孩的性教育中起着重要作用。全球范围内性行为初次发生的年龄持续变化,受到现代化和因正规教育的出现导致结婚年龄延迟的影响。父母与青少年之间的沟通质量影响着青少年性社会化的方式。有关安全套使用的宗教价值观在很大程度上影响了青少年在家庭和学校中所接收到的信息。国际关于何谓性教育的辩论受到两方面的影响:一方面是倡导全面性教育的进步派,他们认为性教育应该包括向青少年分发安全套以预防STI和HIV;另一方面是保守派,他们认为性教育应该仅限于教导禁止婚前性行为。

最近,关于性教育的辩论开始讨论性取向,因为在非常年幼的时候,孩子们就开始在学校和互联网上经历霸凌。学校和网络霸凌可能导致青少年面临更高的性风险、心理健康问题和物质滥用风险。

全球范围内,LGBT青少年是人群中较为脆弱的群体之一。尽管大量文献报道了LGBT青少年在自杀、心理健康问题、HIV/STIs感染和暴力方面有更高的风险,这些研究主要集中在美国,但这些现象在全球范围内都有文献记录(Grangeiro et al.,2012;Roa,2013)。由于社会和家庭的排斥,LGBT青少年在不同文化背景下容易经历无家可归(Blondeel et al.,2018)。许多研究指出,提供有偿性服务是LGBT青少年在遭受社会排斥时的主要谋生手段和脆弱性元凶(Baral et al.,2015)。尽管国际活动人士将保护年轻女性纳入其中,在跨国文件中解决跨性别女性和其他性少数群体的跨族群需求更为困难(Barroso,2014)。

为了预防基于性取向的霸凌,针对学校政策的结构性干预对于制定和实施全面性教育计划至关重要(Jones et al.,2009)。就全面性教育的全球推进而言,联合国2015年开展的一项综述发现,超过80%的国家现已制定政策,将此类内容纳入学校教育(UNESCO,2015)。此举是因为越来越多的证据表明,将此类内容纳入学校教育对青少年性与生殖健康是大有裨益的。2013年,东部和南部非洲的20个政府承诺在其教育系统中扩大CSE的规模(UNESCO,2018a),2018年,联合国教科文组织UNESCO更新了其关于提供CSE的全球技术指南(UNESCO,2018b)。然而,许多政府在CSE的实施上仍然存在阻力,保守派和宗教势力的影响力逐渐增长,限制了此类内容向青少年的传递。

6.2.4 异性恋

与非异性恋研究相比,公共卫生对异性恋的研究相对有限。金赛的研究开始揭示性取向的渐进性,而不是异性恋与同性恋之间的二元划分——然而,试图对广泛接受的性别规范的解构,在某种程度上旨在说明真正的异性恋是不存在的。历史上,性研究领域充满了偏见,更多地研究性规范的"偏离",而不是更全面地理解主流的规范性体验模式是怎样产生和发展的(Wilkinson,Kitzinger,1994)。"异性恋正统性"这一概念在批判性公共卫生领域中被用来描述男性和女性偶然形成稳定伴侣关系的方式,这种方式受到社会和文化规范的影响(Kitzinger,2005)。这一概念有助于对性行为模式在理论层面的理解,并对公共卫生结果具有重要的影响。

异性恋作为一种主流性范式在科学探究中往往被忽视,这引起了我们的注意,可以通过对异性恋的最新探索提升其在公共卫生领域的理解。近年来,生育、性别权力关系、男性/女性意识形态、婚姻、育儿等与性取向和公共卫生的交叉问题逐渐被研究探索。在很大程度上,由于HIV/AIDS的流行,人们对异性关系的政治经济学也越来越关注,即经济交换关系如何塑造异性间的互动,这种交换远远超出传统理解的卖淫或性工作(Hunter,2002)。为了充分了解异性恋人群对于HIV的易感性,撒哈拉以南非洲地区开展了相关研究,试图探究异性关系中的交易性质(Leclerc-Madlala,2003)。但这在不同社会文化背景下构建的女性和男性伴侣关系中,都是一个重要且高度变化的方面,需要在更广泛地发展公共卫生中的性研究领域时得到更多关注。

异性恋关系研究的另一个关键领域与人类生殖有关。根据世界卫生组织的定义,生殖健康涉及拥有"负责的、令人满意且安全的性生活……以及生育的能力和决定生育时间、方式、和次数"的自由,这应当是通过获得安全、有效、可负担的卫生服务来实现的(WHO,2011b)。这一论述是在全球某些国家数十年的公共卫生政策实施之后提出的,例如那些支持对女性进行大规模绝育的政策,其重点在于通过控制人口以减少贫困和促进经济增长。这些"结构性"健康决定因素严重限制了女性的性自主权和性决策能力。

此外,在异性恋伴侣关系中,这些不对等的性别权力关系不仅在结构层面存在,还影响着男性和女性个体的健康结局。男子气概意识对全球公共卫生成果有着深远的影响。保持异性恋男性的男子气概和不可战胜感成为他们寻求卫生服务的阻碍(Gough,2013)。这对公共卫生运动倡导前列腺癌筛查尤其具有挑战性,异性恋男性通常对需要做肛门指检的前列腺检查更为抗拒(Gray et al.,2002)。"Machismo"或男性沙文主义的概念常用于分析拉丁美洲异性恋男性气质及其对健康的影响。尽管对Machismo的研究将这一意识形态与性风险行为和亲密伴侣暴力联系起来,但这个概念因将拉丁裔男性刻板印象化而受到批评(Torres et al.,2002)。对拉丁美洲和拉丁裔男性性行为有一更复杂的理解,即认为其性行为取决于社会和人际关系。异性恋男性之间的同性社交(Kandel,Davies,1991)和与女性的高风险性行为、药物使用和性暴力有关。

同时,女性的健康也受到女性气质的影响。在全球范围内,不同文化之间对于理想的"性感"女性的定义存在差异,并且往往受到种族和族裔等社会因素的影响。然而,这种依赖于社会环境的性理想化形象普遍存在,即使其有多种表现形式,也影响着女性的自身认知。进食障碍的流行是女性健康受到异性恋女性气质影响的明显例证之一。公共卫生研究表明,与非异性恋女性相比,异性恋女性更易患厌食症和暴食症等进食障碍(Meyer et al.,2001)。根据《健康民众2020》的定义,异性恋女性气质是女性性健康的"社会决定因素",其列出了限制"满足日常需求的资源可得性,如教育和就业机会、工资或健康食品'的因素,例如暴力和歧视(Healthy People,2020)。

此外,异性恋关系、生育和伴侣关系通常使男性和女性承担起育儿责任。尽管在当前世界秩序中,育儿并非仅限于异性恋范畴,但公共卫生研究表明单亲母亲和缺席父亲对年轻一代的性和心理健康的负面影响值得关注(Ishida,2010)。对许多人来说,维持异性婚姻制度的稳定性,无论是从宗教上还是社会意义上,都是解决与异性关系相关的潜在健康问题的一种方案(Mahoney et al.,2008)。然而,更具批判性的公共卫生研究已将异性恋婚姻意识形态与不忠、亲密伴侣暴力和性风险关联起来(Hirsch et al.,2007)。

6.2.5 多元性别和非异性恋

将多元性别纳入公共卫生框架在方法论和认识论上是复杂的,特别是考虑到性欲望、性行为和性身份概念的交汇与分歧。最近的前沿全球卫生研究表明,社会流行病学家所提出的简化模型掩盖了性、性别认同、性别表现和性角色等多个轴线上的分类和归类(Garcia et al.,2016a;Parker et al.,2016)。在社会和行为研究中,关注性别认同可能更容易,因为当被调查者自我认同为女同性恋、男同性恋、双性恋、跨性别(LGBT)时调查结果更可靠。然而,非注流性取向超越了身份认同,一个有同性性行为或从事性工作的人可能并不认同自己属于某个特定群体的文化范畴。正如之前提到的,有时候性欲并不一定诉诸行为,这种情况就更加复杂。研究话题因性的多元化和非主流性取向的这些维度而异,而公共卫生研究者在制定研究计划时,常常将自己置身于社会变迁之中。

更广泛的性健康框架已被用于研究与性少数人群相关的健康问题(Parker et al.,2004)。许多公共卫生研究聚焦行为改变,以实现安全性行为(例如使用安全套和减少性伴数),特别是考虑到HIV/AIDS对同性恋和双性恋社群的深远影响(Chow et al.,2011)。学者们还关注了心理健康和性健康的交叉,使用如“少数群体压力”的理论来检验影响抑郁、焦虑和医疗服务利用的因素(Meyer,2003)。例如,担心暴露自己的同性欲望或是非主流性取向,会对其与医护人员交流的方式产生重要影响(Klitzman,Greenberg,2002)。性的多元性与种族、贫困等其他社会因素相互作用,从而导致这些人群在医疗服务获取和患病风险上的差异(Díaz et al.,2001)。

在性健康文献中,关于如何创建涵盖性的多元化的流行病学分类存在争议。在公共卫生领域,根据研究问题的不同,使用了多种分类,如男男性行为人群(men who have sex with men,MSM)、男女性行为男性人群(men who have sex with men and women,MSMW)、女女性行为人群(women who have sex with women,WSW)、性行为双性恋、性取向双性恋、同性恋和非异性恋等。其中一些分类,如MSM,用以涵盖自我认同为同性恋和双性恋的男性,以及其他有同性性行为又不自我认同为同性恋或双性恋的男性。对于非主流性取向人群来说,用MSM这一分类来指代他们可能使得面向这些人群的公共卫生工作没有那么鲜明的社会和政治属性,而这一归类正是公共卫生活动家们乐于主张的。将MSM和WSW等人群进行分类,客观来说可以理解为出于开展科学研究之考虑。倡导LGBTQ健康的人士是公共卫生社会运动的一部分,他们深知非异性恋人群在性的表现形式上千差万别,这对以社会权利为基础的健康范畴来说十分重要。流行病学上使用MSM、WSW等分类,并未充分考虑到“社区、网络和关系中,同性交往不仅仅意味着性行为”,这些分类已被公共社会运动批评为异性恋中心主义(Young,Meyer,2005)。

在公共卫生文献中,对女同性恋者和WSW的健康差异的关注更少(Bauer,Jairam,2008)。这可能是由于HIV和AIDS对这些群体的影响相对较小,尤其是与其他“风险”群体相比。这导致了针对女性HIV易感者的研究不足,尽管其他性传播感染如HPV(导致女性宫颈癌)已在非异性恋女性群体中得到关注(Charlton et al.,2011)。双性恋女性和男女性行为女性人群得到了一定关注,尤其是这些人群的性健康。由于社会污名化和歧视,女同性恋者、双性恋女性和WSWM面临医疗需求未被满足等突出问题(Stevens,Hall,1988)。特别是当她们担心暴露自己的性取向时,这种情况尤为突出。全国性研究调查显示,女同性恋者和双性恋者的吸烟率高于异性恋者(Ryan et al.,2001)。女同性恋者的健康问题与异性恋女性接近(与同性恋男性和异性恋男性相比类似)。然而,非异性恋女性在性健康和生殖健康方面,以及做重要人生决定时容易遇到障碍,如对于生育的决定使她们容易受到污名化和歧视(Dahl et al.,2013)。

跨性别男性和女性的心理和生理健康在公共卫生领域引起了特别关注,尤其是在讨论性转换手术、精神障碍的诊断和统计手册(DSM)和国际疾病分类(ICD)中跨性别人群的正式分类,以及,更宽泛地来说,他们获取健康服务等问题的时候(Lombardi,2001;Schwend et al.,2018)。由于性转换手术的高额成本出现的非法激素和硅胶注射问题尤其令人关注(Wiessing et al.,1999)。此外,针对跨性别人群的污名化和歧视可能是最为普遍,这限制了他们的就业和受教育机会。这些在性别认同的社会层面直接影响到该人群的HIV感染、AIDS患病,以及心理健康的风险,特别是许多跨性别女性由于机会受限而从事商业性工作(Abdullah et al.,2012)。在巴西和古巴等国家,对于性别转换的政府资助被嵌套在人权和公共卫生安全的语境中,激起了公共卫生政策辩论(Gorry,2010)。

此外,男性和女性性工作者是容易遭受HIV感染、性暴力和毒品危害的群体之一(Mayhew et al.,2009)。性工作的公共卫生影响(以及转变为应用人权框架方法进行分析)已经通过多种方法进行了探讨,包括定性方法和民族志研究方法。在全球,科学家们使用创新的公共卫生研究和干预措施探索性风险和心理健康风险(Kempadoo,2003)。性工作、代际性行为和交易性行为在全球范围内都有所报道,并发现与食品不安全等因素相关联(Weiser et al.,2007)。日渐进步的公共卫生观点已表明,性工作者不再仅仅被视为受害者,更是成为全球范围内的人权倡导者,揭示导致他们处境的结构性污名化和歧视等因素。

在那些承认身份会使其在社会文化、政治经济甚至法律层面处于不利地位的群体中,研究性欲和性行为是一项挑战。由于对非异性恋性取向相关的污名化和歧视,没有政治倾向的非主流性取向群体或个人往往是“隐蔽的”和难以触及的(Heckathorn,1997)。

对隐蔽人群的公共卫生研究和干预在方法上极具创新性。滚雪球抽样或链式抽样在人类学和社会学等领域的定性研究中是常用的抽样方法,以达到理论上足够的研究对象样本量。应答者驱动抽样是一种链式抽样,由关键信息提供者或种子开始,研究对象推荐其他人参与研究。这种链式推荐为研究对象提供了双重激励,并对样本进行加权。如果对推荐系统和推荐模式进行追踪,应答者驱动抽样也适用于社会网络分析。事实上,这种方法在公共卫生领域中,研究性关系网络、吸毒人群或性工作者网络时非常有效(Ramirez-Valles et al.,2005)。越来越多的研究者开始弥合定性和定量方法之间的差距,并形成跨学科视角,正是因为他们认识到在公共卫生中研究多元性别的复杂性。如今,大规模概率抽样研究在探索多水平的研究问题时会将民族志研究方法和现场调查融合,这一现象变得更加普遍。

6.2.6 性的社会规范

社会对性的规范影响了公共卫生研究的构思、设计和执行。一系列正式和非正式机构以及社区结构决定了社会能接受的性表达方式,并划定了文化和社会心理的规范。社会规范可能被用来强化道德“传统”,特别是在将性行为与异性恋本位的生殖行为混为一谈的时候。

法律框架对性行为及性别角色有着深远的影响。在全球范围内,法律不仅决定性行为如何影响经济和政治议题,还通过婚姻制度等方式,边缘化非异性恋群体。禁止同性性行为或基于性取向拒绝领养权的法律针对非异性恋者,惩罚未婚者。此外,法律体系还规定了谁拥有对女性身体的控制权,规定了女性的着装方式,在某些国家规定了女性如何在男性家族成员间作为遗产被继承,规定了女性可以享受何种性快感,当然,也有法律会制裁基于性别的暴力行为。

如果表达了不符合规范的性行为或性别角色,社交网络可能通过“软性”机制,如流言,或更“硬性”的机制,如被社会排斥等方式对性进行规范。在全世界范围内,家庭和学校是直接为儿童和成人提供性教育的最重要的场所。虽然家庭通常被视为提供社会支持的港湾,一些保守的家庭价值观,如对同性恋的谴责,可能导致LGBT青少年在心理健康方面产生结构化的脆弱性,表现为抑郁、药物滥用和产生自杀意念。学校如果在性方面与其政治倾向大相径庭,则会对个人的性养成及其与同龄人的互动产生重大影响。例如禁止校园霸凌的政策干预,可能对公共卫生指标产生巨大的影响。

在性行为和公共卫生观念上,社区组织和民间团体,如宗教团体,持有不同的立场。一些宗教传统,如20世纪和21世纪在全球范围内数量激增的五旬节福音派,它们坚定地支持更为保守的性行为规范,如减少性伴数、维持忠诚的关系和推迟性行为至婚后，这往往以排斥非异性恋者和性少数群体为代价。在巴西等国家对非洲裔宗教的研究中，一些宗教团体已表现出对非主流性取向和性多元化的接纳，以及对女性平权的强烈支持(Garcia，Parker，2011)。

互联网作为当代生活中颇具影响力的社会/虚拟场域之一，在对性的塑造和规范方面发挥着重要作用。色情产业的不断发展引起了公共卫生领域的研究关注，但对于接触色情内容与性行为之间关系的系统研究仍然较少。一些研究发现，频繁接触色情内容与高风险性行为有关(Eaton et al.，2012)。社交网络和智能手机应用(如Grindr，该应用通过先进的GPS系统定位附近的潜在性伴，主要用于寻找约会对象和性伴)常被用来结识新的性伴侣，将过去只存在于想象中的性幻想变成现实。虽然互联网对社会的规范在形式上更具解放性而非限制性，但保守的公民团体依然在全球网络上存在，他们具有进行道德绑架、固守行为范式和带风向等倾向，往往让人们对于过度的性快感心生恐惧。

社会对性行为的规范对公共卫生产生了广泛的影响。规范团体和机制不仅包括法律框架，还包括家庭、学校、宗教团体/机构、正式的社区领导结构、产生社会(和虚拟)资本的非正式结构等，这些在公共卫生研究和与性相关的干预中被认为是非常重要的。在考虑通过社区和生态层面来干预及研究性行为时，我们呼吁使用新的研究方法，分析异性恋和非异性恋者的行为实践和快感体验。例如，利用手机技术和创新的人种学图绘方法来探索互联网上虚拟社交网络的趋势，可能会帮助我们更深入地理解性欲是如何被实现的。这些方法也可以用于发现那些可能因个人选择或社会制裁而被边缘化的脆弱群体。

6.2.7 性健康与性权利

性权利的概念是对社会规范的补充。强调性权利有助于构建公共卫生领域相对较新的框架，这一框架通过跨学科的方法和跨部门的渠道来提高公众健康水平，在这个过程中，强调性权利可以被看成是一场公共卫生社会运动。尽管国际动员主导了“性权利”这一术语作为全球行动主义的共同目标，但性权利的有效规范化通常只有在家庭、学校、社区团体和非政府组织等地方层面进行解释和理解时才能实现(Garcia，Parker，2006)。

公共卫生中的性权利概念很大程度上源于人权框架在解决个体、社会和结构脆弱性的应用。人权通常被理解为所有人平等享有的普遍和基本权利。1994年在开罗举行的国际人口与发展会议(International Conference on Population and Development，ICPD)是性权利概念跨国传播的分水岭时刻，尽管经过保守派和进步派之间的激烈辩论，ICPD的官方文件中仍未明确提及“性权利”这一术语(Petchesky，2000)。

尽管公共卫生领域的领袖们与全球各地的活动家们合作，致力于推动性平等作为人们基本权利的一部分，由于性权利本身的争议性，难以将其纳入联合国层面的框架性文件。尽管关于生殖和性权利的国际讨论主要基于西方个人主义，在非西方文化中，身体完整性和个人身份的概念却有着悠久的历史，这些概念在非西方文化中与社会文化规范和集体权利更为紧密地交织在一起(Corrêa，Petchesky，1994)。为了应对那些受特定环境、文化和结构影响的脆弱性，必须重视资源获取途径以及可能促进或限制性行为和健康的社区层面条件的提供。

此外，性权利是在生殖权利的大框架下出现的(后者主要关注性别不平等、针对女性的暴力、人口控制等以异性恋为中心的问题)，但健康权利活动家和LGBTQ团体已推动这一概念的发展，使其不仅局限于人类繁衍，也涵盖了非异性恋人群的健康和基于权利的议题(Miller，2000)。尽管性健康常与生殖健康容易混淆，世界卫生组织已尝试对两者进行区分。这包括所有人在性方面享有的权利，即在无胁迫、歧视和暴力的情况下，达到“与性相关的身体、心理和社会健康的状态。这需要对性和性关系采取积极和尊重的态度，同时也意味着拥有愉悦和安全的性体验的可能性”(WHO，2011a)。

虽然性可以包含所有这些维度，但并不是所有维度都一直被体现或表达出来。人权的“责任”实践要求每个人尊重他人的权利。在世界卫生组织所阐述的框架内，性健康和生殖健康是所有年龄阶段生活的核心问题,涵盖了性别、性别认同、性别角色、性取向、性快感和生殖。性行为在思维、幻想、欲望、信仰、态度、价值观、行为、实践、角色和人际关系中得以体验和表达。与性相关的脆弱性凸显了将这些议题视为与其他人权、政治与公民自由及经济权利密切相关的重要性(Parker et al.,2014)。

保护异性恋或非异性恋人群免受伤害一直是性权利运动的主要关注点(Parker et al.,2013)。然而,性快感也被活动家和进步的公共卫生运动视为性权利不可或缺的一部分。在社会营销中利用感官力量的一个例子是对安全套的性感化营销。与安全套孤立地展示为天然性行为的预防屏障不同,全球范围内的宣传活动采用性象征来引导更为安全的性行为——这基本上是一种危害减低策略,在这种情况下,人们被默认为无论如何都会发生性行为,因此这些运动将“更安全”的性行为塑造为性感的。在全球范围内兴起的性权利框架正在引发关于性别和性平等的新辩论,这些辩论超越了生殖领域的范畴(并非贬低关于更包容非异性恋者的新生殖技术的重要性)。

6.2.8 结论

在20世纪末至21世纪初,性与公共卫生已成为人口健康研究和干预中发展较快的领域之一。这一领域历史上一直充满争议,常因基本价值观和伦理立场的冲突而引起争论。但自20世纪80年代初HIV/AIDS流行以来,我们也意识到,对性相关议题的忽略、掩盖或隐藏,对于实现真正的性健康和福祉毫无帮助。正如我们所指出的,尤其令人担忧的是,性规范导致了严重的健康不平等。相反,只有将性行为公开讨论,摆脱污名化、偏见和歧视,构建一个关于性权利、自由和保护的文化,我们才能真正推进性健康和福祉事业的发展。从这个角度来看,21世纪初公共卫生领域对性问题作出的努力既是公共卫生作为社会运动的一种延续,也是其核心组成部分——这是一场基于社会正义和人权原则的运动,旨在立足于一系列基本的伦理和政治原则,促进全人类的健康。对性的关注远非某个禁忌话题相关的边缘议题,而是当前公共卫生议程中极为核心的领域之一。

(翻译:邹华春;审校:何纳)

参考文献

Abdullah, M.A., et al. (2012). Is social exclusion pushing the Pakistani Hijras (Transgenders) towards commercial sex work? A qualitative study. BMC International Health and Human Rights, 12(1), 32.

Aggleton, P. and Parker, R. (2015). Moving beyond biomedicalization in the HIV response: implications for community involvement and community leadership among men who have sex with men and transgender people. American Journal of Public Health, 105(8), 1552-8.

Altman, D. and Buse, K. (2012). Thinking politically about HIV: political analysis and action in response to AIDS. Contemporary Politics, 18(2), 127-40.

Arreola, S., et al. (2015). Sexual stigma, criminalization, investment, and access to HIV services among men who have sex with men worldwide. AIDS and Behavior, 19(2), 227-34.

Auerbach, J.D. and Hoppe, T.A. (2015). Beyond 'getting drugs into bodies': social science perspectives on pre-exposure prophylaxis for HIV. Journal of the International AIDS Society, 18(Suppl. 3), 19983.

Bankole, A., Biddlecom, A., Guiella, G., Singh, S., and Zulu, E. (2007). Sexual behavior, knowledge and information sources of very young adolescents in four sub-Saharan African countries. African Journal of Reproductive Health, 11(3), 28-43.

Baral, S.D., et al. (2015). Male sex workers: practices, contexts, and vulnerabilities for HIV acquisition and transmission. The Lancet, 385(9964), 260-73.

Barker, G. (2007). Adolescents, Social Support and Help-Seeking Behavior: An International Literature Review and Programme

Consultation with Recommendations for Action. Geneva: WHO.

Barroso, C. (2014). Beyond Cairo: sexual and reproductive rights of young people in the new development agenda. Global Public Health, 9(6), 639-46.

Bauer, G.R. and Jairam, J.A. (2008). Are lesbians really women who have sex with women (WSW)? Methodological concerns in meas-uring sexual orientation in health research. Women & Health, 48(4), 383-408.

Blondeel, K., de Vasconcelos, S., García-Moreno, C., Stephenson, R., Temmerman, M., and Toskin, I. (2018). Violence motivated by perception of sexual orientation and gender identity: a systematic review. Bulletin of the World Health Organization, 96(1), 29-41L.

Blum, R. and Mmari, K. (2006). Risk Protective Factors Affecting Adolescent Reproductive Health in Developing Countries: An Analysis of Adolescent Sexual and Reproductive Health Literature from Around the World. Geneva: WHO.

Blum, R.W. (2007). Youth in sub-Saharan Africa. Journal of Adolescent Health, 41(3), 230-8.

Boyle, E.H. (2005). Female Genital Cutting: Cultural Conflict in the Global Community. Baltimore, MD: Johns Hopkins University Press.

Brandt, A. (1987). No Magic Bullet: A Social History of Venereal Disease in the United States Since 1880. New York: Oxford University Press.

Chandra-Mouli, V. and Patel, S.V. (2017). Mapping the knowledge and understanding of menarche, menstrual hygiene and menstrual health among adolescent girls in low-and middle-income countries. Reproductive Health, 14(1), 30.

Charlton, B.M., et al. (2011). Reproductive health screening disparities and sexual orientation in a cohort study of U.S. adolescent and young adult females. Journal of Adolescent Health, 49(5), 505-10.

Chow, E.P., Wilson, D.P., and Zhang, L. (2011). What is the potential for bisexual men in China to act as a bridge of HIV transmission to the female population? Behavioural evidence from a systematic review and meta-analysis. BMC Infectious Disease, 11(242), 1-17.

Corrêa, S. and Petchesky, R. (1994). Reproductive and sexual rights: a feminist perspective. In: Sen, G., Germaine, A., and Chen, L. (eds.). Population Policies Reconsidered: Health, Empowerment, and Rights. Boston, MA; New York, NY: Harvard University Press, pp. 107-22.

Corrêa, S., Petchesky, R., and Parker, R. (2008). Sexuality, Health and Human Rights. London and New York: Routledge;.

Dahl, B., Margrethe Fylkesnes, A., Sølie, V., and Malterud, K. (2013). Lesbian women's experiences with healthcare providers in the birthing context: a meta-ethnography. Midwifery, 29(6), 674-81.

de Zalduondo, B.O. (1991). Prostitution viewed cross-culturally: toward recontextualizing sex work in AIDS intervention research. Journal of Sex Research, 22(2), 223-48.

Decker, D. et al. (2012). Injection drug use, sexual risk, violence and STI/HIV among Moscow female sex workers. Sexually Transmitted Infections, 88(4), 278-83.

Díaz, R.M., Ayala, G., Bein, E., Henne, J., and Marin, B.V. (2001). The impact of homophobia, poverty, and racism on the mental health of gay and bisexual Latino men: findings from 3 US cities. American Journal of Public Health, 91(6), 927-32.

Dowsett, G.W. (2003). Some considerations on sexuality and gender in the context of AIDS. Reproductive Health Matters, 11(22), 21-9.

Eaton, L.A., Cain, D.N., Pope, H., Garcia, J., and Cherry, C. (2012). The relationship between pornography use and sexual behaviours among at-risk HIV-negative men who have sex with men. Sexual Health, 9(2), 166-70.

Eaton, L.A., Driffin, D.D., Bauermeister, J., Smith, H., and Conway-Washington, C. (2015). Minimal awareness and stalled uptake of pre-exposure prophylaxis (PrEP) among at risk, HIV-negative, black men who have sex with men. AIDS Patient Care and STDs, 29(8), 423-29.

Farmer, P., Connors, M., and Simmons, J. (eds.) (1996). Women, Poverty and AIDS: Sex, Drugs and Structural Violence. Monroe, Maine: Common Courage Press;.

Freud, S. (1994). The social construction of gender. Journal of Adult Development, 1(1), 37-45.

Garcia, J. and Parker, R. (2006). From global discourse to local action: the makings of a sexual rights movement? Horizontes Antropológicos, 12(26), 13-41.

Garcia, J. and Parker, R.G. (2011). Resource mobilization for health advocacy: Afro-Brazilian religious organizations and HIV prevention and control. Social Science & Medicine, 72(12), 1930-8.

Garcia, J., Parker, R.G., Parker, C., Wilson, P.A., Philbin, M., and Hirsch, J.S. (2016a). The limitations of 'Black MSM' as a category: why gender, sexuality, and desire still matter for social and biomedical HIV prevention methods. Global Public Health, 11(7-8), 1026-48.

Garcia, J., Parker, C., Parker, R.G., Wilson, P.A., Philbin, M., and Hirsch, J.S. (2016b). Psychosocial implications of homophobia and HIV stigma in social support networks: insights for high-impact HIV prevention among black men who have sex with men. Health Education & Behavior, 43(2), 217-25.

Gorry, C. (2010). Transgender health in Cuba: evolving policy to impact practice. MEDICC Review, 12(4), 5-9.

Gough, B. (2013). The psychology of men's health: maximizing masculine capital. Health Psychology, 32(1), 1-4.

Grangeiro, A., Holcman, M.M., Onaga, E.T., Alencar, H.D., Placco, A.L., Teixeira, P.R. (2012). Prevalência e vulnerabilidade à infecç.o pelo HIV de moradores de rua em Sã Paulo, SP. Revista de Saúde Pública, 46(4), 674-84.

Gray, R.E., Fitch, M.I., Fergus, K.D., Mykhalovskiy, E., and Church, K. (2002). Hegemonic masculinity and the experience of prostate cancer: a narrative approach. Journal of Aging and Identity, 7(1), 43-62.

Healthy People (2020). Determinants of health. [Online] Available at: http://www.healthypeople.gov/2020/about/DOHAbout.aspx

Heckathorn, D.D. (1997). Respondent-driven sampling: a new ap-proach to the study of hidden populations. Social Problems, 44(2) 174-99.

Hindin, A. and Fatusi, A. (2009). Adolescent sexual and reproductive health in developing countries: an overview of trends and interventions. International Perspectives on Sexual and Reproductive Health, 35(2), 58-62.

Hirsch, J.S., Meneses, S., Thompson, B., Negroni, M., Pelcastre, B., and Del Rio, C. (2007). The inevitability of infidelity: sexual reputation, social geographies, and marital HIV risk in rural Mexico. American Journal of Public Health, 97(6), 986-96.

Hunter, M. (2002). The materiality of everyday sex: thinking beyond 'prostitution'. African Studies, 61, 99-120.

Ishida, K. (2010). The role of ethnicity in father absence and children's school enrollment in Guatemala. Population Research and Policy Review, 29(4), 569-91.

Jones, N., Moore, K., Villar-Marquez, E., and Broadbent, E. (2009). Painful Lessons: The Politics of Preventing Sexual Violence and Bullying at School. London: Overseas Development Institute.

Kandel, D. and Davies, M. (1991). Friendship networks, intimacy, and illicit drug use in young adulthood: a comparison of two competing theories. Criminology, 29(3), 441-69.

Kane, S. and Mason, T. (1992). 'IV drug users' and 'sex partners': the limits of epidemiological categories and the ethnography of risk. In: Herdt, G. and Lindenbaum, S. (eds.) In the Time of AIDS: Social Analysis, Theory and Method. Newbury Park: Sage Publications, pp. 199-222.

Kempadoo, K. (2003). Globalizing sex workers' rights. Canadian Woman Studies, 22(3), 143-50.

Kinsey, A., Martin, C.E., Gebhard, R.H., and Pomeroy, W. (1953). Sexual Behavior in the Human Female. Philadelphia, PA: Saunders.

Kinsey, A., Martin, C.E., and Pomeroy, W. (1948). Sexual Behavior in the Human Male. Philadelphia, PA: Saunders.

Kitzinger, C. (2005). Heteronormativity in action: reproducing the heterosexual nuclear family in after-hours medical calls. Social Problems, 52(4), 477-98.

Klitzman, R.L. and Greenberg, J.D. (2002). Patterns of communication between gay and lesbian patients and their health care providers. Journal of Homosexuality, 42(4), 65-75.

Leclerc-Madlala, S. (2003). Transactional sex and the pursuit of modernity. Social Dynamics, 29, 213-33.

Lombardi, E. (2001). Enhancing transgender health care. American Journal of Public Health, 91(6), 869-72.

Mahoney, A., Pargament, K.I., Tarakeshwar, N., and Swank, A.B. (2008). Religion in the home in the 1980s and 1990s: a meta-analytic review and conceptual analysis of links between religion, marriage, and parenting. Psychology of Religion and Spirituality, S(1), 63-101.

Mayhew S, et al. (2009). Protecting the unprotected: mixed-method research on drug use, sex work and rights in Pakistan's fight against HIV/AIDS. Sexually Transmitted Infections, 85(Suppl 2), ii31-6.

Meyer, C., Blissett, J., and Oldfield, C. (2001). Sexual orientation and eating psychopathology: the role of masculinity and femininity. International Journal of Eating Disorders, 29(3), 314-18.

Meyer, I.H. (2003). Prejudice, social stress, and mental health in lesbian, gay, and bisexual populations: conceptual issues and research evidence. Psychological Bulletin, 129(5), 674.

Miller, A.M. (2000). Sexual but not reproductive: exploring the junction and disjunction of sexual and reproductive rights. Health and Human Rights, 4(2), 68-109.

O'Hara, R.E. and Cooper, M.L. (2015). Bidirectional associations be-tween alcohol use and sexual risk-taking behavior from adolescence into young adulthood. Archives of Sexual Behavior, 44(4), 857-71.

Parker, R., Aggleton, P., and Perez-Brumer, A.G. (2016). The trouble with 'Categories': rethinking men who have sex with men, trans-gender and their equivalents in HIV prevention and health promo-tion. Global Public Health, 11(7-8), 819-23.

Parker, R., Di Mauro, D., Filiano, B., Garcia, J., Muñoz-Laboy, M., and Sember, R. (2004). Global transformations and intimate relations in the 21st century: social science research on sexuality and the emergence of sexual health and sexual rights frameworks. Annual Review of Sex Research, 15, 362-98.

Parker, R., García, J., and Buffington, R.M. (2014). Sexuality and the contemporary world: globalization and sexual rights. In: Buffington, R.M., Luibhéid, E., and Guy, D. (eds.) A Global History of Sexuality: The Modern Era. Malden, MA: Wiley-Blackwell, pp. 221-60.

Parker, R., Garcia, J., and Muñz-Laboy, M. (2013). Sexual social movements and communities. In: Tolman, D.L. and Diamond, L. M. (eds.), The American Psychological Association's Handbook of Sexuality and Psychology. Washington, DC: American Psychological Association, pp. 229-50.

Parker, R. and Aggleton, P. (2003). HIV and AIDS-related stigma and discrimination: a conceptual framework and implications for action. Social Science and Medicine, 7(1), 13-24.

Parker, R., Easton, D., and Klein, C. (2000). Structural barriers and facilitators in HIV prevention: a review of international research. AIDS, 14(suppl. 1), S22-S32.

Parker, R. (2001). Sexuality, culture and power in HIV/AIDS research. Annual Review of Anthropology, 30, 163-79.

Parker, R. (2007). Sexuality, health, and human rights. American Journal of Public Health, 97(6), 972-3.

Parker, R. (2011). Grassroots activism, civil society mobilization and the politics of the global HIV/AIDS epidemic. Brown Journal of World Affairs, 17(2), 21-37.

Parker, R.G., Herdt, G., and Carballo, M. (1991). Sexual culture, HIV transmission, and AIDS research. The Journal of Sex Research, 28, 77-98.

Patton, G. and Viner, R. (2007). Pubertal transitions in health. The Lancet, 369, 1130-9.

Patton, G.C., et al. (2016). Our future: a Lancet commission on adolescent health and wellbeing. The Lancet, 387(10036), 2423-78.

Petchesky, R.P. (2000). Sexual rights: inventing a concept, mapping an international practice. In: Parker, R.G., Barbosa, R.M., and Aggleton, P. (eds.) Framing the Sexual Subject. Berkeley, CA: University of California Press, pp. 81-103.

Ramirez-Valles, J., Heckathorn, D.D., Vǘzquez, R., Diaz, R.M., and Campbell, R.T. (2005). From networks to populations: the development and application of respondent-driven sampling among IDUs and Latino gay men. AIDS and Behavior, 9(4), 387-402.

Roa, C.A.P. (2013). Factores asociados con riesgo de suicidio de adolescentes y jóvenes autoidentificados como lesbianas, gays y bisexuales: estado actual de la literatura. Revista Colombiana de Psiquiatría, 42(4), 333-49.

Ryan, H., Wortley, P.M., Easton, A., Pederson, L., and Greenwood, G. (2001). Smoking among lesbians, gays, and bisexuals: a review of the literature. American Journal of Preventive Medecine, 21(2), 142-9.

Saewyc, E. (ed.). (2017). Special issue: the global early adolescent study: an exploration of the factors that shape adolescence. Journal of Adolescent Health, 61(4), S1-S54.

Sawyer, S.M., Azzopardi, P.S., Wickremarathne, D., and Patton, G.C. (2018). The age of adolescence. The Lancet Child & Adolescent Health, 2(3), 223-8.

Schwend, A.S., Winter, S., Chiam, Z., Smiley, A., and Grinspan, M.C. (2018). Depathologising gender diversity in childhood in the pro-cess of ICD revision and reform. Global Public Health, 13, 1585-98.

Slater, M.E., Godette, D., Huang, B., Ruan, W.J., and Kerridge, B.T. (2017). Sexual orientation-based discrimination, excessive alcohol use, and substance use disorders among sexual minority adults. LGBT Health, 4(5), 337-44.

Sommer, M. and Sahin, M. (2013). Overcoming the taboo: advancing the global agenda for menstrual hygiene management for school-girls. American Journal of Public Health, 103(9), 1556-9.

Sommer, M., Sutherland, C., and Chandra-Mouli, V. (2015). Putting menarche and girls into the global population health agenda. Reproductive Health, 12(1), 24.

Stevens, P.E. and Hall, J.M. (1988). Stigma, health beliefs and experiences with health care in lesbian women. Image Journal of Nursing Scholarship, 20(2), 69-73.

Strathdee, S.A., et al. (2010). HIV and risk environment for injecting drug users: the past, present, and future. The Lancet, 376 (9737), 268-84.

Torres, J.B., Solberg, V.S.H., and Carlstrom, A.H. (2002). The myth of sameness among Latino men and their machismo. American Journal of Orthopsychiatry, 72(2), 163-81.

Treichler, P.A. (1988). AIDS, homophobia and biomedical discourse: an epidemic of signification. In: Crimp, D. (ed.) AIDS: Cultural Analysis and Cultural Activism. Cambridge MA: The MIT Press.

Turner, C.F., Miller, H.G., and Moses, L.E. (eds.) (1989). AIDS: Sexual Behavior and Intravenous Drug Use. Washington, DC: National Academy Press.

UNESCO (2018a). Education for health and well-being. [Online] Available at: https://en.unesco.org/themes/health-education

UNESCO (2015). Emerging Evidence, Lessons and Practice in Comprehensive Sexuality Education — A Global Review 2015. Paris: United Nations Educational, Scientific and Cultural Organization.

UNESCO (2018b). International Technical Guidance on Sexuality Education: An Evidence-Informed Approach (Revised edition). Paris: United Nations Educational, Scientific and Cultural Organization.

Weiser, S.D., et al. (2007). Food insufficiency is associated with high-risk sexual behavior among women in Botswana and Swaziland. PLoS Medicine, 4(10), 1589-98.

Wiessing, L.G., Van Roosmalen, M.S., Koedijk, P., Bieleman, B., and Houweling, H. (1999). Silicones, hormones and HIV in transgender street prostitutes. AIDS, 13(16), 2315-16.

Wilkinson, W. and Kitzinger, C. (1994). The social construction of het-erosexuality. Journal of Gender Studies, 3(3), 307-17.

Wilson, P.A., et al. (2016). Sexual risk behavior among virologically detectable HIV-positive young men who have sex with men. JAMA Pediatrics, 170(2), 125-31.

World Health Organization (WHO) (2011a). Reproductive health. [Online]. Available at: http://www.who.int/topics/reproductive_health/en/

World Health Organization (WHO). (2011b). Sexual health. [Online]. Available at: http://www.who.int/topics/sexual_ health/en/

World Health Organization (WHO) (2000). What About Boys? A Literature Review on the Health and Development of Adolescent Boys. Geneva: WHO.

Young, R.M. and Meyer, I.H. (2005). The trouble with 'MSM' and 'WSW': erasure of the sexual-minority person in public health dis-course. American Journal of Public Health, 95(7), 1144-9.

6.3 人口与公共卫生

6.3.1 引言

不了解人口规模和人口特征，就难以衡量或满足人群健康和保健的需求。人口学是针对人群开展的科学研究，其研究内容包括对人口规模和结构的测量与估算，以及对出生率、死亡率和决定人口变化的迁移等人口动态情况之间的相互作用研究。以上内容都是对未来人口规模和结构作出预测的先决条件，而这些预测在很大程度上决定了人群的健康概况并将支撑公共卫生规划。要研究当下的人口结构并展望其未来发展，就需要对其过去进行回顾。例如，人群中的高龄人口数是由80或90年前出生人数，以及各年龄的死亡风险共同决定的。高龄人口的占比一方面取决于高龄人口数这一分子，但更多的是取决于整体人群规模这一分母。人群中的出生人口数取决于当前的家庭生育模式，也取决于有生育"风险"的女性数量，这一数量本身又是出生率和死亡率既往趋势共同作用的函数。同样，人口的年龄结构对死亡人数与死亡原因也有很大的影响。

人口学主要关注回答人口如何变化及其测量的问题。更广泛的人口研究领域还包括这些变化发生的原因和后果。

本章将从人口统计学方法和数据来源，其在健康和人口问题上的应用，人口趋势及其影响，以及关于人口统计学变化的主要理论几个方面进行介绍。旨在阐明人口变化和人群健康之间复杂的内部关联。

6.3.1.1 全球现况

如图6.3.1所示，自20世纪中叶以来，全球人口迅速增长，预计到21世纪20年代中期（UN，2019）将达到77.9亿人。虽然全球人口数从10亿增长到20亿大约需要123年（1804—1927年），但从70亿增长到80亿预计只需要不足这一时间的十分之一（2011—2022年）。联合国中期预测显示，从2020到2050年间将进一步增加约19亿人（UN，2019）。因此，预测未来人口将持续增长，截至21世纪末，全球人口将直逼110亿。尽管在2070年左右，全球人口数可能停止增长（Lutz et al.，2017），但到那时，全球人口数也将近是100年前人口数的3倍。这种全球稳定的人口增长前景也将掩盖地区间以及国家间巨大的贫富差距。

1950—2000年，77%的全球新增人口是在联合国目前划定的欠发达国家（不包括最不发达国家，定义见文本框6.3.1）；最不发达国家占13%；较发达地区占10%。联合国中期预测显示，2000—2050年，较发达地区的人口增长仅占总新增人口的3%，欠发达地区占63%，最不发达地区占34%。预测结果表明，到2050年较发达地区的人口数将仅占全球人口数的13%，而该比例在一个世纪前为32%；而最贫困国家人口占比将从1950年的8%增长到2050年的20%。

尽管一些地区正在设法满足人口快速增长的需求，例如大幅增加妇幼保健服务和学校，但其他一些地区正面临着人口老龄化的问题，甚至在一些情况下，还有人口负增长的挑战。到2025年，预计西欧年龄在65岁及以上的老年人口占比将超1/5，在日本（该国人口数已经开始下降）、韩国、西班牙和意大利等国家65岁及以上的人口占比将超1/3。在许多中低收入地区,包括像中国、印度、印度尼西亚和巴西这样一些人口大国,老年人口的比例和数量都在大幅增长。一些人口构成较为年轻的低收入国家也将经历老年人口,甚至高龄人口数量的增长(但老年人口比例不增加)。以肯尼亚为例,预计其65岁及以上的老年人口将在2015至2050年增长460%,同期高经济水平国家增长为70%。2015年,全球半数(53%)年龄在80岁及以上的老年人生活在欠发达国家,到2050年,这一比例预计将超过70%(UN,2015)。这些变化对相关人群的健康和健康保障权利将产生巨大影响。全球各地区间的人口增长差异也加剧了大规模移民,这本身就对全球人口健康产生了影响(Fernandes,Miguel,2009)。

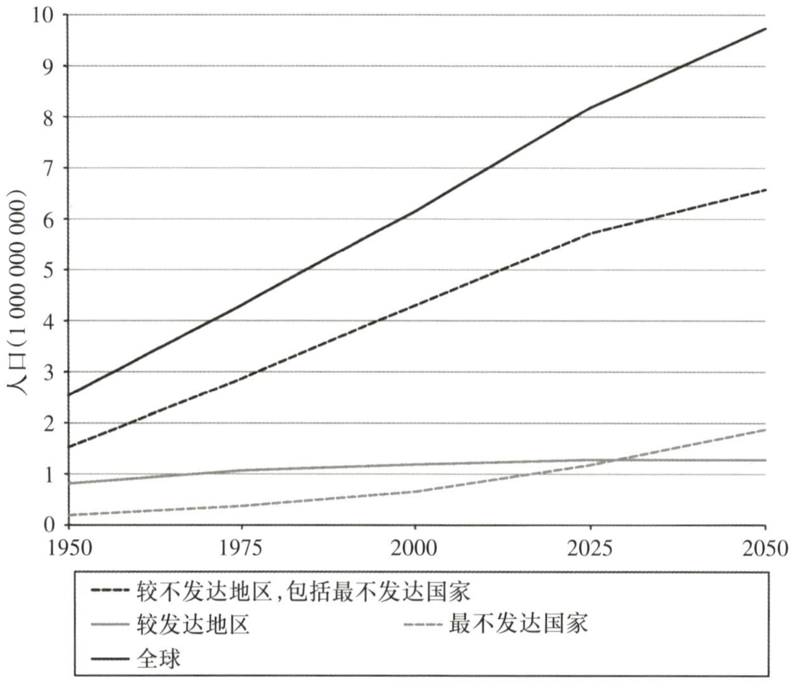

图6.3.1 不同发展水平地区的世界人口和预测人口(UN,2019)

生存率的差异和年龄结构的差异导致了人口数量增长率的巨大差异。目前,全球总和生育率(TFR)(推导见文本框6.3.2)约为2.5个孩子/1名妇女,仅是1950年的生育率的一半,且超过半数的全球人口目前生活在低于人口换代生育水平的国家。在目前许多发达国家,低生育率的转变是开始于19世纪末或20世纪初;近些年发生的变化是,许多欠发达地区的生育率开始下降,发达富裕国家的生育率进一步下跌。包括波兰、葡萄牙、西班牙在内的大量欧洲国家,以及韩国、日本、新加坡和中国台湾等亚洲地区,目前每名女性平均只有1.4个孩子甚至更少,65岁及以上的人口数量超过15岁以下儿童数量。在撒哈拉以南非洲,平均每名女性育有4.5个孩子,年龄在15岁及以下的人口占40%以上,65岁及以上的人口仅占3%(UN,2019)。

文本框6.3.1 按照发展水平划分国家和地区

联合国将国家划分"较发达"和"较不发达"水平,并确定了一批"最不发达"国家。较发达的国家包括欧洲、北美、澳大利亚、新西兰和日本。最不发达国家大多在撒哈拉以南非洲,也包括阿富汗、孟加拉国、柬埔寨和缅甸。这种分类的反常之处在于一些富裕的亚洲国家被列为欠发达国家(如韩国、新加坡、卡塔尔),而一些较贫穷的东方集团国家被划分为较发达国家(如阿尔巴尼亚、白俄罗斯、摩尔多瓦),但在一些更详细的模式中,这些国家被定义为"转型中国家"。

世界银行采用了一种基于人均国民总收入的分类方法,将国家分为高收入、中等收入和低收入群体,并将中等收入群体细分为较高收入群体和较低收入群体。一些被联合国列为发达国家(主要是东欧)的国家已落入中等收入类别,而被联合国列为不发达国家的一些国家则被世界银行划分为中等收入国家(主要是拉丁美洲国家)或高收入国家(如韩国、新加坡)。

有时也用经济合作与发展组织(OECD)的成员国资格作为衡量发达国家地位的指标;成员国包括俄罗斯和墨西哥,这两个国家都被世界银行列为中等收入国家,而非高收入国家。

由联合国开发计划署编制的人类发展指数考虑了除收入以外的其他因素,如入学率、文化水平和死亡率水平。

不同国际机构采用的区域分组也略有不同。

目前分类的进一步详情可见有关组织的网站。

自20世纪70年代以来,越来越多的发达国家呈现低于人口换代的生育水平,但在过去半个世纪中,他们的人口数仍在持续增长。其原因之一是生育数量既取决于育龄期妇女的数量,又取决于每个妇女的生育数。如果前者大幅增加,即使每个妇女较之前生育的孩子少,新出生人数也会增长。例如,伊朗的总生育率(每名妇女生育率)从1970—1975年的6.24下降到2010—2015年的1.75,但是后一时期的新出生人口数仍高于前一时期,且人口自然增长率也较高(出生人数多于死亡人数)(UN,2019)。这反映出前一时期的高出生率决定了育龄期妇女人数大幅增加。这种巨大的内在动力的后果之一就是低生育率导致低人口增长需要几十年的时间。此外,各国的人口数量可能会因为外来移民而增加,通常是由年轻人自身以及他们的孩子来增加人口数量;在许多欧洲国家,大约1/4的新生儿母亲是外国人。

世界各地的死亡率水平以及年龄和死因分布的相关差异也很大。总的来说,自从20世纪末艾滋病大流行和苏联解体有关的危机消退,人群死亡率一直在降低,直到新冠肺炎大流行出现,成为对世界人口健康的新挑战。在撒哈拉以南非洲,2017年因感染艾滋病死亡人数为94万,是2004年峰值数字的一半,尽管艾滋病仍然是一个重大且长期的公共卫生挑战,而新冠肺炎的大流行阻碍了减少艾滋病感染和死亡的进展(联合国艾滋病规划署,2020)。也有人担心由于自杀、吸毒和酗酒导致的绝望死亡(Case,Deaton,2015)、肥胖率上升(Preston et al.,2018)和英国政府的紧缩政策(Green et al.,2017),美国和其他高收入国家的死亡率降低情况会陷入停滞。尽管如此,美国出生预期寿命依旧接近80岁(一些其他高收入国家预期寿命超过80岁),而撒哈拉以南非洲国家出生预期寿命低于60岁。死亡率水平和人口年龄结构的差别与年龄结构和死因分布的不同相关。如图6.3.2所示,在塞拉利昂,全年死亡人群中37%是5岁以下的婴儿和儿童,而日本的这一

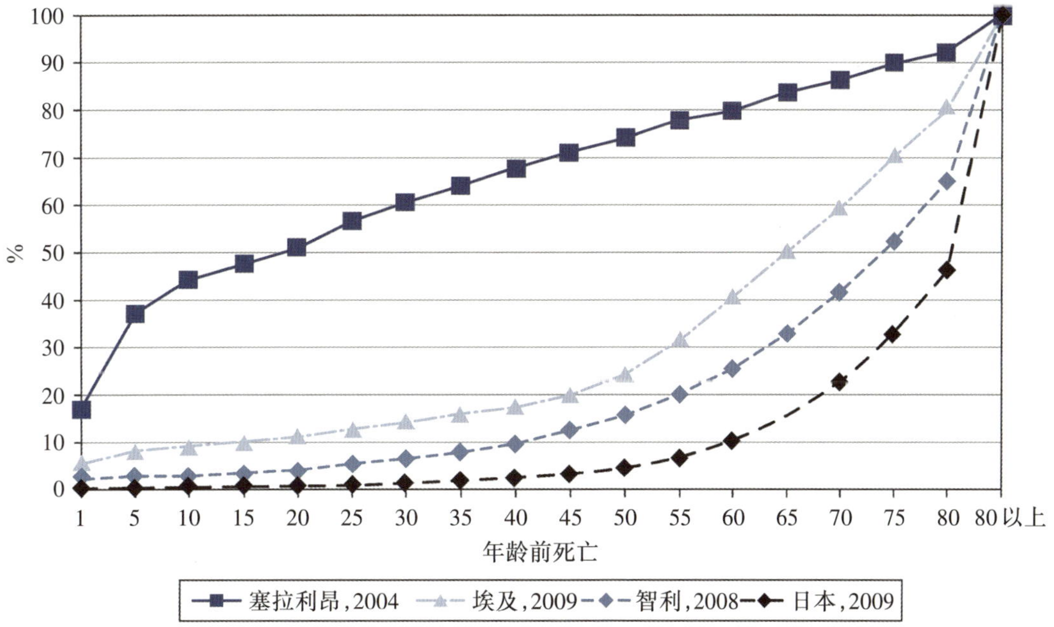

图6.3.2 年龄别累计死亡分布:塞拉利昂2004,埃及2009,智利2008,日本2009

资料来源:联合国经济和社会事务部,《2011年人口统计年鉴》,http://unstats.un.org/unsd/demographic/products/dyb/dybsets/2011.pdf。

比例为0.3%。相反,在中等收入国家中,日本68%的总死亡人群是75岁及以上的老人,智利总死亡人群的48%是75岁及以上的老人;埃及和塞拉利昂的这一比例则分别为30%和8%。

死亡人口的年龄结构分布因死因不同而不同。在世界一些地区,传染病、生育和儿童健康仍然是最紧迫的公共卫生问题。在新冠肺炎大流行前,高收入国家中上述原因所致的死亡仅占总死亡的7%,而非传染性疾病造成的死亡超过了70%(WHO,2018)。一些国家面临着"双重负担",传染病发病率仍然很高,妇幼保健状况不佳,但由于年龄结构和生活方式的变化,慢性非传染性疾病的发病率也在上升。

将高出生率、较高死亡率、人口构成年轻化以及人口增长迅速与出生率低、人口老龄化、人口低速增长或不增长区分开来的分水岭,被定义为人口结构转变。识别并解释这一点以及与之相关的健康方面的深刻变化一直是现代人口学研究的重点(Lee,2003)。在解决这些问题前,我们必须考虑人口分析的基本方法和材料,并了解人口如何变化这一人口动态问题。

6.3.1.2 人口统计数据和分析方法

17世纪,伦敦商人约翰·格朗特利用《伦敦死亡清单》中的数据设计了一份早期生命表,这一成果使他被称为"现代人口学之父"。但是,格兰特尽管有死亡人数相关的信息,但缺乏有关高危人口的数据,也无法计算死亡率。基本上,所有的人口分析都需要关于人口"存量"和人口"流入和流出"——出生、死亡和迁移的数据。前者的传统信息来源是人口普查,后者的信息来源则是生命登记系统。

人口普查

18世纪,斯堪的纳维亚半岛进行了第一次"现代"人口普查。19世纪,人口普查已经在欧洲得到普及。到20世纪,人口普查已经遍及世界大部分地区。人口普查除了了解年龄、性别、婚姻状况和居住地这些基本信息,还经常收集关于就业、教育水平和住房情况等其他人口特征数据。联合国建议在以0或1结尾的年份中,至少每10年开展一次人口普查。

人口普查有许多优点,它通常是较小地区或某一个人口亚群的唯一数据来源。虽然人口普查主要是收集人口"存量"数据的工具,但也可用以了解重大事件。许多国家使用人口普查来获取近期国内迁移数据(通过调查一年前或多年前居住地信息)和国外移民数据(通过调查人口出生国和/或外国出生的人入境日期信息)。William Brass等人提出的人口间接估算法意味着,在人口登记系统有缺陷的国家,通过人口普查和调查获得关于出生人数、死亡人数、寡居和孤儿人数等问题的数据被广泛用于评估这些国家的死亡率水平和趋势(Preston et al.,2001)。

然而,因为人口普查通常每10年才进行一次,普查过程常常面临成本高昂、难以确保数据的质量及其及时性等挑战。降低人口普查成本(提高数据质量)的方法包括使用人口抽样调查,正如中国那样对整个人口进行抽样调查,或像加拿大那样针对人口普查中的具体问题进行抽样调查;滚动普查是法国首创的方法,该方法每年覆盖部分人口,并持续提高人们线上参与普查的比率,正如英国所采取的策略一样。人口普查的开展不仅需要合理的行政架构支持,而且需要调查人群的密切配合。由于人口配合度不佳,包括德国和荷兰在内的一些国家已经放弃了开展人口普查,目前依赖于大规模调查或"虚拟人口普查"和人口登记数据。随着政府所需信息日趋复杂和大规模数据收集的难度越来越大,在21世纪,已经有越来越多的国家选择采用替代方法来收集人口相关的信息。在2010年,欧盟27个成员国中仅有11个进行了传统的人口普查(Valente,2010)。

在进行人口普查时,由于错误和遗漏而产生的困难是很常见的,即使在有持续开展人口普查传统的国家也是如此。年轻易流动的成年人;近期(特别是没有记录备案的)移民;少数民族群体;婴儿和老年人是最有可能被遗漏的群体——而他们恰恰是政策制定者和医疗健康专家最渴望了解的一批人。

季节性移民、军人、暂时离家人群和有多个住所的人群也会对人口普查带来很多问题,他们不仅有可能被遗漏,而且还需要判定是将他们划分到常住地或法律居住地(假设可以确定),还是将他们划分到普查地。

前一种判定以法律为依据，后一种判定以事实为依据。将人们按照常住地进行划分是很有意义的，因为资源分配常常基于当地的人口规模和人口特征。此外，确保系统（人口动态登记）中记录的人口学统计事件是归因于确实经历了这些事件的“风险”人群是十分重要的。例如，在较富裕的国家，大多数死亡发生在医院，这些医院广泛吸引了各地病人就诊。如果这些死者没有被划分到他们入院前的常住地，那么包括大医院在内的地区将呈现出非常高的死亡率，而在其他地区记录的死亡率将被人为地低估。

漏查的情况通常通过人口普查验证（对普查地进行抽样调查，着重联系未答复并核查答复者提供的信息）以及与其他来源的人口估计进行比较验证。除了保证数据完整性，确保所收集数据的质量也非常重要。

在许多人群中，人们对自己的准确年龄可能不一定完全清楚，人口调查员会报告近似值。以0或5结尾的年龄报告出现“扎堆”就是一种常见的现象。通过观察年龄分布并进行各种一致性检测可以发现“扎堆”现象，这种数据通常在公布前就会被调整处理。如果报告年龄是基于其他特征，如婚姻状况、子女数量或是否成为祖父母，那将导致更严重的问题。例如，如果人们报告的年龄受到婚姻状况的影响，那么对初婚年龄进行的任何分析显然都会因此产生偏误。

人口动态登记

在人口普查过程中，常常需要记录人口变迁事件和人口统计学特征的数据。在较富裕国家，这些数据常常来源于生命登记系统。大多数欧洲国家在19世纪就已经建立了出生和死亡强制登记制度。例如，英格兰和威尔士在1837年便引入了公民登记制度。此后，随着1874年出台《出生和死亡登记法》对公民登记制度进行了补充完善，该法规规定父母要承担出生登记的法律义务，要求主治医生提供病人死因相关信息。此后还进行了其他修订，例如，在出生证明的保密部分先纳入母亲的年龄，然后是父亲的年龄，并从2012年开始要求记录父母先前生育的所有子女，而非仅记录婚生子女。大多数高收入国家都有完整或近乎完整的生命登记系统。虽然有例外，比如在包括印度和中国在内的一些国家仅在部分地区设有生命登记系统，但是在世界上很多贫困国家或地区，人口动态登记系统往往十分不完善甚至根本不存在。一些评价表明，在全球预估发生的死亡中，登记并报告给世界卫生组织的仅占约1/3。即便认为印度和中国的样本登记系统可以充分代表本国人口，这一比例也只达到72%（Mathers et al.，2005，2009）。一项综述研究（Mikkelsen et al.，2015）指出，2005—2012年，公民登记和人口动态统计系统有所改善，登记了近40%的死亡信息和65%的5岁以下儿童的出生信息。

当然，人口普查所提供的信息以及对这些信息进行编码的质量也非常重要。没有人会登记自己的死亡，从代理信息登记人那里获得的信息也可能并不准确。人口普查和其他信息来源（如死亡证明）对年龄、职业、婚姻状况和其他特征的不同报告给人口学分析带来了另一个难题。分子-分母间的差异可能会给高龄死亡率分析或按职业界定的社会阶层、婚姻状况或种族等特征进行的死亡率分析带来严重偏差（Williams et al.，2006）。北欧和其他一些欧洲国家通过打通人口动态登记数据库与人口、职业和教育登记数据库来维持一个完备的登记系统来避免这些问题。一项关于老年人死亡率中婚姻状况差异的研究发现，使用传统系统和基于登记系统的国家在结果上存在明显差异（Murphy et al.，2007）。

6.3.1.3 死亡原因

死亡证明是死因信息的主要来源。在较富裕的国家，死因通常由医生提供，并根据《国际疾病分类》（ICD）进行编码。《国际疾病分类》起源于19世纪英国医学统计学家William Farr的工作成果。ICD第十次修订版于1994年开始使用，其中包含的代码数量将近ICD-9的两倍。ICD-11于2018年年中发布，以便各成员国为在2022年开始使用这一新的分类标准做好准备。正如一些经典文章中向不同国家的医生分发死亡病例研究报告中所表明的，各个国家的偏好以及ICD的修订可能会影响死因划定。对特定疾病认识的不断提高也会影响编码使用。例如，在2000—2016年，由阿尔茨海默病和其他痴呆症所导致的死亡人数翻了一番，使之成为了全球第5大死因（相较于2000年为第26位死因）（WHO，2018）。这一增长一方面反映了高年龄组死亡比例上升以及实行ICD-10后引起的变化,另一方面也展现出通过开展专门的宣教活动来提高人们对某一疾病的认识所带来的影响(Moschetti et al.,2012)。

作为当下低死亡率人群中的主要死亡群体,老年人更易患多种疾病,死亡证明上记录的疾病数量也在持续增加。选择其中一种疾病而非另一种疾病作为"真正"的潜在死因在某种程度上也是随机的。对死亡证明中的信息进行多重编码并对所有提及某一疾病的情况进行全面的分析可能更有价值,但仅有少数国家的数据库拥有这样的信息(Anderson,2011)。对死亡证明中的信息进行编码的差异反映了不同国家或地区在医学知识和诊断、尸体解剖使用程度、分类和登记系统质量上的差异,这些因素都是使长期趋势分析或国家间比较分析复杂化的主要因素。

诸如"高龄""衰老"或其他缺乏诊断意义的死因被称为"垃圾编码",也是死因统计中的一个特殊问题。Mathers等(2005)在2003年开展的一项对死因编码覆盖率和数据质量的调查中发现,在一些国家,超过40%的死因属于这类"原因"。只有23个国家符合高质量死因数据的定义,即数据覆盖率达到了90%以上,且只有不到10%的死因属于定义不明确的编码。

死因登记过程中对定义不明确编码的使用以及编码执行过程上的差异,使对不同时间的死因趋势分析和不同国家之间的死因差异比较变得复杂。在一篇经典文献中,Preston(1976)认为,心血管疾病和定义不清的病因所导致的死亡之间呈反比关系。20世纪较富裕国家的心脏病死亡率明显上升的部分原因,可能部分是由于死亡证明的数据质量得到改进。例如,在英格兰和威尔士,1911—1915年,80岁及以上的老年人中死亡原因不明的占比达41%,而一个世纪后这一比例仅为4%。

在缺乏完善认证和登记系统的国家,死因数据的质量存在很多局限性。已有国家尝试开展口头尸检,即从非专业人士处收集信息,并由医生对信息进行审查,用以确定死因(Wang et al.,2007,2012)。这种方法已经在一些小型调查中被证实十分有用,目前像印度等国正在进行大规模应用(Gajalakshmi,Peto,2004)。然而,一项研究将4个贫困国家的6个地区医生认证的口头尸检与黄金标准评估结果进行了比对,发现二者的一致性低于50%,而且不同医生的死因编码结果存在很大差异(Lozano et al.,2011)。通过开发大规模测试数据集,将口头尸检结果和计算机算法结果进行比较和校对,而不是由医生进行评估校对是一个不断发展并富有前景的研究领域(Murray et al.,2011)。在缺乏常规记录数据的情况下,可以通过建模获得估计值。其中最宏大的一项工作是"全球疾病负担"报告,该项目纳入了多种资料来源并应用了大量方法,包括专家共识、人口动态登记、实地调查、监测以及警方和殡葬数据,推导得到了全球各个国家不同年龄段和不同性别的人群中可归因于235种特殊病因的死亡率预测值(GBD,2016)。

其他数据来源

许多国家开展了不同的调查来收集更为详细的数据,例如,健康相关行为、家庭生育策略或人口迁移原因。在其他数据来源匮乏的贫困国家,调查研究往往是获取基本人口参数的最佳资料来源。因为调查研究中的调查员更容易获得良好培训,因此调查数据的质量可能比人口普查数据的质量更好。世界生育率调查是1972年发起的旨在研究全球生育水平的国际人口研究项目,其后续项目人口和健康调查(DHS)在为一系列较贫穷国家提供人口和健康数据方面发挥了极大作用。其他方法包括多轮调查和双重记录系统,在多轮调查中,询问被调查者自上次调查后发生的事情;双重记录系统是利用两个独立的数据收集系统(其中一个通常是多轮调查),然后将两个收集结果合并。这个方法可以在一定程度上估计遗漏的事件信息,但调查成本很高。在多数人口统计学教科书中,有对这些方法的具体描述(Preston et al.,2001;Rowland,2003;Siegel,Swanson,2004)。

人口学调查的原始数据通常涉及个人的一些私密的经历——如性行为、建立家庭、节育、生育、婚姻破裂、疾病和残疾。所有的这些都发生在一个社会框架中,在这种框架下一些行为被认为是正常的,而其他的行为则会受到歧视。毫无疑问,在人口普查和调查中,受访者可能不愿透露未婚妊娠、非法堕胎、无证移民或亲属死于艾滋病等情况。一些将人口数据视为政府机密的国家也会在人口数据报告中采用隐瞒策略。此外,还必须考虑到人们对年龄或其他"基本"特性的不确定性、对以前事情回忆的不确定性以及大范围的政策失误所带来的诸多潜在问题。因此，人口学家对数据质量的习惯性执着是可以理解的。对健康状况的认识和报告存在差异也是一个一直困扰着国际健康状况比较研究的问题，因为即使问题是统一的，但人们回答问题的方式也不尽相同(Ritu et al.，2002)。越来越多的健康相关调查开始收集观察者测量指标的信息，包括生物标志物和健康机能自评报告，这使得上述差异性问题得以解决，但同时也引起了与个体内部差别、观察者差别和实验室差异有关的其他问题。

由联合国、世界卫生组织、世界经济合作与发展组织以及其他国家和国际机构编制的数据集中所产生的统计数据来源于无数正在进行或已经完成的研究项目，以人们对这些事情经历的言论为中介，进一步通过如何记录、处理和分析进行数据过滤。这些报告通常也会对这些数据的质量作出评估，但有时用户可能并未对其给予足够的重视。

6.3.1.4 人口数据分析

一系列标准技术和测量方法共同形成了人口分析基础，下面将简要介绍一些其中常见的技术和测量方法，更多详细内容可参见教材(Preston et al.，2001；Rowland et al.，2003；Siegel，Swanson，2004)。分析不仅涉及使用哪种统计技术，还包括决定使用哪种分析单位以及如何分组。一个主要的区别是周期性分析和队列分析。周期性分析处理某个时间段发生的事件(2010—2015年的死亡率)，而队列分析则是对个体在时间维度上的随访跟踪。在此意义上，队列是指在同一时间有同一重大事件经历的人群。因此，出生队列是由在某年或某个年龄段出生的人群构成的，婚姻队列是由在特定时间结婚的人群构成。用队列和生命周期的方法来分析死亡率和其他人群健康指标具有直观的吸引力，日益增长的追踪研究也为进行这类分析提供了更多的机会并促进了这类分析方法的广泛使用。在没有专门收集纵向数据的情况下，可以使用时间序列数据的队列分析代替。

队列和周期是将人“置于”时间中的两个维度；第三个维度是年龄。时间效应(如结婚时间、死亡时间或某种病原体的暴露时间)也十分重要。队列效应可能非常明显，除非开展这些分析，否则可能会掩盖年龄与不同风险之间的关联。例如，队列中吸烟行为的差异会对不同时期观察到的年龄与吸烟相关疾病之间的关系产生重要影响(Preston，Wang，2006)。

在决定使用个人、家庭、住户还是地理区域作为分析单位时，往往会受到数据可及性的限制。直到目前，大多数人口普查数据都只能以汇总表的形式获取，但个人层面的数据可及性也在不断增加。其他发展创新包括将人口普查数据、人口动态登记数据，以及在某些情况下国家医疗服务数据库的链接，如英国和其他一些国家的纵向研究，进行关联来获得新的研究样本(Young et al.，2010)。在这些数据集中，个人的人口普查记录与其人口动态登记数据相关联，从而避免了诸如死亡率分析过程中的分子分母偏差这类统计问题。在北欧和一些其他国家，每个人都有一个独特的身份识别号，以便于将一系列登记系统中的数据关联起来。在芬兰等一些国家，还可以将这些数据与人们的医疗健康服务利用数据关联起来。

这些人口学领域的进展极大扩展了用于分析人口行为变化及其结局的资料。同时也引发了复杂的安全和保密问题，激起了人们对适当限制数据获取的讨论。

生育率测算

生育力是指妇女、夫妻或人口的生育能力，通常只纳入活产婴儿。相比之下，繁殖力是指分娩活产婴儿的生理能力。通过人口普查或调查数据计算儿童-妇女比：0～4岁儿童与15～49岁妇女的比值，可以粗略获得生育率。但是，婴儿(及其母亲)的存活率和女性人口的年龄结构会对该比例产生影响，因此通常只有在没有其他数据的情况下才使用这些比值。

常用的最简单的生育率测算方法是粗出生率——某年中每千人的出生人数。由于粗出生率的分母包括没有生育“风险”的人(非育龄妇女和男性)，因此它实际上是一个比例而非比率。人口年龄结构也会影响粗出生率，但没有对粗死亡率的影响大。2010—2015年，粗出生率的范围从欧洲部分地区的不到10‰到在撒哈拉以南非洲最高生育率国家的近50‰不等（UN，2019）。

一般生育率——每千名育龄妇女（一般定义为15～49岁或15～44岁）的生育率的资料较多。在数据条件允许的情况下，最好采用特定年龄生育率（每千名特定年龄或年龄段的育龄妇女生育率）。这些数据经常用总和生育率（TFR）来概括。在通常情况下，使用某一时期数据来计算时表明，在一个假设队列中如果妇女在整个育龄期内按照某特定年龄段的生育率，将生育多少子女。这一指标有时被简称为时期总生育率（TPFR）。在低死亡率人群中，用2.1的总和生育率代指生育更替水平，因为在当前婚姻制度下，一个妇女队列将被一个同样规模的子代（女儿）队列所取代（考虑到死亡率和每出生100个女孩将出生105～106个男孩）。

总和生育率（TFR）的一个局限性是，它受到生育"速度"而非生育"数量"变化的影响。如果女性开始推迟生育，但后期又"赶上"，那么基于队列和基于时间段计算的生育率结果之间就会出现差异，因为后者是部分基于出生时间不同的早期队列的生育行为来计算的。同样，即使最终的家庭规模保持不变，但如果女性生育时间更早，总和生育率就会上升。这意味着基于时间段计算的生育率比基于队列计算的生育率波动幅度更大。基于这些原因，许多统计部门倾向于使用队列生育率而非某一时间段的生育率来在进行人口预测。

更精确的生育率测算指标包括出生胎次递进比，这些指标表明从生育一胎到生育另一胎的概率（例如，已有两个孩子的母亲生育第三胎的比例有多大）。胎次递进比通常是根据已完成或即将完成生育的队列计算得到的，但也可以使用出生序列数据推导某一个时间段的胎次递进比（Bongaarts，Feeney，1998）。

在过去，由于未婚人口没有生育"风险"（或风险极低），人口统计学家通常习惯于计算某一个具体年龄段的婚姻生育率（以及TFR和其他数据）。有意限制家庭规模的婚姻生育率变化是生育率"转型"的决定性特征之一（见下文），因此将这种变化与"风险"（已婚人群）变化而引发的变化区分开来十分重要。然而，未婚妊娠现在占经合组织国家出生人数的40%以上，在法国占比超过60%，这表明仅将生育率计算局限于婚姻生育率的分析已经不合适了。

6.3.2 人口再生育率

在没有人口迁移且死亡率固定的情况下，如果每位母亲有一个以上（存活的）女儿替代自己，那么人口就会增长；如果一个女儿都没有，人口就会减少。理论上，我们也可以预测父亲被儿子取代的情况，但在实践中，由于难以获得父子关系的数据，这种预测并不可行。因此，人口再生育率只与女性生育率——女儿出生有关。总再生育率（GRR）与总和生育率（TFR）算法一致，但总再生育率（GRR）在计算时只使用产女的年龄别出生率。净再生育率（NRR）考虑了死亡率，特别是女孩存活到生育年龄的概率。如果没有年龄别生育率和死亡率，就不能计算净再生育率（NRR）[尽管可以使用总再生育率（GRR）和恰当的生命表进行近似估算]。生育率或死亡率（或两者）的变化将使时期测量结果（基于经验的假设队列）与实际队列之间产生差异。

文本框6.3.2和6.3.3简要介绍了生育率和生殖率的计算。

文本框6.3.2　生育率计算

定义：

生育率：个人、夫妻或群体的生育表现。

繁殖力：分娩活产的生理能力。

胎次：妇女或夫妇前期生产且存活的孩子数量（有时也指之前分娩次数）。未生育妇女指没有生过孩子的妇女。

计算方法：

粗出生率：一年中（其他待定时间段）的出生人数与同年/同时期的平均人口数（年中人口数）之比，以千分率表示：

$$粗出生率(CBR)=\frac{出生人数}{年中人口数}\times 1\,000$$

一般生育率：在一年/某时间段内，每1 000名15～44/49岁妇女的生育婴儿数：

$$一般生育率(GFR)=\frac{15\sim 44/49岁女性生产婴儿数}{15\sim 44/49岁女性年中人口数}\times 1\,000$$

年龄别生育率（ASFR）：年龄为x（或x至$x+n$）岁的每千名妇女的生育数。“n”指年龄间隔长度。

年龄别生育率通常在15～19岁至45～49岁之间，按5岁一个年龄组进行计算。

$$年龄别生育率(ASFR)=\frac{x年龄组妇女活产数}{x岁女性年中人口数}\times 1\,000$$

（阶段）总和生育率（TFR/TPFR）：所有育龄期年龄组在特定时期（通常为一年）的年龄别生育率的总和，通常以每个妇女生育个数表示，总和生育率表明，如果一个妇女在其整个生育期内，以某年或特定时期年龄别生育率生育子女，她将生育孩子的个数。

$x=49$：

$$总和生育率(TFR)=\sum_{x=1}^{x=49} f_x$$

$x=15$：

f_x是x岁年龄别生育率。如果计算年龄生育率而非某年龄生育率，则要用年龄别生育率的总和乘以该年龄组中包含的所有单个年龄个数（通常为5个）。

$x=45\sim 49$：

$$总和生育率(TFR)=\sum_{x=15\sim}^{x=45\sim} f_x$$

$$x=15\sim 19$$

胎次递进比：第x胎次的妇女生育第$x+1$胎的概率。

文本框6.3.3 再生育率

计算方法：

总再生育率（GRR）：某一特定时期（通常为一年），所有育龄期女性年龄别生育率（女儿出生率）之和，通常以每个妇女生育的女儿数表示。总再生育率表明，如果一个妇女在其整个生育期内，按照特定时期特定年龄组的生育率生育子女，她所生产的女儿数。总再生育率可以通过女性年龄别生育率的总和（仅关系女儿出生，而非所有出生情况）或公式计算：

$$总再生育率(GRR)=总和生育率\times 女婴占出生婴儿的构成比$$

在没有详细资料的情况下，女婴占出生婴儿的构成比可取0.488（100/205）。

净再生育率（NRR）：根据特定的死亡率和女婴生育率，一个妇女一生中生育女儿的平均数量。净再生育率（NRR）采用与总再生育率相同的生育率，同时考虑了死亡率的影响。1.0的净再生育率表明，人口的生育率和死亡率水平将导致女儿一代完全取代母亲一代。

死亡率测算

跟出生率类似，最简单的死亡率是粗死亡率，即每千人中的死亡人数。粗死亡率受年龄结构的影响很大。例如,尽管2015—2020年高收入国家的出生时预期寿命比低收入国家预期寿命长18年(二者分别为81岁和63岁),但高收入国家组的粗死亡率——每千人中各年龄段的死亡人数却更高(高收入国家组为8.8人/千人,低收入国家组为8.1人/千人)(UN,2019)。这一明显的悖论反映出高收入国家中高死亡风险的老年人占比更大。因此,如果有数据,我们更倾向于使用某年龄(和性别)率或基于这些率的衡量标准(如出生时的预期寿命)。通过直接标化和间接标化可以实现对不同年龄构成和性别构成人口的死亡率的比较。使用间接标化法可以计算得到标准化死亡比(SMRs)。间接标化是选择一个"标准"年龄(性别)死亡率,例如全国人口的死亡率,将其乘以研究亚组人群(例如特定地区的人口)中相关年龄组的人数。如果年龄别死亡率与全国人口标准死亡率相同,得到的"预期"死亡人数就是亚组人群中的死亡数。实际死亡人数与预期死亡人数之比为标准化死亡比(SMR)。因此,标准化死亡比(SMR)为1.24表明,在考虑年龄差异后,亚组人群的死亡率比标准人群高24%。标准化死亡比(SMR)是有效衡量不同死亡率的概括性指标,但不能说明死亡率水平。在直接标化法中,采用了另一种标准化调整方法,使用设定人口结构对死亡率进行加权,得到标化年龄死亡比。例如,欧盟统计局(EUROSTAT)编制了标准欧洲人口样本库,以便于对不同人口间的死亡率进行比较。当然,只有使用了相同的标准人口,不同人口间的比较才是有效的。

年龄别死亡率的计算方法是用某年x岁(或x岁至$x+n$岁)的死亡人数为分子,年中人口数为分母相除。死亡率通常以每1 000人或每100 000人为单位。年中人口数是假定死亡人数全年均匀分布时,衡量人口的平均死亡风险。对于某些年龄组,特别是婴儿来说,这一假设是无效的。在低死亡率人群中,出生后头3天的死亡人数可能占出生后第一年死亡总人数的一半以上。此外,1岁以下人口数量信息通常来自出生数据(因为人口普查数据10年中有9年是无法获得的)。综上,用某一特定年份的活产婴儿数作为婴儿死亡率的分母,1岁以下婴儿的死亡数作为分子。某年死亡婴儿中,有部分婴儿是前一年出生的,而本年度出生婴儿中有部分可能会在来年发生死亡。如果每年出生人数(或婴儿死亡人数)波动较大,会引起婴儿死亡率的计算结果失真,因此通常采用近三年平均值代替。考虑到高龄死亡人数全年分布不均,因此也需要进行调整。

在历史上欧洲某些地区,婴儿死亡率(IMRs)非常高——在19世纪末,俄国和德国地区每1 000名活产婴儿中死亡人数高达300甚至400人(van de Walle,1986)。20世纪初的英格兰和威尔士,每1 000名活产婴儿中就有140人死亡。现在,高收入国家婴儿死亡率已经降到极低的水平——在一些欧洲国家,每1 000个活产婴儿中的死亡人数不到2人。许多贫困国家的婴儿死亡率也已大幅下降;在中国,婴儿死亡率从1990年的42人/1 000人下降到2019年的7人/1 000人;在印度,婴儿死亡率也同样从每千名婴儿死亡88人下降到28人。然而,在一些极度贫困的国家,婴儿死亡率仍然高达8人/1 000活产婴儿(WHO,2017)。

这种规模的变化对人口统计有重大影响。婴儿死亡率作为公共卫生水平的衡量指标之一,且与生育行为有关,因此是人们的重点关注内容。特别是作为衡量一个国家或地区公共卫生水平的指标,在数据允许的情况下,通常分别计算围产期死亡率、新生儿死亡率和新生儿后期死亡率和婴儿死亡率(见文本框6.3.4)。

文本框6.3.4 死亡率计算

粗死亡率(CDR):某一年(某时期)死亡人数与同年/同期平均人口数(年中人口数)之比,以每千人为单位:

$$粗死亡率(CDR)=\frac{死亡人数}{年中人口数}\times 1\,000$$

年龄别死亡率(ASMR):每千人x岁(或x岁至$x+n$岁)人口中的死亡人数:

$$年龄别死亡率(ASMR)=\frac{x岁死亡人数}{x岁年中人口数}\times 1\,000$$

标化死亡比(SMR):在研究人群中观察到的死亡人数与预期死亡人数之比。将标准年龄别死亡率代入研究人群的年龄分布来计算预期死亡人数。标化比只能用于比较,没有内在的含义。

$$婴儿死亡率(IMR)=\frac{x年未满1岁婴儿死亡数}{x岁活产婴儿数}\times 1\,000$$

可细划分为新生儿死亡率(前4周活产婴儿死亡)和新生儿后期死亡率(4~52周)。

围产儿死亡率反映晚期胎儿死亡(仍分娩)和相对活产儿的早期新生儿死亡。

$$围产儿死亡率=\frac{死产数+出生1周内死亡数}{死产/死胎+活产数}\times 1\,000$$

死产过去是指妊娠28周及以上的胎儿死亡,但现在通常以更早的24周为阈值。

寿命表

寿命表分析是人口统计的一项核心技术,是分析死亡率和其他人口学指标的强有力工具。寿命表显示了特定年龄段的人口死亡率(和存活率),可以计算包括期望寿命在内的多种其他指标。如果能获得出生队列中关于人口死亡率的完整数据,就可以构建队列寿命表。但显然,队列寿命表的使用只能是回顾性应用。更常见的是,基于特定时间死亡率计算得到的现时寿命表。这些寿命表假定一个任意基数(开始时婴儿数量)的队列,通常为10 000,100,1 000等100的倍数,计算得到队列的人口死亡率(和生存率)。

文本框6.3.5概括了寿命表法中使用的特定符号。表的基础是一组根据年龄别死亡率计算出来的死亡概率——${}_nq_x$。x代指年龄段的起始年龄,n代指年龄段的长度。因此,${}_5q_{50}$就是指某个50岁的人在50~55岁死亡的概率。与死亡概率${}_nq_x$相对应的——生存概率记为${}_np_x$。每个年龄段的(假设)生存人数用l_x表示;那么l_0表示最初基数(100 000),l_{75}表示75岁时的生存人数。虽然间隔期内的生存人年数(${}_nL_x$)和某年龄后总生存人年数(T_x)通常不报告在公布表内,但它们是计算x岁时期望寿命的条件。

文本框6.3.5 寿命表计算方法和符号

x=实足年龄。

l_0=寿命表起始生存人数(婴儿的假设人数),通常取100 000。

l_x=x岁尚存活的人数,所以l_{65}是指理论寿命表中65岁尚存活的人数。

${}_nq_x$=$x-(x+n)$岁之间死亡的概率,所以${}_4q_1$指1岁的儿童在1~5岁间死亡的概率。

${}_np_x$=$x-(x+n)$之间存活的概率,所以${}_{20}p_{65}$指年龄65岁的老人在65~85岁之间存活的概率。

${}_nd_x$=在$x-(x+n)$岁之间死亡的人数。

${}_nL_x$=在$x-(x+n)$岁之间的生存人年数。

T_x=x岁后尚存活者的生存总人年数。

e_x=x时的期望寿命,所以e_0为出生期望寿命。

因为寿命表法只取决于年龄别死亡率,因此它给出了一个在很大程度上独立于人口年龄结构的死亡率指标。这使得它比标准化死亡率(SMR不表示死亡水平,取决于选择的标准,例如直接标化法)或粗死亡率(年龄结构对其影响很大)更实用。不论是出生时的期望寿命(e_0)还是在某一个特定年龄的期望寿命,例如65岁(e_{65}),都是通过用0岁或65岁后的生存人年(T_0或T_{65})除以0岁(l_0岁)或65岁(l_{65}岁)时的生存人数来计算的。

出生期望寿命的值有时被(错误地)解释为特定人群中正常死亡年龄的指标。当多数死亡都发生在小范围年龄段内(见图6.3.2中的日本)的低死亡率人口中时,死亡年龄的中位数和模式年龄与出生期望寿命(平均值)之间会有较高的一致性。然而,在像塞拉利昂这样的人口中,死亡多集中在婴儿时期,出生时的预期寿命和某一个年龄段的预期寿命就会出现很大的差异。对某一特定年龄期望寿命的解释有时也很混乱。例如,认为65岁的人群期望寿命等于出生期望寿命减去65的理解是错误的,这是因为期望寿命是由其后年龄死亡和生存概率的信息推导得出的,并不受早前年龄死亡情况的影响。年轻人的死亡概率越高,出生期望寿命和特定年龄期望寿命的差异就越大。例如,在1900—1901年,尽管美国女性出生预期寿命只有49岁,但由于其婴儿和儿童的死亡率很高,65岁女性的期望寿命也因此延长了12岁。在2016年,女性出生时的期望寿命(81年)与65岁女性的期望寿命(21年)之间的一致性程度就更高了。

6.3.2.1 模型寿命表

无论死亡率处于何种水平,年龄别死亡率的模型寿命表模式都显示出相似之处。婴儿时期的死亡率往往高于儿童后期,从青春期开始死亡率随年龄的增加而上升,在年龄最大的组中,死亡率的增长趋于平缓。由于在某一特定人口中某个年龄段的死亡率往往与其他年龄段死亡率有关联,因此有可能推导出一种被称为模型寿命表的假设表。模型寿命表可以描述不同年龄和不同性别的死亡率变化情况,通常用有限的参数来描述研究人口的死亡率模式特征。模型寿命表是根据各国可获得的经验数据编制的。在人群数据有缺陷时,模型寿命表对不同年龄的死亡率的预测十分有用。模型寿命表(结合生育率数据)还可用于显示特定生育率和死亡率制度对人口年龄结构的影响结果,并进行人口预测。所有人口统计学书籍都会详细说明模型寿命表的推导和应用。

6.3.2.2 寿命表分析的其他应用

寿命表被广泛用于死亡之外的其他人口事件的概率分析,例如离婚、避孕用具的使用失败和停用率,以及非伤残或健康期望寿命的估计。许多与衰老有关的慢性病,例如骨骼肌肉和感知功能受损,可能并不直接危及生命但会对健康状况产生严重影响。寿命表法将总期望寿命划分为“健康”和“不健康”或“非伤残”和“伤残”。尽管有所局限,但仍可以通过发病率或残疾患病率的横断面数据以及死亡率数据来实现这一目标。此外,已经开发了更精细的(对数据需求高的)多状态方法和模拟方法,能够实现从健康状态向残疾状态和从残疾状态向其他状态转变的预测(Manton et al.,2006;Wolf,Gill,2009)。尽管已经取得了技术的进步,但对健康和残疾趋势,尤其是老年群体的健康和残疾趋势仍有争议。这种争议在很大程度上来自测量问题和通过不同测量方式所获得的健康指标的不可比性,这进一步警示人们要注意数据质量和计算方法。

多重递减寿命表从多个事件中获取“递减”数据——例如不同死因。去死因寿命表也可用于确定某一死因的“净”严重程度,但需要强假设为前提。多状态模型可以分析一系列转变,特别是有可能再次进入某一特定状态的转变,如结婚或居住在某一地区。当然,这些更复杂的应用也需要更详细的数据。

6.3.2.3 人口迁移测算

2018年,全球55%的人口居住在城镇地区,而1950年这一比例仅为29%(UN,2018)。特别是在亚洲和拉丁美洲,这一对公共卫生具有重大影响的人口迁移变化,主要是农村人口向城市迁移导致的。测算迁移情况是十分困难的。国内迁移的经典定义是永久性或半永久性跨行政边界迁移,这意味着在录的移徙范围部分取决于行政区域的大小。例如,在一个被划分为许多小区域的国家,超过10千米的搬迁就属于迁移,而在被划分为较大区域的国家,情况就截然不同了。因此,将国内迁移率与国际迁移率进行比较可能会产生误导性结果。如果行政区域边界不被承认、存在争议或不断变化,我们也很难区分国际迁移和国内迁移。迁移时间采集将面临更大的挑战:什么是永久性或半永久性迁移,如何处理季节性迁移群体?

将迁移定义为跨越边界的移动主要是出于实用性考虑。通常只有这类迁移才会被记录在册;此外,这也是地方行政部门通常要求提供的信息。有些国家有记录住址变更的登记系统。更常见的是通过人口普查来了解迁移情况。通过询问1年或5年前的常住地址,可以推算出迁移者在人群中的占比(1岁或5岁以下儿童除外)。通过这些数据还可以推导得到两个地区之间的人口流入和流出情况。因为无法区分在参照期内多次迁移和只迁移一次的人,因此相对于迁移者而言,迁移并不能直接测量。离开某地后又返回该地的人也无法判别。这表明参照期长短的选择十分重要;开展普查前5年内迁移者的比例不等于普查前一年内迁移比例的5倍。

在没有直接人口普查数据的情况下,可以利用下面提到的"平衡方程"间接估算迁移人数。自然变化(换言之,出生人数-死亡人数)无法解释的两个时间点的人口数量差异很可能是迁移(数据错误)造成的。如果有人口动态登记数据,那么可以将出生和死亡都考虑在内。如果缺乏这些数据,则必须根据寿命表和预期生存人数与第二次人口普查中的普查人数进行比较,估算两次人口普查中第一次普查所统计群体的生存数据(显然必须考虑年龄增长的问题,因此第一次人口普查中20~29岁的人数将与10年后30~39岁的人数进行比较)。这些方法只能估算净迁移人数(迁入与迁出之间的平衡)。这些方法的主要缺点在于,假定因迁移而产生的剩余人口数量实际上可能反映了两次人口普查的质量差异或所使用的生存人数估计值的误差。

调查数据也能被用以测算人口迁移,并对人口迁移的原因和结果进行解释。然而,由于远距离迁移相对少见,即使是大规模一般人口抽样也可能只得到少数迁移者。类似的问题也困扰着国际迁移者的样本,比如英国旨在通过港口或边境调查来估算国际移民流量的国际旅客调查。游客和商务旅客是出入境人群的主体,因此通过调查方式判别出入境移民是非常低效的。以电子方式编制载运人员信息预报,并记录出入境情况是一种可能获取旅客流动情况的替代方法,但是这种方法也会带来各种法律问题和实际问题。例如,英国的数字边境计划在启动10年左右被认为实现了一些目标,但它并没有提高出入境移民的估算水平(Vine,2013)。此外,政府也启动了一些与数字边境计划类似的项目来收集在公认路线上旅行的人群信息,他们需要预先准备好或被迫提供相关的信息,以便能够顺利出入境。但是,这一举措对于估算采用其他过境方式的难民和寻求庇护人士的迁移情况几乎没有帮助。

不幸的是,由于法律和行政记录系统多涉及公民身份和居留权,而非国际迁移本身(实际上从未涉及出境移民),因此往往缺乏其他的数据。对移民人口规模的估计取决于所采用的测量标准是基于出生地还是基于国籍——公民身份获得政策会影响基于后者所能获得的移民人口规模。

6.3.2.4 人口动态

任何人群都由已进入且尚未退出的人群构成的。进入限定地理区域内整体人口的唯一方式是出生或移民迁入,唯一的退出方式是死亡或移民迁出。

人口分析最基本的方法是将总体人口变化(P_t-P_0)分解为各个组成部分(B、D、I、E):

$$P_t-P_0=B-D+I-E$$

其中,P_t为阶段末期人口;P_0为阶段初期人口;B、D、I、E分别表示同一时期的出生、死亡、迁入移民和迁出移民人口数($B-D$为自然增长,$I-E$为净移民)。人口亚群也可以从进出人群的角度进行类似的定义。在没有移民的情况下,从74岁增长到75岁是进入75~84岁人群的方式,进一步从84岁增加到85岁或死亡则会退出该人群。这个计算公式很简单,但无论是从计算方法上和还是提醒我们在进行人口分析时应同时考虑过去和当前情况都很重要。

在人口规模、结构和增长的三个人口决定因素中,生育率历来远比死亡率或人口迁移更重要。每出生一个孩子不仅意味着此代孩子数量的增加,还可能引起后代人口数的指数增长。而死亡则不会引起未来反馈式增长。出生在0岁时引起人口增长,从而使人口结构年轻化,而死亡则分布在整个年龄段,因此对年龄结构的影响要小得多。第三个决定性因素——移民——通常不会对大多数国家的人口产生较大影响,但当一个国家的人口自然增长率接近于零,或如一些海湾国家,严重依赖移民劳动力时也有例外。自20世纪90年代以来,许多欧洲国家移民人口的增加对其人口规模和年龄结构产生了重要影响。例如,西班牙人口在1999—2006年增长了10.2%,其中90%以上是由移民增加导致的(Sobotka,2008)。此外,由于发达地区的生育率降低，预计在未来几十年内，移民对人口变化产生的影响将逐渐增大(UN，2017)。

由于社会学和生物学的关系，生育率、死亡率和人口迁移间相互影响。例如，有生育能力的妇女死亡率下降，不仅会影响当前该年龄组的人口数量，还会影响后代人口数量。男性死亡率下降实际上是增加了育龄期妇女中已婚妇女的比例，因此会提高人群生育率，特别是配偶之间年龄差异较大和寡妇很少再婚的人群。相反，生育率降低会明显降低孕产妇的死亡风险；在低收入国家中，生育率降低有利于提高母亲、婴儿或两者的存活率。生育年龄也会影响人口增长速度。母亲产女时的平均年龄被称为代际时间，一般约为29岁。代际间隔越短，则意味着世代更替越快(人口增长也越快)。

由于移民与一般人口不同，大多是从生育率高的人群中迁移到生育率低的人群，他们年轻、身体健康，因此往往会影响其他人口参数。因此，迁入移民可以(暂时)使东道国人口“年轻化”，至少在初期，移民往往生育率高而死亡率低。例如，在英格兰和威尔士，2011出生在国外的妇女的总和生育率(TFR)为2.2，而英国本土妇女的总和生育率(TFR)为1.8(国家统计局，2017年)。尽管移民群体可能面临各种困境，但他们的死亡率往往低于东道国人群，这是因为移民的选择差异——健康移民效应(Kennedy et al.，2015)。选择差异的程度往往因国际迁移的困难和距离而异。由于所有这些原因，主要由移民及其一代子系构成人口亚群的人口特征可能与整体人群存在较大差别。

人口预测

人口预测是人口分析中应用较为广泛的结果之一。严格地说，预测只是对未来生育率、死亡率和迁移情况进行各种假设得到的结果，因此与基于已有数据资料的预报不同，预报包含预测。然而，预测往往被视为预报，尽管在联合国近期进行的概率预测中进一步明确了二者的差异，但人们仍缺乏对二者内在的不确定性程度的充分认识。最常用的预测方法是基于平衡方程($P_t=P_0+B-D+I-E$)的分量法。对变化的三个组成部分——出生、死亡和迁移提出假设，并将其应用于初始人口中的年龄组和性别组来预测未来人口规模和人口结构。在很大程度上，假设是在近期趋势和其他信息基础上构建的，例如，关于生育意愿的调查数据或(某时期)特定死因变化模型。生育率预测一般被认为是预测中最容易出现问题的领域，但最近人们更关注发达国家死亡率预测误差的问题。这个问题对存活率高的年龄组影响不大，但对预测老年人口数却有较大的影响。如果预测中没有考虑到移民人口往往会引起更多迁移的反馈循环机制，那迁移可能成为人口预测过程中一个被低估的重要因素(Bongaarts，Bulatao，2000)。国际迁移因为受到国外敏感政治事件的影响，也很难预测，并且不太稳定。许多欧洲国家的人口预测一直低估了移民水平也部分是由于这个原因(Alders et al.，2007)。

人口增长

出生人口多于(或少于)死亡人数所导致的人口数量变化被称为自然增长(或减少)。人口增长的一个常用指标是粗自然增长率——粗出生率(每千人的年出生率)与粗死亡率(每千人的年死亡率)之差。如果净迁移为零，人口粗自然增长率则与人口增长率相同，即人口年度总变化除以人口规模(通常用百分比表示)。在欧洲和日本，2015—2020年的死亡人数多于出生人数。在其他国家，尽管生育率在近50年的时间里一直低于长期更替所需的水平，但出生人数仍多于死亡人数。正如前所述，这一明显的悖论在很大程度上反映出出生人数是潜在母亲人数的函数，迁入移民以及他们的生育模式也对此有所贡献。如果前者不断增加，那么即使妇女生育的子女数量减少，出生人数也会持续增加。

发展中国家的多数人口构成为年轻型人口结构，这表明这些人口具有强大的内在增长潜力。人口增长势头是指如果生育率立即下降到更替水平，特定人口的最终规模与当前人口规模的比例。预计在2015—2050年，非洲人口将从12亿增加到25亿(UN，2019)，这是人口增长势头与高生育率共同作用的结果。在一些低生育率国家，人们对目前人口“负增势”十分担忧——即使生育率有所上升，但由于育龄期妇女群体不断缩小，仍有可能出现人口下降的情况。

6.3.3 内在自然增长率:稳定人口理论

早在20世纪初,Lotka(1907)就用数学方法证明,如果人口在相当长的时期内不受迁移影响,而且特定年龄生育率和死亡率保持不变,那么人口最终将形成固定的年龄结构(每个年龄段的人口比例保持不变),并以恒定的速度增长。这种人口结构称为稳定人口。稳定人口的固定年龄结构并不依赖于初始年龄结构——两个完全不同的人群如果长期保持相同不变的率,最终会形成相同的人口结构。静止人口是稳定人口中的一种特殊情况,静止人口中出生率和死亡率是恒定且相等的,因此人口增长率为零。寿命表中的L_x栏就是静止人口的一个例子。出生人数(基数)和年龄分布都是固定的。在非静止稳定人口中,年龄结构也是固定的,但每个年龄组的人口数量都会以与总人口和出生人口相同的恒定速度增长。这就是所谓的内在自然增长率,它是人口净再生育率(NNR)和平均世代长度(近似于平均生育年龄)的函数。

虽然稳定人口和静止人口是理论结构,但不同时期的实际人口与模型的要求非常接近,因此可以利用稳定人口理论对缺乏足够直接数据的人口的生育率和死亡率进行间接预测。稳定人口模型也被广泛用于保险、养老金和人事规划领域。Lotka及其后继者的重要工作成果之一就是从理论上说明了在人口转变过程中,生育率对年龄结构的重要影响。

6.3.3.1 年龄结构

人口金字塔以图解的方式展示了当前人口结构,同时也为了解未来和过去的人口信息提供了见解。高生育率人口呈金字塔形,每一代人口数量都比上一代人口多。孟加拉国的人口金字塔(图6.3.3a)是高生育率的典型模式,但近期出现了下滑。除最年轻的群体外,每一代人口数量都比上一代人口多。"老龄"人口图多是顶部逐渐减低的长方形,如英国的人口结构(图6.3.3b)。人口金字塔中的凸起是由于出生人口多引起的"回声"效应,即大群体成员本身也会有孩子。因此,第二次世界大战后(具体时间因国家而异)许多国家出现的婴儿潮在20世纪80年代产生了回声效应。

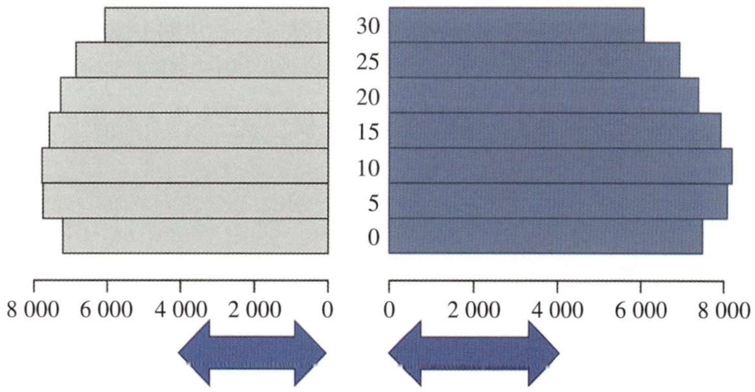

图6.3.3 (a)孟加拉和(b)英国的年龄别和性别别人口分布(2010)

资料来源:联合国《世界人口展望》2010年修订版,http://esa.un.org/wpp/documentation/pdf/WPP2010_Volume-I-Comprehensive-Tables.pdf。

从历史上看,目前老年人比例很高的欧洲,其人口死亡率的改善实际上抵消了人口老龄化的趋势,这显然是矛盾的,因为死亡率的改善主要使年轻人受益,提升育龄期人口的占比。然而,尽管生育率对年龄结构和人口增长有着巨大的潜在影响,但在某些情况下,死亡率(或移民)可能成为更重要的影响因素。目前,较富裕国家的许多人口生育率长期处于或低于更替水平,出生期望寿命接近80岁,几乎所有人在(女性)生育期结束时仍普遍存活。在这种情况下,死亡率的进一步降低对老年人影响最大,进一步人口老龄化会从人口金字塔的顶端开始，而不是仅仅发生在人口金字塔的底部。目前，引起老年人口进一步老龄化的主要动因是死亡率的变化（Preston，Stokes，2012）。人口年龄结构及相关的人口出生或死亡率的增长或下降，如人口老龄化等年龄结构的变化，以及年龄结构变化的速度和阶段，将会对一个国家或地区的经济和健康产生重要影响并已经引发了广泛的争议和讨论。

许多经济学家指出，人口增长往往是对人类智力发展和经济增长的一种刺激。但不那么积极的是，目前年龄结构最年轻、人口增长速度最快的国家正面临着土地退化的困境，极大限制了农业发展潜力（Alexandratos，2005）。庞大且不断增长的儿童人群也阻碍了通过教育或改善健康来提升人力资本所作出的努力（Casterline，2010）。在贫困国家，尤其是撒哈拉以南非洲地区，许多妇女的计划生育需求仍未得到满足，从而对其自身和子女的健康产生潜在负面影响（Cleland et al.，2014）。

起初，生育率降低会产生“人口红利”或“窗口”期，在此期间儿童与成人之比下降，处于黄金生育期的人口在总人口中占比提高。有观点提出，这种儿童抚养比降低、处于最佳工作年龄的成年人比例升高的红利，在韩国和中国等“东亚四小龙”的经济快速发展过程中发挥了重要作用（Bloom et al.，2000）。有人认为，在老年人的比例逐渐增高的下一阶段，也会以（大量老年人）储蓄增加的形式带来经济效益，因此即使国内生产总值（GDP）和国民收入增长很可能放缓，但可用于投资的资本也会更多（Lee，Mason，2017）。

老年人比例增加引起的主要关注的问题是对生产力的影响以及对包括养老金、医疗保健和长期护理在内的各种支持系统的需求和成本增加。在世界经济合作与发展组织国家，65岁及以上人群的医疗支出通常是65岁以下人群的3～5倍。然而，用于老年人医疗保健的支出所占国内生产总值（GDP）的比例在国际上有较大的差异，这一差异与老年人在人口中的占比几乎没有什么关系（Rechel et al.，2013）。即使在富裕国家，残疾老年人所需的支持大多也是由其家庭成员提供的，而在许多贫困国家，家庭成员也依旧是重要的经济支持供给者。因此，人口老龄化对人口层面和家庭层面的代际转换都会产生影响。包括促进健康老龄化的公共卫生倡议和鼓励提升老年人的经济活跃度在内的适应性政策，为解决上述问题提供了方法。（Rechel et al.，2013；Bloom et al.，2015；WHO，2015）。

一些国家也为提升生育率作出政策调整。2006年，韩国修正了人口政策，施行了一系列旨在提高生育率的“家庭友好型”措施；2012年，伊朗从提倡“两个孩子就够了”转变为“至少两个孩子才是理想的”，同时大幅削减计划生育预算；2015年，中国从“独生子女”政策转向“二孩”政策。

在最近转向低生育率和低死亡率体系的人口中，他们人口变化的速度比历史上欧洲变化的速度快得多。1970—1996年，日本65岁及以上人口的比例翻了一番，从7%上升到14%以上。法国用了130年才实现类似增长，瑞典用了85年（Kinsella，Phillips，2005）。在中国、泰国和巴西等国家，大约30年内就能完成或发生类似的转变（UN，2015）。因此，近期老龄化人口适应新的公共卫生优先政策的时间窗口会大幅缩短。这些年龄结构变化的根源在于人口转型。

6.3.3.2 人口转型

19世纪末（法国则较早），一些欧洲国家的出生率和死亡率开始下降。例如，在1871—1875年和1911—1915年，英格兰和威尔士的总生育率（TFR）从4.8下降到2.8；到20世纪30年代初，这一数字仍低于人口更替水平，这一发展引起了人们的警觉，并促使了第一个皇家人口委员会的成立。虽然缺乏现代避孕方法，但很明显，生育率的大幅下降是有意限制家庭规模的结果。19世纪70年代结婚的夫妇中有一半有六个或更多的孩子，而1911—1915年结婚的夫妇中只有12%有同数量的孩子（Coleman，Salt，1992）。与此同时，从19世纪末到20世纪30年代初，出生时的预期寿命增加了大约15岁。

研究人员试图将这种人口制度的转变与社会经济变化联系起来，从而提出了人口转型理论。Notestein（1945）和其他人提出的“经典”观点是，在“传统”社会中，生育率和死亡率都很高，而且大致处于平衡状态。经济进步推动了变革，从而降低了死亡率。生育率最初仍然很高，导致人口快速增长。然而，在这一滞后之后，生育率也会随着死亡率的下降和“传统”亲生育主义价值观受到侵蚀而下降。

这一经典观点后来得到了相当大的修改(Lee,2003;Bongaarts,2010)。Coale和其合作者在一个大型项目中追踪历史上欧洲的转变,他们认为生育率下降的经济“阈值”无法确定,而且下降的模式似乎遵循区域分组,这表明其受文化影响而非社会经济影响(Coale,Watkins,1986)。Caldwell等(1992,2007)认为,在非欧洲国家,引发生育率转型的重要因素与其说是社会经济现代化,不如说是更加强调核心家庭的“西方化”和代际财富流动的变化(导致抚育子女的成本超过其潜在收益)。

对欧洲历史人口转型的研究似乎与当代问题的相关性有限。然而,战后人们对人口增长的担忧推动了这项研究。到1950年,全球死亡率已经或开始显著降低。例如在中国,出生时的期望寿命从1960年的43岁提高到2010年的75岁以上。在这种情况下,发现生育率下降的原因并利用这一原因加快生育率“调整”以适应死亡率的下降似乎势在必行。是1974年世界人口会议提出的“发展是最好的避孕方法”吗?还是像中国台湾和朝鲜的经验所表明的那样,通过加强计划生育来实现改变呢?又或者是这些因素和其他因素结合才是生育能力转变的关键?对已发生生育转变的社会进行的研究似乎为这些问题提供了最好的答案。虽然用简单答案回答复杂问题很少见,但Coale(1973)确定了他认为当代人口生育率下降的三个先决条件。那就是:未来的父母必须认为平衡多生育一个孩子的优劣是可接受的;必须从低生育率中获得一些好处以及有效控制生育率的技术。这一范式随后被阐述为“准备、意愿和能力”(有意控制生育)的概念,自提出后一直在关于生育动机和行为的研究领域占主导(Lesthaeghe,Vanderhoeft,2001)。

20世纪下半叶和21世纪初的生育率趋势显示出相当大的差异,并为这些争议提供了一些启示。在撒哈拉以南非洲地区,总和生育率(TFRs)最高;2015—2020年,尼日尔、刚果民主共和国、索马里和马里的总和生育率(TFRs)高于或接近于6(UN,2019)。世界所有其他区域都有明确证据表明,从20世纪70年代或80年代开始,开始向低生育率过渡;日本是第二次世界大战后第一个经历生育率转变的非西方国家。随后,一些当时发展有限的国家的生育率也大幅下降,如斯里兰卡、泰国、中国和最近的孟加拉国。如前所述,最近生育率下降最快的国家是伊朗伊斯兰共和国(AbbasiShavazi et al.,2009),这打破了社会和宗教保守、女性就业率低的穆斯林社会会有效抵御生育率变化的假设。

尽管文化和政策相关因素的关联性和作用已经得到了认可,但近期对生育率变化的解释已经转向在广泛的意义上考虑发展,而不是局限于考虑平均收入——这比观念转变对当代人口产生的影响更大(Bryant,2007)。贫困农村人口生育率显著下降的共同因素是完善的教育制度、健康保健和儿童生存率的改善、某种形式的家庭外福利、井然有序的地方政府和有组织的计划生育。由于在城市或工业化生活机会增加,将更多的资源投入到更少的孩子身上的潜在好处似乎也很重要(McNicoll,2006;Bryant,2007)。妇女的教育已被确定为对生育率下降和婴儿存活率提高以及整个生命过程中健康状况的改善具有特别重要的影响(Samir,Lutz,2017)。

如前所述,撒哈拉以南非洲大部分地区的生育率仍然很高。非洲人对多人口家庭和其他家庭以及社会特征的青睐导致一些研究者得出结论认为,在亚洲和拉丁美洲观察到的变化模式可能并不适用于非洲,或者说至少不适用于非洲所有地区(Caldwell et al.,1992;Caldwell,2007)。然而,有证据表明非洲女性的计划生育需求未得到满足,基于其对改善母婴健康的重要性,有充分理由继续投入更多的资金来支持计划生育,这些方案在某些地区因政策重点和资金支持转向艾滋病危机而受到影响(Cleland et al.,2014)。

最近的趋势也清楚地表明,生育转型的终点并不一定是“更替率”附近的生育水平。在如危地马拉、秘鲁、埃及、土耳其和加纳的一些国家,在每个妇女生育两个孩子以上的情况下生育率的下降趋于“停滞”(有时是暂时的)(Bongaarts,2010)。在其他国家,人口生育率却持续下降,引发了人们对“低于最低”生育率的新一轮担忧。

6.3.3.3 第二次人口转型

与一些最贫困国家的高生育率和人口快速增长的情况相反,现在越来越多的高收入国家开始关注低生育率的影响。其中许多国家在20世纪50年代和60年代初经历了二战后的“婴儿潮”,随后是70年代的“婴儿萧条”，生育率下降到极低水平。在斯堪的纳维亚半岛、法国、英国、美国和其他英语国家，生育率一直在1.6和更替水平之间波动，在21世纪头十年有所增加——这种模式也出现在其他许多工业化国家。这些人口也经历了一系列与家庭有关的行为变化，包括同居、未婚生育、离婚、推迟生育和无子女水平显著增加，一些人将其描述为“第二次人口转型”（Lesthaeghe，Niedert，2006）。上述行为在20世纪50年代前后出生的北欧人群（以及欧洲以外的一些国家）中更为常见，而在南欧和东欧以及南亚和东亚的富裕国家中则不那么明显。然而，“超低生育率”低于1.3的情况主要在后一种国家一直十分普遍，2003年这些地区中有21个国家的总和生育率（TFRs）低于1.3。最近发达社会生育率的上升意味着在2010—2015年，只有韩国、斯洛伐克和新加坡这三个国家的平均生育率低于1.3（Goldstein et al.，2009；UN，2019）。但是，意大利、日本、波兰、西班牙、乌克兰等国家的总和生育率（TFR）仍然低于1.5。

在这些社会中，生育率极低的一个重要决定性因素是结婚率的急剧下降（Billari，Kohler，2004）。例如，日本已经从20世纪早期和中期普遍结婚的社会转变为一个1/5的人口在45岁时仍然未婚的社会（Retherford et al.，2001）。在这种情况下，二战后包办婚姻的衰落也有一定的责任；性别角色的转变可能也很重要。

6.3.3.4 生育力的直接决定因素

生育转型研究的贡献之一是提高了人们对生育的生物社会影响的认识。许多社会、经济、文化和心理因素可能影响有关家庭生育策略和家庭规模的决定。然而，只有当它们转化为影响受孕或分娩风险的行为模式或生理特征时，这些因素才能发挥作用。

相反，人们在采用其他可能对生育率有重要影响的行为模式时，可能很少或根本没有考虑这些后果。在一篇经典论文中，Davis和Blake（1956）区分了一系列“中间生育变量”；影响怀孕暴露风险的因素（婚姻和性交频率）；妊娠风险（如采取避孕措施）和妊娠结局（自然流产和人工流产）。对这项工作最具影响力的改进是Bongaarts的分解模型（Bongaarts，1978），该模型确定了导致生育率变化的4个主要因素：

◇ 已婚妇女的比例（暴露风险）；
◇ 采取避孕措施；
◇ 人工流产；
◇ 产后不易受孕（主要取决于母乳喂养）。

总和生育率（TFR）由这些变量和假设最大生育率的相互作用共同决定。在现代“后人口转型”中，通常由夫妇（或妇女）作出生育决定，并通过避孕和堕胎来实施。在不采取避孕措施的人口中，生物社会因素是非常重要的，特别是婚姻模式、母乳喂养行为、性行为频率，以及在某些人口中不孕症的普遍程度。

从结婚到结束婚姻或任何性结合，社会的生育跨度几乎总是比月经初潮来得晚得多。繁殖力（生育孩子的潜力）在30岁开始下降，在35岁以后大幅下降，在大多数不采取避孕措施的人口中，最后一次生育的平均年龄在40岁左右。社会因素和生物因素都是重要的影响因素。由于守寡或分居，性活动可能在绝经前停止，在一些人群中反对成为祖母后继续生育。在一些西方国家，40岁以后的生育率在长期下降之后，近期有所上升，这反映出为避免与教育和职业发展发生冲突而推迟生育的人数有所增加。对一些妇女来说，医疗辅助生殖技术的可及性促进了这一目标的实现。例如，在英格兰和威尔士，2017年40岁及以上女性的生育率略高于青年女性（ONS，2018）。

对于那些在有效育龄期内的人，即在生物学上有生育能力和性结合能力的人，不避孕人群的总体生育率是关于生育间隔期长度的重要函数。这在很大程度上是由母乳喂养模式决定的，因为对于长期频繁母乳喂养的母亲来说，产后闭经期要延长得多。延长生育间隔和增加母乳喂养对婴幼儿健康也有积极影响。在一些国家，如果延缓间隔紧密的分娩，5岁前儿童的总死亡率可能降低高达30%（Cleland et al.，2014年）。

6.3.3.5 流行病学转变

在所有人口中，死亡率从相对较高到较低的转变都与死亡的年龄、原因和性别结构的转变有关。Omran（1971）创造了“流行病学转变”一词来描述这一过程。同时也需要考虑社会对健康和疾病进程反应的变化。故提出“健康转型”这一包含这两种现象的术语。

传染病和寄生虫病死亡率以及产妇死亡率的大幅下降是流行病学转变的标志。1871—1911年，在英格兰和威尔士，出生期望寿命增长的一半以上得益于传染病死亡率的降低。约20%的总收益是由于结核病死亡率的降低（Caselli，1991）。这些死因的死亡率在年轻人中下降幅度更大，流行病学转变也与妇女死亡率下降幅度一直大于男性有关。家庭内资源分配的变化、影响妇女的主要死因（如孕产妇死亡率和呼吸道结核病）的减少、与健康有关行为和暴露于职业危害方面的性别差异，以及男性可能对与社会经济变化有关的压力更易感，都可能是潜在因素。

18世纪和19世纪的各种发展在促进西方的历史流行病学转型方面的相对贡献仍然是一个争议性话题。营养、住房和生活条件的改善、公共卫生计划以及天花接种等具体的公共卫生倡议都有其支持者。在20世纪早期，个人卫生习惯的改善和高质量婴儿护理的可及性也非常重要。将大多数这些因素联系在一起的一个共同主线是它们与总体社会和经济发展以及生活水平提高密切相关。然而在20世纪，医疗技术和病媒控制的发展为“外源性”死亡率下降提供了可能，减少了其对特定国家收入和发展水平的依赖。这带来的结果之一是人均收入和期望寿命之间的关系右偏（Preston，2007）。例如，1901年，美国人的期望寿命为49岁，人均收入约为7 300美元。2009年，中国的人均收入几乎与美国当时相同（7 400美元），但期望寿命是73岁（http://www.gapminder.org/）。

许多贫困国家能够通过行为改变、改善妇女教育和采用相对低成本的治疗和干预措施，如疫苗接种和抗生素，显著降低死亡率，特别是儿童死亡率（Cutler et al.，2006；WHO，2013）。1975—1980年以及2010—2015年，孟加拉国的出生期望寿命从52岁增加到71岁，印度尼西亚从58岁增加到69岁（UN，2019），现在有许多贫困或中等收入国家的出生期望寿命与美国一样高。

在全球大部分地区，流行病学转变过程（或至少是初始阶段）已经完成或正在进行。除撒哈拉以南非洲外，非传染性疾病导致的死亡成为导致人们死亡的主要原因。

6.3.3.6 近代的人口变化趋势和公共卫生

人口规模、增长和年龄结构都是人口行为变化的结果，都对人口健康和福祉产生重要影响。几乎可以肯定，人口老龄化将是21世纪几乎所有较富裕国家和越来越多较贫困国家面临的主要人口问题。年龄与健康损害和残疾风险之间的密切联系表明，即使残疾水平下降，对支持服务的需求也会增加。在那些未富先老的国家，老年人家庭支持制度的变化可能会带来额外的挑战。相关的研究者和组织已经为应对这些挑战提出了一系列的策略，包括通过审查退休和养恤金政策鼓励延长工作年限，提供更好的急诊和长期护理服务，以及促进健康老龄化等政策（Rechel et al.，2013年；WHO，2015）。

婚姻和家庭模式的变化还会对公共卫生产生其他影响。在北美和西北欧（以及拉丁美洲和加勒比地区），高离婚率和未婚生育意味着越来越多的儿童要在单亲家庭中度过一部分童年。尽管由于各种选择效应，很难阐明因果关系，但有证据表明，单身母亲及其子女的健康状况较差，而未婚（尤其是离婚）人群的健康状况也普遍较差，因此这些趋势会产生一定的负面影响。此外，在美国和其他一些人群中，有迹象表明不同家庭的在社会经济水平（和种族）之间的差异正在持续扩大（Cherlin Et et al.，2016），这可能导致或加剧了在许多人群中观察到健康差距日益扩大的现象。

预计较贫困国家的儿童和成人死亡率将得到持续改善。在最贫困国家，人口快速增长、环境退化和冲突的相互作用引起了持续的健康问题，一些人口统计学家认为，人口增长已经达到会带来不可避免的环境灾难和经济影响的程度(Dyson,2010)。在其他中低收入国家,烟草的使用模式可能对未来几十年的健康趋势产生重大影响(West,2006)。儿童肥胖的快速增加也成为另一个公共健康挑战(Wang,Lobstein,2006)。

国际移民、经济和文化全球化以及气候变化等问题都将对21世纪的未来产生重大的健康影响;这些都将与人口学模式和进程相互作用。衡量这些人口变化趋势并评估其对健康和卫生保健需求的影响,需要获取人口动态和基于人口的衡量标准,以及合适的人口统计数据。因此,人口学是公共卫生的一个重要组成部分。

(翻译:胡国清、谢彬、李伟强;审校:张宁)

参考文献

Abbasi - Shavazi, M., McDonald, P., and Hosseini - Chavoshi, M. (2009). The Fertility Transition in Iran: Revolution and Reproduction. Dordrecht: Springer.

Alders, M., Keilman, N., and Cruijsen, H. (2007). Assumptions for long - term stochastic population forecasts in 18 European countries. European Journal of Population, 23(1), 33-69.

Alexandratos, N. (2005). Countries with rapid population growth and resource constraints: issues of food, agriculture and development. Population and Development Review, 31, 237-58.

Anderson, R. N. (2011). Coding and classifying causes of death. In: Rogers, R. G. and Crimmins, E. M. (eds.) International Handbook of Adult Mortality. Dordrecht: Springer, pp. 47-489.

Billari, F, and Kohler, H.P. (2004). Patterns of low and lowest-low fer-tility in Europe. Population Studies, 58, 161-76.

Bloom, D. E., Canning, D., and Malaney, P. (2000). Population dynamics and economic growth in Asia. Population and Development Review, 26(Supplement), 257-90.

Bloom, D.E. et al. (2015). Macroeconomic implications of population ageing and selected policy responses. The Lancet, 385(9968), 649-57.

Bongaarts, J. (1978). A framework for analysing the proximate determinants of fertility. Population and Development Review, 4, 105-32.

Bongaarts, J. (2010). Human population growth and the demographic transition. Philosophical Transactions of the Royal Society of London, Series B, Biological Sciences, 364(1532), 2985-90.

Bongaarts, J. and Bulatao, R.A. (eds.) (2000). Beyond Six Billion: Forecasting the World's Population. Washington, DC: National Academy Press.

Bongaarts, J. and Feeney, G. (1998). On the quantum and tempo of fertility. Population and Development Review, 24, 271-91.

Bryant, J. (2007). Theories of fertility decline and the evidence from development indicators. Population and Development Review, 33, 101-27.

Caldwell, J.C., Orubuloye, I.O., and Caldwell, P. (1992). Fertility decline in Africa: a new type of transition? Population and Development Review, 18, 211-42.

Caldwell, J.C. (2007). Demographic Transition Theory. Dordrecht: Springer.

Case, A. and Deaton, A. (2015). Rising morbidity and mortality in midlife among white non-Hispanic Americans in the 21st century. Proceedings of the National Academy of Sciences, 112(49), 15078-83.

Caselli, G. (1991). Health transition and cause specific mortality. In: Schofield, R., Reher, D., and Bideau, A. (eds.) The Decline of Mortality in Europe. Oxford: Clarendon Press, pp. 68-96.

Casterline, J.B. (2010). Determinants and Consequences of High Fertility: A Synopsis of the Evidence. Washington, DC: World Bank.

Cherlin, A.J., Ribar, D., and Yasutake, S. (2016). Nonmarital first births, marriage, and income Inequality. American Sociological Review, 81, 771-9.

Cleland, J., Harbison, S., and Shah, I.H. (2014). Unmet need for contraception: issues and challenges. Studies in Family Planning, 45, 105-22.

Coale, A. (1973). The demographic transition. In: International Population Conference 1973. Liège: International Union for the Scientific Study of Population.

Coale, A. and Watkins, S.C. (eds.) (1986). The Decline of Fertility in Europe. Princeton, NJ: Princeton University Press.

Coleman, D. and Salt, J. (1992). The British Population: Patterns, Trends and Processes. Oxford: Oxford University Press.

Cutler, D., Deaton, A., and Lleras-Muney, A. (2006). The determinants of mortality. Journal of Economic Perspectives, 20(4), 97-120.

Davis, K. and Blake, J. (1956). Social structure and fertility: an analytic framework. Economic Development and Cultural Change, 4, 211-35.

Dyson, T. (2010). Population and Development: The Demographic Transition. London: Zed Books.

Fernandes A, and Pereira Miguel J. (eds.) (2009). Health and Migration in the European Union: Better Health for All in an Inclusive Society. Lisbon: Instituo Nacional de Saude Doutor Ricardo Jorge.

Gajalakshmi, V. and Peto, R. (2004). Verbal autopsy of 80,000 adult deaths in Tamilnadu, South India. BMC Public Health, 4, 47.

GBD Mortality and Causes of Death Collaborators (2016). Global, regional, and national life expectancy, all-cause mortality, and cause spe-cific mortality for 249 causes of death, 1980-2015: a systematic analysis for the Global Burden of Disease Study. The Lancet, 388, 1459-544.

Goldstein, J.R., Sobotka, T., and Jasilioniene, A. (2009). The end of 'Lowest-Low' Fertility? Population and Development Review, 35(4), 663-99.

Green, M., Dorling, D., and Minton, J. (2017). The geography of a rapid rise in elderly mortality in England and Wales, 2014-15. Health & Place, 44, 77-85.

Kennedy, S., et al. (2015). The healthy immigrant effect: patterns and evidence from four countries International Migration & Integration, 16, 317.

Kinsella, K. and Phillips, D. (2005). Global aging: the challenge of success. Population Bulletin, 60(1), 3-40.

Lee, R. (2003). The demographic transition: three centuries of fundamental change. Journal of Economic Perspectives, 17, 167-90.

Lee, R. and Mason, A. (2017). Cost of ageing. IMF Finance and Development, 54(1), 7-9.

Lesthaeghe, R. and Vanderhoeft, C. (2001). Ready, willing and able: a conceptualization of transitions to new behavioural forms. In: Casterline, J.B. (ed.) Diffusion Processes and Fertility Transition. Selected Perspectives. Washington, DC: National Academy Press, pp. 240-64.

Lesthaeghe, R.J. and Neidert, L. (2006). The second demographic transition in the United States: exception or textbook example. Population and Development Review, 32, 669-98.

Lotka, A. (1907). Relation between birth and death rates. Science, 26, 21-2.

Lozano, R., Lopez, A.D., Atkinson, C., Naghavi, M., Flaxman, A.D., and Murray, C.J.L. (2011). Performance of physician-certified verbal autopsies: multisite validation study using clinical diagnostic gold standards. Population Health Metrics, 9, 32.

Lutz, W., Butz, W.P., and Samir, K.C. (eds.) (2010). World Population & Human Capital in the Twenty-First Century. Oxford: Oxford University Press.

Manton, K.G., Gu, X., and Lamb, V.L. (2006). Long-term trends in life expectancy and active life expectancy in the United States. Population and Development Review, 32, 81-105.

Mathers, C.D., Ma, F.D., Inoue, M., Rao, C., and Lopez, A.D. (2005). Counting the dead and what they died from: an assessment of the global status of cause of death data. Bulletin of the World Health Organization, 83, 171-7.

Mathers, C.D., Boerma, T., and Ma Fat, D. (2009). Global and regional causes of death. British Medical Bulletin, 92, 7-32.

McNicoll, G. (2006). Policy lessons of the east Asian demographic transition. Population and Development Review, 32, 1-25.

Mikkelsen, L., et al. (2015). A global assessment of civil registration and vital statistics systems: monitoring data quality and progress. The Lancet, 386(10001), 1395-406.

Moschetti, K., Cummings, P.L., Sorvillo, F., and Kuo, T. (2012). Burden of Alzheimer's disease-related mortality in the United States, 1999-2008. Journal of the American Geriatrics Society, 60(8), 1509-14.

Murray, C.J.L., Lozano, R., Flaxman, A.D., Vahdatpour, A., and Lopez, A.D. (2011). Robust metrics for assessing the performance of different verbal autopsy cause assignment methods in validation studies. Popular Health Metrics, 9, 28.

Murphy, M., Grundy, E., and Kalogirou, S. (2007). The increase in marital status differences in mortality up to the oldest age in seven European countries, 1990-99. Population Studies, 61(3), 287-98.

Notestein, F.W. (1945). Population: the long view. In: Schulz, T.W. (ed.) Food for the World, pp. 36-57. Chicago, IL: University of Chicago Press.

Office for National Statistics (2017). Births by parents' country of birth 2016. [Online] Available at: https://www.ons.gov.uk/peoplepopulationandcommunity/birthsdeathsandmarriages/livebirths/bulletins/parentscountryofbirth englandandwales/2016

Office for National Statistics (ONS) (2018). Statistical bulletin: births in England and Wales: 2017. [Online] Available at: https://www.ons.gov.uk/peoplepopulationandcommunity/birthsdeathsandmarriages/livebirths/bulletins/birthsummarytablesenglandandwales/2017

Omran, A.R. (1971). The epidemiologic transition: a theory of the epidemiology of population change. Millbank Memorial Fund Quarterly, 49, 509-38.

Preston, S.H. (1976). Mortality Patterns in National Populations. New York: Academic Press.

Preston, S.H. (2007). Response: on the changing relation between mortality and level of economic development. International Journal of Epidemiology, 36(3), 502-3.

Preston, S.H., Heuveline, P., andGuillot, M. (2001). Demography: Measuring and Modelling Population Processes. Oxford: Blackwell Publishers.

Preston, S.H. and Stokes, A. (2012). Sources of population aging in more and less developed countries. Population and Development Review, 38(2), 221-36.

Preston, S.H., Vierboom, Y.C., and Stokes, A. (2018). The role of obesity in exceptionally slow US mortality improvement. Proceedings of the National Academy of Science, 115, 957-61.

Preston, S. and Wang, H. (2006). Sex mortality differences in the United States: the role of cohort smoking patterns. Demography, 43, 631-46.

Rechel, B., et al. (2013). Ageing in Europe. The Lancet, 381(9874), 1312-22.

Retherford, R.D., Ogawa, N., and Matsukura, R. (2001). Late marriage and less marriage in Japan. Population and Development Review, 27, 65-102.

Ritu, S.R., Mathers, C.D., Lopez, A.D., Murray, C.L.J., and Iburg, K.M. (2002). Comparative analyses of more than 50 household surveys on health status. Chapter 8.1. In: Murray, C.J.L., Salomon, J.A., Mathers, C.D., and Lopez, A.D. (eds.) Summary Measures of Population Health Concepts, Ethics, Measurement and Applications. Geneva: WHO.

Rowland, D.T. (2003). Demographic Methods and Concepts. Oxford: Oxford University Press.

Samir, K.C. and Lutz, W. (2017). The human core of the shared socioeconomic pathways: population scenarios by age, sex and level of education for all countries to 2100. Global Environmental Change, 42 (2017), 181-92.

Siegel, J.S. and Swanson, D.A. (eds.) (2004). The Methods and Materials of Demography (2nd ed.). San Diego, CA: Academic Press.

Sobotka, T. (2008). The rising importance of migrants for fertility in Europe. Demographic Research, 19, 225-48

UNAIDS (2020). Seizing the moment: tackling entrenched inequalities to end epidemics. New York: Joint United Nations Programme on HIV/AIDS.

United Nations, Department of Economic and Social Affairs, Population Division (2015). World Population Ageing 2015. New York: United Nations.

United Nations, Department of Economic and Social Affairs, Population Division (2017). International Migration Report 2017: Highlights (ST/ESA/SER.A/404). New York: United Nations.

United Nations (2018). World Urbanization Prospects: The 2018 Revision. New York: United Nations.

United Nations, Department of Economic and Social Affairs, Population Division (2019). World Population Prospects: The 2019 Revision, custom data acquired via website. New York: United Nations.

Valente, P. (2010). Census taking in Europe: how are populations counted in 2010? Population and Societies, 467. [Online]. Available at: https://www.ined.fr/fichier/s_ rubrique/19135/pesa467.en.pdf

van de Walle, F. (1986). Infant mortality and the European demographic transition. In: Coale, A.J. and Watkins, S.C. (eds.) The Decline of Fertility in Europe. Princeton, NJ: Princeton University Press, pp. 201-33.

Vine, J. (2013). Exporting the Border'? An Inspection of e-Borders. London: Independent Chief Inspector of Borders and Immigration.

Wang, H., et al. (2012). Global and regional mortality from 235 causes of death for 20 age groups in 1990 and 2010: a systematic analysis for the Global Burden of Disease Study 2010. The Lancet, 380(9859), 2053-4.

Wang, Y.F. and Lobstein, T. (2006). Worldwide trends in childhood overweight and obesity. International Journal of Pediatric Obesity, 1, 11-25.

Wang, L., et al. (2007). Evaluation of the quality of cause of death statistics in rural China using verbal autopsies. Journal of Epidemiology and Community Health, 61, 519-26.

West, R. (2006). Tobacco control: present and future. British Medical Bulletin, 77-78, 123-36.

Williams, G.M., Najman, J.M., and Clavarino, A. (2006). Correcting for numerator/denominator bias when assessing changing inequalities in occupational class mortality, Australia 1981-2002. Bulletin of the World Health Organization, 84(3), 198-203.

Wolf, D.A. and Gill, T.M. (2009). Modeling transition rates using panel currentstatus data: how serious is the bias? Demography, 46(2), 371-86.

World Health Organization (WHO) (2013). Global Health Observatory Data Repository Mortality and Burden of Disease: Child Mortality. [Online] Available at: http://apps.who.int/gho/data/#

World Health Organization (WHO) (2015). World Report on Ageing and Health. Geneva: World Health Organization.

World Health Organization (WHO) (2017). Global Health Observatory Data Repository: Mortality and Burden of Disease: Child Mortality. [Online] Available at: http://apps.who.int/gho/data/#

World Health Organization (WHO) (2018). Global Health Estimates 2016: Deaths by Cause, Age, Sex, by Country and by Region. Geneva: World Health Organization.

Young, H., Grundy, E., O'Reilly, D., and Boyle, P. (2010). Self-rated health and mortality in the UK: results from the first comparative analysis of the England and Wales, Scotland, and Northern Ireland longitudinal studies. Population Trends, 139, 11-36.

6.4 健康促进、健康教育和公众健康

6.4.1 引言

健康促进是一个复杂、模糊的概念，同时也包含了一系列实践。虽然许多人将它主要与健康教育的变革联系起来，但事实上在公共卫生发展史上，健康促进的渊源要比这些深刻得多。它起源于对于官僚和专业统治的强烈反对，例如20世纪70年代和80年代的新社会运动。健康促进的核心是平等、参与和增权的价值观和原则。这些概念被纳入健康促进的里程碑式文件《渥太华健康促进宪章》中。然而，这些价值观是如何表达的却常常比较模糊。在这一章中，作者认为健康促进者必须加强对这些核心价值观和原则的思考；特别应关注近期回到舒适的"家长式"作风的趋势，加剧了现有的权力不平衡。我们应特别关注在健康促进中对健康公平性的准确解释。为了对公平的意义进行更深层次的思考，健康促进必须更深入地参与政治哲学、政治经济学和社会理论的最新发展。作为世界卫生组织健康问题社会决定因素委员会工作的后续行动，健康促进的一个新的优先事项是重新推动"健康公共政策"的全球发展，正如在将健康融入所有政策的行动中所看到的那样。本章还阐述了健康促进需要更直接地与社会理论的核心概念相结合，这些概念与健康不平等背后的社会不平等的产生有关；最后，我们探讨了复杂性科学和系统思维与健康促进研究的相关性。

6.4.2 健康促进、健康公平和健康决定因素行动:导论

以往的尝试通常(Green，Raeburn，1988；Tones，Tilford，1994；Tones，2002)将健康促进置于公共卫生的广阔领域内，并常将"健康教育"作为起点。这方法完全合理，但是它倾向于低估了健康促进的目标与传统公共健康方法的根本不同。我们并不声称健康促进意味着一切，从而使其崇高的言辞徒有虚名却难以落地，我们的目标是将健康促进置于全球都逐步意识到的公共卫生的传奇中更为中心的位置。正如现代健康促进运动的公认创始人和创新者之一不断主张的那样，健康促进，在其最持久和最激进的情况下，预示着一种"新的公共卫生"，而不仅仅是一种更精细和更为有效的减少家长式作风的健康教育工具箱(Kickbusch，1989，2007)。

我们将从健康促进的明确定义开始。然后，通过层层解析将健康促进的元素作为概念，分析那些不明晰的措辞，我们打算揭示其与当代社会和政治运动和思想中更广泛的主题的一些核心相关但往往隐含的联系。

接下来，我们将健康教育及其内部评论作为健康促进历史的一个重要部分，同时提供更多关于特定历史/国家历史的背景，这些历史/国家历史使现代健康促进运动的起源成为不同影响的结合，而健康教育只是其中之一。

我们将考虑健康促进如何处理它与公共卫生的历史和意识形态背景的模糊关系，以及它如何看待自己与公共卫生的过去、现在和未来的关系。

我们认为，健康促进有一个新的机会与公共卫生领域的先锋重新联系起来，这可以从两个广泛的维度来考察，即如何实现健康公平，以及处理全球政治经济背景下的健康问题。我们将特别关注最近由Michael Marmot爵士领导的世界卫生组织健康问题社会决定因素委员会的后续工作，以及由世界卫生组织牵头的“将健康融入所有政策”全球运动中《渥太华宪章》“健康公共政策”行动领域的更新。

在这一章中，我们认为在健康促进领域中社会理论的参与还不够。我们提供一些建议，并指出对这一缺失的社会理论基础进行更认真反思的潜在途径。最后，我们考虑复杂性理论和系统思维在健康促进研究中的新兴作用。

总体而言，关于健康促进的这一章从积极的意义上来说是至关重要的。以前对健康促进的概念和实践的调查为该领域提供了极好的指导。然而，我们认为公共卫生领域的从业者和研究人员可以从反思性的探究中受益，这些探究植根于健康促进的讨论和实践中。如果我们认为健康促进的发展是“新公共卫生”的发展，情况尤其如此(Baum，2016)。

6.4.3 “健康促进”：定义和概念批判

在这一章中，我们将遵循《渥太华健康促进宪章》(以下简称《渥太华宪章》)(WHO，1986)对健康促进的定义，即“使人们能够增强对自身健康的控制并改善自身健康的过程”。但是，我们也将利用更新的《健康促进术语表》中的扩展定义：

> 健康促进是一个全面的社会和政治过程，它不仅包括旨在加强个人技能和能力的行动，还包括旨在改善社会、环境和经济条件以减轻其对公众和个人健康的影响的行动。健康促进是使人们能够加强对健康决定因素的控制能力，从而改善健康的过程(WHO，1998)。

在这里，“如何”和“为什么”的意识形态与健康的决定因素“是什么”联系在一起(WHO，1998)。这是至关重要的，因为如果健康促进有什么意义的话，它是在广泛的健康决定因素中采取的行动，特别是针对支持健康的社会、环境和经济条件的行动(WHO，1984)。

《健康促进术语表》还强调“参与对持续健康促进行动至关重要”，并确定了《渥太华宪章》的三项战略：“倡导健康，为上述健康创造必要条件；使所有人都能充分发挥健康潜力；并在追求健康的过程中协调社会中的不同利益。”

这些战略得到了《渥太华宪章》列出的5个优先行动领域的支持：

(1) 制定健康的公共政策；

(2) 营造有利于健康的支持性环境；

(3) 强化社区健康行动；

(4) 发展个人技能；

(5) 调整卫生服务方向(WHO，1986)。

从这些定义中可以看出，我们已经开始“拆包”了。对这一定义中的一些关键要素的更细致的分析将在以下小节中描述：健康促进的“过程”；“增强能力”和“增权”；结果则是“健康状况改善”。接下来将分析《渥太华宪章》战略及其优先行动领域(通常被称为“行动战略”)。

一旦我们开始，我们感受到自己身处浑水之中的迷茫，尽管并非没有任何指导。具有讽刺意味的是，尽管正如Tones和Green(2004)指出的那样，健康促进是一个“本质上有争议的概念”，但关于其明确定义，经过努力，已经有了相当程度的共识。很少(如果有的话)有健康促进者争论渥太华宪章现在的规范措辞(WHO，

2005)。围绕健康促进概念的真正模棱两可之处在于,它忽略了构成其商定定义的要素的具体含义。

6.4.4 健康促进是一个过程

强调过程是重要的,因为它告诫不要把健康促进降低为仅仅是公共卫生的一项技术职能。它暗示了这一概念的更广泛的含义,表明对传统公共卫生的彻底背离和批评,在于它倡导改变我们从事公共卫生的方式,正如我们改变什么和为什么改变一样。

健康促进,无论是源于对健康教育的内部批评,还是源于对公共卫生实践方式的其他不满,都从根本上与变化有关,特别是与传统的、家长式的和职业主导的公共卫生过程未能带来健康方面的积极变化有关,特别是对那些遭受不相称的负面健康结果和随之而来的不利条件的群体而言。取而代之的是呼吁健康促进者与个人和社区建立一种动态的、参与性的关系,以帮助或"使"他们能够控制自己健康的决定因素。

在试图分析这一"过程"时,我们遇到的第一个模糊问题是,是否有人将健康促进过程主要解释为:一个改进的健康教育技术和社会营销手段的工具箱,闪耀着修辞上有效的参与性光泽;或者,作为一种基于价值观的交流互动过程,其核心前提是尊重人的尊严和自主权的伦理基础。这些当然是两个极端,毫无疑问,在一个广泛的、普遍的态度中,在不同的实际行动领域中,这两个方面都有空间。然而,由于健康促进是一个往往由专业人员主导的过程,在这种背景下,其假定的受益者往往是那些处于相对无能为力地位的人,因此专业人员倾向于退缩到技术专长的绝缘茧房中。健康促进过程的本质是将权力从专业人士转移到社区和社区内历史上权力较小的个人。要做到这一点,至关重要的是,我们关注的"过程"是一个涉及价值观、原则、道德和权力谈判的过程,而不是向被认为缺乏能力的社区转让一套新技能和技术工具的不太复杂的过程。为了实现这种权力的转移,健康促进者需要从检查指导他们行动的价值观和假设开始。

6.4.5 健康促进的信念和假设

健康促进实践受到我们所持信念和假设的影响。由于对这个主题的详细讨论超出了本章的范围,我们概述了某些信念和假设如何影响我们在特定情况下以健康促进的方式行动。

信念是通过生活经历习得的;它们是我们认为"真实"的东西。这些信念影响着我们思考、感受和行动的方式。健康促进实践依赖于一套指导该领域工作人员的基本假设。Hartrick 等(1994)认为健康促进是一种"存在的方式",需要某些信念才能以健康促进的方式发挥作用。其中包括:

(1) 所有人都有长处,都有能力确定自己的需求,找到自己的答案,解决自己的问题。

(2) 每个人和家庭都生活在有助于塑造其身份和社会关系的社会历史背景中。

(3) 多元化受到积极的重视。

(4) 没有权力的人和有权力的人一样有能力评估自己的需求(人们是自己的专家)。

(5) 需要建立人员和团体之间的关系,以提供平等的权力平衡(这包括专业人员/客户关系)。

(6) 界定健康问题和需求的权力属于经历过此类问题的人。

(7) 由于目前的社会结构而处于不利地位的人们必须在制定战略中发挥主要作用,通过这些战略,他们获得对宝贵资源的更多控制。

(8) 增权不是纯粹从内部发生的事情(只有我可以为自己增权),也不是可以对别人做的事情(我们需要给群体增权)。相反,增权描述的是我们有意识地努力去创造更公平的关系,在这种关系中,资源、地位和权力更加平等。

(9) 分享权力并不否认卫生专业人员的专业知识和技能。相反,专业知识和技能以新的方式使用,从而在人际和社会关系中获得更大的权力平等(Hartrick et al.,1994)。

因此,如果我们考虑列表中的第一个假设,相信人们能够找到自己的答案并解决自己的问题会导致一个人以增权的方式行动,因为相信人们有能力解决问题。另一方面,如果一个人认为人们需要被告知做什么,或者他们不能自己解决问题,那么创造有利的条件就更加困难。对一些人来说,如果将人们置于这种环境中,允许他们做决定,甚至会让他们会感到这是不负责任的。

6.4.6 增强能力和增权

在制定《渥太华宪章》时,人们倾向于使用“增强能力”一词,尽管后来这一词往往被更直接、更全面的“增权”概念所取代。实质上,这意味着新方法的先决条件是个人和社区直接参与健康促进活动的规划和实施。这一假设是基于这样一种观念,即只有真正参与到健康促进过程中,人们才会“有能力”或“增权”去控制决定他们健康的因素。然而,“增强能力”的概念也指改变社会、经济和环境条件的一般过程,这使得人们很难被增权。这里有一个很深的模糊之处:对于一些评论者来说,不清楚在政策层面上更宏观的行动是否也需要当地社区的积极参与。当涉及到健康的公共政策时,有一些解释倾向于保留传统的家长式作风,将健康促进的“参与性”方面留给“社区行动”的领域。正如本章将讨论的那样,健康促进不断面临滑回这种家长式方法的风险,将更“复杂”和高水平的“技术”决策留给专家。然而,如果人的尊严、自主和公平之间有直接联系,那么健康促进的所有方面都必须纳入参与的基本观点。事实上,有人认为,“增权”的说法往往掩盖了改善公共卫生过程中持续的官僚和专业主导地位(Baum,2007)。

当我们考虑与健康不平等的联系时,可以看到这种模糊性的一个关键方面。如果没有一个真正参与性的、增权的过程,那些处境最差的人将会更加痛苦,不仅无法影响对其健康最重要的条件,而且直接侵犯了他们的人格尊严(Sennett,2003)。而那些试图从缺乏真正参与的进程中获得任何收益的人,通常是那些已经获得有地位的职位、资源和能力并从现有干预措施中获益的人。这里的区别是:一种情况是,已经处于不利地位的人被认为太无知或没有能力参与,因此被迫接受解决方案;另一种情况是,处于特权地位的人平等地代表专业专家制定方案。这并不是说一个参与式的过程对每个人都没有好处,不管他们的阶级地位如何;相反,这是为了强调非参与性的过程对那些处境不利的群体具有更为负面的影响。

从积极的一面来看,增权的健康促进进程将健康促进活动或方案的所有权和控制权交给了社区本身。这在那些遭受了历史上的社会不公正并因此被积极“剥夺权力”(一个丑陋但准确的术语)的社区中尤为重要。允许人们以真正的方式参与决定他们想要什么以及如何得到它,这显然是最有效的变革策略。这也是在改善健康和将控制权交还给社区以及摆脱对官僚和专业力量的消极依赖方面保持进展的唯一战略。在这个模型中,专业人士不是恶魔;他们只是从傲慢的专家变成了社区意愿的支持者。

在这些简单的术语中(“增强能力”或“增权”)包含了健康促进的全部、复杂和模糊的故事。本章涉及的所有主题都可以追溯到为人们“增权”以控制决定其自身健康因素这一明确目标的关键所在。

6.4.7 健康促进中的“健康”是什么?

理解我们如何定义健康这一概念是健康促进的一个关键反思步骤。我们对健康的看法很大程度上决定了我们为促进健康所采取的行动类型。接下来,我们将看到不同的健康历史概念如何仍然影响着当代的健康格局,并继续在人们如何对待健康促进本身方面保持模棱两可。在20世纪,由于公共卫生卫生方法的相对成功和疾病细菌理论的新兴主导地位,健康的定义是没有疾病这一生物医学概念占主导地位,随之而来的是,以医疗保健系统为中心的狭隘的个人治疗重点是首选的解决方案。世界卫生组织在1946年提出了健康的积极定义,即"生理、心理和社会适应的完好状态,而不仅仅是没有疾病或虚弱"(WHO,1946)。然而,这一定义对实际的卫生系统几乎没有具体的影响,使得当政府将注意力转向公众健康时,消除疾病的方法成为默认选项。

加拿大卫生和福利部编制的官方文件《拉隆德报告》(Lalonde,1974)标志着人们对健康的认识发生了重大变化。尽管这份报告在国际上被公认为第一份提出健康促进是改善健康的关键策略的政府文件,但它的另一个更重要的贡献是重新定义了我们对健康的看法。拉隆德的报告认为,医疗保健系统在决定健康方面只发挥了很小的作用,并提出健康是由人类生物学、医疗保健组织、环境和生活方式之间的相互作用决定的。这种健康观被称为"生活方式或行为健康观",部分原因是"环境"维度要么被忽视,要么被狭隘地对待。

随着《关于健康促进的概念和原则的讨论文件》(WHO,1984)的出版和《渥太华宪章》(1986)的通过,出现了第三种健康观点:社会生态学方法。这种方法将健康定义为"日常生活的资源,而不是生活的目标"."健康是一个积极的概念,强调社会和个人资源以及身体能力"。为了达到这种身体、心理和社会适应的完好状态,人们必须能够识别和实现他们的愿望,满足他们的需求,并应对或改变他们的环境。人与环境之间的这种不可分割的联系为健康的社会生态学观点奠定了基础,并构成了健康促进实践的概念基础。

乍一看,这些不同的健康观似乎是发展的或历史的。然而,拉邦特和其他人(Labonté,1993;Rootman,Raeburn,1994;Raeburn,Rootman,2007)认为,事实上,健康的所有三种观点(以及许多其他定义)继续得到健康促进领域不同人的认可,而且,人们所持的健康观点影响他们的健康促进实践。表6.4.1说明了我们如何看待健康、我们对健康的看法和我们的行动(健康促进实践)之间的联系。例如,如果我们认为健康就是没有疾病,我们可能会谈论疾病过程和危险因素,并通过开药方来专业地处理问题。如果我们对健康持有一种社会生态学的观点,我们就更有可能关注人们生活的环境,影响他们满足自身需求的能力的因素,并使用有利的策略来帮助人们更好地控制自己的健康。

表6.4.1 从概念到行动:不同的健康路径

	医学方法	行为方法	社会生态学方法
健康概念	生物医学;没有疾病或残疾	个性化;身体机能,身体健康	积极状态连通性;有能力做重要的或有意义的事情;心理健康
健康决定因素	疾病类别、生理危险因素(如高血压)	行为危险因素(如不安全性行为)	心理危险因素(如孤立)和社会环境风险条件(如贫困)
主要策略	手术、药物、治疗、疾病护理、医学管理的行为改变	倡导健康的生活方式	个人增权、小团体发展、社区组织、联盟倡导、政治行动
方案发展	专业管理	与社区和专业人士协商	由社区管理,与提供支持的专业人员和机构进行重要对话

6.4.8 《渥太华宪章》策略

《渥太华宪章》中提到的三项策略是:倡导、增强能力和协调。我们已经考虑了第二项策略,因为它是健康促进定义的一部分。然而,我们还需要谈谈其他两项策略。

《渥太华宪章》很少阐述倡导的概念。在《健康促进术语表》中指出,倡导可以采取多种形式,包括使用大众媒体和多媒体、直接政治游说和社区动员,例如通过围绕特定问题的利益联盟。卫生专业人员的主要责任是在社会各阶层充当健康倡导者(WHO,1998)。这引发了许多棘手的问题。当专业人士夹在高度动员和尖锐批评的社区与国家机构中存在的官僚主义之间时，这些问题就会出现，国家机构中的官僚主义往往对于提供资金来鼓励和支持对其政策和方案给予批评性关注并保持沉默。即使是在独立的专业组织层面，政府机构的参与和提供的资金也会在持强烈批评观点的组织周围造成紧张。这种策略的另一个方面，正如术语表中所定义和掩盖的那样，是“政治游说”和“社区动员”等活动之间的潜在矛盾。通常，同一个组织或个人作为政治游说者的效果会更差，因为他们被认为与社区动员力量有直接联系，而这些力量要么漠不关心，要么积极地反对。

对于卫生专业人员来说，协调是一个更加微妙的策略。其与健康促进相关的原始术语定义是：“个人和社区以及不同部门（公共和私人）的不同利益（个人、社会、经济）以促进和保护健康的方式得到调和的过程”（WHO，1986）。在1998年的扩展定义中，更加明确地强调了最初定义中提到的竞争利益之间经常出现的潜在冲突。然而，协调作为“和解”的目标没有改变。虽然和解的想法本身并没有错，但专业人士在运用这种策略时应该高度（重视）自我批评和灵活变通。这一策略有两个明显的危险。首先，在努力实现“和解”的过程中，人们可能会为了短期和平的目的而简单地掩盖冲突，而让冲突背后的主要原因保持不变，从而为长期的怨恨和所有各方的战略行动创造了可能性，最终破坏了协议的产生。第二，当专业人士调和强者和弱者之间的冲突，并最终以牺牲弱者的利益来强化强者时，就会出现对公平的真正威胁。这种趋势非常强烈，因为事实上，专业人员个人从一切激进的权力关系的重组中都获利甚少。尽管有这些重要的告诫，协调这一策略在《曼谷宪章》（WHO，2005）着手解决的新的全球、多层次的卫生治理背景下，对未来健康促进的成功更加重要，这将在下文讨论。

6.4.9 《渥太华宪章》行动领域

《渥太华宪章》的优先行动领域从该文件被确定之时直至今日，一直被视为健康促进战略活动的关键领域。我们不会尝试和调查健康促进活动的无数成就；相反，根据我们的总体路径，我们将对每个行动领域提出一些重要意见。

6.4.9.1 制定健康的公共政策

在《渥太华宪章中》强调了健康公共政策的3个要素：

（1）如拉隆德报告（1974）所述，如果健康的决定因素主要在医疗保健本身之外，那么政策行动必须来自健康以外的政府部门。卫生部门仍将在支持卫生的公共政策行动中发挥重要但非排他性的作用。

（2）健康的公共政策需要协调使用所有可用的政策杠杆，包括“立法、财政措施、税收和组织变革”（WHO，1986）。

（3）健康的公共政策需要确定和消除在非卫生部门采取这种政策的障碍。

无需列举这一领域的一长串努力和成果，就发达国家和许多负责改善全世界卫生和发展的全球机构在健康相关的论述的变化而言，取得了实质性和令人鼓舞的进展。相反，当涉及到“协调行动，促进健康、收入和社会政策的更大的平等”（WHO，1986）的具体目标时，人们同样可以说进步是短暂的、令人沮丧的。由于后面关于健康促进的政治经济学小节中讨论的各种原因，鉴于社会之间和社会内部健康不平等日益扩大且危机日益紧迫，世界上最强大的国家的集体政策反应是吝啬和令人失望的。称之为“不充分”是一种轻描淡写说法，也是一种不合情理的委婉说法。

当行动最终开始赶上呼吁“将健康融入所有政策”（Stahl et al.，2006）背后的一些崇高理论时，健康促进可以开始在建立健康的公共政策领域找到一些满足感。世界卫生组织（2010）支持并推动“健康融入所有政策”的法案。我们将在后面的章节中讨论健康融入所有政策的最新进展。

6.4.10 营造支持性环境

这一领域构成了社会生态学健康方法的基础。可以断言,自然环境和建成环境都与人们的健康密不可分。理解这里给出的支持性环境的概念与健康作为“日常生活资源”的扩展的、积极的理解相一致至关重要。这不仅仅是减少对生理健康的威胁,还包括创造条件,让人们拥有“安全、有活力、令人满意和愉快的生活和工作环境”。这里涵盖了快速变化的技术条件、资源利用、气候变化、城市化和健康(等等)之间的复杂关系。国际健康促进与教育联盟2019年全球会议的主题是促进地球健康和可持续发展,展示了国际健康促进领域对于确保地球健康的广泛认同。会议声明从整体上定义了地球健康:

“地球健康是人类和我们所在的自然系统的健康。它建立在土著人民的整体性和相互关联性原则的基础上,加强了公共卫生和健康促进行动对健康的生态和社会决定因素的影响。它将人类和星球的福祉置于决策的核心,认识到经济作为一种社会建构,必须是21世纪适合这一目的的支持性工具。”(IUHPE,2019)

在考虑这一领域的进展、过去的努力和未来的前景时,人们必须考虑到本行动纲领的宏伟目标(有些人会说是天真的)。作为一个知识发展的项目,它对当代社会“复杂的相互关系”的提及只是社会科学中整个理论和经验的争论和辩论的一个“密码”,以用来描述现在认为是多重的、相互关联的、全球性的、国家的、区域性的和地方性的社会经济和文化变化过程(Held et al.,1999)。稍后,我们将考虑采用一些复杂性科学和系统思维的最新举措,以更充分地厘清这种复杂的相互关系。

在现实世界中,我们无法整合所有可用的最佳知识来源,并巧妙地计算出什么对健康最有益。相反,我们只剩下“健康影响评估”(HIA)和健康公平影响评估(Povall et al.,2014)等工具。营造支持性环境的行动领域可以被视为学术生产力的一大福音,无论是理论上的还是经验上的;然而,在学术裁决之前,必须采取行动和作出决策。

社区和开发商、政治家和机构们必须决定是否要修建这条或那条高速公路,许可这个或那个采矿作业,颁布这个或那个就业法规,以及修建这条或那条石油管道。因此,由于决策和行动的必要性,我们被迫降低复杂性。问题不在于这是好事还是坏事;而在于它是如何,通过什么过程,让复杂性得以被降低?在一个由专业知识以及公共和私营部门执行和行政决策的并非透明状态所主导的领域,参与和权力将何去何从?

我们反对认为HIA等工具必然涉及参与过程的说法(Kemm,2006)。自然趋势总是提前客观地定义建成或自然环境中的哪些因素对提升健康最重要。从功利主义的角度来看,当地定义的需求和愿望甚至可能被合理地忽视,以实现更广泛人群的某种更大福祉。然而,健康促进应始终站在维护人民及其社区的自主权和尊严这一基本价值的一边。在这种模式中,即使需要精炼的专业知识,参与也是必要的基础。在探究保护和改善健康的建成环境和自然环境的最佳方法时,第一步是找出人们实际上认为能使生活“安全、满足和愉快”的要素。从专业角度来看,这条路线有一个不可否认的缺点:人们不可避免地感到困惑、无知、不一致、矛盾,甚至只是“错误”。人们会彼此不同意;会变得烦躁,甚至更糟,生气;会不尊重专家、政治家、律师和任何“真正了解”这个问题的人。这里令人担心的是被亲切地称为“协商政治”的东西;换句话说,就是民主公民社会的基础。

众所周知,在健康促进领域,特别是对那些在社会条件和健康结果方面遭受严重不平等的人来说,我们离创造支持健康的环境还有很长的路要走。不太为人所知的是,这一点如此困难的部分原因是,我们一直将我们应该帮助的人排除在确定政策目标和制定策略的人群之外。我们再一次相信,目的可以证明手段的正当性;只要我们打算作出改变来改善不幸者的生活,我们就可以有非参与性的进程。我们最终走到了我们意想不到的地方,这与这样一个事实密不可分,即在关键时刻,当不可避免地改变方向和作出妥协时(地方发展进程就是一个最好的例子),那些有意愿为无权者(或无权者自己)发声的人无处可见,或者几乎听不到他们的声音。

6.4.10.1 加强社区行动

这一行动领域是健康促进的核心;事实上,可以说这一行动领域是健康促进的基本原则所在。你可能会(错误地)把参与、公平和授权想象成其他行动领域的附加项目;随着社区行动的加强,健康促进的所有价值的基本统一性已成为实现健康促进的必要特征。事实上,我们在这一领域看到的是健康促进的真正精神扎根于作为一个过程的社区发展。在《渥太华宪章》中,在关于加强社区行动的一节中,出现了一个奇怪的省略。好像人们忽略了什么:没有把社区发展和加强社区行动联系起来。我们推测,这没有错:加强社区行动就是社区发展。

考虑国际社区发展协会2004年在布达佩斯会议上商定的社区发展定义。社区发展是被定义为:

通过优先考虑社区的行动及其在制定社会、经济和环境政策中的观点来加强民间社会的方式。它寻求地方社区的增权,这里的社区既包括地理社区、利益或身份社区,也包括围绕特定主题或政策倡议组织起来的社区。

为了更持续地认识到社区发展和增权过程在健康促进中的中心地位,Raeburn和Rootman提出的以人为本的健康促进是一个重要的参考(Raeburn,Rootman,1998)。雷伯恩和鲁特曼在他们关于社区发展的章节中大量引用了梅里蒂斯·明克勒的重要著作《通过社区组织改善健康》(1990)。在这篇开创性的文章中,明克勒概述了她认为是社区组织或发展基础的5个原则:

◇ 增权;
◇ 社区能力;
◇ 参与;
◇ 问题选择;
◇ 创造“批判意识”。

现在很明显,我们已经遇到了其中一些原则,其关键是社区本身对确定问题和计划如何解决问题的过程具有集体控制权。此外,还提出了“批判意识”这一重要概念。这指的是弗莱里意义上的批判性对话的必要性;这在与历史上受压迫或弱势群体合作时尤为重要。

6.4.11 发展个人技能

健康促进的新浪潮常常降低了对其使命的这一关键方面的关注。《渥太华宪章》告诉我们,健康促进“通过提供信息、健康教育和提升生活技能来支持个人和社会发展”。然而,自《渥太华宪章》以来,健康促进者,除了一些例外,倾向于忽视或强烈批评发展个人技能这一领域。这有三个原因。首先,作为对健康教育的批评的一部分,人们认为,以个人为中心的教育方法在实现促进健康的行为改变方面通常是无效的;相反,有必要转向强调影响健康的社会因素,以克服受心理学限制的传统推销和其他干预措施的局限性。第二,对发展个人技能的强调与“指责受害者”的因素有关,许多健康倡导者认为这是在新自由主义背景下对《拉隆德报告》和其他政府文件(特别是英国在撒切尔政府时期采取的方法)的解释的结果,这种新自由主义使国家对强大的社会安全网的承诺发生了倒退。最后,虽然发展个人技能是使个人能够控制自己健康的核心机制,但许多人担心,在这种狭隘的方法中,过于强调个人增权会对社区的集体能力的加强产生不利影响。

所有这些担忧都是合理的,尽管在每一种情况下,我们都有很大的风险,即会因为把偶然的趋势误认为基本特征而错过重要的机会。

正如最近有人提出的,对这一领域工作的忽视甚至敌视可能会严重损害健康促进的潜在影响(Godin,2007)。首先,虽然许多健康教育和行为改变方法的有效性有限,但有一些明显有效的干预措施不应被忽视

(Kok et al.,1997)。此外,我们可以了解并持续了解为什么这一领域的一些方法没有效果。第二,这一领域的健康促进可以作为一个更普遍的“指责受害者”的健康促进文化的一部分,但这并不意味着它必须被列出;事实上,在某种程度上,真正增权的健康教育被认真对待,由此产生的自尊的改善应该对受害者的指责起到对抗作用。第三,个人和社区赋权不应是零和博弈。只有过度关注个体时,我们才会出现类似“从沉船中营救幸存者”的现象。我们还注意到,社交媒体为有效的健康促进提供了越来越多的机会。互联网和社交媒体在世界几乎所有地区的普遍使用和影响,为健康促进和健康教育带来了新的机遇和挑战(有关新通信技术的详细讨论,请参见第4.3章)。社交媒体区别于更传统的沟通过程的一个关键特征是其交互性,在这种情况下,沟通不是单向的过程,用户也扮演着积极的角色。这使得可以形成新的在线社区,使其成员能够虚拟参与和协作,从而有效动员社会运动和发展个人技能。

总之,虽然我们必须警惕以个人为重点的技能发展方法的诱惑和局限性,但我们也必须重新考虑这一工作领域中最先进和进步的因素。如果我们做不到这一点,我们将危及健康促进的一个关键方面。

6.4.11.1 调整卫生服务方向

虽然我们在前四个领域取得了一些重要进展,但调整卫生服务方向更加困难。总的来说,在全世界范围内,卫生服务仍然是由医学主导的,以治愈和治疗为重点,并且是个性化的服务。《渥太华宪章》提出,“卫生部门的作用除了提供临床和治疗服务之外,还必须朝着促进健康的方向发展”。然而,“在世界范围内,似乎存在着对医疗服务系统变革的顽固抵制,只有有限的案例关注了医疗服务重新定位的有效性和可持续性”(Wise,Nutbeam,2007)。卫生服务需要扩大任务范围,顾及和尊重文化的需要。这项任务应该支持个人和社区对更健康生活的需求,并在卫生部门和更广泛的社会、政治和物质环境组成部分之间开辟渠道。

健康服务是广泛而深远的,其中最复杂的健康促进服务是急症治疗医院。随着健康医院环境运动的发起,这一领域已经取得了一些进展,研究证据表明,即使在这种医疗占主导地位的环境中,至少对护士来说,从健康促进的角度的实践仍然具有可行性(Hills,1998)。然而,在这一章中,我们想把重点放在健康促进应该蓬勃发展但还没有蓬勃发展的领域——初级卫生保健。许多从事健康促进工作的人会认为《阿拉木图宣言》(WHO,1978)是《渥太华宪章》的前身。这两个文件共享相同的价值观、原则和基本信条;《阿拉木图宣言》更具体地论述了卫生系统,而《渥太华宪章》的任务范围更为广泛。但正是它们之间的关系提供了调整卫生服务方向的关键。也就是说,初级卫生保健是一个促进健康的地方,可以集中精力调整卫生服务的方向。事实上,健康促进越是脱离初级卫生保健,我们就越会觉得它属于医学领域,而不是健康领域。“健康促进越是与治疗护理的世界截然不同,后者就越是被允许继续被视为医学的真正工作”(MacDonald,1992)。

我们希望明确的是,当我们谈论初级卫生保健时,我们不是在谈论初级保健。这些术语经常被混淆或互换使用。初级卫生保健是指《阿拉木图宣言》(WHO,1978)中阐明的理念和原则。它呼吁普遍获得卫生保健服务(普遍性)和消除获得卫生保健服务的地理、社会、经济或文化障碍(可及性);它要求社区参与卫生服务的规划、运作和评估(参与);它需要整合卫生和其他部门,如住房、教育和就业;它承认多学科团队作为社区健康的平等伙伴的力量;它侧重于由社区确定的一系列服务,包括健康促进、第一级预防、康复和治疗(重要性);而且,它要求在权力和资源问题上致力于公平(公平和获取)。因此,初级卫生保健抵制了治疗和预防在概念和操作上的分离,这符合卫生保健的模型,避免将声望和通常稀缺的资源流向临床医学,而忽视了预防、促进和康复(MacDonald,1992)。世界卫生组织在其《阿斯塔纳宣言》(WHO,2018)中强调了初级卫生保健的重要性。

从事健康促进工作并了解其理念和原则的人必须参与和发展初级卫生保健的实施。许多从事健康促进工作的人认为,健康促进和医疗保健是截然不同的独立实体。他们对那些在谈论健康促进的同时又谈论卫生保健或卫生服务提供的健康促进者持批评态度。我们有不同的看法:作为健康促进者,我们不仅需要对话,而且需要具体的行动来促进初级卫生保健改革。

除了《渥太华宪章》概述了我们应对这一挑战的责任之外,还有另外两个原因说明为什么必须由从事健康促进工作的人来参与卫生系统对于卫生服务方向的调整。

首先，卫生系统被权力所控制。有一种霸权支持一种占主导地位的治疗/治愈模式。权力存在于这些结构中，存在于在这些系统中工作的卫生专业人员中。因此，作为公平和社会正义的倡导者，健康促进者有责任接受这一挑战。如果我们继续只在我们感到舒适的社区工作，我们将避免直面这个时代的最大挑战之一：建立一个基于健康促进原则的卫生系统。在这个过程中，我们不是中立的。正如Paulo Freire（1972）所说，“对强者和弱者之间的冲突撒手不管，意味着站在强者一边，而不是保持中立”。Kickbusch（1989）证实了这种担忧。她说，“这里存在着巨大的历史机遇和挑战。“也许健康促进可以打破卫生政策辩论的僵局，这场辩论基本上是关于医疗保健和提供者主导地位的”。正如她所建议的，我们已经远远超出了声称健康促进是成功的所需的举证责任——我们已经通过对吸烟、饮酒和营养态度的改变证明了这一点——即使这些主要是中产阶级和高收入国家所关心的问题。“问责和举证责任现在应该由医疗系统承担”（Kickbusch，1989）。

健康促进者必须接受这一挑战的第二个原因可以归结为一个问题：如果健康促进者不倡导基于《阿拉木图宣言》和《渥太华宪章》原则的初级卫生保健，那么什么样的初级卫生保健模式将主宰我们的国家？

6.4.12 健康促进：历史和影响

6.4.12.1 健康教育

健康教育在健康促进的历史中发挥了深远的作用。虽然健康促进确实是一个“本质上有争议的概念”，由各种不同的利益和行为者所提出（Green，Raeburn，1988），但其许多最多产的评论者，特别是在健康促进研究和知识发展领域，都来自健康教育领域（Green，Kreuter，2005）。

这些作者经常关注传统健康教育方法在帮助激励个人根据健康信息采取行动方面的失败。按照Tones的说法，我们采用他对健康教育的定义：“任何旨在实现与健康或疾病相关学习的、有计划的活动，即个人能力或性格的某种永久性改变”（Tones，Green，2004）。这是指个人可以通过各种健康教育获得哪些知识、态度或技能的过程。

在健康促进方面，主要的健康教育者从根本上改变了影响健康行为的传统方法。这项工作的大部分围绕着挑战现在被认为是“简单和机械的”健康信念和健康决策模型。这一变化的核心是采纳了增权的概念，提倡使用参与式学习过程，打破卫生专业人员和社会非专业成员之间的权力不平衡。至关重要的是，下放掌控权、发展自尊和弥合知识、态度和行为之间的鸿沟之间的关系得到了充分重视。

关于健康公平的总主题，摆脱传统的健康教育模式至关重要。如果没有增权的概念，没有能力和自尊的发展，传统的提高认识和改变健康行为态度的“健康行动模式”往往会加剧健康不平等，因为“有准备的”中产阶级很快就会采用多锻炼、少吸烟和健康饮食的新健康做法。而帮助健康状况最差和与健康相关的社会条件最差的人群的努力几乎没有取得成功。

对这些变化的详细描述可以在Tones和Green（2004）的相关论述中中找到。其报告中一个非常重要的方面是，作为专业人员，健康促进者如何学会克服他们与他们旨在扶持和增权的群体和个人之间在权力和理解方面的社会差距。正如Tones指出的，咨询的“神圣三位一体”（尊重、共情和真诚）在这里是恰当的。通常，健康促进过程中更多的社会生态学解释掩盖了健康促进的这一重要的互动方面。无论是对个人还是对团体，如果不使用娴熟的移情理解和促进技能，健康促进者就无法有效地开展行动。特别是在群体互动中，经常讨论激烈的社区问题，努力保持中立和客观的专业人士会发现，他们无法应对那些认为自己的“健康”问题背后存在严重的社会不公正历史的人所感到的愤怒和怨恨。重要的是，这些基本的咨询技巧应在受训的健康促进人员进入社区并与他们一起解决与他们健康有关的问题之前传授给他们。

健康教育从提供信息、分发小册子的方法向增权解放方式的转变,重新引起了人们对Freire的解放式教育范式(1972)的兴趣。几个国家的健康促进者,尤其是巴西的健康促进者,已经恢复并接受了他的基本前提,并采用了他的提问式对话教学策略,这有助于使健康教育更加符合健康促进和"新"公共健康的原则和价值观。Freire(1972)的增权教育模型描述了一个由倾听、参与对话和行动组成的三阶段方法。Freire提出,增权教育的主要策略,即批判性对话,要求我们参与提出问题而不是解决问题的过程。提出问题不同于解决问题,因为它不寻求问题的直接解决方案。相反,倾听阶段产生的生成性主题被"编码"并作为问题提出,以提高群体对特定问题的意识。Wallerstein和Bernstein(1991)认为,这一过程认识到复杂性以及创造社会问题的有效解决方案所需的时间,"一个有效的代码显示了一个多方面的、参与者熟悉的、没有解决方案的开放式问题情境"(Wallerstein,Bernstein,1988)。Freire将这些描述为"生成性"主题,因为它们产生能量并激励人们采取行动。Freire认为,通过一个反映通过倾听提出的生成主题的对话过程,人们在与他人的互动中成为自己思维的主人。正如沃勒斯坦和伯恩斯坦所解释的:"小组对话的目标是通过提出问题进行批判性思考,让参与者发现他们所处社会地位的根本原因——个人生活的社会经济、政治、文化和历史背景。

Freire告诫道,"解放的教育者必须非常清楚,转变不仅仅是方法和技术的问题"(1972)。如果是这样的话,我们可以简单地用一套方法代替另一套方法,"这个问题与知识和社会有着不同的关系"。

6.4.12.2 公共卫生

许多健康促进研究人员在他们关于健康促进的诞生和发展的学术评论的序言中,讨论了健康促进与其更古老、更发达的学科公共卫生的关系(Kickbusch,1986;Terris,1992)。如何理解这段历史也许是健康促进及其进步被视为当代现象的最能说明问题的方面。接下来的论点是,在健康促进中有一种趋势,将公共卫生的故事描述为"失宠"——从最初的改革,甚至是狂热的关注健康不良的社会和环境原因,到更具限制性、预防性的生物医学时代,最后到领域更广泛但范围更窄的关注个体危险因素和行为变化的"生活方式"方法(Kickbusch,1986)。健康促进进入视野,预示着"新公共卫生"时代的到来,作为一种19世纪社会环境模式精神的重新出现,健康促进对健康的更微妙的社会经济决定因素进行了现代的诠释。这一批判性分析的目的是挑战这种怀旧倾向,并阐明其对健康促进与公共卫生之间相当分裂的关系的一些持续后果。公共卫生的"黄金时代"受到了一种特殊的哲学和政治观点的影响,这种观点今天仍然以其最现代和最严格的支持者的形式表现出来。

健康促进的历史通常始于拉隆德报告的出版,该报告题为《加拿大人健康的新视角》(Lalonde,1974)。该报告是世界上第一份倡导将健康促进作为改善人群健康的基本战略的高级别国家政府文件。它在国际上具有影响力,并为未来的辩论奠定了基础,其对于"健康领域"的概念阐明了这样一个论点,即医疗主导的卫生保健系统只是与健康、生物学、物质和社会环境以及个人生活方式并列的一个决定因素,而且可能是最不重要的决定因素。Lalonde报告的论证明确依赖于"社会医学"中对医疗保健系统的批评,如McKeown(1976)全面概述的那些批评,但这些批评植根于William Petty、Johann Frank、Rudolf Virchow和William Farr对于传统公共卫生的论述之中(White,1991)。该报告不仅强调了对个人生活方式的强调和随后被忽视的社会环境因素之间存在明显的紧张关系,而且还包含了"科学与健康促进"之间的同等紧张关系,这是由它自己的章节标题给出的。这里非常清楚地表明,健康领域概念的"科学基础"是流行病学,在这种情况下,健康促进被视为必须采取的行动类型,即使相关的科学问题尚未得到明确的回答。在某些方面,这种态度为健康促进的繁荣提供了一些最初的喘息空间;然而,通过建立这种二分法,它确保了最终当"科学"作出解释时,健康促进将有与流行病学清算的一天。

与此同时,许多健康促进团体,特别是欧洲和加拿大的团体,正开始为他们的工作建立一个独立的概念基础,其基础是对最有效地促进个人和社区健康所必需的行动类型的严格思考。这项工作的大部分是从对传统健康教育方法的失败的复杂的内部批判和对行为改变的更复杂的理解中发展而来的(Kickbusch,1986;Tones,1993)。然而,在一些国家,如加拿大,由于缺乏强有力的健康教育传统,极大地促进了一种更偏向于社会生态学的方法来促进健康(其中一些最有影响力的领导人是社会学家和护士,而不是心理学家和健康教育者)。此外,由于各种复杂的原因(同样包括个人领导),当代社会运动的许多话语(新左派、女权主义者、同性恋者、环保主义者)进入了主要机构的官方议程,如世界卫生组织和加拿大卫生和福利部(Labonté,1994)。正如一位国际健康促进领域的领导者所承认的那样,加拿大提供了传统福利国家价值观和创新型社区行动主义的混合体,这似乎为推动新的社会环境健康促进方法提供了完美的基础(Kickbusch,1994)。在欧洲"健康促进游客"(Kickbusch,1986,1994)和许多有能力的加拿大活动家/公共卫生从业者之间的这种富有成效的互动中,形成了这种想法并最终产生了《渥太华宪章》(1986)。

为了充分理解《渥太华宪章》过去和现在的影响,重要的是要看到从《拉隆德报告》中的流行病学和官僚统治到嵌入《渥太华宪章》的新兴的"更多元化(和更混乱)的人类和社会关系的社会科学范式"的重要转变(Labonté,1994)。这种转变是理解健康促进的"科学"方法和《渥太华宪章》背后的"价值观"之间持续紧张关系的关键,每当健康促进者被要求更严格地对他们的活动负责时,《渥太华宪章》就会更新。对于那些正确地认识到把健康促进与新公共卫生重新联系起来的重要性的人来说,它提出了一个令人不安的问题,即当涉及到其潜在的哲学承诺时,新公共卫生到底有多"新"。

这种同样的紧张关系导致了健康促进研究界的一些困惑,即如何与最近(Evans,Stoddart,1990)对"人群健康"的强调相联系(Labonté,1997;Poland et al.,1998;Raphael,Bryant,2002)。一方面,人们有理由钦佩人群健康的倡导者,因为他们提出关于健康的社会经济决定因素的有影响力的论点,甚至挑出到目前为止不断进步的人群健康研究人员,如约翰·弗兰克(Raphael,Bryant,2002)。另一方面,从人群健康的角度来看,人们对缺乏健康促进原则有着明确的担忧。对人群健康观点的批评主要是缺乏对价值的重视,对行动的导向弱甚至不存在,以及对什么是适当的"知识"的态度有些专横,这些批评都是有说服力且目标明确的。问题是:为什么这令人感到惊讶?仅仅指出取代意识形态对健康促进的有害影响是不够的。它从何而来,为何影响力如此之大?此外,这种新出现的方法真的很新吗?在多大程度上这仅仅是公共卫生"黄金时代"的一次现代的、复杂的复兴,健康促进者经常把它作为他们的知识和道德遗产?

尽管健康促进者本身(尤其是加拿大人,他们直接面对这一挑战)反应强烈,并能够为保持健康促进重点的理由辩护,但更尖锐的批评往往过于"反动",在修辞上表现为过度辩护。在加拿大卫生部内部,Hamilton和Bhatti(1996)引入了人群健康促进的概念,这是一种更为适宜的反应。这显然是试图将这两种潜在的普遍性立场结合起来,并巩固健康促进这一术语作为人群健康的一个不可忽视的组成部分。为什么在科学辩论中,健康促进经常显得落后?在某种程度上,这是由于这样一个事实,正如Labonté所说,社会理论的一个同伴也证实了这一点(Turner,2000),社会科学世界是"混乱的"。然而,长期以来,健康促进忽略了发展独立"科学基础"的需要,不自觉地接受了最初的拉隆德二分法。这一点变得越来越明显,因为该领域的许多主要支持者都在推动更深入的理论发展,随着证明有效性的需求增加,这种压力变得尤其突出(McQueen,2001;McQueen et al.,2007)。为了理解为什么健康促进与公共卫生有如此复杂和模糊的关系,有必要更深入地挖掘现代公共卫生的基础,并剖析它的驱动哲学和世界观。

6.4.12.3 公共卫生和流行病学中的政治和哲学

我们必须明确,理解现代公共卫生流行病学家关注个体危险因素和随机对照试验(RCT)的根源与经典公共卫生领域中Edwin Chadwicks、John Simons和John Snows的重要观点既不矛盾,也不背离。更确切地说,功利主义的充分发展,不妥协的经济主义,以及对除实证科学知识以外的任何事物的顽固偏见,可以被看作是公共卫生和流行病学三个多世纪发展的晚期成果。

在公共卫生史上,健康促进面临着一个两难和明显的悖论。就挽救的生命和健康的寿命而言,防止致命和致命传染病传播的早期公共卫生干预措施不可低估。然而,在主要传染病的环境因素得到有效控制的情况下,重点必将转向提供预防和免疫措施。正如Kerr White(1991)指出的那样,公共卫生和流行病学的历史可以被解读为连续的和反复的"不可接受的重新定义"。公共卫生一直以经济主义和功利主义的方式关注人群健康问题;当事情开始“代价太高”时,不可接受的东西奇迹般地变得“可见”。为了理解这一历史,人们不得不忽略公共卫生和经济学之间的肤浅的学科鸿沟,这一鸿沟直到最近才被暂时弥合(Evans et al., 1994)。当经济学逐渐变得理论化和数学化时,公共卫生则延续了最初的古典自由主义传统,即改革主义和实用功利主义,这在边沁主义传统中最为明显,即试图使政府和公共服务合理化。具有讽刺意味的是,Haygarth、Heysham、Thackrah、Baker和Millar等英国“公共卫生医生”的人道主义理想主义(健康促进价值基础的核心理想主义)从未成为集中公共卫生行动背后的驱动力(Fraser,1973)。

正如我们将在关于健康促进和社会正义的小节中讨论的那样,公共卫生与经济学共享一种默认的、通常只是隐性的功利主义伦理。这段共同的历史很少得到承认,但这是一段健康促进必须明确面对的历史。幸运的是,最近公共卫生的发展对功利主义方法提出了质疑,发现它不充分,特别是在卫生不平等问题上(Anand et al.,2004)。下文详述的论点是,健康促进必须有力地参与帮助公共卫生朝着Amartya Sen和其他人所倡导的方向发展(Anand et al.,2004)。

6.4.12.4 社会运动

在这一节中,我们简要回顾了健康促进的核心构成范围之一——20世纪70年代和80年代初的许多公共卫生从业者越来越认识到在公共卫生规划中缺乏“公众”的参与。

在1968年后的时期,所谓的“新社会运动”的一个强烈特征是对官僚机构和日益管理化的社会的尖锐批评,以及对传统的左派对资本主义的批评。一些公共卫生机构,特别是城市公共卫生单位,决定通过整合一种深受反官僚主义批评影响的参与式规划模式来改变当地的公共卫生实践(Labonté,1994)。然而,正如Dupéré等(2007)所指出的,尽管健康促进雄心勃勃,但仍不能准确地将其描述为“社会运动”,而是“成功推进了关于健康和健康生产的讨论的专业运动”。然而,尽管有这一公认的地位,健康促进者已经认识到,他们的有效性很大程度上取决于高水平的社会参与。最近在全球化背景下对健康的强调(Labonté et al.,2011)使得健康促进与更大的社会运动,特别是全球发展议程相结合的必要性更加明显。

尽管如此,我们发现健康促进(的定位)再次在其成为“社区”一员的基本愿望和其作为中介专业部分的实际地位(通常代表正式的公共机构行事)之间悬而未决。在未来,健康促进将不得不牺牲其所珍视的职业中立来选择阵营,尤其是在倡导健康的责任方面。虽然这种新形式的活动家参与必须与从专业地位获得的合法性保持平衡,但鉴于当代社会在全球化世界中的不平等对健康构成越来越大的威胁,这种平衡必须彻底改变。许多卫生专业人员参与的社会运动的一个例子是人民健康运动,它作为一个全球性网络与世界各地的国家团体一起运作。它还“观察”世界卫生组织和世界银行等国际组织,并对它们的政策和建议发表评论(Baum et al.,2020)。

6.4.13 健康促进、健康不平等和社会公正

在本章中,我们一直提到健康促进对健康公平原则的承诺。这是健康促进人员的基本和核心价值,往往是决定为什么、在哪里以及如何制定健康促进实践和政策的试金石。然而,尽管这几乎是不变的重复,在健康促进中,关于其关注健康公平的理论和概念基础仍然存在混淆。虽然大多数(如果不是所有的话)健康促进者将健康公平视为健康促进的一个基本目标,但很少有具体的规范维度作为这一承诺的基础。基本的理解是,健康不平等是不可取的,应该予以消除,因为它们是健康结果方面的一系列系统性不平等,其基础是获得健康资源的不公正和不平等。《健康促进术语表》描述了健康公平的含义:“通过公平和公正地获得健康资源,所有人都有平等的机会发展和保持健康。”

然而,这个定义回避了许多关键问题,例如,什么是“公平”和“公正”的获取?什么是“健康资源”?虽然

健康促进者经常对健康不平等进行深刻的反思，但大部分呼吁都是为了支持消除不平等的直观基础。我们认为这种立场已经不太可取了。健康促进必须充分参与政治哲学的近期工作，特别是自John Rawls的《正义论》(1971)出版以来围绕社会正义概念的争论。自罗尔斯的开创性工作以来，关于什么是整个社会正义的正确途径的辩论一直在进行(Kymlicka，1990；Aveneri，de-Shalit，1992)。最近，这一辩论已经扩大到考虑我们如何在全球背景下思考正义(Nussbaum，2006)。健康促进者应该密切关注这些争论中的利害关系，原因有两个。

首先，如果没有意识到这些重要的论点，健康促进很容易接受一种默认的功利主义，这种功利主义是从公共卫生继承来的，而公共卫生又与正统经济学相同。本文认为，这种未被承认的功利主义与构成健康促进价值观核心的两种深刻的道德直觉直接矛盾：以牺牲最不富裕人群的利益来提高整体健康水平是错误的；而且，人类尊严和个人自主是压倒一切的价值观。

第二，这些辩论的重要发展与对健康的社会决定因素采取行动的关注直接相关。关于我们为什么以及如何解决社会内部和社会之间的健康不平等问题，最近的争论已经得到提炼(Nussbaum，2000；Anand，2004)。作为健康促进者，肩负着倡导、促进和调解健康公平的责任，我们应该用最好的论据来支持我们的立场。

我们认为，政治哲学中对健康促进有影响的、较有前景的发展理论之一是对社会公正和公平不断发展的"能力"方法(Nussbaum，Sen，1993；(Nussbaum，2000，2006)。这种方法最接近健康促进方法，即将健康视为"日常生活的资源"；根据这一文件，"健康的社会基础"将被视为一种基本的商品或能力，理应以最低标准提供给所有公民(进而提供给所有人)(Nussbaum，2006)。我们不能假定健康公平的论点是不容置疑且直观明显，原因有两个。首先，如果没有公平和公平分配何种资源背后的一些实质内容，对健康公平的要求可以被视为空洞或天真的乌托邦。第二，对什么是正义的不同概念将导致促进健康行动的不同结果。例如，除非我们非常清楚，否则"机会均等"可以被理解为一种绝对的极简主义，并且可以允许强大的机构继续支持日常生活资源中的巨大不平等。正如我们接下来将会看到的，我们对社会公正的看法对我们所能想象的解决世界范围内严重的健康不平等的行动类型有着深远的影响。具体而言，健康促进的目标显然与社会公正的全球发展议程的目标密切相关。接下来，我们将重点关注在许多关于健康公平的讨论中往往被忽视的一个重要因素：哪些政治、经济和社会机制使卫生的社会决定因素再现为卫生资源的不平等？随后而来的是审议一项旨在解决这一领域政策问题的新兴全球倡议：将健康融入所有政策。

6.4.14　健康促进的政治经济学

在"健康政治经济学"(分析不同的政治经济社会结构如何影响健康结果)方面已经做了很多有益的工作，但是仍然需要做大量的工作(Navarro，2001，2002；Langille，2003；Raphael，2003)。此外，还有一些关于"卫生保健的政治经济学"的出色分析(分析不同的政治和经济安排对医疗服务的质量和差别待遇的影响)。在这一小节中，我们概述了一个不同的问题：是什么使我们当前的政治和经济结构不利于实施《渥太华宪章》中设想的健康促进战略和行动？

为了回答这个问题，我们需要考虑健康促进的三个基本方面：社区和个体的增权，建立健康公共政策以及营造支持性环境。

如前所述，增权是健康促进的一个重要方面。就其本质而言，增权旨在通过让目前没有权力的人获得过上充实幸福生活所需的资源，重新平衡现有的权力分配。为了成功做到这一点，健康促进者必须做两件事：他们必须对现有的权力结构和关系有清醒的认识；此外，作为专业人士，他们必须认识到自己如何融入这些权力关系，以及他们如何帮助(往往是无意识地)重建这些关系。认真解决这一问题的一个方法是更多地关注关于社会正义和健康促进一节中提到的阶级和地位的概念。

健康促进要取得成功，必须依靠世界各国政府的一致行动，既包括在各自的领土范围内，也包括合作解决需要全球行动的需求，如气候变化。然而，虽然这些愿望经常得到表达(WHO，2005)，但我们很少得到在全球背景下对当代国家体系的结构和动态的分析。一些理论家认为,针对某些问题或某些群体,使用特定的策略,或多或少有可能成功地改变霸权项目的性质,并扭转国家政策的方向(Jessop,2002)。健康促进在国家层面的运作方式必须更具战略性;它必须以明确的方式认识到现有的限制和机会,并在其关键领域之一:建立卫生公共政策方面整合理论观点和实际行动。

最后,在全球资本主义的动态中,创造一个支持性的环境比所有其他领域的总和都要重要。《渥太华宪章》概述的健康的基本先决条件是:和平、住所、教育、食物、收入、稳定的生态系统、可持续的资源、社会正义和公平。这些要素如果供应充足,就构成有利于健康的环境的许多特性。然而,这些因素中的每一个在很大程度上都是由我们全球社会经济体系的特定结构和动态决定的。

无论是发达国家还是发展中国家,都有必要认识到当代社会动态背后的基本政治和经济驱动力。如果健康公平依赖于社会、政治和经济制度的基本公平,那么忽视这些基本现实就不再是促进健康的严肃方法的选择。这些重要的见解不应再以特别的方式获得,而应被视为合格的健康促进者的核心知识的一部分。

6.4.14.1 社会理论与健康促进

最近,特别是在世界卫生组织健康问题社会决定因素委员会发表报告(2008)之后,学术界和政府开展了大量活动,旨在传播关于健康问题社会决定因素的知识。重点也发生了明显的(也是必要的)转变,即社会需要采取何种行动来解决支持健康的资源分配不均的后果。从理论上对抗产生和复制导致健康不平等的社会不平等的主要因果机制的尝试没有获得明显效果。虽然最近有一些健康促进研究人员试图重新参与社会理论的基本辩论(McQueen et al.,2007),但大多数公众健康社区作为一个整体,以及健康促进的代理,仍然主要是由流行病学狭隘的方法论视角所主导,尽管我们可以在最近的《国际健康促进》杂志上看到,健康促进理论的使用越来越多(Harris et al.,2017)。这种不愿面对社会理论过去幽灵的态度,在健康促进和公共健康讨论中处理阶级和地位类别的方式中最为明显。在提到它们时,它们往往被概念化为衡量个人或群体的社会经济属性或特性(如收入、教育水平、财富、工作状况)的流行病学变量,而不是作为大多数人复制结构性劣势并为少数人积累权力和特权的社会过程)。社会理论的关键要素应该在健康促进领域的辩论的前沿,在最近的两个文献中得到了更广泛的考虑(McQueen et al.,2007;Caroll,2012)。

健康融入所有政策中的运动

作为芬兰2006年担任欧洲轮值主席国期间的主题,健康融入所有政策(HiAP)是一项战略,旨在通过跨部门的整体方法,将卫生和其他政策部门联系起来,以改善健康和福祉,减少健康不平等(Leppo et al.,2013)。其目的是重振《渥太华宪章》对健康公共政策的最初重视,并对1988年在澳大利亚阿德莱德举行的世界卫生组织会议(1988)所做的工作采取后续行动。自那次会议以来,人们对如何实施健康的公共政策的细节以及一致的部门间卫生行动带来的特殊挑战进行了大量反思。最近,世界卫生组织在阿德莱德召开会议,发表了一份关于HiAP的国际声明,名为《关于所有政策中的健康问题的阿德莱德声明:迈向健康和福祉的共同治理》(WHO,2010)。它强调“治理”绝非偶然。随后在2012年发布了两个重要出版物,同样关注治理问题(Kickbusch,Gleicher,2012;Mcqueen et al.,2012)。实施HiAP的主要挑战是难以管理维持纵向(政府、非政府和私营部门)和横向(跨部委、跨部门)部门间合作所需的治理和问责结构。在公共卫生和健康促进领域,我们现在才开始了解评估政策实施效果所需的不同类型的知识基础。我们仍然在很大程度上停留在一种过时的尝试中,试图将政治科学、经济社会学和国家社会学中真正重要的东西挤进标准流行病学研究设计的狭窄的方法论范围。越来越多(Lawless et al.,2012;Caroll et al.,2013;Baum et al.,2017)的HiAP研究应用HiAP的政治理论案例研究,以便更好地理解成功和失败背后的关键机制。显然,HiAP需要推进《渥太华宪章》中阐述的部门间行动议程;然而,未来需要提高对实施和可持续性的认识。

6.4.14.2 健康促进研究中的复杂性、背景和因果关系

在过去的15年里，一系列的出版物描绘了评估健康促进干预措施有效性的具体方法挑战(IUHPE，1999；Rootman et al.，2001；Zaza et al.，2005；Mcqueen，Jones，2007)。由于复杂性和背景问题，有人对将循证医学(EBM)和随机对照试验的方法学作为金标准持怀疑态度(McQueen，2007)。一种新兴的替代方法是使用不同的方法来综合证据，如现实主义(Pawson et al.，2005)或元叙事(Greenhalgh et al.，2005)审查方法。后面这些方法的更详细的处理超出了本章的范围；然而，超越传统循证医学类型方法的另一个潜在发展是使用所谓的"系统思维"或"复杂性科学"来理解健康促进干预发生的环境和干预本身的丰富复杂性和上下文的微妙性。

理解对循证医学的批判和一些提出的替代策略的关键是因果关系概念化的不同性质。现实主义替代方案对实证医学因果关系方法的潜在经验主义、实证主义进行了直接的哲学批判(Bhaskar，2008)，并已应用于健康促进(Baum et al.，2019)。相反，系统思维和复杂性科学方法更关注循证医学无法考虑到的因果关系的互动、突发和非线性动态，这些因素对于理解健康促进干预措施是至关重要的，因为这些干预措施是在复杂适应系统的环境中进行。

一些健康促进研究人员已经开始认真对待健康促进干预的复杂性或系统方法的潜力(Rickles et al.，2007；Shiell et al.，2008；Hawe et al.，2009；Trickett et al.，2011)。这些应用复杂性科学的新兴尝试尚未取得成果(尽管公共卫生领域的系统思维有更长的历史)，但它们有很大的潜力，可以打破目前在健康促进有效性研究方面的僵局。

6.4.15 结论

我们试图为读者提供一个思考健康促进问题背后的一系列核心概念问题的机会。我们想传达的关于健康促进的5个关键信息如下：

◇ 健康促进是一个复杂的，通常是模糊的概念，也包括了一系列实践。健康促进在《渥太华宪章》中找到了它的核心价值和原则，该宪章值得仔细研究以理解健康促进的本质。

◇ 健康促进与健康教育有着密切的联系，许多最重要和最多产的思想家都有健康教育背景。健康教育实践的革命与健康促进的诞生直接相关，但除此之外，健康促进植根于公共卫生的深厚历史，并受到当代社会运动的推动。

◇ 健康促进从根本上讲是关于伦理、价值观和社会公正的。其次，它是关于行为改变的技术策略。健康促进的基本原则是公平、参与和增权。

◇ 健康促进是一项专业主导的运动。这要求健康促进专业人员在实践中具有批判性和反思性；他们必须承认支持专业主导的权力失衡，努力恢复个人和社区的权力。

◇ 健康促进必须负起责任，使人们能够认真控制自己健康的决定因素。要做到这一点，它必须更直接地关注当代政治哲学的争论，它必须意识到全球政治经济的动态及其对健康促进潜力的影响。

其中一些问题是众所周知的，如专业主导问题；而其他方面，如健康促进的政治经济学，或政治哲学的参与，没有得到解决或需要更深入的思考。

我们认为，健康促进的核心是公共卫生价值观的根本转变。这并不是说公共卫生从来不关心平等或减轻穷人的痛苦；有争议的是，所谓的"黄金时代"正是由这些道德问题驱动的。然而，当涉及到改变什么样的结果以及如何改变时，这些直觉的承诺并没有得到充分的贯彻。长期以来，太多的公共卫生是由仁慈的"家长式"作风推动的，特别是在处理慢性病和弱势群体时，最终会适得其反。事实上，这种家长式作风不仅在

许多领域无效,而且是不道德的。它承担了专家和专业人员的权威,不仅确定技术解决方案,而且确定需求。如果我们认真对待公平和增权的概念,它们将对我们如何进行公共卫生干预产生深远的影响。我们认识到,如果在解决需求时没有首先建立一个让个人和社区能够自己决定这些需求的参与性框架,我们就会致命地损害健康的最重要能力之一:人的尊严和自尊。在历史上遭受社会不公正的社区尤其如此。正如Richard Sennett所说,经历这种去权力化过程的人会体验到"那种特殊的缺乏尊重感,这种缺乏尊重感包括不被视为完整的人"(Sennett,2003)。

我们希望证明,实现这种权力关系的变化有许多障碍;然而也有非常重要的机会,如千年发展目标和健康的社会决定因素委员会,在这些方面,越来越多的人呼吁采取行动,通过增权的过程来解决健康不平等问题。值得注意的是,即使是经常因加剧不平等而受到严厉批评的世界银行(Stiglitz,2003),也在减少人类发展不平等的重要性方面取得了重大进展,并采纳了一种增权方法(World Bank,2006)。这些成果能否转化为重大的政策变化和有效的实施,还有待观察;然而,正是在这个层面上,健康促进者和所有公共卫生从业者和研究人员必须有一个强有力的倡导立场。

我们希望,在我们的理解中,健康促进显然不仅仅是一套旨在为21世纪改造传统健康教育的技术性公共卫生干预措施。我们不能放弃健康教育和其他贡献领域所建立的核心能力,但我们也不能局限于我们的视野。健康促进必须面对这样一个事实,尽管它可能只是发展一个更加公正和公平的世界的全球斗争中的一个初级伙伴,在涉及健康这一关键能力和资源时,它必须发挥带头作用,提出公平的论点,说明需要采取什么行动来实现卫生方面的公平,并最终掌握权力。如果他们没有履行正义的要求,他们就要承担责任。在促进健康方面,必须采取合乎道德和公正的行动。在这种情况下,与大多数情况不同,别无选择。

(翻译:郑频频;审校:潘杰)

参考文献

Anand, S., Peter, F., and Sen, A. (eds.) (2004). Public Health, Ethics, and Equity. Oxford: Oxford University Press.

Aveneri, S. and de-Shalit, A. (eds.) (1992). Communitarianism and Individualism. Oxford: Oxford University Press.

Baum, F. (2016). The New Public Health. Melbourne: Oxford University Press

Baum, F. (2007). Cracking the nut of health equity: top down and bottom up pressure for action on the social determinants of health. Promotion & Education, 14, 90-5.

Baum, F., Delany, T., MacDougall, C., Lawless, A., van Eyk, H., and Williams, C. (2017). Ideas, actors and institutions: lessons from South Australian health in all policies on what encourages other sectors' involvement. BMC Public Health, 17(811), 1-16.

Baum, F., et al. (2019). To what extent can the activities of the South Australian Health in All Policies initiative be linked to population health outcomes using a program theory-based evaluation? BMC Public Health, 19(88), 1-16.

Baum, F., Sanders, D., and Narayam, R. (2020). The global people's health movement. What is the people's health movement? Saude Debate, 44(1), 11-23.

Bhaskar, R. (2008). A Realist Theory of Science. New York: Routledge.

Carroll, S. (2012). Social theory and health promotion. In: Rootman, I., Dupéré, S., Pederson, A., and O'Neill, M. (eds.) Health Promotion in Canada (3rd ed.), pp. 33-52. Toronto: Canadian Scholar's Press.

Carroll, S., Hills, M., Miller, G., Geneau, R., Mitic, W., and Foster, L. (2013). Intersectoral Action for Health: The Case of BC. Presentation at the 21st IUHPE World Conference on Health Promotion, Pattaya, Thailand, 28 August.

Commission on the Social Determinants of Health (2008). Closing the Gap in a Generation: Health Equity Through Action on the Social Determinants of Health. Geneva: WHO. [Online] Available at: http://www.who.int/social_ determinants/final_ report/en

Craig, G. (2005). Community Capacity-Building: Definitions, Scope, Measurements and Critiques. OECD Paper, Prague, Czech Republic, 8 December 2005.

Dupéré, S., et al. (2007). Conclusion: the rhizome and the tree. In: O'Neill, M., Pederson, A., Dupéré, S., and Rootman, I.

(eds.) Health Promotion in Canada, pp. 371-88. Toronto: Canadian Scholar's Press.

Evans, R., Barer, M., and Marmor, T. (eds.) (1994). Why are Some People Healthy and Others not? New York: Aldine de Gruyter.

Evans, R. and Stoddart, G. (1990). Producing health, consuming health care. Social Science & Medicine, 31, 1347-63.

Fraser, D. (1973). The Evolution of the British Welfare State. London: Macmillan Press Ltd.

Freire, P. (1972). Pedagogy of the Oppressed. Harmondsworth: Penguin.

Godin, G. (2007). Has the individual vanished from Canadian health promotion? In: O'Neill, M., Pederson, A., Dupéré, S., and Rootman, I. (eds.) Health Promotion in Canada, pp. 367-70. Toronto: Canadian Scholar's Press.

Green, L. and Kreuter, M. (2005). Health Promotion Planning: An Educational and Ecological Approach. Toronto: McGraw-Hill Higher Education.

Green, L. and Raeburn, J. (1988). Health promotion. What is it? What will it become? Health Promotion International, 3, 151-9.

Greenhalgh, T., Robert, G., Macfarlane, F., Bate, P., Kyriakidou, O., and Peacock, P. (2005). Storylines of research in diffusion of innov-ation: a meta-narrative approach to systematic review. Social Science & Medicine, 61, 417-30.

Hamilton, N. and Bhatti, T. (1996). Population Health Promotion: An Integrated Model of Population Health and Health Promotion. Ottawa: Health Promotion Development Division, Public Health Agency of Canada. [Online] Available at: https://www.canada.ca/en/public-health/services/health-promotion/population-health/population-health-promotion-integrated-model-population-health-health-promotion.html

Harris, P., et al. (2017). Creating 'healthy built environment' legislation in Australia; a policy analysis. Health Promotion International, 33(6), 1090-100.

Hartrick, G., Lindsey, A., and Hills, M. (1994). Family nursing assessment: meeting the challenge of health promotion. Journal of Advanced Nursing, 20, 85-91.

Hawe, P., Shiell, A., and Riley, T. (2009). Theorising interventions as events in systems. American Journal of Community Psychology, 43(3-4), 267-76.

Held, D., et al. (1999). Global Transformations. Cambridge: Polity Press.

Hills, M. (1998). Student experiences of nursing health promotion practice in hospital settings. Nursing Inquiry, 5, 164-73.

Hills, M. and Carroll, S. (2009). Health promotion, health education, and the public's health. In: Detels, R., McEwen, J., Beaglehole, R., and Tanaka, H. (eds.) The Oxford Textbook of Public Health (4th ed.). Oxford: Oxford University Press, pp. 752-66.

IUHPE (1999). The Evidence of Health Promotion Effectiveness: Shaping Public Health in a New Europe. Brussels: European Commission.

IUHPE (2019). WAIORA: Promoting Planetary Health and Sustainable Development for All. [Online] Available at: http://www.iuhpe2019. com/PicsHotel/iuhpe/Brochure/Rotorua%20Statement%20For%20 Closing%20Plenary%20Revised%20(1).pdf

Jessop, R. (2002). The Future of the Capitalist State. Cambridge: Polity Press.

Kemm, J. (2006). Health impact assessment and Health in All Policies. In: Stål, T., Wismar, M., Ollila, E., Lahtinen, E., and Leppo, K. (eds.) Health in all Policies: Prospects and Potentials. Helsinki: Ministry of Social Affairs and Health, pp. 189-208.

Kickbusch, I. (1986). Health promotion: a global perspective. Canadian Journal of Public Health, 77, 321-6.

Kickbusch, I. (1989). Back to the future: moving public health into the 90's. In: Proceedings from National Symposium on Health Promotion, pp. 1-5. Victoria: BC Ministry of Health.

Kickbusch, I. (1994). Introduction: tell me a story. In: Pederson, A., O'Neill, M., and Rootman, I. (eds.) Health Promotion in Canada: Provincial, National & International Perspectives, pp. 8-17. Toronto: W.B. Saunders Canada.

Kickbusch, I. (2007). Health promotion: not a tree but a rhizome. In: O'Neill, M., Pederson, A., Dupéré, S., and Rootman, I. (eds.) Health Promotion in Canada, pp. 363-6. Toronto: Canadian Scholar's Press.

Kickbusch, I. and Gleicher, D. (2012). Governance for Health in the 21st Century. Copenhagen: WHO.

Kok, G., Van Den Borne, B., and Dolan Mullen, P. (1997). Effectiveness of health education and health promotion: meta-analyses of effect studies and determinants of effectiveness. Patient Education and Counseling, 30, 19-27.

Kymlicka, W. (1990). Contemporary Political Philosophy: An Introduction. Oxford: Oxford University Press.

Labonté, R. (1993). Community development and partnerships. Canadian Journal of Public Health, 84, 237-40.

Labonté, R. (1994). Death of program, birth of metaphor: the development of health promotion in Canada. In: Pederson, A., O'

Neill, M., and Rootman, I. (eds.) Health Promotion in Canada: Provincial, National & International Perspectives, pp. 72-90. Toronto: W.B. Saunders Canada.

Labonté, R. (1997). The population health/health promotion debate in Canada: the politics of explanation, economics and action. Critical Public Health, 7(1 and 2), 7-27.

Labonté, R., Mohindra, K., and Schrecker, T. (2011). The growing impact of globalization for health and public health practice. Annual Review of Public Health, 32, 263-83.

Lalonde, M. (1974). A New Perspective on the Health of Canadians. Ottawa: Health and Welfare Canada.

Langille, D. (2003). The political determinants of health. In: Raphael, D. (ed.) Social Determinants of Health: Canadian Perspectives, pp. 283-96. Toronto: Canadian Scholar's Press.

Lawless, A., Williams, C., Hurley, C., Wildgoose, D., Sawford, A., and Kickbusch, I. (2012). Health in all policies: evaluating the South Australian approach to intersectoral action for health. Canadian Journal of Public Health, 103(Suppl.1), S15-19.

Leppo, K., et al., (eds.) (2013). Health in All Policies: Seizing Opportunities, Implementing Policies. Finland: Helsinki, Ministry of Social Affairs and Health.

MacDonald, J. (1992). Primary Health Care: Medicine in its Place. London: Earthscan Publications Ltd.

McKeown, T. (1976). The Role of Medicine: Dream, Mirage or Nemesis. London: Nuffield Provincial Hospitals Trust.

McQueen, D. (2001). Strengthening the evidence base for health promotion. Health Promotion International, 16, 261-8.

McQueen, D. (2007). Evidence and theory. In: McQueen, D. and Jones, C. (eds.) (2007). Global Perspectives on Health Promotion Effectiveness. New York: Springer Publications, pp. 281-303.

McQueen, D. and Jones, C. (eds.) (2007). Global Perspectives on Health Promotion Effectiveness. New York: Springer Publications.

McQueen, D., et al. (2007). Health and Modernity: The Role of Theory in Health Promotion. New York: Springer Publications.

McQueen, D., Wismar, M., Lin, V., Jones, C., and Davies, M. (2012). Intersectoral Governance for Health in All Policies: Structures, Actions and Experiences. Copenhagen: WHO, European Observatory on Health Systems and Policies.

Minkler, M. (1990). Improving health through community organization. In: Glanz, K., Lewis, F., and Rimer, B. (eds.) Health Behavior and Health Education. San Francisco, CA: Jossey-Bass, pp. 257-85.

Navarro, V. (ed.) (2002). The Political Economy of Social Inequalities: Consequences for Health and Quality of Life. Amityville, NY: Baywood Press.

Navarro, V. and Shi, L. (2001). The political context of social inequalities and health. Social Science & Medicine, 52, 481-91.

Nussbaum, M. (2000). Women and Human Development. Cambridge: Cambridge University Press.

Nussbaum, M. (2006). Frontiers of Justice: Disability, Nationality, Species Membership. Cambridge, MA: Harvard University Press.

Nussbaum, M. and Sen, A. (eds.) (1993). The Quality of Life. Oxford: Clarendon Press.

Pawson, R., Greenhalgh, T., Harvey, G., and Walshe, K. (2005). Realist review — a new method of systematic review for complex policy interventions. Journal of Health Services and Policy Research, 10(Suppl 1), 21-34.

Poland, B., et al. (1998). Wealth, equity, and health care: a critique of a population health perspective on the determinants of health. Social Science & Medicine, 46, 785-98.

Povall, S.L., et al. (2014). Health equity impact assessment. Health Promotion International, 29(4), 621-33.

Raeburn, J. and Rootman, I. (1998). People-Centred Health Promotion. Chichester: John Wiley.

Raeburn, J. and Rootman, I. (2007). A new appraisal of the concept of health. In: O'Neill, M., Pederson, A., Dupéré, S., and Rootman, I. (eds.) Health Promotion in Canada. Toronto: Canadian Scholar's Press, pp. 19-32.

Raphael, D. (ed.) (2003). Social Determinants of Health: Canadian Perspectives. Toronto: Canadian Scholar's Press.

Raphael, D. and Bryant, T. (2002). Putting the population into population health. Canadian Journal of Public Health, 91, 9-12.

Rawls, J. (1971). A Theory of Justice. Cambridge, MA: Harvard University Press.

Rickles, D., Hawe, P., and Shiell, A. (2007). A simple guide to chaos and complexity. Journal of Epidemiology and Community Health, 61(11), 933-7.

Rootman, I., Goodstadt, M., Hyndman, B., McQueen, D., Potvin, L., and Springett, J. (2001). Evaluation in Health Promotion: Principles and Perspectives. Copenhagen: WHO.

Rootman, I. and Raeburn, J. (1994). The concept of health. In: Pederson, A., O'Neill, M., and Rootman, I. (eds.) Health Promotion in Canada: Provincial, National & International Perspectives. Toronto: W.B. Saunders Canada, pp. 72-90.

Scambler, G. (2012). Review article: health inequalities. Sociology of Health & Illness, 34(1), 130-46.

Sennett, R. (2003). Respect: The Formation of Character in an Age of Inequality. London: Penguin.

Shiell, A., Hawe, P., and Gold, L. (2008). Complex interventions or complex systems? Implications for health economic evaluation. British Medical Journal, 336(7656), 1281-3.

Stål, T., Wismar, M., and Ollila, E. (eds.) (2006). Health in All Policies: Prospects and Potentials. Helsinki: Ministry of Social Affairs and Health.

Stiglitz, J. (2003). Globalization and its Discontents. New York: W.W. Norton & Company.

Terris, M. (1992). Concepts of health promotion: dualities in public health theory. Journal of Public Health Policy, 13, 267-76.

Tones, K. (1993). Changing theory and practice: trends in methods, strategies and settings in health education. Health Education, 52, 125-39.

Tones, K. (2002). Health promotion, health education, and the public health. In: Detels, R., McEwen, J., Beaglehole, R., and Tanaka, H.

(eds.) The Oxford Textbook of Public Health (4th ed.). Oxford: Oxford University Press, pp. 865-76.

Tones, K. and Green, L. (2004). Health Promotion: Planning and Strategies. London: Sage.

Tones, K. and Tilford, S. (1994). Health Promotion: Effectiveness, Efficiency and Equity. London: Chapman and Hall.

Trickett, E., et al. (2011). Advancing the science of community level interventions. American Journal of Public Health, 101(8), 1411-19.

Turner, B. (ed.) (2000). The Blackwell Companion to Social Theory. Malden, MA: Blackwell Publishers.

Wallerstein, N. and Bernstein, E. (1988). Empowerment education: Freire's ideas adapted to health education. Health Education Quarterly, 15, 379-84.

Wallerstein, N. and Hammes, M. (1991). Problem posing: a teaching strategy for improving the decision-making process. Health Education, 22, 250-3.

White, K.L. (1991). Healing the Schism: Epidemiology, Medicine, and the Public's Health. New York: Springer-Verlag.

Wise, M. and Nutbeam, D. (2007). Enabling health systems transformation: what progress has been made in re-orienting health services? Promotion & Education, Suppl. 2, 23-27.

World Bank (2006). World Bank Development Report 2006: Equity and Development. Washington, DC: World Bank.

World Health Organization (WHO) (1946). Constitution. Geneva: WHO.

World Health Organization (WHO) (1978). Declaration of Alma-Ata. International Conference on Primary Health Care, Alma-Ata, USSR, 6-12 September 1978. Geneva: WHO.

World Health Organization (WHO) (1984). Health Promotion: A Discussion Document on the Concept and Principles. Copenhagen: WHO, European Regional Office for Europe.

World Health Organization (WHO) (1986). Ottawa Charter for Health Promotion. Ottawa: WHO.

World Health Organization (WHO) (1988). The Adelaide Recommendations on Healthy Public Policy. Geneva: WHO.

World Health Organization (WHO) (1998). Health Promotion Glossary. Geneva: WHO.

World Health Organization (WHO) (2005). The Bangkok Charter for Health Promotion in a Globalized World. Geneva: WHO.

World Health Organization (WHO) (2010). The Adelaide Statement on Health in All Policies, Geneva: WHO.

World Health Organization (WHO) (2018). The Astana Declaration on Primary Health Care. Geneva: WHO

Zaza, S., Briss, P., and Harris, K. (2005). Guide to Community Preventive Services: What Works to Promote Health? New York: Oxford University Press.

6.5 公共卫生复杂多组分干预措施的开发和评估

6.5.1 引言

我们在构建公共卫生领域具有循证支持的政策和实践决策方面已经取得了显著进展(Academy of Medical Sciences,2017;United Kingdom Clinical Research Collaboration,2018),其中包括在英国专门设立的资助计划,旨在提高公共卫生研究的质量和数量,并支持提升研究能力(United Kingdom Clinical Research Collaboration,2018;National Institute for Health Research School for Public Health Research n.d.;White,2018)。然而,在全球卫生系统正在努力应对疾病负担和医疗需求的背景下,创新且经济有效的公共卫生干预措施仍是必需的(Corbett et al.,2018)。发展和评估这类干预措施仍面临一些挑战。

首先,对于具有最大能力改善人群健康的政策干预(例如,提高不健康食品或饮料的价格以应对肥胖问题),由于需要政治承诺,其制定和实施要比仅促进个体行为改变的干预更加困难(Swinburn et al.,2011)。此外,政策干预通常在引入时很少考虑评估的重要性,导致评估者错过了与利益相关者合作来评估可以有效解决哪些问题,如何收集基线数据,确定合适的对照条件,以及能否将干预和对照条件随机分配的机会。

第二个挑战是公共卫生干预措施的评估需要关注干预实施和接受的背景(Craig et al.,2018),以及这种背景如何影响预期和非预期的结局,非预期结局也包括干预措施对不同背景中运行的社会“系统”更广泛功能的影响(Rutter et al.,2017)。我们将在接下来的内容中更详细地说明这一点。第三个挑战是需要在干预的开发和评估中考虑研究人员、公众、公共卫生政策制定者以及从业人员之间的合作,以最大限度地提高干预的相关性、可接受性和快速推广的能力。在本章中,我们将探讨如何解决这些挑战,同时描述开发和评估复杂公共卫生干预的方法。我们首先探讨了在公共卫生背景下复杂性的含义。

6.5.2 “复杂干预”的定义和范围

简单干预通常被定义为涉及单一组分,其效果不太可能因背景环境而改变(Petticrew,2011)。相比之下,复杂干预涉及多个相互协同作用的组分,其效果不能简化为单一的“有效成分”(Medical Research Council,2000)。近期的文献表明,复杂性可能源自执行或接受干预的人员所需改变行为的数量和难度,干预所针对的人群或组织层次的数量,结果的数量和变异性,以及干预内容能够允许的灵活性或个性化程度(Craig et al.,2008;Skivington et al.,2021)。基于这些标准,所有公共卫生干预都应该被视为复杂干预。

6.5.3 复杂干预,或复杂环境、情境和系统

与上述文献相反,最近有学者提出,复杂性并非描述特定干预措施的特征,而是描述了干预措施如何与当地情境或“系统(system)”(例如家庭、学校、社区、国家)相互作用(Hawe et al.,2009;Skivington et al.,2021)。

有学者提出,当干预措施涉及多个相互关联的组分,涉及多个层次或需要多个行为改变时,它应该被视为繁杂的(complicated)而不是复杂的(complex)干预。根据这个论点,复杂性是干预试图改变的系统的属性,而不是干预本身的固有特征(Shiell et al.,2008)。复杂系统具有从多个相互作用的子单位(subunits)涌现的性质,“这些子单位(它们通常本身就是复合体)反复的相互作用导致了丰富的集体行为,并反馈到个体部分行为中”(Rickles et al.,2007)。无论是简单还是复杂的干预措施,都可以视为对这种复杂系统的干扰,这意味着干预的内部影响具有情境依赖性,并受到干预接受者或提供者因素的影响(Lewin et al.,2017)。例如,美国的北地项目将学校作为健康促进干预的场所,以阻止年轻人饮酒。它涉及对学校课程的更改,改变学校环境,以及与父母和更广泛的社区合作,限制酒精获取和需求(Perry et al.,2002)。该干预显然是一个复杂干预,且其在学校内部的影响也是复杂的。该项目中的学校不仅仅是干预实施场所,而且是涉及一系列不同类型子单位(例如学生、教职员工、班级、教学楼)的复杂系统,该干预期望用多种方式“打断”这个既有的复杂系统以减少饮酒。学校也还是更广泛社区的一部分(另一个复杂系统),该干预也期望对其产生影响。

在开发公共卫生干预措施时,我们需要了解复杂系统的性质并将干预措施视为旨在打破既有体系的事物。这样做的好处是有助于确保从一开始就仔细考虑实现变革的可能机制,干预措施打破既有系统的潜在后果(有意和无意的),以及干预与其实施情境之间的相互作用(Moore et al.,2015)。

目前,学者们对系统科学及其如何影响公共卫生干预措施的发展和评估的日益关注,给了我们一些重要启示。首先,公共卫生干预措施的开发者不仅应该关注如何促进个体行为改变,而且应该关注如何改变整个社会系统(例如城市规划、住房和福利政策),以便促进健康而不是损害健康(Rutter et al.,2017)。其次,可以将关注点从一两个主要的健康结局拓展到评估干预措施对整个系统功能的广泛影响以及干预措施对系统中各个成员的影响。例如,学校健康相关课程可以继续评估其对学生健康知识和行为的直接影响,但同时也需要评估讲授这些课程如何影响教职工的工作量和心理健康,或者学生对课程的参与程度。再次,我们可以重新审视我们对干预措施的看法;与其将其看作可以“手册化”的,具有清晰起点和实施方法的离散实体,不如看作在日常工作中进行的,并且不断调整、相互交织的整体,因此厘清其中任何一个部分的影响都是困难的。最后,尽管在严格执行的研究中评估干预措施的信度和效度仍然有用,但需要注意的是当干预措施跨越时间和空间变化在其他系统内实施时,可能无法得到相同的信度和效度。总体而言,这意味着需要评估干预如何发展和完善或打破既定系统以促进健康(Rutter et al.,2017),以及如何在不同情境下干预可以适应不同场景进行变化(Egan et al.,2019)。

但由于系统的特性,这样的理论往往可能是不完美的。首先,系统具有适应性,很可能会根据新干预措施的实施甚至是提议作出响应以进行(自我)调整。例如,当英国政府宣布对含糖饮料征税时,一些生产商在法规生效之前就开始调整其饮料的糖含量。其次,正如前面提到的,系统会因其组分之间的动态相互作用而产生新属性。例如群体免疫里,通过疫苗接种实现人群中有足够数量的个体对某种感染具有免疫力。它是一种人群系统的属性,源于感染与宿主的相互作用,使人群中那些可能缺乏个体免疫的人受益。再次,系统通常包括反馈环路,其中一个变化会增强、平衡或减少另一个变化。例如,英国商店对塑料袋实行强制收费以减少塑料污染的举措直接导致了塑料袋使用的大幅下降,并改变了文化观念,使人们更倾向于重复使用,可能有助于其他形式的循环利用的普及。最后,系统具有非线性的剂量-反应关系。例如,为了推动重大非传染性疾病二级预防的系统变革,自2009年以来英国政府对国家健康服务(National Health Service,NHS)健康体检计划给予了大量财政投入,鼓励所有40~74岁的中老年人定期去全科医生诊所进行包括中

风、肾脏疾病、心脏病、2型糖尿病和痴呆的检查,并接受相应治疗以减少不良结局风险。然而,尽管有大量的财政投入(或干预剂量),但结果却令人失望,最近的评估结果表明“该计划的效果远远低于国家和国际设定的目标”(Chang et al.,2016)。

6.5.4 标准化的还是灵活的干预?

英国医学研究理事会首次发布复杂干预的开发和评估框架(Medical Research Council,2000)时,参照的就是药物研发和测试中的步骤要求,并提出“一旦随机对照试验开始,干预方案就不能改变,因为如果后来的参与者经历了与先前参与者不同的干预方案,随机对照试验的结果将不稳定。严格遵循治疗方案或质量标准对干预的效果至关重要”(Medical Research Council,2000)。这一论述强调了对标准化干预方案进行测试,实施过程严格遵循干预方案。但这引起了一些学者的担忧,因为他们认为如果鼓励公共卫生干预根据当地情况进行适当调整,可能会取得更大成效。基于这个立场,一些学者得出结论,随机对照试验并非评估公共卫生和健康促进干预的合适方法(McNulty et al.,2013)。然而,Hawe和同事(Hawe et al.,2004)指出,这种担忧是基于对标准化的误解。她认为,应该对干预的功能和实现变化过程中的步骤标准化,而不是要求将干预的所有部分以完全相同的方式作用到每个人或应用于不同环境。Hawe和同事并没有否定使用随机对照试验作为评估的方法,但他们认为,“针对社区的人群试验,与其按照药物实验的各个阶段来理解,并且认为实验效果在实际应用中不断减弱,不如把干预的社区环境理解为一个复杂的体系,同时思考健康问题或研究问题是如何在该复杂系统中反复作用而产生的。”(Hawe et al.,2004)。然而,对于人为标准化问题的一个比较务实的解决方案是简单地接受标准化的观念,并且定义我们的标准化包括干预措施可调试和可演变的特性。这一问题在后面关于信度的小节中会更详细地讨论。

6.5.5 简单或复杂的研究问题以及来自不同研究角度的问题

评估可以解决简单或复杂的问题(Petticrew,2011)。例如,地方政府官员可能希望评估一个包含多组分的肥胖预防计划,包括为鼓励母乳喂养和健康断奶而提供的孕妇健康教育;为托儿所、保姆和日托所中的儿童提供健康食物和体育活动机会;在小学开展关于营养和体育活动的课堂教育;以及当地体育俱乐部鼓励父亲与孩子一起进行体育活动和健康饮食。政府官员可能只想知道整个计划是否有效地减少了肥胖发生率,或者可能想知道:在哪些儿童亚群和在什么环境中它是有效或者无效的;是否有重要的次要结果,如成年肥胖的减少;是否某些组分间相互作用产生了更强的效应;或者是否有更广泛的益处或危害,例如由于需求下降而导致该地区快餐店数量的减少。

研究问题的确定也可能受到评估者研究视角的影响。关于复杂干预的开发和评估,最新MRC指南提出从效能到系统的连续体上可以考虑4种不同的视角,每个视角都提出了不同但不互斥的问题:“效能视角——干预在实验或理想环境中产生预期结果的程度如何?效果视角——干预在现实世界环境中产生预期结果的程度如何?基于理论的视角——在什么情况下有效以及如何有效?系统视角——系统和干预措施是如何相互适应?”(Skivington et al.,2021)

6.5.6 在不同层面和系统内进行干预以提高人群健康

1986年的《渥太华宪章》(WHO,1986)和后来的《曼谷宪章》(Anonymous,2006)都明确了多层次多方面干预的重要性，因此干预应该既致力于解决个体的“下游”健康决定因素，如知识和态度，也要致力于解决社区和社会的“上游”决定因素，如接触有益或有害健康的商品和服务，以及财富和权力的社会不平等。在设计复杂公共卫生干预时，McLeroy和同事（Kenneth et al.，1988）描述的公共卫生社会生态学方法，其起源可追溯到Bronfenbrenner（1974）的生态系统理论，可以为思考不同层次的干预提供一个有用的框架。这一社会生态学框架重点关注在社会和环境因素上，将其作为促进健康的目标。它明确了5个层次的、互补的变革、目标和方法（表6.5.1）。

表6.5.1 社会生态学框架

变革层次	目标	方法
个体内部层面	个体	通过改变个体的知识、态度、价值观、动机、技能和行为来改变个体
人际层面	小团体，如家庭、工作同事、朋友圈	在正式和非正式的社交网络和同伴群体中通过改变群体规范或群体文化来实现变革
制度层面	组织环境，如学校、大学和工作场所	通过组织政策和规定，以及创造更健康的组织文化和环境来实现变革
社区作为中介结构，组织间关系以及作为具有政治权力的地理实体	社区，社区组织	通过与社区组织合作，利用社会资本、组织之间的协调与联盟建设，以及在社区决策机构中增加弱势人群的代表，来实现集体行动以促成变革
公共政策层面	在地方、地区、国家和国际水平上的整个人群	通过制定和实施促进健康的地方、地区、国家和国际层面的政策和法规来实现结构性变革

资料来源：Mcleroy K R et al.，An ecological perspective on health promotion programs[J].Health Education Quarterly，1988，15：351-377.

历史证据表明，公共卫生方面取得的最大改进往往是通过非医学干预措施实现的，例如改善卫生条件、福利待遇和改善工作场所安全性（McKeown，1976）。更近期的证据还表明，多方面多层次的干预比单一层次的干预更有效（Greaves et al.，2011），而环境层面的干预比针对个体的临床或非临床的预防性干预更具成本效益（Chokshi，Farley，2012）。然而，自20世纪80年代末以来在健康促进中使用社会生态学模型的综述表明，尽管多层次的涉及更多“上游”目标（如社区或政治环境）的，干预措施的研究发表已经显著增加（Richard et al.，2011；United Kingdom Clinical Research Collaboration，2018），但发表的评估研究仍倾向于专注一两个层次的干预（Richard et al.，2011；Golden，Earp，2012）。

6.5.7 健康不平等

公共卫生有两个主要目标：改善人群健康和减少不同人群之间的健康不平等。联合国2030年可持续发展议程将健康福祉作为17个目标之一，它的实现与消除贫困和饥饿、地球健康、维护和平、确保繁荣，以及实现尊严和平等密切相关（United Nations General Assembly，2015）。解决健康不平等的一种方法是对处于高发病率或高死亡风险的弱势群体实施干预。这可能带来潜在问题，因为有些干预措施可能对某个群体带来污名，甚至是有害的。另外，即使有些干预在降低这些群体的健康风险方面有效，也可能不足以实现全人群层面的健康风险大幅降低，正如Geoffrey Rose（1981）指出的那样，疾病风险遵循钟形曲线（几乎所有非传染性疾病都是如此），大多数病例将来自低风险或中风险人群（因为他们数量更多）。然而，不解决疾病的“上游”决定因素只关注个体行为的普遍性干预方法，可能会因为“逆向预防法则”（Gordon et al.，1999）而加剧不平等，即社会经济优势群体往往会过度受益于普遍性干预。特别是那些需要接受者采取主动行为的干预措施，例如减肥干预需要干预接受者参与减肥计划或解读营养标签,很可能使得那些能够采取此类行动的个体受益,从而更有可能加剧健康不平等。相对而言,较少要求个体行为的干预措施,例如政府采取措施减少食品中的糖分和脂肪含量,或增加健康食品的可负担性(Adams et al.,2016;Rutter et al.,2017),更有望惠及弱势群体。在Marmot爵士的报告中,他提出渐进式普遍干预可作为一种避免这些困境的方式,它可以确保对健康不平等所采取的行动能够解决“根本原因”,同时确保更下游的干预规模和强度适用于弱势群体(Marmot,2010)。

这些问题必须在评估中进行实证研究。例如,针对英格兰儿童的免费游泳计划以及英格兰西北部实施的普遍免费休闲设施的评估就是探究逆向预防法则是否起作用。在这两种情况下,研究结果显示,该干预措施能够使体力活动增加,降低健康不平等(Audrey et al.,2012;Higgerson et al.,2018)。

因此,在开发公共卫生干预措施时,考虑其缩小或扩大健康不平等的可能性是很重要的,并需要确保在评估中评估了社会经济地位、性别或种族等因素是否会影响(在统计上相互作用)干预效果。上述两个体力活动干预的评估都使用了大规模行政数据集,为这类调节效应分析提供了统计学的支持。即使在缺乏足够统计效能的情况下,这类分析仍然是重要的,因为研究结果有助于积累证据进行系统综述,了解特定干预措施对健康不平等可能产生的影响(Tinner et al.,2018)。

英文中PROGRESS的每个字母(Evans,Brown,2003)都提示健康不平等可能与居住地点(place)、种族(race)、职业(occupation)、性别(gender)、宗教(religion)、受教育水平(education)、社会经济地位(socioeconomic status)和社会资本(social capital)有关,这有助于我们思考其中哪些因素与干预目标人群有关。健康不平等评估工具包(NIHR CLAHRC North West Coast,2017)是另一个有用的资源。

6.5.8 复杂干预措施的开发阶段

最近发布了一些与干预开发过程相关的指南,其中包括开发健康促进干预方法的分类(O'Cathain et al.,2019),干预过程的指南(French et al.,2012;Wight et al.,2016;Hawkins et al.,2017),考虑与人群健康干预相关情境因素的指导(Craig et al.,2018),以及一个为了促进复制、转移和证据综合为目的而以标准化方式报告复杂干预细节的框架(Hoffmann et al.,2014)。针对干预开发方法的分类法,研究者基于对相关文献的系统综述,识别并描述了8种方法和每种方法内均可采取的18种行动(O'Cathain et al.,2019),并对每种方法的优劣势进行了说明。这份汇编非常详细,涵盖了临床和基于患者的干预开发以及那些关注人群健康的干预。接下来,我们将概述复杂公共卫生干预开发过程中的关键阶段。

6.5.9 回顾现有的定量和定性证据

无论是设计新的复杂干预还是修改现有干预,其第一步都需要回顾现有的研究证据。如果已有相关的系统综述,可能只需要阅读或更新这些综述。但如果没有,可能需要进行新的综述(有关系统综述的更多信息,请参阅第5.13章)。干预效果定量证据的系统综述能够总结特定干预措施有效性的已知信息,对与干预实施相关的定性或定量研究的综述同样很有用,因为这些研究可能提供有关干预情境的信息及情境可能如何影响干预的可行性、可接受性和对干预结局的作用(Craig et al.,2018)。

6.5.10 从一开始就进行公众参与

在开发干预方案时纳入潜在受益者对确保干预的相关性和可接受性至关重要。在健康和社会照护领域，可以将代表特定患者和客户群体的现有团体作为研究伙伴，尽管它们代表所有潜在受益者的程度通常不确定。在公共卫生领域，尤其是对于普遍性干预，识别代表性群体可能更具挑战性。但已经有关于如何处理这一点以及如何良好实现的先例可以提供指导。INVOLVE是英国国家卫生研究所的一部分，其任务是鼓励、支持并为健康研究中的公众参与制定标准（INVOLVE，2017）。其网站（http://www.invo.org.uk）为研究人员和公众提供了丰富的指导。在公共卫生研究中，公众参与可以并且应该在相应情况下纳入儿童和年轻人（Bird et al.，2013）。目前已经有了专门的团体可以提供这方面的参与。ALPHA小组（Advice Leading to Public Health Advancement）就是这样一个例子。这个受过专门培训的年轻人小组每月会面，为DECIPHer公共卫生研究中心和其他研究机构进行的研究提供意见。

6.5.11 从一开始就纳入政策和实践伙伴

在研究的早期阶段，研究者需要向政策制定者或实际执行者进行咨询并与之合作，因为他们可以提供非常有用的见解。如果对干预的评估结果表明它是有效且具有成本效益的，那么从一开始就纳入这些利益相关者就更有可能将研究成果成功地转化为日常工作。系统映射越来越多地在利益相关者咨询中得到应用，以帮助明确哪些因素造成了目前亟待解决的公共卫生问题，如何以及在何处进行干预，需要调动和部署哪些资源来解决问题。这样的系统映射也可以用来指导评估，如下图所示（图6.5.1），其被用于指导对英国财政部软饮料行业税（Soft Drinks Industry Levy，SDIL）健康影响的评估设计（White，2017）。

6.5.12 理论的重要性

Pawson和Tilley（1997）提出，所有的干预都是“具象化的理论”，因为它们假定某种行动（或干预）将触发作用机制，这些作用机制与适当的条件（情境）相结合将产生特定的影响（或结局）。然而，有些理论假设并不是显而易见的，导致通过评估来验证这些理论并完善中观理论的可能性减小（Moore，Evans 2017）。关于制定复杂干预措施的指南建议使用明确的变革理论来指导其设计（Campbell et al.，2007；Craig et al.，2008；Glanz，Bishop，2010；Skivington et al.，2021）。尽管没有理论支持而制定的干预措施可行并且确实有效，但有证据表明，借助理论制定的干预措施更有可能有效（Noar et al.，2008；Glanz，Bishop，2010）。比如同伴主导的吸烟预防干预ASSIST项目就是一个成功的基于理论的吸烟预防干预的例子（Campbell et al.，2008）。在12～13岁的学生中，由同学识别出有影响力的学生，接受培训并与同龄人交流不吸烟的好处（Audrey et al.，2004）。该干预措施基于创新传播理论（Rogers，1995），其中同伴支持者的角色是在整个年级中传播与不吸烟相关的新态度和新行为规范。在威尔士南部和英格兰西南部进行的一项整群随机对照试验显示，在干预学校中，吸烟率总体下降了22%。对同伴支持者进行更详细的后续研究发现，那些被要求以非正式的方式工作而不是在教学人员监督下工作的人更有效地完成了他们承担的任务，并更有效地传播了吸烟预防的健康促进信息（Audrey et al.，2008）。

ASSIST干预措施借鉴了社会学中的理论。将理论直接用于干预开发是一种常见但存在潜在问题的方法，因为研究人员往往倾向于选择那些受欢迎的心理或行为理论，这些理论可能并不完全与研究问题的实际运行机制相关（Moore，Evans，2017）。例如，Gatehouse学校干预的目标是通过使学校环境更具包容性和吸引力来促进青少年的心理和身体健康，但却基于Bowlby的依恋理论，而这一理论侧重于母亲和婴儿之间的动态关系（Patton et al.，2003）。相关的系统综述已经证实了这一倾向，即公共卫生领域的理论应用主要以心理学理论为主导（Shahidullah，1995；Glanz，Bishop，2010；Davis et al.，2014）。然而，正如我们已经指出的，有效的公共卫生干预很可能需要在个体层面之外采取行动，需要我们对公共卫生问题背后的社会系统的运作

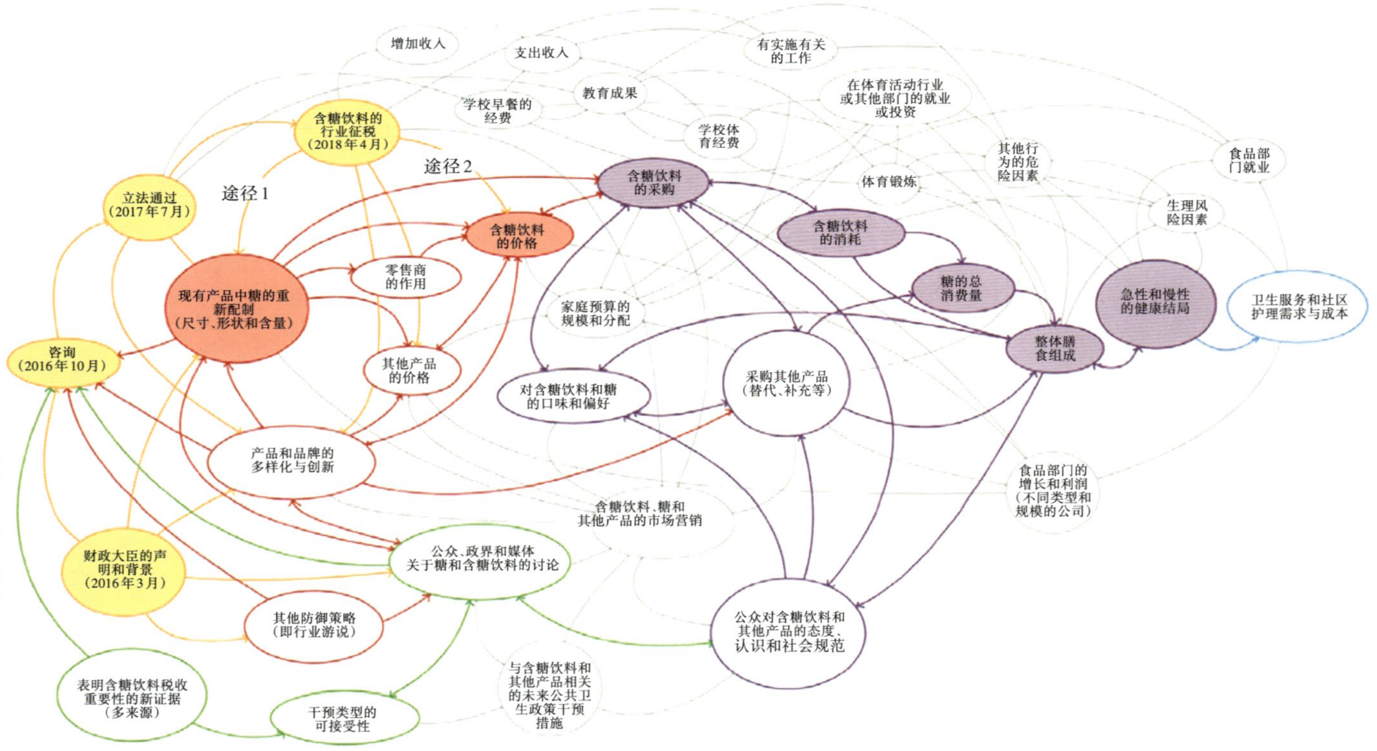

系统图例

政府措施
食品行业措施
消费者行为
公众的可接受度和讨论度
其他行业措施
带阴影–直接路径上的测量因子
无阴影–在直接路径之外的环境中的测量因子
灰色–范围外（无数据）

途径1 糖和含糖饮料消费 通过重新配制
途径2 糖和含糖饮料的消费 通过含糖饮料的价格

*修正因素包括年龄、性别或社会经济地位，简单起见，排除了其他宏观背景因素

*宏观背景因素包括与英国经济有关的影响、其他国家的出口产品、政治意识形态、英国脱欧、经济气候、公共资产管理系统以及其他食品和农业政策的国际背景

图 6.5.1 英国财政部软饮料行业征税对健康影响评估的系统图

有清晰的了解。因此，公共卫生干预研究可能需要借鉴来自多学科的理论。目前有一些有用的资源提供了理论汇编，但每个汇编中包含的理论反映了所涉及的学科或研究的背景(Glanz，Rimmer，1997；Conner，Sparks，2005；Nutbeam et al.，2010；Michie et al.，2014)。这也意味着利益相关者(包括公众)必须参与到共同建构干预措施的过程中，以确保他们对研究问题及其情境的经验知识能够被纳入变革理论中(Moore，Evans，2017)。

6.5.13　干预逻辑模型的制定

逻辑模型是干预变革理论的图解，展示了干预的投入、实施、产出和结果之间的逻辑关系。具体使用时，每个内容的具体名称都有一定的灵活性(Cooksy et al.，2001；W.K.Kellogg Foundation，2004)。干预理论和逻辑模型是澄清干预如何实施以及达到何种目的的有用工具，从而指导开展过程(和结局)评价。图6.5.2提供了一个最近发表的逻辑模型。这是为“共同学习(INCLUSIVE)”干预项目设计的，旨在减少中学生的欺凌和攻击行为(Bonell et al.，2018a)。该干预的变革理论是基于Markham和Aveyard的人类功能和学校组织理论(Markham，Aveyard，2003)，其理论要素构成了一个逻辑模型图示，包括投入、过程、制度变化、中期影响和健康结局。投入包括培训员工使用“恢复性实践”(Restorative Practice，RP)作为预防和管理学生攻击和不当行为的方法，以及一个外部协调员召集学生和员工开会来审查关于学生需求的数据，以便计划和执行学校特定的行动。这些投入旨在启用过程，如改进的个人、社会和健康教育(Personal，Social，and Health Education，PSHE)，在学校中使用恢复性实践，以及由员工和学生共同合作审查和修订学校规章政策。反过来，这些过程的目的是改进学校内部的各种“界限”，如员工与学生的关系，如何运行学校，包括如何使决策更加以学生为中心。这些过程最终形成一个变革理论，改变了学校的面貌，使更多的学生主动遵循学校的教学大纲和遵守学校秩序，降低学生出现反学校的标签式行为的可能，如欺凌和药物滥用等。

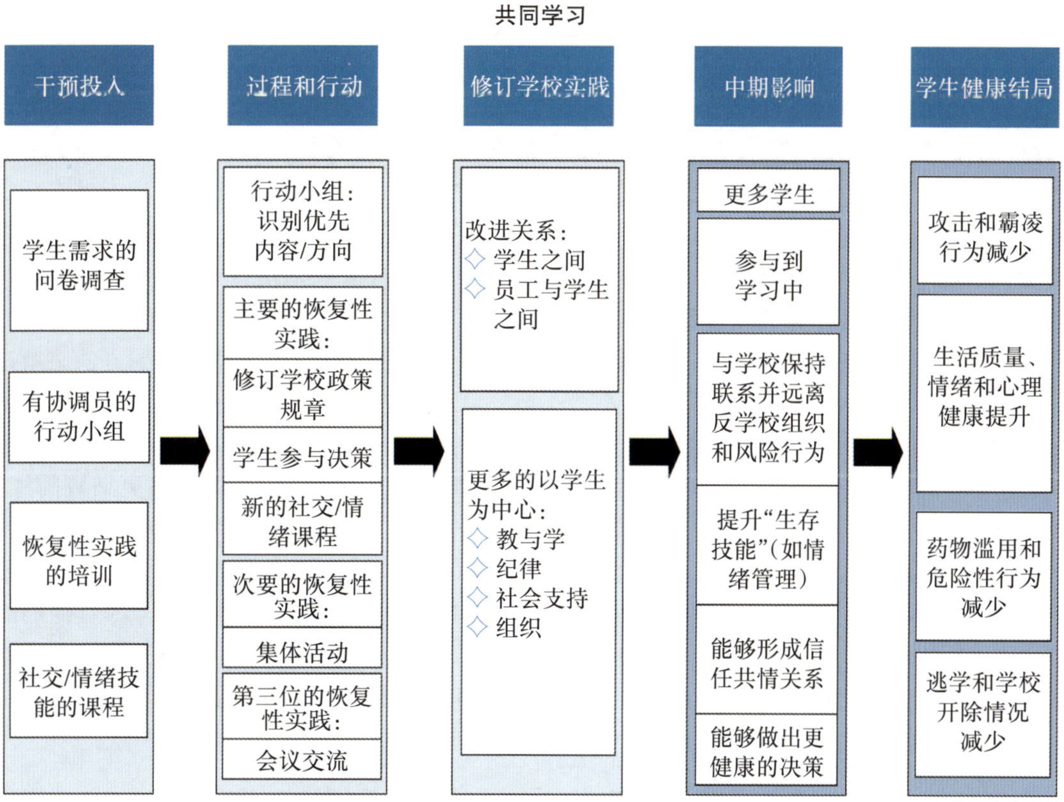

图6.5.2　共同学习(INCLUSIVE)干预项目的逻辑模型

研究者在英格兰的40所中学中对这一干预进行了一项整群随机对照试验，结果显示该干预措施对降低欺凌行为有中等程度影响，但从公共卫生角度看是相当重要的影响。干预对攻击行为没有影响（Bonell et al.，2018a）。

虽然逻辑模型有用，但也有其局限性。它们描述了因果关系的线性链接，但没有说明干预实施或产生结果的各种机制如何与情境相互作用。在INCLUSIVE项目中，线性逻辑模型通过额外的情境-机制-结局（Context-Mechanism-Outcome，CMO）假设得以补充，这些假设解释了情境因素和干预机制如何相互作用，在不同情境中产生不同的结局。逻辑模型的另一个问题是它们有时会导致用于测量现象的变量与现象本身混淆，从而将社会、心理或生物机制简化为一系列变量，而对连接这些变量的过程缺乏深入讨论。因此，虽然逻辑模型提供了对实证评估有用的指导，但它们应建立在对变革理论的更细致的情境描述之上（Skivington et al.，2021）。例如，在INCLUSIVE项目中，变革理论涉及了诸如决策机制、欺凌等风险行为的象征意义等概念来解释干预机制（Bonell et al.，2018b）。

公共卫生干预，无论其复杂性如何，都可能产生意想不到的后果和潜在危害（Lorenc，Oliver，2014）。我们需要把干预潜在的医源性机制和有害效应理论化，并制定所谓的“黑暗逻辑”模型来阐释这些效应，确保在任何评估中都考虑到它们，以便理解在未来如何减轻或避免这些后果（Bonell et al.，2015b）。

6.5.14 复杂干预评估

6.5.14.1 试点和可行性研究

在进行随机对照试验（或对公共卫生干预效果的其他评估）之前，进行试点或可行性研究是明智的选择。一直以来，对于如何开展这些研究的相关指导都是缺乏的，但GUEST（Guidance for Feasibility Studies of Complex Public Health Interventions）指南（即复杂公共卫生干预可行性研究指南）的主要报告将很快发布（Moore et al.，2018）。试点研究和可行性研究的术语经常被交替使用（Arain et al.，2010），但Eldridge和同事（Eldridge et al.，2016）建议将试点研究视为可行性研究的一种形式。试点研究实际上是主体随机对照试验（或检验效果的任何设计）的缩影，旨在测试干预和评估是否能够按照预期实施。如果试点研究成功且未进行任何更改，那么它的数据可以纳入主要研究中（这称为内部试点，与外部试点相对。外部试点数据不能纳入主要研究，因为试点和主要研究之间的干预或评估方法有所调整）。相比之下，可行性研究旨在明确不确定性的来源，以明确有效性研究是否可行或值得开展。例如参与者接受随机分配的愿意，收集结果数据问卷的应答率，或用于样本量计算的主要结局指标的标准差。可行性研究还为测试和优化干预提供了机会。可行性研究无需试点主体研究内容的每个方面，包括随机分配。它可以使用任何必要的方法来解决不确定性领域。

设定从可行性研究或试点研究过渡到全面效果研究的标准有助于客观判断研究是否有必要继续进行，研究资助者可能也会有所要求。这些标准可以指导是否继续主体研究，或者提供更细致的红/绿/黄标准，其中黄色表示在进行一些改进后可以继续进行研究。在一项旨在改善中学教师精神状态的干预措施的成本效益研究中，研究者列出了从试点研究到全面随机对照试验的进展标准（表6.5.2）。该干预措施的部分内容是对中学教师进行心理健康急救培训，以便他们能够向同事提供同伴支持。尽管他们的研究没有满足所有的进展标准，但是仍然得到资助开展全面试验，因为研究者成功地说明了他们在可行性研究中学到的内容能够使他们改进学校和同行支持者的招募，并提高教师的问卷应答率。

表6.5.2 中学福祉(Wellbeing in Secondary Schools,WISE)项目从试点研究进展到全面随机对照试验的标准及结果(Kidger,2019)

标准	结果
招募和维持同伴支持团队,设定同伴支持者与员工比例为1:15	平均同伴支持者与员工比例为1:17
50%的学校愿意参与招募和随机分组	向33所符合条件的学校发送了邀请函:9所学校要求进一步提供信息,7所学校已与研究团队会面,6所学校参与了可行性研究
员工和学生随访问卷的应答率至少为75%	随访阶段的应答率为总员工的52.7%(其中教师为66.2%),学生为85.7%
每位同伴支持者每月至少进行一次干预	每名同伴支持者每两周的平均支持人数为3人。但有些支持者每两周提供的支持多达12人,而有些人则没有提供支持

6.5.15 过程评价方法

过程评估与结果评估同等重要。过程评估不仅能在可行性和试点研究中提供宝贵的见解,在全面随机对照试验以及完成效果验证后的干预推广阶段也同样重要。它能够评价干预措施是如何规划、实施和被受试对象接受的(Bonell et al.,2006;Oakley et al.,2006)。

关于过程评估,没有统一的定义。英国医学研究委员会(MRC)关于该主题的指导中声明过程评估是"一类旨在理解干预作用机制的研究。这类研究往往通过了解实施过程、理解影响机制和情境因素来实现"。过程评估是对高质量结果评估的补充,而不能替代结果评估(Moore et al.,2015)。过程评估的优先领域已被确定。Steckler和Linnan(2002)的框架是最广泛引用的过程评估指导框架之一,它明确了过程评估的优先领域,包括保真度(干预是否按照预期执行)、覆盖范围(干预是否被所有目标对象接收)、提供剂量(向参与者提供的干预数量或单位数)、接收剂量(参与者积极参与计划的程度)和情境(影响实施的地方因素)。因此,过程评估可以探讨干预中的受试对象是否积极参与其中,这对社会干预来说是一个重要的考虑因素。以下小节更深入地介绍了一些过程评估的优先领域。

6.5.15.1 干预交付和保真度

在20世纪80年代,随着对"3型错误"(定义为因理论失效而得出干预无效的结论,而实际上是由于未按照预期执行干预导致的),人们逐渐意识到过程评估的重要性(Basch et al.,1985)。最初,过程评估的主要目的是评估干预的保真度,以确定结局评估能否有效地评估干预的理论基础。保真度有不同的定义。Moncher和Prinz(1991)将保真度定义为自变量也就是干预项目按计划实施的程度。在随机对照试验或其他比较性评价中,它要求评估干预实施的完整性及其与对照组比较应有的差异。对于保真度的后来的定义,Lichstein和同事(Lichstein et al.,1994)还将其包括接受(参与者接受干预的程度)和实施(参与者将干预所学内容应用于日常生活的程度)。但这样的定义开始模糊保真度与剂量、可接受性甚至结局等因素之间的差异,因此大多数研究人员继续从狭义的角度以干预执行为基础来定义保真度。

保真度的评估通常涉及定量测量,例如使用观察、视频录制或干预提供者自我报告来评价干预内容是否符合预先设计的方案。然而,保真度测量不应该仅是在简单的核对清单上打勾的形式。Steckler和Linnan(2002)认为,在评估保真度时,重要的是评估干预的"精神"是否在实践中传达,而不仅仅是机械的干预内容。例如,动机性访谈是一种咨询方法,旨在帮助客户认识其行为动机,并在行为与其个人目标不一致时进行修正。所以评估动机性访谈保真度时,重要的不仅仅是同阅读菜谱一样看其技术要点,还要评估是否实现了该方法的基础共情和以患者为中心的精神(Miller,Rollnick,2009)。

在评估保真度时,另一个需要考虑的重要因素是干预是否应该被标准化。严格保真度的支持者(Mihalic,2004)认为,这是重复有效干预的关键,特别是当干预的"活性成分"可能不为人知(或干预的有效性来自所有组件之间的协同作用)时。他们提出的证据表明,对于某些干预措施,高保真度能够产生更大的影响(Mihalic,2004)。相比之下,本土调适的支持者(Dane,Schneider,1998)认为,干预需要根据当地情境进行调适。Durlak 和 DuPre(2008)提出了一种折中方案,即干预的"核心组分"应以标准形式执行,但相对边缘的干预组分或特征可以修改以适应当地需求。他们的研究表明,在保真度和适应性之间取得平衡可能是最有效的,具体的平衡取决于特定的干预。正如本章前面提到的,Hawe 和同事进一步主张,复杂干预,由于存在多个组件之间以及干预与环境之间的相互作用,不应该过度关注干预组件形式(执行的具体行动是什么)的标准化,而应更多关注干预内容的功能(每个干预内容的目标是什么,以及它对达到整体干预目标的作用)的标准化(Hawe et al.,2004)。以上述的 INCLUSIVE 干预为例,形式的保真度可以通过明确恢复性实践培训是否按计划执行以及组织足够多的员工-学生会议来测量。相比之下,功能的保真度可以通过明确教师是否能够提供恢复性实践以及员工和学生是否感到参与到了学校政策审查的过程中来测量。

6.5.15.2 干预的覆盖范围、剂量和可接受性

Steckler 和 Linnan 主要从定量角度评估干预的覆盖范围、剂量和参与者对干预的反应(Steckler,Linnan,2002)。覆盖范围和剂量通常以定量方法进行测量,例如使用问卷调查探讨参与者对干预的接受和满意程度。然而,干预接受也可以从定性的角度来看,即用参与者自己的方式报告干预的情况。定性研究在某些方面是很有用的,比如了解参与者如何以某种意想不到的方式看待干预,这些内容可能无法完全被研究人员开发的定量工具捕捉到。定性研究还可以了解干预提供者或参与者如何在参与研究时践行"能动性"(有意的行动),而不仅仅是被动地接受它(Oakley et al.,2006)。例如,在英格兰一项旨在减少青少年怀孕的干预的过程评估中,研究者发现一些青少年工作者和教师在面对繁重的招募和留存率目标时,通过将干预从课外时间转变为部分替代正常上学时间的方式作出应对,这可能解释了部分该干预无效性的原因(Wiggins et al.,2006)。

6.5.15.3 情境

情境是过程评估的关键方面。尽管没有一致的定义(Craig et al.,2018),情境可以被视为在干预本身实施之前就已存在的任何事物。这可能包括参与者的需求、干预实施的基础设施、提供者的技能和态度,以及潜在参与者的态度和文化规范等因素。在 Steckler 和 Linnan(2002)的框架中,情境主要是指可能有助于或妨碍实施的因素。例如,干预可能在某些地区执行的很差,但在其他地区执行良好,这可能是由于这些地区的服务提供者的能力更强或社区规范更易接受。其他研究者还考虑到了情境如何影响结果。例如,现实主义评估者非常强调干预机制在一些情境中是否比其他情境更能发挥作用。情境可以以定量方式进行测量,以便在随机对照试验内或试验间进行"调节效应"分析,尽管在随机对照试验间的情境较为罕见(Bonell et al.,2012)。定性研究允许以不同的方式理解情境的重要性,例如,干预提供者或接受者描述他们的当地情境与自身能动性之间的互动,以解释他们的行为(Oakley et al.,2006)。

6.5.15.4 干预机制

评估干预机制涉及评估变革理论在解释干预结局方面的有效性。这种分析可以解释为什么在结果评估中发现干预有效或无效,有助于优化无效干预或理解有效干预的潜在普适性。定量数据可用于进行中介

分析，以评估干预产出或近期结局是否完全或部分解释了干预对远期健康结局的影响(Gardner et al., 2006)。定性数据可以用于从参与者角度审查这些路径是如何被感知和描述的。当使用定量数据无法全面审查这些路径或者当路径过于复杂(例如使用多个步骤或反馈环)而无法进行充分的定量评估时，定性数据尤其有用。例如，针对改善学校环境以减少学生药物滥用的干预，因果路径评估时发现干预涉及到反馈循环，即学生参与某些干预活动增加了学生对干预的承诺，进而增加了他们在其他干预组件中的参与(Bonell et al., 2010)。

然而，这样的分析可能具有挑战性。首先，如上所述，定量分析要求评估者正确预期需要哪些数据来检验因果路径，并且必须已经收集了这些数据。例如，旨在预防青少年怀孕的干预评估发现在接受干预的人群中怀孕率反而较高。有学者认为这一明显的不良结局是由于干预将参与了风险行为的年轻人聚集在一起，因此放大了高风险行为的社会效应。然而，由于这方面的数据没有被收集，因此无法对这个假设进行验证(Wiggins et al., 2008)。第二个挑战涉及同时使用定量和定性数据来理解因果路径。如果分析定性数据以解释定量结果，可能会导致解释的偏倚(Wight, Obasi, 2002; Campbell et al., 2015)。此外，定量和定性方法起源于不同的研究传统。定性研究聚焦于参与者的陈述，主要使用归纳法来得出有关意义和能动性的内容。它们提供了丰富的见解，说明行为者如何理解社会现象而不是试图检验因果假设。正如Munro和Bloor (2010)所说："过程评估确实丰富了我们对执行和接收复杂干预所涉及的社会过程的理解"，它们提供了"总是附带一定程度不确定性的解释，这种不确定性无法用概率术语来表达。在研究设计中，实证主义和解释主义范式之间持续存在的紧张关系带来了理解和报告的问题。这不太像"范式和平"，更像是"范式休战"。

尽管我们提倡过程评估作为一个重要的评估工具，但它不应被视为回答所有结果评估无法回答的问题的灵丹妙药，它的使用也并非没有问题。它可以关注的内容很广(包括执行、保真度、覆盖范围、剂量、可接受性、情境、可持续性)，可能没有足够的资源来收集数据检验所有这些方面。根据干预的性质和发展阶段，有些内容比其他的更为重要。例如，对于一个干预而言，其可接受性在很大程度上应在试点或可行性研究中进行验证，而不是等到主体试验。主体试验阶段过程评估更需紧迫解决的问题是理解效果机制。

6.5.16 实施问题

6.5.16.1 可持续性

可实施性和可持续性是新的公共卫生干预在人群中产生大规模影响的一个重要考量因素。例如，研究者可能会组建一组健康促进专家、药物滥用专家和青年工作者一起在中学推行一项减少药物和酒精滥用的干预。这一干预在一个群组随机对照试验中被证明是有效的。然后问题变成了如何能够在试验之外复制和维持这种干预模型，以便保持其有效性。RE-AIM(Reach, Effectiveness, Adoption, Implementation, Maintenance)框架(可及性、有效性、采纳、实施、维持)有助于概念化这一问题(Glasgow et al., 1999)。其开发者认为，那些公共卫生服务人员不仅需要知道干预是否有效，还需要知道它能否被服务机构采纳并按计划实施，以及能否被足够的目标人群获取，以实现长期的人群健康效应(Glasgow et al., 2001)。

6.5.16.2 从研究到实践

越来越多的学者认识到，研究对政策和实践的影响是一个渐进和间接的启发过程，而不是通过单个研究甚至是综述的直接影响来实现的(Weiss, 1986; Graham et al., 2006)。尽管从经验上说是正确的，但实际上很多研究结果并没有直接转换成政策(Davies et al.,2000)。现在学者们认识到,为了推动干预产生影响,研究需要与政策和实践互动。在本章前面,我们强调了在复杂公共卫生干预开发和评估的早期阶段,研究者需要咨询关键的政策和实践利益相关者以及公众。有学者将其进行扩展,即通过研究人员、政策制定者和实践者之间的知识交流合作,使用跨学科的行动研究来共同生成证据(Daker-White et al.,2014)。这种方法涉及来自各种相关学科的学者与政策制定者、执行者和公众一起确定需要什么研究,明确研究问题,进行评估,综合证据,并实施和维持基于证据的公共卫生实践。这种方法的优势在于,如果评估表明干预对实践产生了预期结局,那么维持整个系统变革所需的能力建设已经内置到这种方法中。有一些典型的干预实例(de Silva-Sanigorski et al.,2010;Chittleborough et al.,2013),包括英格兰的INCLUSIVE干预(Bonell et al.,2015a;Bonell et al.,2018a)和澳大利亚的Gatehouse项目都采取了这种方法(Bond et al.,2001,2004)。

6.5.17 讨论与未来方向

公共卫生干预可以包括在国家或国际层面实施的政策举措,例如世界卫生组织的"健康城市"计划以及在初级保健人群中提倡减少饮酒的简短个体行为变革干预(Kaner et al.,2007)。干预可能是多组分的,比如在中学中减少饮酒的北地项目,也可能是简单的,比如人乳头瘤病毒疫苗接种,它需要在12个月内接受三次注射,从而大大降低女性患宫颈癌的概率。鉴于这些变异性,干预的开发和评估不存在"一刀切"的方法。我们在本章中明确了需要考虑的关键问题以及可用于解决这些问题的方法。

我们经常将复杂公共卫生干预的开发和评估看作是各自独立的部分,但理想情况下它们应该是一个整体共生和循环的过程,而不是机械的阶段组合。研究人员、公共卫生从业者和决策者之间的伙伴关系为实现这一理想情况提供了可能的途径。但正如干预本身的情况一样,证据表明知识转化的效果也同样因环境而异(LaRocca et al.,2012)。

(翻译:赵俊强、魏晓林;审校:徐桂凤)

参考文献

Academy of Medical Sciences (2017). The Future of Public Health Research: Summary report of a workshop held 20-21 July 2017. Academy of Medical Sciences.

Adams, J., Mytton, O., White, M., and Monsivais, P. (2016). Why are some population interventions for diet and obesity more equit-able and effective than others? The role of individual agency. PLoS Medicine, 13, e1001990.

Anonymous (2006). The Bangkok charter for health promotion in a globalized world. Health Promotion International, 21(Suppl 1), 10-14.

Arain, M., Campbell, M.J., Cooper, C.L., and Lancaster, G.A. (2010). What is a pilot or feasibility study? A review of current practice and editorial policy. BMC Medical Research Methodology, 10, 67.

Audrey, S., Cordall, K., Moore, L., Cohen, D., and Campbell, R. (2004). The development and implementation of a peer-led intervention to prevent smoking among secondary school students using their established social networks. Health Education Journal, 63, 266-84.

Audrey, S., Holliday, J., and Campbell, R. (2008). Commitment and compatibility: teachers' perspectives on the implementation of an effective school-based, peerled smoking intervention. Health Education Journal, 67, 74-90.

Audrey, S., Wheeler, B.W., Mills, J., and Ben-Shlomo, Y. (2012). Health promotion and the social gradient: the free swimming initiative for children and young people in Bristol. Public Health, 126, 976-81.

Basch, C.E., Sliepcevich, E.M., Gold, R.S., Duncan, D.F., and Kolbe, L.J. (1985). Avoiding type III errors in health education program evalu-ations: a case study. Health Education & Behavior, 12, 315-31.

Bird, D., Culley, L., and Lakhanpaul, M. (2013). Why collaborate with children in health research: an analysis of the risks and benefits of collaboration with children. Archives of Disease in Childhood — Education and Practice, 98, 42-8.

Bond, L., Glover, S., Godfrey, C., Butler, H., and Patton, G.C. (2001). Building capacity for system-level change in schools: lessons from the Gatehouse Project. Health Education & Behavior, 28, 368-83.

Bond, L., Patton, G., Glover, S., Carlin, J.B., Butler, H., Thomas, L., and Bowes, G. (2004). The Gatehouse Project: can a multilevel school intervention affect emotional wellbeing and health risk behaviours? Journal of Epidemiology & Community Health, 58, 997-1003.

Bonell, C., et al. (2018a). Effects of the Learning Together intervention on bullying and aggression in English secondary schools (INCLUSIVE): a cluster randomised controlled trial. The Lancet, 392, 2452-64.

Bonell, C., et al. (2015a). Initiating change locally in bullying and aggression through the school environment (INCLUSIVE): a pilot randomised controlled trial. Health Technology Assessment, 19, 1-109, vii-viii.

Bonell, C., Fletcher, A., Morton, M., Lorenc, T., and Moore, L. (2012). Realist randomised controlled trials: a new approach to evaluating complex public health interventions. Social Science & Medicine, 75, 2299-306.

Bonell, C., Jamal, F., Melendez-Torres, G.J., and Cummins, S. (2015b). 'Dark logic': theorising the harmful consequences of public health interventions. Journal of Epidemiology and Community Health, 69, 95.

Bonell, C., Moore, G., Warren, E., and Moore, L. (2018b). Are randomised controlled trials positivist? Reviewing the social science and

philosophy literature to assess positivist tendencies of trials of social interventions in public health and health services. Trials, 19, 238.

Bonell, C., Oakley, A., Hargreaves, J., Strange, V., and Rees, R. (2006). Assessment of generalisability in trials of health interventions: suggested framework and systematic review. British Medical Journal, 333, 346-9.

Bonell, C.P., et al. (2010). Pilot multimethod trial of a schoolethos intervention to reduce substance use: building hypotheses about upstream pathways to prevention. Journal of Adolescent Health, 47, 555-63.

Bronfenbrenner, U. (1974). Developmental research, public policy, and the ecology of childhood. Child Development, 45, 1-5.

Campbell, N.C., et al. (2007). Designing and evaluating complex interventions to improve health care. British Medical Journal, 334, 455-9.

Campbell, R., et al. (2015). Intervention fidelity in a school-based diet and physical activity intervention in the UK: Active for Life year 5. International Journal of Behavioral Nutrition and Physical Activity, 12, 141.

Campbell, R., et al. (2008). An informal school-based peerled intervention for smoking prevention in adolescence (ASSIST): a cluster randomised trial. Lancet, 371, 1595-602.

Chang, K.C.-M., et al. (2016). Impact of the National Health Service Health Check on cardiovascular disease risk: a difference-in-differences matching analysis. The Canadian Medical Association Journal, 188, E228-38.

Chittleborough, C.R., Nicholson, A.L., Young, E., Bell, S., and Campbell, R. (2013). Implementation of an educational intervention to improve hand washing in primary schools: process evaluation within a randomised controlled trial. BMC Public Health, 13, 757.

Chokshi, D.A. and Farley, T.A. (2012). The cost-effectiveness of environmental approaches to disease prevention. New England Journal of Medicine, 367, 295-97.

Conner, M., and Sparks, P. (2005). The Theory of Planned Behaviour and Health Behaviour. In: Conner, M. and Norman, P. (eds.) Predicting Health Behaviour: Research and Practice with Social Cognition Models. Buckingham: Open University Press.

Cooksy, L.J., Gill, P., and Kelly, P.A. (2001). The program logic model as an integrative framework for a multimethod evaluation. Evaluation and Program Planning, 24, 119-28.

Corbett, J., D'Angelo, C., Gangitano, L., and Freeman, J. (2018). Future of health: findings from a survey of stakeholders on the future of health and healthcare in England. Rand Health Quarterly, 7, 1-1.

Craig, P., Dieppe, P., Macintyre, S., Michie, S., Nazareth, I., and Petticrew, M. (2008). Developing and evaluating complex interven-tions: the new Medical Research Council guidance. British Medical Journal, 337, a1655.

Craig, P., et al. (2018). Taking account of context in population health intervention research: guidance for producers, users and funders of research. Canadian Institute of Health Research and the UK National Institute for Health Research. [Online]. Available at: https://www.repository.cam.ac.uk/bitstream/handle/1810/278765/876%20-%20FullReport-CIHR-NIHR-01.pdf? sequence=1&isAllowed=y

Daker-White, G., Donovan, J., and Campbell, R. (2014). Redefined by illness: meta-ethnography of qualitative studies on the experience of rheumatoid arthritis. Disability and Rehabilitation, 36(13), 1061-71.

Dane, A.V. and Schneider, B.H. (1998). Program integrity in primary and early secondary prevention: are implementation effects out of control? Clinical Psychology Review, 18, 23-45.

Davies, H.T.O., Nutley, S.M., and Smith, P.C. (2000). Learning from the past, prospects for the future. In: Davies, H.T.O., et al. (eds.) What Works? Evidence-based Policy and Practice in Public Services. Bristol: Policy Press, pp. 351-62.

Davis, R., Campbell, R., Hildon, Z., Hobbs, L., and Michie, S. (2014). Theories of behaviour and behaviour change across the social and behavioural sciences: a scoping review. Health Psychology Review, 8, 323-44.

De Silva-Sanigorski, A., et al. (2010). Evaluation of the childhood obesity prevention program Kids — 'Go for your life'. BMC Public Health, 10, 288.

Decipher (n.d.). ALPHA — Advice Leading to Public Health Advancement. [Online] Available at: http://decipher.uk.net/en/content/cms/about-decipher/public-involvement/alpha%20 researchers/

Durlak, J.A. and Dupre, E.P. (2008). Implementation matters: a review of research on the influence of implementation on program out-comes and the factors affecting implementation. American Journal of Community Psychology, 41, 327-50.

Egan, M., et al. (2019). Guidance on Systems Approaches to Local Public Health Evaluation. Part 2: What to Consider when Planning a Systems Evaluation. London: National Institute for Health Research School for Public Health Research.

Eldridge, S.M., et al. (2016). Defining feasibility and pilot studies in preparation for randomised controlled trials: development of a con-ceptual framework. PLoS One, 11, e0150205.

Evans, T. and Brown, H. (2003). Road traffic crashes: operationalizing equity in the context of health sector reform. Injury Control and Safety Promotion, 10, 11-12.

French, S.D., et al. (2012). Developing theory-informed behaviour change interventions to implement evidence into practice: a systematic approach using the Theoretical Domains Framework. Implementation Science, 7, 38.

Gardner, F., Burton, J., and Klimes, I. (2006). Randomised controlled trial of a parenting intervention in the voluntary sector for reducing child conduct problems: outcomes and mechanisms of change. Journal of Child Psychology and Psychiatry, 47, 1123-32.

Glanz, K. and Bishop, D.B. (2010). The role of behavioral science theory in development and implementation of public health interventions. Annual Review of Public Health, 31, 399-418.

Glanz, K. and Rimmer, B. (1997). Theory at a Glance: A Guide for Health Promotion Practice. Bethesda, MD, National Cancer Institute.

Glasgow, R.E., Mckay, H.G., Piette, J.D., and Reynolds, K.D. (2001). The RE-AIM framework for evaluating interventions: what can it tell us about approaches to chronic illness management? Patient Education and Counselling, 44, 119-27.

Glasgow, R.E., Vogt, T.M., and Boles, S.M. (1999). Evaluating the public health impact of health promotion interventions: the RE-AIM framework. American Journal of Public Health, 89, 1322-27.

Golden, S.D. and Earp, J.A.L. (2012). Social ecological approaches to individuals and their contexts: twenty years of health education & behavior health promotion interventions. Health Education & Behavior, 39, 364-72.

Gordon, D., Shaw, M., Dorling, D., Davey-Smith, G., and Townsend, P. (1999). Inequalities in Health: The Evidence Presented to the Independent Inquiry into Inequalities in Health, chaired by Sir Donald Acheson. Bristol: Policy Press.

Graham, I.D., et al. (2006). Lost in knowledge translation: time for a map? Journal of Continuing Education in the Health Professions, 26, 13-24.

Greaves, C., et al. (2011). Systematic review of reviews of intervention components associated with increased effectiveness in dietary and physical activity interventions. BMC Public Health, 11, 119.

Hawe, P., Shiell, A., and Riley, T. (2004). Complex interventions: how 'out of control' can a randomised controlled trial be? British Medical Journal, 328, 1561-3.

Hawe, P., Shiell, A., and Riley, T. (2009). Theorising interventions as events in systems. American Journal of Community Psychology, 43, 267-76.

Hawkins, J., et al. (2017). Development of a framework for the coproduction and prototyping of public health interventions. BMC Public Health, 17, 689.

Higgerson, J., Halliday, E., Ortiz-Nunez, A., Brown, R., and Barr, B. (2018). Impact of free access to leisure facilities and community outreach on inequalities in physical activity: a quasi-experimental study. Journal of Epidemiology and Community Health, 72, 252-8.

Hoffmann, T.C., et al. (2014). Better reporting of interventions: template for intervention description and replication (TIDieR) checklist and guide. British Medical Journal, 348, g1687.

Involve (NIHR) (2017). National Standards for Public Involvement. [Online] Available at: https://www.invo.org.uk/posttypepublication/national-standards-for-public-involvement/

Kaner, E.F., et al. (2007). Effectiveness of brief alcohol interventions in primary care populations. Cochrane Database of Systematic Reviews, (2), CD004148.

Kenneth, R.M., Bibeau, D., Steckler, A., and Glanz, K. (1988). An ecological perspective on health promotion programs. Health Education Quarterly, 15, 351-77.

Larocca, R., Yost, J., Dobbins, M., Ciliska, D., and Butt, M. (2012). The effectiveness of knowledge translation strategies used in public health: a systematic review. BMC Public Health, 12, 751.

Lewin, S., et al. (2017). Assessing the complexity of interventions within systematic reviews: development, content and use of a new tool (iCAT_SR). BMC Medical Research Methodology, 17, 76.

Lichstein, K.L., Riedel, B.W., and Grieve, R. (1994). Fair tests of clinical trials: a treatment implementation model. Advances in Behaviour Research and Therapy, 16, 1-29.

Lorenc, T. and Oliver, K. (2014). Adverse effects of public health interventions: a conceptual framework. Journal of Epidemiology and Community Health, 68, 288-90.

Markham, W.A. and Aveyard, P. (2003). A new theory of health promoting schools based on human functioning, school organisation and pedagogic practice. Social Science and Medicine, 56, 1209-20.

Marmot, M. (2010). Fair Society, Healthy Lives: The Marmot Review: Strategic Review of Health Inequalities in England post-2010. London. [Online] Available at: http://www.instituteofhealthequity.org/resources-reports/fair-society-healthy-lives-the-marmot-review

McKeown, T. (1976). The Role of Medicine: Dream, Mirage, or Nemesis? London: Nuffield Provincial Hospitals Trust.

McNulty, C.A.M., et al. (2013). Increasing chlamydia screening tests in general practice: a modified Zelen prospective cluster randomised controlled trial evaluating a complex intervention based on the theory of planned behaviour. Sexually Transmitted Infections, 90, 188-94.

Medical Research Council (2000). A Framework for Development and Evaluation of RCTs for Complex Interventions to Improve Health. London: Medical Research Council.

Michie, S., West, R., Campbell, R., Brown, J., and Gainforth, H. (2014). ABC of Behaviour Change Theories. London: Silverback Publishing.

Mihalic, S. (2004). The importance of implementation fidelity. Emotional & Behavioral Disorders in Youth, 4, 83-105.

Miller, W.R. and Rollnick, S. (2009). Ten things that motivational interviewing is not. Behavioural and Cognitive Psychotherapy, 37, 129-40.

Moncher, F. and Prinz, R. (1991). Treatment fidelity in outcome studies. Clinical Psychology Review, 11, 247-66.

Moore, G.F., et al. (2015). Process evaluation of complex interventions: Medical Research Council guidance. British Medical Journal, 350, h1258.

Moore, G.F. and Evans, R.E. (2017). What theory, for whom and in which context? Reflections on the application of theory in the development and evaluation of complex population health interventions. SSM — Population Health, 3, 132-5.

Moore, L., et al. (2018). Extending the MRC Complex Guidance on Developing and Evaluating Complex Health Interventions. Extending the MRC Complex Guidance on Developing and Evaluating Complex Health Interventions. London: Medical Research Council.

Munro, A. and Bloor, M. (2010). Process evaluation: the new miracle ingredient in public health research? Qualitative Research, 10, 699-713.

National Institute for Health Research School for Public Health Research (n.d.). Research Themes. [Online] Available at: http://sphr.nihr.ac.uk/research

NIHR CLAHRC North West Coast (2017). Health Inequalities Assessment Toolkit. [Online] Available at: http://www.hiat.org.uk/

introduction.html

Noar, S.M., Chabot, M., and Zimmerman, R.S. (2008). Applying health behavior theory to multiple behavior change: considerations and approaches. Preventive Medicine, 46, 275-80.

Nutbeam, D., Harris, E., and Wise, W. (2010). Theory in a Nutshell: A Practical Guide to Health Promotion Theories. Sydney: McGraw-Hill.

O'Cathain, A., et al. (2019). Taxonomy of approaches to developing interventions to improve health: a systematic methods overview. Pilot and Feasibility Studies, 5, 41.

Oakley, A., Strange, V., Bonell, C., Allen, E., and Stephenson, J. (2006). Process evaluation in randomised controlled trials of complex inter-ventions. British Medical Journal, 332, 413-16.

Patton, G., Bond, L., Butler, H., and Glover, S. (2003). Changing schools, changing health? design and implementation of the Gatehouse Project. Journal of Adolescent Health, 33, 231-9.

Pawson, R. and Tilley, N. (1997). Realistic Evaluation, London: Sage Publications.

Perry, C.L., et al. (2002). Project Northland: long-term outcomes of community action to reduce adolescent alcohol use. Health Education Research, 17, 117-32.

Petticrew, M. (2011). When are complex interventions 'complex'? When are simple interventions 'simple'? The European Journal of Public Health, 21, 397-8.

Richard, L., Gauvin, L., and Raine, K. (2011). Ecological models revisited: their uses and evolution in health promotion over two dec-ades. Annual Review of Public Health, 32, 307-26.

Rickles, D., Hawe, P., and Shiell, A. (2007). A simple guide to chaos and complexity. Journal of Epidemiology and Community Health, 61, 933-7.

Rogers, E.M. (1995). Diffusion of Innovations. New York: Free Press.

Rose, G. (1981). Strategy of prevention: lessons from cardiovascular disease. British Medical Journal, 282, 1847-51.

Rutter, H., et al. (2017). The need for a complex systems model of evidence for public health. The Lancet, 390, 2602-4.

Shahidullah, M. (1995). The sisterhood method of estimating ma-ternal mortality: the Matlab experience. Studies in Family Planning, 26, 101-6.

Shiell, A., Hawe, P., and Gold, L. (2008). Complex interventions or complex systems? Implications for health economic evaluation. British Medical Journal, 336, 1281-3.

Skivington K, Matthews L, Simpson SA, et al. A new framework for developing and evaluating complex interventions: update of Medical Research Council guidance. BMJ 2021;374:n2061. doi:10.1136/bmj. n2061

Steckler, A. and Linnan, L. (2002). Process Evaluation for Public Health Interventions and Research. San Francisco, CA: Jossey-Bass.

Swinburn, B.A., et al. (2011). The global obesity pandemic: shaped by global drivers and local environments. The Lancet, 378, 804-14.

Tinner, L., et al. (2018). Examining subgroup effects by socioeconomic status of public health interventions targeting multiple risk behaviour in adolescence. BMC Public Health, 18, 1180.

United Kingdom Clinical Research Collaboration (2018). UKCRC Public Health Research Centres of Excellence Final Report 2018. [Online] Available at: http://ukcrc-org.stackstaging.com/wp-content/uploads/2019/06/UKCRC-report-with-infographic-2.pdf

United Nations General Assembly (2015). Transforming Our World: The 2030 Agenda for Sustainable Development. [Online] Available at: https://sustainabledevelopment.un.org/post2015/transformingourworld

W.K. Kellogg Foundation (2004). Logic Model Development Guide. Battle Creek, MI: W.K Kellogg Foundation.

Weiss, C.H. (1986). The circuitry of enlightenment: diffusion of social science research to policymakers. Knowledge: Creation, Diffusion, Utilization, 8, 274-81.

White, M. (2017). Evaluation of the health impacts of the UK Treasury Soft Drinks Industry Levy (SDIL). National Institute for Health Research Public Health Research Programme. [Online] Available at: https://europepmc.org/grantfinder/grantdetails?query=pi% 3A% 22White% 2BM% 22%2Bgid% 3A% 22PHR% 2F16%2F130%2F01%22%2Bga% 3A% 22National% 20Institute% 20for% 20Health%20 Research%20%28Department%20of%20Health%29%22

White, M. (2018). Celebrating 10 years of funding some of the best public health research in the world. [Online] Available at: https://www.nihr.ac.uk/blog/celebrating-10-years-of-funding-some-of-the-best-public-health-research-in-the-world/11025

Wiggins, M., et al. (2008). Young People's Development Programme Evaluation: Final Report. London: Social Science Research Unit, Institute of Education, University of London.

Wiggins, M., Austerberry, H., Burchett, H., Strange, V., and Bonell, C. (2006). Evaluation of the Young People's Development Programme Second Interim Report. London: Social Institute of Education.

Wight, D. and Obasi, A. (2002). Unpacking the black box: the importance of process data to explain outcomes. In: Stephenson, J., Imrie, J., and Bonell, C. (eds.) Effective Sexual Health Interventions: Issues in Experimental Evaluation. Oxford: Oxford University Press.

Wight, D., Wimbush, E., Jepson, R., and Doi, L. (2016). Six steps in quality intervention development (6SQuID). Journal of Epidemiology and Community Health, 70, 520.

World Health Organization (WHO) (1986). Ottawa Charter for Health Promotion. First International Conference on Health Promotion Ottawa, 21 November 1986.

World Health Organization (WHO) (n.d.). Types of Healthy Settings: Healthy Cities. [Online] Available at: http://www.who.int/healthy_ settings/types/cities/en/index.html

6.6 公共医疗保健中的经济评估：评估效率和公平性

6.6.1 什么是经济评估?

在规划医疗保健服务来满足民众的健康需求时，必须始终认识到（公共卫生）目标的实现受到可利用资源的约束，而现实之中的许多决策和选择，也必须基于资源的数量。例如，应提供哪些公共卫生和医疗保健服务，如何提供这些服务，以及向谁提供这些服务。经济评估（EA）是分析此类选择结果的一种系统方法。它是卫生技术评估（HTA）的一个组成部分，其用途包括医疗定价和报销决策、医疗设施选址规划以及确定健康问题应对的优先级等。经济评估虽并非卫生技术评估体系中的唯一组成，但却是一个重要的部分。

同样，经济学也并不是搭建经济评估的唯一支撑，如流行病学、统计学和运筹学等与公共卫生相关的学科，也丰富了经济评估的内涵。但总的来说，经济学为经济评估提供了理论依据、总体分析框架以及一些衡量原则和方法。

"经济评估"一词描述了一种比较行动成本（如为某类患者或群体提供特定类型的医疗服务）与行动效益的技术工具，这种有时亦被称作"经济评价"。这两个词之间的区别在于，评估是在行动之前进行的，目的是帮助决定是否要采取行动以及如何采取行动；而评价是在行动之后进行的，目的是判断行动的效果。这一区别常常被忽视，这两个术语也在卫生经济学的许多领域被混为一谈。目前，虽然"评价"一词在卫生经济学文献中最为常用，但在这里选择使用"评估"一词，是因为它能更准确地描述实际应用医疗保健经济分析的主要目的。在经济学中，这一类活动通常被称为成本效益分析（CBA）。然而，在医疗保健的经济评估领域，这一术语通常是作为一种专有名词所保留的，稍后本章将对此进行进一步解释。

经济评估的原则还可拓展应用至其他类型的健康干预活动，从患者的个人疾病治疗到对整个人群的健康干预，都可能是公共卫生实践者所感兴趣的。因此，本章并不局限于传统意义上被称为公共卫生的活动，还包括通常不被认为是属于卫生保健的干预措施，如健康促进；同时，也强调了政府环境部门在评估公共卫生活动时所面临问题的特殊性，并在最后对这些问题进行了具体研究。

6.6.2 经济学视角下的卫生经济评估

经济评估需与财务评估加以区别。财务评估关注的是拟议行动，如投资医疗设施或向公众提供一种或多种干预措施的货币影响。它审查现金支出和可用资金，以确保所采取的行动是可行的，并能带来合理的回报。对于这些现金流的测量按照会计原则。经济评估虽然在某些方法和原则上与财务评估相同，但其最终目的还是对成本和效益进行更广泛的评估，其衡量原则源自经济学概念。其中最重要的是机会成本、社会成本、边际成本、效率和公平。

然而在实践中，这些理论原则很难遵守，有时甚至无法遵守，但它们为成本和效益数据的最佳来源以及所用数据的可靠性提供了指导。

6.6.2.1 机会成本

与经济活动中所创造的任何商品和服务一样，医疗保健的生产也需要资源，如人员(通常称为劳动力)、设备和建筑物(通常称为资本)、土地和原材料。在任何特定时间，这些资源可转化为商品和服务的数量都是有限的，因此不可能生产出每个人想要的所有东西。因此，相对于需求而言，资源供给是稀缺的。在整个经济运行中，没有足够的稀缺资源来满足人们的所有需求，因此我们必须选择满足哪些需求，不满足哪些需求。同样，在医疗系统中，也没有足够的医疗资源来满足人们的所有需求。因此，我们必须选择哪些需求可以满足，哪些需求无法满足。当然，也许有人会说，如果我们不能满足所有的健康需求，就应该从其他领域转移资源。站在公共卫生从业人员的角度，这样的主张和做法是合理的，但不可能无限制地这样做，其后果可能导致减少教育、福利以及公共和私营经济部门的其他商品和服务，但这些商品和服务本身不仅值得投入，而且在客观上也有助于保持和改善公众健康。经济学认为，稀缺性和由此产生的选择必要性无处不在且无法避免。而这也直接引出了一个重要而基本的经济学概念——机会成本：当稀缺资源被用来生产某种商品或服务，那么这些资源就不能用来生产其他商品或服务，也就失去了获得其他商品或服务所能提供的(潜在)收益。由于资源有许多可能的用途，以特定方式使用资源的机会成本，被定义为资源的最佳替代用途所能带来的收益。

当经济学家提到成本时，他们通常指机会成本。这与人们更熟悉的财务成本概念(以货币计算的商品和服务成本以及稀缺资源的成本)截然不同。很多时候，财务成本被用来衡量机会成本，但情况并非总是如此。机会成本和财务成本本质上是思考成本的不同方式，而不是构成总体成本的不同要素，因此，将它们分开计算并相加是没有意义的。

在实践中，要想衡量机会成本往往是很困难的。在已有的经济评估实践中，将服务成本计算分为两部分：衡量提供服务所需的资源数量和计算这些资源的价值。例如，一种很好的做法是，通过研究和关注每类资源的价格，来确保该方法可以推广到数量和价格不同的其他环境中。因为不同国家提供服务的方式可能大相径庭，不同类型的人员、设施和地点组合不同，这些资源的相对成本也不同。

6.6.2.2 社会成本和效益

对拟议行动进行财务评估时，通常只考虑了采取该行动的个人或组织所承担的成本，以及该个人或组织的客户所获得的收益。这些成本和收益被称为私人成本和私人收益。然而，在某些经济活动中，原则上必须考虑到整个社会承担的成本和获得的收益，不论是什么成本和效益，也不论是谁造成的成本和效益。特别是在围绕某项行动评估其对整体经济影响的CBA时，必须考虑社会成本和社会效益。例如，医疗干预的总成本不仅包括卫生部门的成本，还包括后续个人护理和支持的成本，无论是由机构还是私人护理人员所提供的。然而，是否应将这种广泛意义上的成本计算纳入接下来讨论的一些卫生评估方法中，还是存在争议的，例如以“将有限的预算内最大限度地提高医疗保健效果”为目标的成本效果分析(CEA)。

同时，对于这种广泛意义的成本-收益分析在实际操作实施起来也存在一定的难度，一个典型例子是转移支付的会计核算，例如从税收中支付的社会保障金和其他福利。这些费用并不是整个社会的成本，相反它们是社会不同成员之间的转移支付，因为受惠者从中获得的利益所对应的是纳税人承担的成本。从国家的角度来看，这些支出可被视为税收收入的一种用途，在其他政府支出方面也产生了机会成本。

同样，由于信息的限制，几乎不可能完全遵循涵盖所有社会成本和效益的操作原则。不过，一些完成度较好的卫生经济评估实践将这一原则进行了保留：根据成本和效益的承担者将成本和效益分为三类：卫生服务、病人及其家属和社会其他群体，并将这一原则进行了保留。同时，它还体现在一项分析建议中，即任何分析的开展都应明确分析的角度,例如社会、政府或卫生部门。

Walker等(2019)认为,采用抽象的"社会视角"无助于在实践中开展环境评估,因此提出了一个框架以系统地分析这些问题。接下来,我们将在公共卫生干预的经济评估背景下进一步讨论这一点,因为它具有特别重要的意义。

6.6.2.3 边际成本和效益

任何活动的总成本都取决于活动的开展程度。例如,疫苗接种计划的总成本取决于接种人数。如果已知活动的总成本和活动单位的数量,就可以计算出每单位活动的平均成本,会计数据通常就是这样提供的。然而,在某些情况下,平均成本可能会误导对单位活动成本的估计,因而真正需要(关注)的是边际成本。

边际成本是另一个相关变量的最小可能变化所引起的成本变化。一种商品或服务的边际成本通常被更具体地定义为生产多一个单位的商品或服务所产生的额外成本。请注意,边际成本并不意味着小或不重要;相反,它指的是现有条件的边际成本,例如,稍微改变资源分配所产生的成本。尽管商品或服务的数量变化不大,但实际成本可能很高。举个极端的例子,假设服务是一项筛查计划,而提供检测材料的筛查中心已经满负荷运转。只有新建一个筛查中心,才能多筛查一个人,因此其边际成本非常高。相比之下,在现有能力范围内进行的最后一次检查的边际成本可能很低。这说明了另一个重要问题,边际成本与另一个变量的相同变化幅度相比,可能会有相当大的差异,这取决于另一个变量的水平,在本例中就是接受筛查的人数。

体现关注边际成本的重要性另一个例子是,通过提前出院、缩短住院时间来降低医院住院手术成本。医院可能有住院病人人均住院费用的总信息,可用来计算每天的平均费用。然而,住院病人每一天的费用并不是固定不变的。特别是在住院结束时,其费用可能会比平均费用低得多,因为平均费用中包括了在住院开始时的部分治疗费用,其中或许还有高度依赖性护理的费用。因此,减少住院末期的低度依赖天数所节省的资源远远少于以平均值计算出所节省的资源量。根据住院天数的增减计算出的边际成本变化可以正确估算出最有可能节省的费用。

同样的原则也适用于收益。边际效益是指多消费一个单位的商品或服务所获得的额外效益。一个说明边际收益比平均收益更重要的例子是,需要通过不同数量的连续检测来进行的筛查项目。随着检测次数越多,发现的病例就越多。如果一项计划使用两次连续检测,那么每1 000个受检者中可能会有11个病例,这看起来是合理的。但假设一个只使用一次检测的方案可以发现10个病例。进行第二次检测的边际效益是每10 000人中只有1个病例,这样的资源利用效率就不高了。举个真实的例子,Torgerson和Spencer(1996)通过分析唐氏综合征生化筛查替代孕产妇年龄筛查的成本效益数据,说明了边际分析的重要性。据已发表的一项估算,在20 000名孕妇中进行生化筛查将耗资413 501英镑,可能会预产11个受影响的胎儿,每个受影响胎儿的成本效益比为37 591英镑。Torgerson和Spencer指出,对于同样数量的妇女,现有的基于孕妇年龄的产前筛查程序和附加检查已经花费了79 500英镑,可预防4例分娩。因此,生化筛查的真正成本效益为(413 500英镑~79 000英镑)/(11−4)=334 500英镑/7=47 786英镑,与基于平均成本的估算相比,发现每个受影响胎儿的成本要高得多。

6.6.2.4 效率与公平

经济分析通常根据两个主要标准来判断稀缺资源的使用方式:效率和公平。这两个概念都有技术定义,将在下文各小节中加以说明,但从广义上讲,效率是指用给定的资源获得最大的产出,而公平是指产出在人口中的公平分配。"产出"一词非常笼统,在我们的语境中,我们通常指产生的额外保健或健康收益。

效率

有必要对效率的定义提出告诫。作为分析效率的专家，经济学家们对效率的含义以及如何定义不同类型的效率基本上是一致的，但他们给这些类型的效率所下的标签却各不相同。同样的概念可能有不同的名称，同样的名称可能有不同的概念。在此，我们使用 Moris 等(2012)给出的标签和定义。

Knapp(1984)给效率下了一个非常宽泛的定义，即“最大限度地实现目标的稀缺资源分配”。这是一个有益的开端，因为它表明实现效率的愿望是积极的。如果我们拥有稀缺资源，而这些资源的用途各不相同，那么我们的目标就是获得一组最佳用途，而“最佳”的定义则随心所欲。如果我们认为卫生系统的目标是改善人们的健康状况，并且我们有固定的医疗预算，那么如果稀缺医疗资源的分配是高效的，我们将获得最大的健康收益。

在实践中，我们需要更精确和技术性的效率定义。不过，我们不妨先了解一个略显抽象的概念，即帕累托效率。这源于一种诱人的想法，即建立一种广为接受的标准，用以判断资源对不同目的的不同分配。我们的建议是，如果在第一种分配方式下至少有一个人过得更好，而没有人过得更差，我们就可以说一种分配方式优于另一种分配方式。这就是所谓的帕累托标准。考虑一下从一种资源分配到另一种资源分配的变化，例如改变卫生系统中提供的护理种类。如果一些人从中受益，而没有人的情况变得更糟，这就是帕累托改进。如果不可能作出任何此类改变，那么我们就达到了帕累托最优。另一种看待帕累托最优的方式是，在这种情况下，不可能使任何人过得更好而不使其他人过得更糟。换句话说，如果使任何人过得更好得代价是使其他人过得更糟，那就不是帕累托最优。

如果我们的目标是让人们尽可能过上好日子，并且不关心某些人是否比其他人过得更好，那么帕累托最佳值就是有效的。我们无法进一步改善我们目标的实现，因为即使我们能让某个人甚至很多人过得更好，我们也不知道这是否会被那些过得更糟的人所抵消。这并不是一个独特的情况；有许多其他的资源位置都是帕累托最优的，其中一些位置意味着不同的人之间存在着巨大的不平等。如果我们的目标也考虑到了不平等的不可取性，那么我们可能就不会把所有的帕累托最优都看作是有效率的。尽管如此，经济学中关于效率的观点都源于帕累托效率这一概念。在此，我们定义了三种类型：技术效率、经济效率和社会效率。

技术效率是一个概念，用于考虑如何利用稀缺的资源(或“投入”)生产卫生和保健服务(或“产出”)。如果一定量的投入能够产生尽可能多的产出，或者用尽可能少的投入产生一定量的产出，那么这就是具有技术效率的生产。例如，全科诊所能为多少人接种流感疫苗取决于护理人员的数量和其他投入。如果3名执业护士每天最多能接种100支疫苗，那么3名护士接种99支疫苗或3名以上护士接种100支疫苗在技术上都是低效的。

另一种与帕累托效率一致的技术效率观点是，如果不至少多雇佣1名护士，就无法为更多的人接种疫苗。更一般地说，对于一组给定的投入，如果只有通过增加至少一种投入才能生产出更多的产品，那么生产就是有技术效率的。

在实践中，尽管技术效率是大多数情况下的基本假设，但经济评估并不直接涉及技术效率。

经济效率有不同的名称，包括成本效益，但正如下文将解释的那样，应谨慎使用这一术语。技术效率的定义与投入的实际数量有关，但经济效率关注的是这些投入的成本。如果我们以给定的成本生产出最多的产出，或者以尽可能低的成本生产出一定量的产出，那么我们就实现了经济效率。以前面的例子为例，假设可以由不同级别的护士为人们接种疫苗，但团队中必须至少有1名资深护士。每天为100人接种疫苗，聘用1名高级护士和2名初级护士，或者1名初级护士和2名中级护士，或3名高级护士，在技术上可能同样有效。但雇佣资深护士的成本比雇佣初级护士的成本要高，因此，采用上述人员组合中的第一种才具有经济效率。这说明，虽然实现技术效率是实现经济效率的必要条件，但并非所有技术效率高的生产方式都具有经济效率。

另一种与帕累托效率相一致的经济效率观点是，考虑到雇佣护理人员的成本，诊所不可能在不增加成本的情况下提供更多的治疗。更一般地说，在给定的投入价格下，如果只有通过增加成本才能提高产量，那么生产就具有经济效率。

实际上，经济效率是经济评价中分析的主要效率类型。不过，有不同的方法可以做到这一点，下文将对此进行解释。

社会效率是一个比技术和经济效率更为宽泛的概念。如果经济领域的每个部门在生产中都有经济效率，那么整个经济领域在生产中就有分配效率。还有一个与商品和服务消费相关的等同概念，称为消费的分配效率，即在商品和服务价格既定的情况下，消费者从这些商品和服务中获得的利益最大化。如果这两点都能实现，那么整个经济就具有分配效率，这也被称为社会效率。这与前文所述的帕累托效率相同。

显然，根据这一严格定义的社会效率概念不可能在卫生经济学中实际使用。然而，它之所以重要，是因为它是CBA的基础，而CBA的理论目标是使经济更接近社会效率。

公平

公平是资源分配的一个重要标准，在医疗卫生系统中尤为重要，因为可以看到，人们对医疗卫生的公平性比对许多其他商品和服务的分配更为重视。世界上几乎所有的医疗系统都将公平作为重要的政策目标。然而，除了如何衡量公平性之外，对公平性的经济分析不如对效率的经济分析那么清晰，而且经济学家之间对公平性的看法也不太一致。

公平的意思是公正，在医疗保健方面，它指的是人与人之间的健康和医疗保健分配以及医疗保健筹资负担方面的公正。它不是平等的同义词，平等意味着平均分配。平等并不总是公平的，例如，如果健康人和病人都得到同样数量的医疗保健，可能会被认为是不公平的。但平等经常被用来定义公平，例如，横向公平原则——平等者待遇平等，纵向公平原则——不平等者待遇不平等。在医疗保健领域经常使用的一个例子是，有人建议有相同医疗保健需求的人应享有平等的医疗保健机会。

这并不是医疗保健公平的唯一可能定义，更广泛地说，公平的定义并不单一。此外，有关公平的观念主要不是建立在经济学原则之上，而是建立在哲学、伦理学、法律和其他形式的学科之上。例如，“程序公正”就是一个公平原则，在这里指的是决定医疗资源在人与人之间分配的程序应该是公平的。这一原则是决定如何应用医疗技术评估的重要原则，但它并不特别基于经济学。Culyer和Bombard（2012）建议，将多种公平方法纳入医疗技术评估的一种方法是使用“核对表”，以确保决策者考虑到所有方面。

Cookson等（2017）开发了一个框架，以系统和一致的方式从成本效益的角度对公平和效率进行审查。该框架使用了两个分析概念，即健康公平权衡和净公平影响。它使用这两个概念来描述进行CEA的两种方法，即公平影响分析和公平权衡分析，这两种方法都包含公平问题。

在某些情况下，效率和公平可能会发生冲突，这就产生了健康公平权衡。例如，就发现可治疗病例的成本而言，筛查计划可能具有成本效益，从而整体提高人口的健康水平，但如果整体健康水平较差的群体中接受筛查的人数较少，则会导致健康不平等的扩大。因此有4种可能性，如表6.6.1所示：

表6.6.1　健康公平权衡

		对健康的净影响	
		正　向	负　向
对健康公平的影响	正向	1 成本效益高提高公平性	4 成本效益低提高公平性
	负向	2 成本效益高危害公平	3 成本效益低危害公平

该建议认为，属于文本框1的医疗保健应予以采用，而属于文本框3的医疗保健应予以避免。不过，决策者应明确考虑文本框2和文本框4中医疗保健的取舍问题。

净公平影响基于这样一个事实,即用于医疗保健的资源具有机会成本。医疗保健干预措施将在人口中的不同群体和个人之间产生利益分配。然而,干预措施所使用资源的其他用途也会在人口中产生利益分配。在全面考虑干预措施对公平的影响时,必须同时考虑这两个因素。

有必要考虑我们希望公平的是什么。一般而言,可以考虑公平的三个领域是医疗保健的资金、医疗保健的分配和健康的分配。

对医疗保健筹资公平性的分析主要集中在纵向公平性上,特别强调是否根据人们的支付能力为医疗保健筹资。融资中的横向公平考虑的是收入相同,因此支付医疗费用的能力相同的人是否支付相同的费用。

医疗保健分配中的横向公平主要是指具有相同医疗保健需求的人对医疗保健服务的使用是否相同。医疗保健分配中的纵向公平通常被解释为,健康状况不佳程度不同的个人是否会根据其健康状况的不同而使用不同程度的医疗保健服务。

健康分配的公平性几乎总是表现为健康方面的不平等。健康方面的不平等,特别是那些表明健康水平随社会经济地位的不同而存在系统性差异的不平等,在健康政策辩论中总是具有一定的重要性,也是一些政府根据其政治偏好所关注的主要问题。有人可能会说,这实际上是唯一真正值得关注的公平问题,因为对医疗保健公平的关注完全源于对健康分配的关注。

6.6.3 制定经济评估

要了解评估是如何进行的,一种方法是将其视为一个分阶段的过程,如下所示:

(1) 确定要分析的问题。问题始终是评估的起点。这一点看似显而易见,但事实上,人们往往错误地将解决方案视为起点。从评估的角度来看,问题不在于氟化物这一计划是否具有成本效益,而在于解决龋齿问题的最具成本效益的方法是什么。

(2) 明确备选方案。这些是处理第一阶段所确定问题的不同方法。重要的是要选择最相关的替代方案,例如,在儿童中推广“爱牙营养”或什么都不做。

(3) 评估成本和效益。包括三个要素:列举成本和效益,即起草一份描述性清单,列出评估中应包括的成本和效益。测量,即获取数据来描述不同替代方案的成本和收益水平。估值,需要将数据转换为价值。例如,资源使用数据应转换为成本,方法是对这些数据应用资源的价值。

(4) 计算结果。是指将成本和效益数据合并成所要提交的结果,具体的性质取决于评估的类型以及如何处理评估结果的不确定性。

(5) 决定。终点是根据评估结果作出决定。这不是由评估人作出的,而是由有责任作出决定的人作出的。不过,评估人往往会建议根据自己的评估结果作出决定,或暗示作出这样的建议。如果知道相关的决策规则,这样做是合理的。例如,可能有一条公认的决策规则规定,如果某项卫生干预措施的效益超过其成本,那么就应该向公众提供该干预措施。如果发现某项干预措施的效益确实超过了成本,那么就可以建议提供该干预措施。

其中的一个重要因素是,在制定和实施评估时应充分认识到所采取的观点。这是因为医疗系统中的不同参与者——例如病人、医疗专业人员和政府——可能有不同的利益和关注点,因此从一个角度看是有效的,从另一个角度看可能就不是这种情况。这一点很重要,因为它决定了采用哪种评估方式,什么是效益和成本,以及如何对其进行估值。大多数评估都会从卫生服务机构的角度出发,因为卫生服务机构代表了大多数有资格决定提供何种卫生服务的人。不过,它们也可以从整个社会的角度出发,因为社会界定了卫生服务的受众以及最终的资助者。无论采用哪种观点,研究人员都应明确指出是哪种观点。在公共卫生干预措施的环境影响评价中,经常会从更广泛的角度来考虑卫生系统以外的成本和效益。

6.6.4 经济评估的类型

尽管经济评估有几种不同的类型,但我们在这里将集中讨论那些在医疗保健和其他公共卫生活动中最有可能遇到的类型。遗憾的是,这些类型有不同的分类方法。这就导致了在如何解释或使用特定类型的评估结果方面偶尔会出现分歧。一种方法是根据其分析的效率类型进行分类。第二种方法是根据成本和效益的衡量以及衡量的方式进行分类。第三种方法是根据其适用的决策类型进行分类。尽管我们将在此讨论所有三种类型,但 Drummond 等(2005)给出了卫生经济学中最普遍、最流行的分类方法,该方法同时使用了计量和决策类型原则。

在下文中,我们将所评估的内容称为替代方案,这反映了在医疗保健中使用经济评估对使用医疗保健资源的替代方式进行决策。这包括多种决策,包括不同的医疗服务方式、不同的医疗服务类型以及不同的治疗方案。

这里讨论的所有类型的预期成果都只涉及效率评估。评估公平的其他类型将在下一节单独讨论。

6.6.4.1 成本效益分析

一般来说,在经济学中,CBA 首先要清点每种备选方案的所有成本和效益,不论是什么,也不论是谁承担了这些成本和效益。这可以被看作是一张资产负债表,其中的成本和收益都要相互权衡。

然而,在医疗保健评估中,CBA 通常是按照 Drummond 等(2005)的定义,将所有成本和效益都用货币来衡量的一种技术。这样做的理由是,只有用相同的单位来衡量所有成本和效益,才能对其进行权衡。虽然原则上可以使用任何通用单位,但在实践中,货币显然是最自然的选择,因为它是现代经济中最常用的价值尺度。这种 CBA 的结果是确定哪种替代方案的净效益最大,即效益与成本之差,当然也可能是负值。

CBA 的主要决策规则是,如果效益总和大于成本总和,或者同样,如果净利益为正数,则应开展某项活动。如果只能开展一项净效益为正值的活动(例如,由于资金有限),那么规则就是选择净效益最高的活动。

CBA 以经济学理论为基础,因为如果以正确的方式衡量所有成本和效益——例如,所有成本都衡量了其真正的机会成本——并且某个替代方案具有净效益,那么它就会带来帕累托改进。Drummond 等(2005)对此的解释是,CBA 适用于回答是否应该实施某项医疗保健计划或是否应该使用某种治疗方法的问题,而不是回答在众多备选计划或干预措施中哪一个最有效的问题。

由于 CBA 要求以财务或货币形式衡量效益,并涵盖非常广泛的成本和效益,因此很少使用。公共卫生领域的一个例子是 Wang 等(2005),他们估算了使用自行车道和人行道以减少因缺乏运动而产生的医疗费用的有限成本和效益范围。他们计算出,每人每年使用自行车道的成本为 209.28 美元,由此减少的医疗费用为 564.41 美元,每人净受益 355.13 美元。

6.6.4.2 投资评估

英国财政部称之为“选项评估”的一种特殊技术可以用来解释医疗保健领域的投资评估。财政部在给公共机构的指南中描述了如何对公共资金支付的项目进行评估和评价;在这种情况下,评估和评价之间的区别被谨慎地保留了下来。它是一个过程,在这个过程中,会产生实现目标的不同方案,这些目标是由满足某些公共需求的目的所确定的;对这些方案应用 CBA;并根据结果选择实现目标的最佳方案。例如,对一个制定新的衡量学龄儿童肥胖情况的国家方案的项目进行评估，首先不会将新方案与现有情况进行比较。它将从了解学龄儿童肥胖程度的需要出发，为满足这一需要提出不同的备选方案，其中可能包括新的测量计划，审查每种备选方案的成本和效益，如果发现新计划是最佳的备选方案，则从中得出新计划的经济论证。项目的经济论证只是更广泛的项目评估的一部分，包括可负担性和可实现性，以及各种影响评估，包括对健康、环境、健康和安全的影响评估。

6.6.4.3 成本后果分析

成本后果分析(CCA)是CBA的一种形式，它并不试图将所有的成本和效益都归结为相同的单位。特别是，它承认不同类型的效益不能用相同的单位来衡量。这使其有别于将在下一小节讨论的CEA。其假设是，在根据成本后果分析进行决策时，不同的决策者会对不同的效益和成本进行权衡，即使不是明示的，也会是暗示的。成本后果分析在公共卫生领域具有特殊意义，因为有人认为它更适合于涉及众多机构和不同且不可比的结果指标的公共卫生问题。例如，英国国家健康与护理卓越研究所(NICE)允许将成本后果分析用于公共卫生干预，这与其他医疗保健不同。CCA通常被称为分类方法，因为收益和成本并没有合并成一个指标，如净收益或成本效益比。

6.6.4.4 成本效果分析

成本效果源于对经济效率的分析，如果一种替代品以相同或较低的成本提供更大的效益，或以较低的成本提供相同或更大的效益，那么这种替代品就比另一种替代品更受青睐。这一定义在这里留下了一个问题，即如果一种方案提供的利益大于另一种方案，那么到底两种方案中哪一种方案更有效？然而，在某些条件下，例如，可以减少或增加替代品的规模，以产生任何水平的总成本或效益，可以进行此类比较。为此，可以计算成本效果比(CER)，即成本除以效益。卫生经济学中最常用的CER被称为增量CER或ICER，其中每种替代方案的成本和效益都是与次优替代方案进行比较计算的，而不是与普通替代方案进行比较。

CEA的衡量原则是，成本用货币衡量，而效果则用货币以外的单位衡量。然而，与成本后果分析不同的是，所有效益都用相同的单位来衡量，这通常是因为只考虑了一种效益。这样做的明显后果是成本和效益不能相互权衡。ICER只是显示获得一单位效益的成本。至于这种成本是否值得承担，则是另一个问题。因此，CBA告诉我们医疗计划或治疗是否有效地利用了资源，而CEA则告诉我们提供这些服务的可能方式中哪种最有效。

Drummond等(2005)从两个方面限制了CEA一词的使用。首先，他们认为CEA只适用于成本和效益都不同的替代方案。收益相同而成本不同的情况称为成本最小化分析(CMA)。在实践中，这个术语很少被用来描述已经进行的分析，尽管这种分析可能非常普遍。其次，他们将效益的衡量单位限定为所谓的“自然”单位，如受保护的病例数、血压等临床指标的变化或不良生物标志物的变化。这与用健康相关的生活质量变化来衡量效益形成了鲜明对比，后者通常被称为成本效用分析(CUA)，将在下一小节中讨论。

这种CEA的第一条决策规则是，我们应拒绝任何被另一种替代方案或替代方案组合所支配的替代方案。这就是前文所述的严格意义上的经济效益，即被支配的替代方案成本更高，收益却不大，或者收益较低，但成本相同或更高。非主导替代品之间的选择则更为复杂。如果只能选择一种替代品，则应选择ICER最低的替代品，但前提是ICER低于上限比率，即任何替代品要想被视为具有成本效益，都必须达到的ICER水平。如果可以使用一种以上替代品的组合，原则上有必要计算每种可能组合的ICER，以决定哪种最有效，以及是否有符合上限比率要求的组合。

这些问题通常用成本效益平面图(Black，1990)来说明，如图6.6.1所示。图6.6.1中描述了一种治疗方法与某种替代方法相比的成本和效果。按照惯例，成本位于纵坐标轴上，效果位于横坐标轴上。在这两种情况下，效果可以是负的、零的或正的。

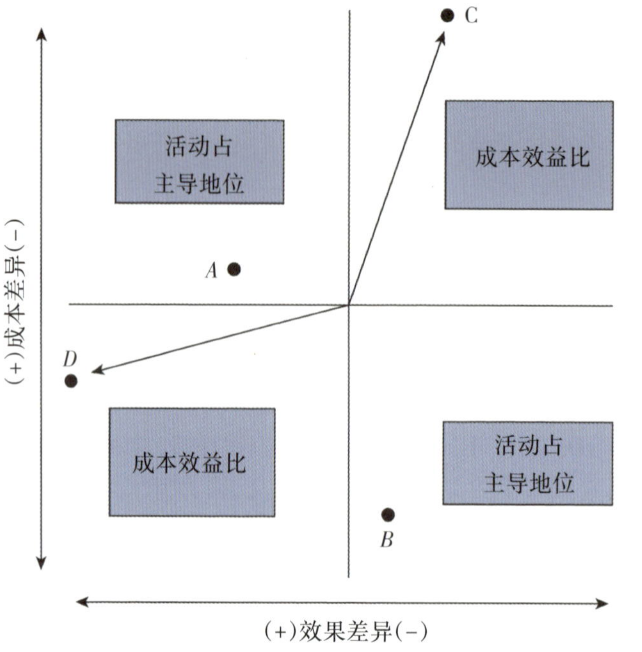

图6.6.1 成本效益平面

根据干预措施的增量成本和效益，可以将其置于该图的任何位置。如果干预措施位于西北象限，如A点，则干预措施的成本高于替代方案，而效益低于替代方案。它是在东南象限，在B点，成本较低，效益较高，因此治疗方案在替代方案中占主导地位。同样，在东南象限的B点，成本较低，收益较高，因此治疗方法优先于替代方法。在东北象限，如C点，与替代方案相比，以净成本获得更高的效益。因此，我们可以计算ICER，即每单位疗效的成本，用从原点到该点的直线斜率来衡量。在西南象限的D点，成本可能较低，但收益也较低。同样，我们也可以计算出ICER，不过现在指的是每损失一单位疗效所节省的成本，也就是从原点到点的直线斜率。

上限比率也可以用成本效益平面图来展示，通常称为展示成本效益可接受性，如图6.6.2所示。

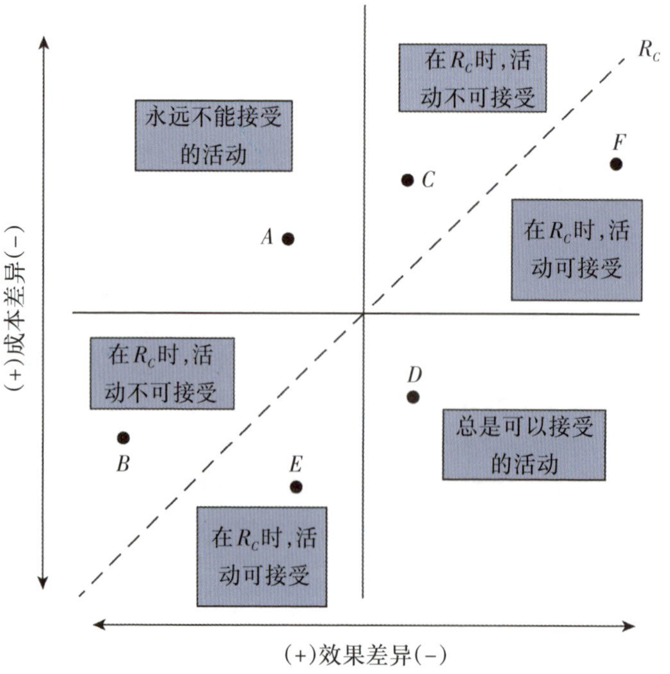

图6.6.2 成本效益可接受性

在该图中，标有R_C的虚线表示最高比率。如果干预措施高于这条线，则从成本效益的角度看是不可接受的。应注意，在西南象限，这意味着ICER低于上限比率，如*B*点；而在东北象限，则高于上限比率，如*C*点。在这种情况下，ICER在西南象限高于上限比率，如*E*点；在东北象限低于上限比率，如*F*点。

成本效益的可接受性也很重要，因为它是处理经济评估中不确定性的一种方法，本章稍后将对此进行解释。

6.6.4.5 成本效用分析

成本效用分析(CUA)是英国等国家和地区经常使用的一个术语，指的是一种特殊形式的CEA，在这种成本效果分析中，健康效益是以质量调整生命年(QALYs)来衡量的，但在美国很少使用。质量调整生命年是对预期寿命和与健康相关的生活质量收益的综合衡量，与伤残调整寿命年(DALYs)一起在下文中详细介绍。成本效用分析的独特结果是以每获得一个QALY的额外成本(CQG)来计算增量成本效果比，也可以认为是使用特定医疗干预措施或方案获得一个额外QALY的价格。文本框6.6.1举例说明。

文本框6.6.1 女学生接种HPV感染疫苗的成本效用分析

Anonychuk等(2009)调查了为12岁女孩接种16和18型人类乳头瘤病毒(HPV)疫苗以预防宫颈癌的成本效益。疫苗还能交叉保护其他类型的HPV，而群体免疫效应，即未接种疫苗者的感染风险随之降低，决定了疫苗的整体效果。每10万名接种疫苗的女孩可预防390～633例宫颈癌，168～175例死亡，这取决于是否将群体免疫和交叉保护效应计算在内。这将使该群体在一生中每人获得0.008 3～0.009 5的QALY增益。每人的成本将增加256～263加元。对于没有群体免疫或交叉保护效应的基本情况，表6.6.2显示了接种和不接种疫苗的成本和效果。

因此，每获得1 QALY的额外成本(CQG)为263加元/0.008 3=31 687加元。交叉保护的CQG为26 947加元；群体免疫的CQG为27 849加元；两者都有的CQG为18 672加元。研究人员的结论是，疫苗可减少癌症病例和死亡率，具有成本效益，但这一结论确实取决于对上限比率大小的假设。

资料来源：Anonychuk, et al. A cost-utility analysis of cervical cancer vaccination in preadolescent Canadian females[J]. BMC Public Health, 2009, 9(1): 401.

与一般的CEA相比，采用CUA的理由更为复杂。许多人认为，在评估相同病症的替代治疗方案时，与CEA的“自然”单位相比，QALY本身是一个更好的结果指标。但CUA也提供了一般CEA所不能提供的东西，即在不同的治疗方案之间进行比较的可能性。针对不同情况的治疗方法，原则上说，可以将健康饮食以减轻体重等干预措施与减少饮酒等干预措施进行比较，以确定哪种干预措施更有效。以QALYs的形式产生健康收益的效率最高。当然，这是有争议的。对于仅限于某一特定病症的不同治疗方法的综合经济评估，可以假定接受治疗的患者是相同的人，但在不同病症的比较中，情况并非如此。

原则上，CUA能够对所有卫生领域进行比较。其中一个有争议的含义是，它可以用来在不同的医疗计划之间分配医疗资源，从而用来确定医疗的优先次序。这就克服了CEA与CBA相比所存在的主要问题，因为它可以说明是否应该实现某类医疗保健的医疗保健效益，而不仅仅是哪种方式是实现这些效益的最佳方式。因此，有些人将CUA视为一种有限形式的CBA，而不是一种特殊形式的CEA。从这个角度看，CUA比CBA更好，因为它避免了用金钱来衡量效益。

为了进一步解释这一点，请回顾综合CEA的决策规则，即最佳替代方案的ICER与上限比率进行比较。在CUA的情况下，ICER就是CQG，因此上限比率就是我们认为为获得QALY而支付的合理费用。这有时被称为CQG临界值，因为它是被视为具有成本效益的医疗保健与不具有成本效益的医疗保健之间的分界线。NICE有一个阈值，它认为这个阈值来自于国民健康服务的有限预算，它决定了什么是可以负担得起的。这就是所谓的QALY影子价格。或者，也可以根据人们愿意为健康收益支付的费用来设定。这就是所谓的

QALY社会价值。但无论哪种方法,如果知道了这一点,原则上就可以将其作为将成本转换为QALY的一种手段,反之亦然。这就将成本和效益转换成了相同的单位,从而能够以与CBA相同的方式计算净效益。

净效益可以用金钱或QALY来计算。假设一项干预措施的增量成本为30 000英镑,增量收益为2 QALYs。上限比率可视为可接受的为一个QALY支付的价格,因此代表了一个QALY的货币价值。假设上限比率为每QALY是20 000英镑。如果我们决定以货币形式分析成本效益,我们首先用QALY增益乘以上限比率,得出QALY增益的货币价值,在本例中为2×20 000英镑=40 000英镑。然后从中减去净成本,得出净货币收益为40 000英镑-30 000英镑=10 000英镑。或者,我们也可以用最高比率除以成本,将成本转换为等效的QALY增益。这样,净成本相当于30 000英镑/20 000英镑=1.5 QALYs,总体净健康收益为2-1.5=0.5 QALYs。由于这些都是正值——它们必须始终具有相同的符号,因此干预措施被认为是具有成本效益的。

当然,这与我们计算出的ICER为3 000/2=15 000英镑,并观察到它低于20 000英镑的上限比率的结果完全相同。不过,如果我们不知道上限比率,那么这种净效益方法确实有优势,因为我们可以计算出任何上限比率值的净效益。

6.6.4.6 衡量成本

正如本章前文所述(见"制定经济评估"),成本计算过程包括三个步骤:确定和描述资源使用的变化;以物理单位量化这些变化;以及对这些变化进行估值。

一般来说,成本计算有两种类型:宏观或自上而下的成本计算和微观或自下而上的成本计算。它们的区别在于对单个资源进行计量和估价的细分程度。纯粹的宏观成本计算以医院等机构的总成本为起点,通过将总成本的一定比例分配给某一专科,并根据该专科与其他专科相比的成本指标,计算出该专科的成本。例如,如果某专科的病例占医院病例总数的20%,那么20%的成本将分配给该专科。具体而言,微观成本计算将检查每个病人使用的每项服务和每种消耗品。每项服务的成本计算,都要检查每名工作人员在这项服务上所花费的全部时间,以及使用每台设备所花费的时间。在实践中,不会出现这些极端情况。此外,对不同的成本要素采用混合方法也很常见。

一个重要的考虑因素是资源的使用时间,因为并非所有成本都是同时产生的。这有两个重要因素。首先,如果费用发生在不同年份,则应根据发生的通货膨胀或通货紧缩进行调整。这样做是为了使不同年份的数字具有可比性,并确保考虑的是资源价值,而资源价值可能不受通胀率的影响。最佳做法是选择一年的单位成本,并将其应用于不同年份的资源使用情况。但对于许多成本项目来说,这很少可能实现,因此,程序是按成本指数对年度成本进行缩减。这也意味着,如果有任何成本预测,这些预测不应考虑预计的通货膨胀。

此外,尽管根据通货膨胀进行调整意味着每年的成本都是以相同的价值单位来衡量的,但这并不意味着从某一年的角度来看,每年的成本都具有相同的价值。特别是,如果可以的话,人们一般更愿意推迟成本,因此,现在的成本比将来发生的完全相同的货币成本具有更高的权重。从另一个角度看,未来的成本现在的价值较低。这可以通过贴现来解决,即对成本进行时间加权,成本越往后,时间加权越小。在实践中,所采用的是贴现率,可以将其视为利率的倒数。对投资采用利率意味着,即使投资是固定的,其价值也会随着时间的推移而增长。采用贴现率则意味着价值随时间下降。在经济评估中,如果成本随时间累加,那么将所有未来成本折现到现在,就得到了现值。

在医疗保健领域,时间问题可能非常重要,因为许多干预措施都会产生长期影响(未来的益处在现在的价值也可能较低,需要采取同样的方法;本章稍后将讨论这个问题,见"以健康收益衡量效益")。与公共健康特别相关的问题是,预防现在会产生成本,即使它在未来会减少更多的成本,但如果对未来的成本进行贴现,则可能不会出现净成本节约。即使有净成本节约,其价值也会低于不使用贴现的情况。最极端的情况是,根据Barker假设(Barker,1992),为减少婴儿成年后的疾病而采取的产妇营养措施,可能会在未来许多年后看到成本的减少,以至于贴现会将其降低到可以忽略不计的价值。

关于使用的贴现率到底应该是多少，以及如何获得贴现率，存在一些争议。有两种理论可以作为指导。一种是社会机会成本法，它假定公共投资和私人投资是相互竞争的。因此，公共部门应该使用市场价格。另一种是社会时间偏好率，它衡量的是人们将消费从一年推迟到下一年所愿意得到的补偿。

6.6.4.7 衡量效益

以“自然”单位衡量CEA共同国家评估中的效益不需要任何特殊的经济分析，而衡量共同国家评估中的各种效益的方法多种多样，在此不一一赘述。因此，本节将集中讨论用于共同国家评估的健康收益的衡量，以及用于CBA的货币收益的衡量。

然而，第三种技术（即离散选择实验，DCE）正变得越来越重要，这种技术并不完全符合上述两类技术。在这种实验中，受访者可以在不同的干预措施中作出选择，这些干预措施按照以下标准进行描述，属性可能包括健康结果和价格。所作的选择揭示了不同属性的相对价值。这可用于为不同的干预措施赋予价值，或以货币计算价值，或获得不同健康状况的价值。接下来将介绍最后一种情况。

6.6.4.8 以健康收益衡量效益

衡量健康和健康改善情况的方法有很多种。不同的概念和测量技术适用于不同的用途。环境评估所采用的方法主要取决于评估目的的要求。

评估试图获得一个明确的效益衡量标准。这意味着衡量健康状况的标准应该是一个代表所有相关方面的单一数字。其次，由于评估关注的是稀缺资源的使用情况，而这些资源可用于各种医疗保健，因此衡量健康状况的标准应能够比较这些不同的资源使用情况。这意味着应使用通用的健康衡量标准。最后，评估将代表资源使用价值的成本与效益相比较，这意味着健康的衡量标准也应能够被解释为一种价值。

符合这些要求的一种衡量标准是QALY。它将生命长度和生活质量合二为一。根据健康收益的类型，QALYs可被视为对所获生命年数的质量调整，或生活质量得到改善的时间长度，或两者兼而有之。重要的是要记住，健康干预的益处在于其产生的QALYs收益。类似的衡量标准是DALY。本章不对DALY进行全面描述；详情请参见第5.17章，该章对这两种衡量标准进行了比较。不过，从本质上讲，残疾调整寿命年数是一种基于人口的衡量方法，它将人口的预期寿命与残疾发生率相结合，从而得出“健康差距”的估计值。

图6.6.3举例说明了原则上如何计算QALYs，并对一种疾病在接受治疗和不接受治疗的情况下的预后进

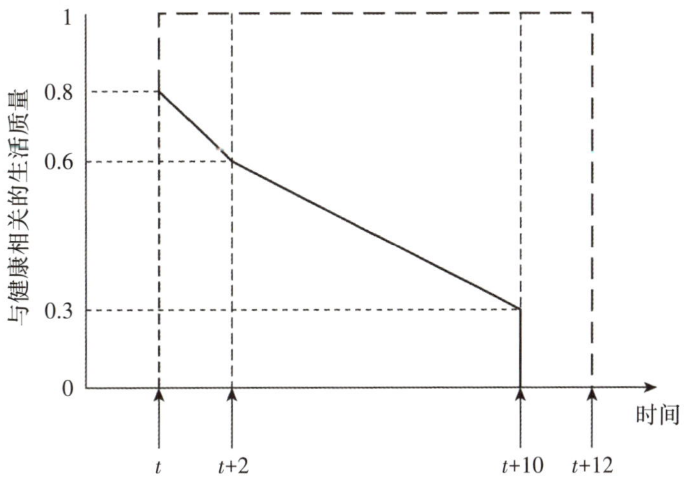

图6.6.3 计算质量调整生命年的收益

行了高度风格化的描述。例如,假设患了某种疾病,预后是一个人还能再活10年。在前两年中,他们与健康相关的生活质量(HRQOL)将以恒定的速度从完全健康的80%退化到60%,而在后8年中,他们的生活质量将以更慢的速度退化到30%,直至死亡。图中的实线,t时的HRQOL值为0.8,(t+2)时为0.6,(t+10)时为0.3。通过治疗,患者的预期寿命将延长至12年,在这12年中,患者将完全健康。从时间t到(t+12),HRQOL=1.0的虚线表示了这一点。

将未接受治疗的患者的QALYs总数减去接受治疗后的QALYs总数,即可计算出QALY收益。如果不接受治疗,患者在平均HRQOL为0.6的情况下可获得2年的QALY,即1.4QALY;在平均HRQOL为0.45的情况下可获得8年的QALY,即3.6QALY,总计5QALY。在接受治疗后,患者完全健康的时间为12年,即12QALY。因此,收益为7QALY。等效地,我们可以通过将每个时间段内的收益相加来计算总收益。头2年的HRQOL平均值从0.7提高到1=0.3,因此QALY收益为0.6。接下来的8年中,平均值从0.45提高到1=0.55,从而获得4.4的QALY增益。最后2年是完全健康的额外年限,即2个QALY。总收益同前一样为7QALY。

QALY的一大优势在于,它可以应用于任何类型的干预措施,无论是提高预期寿命而不改善生活质量,还是改善生活质量而不影响寿命,或者是两者都得到改善,或者是改善一个而降低另一个。然而,在一些人看来,这是QALYs的一个弱点,因为他们认为生命长度和生命质量不能或不应该用同一标准来比较。

在研究实际中如何计算QALYs之前,应该注意的是,如果QALYs是在不同时间获得的,或在不同时间丧失的,那么原则上,如果要把它们加在一起,就应该对它们进行折现,如果要在经济评估中使用它们,折现的方式与成本完全相同。关于这一点已经有了相当多的争论,有观点支持以相同的比率对成本和QALY进行折现,有观点支持对成本进行折现但不对QALY进行折现,也有观点支持对成本和QALY进行折现但以不同的比率进行折现。

在下文中,我们只关注QALY中的生活质量要素,因为除了贴现之外,预期寿命的测量并不涉及特殊的经济问题。

在进行评估时,可以通过多种不同方式计算QALY。一种是直接测量患者对其生活质量的重视程度。另一种方法是将一个换算系数应用于其他健康指标,从而估算出患者的生活质量。不过,目前最流行的一种方法,实际上也是NICE推荐的一种方法,是使用通用的健康状况测量方法(Brooks,1996;Herdman et al.,2011)从患者处获得其健康状况的测量值,并将标准人群的测量值应用于由此获得的健康档案数据。这样做的目的是让这些数值代表整个社会的价值观。

这些数值来自于人口调查。获取数值的方法多种多样,其中主要有四种:评分或视觉类比量表(VAS)、时间权衡(TTO)、标准博弈(SG)和离散选择实验(discrete choice experiment,DCE)。视觉类比量表通常由一条单线组成,两端分别用语言和数字描述,说明两端的含义,如“可能的最佳健康状况”和“可能的最差健康状况”。通常会在线段上添加刻度标记,以表示线段上的距离,这些标记有时也会编号。向受访者展示一组健康状态,并要求受访者将每种健康状态置于直线上位于两个端点之间的某一点,从而评定每种健康状态的可取性。

在TTO方法中,受访者可以在完全健康的年数和处于特定健康状态的年数之间作出选择。根据健康状态是慢性状态还是急性状态,以及受访者认为健康状态比死亡更好还是更差,所采用的方法略有不同。对于优于死亡的慢性健康状态,在健康状态的固定年限内提供不同的完全健康年限,直到受访者无法在备选方案中作出选择。然后,根据完全健康年数与健康状态年数之比来确定健康状态的值。该计算基于两种替代方案所产生的QALY数量的假定相等性。

在SG方法中,受访者需要在两个选项中作出选择。一种是他们将处于一种特定的健康状态,并在一定时间内保持这种状态。另一种情况是,他们有可能在这段时间内完全健康,也有可能在这段时间之前死亡。同样,根据指定的健康状态是慢性的还是急性的,以及受访者认为这些状态比死亡更好还是更差,所使用的版本也略有不同。对于优于死亡的慢性健康状态,会提供完全健康的不同概率,直到被调查者无法在这两种状态中作出选择。健康状态的值等于在这一点上无法在两种选择中作出选择的概率。这种计算方法基于两个备选方案的预期值，这将在后面讨论。

应用于健康状态估值的DCE是通过让受访者在两种（有时是多种）健康状态之间进行选择，并记录他们的选择。这种技术并不测量任何受访者个人对健康状态的评价，而是从一组受访者的回答中推断出他们的集体评价。

通用的健康状态测量方法通常会为其定义的每种健康状态提供一组数值。由于健康状态种类繁多，这些数值通常由一个模型生成，该模型有时被称为多属性效用模型，尽管在某些情况下该标签并未被明确使用，而且在某些情况下其使用可能会引起争议。从本质上讲，健康状态被分解为属性。通用的健康测量方法通常使用不同的维度来描述健康状态，人们可以在不同的维度上处于不同的水平，这些维度构成了属性。

这些属性通过数学函数进行组合，得出一个代表健康状态值的单一数字。例如，广泛使用的EQ-5D-3L附有许多已计算并公布的数值集（Szende et al.，2007）。通常使用的数学形式是加法运算，即对各属性进行加权并相加。

6.6.4.9 用货币衡量效益

利益的货币衡量可以基于“揭示偏好”或“陈述偏好”。揭示偏好技术的利用对人们行为的观察来推断货币价值。例如，可以通过观察人们在从事风险不同但其他方面相同的工作时所获得的工资，来研究人们对避免死亡或受伤所赋予的价值。陈述偏好技术依赖于调查和实验，在这些调查和实验中，人们基本上被问及他们对医疗保健、健康状态或健康福利的其他方面赋予了怎样的一元价值。通常不会直接问他们这个问题，而是让他们在不同的备选方案中作出选择，并从中推断出货币价值。

这种既定偏好研究有时也被称为支付意愿研究，尽管这种描述并不完全准确。这类研究的经济理论基础是对所谓补偿性变化和等效变化的衡量。在衡量健康福利的货币价值时，这意味着一个人为了补偿其健康的变化（无论是改善还是恶化）而支付的货币，以及没有健康变化而支付的货币。支付意愿指个人为改善健康状况或避免健康状况恶化而支付的补偿。接受补偿的意愿是指个人为改善健康状况或不改善健康状况而支付的补偿。

尽管所使用的陈述偏好方法各不相同，但经济学的最佳做法一般是使用或然估值法。或有估值法要求调查或实验描述一个可信的市场，在这个市场中，受访者对商品的选择揭示了所需的价值。可以说，价值取决于这一描述。一种方法是使用DCE，其中价格是商品的属性之一。

6.6.5 经济评估模型和不确定性

从理论上讲，可以使用一种数据源来进行评价，例如，在临床试验中对单个患者的资源使用、成本和生活质量进行测量。就结果的可靠性而言，这具有临床试验的所有优点。在实践中，环境影响评估通常基于不同来源的数据，这些数据必须联系在一起。成本和效益的估算背后有许多计算，这些计算体现在所谓的经济效益模型中，实际上，所有的医疗保健经济效益都涉及一些模型。事实上，许多人认为经济模型优于以试验为基础的经济评估，因为它可以克服试验在普遍性和产生可用结果的速度方面存在的问题。当然，模型可以使用试验数据，但仅作为一种输入。

一个简单的模型可以被简单地看作是一个资产负债表，其中用来计算成本和效益的数据被组合在一起，得出总成本和总效益的数字。然而，许多评价机构无法使用这种简单的模型，而且在NICE等机构的技术评估中，这种模型也不再被认为是可以接受的。原因在于：首先，治疗方案并不总是简单明了的，临床决策可能涉及管理策略，而不是在使用或不使用单一疗法之间作出简单的选择；其次，模型和数据通常都存在一定的不确定性。

因此,建模通常使用决策分析(Briggs et al.,2006)。决策分析通过对隐含的临床决策进行结构化处理,既解决了复杂性问题,也解决了某些方面的不确定性问题。然而,决策分析没有直接处理不确定性的一个方面,即数据取值的不确定性。近年来,人们开发了一些技术来解决这个问题,现简要介绍一下。

我们所要解决的问题可以概括为以下几点:疗效数据的摘要,如某种干预措施导致的血压变化,通常以点估计值和区间估计值或置信区间的形式呈现,以反映数据的可变性;我们应该为成本效益数据提供类似的摘要。如果将其作为基于试验的分析的一部分,则称为随机成本效益分析(CEA)。遗憾的是,这样做有两个问题。首先,经济评估模型中使用的许多数据都不是基于抽样的,因此没有可用于创建区间估计值的变量。其次,成本效益的汇总指标是ICER,作为一个比率,ICER有一些特殊的问题,例如,一般来说,即使用于计算ICER的所有数据都具有可变性,也不可能估算出置信区间。这第二个问题同样适用于基于试验和基于模型的经济评估。

6.6.5.1 敏感性分析

在使用模型时,处理不确定性的通常方法是敏感性分析。这是一套分析结果对模型变化的敏感性的技术,例如模型中包含的数据或数据组合方式的变化。接下来将介绍一些敏感性分析技术。在这些技术中,具有最佳假定结构和数据的模型被称为基础模型,我们希望检验的假定和数据被称为模型参数。

单向敏感性分析是指研究结果对某一参数变化的敏感程度。例如,如果使用模型对一项新的筛查计划进行评估,模型的参数之一可能是所用检测的单位成本。基础案例将使用分析师对单位成本的最佳估计,作为计算ICER的输入。单向敏感性分析将计算不同单位成本值的ICER,显示成本对结果的影响是大还是小。

当然,“多”和“少”到底是什么意思,还真得细细斟酌。一种方法是使用上限比率。如果在参数的每一个可能值上,ICER都高于或低于上限比值,则结果不变,决策对不确定参数的值不敏感。在其他情况下,可能在某些参数水平上,例如单位成本较低时,ICER会低于上限比率。但在其他情况下,例如,当单位成本较高时,ICER会高于上限比率。在某些情况下,ICER将等于上限比率,此时称为阈值,首选方案将发生变化。这就是所谓的阈值分析。如果基本情况和临界值相差很大,那么结果对参数值并不敏感。

但是,非常不同又意味着什么呢?解决这个问题的一种方法是定义参数的上限和下限;例如,如果基本成本为每单位100英镑,那么可能认为成本不可能高至200英镑或低至10英镑。这将为计算出的ICER提供一个可信的范围,如果阈值在该范围内,则结果对所做假设很敏感。

这种方法可以扩展到同时改变一个以上的参数,并观察对ICER的综合影响。上限比值可再次用于定义阈值,而ICER的合理范围则可通过组合变量的合理值计算得出。这种多向分析至关重要,因为对参数的单独单向分析可能表明结果对参数值并不敏感,但综合分析则可能敏感。

6.6.5.2 统计敏感性分析

可信范围法并不十分令人满意,因为其依据往往不明确,也无法检验。使用统计方法更好,因为正如所建议的那样,基础案例的成本效益结果可以看作是一个点估计值,而敏感性分析可以看作是一个区间估计值。作为决策分析模型的一部分,这种方法被称为概率敏感性分析。

其中,蒙特卡罗模拟用于生成ICER分布。如果模型的每个参数未知,则假定其分布。从每个分布中抽取样本,然后使用模型从这些模拟数据中计算ICER。如此反复多次,生成一个ICER分布,原则上可以从中计算出方差,从而得出置信区间。

遗憾的是,由于ICER的另一个问题,在实践中可能仍然无法做到这一点。模拟得出的ICER的分布很可能包括正值和负值。负值意味着优势而非真正的ICER,因此根据负值计算出的置信区间毫无意义。

对此有两种可能的解决方案。一种是使用前面所述的净效益方法,从根本上消除ICER。由于净效益是一个单一的数字，而不是一个比率，因此使用模拟来生成其分布并计算方差，从而得出区间估计值是没有问题的。

另一种解决方案是生成成本效果接受能力曲线(CEAC)，它保留了CER，但使用了与置信区间不同的描述不确定性的方法(van Hout et al.，1994)。每个模拟ICER值都与一个上限比率进行比较，并计算出在该比率下可接受的模拟值的比例。对上限比率的每个可能值都要重复这一过程，每个值的可接受比例都不同。如图6.6.4所示，中欧和东欧分析中心将这些值绘制在一起。在这个示例中，如果上限比率为每QALY 4 500英镑，那么25%的特定疗法成本和结果模拟结果是可接受的。

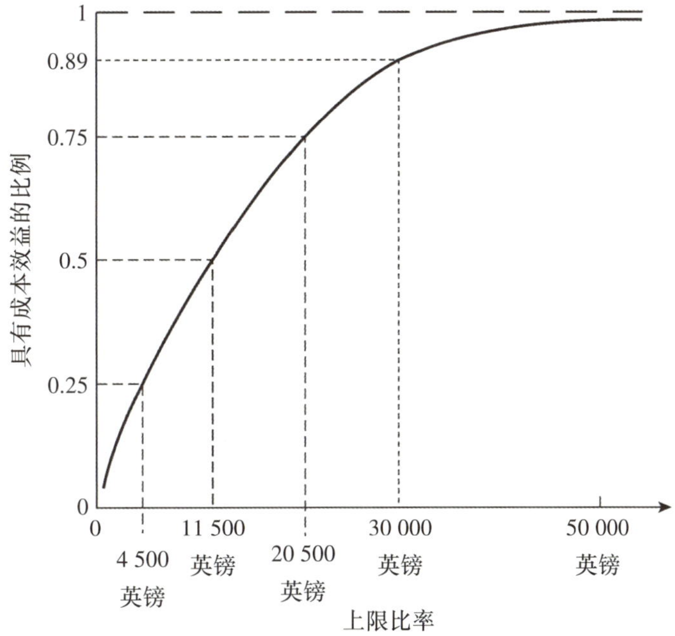

图6.6.4 成本效益可接受性曲线

如果是11 500英镑，则为50%；如果是20 500英镑，则为75%。最高比率30 000英镑，89%是可以接受的。在某些条件下，比例可以用贝叶斯方法解释为概率，例如在上限比率为30 000英镑时，该疗法具有成本效益的概率为0.89，这超出了本章的描述范围。

6.6.5.3 决策分析

决策分析用于决策结果不确定，但不同结果的概率已知的情况。例如，对筛查计划发现的病例进行治疗可能并非对每个病例都有效，但已知对80%的病例有效。当决策涉及采取不同行动的战略时，这种方法尤为重要。例如，如果某些人群对全民筛查计划没有反应，那么可以针对这些人群提高筛查率。决策分析是对不同的选择方案进行结构化的一种方法，以便计算出哪种策略是最好的。

决策分析依赖于预期值的概念。我们可以把预期值看作是某一事物在重复大量次数后的平均值。例如，如果一种治疗方法能在80%的病例中为每人带来2 QALYs的收益，而在其余20%的病例中为每人带来1 QALYs的收益，那么在100名患者中，总收益将为$(2\times80)+(1\times20)=180$，平均值为每名患者获得1.8 QALY。这是预期值。实际上，由于不确定性的存在，0.8和0.2的概率不太可能在100人中分别产生80和20，这就是为什么要作出大数假设的原因。更一般地说，期望值的计算是所有可能结果的概率乘以结果值的总和。

决策分析计算成本和效益的预期值，也计算ICER(尽管这是一个更复杂的问题)。它通常采用以下形式，可与前面给出的更一般的预期效益分析形式进行比较：

(1) 通过构建决策数学模型(通常是决策树)来组织问题。确定决策备选方案；列出每个备选方案的可能结果；并明确事件发生的顺序。

(2) 为偶然事件分配概率。

(3) 为偶然事件的所有可能结果赋值。

(4) 计算每种策略的预期值。

(5) 通过系统地改变(1)~(3)中的假设进行敏感性分析,以了解对(4)结果的影响。

信息价值分析是决策分析的延伸,但在实际决策中尚未得到广泛应用。决策分析的基础是根据当前的信息,选择预期价值最高的备选方案。信息价值分析法分析的是作出错误选择的后果,目的是评估值得花多少钱来改进信息,从而避免作出错误的选择。如果作出了错误的选择,所造成的损失就是所选方案的收益减去最佳方案的预期价值的损失。将这一损失乘以选择错误选项的概率,就得出了预期值。这就得出了完美信息的价值;为了避免作出错误的选择,并因此投资于对事件概率、生活质量和成本的重新研究,值得付出达到这个价值的代价。利用有关显著性和功率水平的统计信息,还可以估算出样本信息的价值,从而得出值得为一定规模的样本支付的金额,以改善信息。

6.6.6 经济评估与公平

在讨论公平问题时,我们注意到Culyer和Bombard(2012)建议使用核对表来确保决策者考虑到公平的各个方面。在此,我们将介绍一些与电子病历有关的公平分析,涉及医疗资源和结果在人与人之间的分配。

医疗保健干预措施的影响归根结底是针对个人的,因此在这一层面审查公平性始终具有现实意义。然而,在实践中,不公平现象大多发生在由特定特征界定的人口群体之间,例如,患有严重疾病的人或穷人、老年人或儿童。这对于通常在人口层面开展的公共卫生干预措施尤为重要。

同样,尽管研究每种医疗保健决策的分配后果总是相关的,但它可能对公共卫生干预措施尤为重要,因为这些措施可能是专门为减少人口健康中的不平等而设计的。与许多其他干预措施相比,一些针对弱势个人或群体的干预措施可能不会被视为具有成本效益。还有一种可能是,一些公共卫生干预措施,如旨在加强促进健康的生活方式的干预措施,对弱势群体的效果可能较差,从而加剧了健康不平等。在每一种情况下,对效率与公平之间的隐含权衡进行分析都是至关重要的。

尽管人们几乎普遍认为公平评估与效率评估在环境评估中同等重要,但与此相匹配的是实践。在一项系统回顾中,Sassi等(2001)未能找到任何令人满意的公平分析,作为一般医疗保健经济评估的一部分;Weatherly等(2009)发现公共卫生干预措施也是如此。

Cookson等(2009)提出了4种可能的公平分析方法:

(1) 审查与所评估主题相关的现有不平等现象。

这本身并不具有评估性,但它提供了背景信息,从而为基于以效率为导向的预期成果的决策提供了一些背景。

(2) 衡量医疗决策的再分配影响,即量化描述谁受益、谁受损以及收益和损失的大小。

Baeten等(2010)提出,对于针对某一特定群体的干预措施,评估结果可以是针对目标群体的绝对值,也可以是相对于非目标群体的相对值。Sassi等(2001)也提出了类似的建议,以评估亚群体的分配效应:竞争性干预措施的效应;选择性效应;优先于其他干预措施的效应。

(3) 如果一项干预措施能带来更大的公平性,但却牺牲了更大的整体健康收益,那么就要衡量其机会成本。

这种成本不是用金钱来衡量的,而是用健康来衡量的,例如,针对某一特定群体的干预措施会使整个人口损失多少质量调整生命年。

(4) 对不同群体的结果采用公平权重的成本效益。

一个实际应用的例子是英格兰NICE使用的“生命末期溢价”,它更看重干预措施产生的QALY,如果没有干预措施的生存期很短,即使干预措施带来的收益本身也很短。Baeten等(2010)还以多标准决策分析

(MCDA)的形式提出了一种变体。在MCDA中,决策者会考虑干预措施的许多相关特征,并以相对权重的形式明确考虑这些特征内部和之间的权衡。建议将效率和公平后果都纳入干预措施的特征中,从而将两者都考虑在内。与其他3种拟议方法不同的是,明确加权法需要额外的数据来源来生成权重,而不是使用基于效率的评估所提供的数据。

Baeten等(2010)通过对乳腺癌筛查的公平性评估来说明他们的建议。他们采用了再分配影响评估和公平加权法的两种变体;这些方法得出了非常相似的结论,即在效率和公平方面都支持选择性。

Cookson等(2017)区分了两种类型的经济分析,即公平影响分析和公平权衡分析,这两种分析都是针对健康和其他政策干预措施的公平相关后果。公平影响分析量化了备选政策方案的成本和效果在决策者所关注的不同子群体内部和之间的分布情况。接下来将介绍这方面的两个例子,即扩展成本效益分析(ECEA)和分配成本效益分析(DCEA)。还有其他一些不以经济评估为重点的方法,如效益发生分析。

公平权衡分析量化了改善总体健康状况和促进公平这两个目标之间的权衡。公平权衡分析是指在结果为具有成本效益的干预措施降低了公平性或改善了公平性的干预措施,是一种在不具有成本效益的情况下使用的分析方法。这方面的两个例子是公平制约分析和公平权重分析。公平制约分析法评估采用更公平的方案而非更具成本效益的方案会造成多少健康损失。这种方法将公平作为实现整体健康最大化目标的一个制约因素。公平加权分析法旨在量化权衡,使人们能够使用单一标准作出决策。它将评估决策者对效率和公平标准的相对权重,量化对公平的关注程度,从而使他们选择是否实施存在权衡的干预措施。

6.6.6.1 扩展成本效益分析

ECEA最初由Verguet、Laxminarayan和Jamison(2015)为中低收入国家开发,是华盛顿大学疾病控制优先项目的一部分。它类似于共同国家评估,但专门针对卫生政策干预,不仅包括对健康的影响,还包括对其他社会问题的影响,特别是健康不佳的财务后果,称为财务风险保护(FPR)。重点是这些影响在一个国家人口亚群体中的分布情况。ECEA与其说是一套技术,不如说是一个分析框架,其具体内容取决于政策的性质和适用的地区(Verguet,Jamison,2016)。

健康效益的定义非常广泛,可以包括死亡率和发病率的任何指标,包括寿命年数、QALYs、DALYs和个别疾病的病例。FPR主要涵盖人口个体的私人支出和费用,包括医疗自付费用、其他非医疗自付费用(如获得医疗服务的交通费用)以及时间和生产力损失(以放弃的收入衡量)。效率和公平都包括在内,效率是通过考虑政策的总体净成本来实现的,公平则是通过分析健康和经济利益分配对次级群体的影响来实现的,特别是对低收入群体的家庭康复计划。

6.6.6.2 分配成本效益分析

DCEA由Asaria等(2014)开发,作为将公平问题纳入CEA的框架。其目的是评估任何类型的医疗保健干预措施,这些干预措施都有明确的减少健康不平等的目标。与普通的CEA一样,它侧重于健康效益和医疗成本,而不包括对其他经济部门的非健康效益和成本。因此,它只关注对健康分配的影响,而不考虑公平的其他方面。

根据决策者认为相关的社会群体,如年龄、性别、社会贫困程度和种族,对健康效益进行分类。成本被转换为健康效益等值,使用的数值反映了所使用资源的机会成本,即在医疗保健系统的其他地方使用这些资源本可以获得的健康效益。这些收益同样分配给不同的社会群体,从而计算出每个群体的净收益或损失。通过比较干预前后的健康分布情况,可以计算出不平等的变化指数。公平权衡分析然后,可以通过比较得出的公平变化指数和总的净健康效益来进行计算。

Asaria等(2015)对英国肠癌筛查计划进行了一项DCEA,比较了不同的方案,其中有两种方案在成本效益方面占主导地位,即筛查加对所有未应答者的提醒以及筛查加针对高危人群的提醒。结果表明,有针对性的提醒对健康的改善较小,但对健康不平等的减少较大。总体判断将取决于决策者对不平等的厌恶程度,厌恶程度越高,则越倾向于采用有针对性的提醒方案。这实际上意味着DCEA包括了公平权重分析。

6.6.7 公共卫生干预措施的经济评估

本章强调了在将评价方法应用于具体的公共卫生干预措施时出现的一些问题。与其他医疗保健计划相比,这些干预措施目前的技术水平还不够先进。但是,有许多例子既证明了环境分析在公共卫生中的价值,也证明了公共卫生干预本身的价值。

Weatherly等(2009)在回顾公共卫生干预的经济评估技术现状时,概述了四个关键的方法学挑战,其中之一,即公共卫生对公平的特别关注,我们已经讨论过了。在其他挑战中,一个是公共卫生干预措施所依据的证据类型。针对个体患者的干预措施的HTA指南强调,科学数据的最佳来源是随机对照试验(RCT)。然而,针对公共卫生干预措施的随机对照试验不仅数量较少,而且在本质上更难开展。我们讨论过其中一个与折现有关的原因(见“衡量成本”);公共卫生干预措施的影响时间范围可能比随机对照试验所能涵盖的时间范围更长。其他问题包括:为筛查等基于人群的干预措施建立对照表可能是不可行的,而且干预措施与结果之间的因果关系往往不如个人治疗(如健康教育计划)那么直接。因此,有必要使用其他方法来建立证据,并依靠广泛使用模型。

第二个问题涉及结果的确定和衡量方式。CEA使用QALYs或其他健康衡量标准作为结果衡量标准,可以说,在以患者个人健康收益为主要目标的情况下,这是正确的衡量标准。然而,在公共卫生干预中,不仅健康收益难以衡量,因为我们已经讨论过建立证据的困难,还因为干预可能有额外的目标或重要的副作用。这些副作用包括提高公众的知识水平和意识、保证的益处,以及可能产生的意想不到的不良后果,如虚假的保证和对可能出现的健康问题的焦虑。

第三点是关于环境评估中包含的成本和效益的界限。之前我们说过,社会视角将包括所有这些成本和效益(见“社会成本和效益”),无论它们是什么,也无论谁来承担,但根据所采取的视角,限制它们的范围可能是必要的。例如,正如我们对NICE临界值的讨论(见“成本效用分析”)所暗示的那样,对有偿干预的HTA一个有固定预算的卫生机构有理由将成本范围限制在该机构所产生的成本范围内。然而,公共卫生干预措施通常会对公共部门产生比卫生部门更广泛的影响,甚至会对整个经济产生影响。例如,Weatherly等(2009)认为“改善住房条件可以减少疾病和伤害,从而减少医疗保健的使用”。

Walker等(2019)概述了使用“影响清单”考虑这些问题的结构化方法。在这种情况下,决策者所关心的多个社会问题被指定为可能受政策决策影响的不同维度。清单包含一项政策在不同方面对不同个人或社会群体的影响,包括结果和成本。这样,就可以对不同维度或个人或群体的总体影响进行加总。维度和个人或团体的权重将使人们能够对政策的总体净收益或成本作出判断,并将公平问题纳入其中。

尽管存在这些问题,但有理由对在公共卫生中进行经济评估的可能性以及此类分析的结果持乐观态度。Owen等(2012)研究了构成NICE 2006—2010年发布的公共卫生指南证据基础的经济分析,文本框6.6.2中描述了其中的一个例子;Owen等(2018)将其扩展至2011—2016年。在2006—2010年确定的200项CEA中,有30项干预措施既改善了结果,又降低了成本,换言之,这些干预措施占主导地位,处于成本效益平面的东南象限。141项研究的CER值低于NICE官方规定的“下限”,即每QALY增益20 000英镑,平均值为1 020英镑;另有7人低于30 000英镑的“上限”,中位数为25 150英镑;11人的收入高于此,中位数为90 786英镑。11人占据主导地位,即位于西北象限,那里的成本更高,收益更低。2011年至2016年,共估算出138个CER,ICER中位数(7 843英镑)远高于2006—2010年的数据(1 053英镑)。变异性也更大,既有更高比例的成本节约,也有更高的比例超过每QALY 20 000英镑的阈值。总体而言,2006—2016年期间所评估的公共卫生干预措施中,有63%被判定为具有成本效益。

文本框6.6.2 预防学龄儿童吸烟干预措施的经济分析

一个例子是NICE关于预防学龄儿童吸烟的公共卫生干预指南的证据审查(Jit et al.,2009)。在对文献进行审查后,没有发现任何关于英国校内预防吸烟计划的公开经济评价。有人认为,其他国家的研究与英国的相关性有限,因为研究的人群和使用的方法框架不同。此外,大多数研究假定校本预防吸烟计划在学龄期后能持久降低吸烟率,而这一结论并没有得到用于制定指南的证据的支持。因此,作者开展了新的研究,以评估实施校本预防吸烟计划是否具有成本效益。

调查数据用于量化开始吸烟的年龄与日后戒烟可能性之间的关系(开始吸烟的年龄越大,日后戒烟的可能性越大)。为了量化预防吸烟计划对减少长期吸烟人数和推迟开始吸烟时间的影响,以及这些影响是否因参与者的年龄而异,我们进行了一项系统性回顾。这些数据与经济模型中的成本和其他数据相结合,用于计算学校预防吸烟计划的成本效益。

一项针对11岁学生的研究结果显示,假设每名参与者的干预成本为38.50英镑,根据对项目效果随时间推移的持续性的假设,CQG估计为2 030~12 700英镑。结果对模型关键参数的变化相当稳健,这些参数涉及开始吸烟年龄与日后吸烟概率之间的关系、吸烟者和非吸烟者的死亡率、吸烟者与健康相关的生活质量、吸烟者终身医疗费用以及用于形成模型的研究质量。在极少数情况下,额外的CQG超过了上限。比率,假定为每QALY增益20 000英镑。

当然,这些样本仅来自英国,其覆盖范围可能无法代表广泛的公共卫生干预措施;最初的200个样本中有127个与吸烟有关,而其他干预措施如果被认为不可能具有成本效益,则可能不会被选中进行评估。尽管如此,它们确实涵盖了针对不同人群的不同类型的干预措施。一个重要的发现是,针对全体人口的干预措施产生的每QALY收益成本最低。

Masters等(2017)对已发表的公共卫生干预措施经济评估进行了系统性回顾,这些评估仅限于拥有全民医疗保健的高收入国家,包括西欧、美国、加拿大、日本、澳大利亚和新西兰。他们的重点是能够计算效益成本比的论文,作者称之为成本效益比(CBR)或投资回报率(ROI),这也是总结CBA的净效益的替代方案。投资回报率是从财务评估中衍生出来的一个概念,用收益与成本的比率来衡量投资所带来的收益。在这里,它是净收益与成本的比率,等于收益-成本比率减1。

他们确定了52项可以计算投资回报率的研究。就公共卫生干预措施整体而言,投资回报率的中位数为14.3,CBR的中位数为8.3。与NICE的研究一样,国家层面的干预措施所产生的回报(投资回报率为27.2,CBR为17.5)高于地方层面的干预措施(投资回报率为4.1,CBR为10.3)。为公共卫生干预措施提供资金的问题之一是,从产生成本到实现效益往往需要很长时间,在许多情况下需要10~20年。然而,在某些情况下,所确定的回报是在短时间内实现的,例如,预防跌倒干预措施的投资回报率为20.6,其中大部分是在6~12个月内实现的。

经济学意义上的效率和公平并不是公共卫生或医疗保健决策的唯一考虑因素,而评价只是与之相关的证据类型之一。然而,环境评估是评估此类决策重要后果证据的有力方法,尤其有助于在考虑如何管理稀缺的医疗资源时。在倡导公共卫生应该从这些资源中获得合理份额时,必须建立与其他类型医疗保健同样有力的论据,并使用同样强大的技术来分析这些论据。

表6.6.2 疫苗接种的增量成本和QALY增益

	未接种疫苗	接种疫苗	差异
总费用(加元)	476	739	263
总QALY	30.5015	30.5098	0.0083

资料来源:Anonychuk, et al. A cost-utility analysis of cervical cancer vaccination in preadolescent Canadian females[J]. BMC Public Health, 2009, 9(1):401.

(翻译:潘杰;审校:郑频频)

参考文献

Anonychuk, A.M., Bauch, C.T., Merid, M.F., Van Kriekinge, G., and Demarteau, N. (2009). A cost-utility analysis of cervical cancer vaccination in preadolescent Canadian females. BMC Public Health, 9(1), 401.

Asaria, M., Cookson, R., and Griffin, S. (2014). Incorporating health inequality impacts into cost effectiveness analysis. In: Culyer, A. (ed.) Encyclopedia of Health Economics. San Diego, CA: Elsevier, pp. 22-6.

Asaria, M., Griffin, S., Cookson, R., Whyte, S., and Tappenden, P. (2015). Distributional cost-effectiveness analysis of health care programmes — a methodological case study of the UK Bowel Cancer Screening Programme. Health Economics, 24, 742-54.

Baeten, S., Baltussen, R., Uyl-de Groot, C., Bridges, J., and Niessen, L. (2010). Incorporating equity-efficiency interactions in cost-effectiveness analysis — three approaches applied to breast cancer control. Value in Health, 13(5), 573-9.

Barker, D.J.P. (ed.) (1992). Fetal and Infant Origins of Adult Disease. London: BMJ Books.

Black, W.C. (1990). The cost-effectiveness plane: a graphic represen-tation of cost-effectiveness. Medical Decision-Making, 10, 212-15.

Briggs, A., Sculpher, M., and Claxton, K. (2006). Decision Modelling for Health Economic Evaluation. Oxford: Oxford University Press.

Brooks, R. (1996). EuroQoL: the current state of play. Health Policy, 37, 53-72.

Cookson, R., Drummond, M., and Weatherly, H. (2009). Explicit incorporation of equity considerations into economic evaluation of public health interventions. Health Economics, Policy and Law, 4(2), 231-45.

Cookson, R., et al. (2017). Using cost-effectiveness analysis to address health equity concerns. Value in Health, 20, 206-12.

Culyer, A. and Bombard, Y. (2012). An equity framework for health technology assessments. Medical Decision-Making, 32(3), 428-41.

Driessen, J., Olson, Z.D., Jamison, D.T., and Verguet, S. (2015). Comparing the health and social protection effects of measles vaccination strategies in Ethiopia: an extended cost-effectiveness ana-lysis. Social Science & Medicine, 139, 115-22.

Drummond, M.F., Sculpher, M.J., Torrance, G.W., O'Brien, B., and Stoddart, G.L. (2005). Methods for the Economic Evaluation of Health Care Programmes (3rd ed.). Oxford: Oxford University Press.

Herdman, M., et al. (2011). Development and preliminary testing of the new five-level version of EQ-5D (EQ-5D-5L). Quality of Life Research, 20, 1727-36.

Jit, M., Barton, P., Chen, Y.-F., Olalekan, U., Aveyard, P., and Meads, C. (2009). School-Based Interventions to Prevent the Uptake of Smoking Among Children and Young People: Cost-Effectiveness Model. Birmingham: West Midlands Health Technology Assessment Collaboration.

Knapp, M. (1984). The Economics of Social Care. London: Macmillan.

Masters, R., Anwar, E., Collins, B., Cookson, R., and Capewell, S. (2017). Return on investment of public health interventions: a sys-tematic review. Journal of Epidemiology and Community Health, 71, 827-34.

Morris, S., Devlin, N., Parkin, D., and Spencer, A. (2012). Economic Analysis in Health Care (2nd ed.). London: Wiley & Sons.

Owen, L., Morgan, A., Fischer, A., Ellis, S., Hoy, A., and Kelly, M.P. (2012). The cost-effectiveness of public health interventions. Journal of Public Health, 34(1), 37-45.

Owen, L., Pennington, B., Fischer, A., and Jeong, K. (2018). The cost-effectiveness of public health interventions examined by NICE from 2011 to 2016. Journal of Public Health, 40(3), 557-66.

Sassi, F., Archard, L., and Le Grand, J. (2001). Equity and the economic evaluation of health care. Health Technology Assessment, 5(3), 1-138.

Szende, A., Oppe, M., and Devlin, N. (2007). EQ-5D Value Sets: Inventory, Comparative Review and User Guide. Dordrecht: Springer.

Torgerson, D. and Spencer, A. (1996). Marginal costs and benefits. British Medical Journal, 312, 35-6.

van Hout, B.A., Al, M.J., Gordon, G.S., and Rutten, F.F.H. (1994). Costs, effects and C/E ratios alongside a clinical trial. Health Economics, 3, 309-19.

Verguet, S., Laxminarayan, R., and Jamison, D.T. (2015). Universal public finance of tuberculosis treatment in india: an extended costeffectiveness analysis. Health Economics, 24(3), 318-32.

Verguet, S. and Jamison, D. T. (2016). Health policy assessment: appli-cations of extended cost-effectiveness analysis methodology in dis-ease control priorities. In: Jamison, D.T., et al. (eds.) Disease Control Priorities (3rd ed.) (Volume 9). Washington, DC: World Bank.

Walker, S., Griffin, S., Asaria, M., Tsuchiya, A., and Sculpher, M. (2019). Striving for a societal perspective: a framework for economic evaluations when costs and effects fall on multiple sectors and decision makers. Applied Health Economics and Health Policy, 17(5), 577-90.

Wang, G., Macera, C., Scudder-Soucie, B., Schmid, T., Pratt, M., and Buchner, D. (2005). A cost-benefit analysis of physical activity using bike/pedestrian trails. Health Promotion Practice, 6, 174-9.

Weatherly, H., et al. (2009). Methods for assessing the cost - effectiveness of public health interventions: key challenges and recommenda-tions. Health Policy, 93(2-3), 85-92.

6.7 行为经济学与健康

6.7.1 引言

纵观全球,人类行为是决定健康结局的众多影响因素中的核心。尽管健康领域的资源分配以及健康产品或健康服务的可及性是影响健康结局的重要因素,最终决定一个国家的疾病负担和健康服务有效性的因素常常是个体的医疗健康相关决策。无论是在中低收入国家还是在高收入国家,人类行为对健康结局产生重要影响的例子比比皆是。例如,吸烟行为和个体的身体活动是影响全球各国慢性非传染性疾病负担的重要因素。疫苗接种率和母乳喂养行为也是影响儿童健康结局的重要因素。理解人类行为,特别是人们如何作出健康相关的决策对解释健康结局和开发应对全球公共卫生挑战的策略和方案都至关重要,而行为经济学有助于我们更好地实现这一目标。

行为经济学通过整合来自经济学和心理学等行为科学领域的理论来帮助我们更好地理解影响个体行为决策的因素。近年来,行为经济学在健康领域的应用发展迅速。行为经济学研究已经被用于理解为什么被验证有效的健康干预未能够得到推广和应用的"最后一公里"障碍,以及为什么诸如戒烟和药物依从性这类健康行为很难得到长期保持。行为经济学与公共卫生政策相关,已经被用于开发一系列公共卫生干预措施来更有效地改善人群健康状况。

在这一章,作者介绍了行为经济学领域的几个著名理论,并介绍了应用这些理论来研究公共卫生问题和开发公共卫生政策或项目来改善人群健康的实例。本章从回顾经济学领域广为人知的"标准"决策模型开始。这一模型描述了理性决策的模式,为理解人们从消费到健康等日常生活决策提供了明确指导。本章讨论了此理论的政策价值,指出其对全球健康政策的重要性。然而,越来越多的人认识到行为决策的标准经济模型不能很好地解释人们的决策行为。因此,我们会进而介绍行为经济学及相关领域的一些理论和原则。我们讨论了人们在日常生活中的决策跟标准行为决策模型相背离的实例,并总结了为什么行为经济学理论能更好地解释人类行为。同样,我们总结了来自全球各地的研究证据,从而提出对全球健康领域的实践者有价值且可行的行为改变干预策略。

鉴于行为经济学的相关理论和实证研究非常多,此处仅选择介绍其中与全球健康最相关的内容。本章主要聚焦于少数几个对理解和改变个体行为非常关键的决策理论,还会介绍"现时决策偏差"这一概念,它对于理解健康行为,特别是那些并不能带来立竿见影效果的健康行为非常重要。个体在做决策时的"现时决策偏差"为提供经济激励的必要性提供了有力证据,我们对该领域的进展进行了总结。本章还概括了损失规避、现状偏好、有限注意和社会影响等方面的研究进展,这些概念都跟健康行为和健康政策直接相关。最后,本章回顾了贫困与决策之间关系的最新研究进展,这些研究为理解健康行为提供了新的见解,为通过行为干预改善健康提供了机会。

这一章中的内容涉及的实证研究来自不同的场景,包括中低收入国家、高收入国家以及多维健康领域,包括诸如艾滋病和疟疾这类在低收入国家仍造成沉重疾病负担的传染性疾病和在全球各国普遍存在的慢性非传染性疾病。

6.7.2 标准的经济决策模型

为了解释人类行为并开发行为改变干预措施,经济学通常依赖一个基本模型,该模型的假设为:个人是理性的、自利的决策者,他们寻求最大限度地提升自己的福祉。此传统模型为理解全球健康问题提供了许多支持。该模型提出了驱动个体决策的三个因素:个人的品味和价值观偏好、不同选择的相对价格以及对可用资源(如时间或金钱)的限制。偏好描述了个人喜欢和不喜欢的东西,个体对现在相对于未来的重视程度以及他们愿意容忍的风险或不确定性的程度等都可以影响一个人作出特定选择的倾向。价格反映了个体购买某一产品或服务的成本。最后,资源限制通常体现在收入或财富上,但也可以体现在时间限制上。下文将详细讨论每个因素。

偏好是影响个体行为的重要因素且具有鲜明的个体差异。对很多健康行为来说,偏好的影响是显而易见的。例如,跟其他人相比,有些人可能更看重当前行为的未来后果或收益,他们因此更不可能吸烟或更可能坚持服药。一些研究表明,个体的时间偏好与健康行为和健康结局密切相关(Thirumurthy et al.,2015;Bradford et al.,2017)。个体对风险的偏好是影响决策的另一个重要因素。人们在风险偏好上的个体差异以及风险偏好和危险健康行为之间的关联已被许多研究证实(Anderson,Mellor,2008)。标准的经济学理论倾向于认为个体的风险和时间偏好不易改变,接下来将要讨论的行为经济学研究对个体对时间和风险偏好的稳定性产生质疑。

除了时间和风险偏好,个人使用各种医疗健康服务或参与健康行为的倾向也可能受到他们所了解的跟医疗健康服务或健康行为相关的益处(或危害)信息的影响。这激发了大量研究探讨向人们提供健康相关信息如何影响他们的健康相关决策,这也是公共卫生宣教中常用的一种策略——告知人们参与健康行为可能带来的收益和采取不健康行为可能带来的危害。然而,关于信息如何影响健康相关决策的研究并没有发现一致的结果。有的研究发现提供一次性信息能够在很大程度上影响个体的健康决策。例如,研究者发现,在肯尼亚告知青少年女性与年纪大的男性(可能的HIV感染阳性者)发生不安全性行为的风险可改变她们的性行为并降低妊娠风险(Dupas,2011)。然而,在其他国家开展的大样本研究却表明这种干预的效果并不明显。在美国,研究者和政策制定者曾经尝试通过提供食品的卡路里和其他营养成分信息来影响人们的食品消费行为。类似地,研究者也只是在部分研究中发现提供这些信息可改变人们的食品偏好并最终影响他们的食品消费行为(Wisdom et al.,2010)。这些实例说明我们在设计公共卫生干预时需要特别关注人们的偏好。

健康行为的第二个决定因素-价格对理解健康行为也非常重要,并且会对健康政策产生非常重要的影响。大量的研究表明,健康产品和服务的价格会影响其需求。在高收入和低收入国家进行的价格实验均表明,人们对医疗健康服务的需求——就像对其他消费品的需求一样对价格高度敏感。兰德公司在很早以前开展的健康保险产品试验表明,人们对医疗健康服务的利用情况很大程度上受医疗健康服务价格影响(Manning et al.,1987)。在低收入国家所开展的系列随机对照试验表明,即使在价格非常低的情况下,人们对能够挽救生命的医疗健康产品和服务的需要也对其价格高度敏感。一项在赞比亚开展的研究表明,当水处理产品从免费分发到价格略高于零时,其需求会大幅度下降(Dupas,2014)。类似地,最近在津巴布韦开展的一项研究表明,与免费提供HIV感染检测试剂相比,在向人们提供0.5美元的自我检测试剂时,人们对实施艾滋病毒感染自我检测的需求下降了25%(Chang et al.,2019)。从这些在低收入国家开展的研究中得出的一个关键结论,对医疗健康产品或服务提供补贴而不是对其收费有确凿证据。这在跟传染性疾病相关的医疗健康产品或服务中尤其如此,因为个人对相关医疗健康产品或服务的使用不只影响个人的健康还会影响他人的健康。

除了政府对公共卫生服务的补贴,另外两项政策措施也直接来源于价格会影响个体决策这一共识。一种是通过征税提高个体参与不健康行为的成本而减少不健康行为。另一种是通过提供跟健康行为相关的经济激励来促进健康行为。税收不仅是一种广泛应用的提高政府财政收入的政策措施而且被广泛应用于推动行为改变。烟草税可能是全球应用最广泛的通过税收推动行为改变的例子。已经有多项研究表明,征收烟草税是降低吸烟率的有效策略。最近,为了应对日益增长的肥胖问题,已经有一些政府开始对含糖饮料征税。在墨西哥和美国的多个城市开展的研究表明,征税是减少含糖饮料消费量的一种有效策略(Colchero et al.,2016;Silver et al.,2017;Roberto et al.,2019)。我们将在下一节讨论现时偏差时继续讨论经济激励对行为决策的影响。即使在标准的决策模型中,财务激励也对个体行为具有明确和强烈的影响。正如补贴通过降低消费者的支付成本而刺激需求一样,经济激励可以通过减少人们在寻求医疗健康服务过程中可能面临的机会成本而降低消费者的实际支付价格。

在标准的决策模型中,个人可获得的资源是影响其健康行为的第三个也是最后一个决定因素。在其他条件相同的情况下,传统经济理论的一个核心判断是:面临财务或时间限制的个人将比没有这种限制的人更难以获得医疗健康服务。这也是通过价格补贴或医疗保险等干预措施来改善公共卫生的内在动因。遏制贫穷对健康的消极影响的另一项政策措施是提供无条件的现金转移支付。很多非洲和亚洲国家已经扩大了无条件现金转移支付的范围来减轻贫困并改善公共卫生。在接下来的内容中我们将在总结贫困的心理影响基础上进一步讨论贫困对健康结局带来的可能影响。

6.7.3 行为经济学洞见及相关干预策略

行为经济学理论在健康行为研究中的地位日益凸显,因为前面概述的关于行为决策的标准经济模型虽然有助于解释决策的很多方面,但是却不能够解释一些在日常生活中非常普遍的行为模式。例如,即使可以免费或以极低的价格获得挽救生命的医疗健康技术和服务,人们对其的使用率并没有像标准经济理论所预测的那样或像政府卫生部门官员所期望的那样高。同样,尽管通过服用药物来治疗慢性疾病可在很大程度上帮助患者改善其健康状况,人们也认识到按时服药的重要性及其价值,但是药物依从性仍然远远低于预期。这些以及很多其他行为“异常”凸显了标准决策模型的局限性并引发了我们接下来将要讨论的行为经济学理论。

6.7.3.1 现时偏差及经济激励的基本原理

可能在健康领域最突出和讨论最广泛的决策就是涉及对当前和未来的成本及收益进行权衡的场景。例如,个体在寻求预防性的健康服务或定期锻炼需要在当前付出相应的经济成本、投入时间或其他支出,以便在未来获得相应的健康收益。对这种在健康领域非常普遍的决策,个人并不一定按照一致的折扣率对未来的成本和收益进行评估,而是呈现出明显的现时偏差。具体来说,跟个体对未来的成本和收益折扣的理性预期相比,当前的成本和收益对个体行为具有更大的影响。因此,即使采纳某些健康行为,如戒烟、锻炼、服用药物或寻求预防性健康服务能够带来很大的健康收益,如果这些收益存在延迟而其成本却是个体在当前需要付出的(如经济成本、不便或心理负担等),个体也很可能不会采纳这些健康行为。健康决策中的现时偏差现象已经在实验室和现场研究中得到了验证,这也在很大程度上解释了为什么在涉及跨期权衡成本和收益的决策情境中促进行为改变是一件富有挑战的事情。

决策中的现时偏差现象的一个重要启示是,如果我们能够增强参与某一行为的直接收益或降低其直接成本,就可以更好地引导人们参与未来导向的健康行为。基于这一启示,很多国家都广泛采用经济和非经济激励来促进健康行为。由于参与健康行为的未来收益常常不足以激发人们去参与健康行为,因此提供小额、即时的奖励可以提高参与健康行为的即时收益并进而更有效地促进个体践行健康行为。而且激励还可以抵消直接成本和其他阻碍因素对个体健康行为的巨大影响。在世界各地开展的大量实证研究已经证实激励干预对促进行为改变的效果。由雇主和政府提供的激励措施也很普遍。几个例子说明了如何鼓励并发挥这类干预措施的优点并限制其局限性来促进健康。一个早期在中低收入国家实施激励措施以促进健康行为的典型例子是自20世纪90年代开始在墨西哥实施的“进步”项目，后来更名为“机会”项目。这个项目规定，低收入家庭可以从政府获得现金补助，但这些家庭的儿童要定期上学获得预防性的健康保健服务。虽然人们在决策过程中的现时偏差并不是有条件地提供现金补贴的唯一理由（该项目也致力于减轻贫困），但干预措施能够取得成功的部分原因是为参与能带来长期收益行为的家庭提供了直接的激励。很多研究评估了这一项目的效果，发现它在促进行为改变方面是成功的（Paul Schultz，2004；Fernald et al.，2009）。

已经有越来越多的随机对照试验评估了小额激励措施对促进健康行为（如艾滋病毒检测、为预防艾滋病毒而进行的男性包皮环切手术和接种疫苗）的效果。其中的许多研究表明，尽管医疗健康服务是免费向个人提供的，但其使用率远低于预期水平，激励措施成功地提高了人们对这些医疗健康服务的使用率。在印度的农村地区开展的一项研究考察了向护理人员提供每次免疫接种约1美元的非经济激励对将每月可靠免疫服务引入离社区更近地方的效果（Banerjee et al.，2010）。跟只接受可靠服务的村庄（18%）和对照组的村庄（6%）相比，随机分配到接受可靠服务和非经济激励的村庄（39%）的全面免疫接种率明显更高。在马拉维的农村地区开展的另一项随机对照试验表明，提供0.2～3美元等数额不等的小额经济激励可以显著增加成年人接受艾滋病毒检测的人数（Thornton，2008）。获得经济激励可将接受艾滋病毒检测的成年人去获取艾滋病毒检测结果的可能性提高2倍多。最后，几项研究探讨了在艾滋病高流行地区提供小额非经济激励是否能够显著增加男性接受包皮环切手术的可能性。尽管男性包皮环切手术可将男性感染艾滋病毒的风险降低60%，但在提供免费包皮环切服务的地区接受包皮环切术的人数很低。人们在决策时的现时偏差是导致其接受度较低的原因之一，是接受包皮环切术有几个当前必须面临的成本（如请假、害怕疼痛和长达6周的性禁欲），而其所能带来的健康收益则是在未来较长一段时间之后才会显现出来。在肯尼亚和赞比亚进行的研究表明，哪怕只提供9美元的小额激励，也能够显著提高成年男性接受包皮环切术的概率。一项随机对照试验发现，在2个月的干预时间里未收到激励男性接受包皮环切术的比率低于2%，而提供9～15美元经济激励显著提高了他们接受包皮环切术的比率（6.6%和9%）（Thirumurthy et al.，2014）。虽然在中低收入国家利用经济激励来促进特定健康行为的做法尚不普遍，但一些例子表明这类经济激励正在很多地方得到大规模实施。例如，印度政府推出了若干计划，根据孕妇是否使用产前保健服务和在医院分娩的情况向其提供现金补贴。

然而，促进健康行为的激励措施并不总是成功的，从失败的例子中可以吸取一些教训。一般来说，激励措施在促进持续的行为改变方面效果较差。例如，药物依从性意味着患者需要长期频繁地服药，通常是每天坚持服药，相对而言这比一次性健康行为更难以推广实施。例如，最近在乌干达进行的一项研究发现，在接受抗逆转病毒治疗的艾滋病毒阳性成年人中，经济激励并没有提高病毒抑制率（Thirumurthy et al.，2019），但也有一些研究表明激励可有效提升治疗依从性（Linnemayr et al.，2017；McCoy et al.，2017）。在实践中，为了提高激励干预措施取得成功的可能性，激励支付的时间要尽可能接近想要改变的行为。例如，如果不是每天支付而是在月底支付激励，那么鼓励患者每天服药的激励措施就不太可能有效。随着手机拥有率和新技术的出现，人们可以实时监测药物依从性或日常锻炼（如身体活动监测）等健康行为，我们将有更多机会来设计和执行基于激励的干预措施。然而，在低收入环境中大规模实施这些干预措施的成本及其可行性仍是一个限制。本章将更多地聚焦于通过社会激励而不是经济激励来促进行为改变的干预措施。

6.7.3.2 损失规避和禀赋效应

行为经济学研究发现的另一项与传统经济学理论相悖的现象是禀赋效应，该效应假设人们认为自己所拥有（或被“赋予”）的某件东西的价值要高于我们需要付钱购买的同一件东西。禀赋效应背后的一般原理是损失规避,即跟同等大小的收益相比,损失对我们的影响更大(Kahneman et al.,1991)。例如,跟获得20美元所带来的快乐程度相比,丢失20美元会让我们更不开心。这种收益和损失所带来的不对称影响也与传统的经济学理论形成了鲜明对比,传统的经济学理论认为,无论是获得20美元还是失去20美元,我们对其价值的评估应该是一样的。

在设计经济激励措施时,我们可以利用人们的损失规避倾向来更有效地促进行为改变。例如,参与者不再是在干预结束后才获得激励(如以尼古丁测试为阴性作为戒烟的证据或要求人们达到预先设定的体育锻炼目标才在每周结束时发放相应的奖励),而是可以预先获得奖励(作为某种禀赋),但如果他们未能达到目标,就会失去部分奖励。为了进一步利用损失规避倾向来激发行为改变,可以使用存款或承诺合同要求参与者投入自己的钱,如果没有达成他们预先设定的目标,他们就有可能失去这些钱。在高收入国家,这些利用损失规避的激励措施已被多次证明比标准的、收益框架的(预期获得的)激励措施更有效(Halpern et al.,2015)。在菲律宾开展的CARES戒烟项目为吸烟者提供了将钱存入储蓄账户的机会。如果他们在6个月之后的尿检结果显示他们已经成功戒烟,那么省下来的钱就会返还给他们;如果他们没有成功戒烟,积累的钱将会捐赠给慈善机构。在参与这项研究并在6个月之后接受随访的吸烟者中,生化检验结果证实35%的吸烟者已经成功戒烟。虽然只有11%的人参加了这个项目,但是参加这个项目的吸烟者的成功戒烟率比没有参加这个项目的人高出3个百分点(Ginéet al.,2010)。当然,选择加入这样的承诺合同是这些项目取得成功的一个重要方面,它可能表明这些吸烟者有更好的戒烟准备、自我意识以及对自己能够成功戒烟持乐观态度。

损失规避也可以为公共卫生宣教和其他基于信息的干预设计提供参考。当使用损失框架或收益框架呈现同样的信息时,人们会作出不同的反应。总的来说,人们倾向于在收益框架下表现出更多的风险规避,而在损失框架下表现出更多的风险寻求或更愿意承担风险(Kahneman,Tversky,1979;Rothman et al.,1999)。在多个国家开展的一项对水处理技术使用率的研究中,研究者发现同时呈现损失和收益信息的干预比仅呈现收益信息的干预更有效(Luoto et al.,2014)。损失规避倾向也可能影响人们对价格的反应。例如,对促进健康的产品或服务打折(感觉像是一种收益)可能不如对不健康的产品征税那么有效,因为对不健康产品征税更像是一种损失(Cawley,2011)。类似地,人们是否购买或加入健康保险计划可能会受到保费(一个可能不会诱发损失规避的价格)与免赔额(必须在护理后支付且会让人感觉到是一笔损失)的相对成本负担的影响(Rice,2013)。

正如我们可以利用人们的损失规避倾向来强化激励措施的有效性一样,行为经济学的其他观点对于设计有效干预措施也非常关键。例如,人们倾向于高估小概率事件的可能性(而忽视某一事件发生的基线概率)已经被用于设计激发人们参与健康行为的彩票激励。已经有多项研究评估了彩票激励对促进健康行为的有效性。在莱索托进行的一项随机对照试验发现,为没有感染性传播感染疾病的人提供彩票奖励可以大幅度降低当地的艾滋病发病率(Nyqvist et al.,2018)。在乌干达农村进行的另一项研究发现,在提高艾滋病毒检测服务使用率方面,以彩票为基础的激励措施(价值约为每人1美元)比基于收益框架的标准激励措施(价值相同)更有效(Chamie et al.,2018)。从上述研究中获得的启示是:如果以彩票形式提供激励(即一些人获得高额奖励而另一些人获得小额奖励或没有奖励)可能会更有效。但是,提供激励的背景和特定的目标行为也很重要,因为一些研究表明,彩票奖励并不比没有激励或标准激励更有效(Thirumurthy et al.,2016;Buttenheim et al.,2018)。

6.7.3.3 现状偏好与默认选项

人类有一种坚持现状的强烈倾向。也就是说,我们更喜欢呈现在我们面前的选项(也即默认选项),而非需要投入认知和决策努力来获取的其他选项。这种现状偏好可以解释人们的很多行为,从每年自动更新的杂志订阅到自动接受随快餐搭配的配菜。现状偏好是另一种可能导致不良健康行为和决策的适应性决策启发式。现状偏好具有适应性,因为它保留了我们有限的注意力和认知范围,即如果我们必须在日常决策中全面地评估所有的决策选项，我们很快就会疲劳。然而，当现状偏好导致我们仅仅因为某个选项是预设选项而选择它时，它可能不具有适应性。

现状偏好的普遍性使默认选项设计在各种健康干预措施中非常重要。默认选项已经被广泛证实为目前流行的助推干预策略中较为有效和强大的策略之一。虽然现状偏好可能是默认选项策略之所以有效的最强动因(保持默认选项更容易，现状偏好也会阻止我们投入时间和精力来选择其他选项)，还有其他原因可以解释默认选项的有效性：默认选项体现了设计者对这一选项的认可——如果它被设为默认选项，一定有人认为这是一个不错的选择。另外两个行为经济学概念或许也有助于解释默认选项的有效性。首先，人们可能将默认选项视为潜在的原始选项，从默认选项切换到另一个选项可能会诱发人们的损失规避倾向。其次，“不作为偏误”判断，人们宁愿不采取行动而不是主动作出改变，特别是当我们的行为可能导致负面后果时。与采取行动来切换到另一个选项相比，“不作为偏误”会使默认选项看起来更有吸引力(Johnson，Goldstein，2003)。

无论是在高收入国家还是在中低收入国家，已经有很多实证研究表明默认选项可有效地改变健康行为。所有的“选择性退出”筛查或检验项目都是利用了默认选项的效果，除非患者主动拒绝默认选项，他们将自动接受筛查或检验。在撒哈拉以南非洲的几个国家，将艾滋病毒检测设置为默认选项已经被推广到很多不同的护理场景和人群中。总体来看，“选择性退出检测”在提高检测率方面非常有效(Steen et al.，2007)，而且也是可行的和可接受的(April et al.，2009)。一些研究表明，将参加艾滋病毒检测设置为默认选项可以降低人们跟艾滋病相关的病耻感或者可以有效提高那些病耻感较高的个体的艾滋病毒检测率(Kaufman et al.，2017)。目前的艾滋病检测和治疗政策也利用了默认选项的效果。在这种政策中，被诊断为感染艾滋病毒的人将立即开始接受抗逆转录病毒治疗，而不管其病毒载量、CD4细胞水平或感染时间的长短。当将立即开始接受治疗设置为默认选项时，新确诊的个体不必就是否返回医院接受随访照顾、是否重复进行病毒载量检测或开始治疗的最佳时间等问题作出复杂决策(Linnemayr，Stecher，2015)。

6.7.3.4 有限注意力：可得性启发式和显著性偏差

前面描述的传统经济学决策理论假设，个体拥有关于决策的所有信息并且可以无限制地关注和处理相关的信息。然而，人们在现实生活中接触的信息非常丰富，这对人们的注意力和认知资源带来很多挑战。为了应对信息过载，人们倾向于采取适应性策略过滤掉大部分指向我们的信息，只是有选择地关注相关信息。这些策略会导致可预见的决策偏差和启发式思维，进而导致不理智的健康决策，但是我们也可以利用这些偏差来开发促进健康的干预措施。

可得性启发式促使人们根据自己容易想起某事件的一个例子来估计该事件发生的概率(Tversky，Kahneman，1973)。例如，在传染性疾病疫情暴发后，人们可能会高估未来暴发传染性疾病疫情的可能性或自己对该疾病的易感性。另一方面，如果人们不易想起自己的社交网络中有人患某一疾病的实例，一个社会可能会低估一种常见但“沉默”或被污名化的疾病的流行程度，如精神疾病或艾滋病。这些有偏差的风险估计可能会影响人们关于预防性健康行为的决策，包括筛查和疫苗接种。一个相关的现象是显著性偏差，它认为我们会把注意力集中在最不寻常、最引人注目或最生动的信息上(也即更显著的信息)。与周围环境形成鲜明对比的信息(视觉或其他)，例如一页纸上的一个红色单词或在安静的图书管理响起的手机铃声会显著地吸引人们的注意力。

对依靠提供信息来改变健康行为的公共健康干预措施来说，在设计过程纳入对可得性和显著性偏差的考虑将有助于提升其有效性。这在多项关于改进饮水卫生、环境卫生和个人卫生(WASH)的干预措施中已经得到了很好的验证(Cole，2008；Kremer et al.，2009；Luoto et al.，2014)。在印度农村开展的一项研究通过对家庭储水容器中的水污染进行可见化学检测并向家庭成员展示检测结果以凸显印度农村家庭饮用水安全问题(Hamoudi et al.，2012)。饮用水受到细菌污染的危险程度通常很难通过视觉或嗅觉来辨别，但是可通过化学检测显示饮用水中存在粪便细菌会使这一风险信息变得非常显眼。与对照组的家庭相比，接受这种检测反馈的家庭更可能投入更多金钱来改善饮用水的清洁程度,尽管他们并没有在家庭饮用水处理或处理措施上投入更多时间。

显著性偏差还可以为基于短信提醒来提升赴约率或药物依从性的干预设计提供启示,以改善这类干预措施的设计和实施。在适宜的时机向目标人群发送相关的、个性化的信息来促进行为改变已经被证明是非常有效的。例如,在肯尼亚进行的一项研究评估了每天和每周向抗逆转录病毒治疗的艾滋病毒感染阳性成人发送短信的效果(Eleches et al.,2011)。由于坚持治疗对实现抗逆转录病毒治疗的健康收益和抑制病毒非常重要,研究中的信息旨在提醒患者服用药物并提升他们坚持治疗的动机。在12个月的研究时间里,研究者发现每周收到短信提醒的患者更可能坚持服药(药物依从性超过90%)。类似地,在肯尼亚开展的另一项研究表明,每周向抗逆转病毒治疗患者发送双向短信显著提高了患者自我报告的药物依从性以及更高的病毒抑制率(Lester et al.,2010)。这些富有成效的移动医疗健康干预措施激发了很多其他的干预研究。尽管这类干预措施并不总是成功的,但它们提供了一种低成本、易于测试的促进健康行为改变的方法。

6.7.3.5 社会规范与社会影响

人类是社会性动物,我们会通过他人的行为来指导自己的决策和行为。这是另一种具有适应性的启发式思维模式,特别是在信息有限、选项众多、认知范围和注意力资源受限的情况下。这种趋势意味着社会规范(即一个社会群体内共同的行为准则)能够强烈地影响人们的行为,远远超出标准经济决策理论所能预测的范围。社会规范理论很好地区分了描述性社会规范(我们看到他人所表现出的行为)和指令性社会规范(别人期望我们应该表现出什么样的行为)(Reid et al.,2010)。例如,如果你决定带孩子去接种疫苗,因为你看到你所在社区的其他人都在这么做,那么你就是在按照一种描述性社会规范行事。如果你的人际关系网中的其他人告诉你,每个人都应该给自己的孩子接种疫苗,而你担心如果你不这样做会产生社会后果,那么你就是在按照指令性社会规范行事。社会规范对行为的潜在影响已经在大量关于描述性社会规范和行为关联研究中得到证实。例如,一项关于秘鲁家庭参与南美锥虫病病媒防治活动的观察性研究发现,在控制了其他可能影响邻居是否参与这项防治活动的其他预测因素(如社会经济地位、虫害状况)之后,家庭参与度与邻居是否参与密切相关(Buttenheim et al.,2014)。重要的是,感知到的社会规范(即使是不正确的)也可以显著预测人们的行为。南非一个小镇成年男性高估了风险性行为的普遍性并且低估了同伴使用安全套的概率。这些感知到的社会规范与他们自己的危险行为发生密切相关(Carey et al.,2011)。同样,在乌干达开展的一项研究发现,村民们大大低估了村里其他居民参加艾滋病毒检测的比率(实际上艾滋病毒检测是一种社会规范);这种低估与他们自己从未参加过艾滋病毒检测相关(Perkins et al.,2018)。多项研究发现社会规范(包括描述性社会规范和指令性社会规范)与童婚发生率密切相关(Cislaghi et al.,2019)。

当然,这些关系可能仅仅反映出相关性,甚至是反向因果关系。在中低收入国家开展的利用社会规范改变行为的干预措施实验性试验得到了好坏参半的结果。受到秘鲁病媒控制活动中关于"传染性"参与的描述性社会规范研究启发,研究者开展的两项基于社会规范的干预研究并没有在传统的健康宣教策略基础上进一步提升家庭的参与率(Buttenheim et al.,2018)。在孟加拉国开展的研究发现,人们并没有因为观察到邻居购买某件产品而提高自己购买此产品的意愿(Luoto et al.,2012)。需要指出的是,前面提到的很多改善手部卫生和环境卫生的行为以及减少童婚的成功干预措施也将社会规范作为复杂的多成分干预措施的一部分纳入其中,这使得我们很难区分改变感知到的社会规范或凸显社会规范信息这类干预的效果。

总的来说,我们可以通过以下三种策略来在干预设计中纳入社会规范信息以促进行为改变。首先,干预可以使他人的行为更加明显或突出,从而纠正人们对参与某一行为的风险或其可能带来的收益的误解。其次,干预可以使人们的行为更容易被他人观察到,这样个人就会因为害怕制裁而更可能遵从描述性和指令性社会规范。最后,受人尊敬的同伴或意见领袖可以促进、支持或要求人们表现出某一行为,从而提供一个强烈的信号表明这种行为是规范的并会获得社会的认可。认识到基于社会规范的干预措施在效果上的巨大差异，规范谱理论认为，社会规范对行为的影响会在一个范围内波动，最强的社会规范是使一种行为具有强制性，而最弱的社会规范使一种行为具有可能性(Cislaghi，Heise，2018)。

6.7.4 稀缺理论和决策心理学

本章介绍了两个在现实世界中很有价值的关于人类行为的总体观点：理性决策观点和行为经济学观点。近年来开展的几项研究为理解人类行为决策提供了更细致入微的视角，并为我们到目前为止所总结的两种观点提供了额外的见解。通过研究贫困如何影响个人决策，这些研究在仅仅是因为贫困导致的资源限制影响个人的行为决策(如个人没有足够的收入来获得医疗健康服务)和决策中的启发式和偏差解释个体行为决策的观点(如人们在决策时存在现时偏差)之间架起了一座桥梁。实验室和现场实验研究都表明，面对资源稀缺的贫困确实导致人们表现出行为经济学理论所预测的各种行为决策特征，如现时决策偏差和有限注意力。

一项研究表明，贫困会导致更高的时间折扣率，即未来的成本和收益对个体来说贬值的程度，并进而导致更高的现时决策偏差(Haushofer，Fehr，2014)。通过为其中一些家庭提供高额的现金转移，在肯尼亚开展的一项随机对照试验检验了面临极端贫困和没有面临极端贫困的个人在时间折扣和冒险行为方面的差异。这项研究和其他相关研究也表明，贫困会增加压力(Haushofer，Fehr，2014)，并损害个体的认知功能(Mani et al.，2013)。通过降低个人的认知能力范围(Mani et al.，2013)，贫困导致个人更难以采取长期有益但缺乏短期收益的行动。这些研究揭示了贫穷的心理后果，对如何更有效地改善中低收入国家的健康以及设计更有效的减贫方案具有重要启示。如果贫穷导致人们在进行健康和其他未来导向的行为决策时面临注意力有限和认知功能受损等挑战并进而作出更差的决策，那么改善公共健康和相关的减贫政策应该降低人们处理健康相关信息时的认知负担，或考虑采用诸如奖励等干预措施来帮助人们更好地应对现时决策偏差。对诸如药物依从性这类行为来说，采用提醒等干预措施来帮助人们克服有限注意力可能带来的消极影响也变得更加必要。

贫困心理学研究给我们带来的另一个有价值的启示是，诸如无条件现金转移支付这类干预措施可以对个体的行为决策和健康带来广泛的积极影响。现金转移支付方案不仅可以帮助低收入家庭摆脱贫困和消除限制消费支出的资源制约，还可以促进个体作出更具前瞻性的决策。近年来，越来越多的中低收入国家在考虑和实施无条件现金转移支付干预措施，有时候是以普遍基本收入政策的名义来实施。无条件现金转移支付方案的几项评估结果显示，它能够对一系列健康和经济结局指标带来广泛的积极影响。一项随机对照试验评估了非政府组织直接向肯尼亚的农村家庭无条件提供400～1 500美元现金转移支付的效果，结果发现人们的消费水平、心理幸福感和资产持有率都得到了大幅度的提升(Haushofer，Shapiro，2016)。其他的几项研究评价了政府向低收入家庭提供无条件现金转移支付的效果。这些研究发现，除了带来积极的决策变化外，人们在性健康和生殖健康方面的结局指标也有显著的改善。

6.7.5 未来发展方向

将行为经济学的观点应用于全球健康规划，为解决公共健康领域所面临的“最后一公里”的行为挑战以改善公共健康提供了巨大的潜力。通过实验室研究、基础科学研究和现场试验，来自多个学科的研究者和实践者已经在不同场景下展示了应用行为经济学改善公共健康的广泛前景。两个重要问题已经得到了非常肯定的答案：第一，行为经济学和行为科学能否更广泛地推动与改善全球公共卫生相关的改变？答案是肯定的，我们希望这一章的内容为应用行为科学来开发促进或强化现有公共健康干预措施的有效干预策略提供了有说服力的支持。第二，公共健康部门、研究资助机构以及双边和多边的国际发展机构是否持续有将行为经济学视角引入干预和公共健康项目开发过程中的需求?我们对此问题的回答也是肯定的。如果使用“行为洞察”和“健康行为改变”等关键词进行快速的文献检索,你会发现目前已经有很多国家将行为经济学的工具包应用于解决我们所面临的一些长期公共卫生挑战。

也就是说,公共健康领域的从业者和研究者都有许多关于如何将行为经济学纳入全球健康工作的问题。同样,研究资助机构和政府部门必须确定实施这一战略的优先事项并分配相应的预算来支持这项工作。我们认为,该领域正面临一个独特的发展机遇期,我们可以评估目前所取得的进展并为下一个十年规划发展方向,进一步加强和拓展这项工作。作为起点,我们提出以下重点建议为推动这项令人兴奋的工作提供发展契机:

(1) 继续支持和开展严谨且富有前景的现场干预试验。在我们撰写本章内容时,一个经济学家团队刚刚获得2019年的诺贝尔经济学奖,以表彰他们使用随机对照试验评估全球减贫和改善福祉政策和干预措施的效果。我们将一直需要随机对照试验来评估基于行为科学的干预措施的效率和有效性以回答一个关键问题:“干预是否有效?”尽管卫生部门官员和社区人员可能会对随机对照试验持怀疑态度,有时不愿意将干预措施随机分配给参与者,或不将评估干预措施的有效性作为其优先事项,但我们需要确保能够将有效的干预措施推广开来,并及时中止或调整无效的干预措施。虽然了解干预措施的平均效果很重要,但深入了解干预措施效果的异质性也非常重要,它可以帮助我们回答以下关键问题:“干预对哪些人群有效?干预在什么场景下有效?干预对哪些行为有效?”虽然支持、资助和开展预先指定亚组分析的研究是比较困难的,但如果我们能做到这些,我们将更快了解如何更好定位和定制基于行为科学的干预措施。

(2) 建立跨部门和跨学科的行为科学团队。根据我们的经验,一线的健康项目管理人员和政府部门工作人员都渴望学习行为科学并将其应用于他们的实践工作。真正接受行为经济学理论或实践训练的人是很少的,但是聚焦于某个主题的行为科学能力建设和“在职”培训可以将行为科学的视角在纵向和横向水平融入到负责健康规划和结局的工作中去。这种能力建设可以以多种方式进行,如针对目前所关注主题的专题会议、项目资助会议和其他最大限度地发挥行为科学价值的努力。虽然应用行为科学领域的学位课程项目在全球范围内增长快速,但是相关的培训证书项目、短期课程、研究中心和让一线员工和管理人员能够快速提升能力的举措仍有很大发展空间。

(3) 实施科学的视角。目前已经有大量文献描述了从聚焦效率和有效性的随机对照试验中所获得的行为科学证据。然而,系统探讨如何更好地实施和推广基于这些随机对照试验所获得的循证证据的研究(和资源)却相对较少。实施科学鼓励我们探究如何将基于行为经济学的干预成功地和可持续地推广开来。例如,成功执行一项基于行为科学干预的关键策略可能是建立利益相关者需求并增加利益相关者对行为经济学或助推方法的积极评估。目前,我们迫切需要开展更多制定和评估这类干预策略的循证研究(Trujillo et al.,2014)。

(4) 考虑建立一个助推研究中心或行为科学团队。在政府机构内部成立行为科学团队或为政府机构和其他公共健康部门的实践者提供行为科学咨询服务可以促进行为经济学在现实世界中的应用。这些单位,有时被称为行为科学团队或助推小组,通常由行为科学家组成,他们的任务是激发实践者对应用行为科学的兴趣并和他们一起开发和评估低成本行为助推干预措施来改善重要的公共卫生结局。英国和美国的政府部门都成立了行为科学团队来提升政府部门的工作绩效(Halpern,Sanders,2016)。也有一些健康系统建立了类似的行为科学团队来改善卫生保健服务(Patel et al.,2018)。当健康系统成员——从领导团队到一线健康工作者,有机会获得行为科学和干预措施设计方面的基本培训,并能够助推其他干预措施时,这些行为科学团队才能更好地发挥作用。行为助推团队的成员可以为干预措施的开发和执行提供进一步的指导。

(5) 将行为科学应用于改善中低收入国家的其他公共卫生服务。从行为经济学的视角来看,全球健康领域的许多严峻挑战尚未得到充分研究。一个明显的例子是,中低收入国家的非传染性疾病负担日益加重。相对而言,很少有研究或项目应用行为科学来促进能够遏制非传染性疾病发病率持续上升所需要的健康行为改变。相比之下,在美国和其他高收入国家,行为经济学在健康领域的应用长期以来一直侧重于促进戒烟和提升身体活动等健康行为改变。正如基于行为经济学的研究和实践加深了我们对如何在低收入环境中控制艾滋病和其他传染性疾病的理解一样,我们认为类似的策略在非传染性疾病的防控过程中具有巨大的应用潜力。另一个对改善全球健康至关重要的因素是医疗健康服务的供给方,然而目前行为科学研究人员并未对这一因素给予足够重视。目前已经开展的大多数健康助推研究和大规模推广的助推干预措施主要聚焦于健康需求,也就是说它们侧重于改变一般人群中患者或个人的健康行为。但是,医疗健康服务提供者的行为也应成为基于行为科学的助推干预措施的目标。

然而,需要说明的是仅应用基于行为科学的干预措施并不能够神奇地解决当前中低收入国家所面临的持续健康挑战。行为经济学并不是灵丹妙药,而是一种值得进一步考虑和尝试且具有潜力的方法。简单的助推干预并不能够消除健康行为改变过程中所可能面临的结构性障碍,如获得卫生保健服务的机会有限或负担不起医疗健康服务的成本。虽然已经有不少成功的行为助推干预措施是针对卫生保健服务提供者的,但是基于行为科学的干预策略并不一定能够轻而易举地解决卫生健康服务供应端的问题。在其最成功的应用实践中,行为经济学提供了直接方法来推广或强化现有系统或干预措施,以提高卫生健康服务的利用率,提高目标人群的参与度、减少拖延行为或消除人们使用医疗健康服务的阻碍因素。在印度,一项成功提升儿童疫苗接种率的干预中,研究者为给孩子接种疫苗的父母提供了扁豆和金属餐盘作为奖励,但是需要注意的是,另一个支持此干预能够得到成功执行的因素是保障疫苗接种点的功能和可靠性。如果不能保障疫苗接种点的功能,仅靠激励措施不太可能显著提高儿童的疫苗接种率(尽管研究者并未在此研究中验证这一假设)。

尽管上述研究显著提升了印度当地儿童的疫苗接种率,很多其他的干预措施却收效甚微。这增强了设计低成本、简单干预措施并将其应用于即使是干预效应较小但是如果能够持续仍然在临床或其他健康实践中具有重要意义的情境中的紧迫性。"行为科学革命"需要我们对现有健康行为改变项目和倡议提出一个简单而又强有力的视角。如果我们能够更仔细地审视人们的实际想法和行为(而不是我们希望他们表现出的最佳行为),并认识到贫困对认知资源、注意力广度、自我控制和未来导向的限制,我们就可以设计、评估和推广能够帮助个人实现健康目标并进而在整个生命历程中持续改善人群健康的干预措施。

(翻译:张宁;审校:胡国清)

参考文献

Anderson, L.R., and Mellor, J.M. (2008). Predicting health behaviors with an experimental measure of risk preference. Journal of Health Economics, 27, 1260-74.

April, M.D., et al. (2009). HIV testing rates and outcomes in a South African community, 2001-2006: implications for expanded screening policies. Journal of Acquired Immune Deficiency Syndromes (1999), 51, 310.

Banerjee, A.V., Duflo, E., Glennerster, R., and Kothari, D. (2010). Improving immunisation coverage in rural India: clustered randomised controlled evaluation of immunisation campaigns with and without incentives. British Medical Journal, 340, c2220.

Björkman Nyqvist, M., Corno, L., De Walque, D., and Svensson, J. (2018). Incentivizing safer sexual behavior: evidence from a lottery experiment on HIV prevention. American Economic Journal: Applied Economics, 10, 287-314.

Bradford, D., Courtemanche, C., Heutel, G., Mcalvanah, P., and Ruhm, C. (2017). Time preferences and consumer behavior. Journal of Risk and Uncertainty, 55, 119-45.

Buttenheim, A.M., et al. (2014). Is participation contagious? Evidence from a household vector control campaign in urban Peru. Journal of Epidemiology and Community Health, 68, 103-9.

Buttenheim, A.M., et al. (2018). Increasing participation in a vector control campaign: a cluster randomised controlled evaluation of behavioural economic interventions in Peru. BMJ Global Health, 3, e000757.

Carey, K. B., et al. (2011). Community norms for HIV risk behaviors among men in a South African township. Journal of Behavioral Medicine, 34, 32-40.

Cawley, J. (2011). The Oxford Handbook of the Social Science of Obesity. Oxford: Oxford University Press.

Chamie, G., et al. (2018). Comparative effectiveness of novel non-monetary incentives to promote HIV testing: a randomized trial. AIDS, 32, 1443-51.

Chang, W., et al. (2019). Effect of prices, distribution strategies, and marketing on demand for HIV self-testing in Zimbabwe: a random-ized clinical trial. JAMA Network Open, 2, e199818.

Cislaghi, B., and Heise, L. (2018). Four avenues of normative influence: a research agenda for health promotion in low and mid-income countries. Health Psychology, 37, 562.

Cislaghi, B., Mackie, G., Nkwi, P., and Shakya, H. (2019). Social norms and child marriage in Cameroon: an application of the theory of normative spectrum. Global Public Health, 14, 1479-94.

Colchero, M.A., Popkin, B.M., Rivera, J.A., and Ng, S.W. (2016). Beverage purchases from stores in Mexico under the excise tax on sugar sweetened beverages: observational study. British Medical Journal, 352, h6704.

Cole, M. (2008). Compliance and infection control guidelines: a complex phenomenon. British Journal of Nursing, 17, 700-4.

Dupas, P. (2011). Do Teenagers Respond to HIV Risk Information? Evidence from a Field Experiment in Kenya. American Economic Journal: Applied Economics, 3, 1-34.

Dupas, P. (2014). Getting essential health products to their end users: subsidize, but how much? Science, 345, 1279-81.

Fernald, L.C., Gertler, P.J., and Neufeld, L.M. (2009). 10-year effect of Oportunidades, Mexico's conditional cash transfer programme, on child growth, cognition, language, and behaviour: a longitudinal follow-up study. Lancet, 374, 1997-2005.

Giné, X., Karlan, D., and Zinman, J. (2010). Put your money where your butt is: a commitment contract for smoking cessation. American Economic Journal: Applied Economics, 2(4), 213-35.

Halpern, D., and Sanders, M. (2016). Nudging by government: progress, impact, & lessons learned. Behavioral Science & Policy, 2, 52-65.

Halpern, S.D., et al. (2015). Randomized trial of four financial-incentive programs for smoking cessation. The New England Journal of Medicine, 372, 2108-117.

Hamoudi, A., Jeuland, M., Lombardo, S., Patil, S., Pattanayak, S.K., and Rai, S. (2012). The effect of water quality testing on household behavior: evidence from an experiment in rural India. The American Journal of Tropical Medicine and Hygiene, 87, 18-22.

Haushofer, J., and Fehr, E. (2014). On the psychology of poverty. Science, 344, 862-7.

Haushofer, J., and Shapiro, J. (2016). The short-term impact of unconditional cash transfers to the poor: experimental evidence from Kenya. The Quarterly Journal of Economics, 131, 1973-2042.

Johnson, E.J., and Goldstein, D.G. (2003). Do defaults save lives? Science, 302, 1338-9.

Kahneman, D., Knetsch, J.L., and Thaler, R.H. (1991). Anomalies: the endowment effect, loss aversion, and status quo bias. Journal of Economic Perspectives, 5, 193-206.

Kahneman, D., and Tversky, A. (1979). Prospect theory: an analysis of decision under risk. Econometrica, 47, 263-91.

Kaufman, M.R., et al. (2017). The differential effects of an optout HIV testing policy for pregnant women in Ethiopia when accounting for stigma: secondary analysis of DHS data. Prevention Science, 18, 245-52.

Kremer, M., Miguel, E., Mullainathan, S., Null, C., and Zwane, A.P. (2009). Making water safe: price, persuasion, peers, promoters, or product design. Unpublished manuscript.

Lester, R.T., et al. (2010). Effects of a mobile phone short message service on antiretroviral treatment adherence in Kenya (WelTel Kenya1): a randomised trial. Lancet, 376, 1838-45.

Linnemayr, S., and Stecher, C. (2015). Behavioral economics matters for HIV research: the impact of behavioral biases on adherence to antiretrovirals (ARVS). AIDS and Behavior, 19, 2069-75.

Linnemayr, S., Stecher, C., and Mukasa, B. (2017). Behavioral economic incentives to improve adherence to antiretroviral medication. AIDS, 31, 719-26.

Luoto, J., Levine, D., Albert, J., and Luby, S. (2014). Nudging to use: achieving safe water behaviors in Kenya and Bangladesh. Journal of Development Economics, 110, 13-21.

Luoto, J., et al. (2012). Learning to dislike safe water products: results from a randomized controlled trial of the effects of direct and peer experience on willingness to pay. Environmental Science & Technology, 46, 6244-51.

Mani, A., Mullainathan, S., Shafir, E., and Zhao, J. (2013). Poverty impedes cognitive function. Science, 341, 976-80.

Manning, W.G., Newhouse, J.P., Duan, N., Keeler, E.B., and Leibowitz, A. (1987). Health insurance and the demand for medical care: evidence from a randomized experiment. The American Economic Review, 77, 251-77.

McCoy, S.I., et al. (2017). Cash vs. food assistance to improve adherence to antiretroviral therapy among HIV-infected adults in Tanzania. AIDS, 31, 815-25.

Patel, M.S., Volpp, K.G., and Asch, D.A. (2018). Nudge units to improve the delivery of health care. The New England Journal of Medicine, 378, 214.

Paul Schultz, T. (2004). School subsidies for the poor: evaluating the Mexican Progresa poverty program. Journal of Development Economics, 74, 199-250.

Perkins, J.M., et al. (2018). Actual versus perceived HIV testing norms, and personal HIV testing uptake: a cross-sectional, population-based study in rural Uganda. AIDS and Behavior, 22, 616-28.

Pop-Eleches, C., Thirumurthy, H., Habyarimana, J. P., and Al., E. (2011). Mobile phone technologies improve adherence to antiretro-viral treatment in a resource-limited setting: a randomized controlled trial of text message reminders. AIDS, 25, 825-34.

Reid, A.E., Cialdini, R.B., and Aiken, L.S. (2010). Social norms and health behavior. Handbook of Behavioral Medicine: Methods and Applications, 3, 263.

Rice, T. (2013). The behavioral economics of health and health care. Annual Review of Public Health, 34, 431-47.

Roberto, C.A., et al. (2019). Association of a beverage tax on sugar-sweetened and artificially sweetened beverages with changes in beverage prices and sales at chain retailers in a large urban setting. The Journal of the American Medical Association, 321, 1799-810.

Rothman, A.J., Martino, S.C., Bedell, B.T., Detweiler, J.B., and Salovey, P. (1999). The systematic influence of gain-and loss-framed messages on interest in and use of different types of health behavior. Personality and Social Psychology Bulletin, 25, 1355-69.

Silver, L.D., et al. (2017). Changes in prices, sales, consumer spending, and beverage consumption one year after a tax on sugar-sweetened beverages in Berkeley, California, US: a before-and-after study. PLoS Medicine, 14, e1002283.

Steen, T.W., et al. (2007). Two and a half years of routine HIV testing in Botswana. Journal of Acquired Immune Deficiency Syndromes, 44, 484-8.

Thirumurthy, H., et al. (2015a). Time preferences predict mortality among HIV-infected adults receiving antiretroviral therapy in Kenya. PLoS One, 10, e0145245.

Thirumurthy, H., et al. (2014). Effect of providing conditional economic compensation on uptake of voluntary medical male cir-cumcision in Kenya: a randomized clinical trial. The Journal of the American Medical Association, 312, 703-11.

Thirumurthy, H., et al. (2016). The effects of providing fixed compensation and lottery-based rewards on uptake of medical male circum-cision in Kenya: a randomized trial. Journal of Acquired Immune Deficiency Syndromes, 72(Suppl 4), S309-15.

Thirumurthy, H., et al. (2019). Financial incentives for achieving and maintaining viral suppression among HIV-positive adults in Uganda: a randomised controlled trial. Lancet HIV, 6, e155-63.

Thornton, R. (2008). The demand for, and impact of, learning HIV status. American Economic Review, 98, 1829-63.

Trujillo, A.J., Glassman, A., Fleisher, L.K., Nair, D., and Duran, D. (2014). Applying behavioural economics to health systems of low-and middle-income countries: what are policymakers' and practi-tioners' views? Health Policy and Planning, 30, 747-58.

Tversky, A. and Kahneman, D. (1973). Availability: a heuristic for judging frequency and probability. Cognitive Psychology, 5, 207-32.

Wisdom, J., Downs, J.S., and Loewenstein, G. (2010). Promoting healthy choices: information versus convenience. American Economic Journal: Applied Economics, 2, 164-78.

6.8 公共卫生方案的治理与管理

6.8.1 引言

公共卫生方案在规模、覆盖范围和复杂程度上各不相同。它们可能由当地组织、非政府性组织(NGOs)、地区性或国家性的政府甚至是在全球的范围内组织实施(Yeoh,2015)。由于它们的多样性和复杂性,公共卫生方案的治理和管理变得十分重要,并且对于健康系统的绩效和健康成果也是至关重要的(Lauer,2001;WHO,2002a,2007;Mills et al.,2006;Institute on Governance,2011)。越来越多的文献显示健康系统的绩效和管理之间的密切关联(Olafsdottir,2012),并且有效的管理制度可以达到公共卫生组织或方案的目标(Institute on Governance,2011)。由世界银行以及世界卫生组织(WHO)实行的跨国研究发现较好的公共卫生治理与健康状况之间有较强的因果关系(Kaufmann et al.,1999;Lauer,2001;Mills et al.,2006)。作为对比,Gupta等(2000)发现贪污腐败的指标与婴幼儿死亡率、免疫接种覆盖率和低出生体重之间呈现负相关。而且,Wagstaff和Claeson(2004)等发现只有在有高效治理措施的国家中卫生支出能有效降低儿童的死亡率,在中低等治理措施的国家中更多的卫生支出并不会降低儿童的死亡率。公共卫生方案的治理和健康之间的联系可以在多个领域中实现,包括更广泛的治理环境,健康和一般的公共政策以及卫生系统中组织的有效性(Savedoff,2011)。

在世界范围内,卫生系统在不同国家之间的效果不尽相同。为了回答卫生系统绩效的问题,世界卫生组织为了改进卫生结果建立了加强卫生系统的框架,其中包括了六个元素:治理和领导、健康保健财务、卫生工作人员、药品和技术、信息和研究以及服务的交付(WHO,2007)。在世界卫生组织的卫生系统框架中,治理和领导是六个元素中确保其他的功能组件能够有效协同地工作的核心。卫生系统中的治理指的是,当政府/决策制定者希望达到有利于实现全民健康覆盖的国家健康政策目标时,他们将进行广泛的指导和相关职能的规则制定(WHO,2007)。良好的治理可以实现健康保健财务、卫生工作人员、药物和技术、信息和研究的有效利用,以此获得更好的卫生服务和结果。总的来说,有效的治理是改进卫生系统的绩效和实现全民健康覆盖的核心。

当世界的全球化加剧,公共卫生方案有时是跨越国界的,并且这些方案的治理也需要在全球层面上进行考量。全球卫生发展援助从1990年的72亿美元增加到了2015年的364亿美元(Dieleman et al.,2016)。这些发展援助项目的资金越来越多地通过非政府组织和对政府的双边援助分配,而不是传统的联合国机构。尽管卫生发展援助快速地增加,但是它们的效果取决于当地政府和政策的质量,特别在资源受限的情况下(Fryatt et al.,2017)。一方面,许多国际捐赠者质疑这些发展援助项目是否可以从改进的卫生服务和结果中获益。另外一方面,这些全球方案可能会吸引卫生工作人员离开当地的卫生系统,与当地卫生系统的目标起冲突,并且扭曲当地卫生的优先项。这些情况可能会给当地卫生系统带来负面影响。因此,在全球层面进行全球卫生治理解决这些问题十分必要。2020年新型冠状病毒在全世界范围内传播,这突显了在全球背景下加强卫生治理的紧迫性(Phelan et al.,2020)。

在这个章节,我们将会讨论下面几个部分。第一部分,我们将介绍治理、卫生治理和全球卫生治理的概念。第二部分,将介绍治理的理论和一个卫生治理系统的框架,其中涵盖了卫生治理的行为主体、工具和层面。第三部分,将详细地描述三个治理的行为主体-政府、民间社会和私营部门以及这三个主体在卫生治理中的角色。第四部分,将介绍卫生治理的工具,这些工具能执行卫生治理的职能,并且能促进各行为主体之间的关系。第五部分,将讨论卫生治理的四个层面:国家之上层面、国家层面、组织层面和项目层面。第六部分,将总结卫生治理框架的评价方法。最后我们联系几个例子,以此更好地理解卫生治理。

6.8.2 治理、卫生治理和全球卫生治理的概念

治理这一概念是在政府和社会不断变化的背景下演变而来的。最初,在牛津英文词典中,治理被描述为"管理的行为或规则,对行为主体施加控制或权威;一套规章制度"。

在卫生领域,世界卫生组织首先将其定义为"管理职责",即人类福祉的谨慎负责的管理职责(WHO,2000)。这个定义阐明了卫生治理的重要性以及它在卫生系统和人群卫生中的角色(Mikkelsen-Lopez et al.,2011)。然而,由于不一致的命名法和不断变更的背景,关于卫生治理的概念尚未得到统一(Kickbusch,Gleicher,2012)。

联合国开发计划署(UNDP)定义治理为"在所有层面上对一个国家的政治、经济和行政权威的行使"(UNDP,1997)。这个定义揭示了治理包含复杂的机制、过程和机构,通过这些,公民和组织表达他们的利益和权利。它指出了社会生活的政治和经济性质,以及社会中如政府、私营部门和民间社会的角色和相互依存性。Dodgson 等(2002)认为卫生治理是"一个社会为了促进和保护其人口健康而采取的行动和手段"。世界卫生组织将卫生治理精细化为"确保存在战略性政策框架,并结合有效的监督、联盟建设、规制、关注系统设计和问责"(WHO,2007)。它将卫生治理特征化为一套正式或非正式应用的过程,以在卫生系统的各行为主体之间分配问责(Brinkerhoff,Bossert,2008)。这些定义采用系统视角来理解政府、私营部门和民间社会中的机制,它们的复杂性质和关系,以及它们如何影响健康结果(Yeoh,2015)。

最近,由于一系列的全球化挑战,针对增强全球层面的卫生治理的必要性已经受到越来越多的讨论。没有全球领导力,对于全球卫生挑战的回应已经变得碎片化和无效。全球卫生治理因此被定义为一个社会采取的行动和方法,以此在追求共同的目标中促进集体行动和提供集体方案(Dodgson et al.,2002)。这个定义承认了全球社会合作的整体范围,从非正式的安排和协议到政府正式化的规则和程序。这一定义同样关注了在全球卫生治理中政府、私营部门和民间社会的同等地位。单一强调政府在卫生治理中的角色,而忽视民间社会和私营部门在卫生系统中的重要作用,将会削弱治理能力(Ollila,2005)。在追求共同目标的集体行动中,所有治理行为主体的贡献对卫生治理至关重要。

6.8.3 理论和卫生治理系统的框架

6.8.3.1 治理的理论

在系统层面的治理有两个主要的理论:一种是经济学领域的委托代理理论,另外一种是来自公共管

理学科的网络治理理论（Greer et al.，2016）。委托代理理论着重于市场竞争、合同制定、外包和激励机制；网络治理理论强调网络、合作和伙伴关系的力量和有效性。两种理论都致力于解决治理系统中组织之间的互动问题，包括边界的转换、权利的不确定和协调的复杂性，这两种理论都广泛应用于卫生系统的治理。

委托代理理论。委托代理阐述了委托人和代理人之间的关系。委托人雇佣代理人开展某些行为，并支付确定形式的报酬，如激励机制。代理人通常比委托人有更多有关服务的信息，因此他们具有“信息不对称”的优势，以牺牲委托人的利益来促进自身的利益。这个理论另外一个特点是委托人无法完全控制代理人，只拥有部分代理人服务行为的信息（Stoker，1998）。因为其独特的特点，可能会导致道德损害和不良选择的出现。代理人倾向于选择自己偏好的行动并隐藏部分委托人需要的信息，以此为委托人的利益做决定（Gailmard，2012）。考虑到代理人行为结果的不确定性和复杂性，委托代理理论被用作分析治理系统中不同行为主体的一种方法。

卫生系统的特点在于购买者和供给者的分离，更多地利用市场和合同激励私营部门的参与，为供给者提供更好的管理，以及外包辅助功能。在卫生系统中，有各种行为主体-政策制定者、卫生保健提供者和居民，这些行为主体和他们之间的关系构建了卫生治理系统。委托代理理论可以用来理解这些行为主体及其之间的关系，同时各种卫生系统治理框架基于委托代理理论得到了深入地发展（Brinkerhoff，Bossert，2014）。然而，特别是对于政府和政策制定者来说，这些关系多半取决于受信托对象而非代理人，并且政府的责任性长期被质疑。因此，分析组织机构之间关系的方法应该是在他们的相互联系、依赖关系和责任性之间循环进行的。尽管委托代理理论在卫生治理中被广泛使用，但是这个理论的问题在于复杂关系网络被过分简化为委托代理关系。

网络治理的理论。网络治理的理论致力于解决委托代理理论疏忽的复杂性并提供一个方法解决多部门行为主体之间协调的困境，顾客、提供者和生产者被认为是联合生产者。网络治理侧重于组织之间的相互依赖、网络成员之间的互动和管理共同责任（Rhodes，1996）。固定的组织边界和角色被共同目标和文化的新理性所取代（Considine，Lewis，2003）。Sørensen 和 Torfing 将“治理网络”定义为相互依赖和自主的行为者，他们在一个相对自我调节的制度化制度下通过谈判进行互动框架和促进公共目的的产生。网络治理因其对高效治理的潜在贡献而受到推崇，原因在于它有以下的独特特征。首先，网络治理具有识别早期阶段出现的问题并主动作出调整的潜力。此外，信息、知识或意见的聚集有助于确定决策或建立共识。最后，组织网络大大降低了实施阻力的风险（Sørensen，Torfing，2007）。虽然网络治理提倡促进多主体系统之间的合作，但将治理仅仅视为伙伴关系和网络存在两个经验问题。

一方面，网络和伙伴关系可能处处都在，也可能处处不在，因此找到真正能够管理协调组织和力量的网络可能很困难。另一方面，网络治理没有简单地取代等级制度和法律。在某些情况下，网络似乎在等级制度的阴影下运作得最好，从而使它们具有法律效力。横断面立法可以为动态的网络治理提供普遍性的指导。然而立法和等级制度会对网络的自主性和灵活性造成一定的风险。有关决策和问责制的问题仍然很难通过立法来解决（Saikku，Karjalainen，2012）。网络治理的优点和问题都表明他们不太可能成为卫生系统治理的唯一基础。

6.8.3.2 卫生治理系统的框架

一个群体的健康状况是由个人因素、社会和社区网络以及社会、经济、文化和环境条件共同决定的（Commission on Social Determinants of Health，2008）。健康的最重要的决定因素来自其他部门，而不是卫生部门本身。大多数健康挑战起源于医疗保健之外，但它们也取决于驱动疾病暴发、粮食不安全、气候变化、城市化和经济不平等的全球进程。这就要求对健康采取全社会治理办法。政府、私营部门、社区和居民都被要求更多地参与卫生治理。因此，卫生治理涉及政府、民间社会和私营部门这一层级的广泛行为主体。

在卫生治理系统中，政府、私营部门和民间社会构成治理三角（行动者），他们共同谋求公共卫生（Abimbola，2020）。每个管理行为主体都有其结构、治理中的角色、管理工具以及行为主体内部和之间的交互机制。它们在四个层面上发挥卫生治理职能，以实现卫生目标，包括超越国家层面、国家层面、组织层面、方案层面。总体而言，三个治理行为主体（三角形）及其治理职能、机制和关系，形成了卫生治理体系和全社会治理方法。卫生治理体系框架有助于理解卫生全社会治理方法，涵盖治理行为体、治理机制和工具、治理关系以及不同层次的治理（Yeoh，2015）。图6.8.1总结了这个卫生治理框架。

WHO提倡的有效卫生治理体系是为了实现UHC，治理三角可以是由政府、卫生服务提供者和公民或民间社会构成。治理三角是通过治理关系连接，主要是委托代理关系（Brinkerhoff，Bossert，2014）。它们制定或改变治理规则，并且这些治理规则反过来会影响彼此的行动和关系（Abimbola，2020）。在民间社会和政府的关系中，民间社会作为委托人表达卫生需求和偏好给政府，政府作为代理人来响应这些需求和偏好。在政府和提供者的治理关系中，卫生政策制定者作为委托人制定目标和标准、提供资源，并且作为代理人监督提供者。为了获得资源，服务提供者承担卫生服务交付活动，以满足政策制定者的要求。在民间社会和提供者的治理关系中，民间社会表达卫生服务需求给提供者，提供者提供相应的卫生服务。但是这个关系受到了信息不对称、能力差距以及民间社会和提供者之间道德损害的挑战。委托代理和网络治理理论可以帮助解决这些挑战和网络的复杂性，并更好地理解系统层面的卫生治理（Greer et al.，2016）。

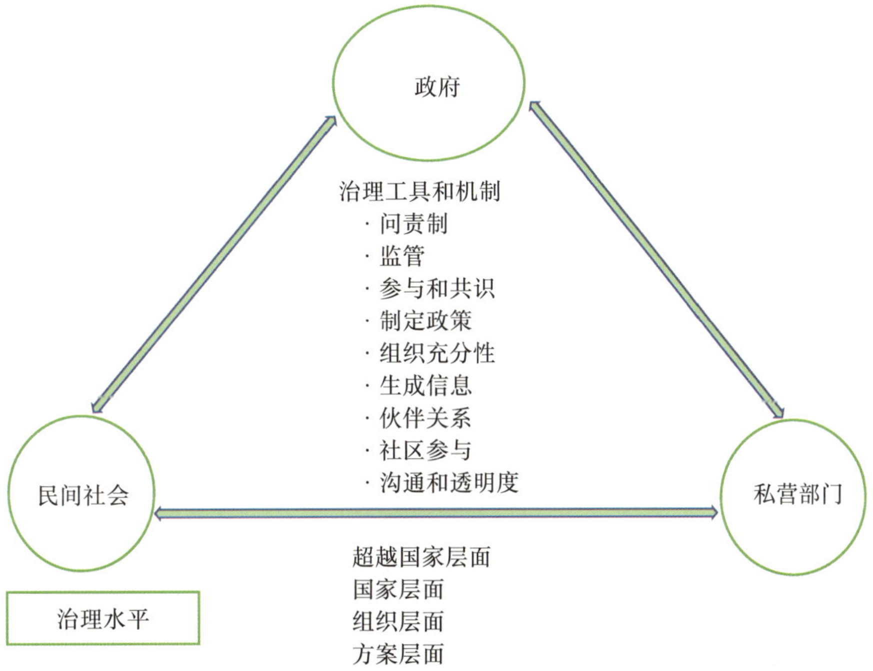

图6.8.1　卫生治理系统框架

根据卫生治理系统框架，以下的部分将会介绍每个治理主体和及其在治理中的角色、可获得的治理工具和治理的层级。

6.8.4　卫生治理中的行为主体和角色

卫生治理体系是政府、私营部门和民间社会的三角形。本节将重点介绍治理三角的每一个部分及其在卫生治理中的作用（表6.8.1）。

表6.8.1 卫生治理中的参与者和角色

参与者	卫生治理中的角色和职能
政府	监管 政策制定 资源管理 协调与伙伴关系
私营部门	卫生服务提供 融资 卫生人力培训 监管
民间社会	塑造政策和标准 卫生服务提供 加强卫生系统 社区动员

6.8.4.1 政府及其在卫生治理中的角色

政府是国家卫生治理的主导角色,也是其他各级卫生治理的关键角色。有两种形式的政府:联邦制和统一制,不同的政府形式影响卫生治理的形式。联邦政府拥有所有的基本权力,但权力进一步分配给州和当局的地方政府,这在本质上是分散的(Elazar,1997)。联邦政府本质上并不比各州政府更强大,通常,如果没有宪法修正案的过程,是无法单方面赋予自己新的权力的(Fisch,2018)。相比之下,统一政府的关键原则是等级制度和权力的有效控制和组织(Elazar,1997)。联邦制和统一制国家各有各的优缺点。联邦政府允许多样性的促进,统一制政府制造一种归属感和一致感。另外,权力的下放有助于适应各个地区特有的问题,而单一政府体制则只能由一个中央政府制定法律,并在全国范围内统一执行,不区分地域。联邦制度增加了不同地区的政治参与,并允许各州根据自身需求决定政策,而在单一政府体制下,地区层面的政治参与较少。此外,联邦制在处理国家问题时可能会因为各州的利益不同而遇到阻碍,而统一制政府则可以在不受任何干扰的情况下决定所有地区、国家和国际事务(Perera,2020)。在卫生领域,联邦政府可能承担财政责任,而提供和监管卫生服务可能是省级或地方政府的责任。然而,不同政府层级之间的各种责任可能并未明确分配。这种不明确性给不同政府层级之间公共卫生响应的协调带来了挑战,执行公共卫生职责时出现的差距和重复成为潜在问题(Office of the Auditor General of Canada,1999)。在单一政府体制下,公共卫生响应的协调和不同政府层级间的冲突不会像联邦形式那样面临挑战,尽管可能存在组织和管理问题(Yeoh,2015)。

无论是联邦政府还是单一政府,政府都在卫生治理体系中扮演着主导角色。政府的传统角色包括制定规章、发展政策和资源管理(Carlson et al.,2015)。由于越来越多的行为体开始参与卫生治理,政府的角色在扩大,它还应该扮演促进一致性、合作和与民间社会及私营部门建立伙伴关系的角色(St-Pierre,2008)。

监管。作为所有有意和无意控制机制的一部分,监管规定了治理机构、卫生官员和机构工作人员的角色、职责、义务和职能,这些都是通过法律和规则设定的(Saltman,Russe,2002)。监管权力归属于政府的三个分支:行政、立法和司法,可以采取行政法令、立法和司法命令的形式。许多重要的公共卫生政策都是通过法律实施的。对药品和生物产品的监管旨在保护公众,确保这些产品的安全和质量。监管功能可能由政府直接执行,或由公共机构或专业人员实施。

政策制定。政策的制定旨在保护、促进和改善公共卫生。政府应该制定基于证据的政策,以支持公共卫生机构的目标;制定和定期更新愿景、使命、目标、可衡量的结果和价值观声明;设定短期和长期优先事项和战略计划;定期评估公共卫生政策,以确保它们是基于公共卫生实践的最佳可用证据(Carlson et al.,2015)。

资源管理。资源管理旨在确保有足够的资源(法律、财务、人力、技术和物质资源)来执行公共卫生服务,包括资源的收集和分配(Carlson et al.,2015)。首先,税收是资源收集的一种方式,提供税收激励或抑制措施将影响有针对性的行为(Deberer et al.,2004)。提供税收豁免给非政府组织(NGOs)和慈善基金会已经促进了它们在民间社会中的增长,许多组织参与到健康服务中。税收的不利措施,比如烟草税,已经有效地抑制了吸烟行为。其次,资源分配可以是现金或实物支持,能够解决不同地区间的不平等问题。例如,与非政府组织签订合同并直接支付款项来运行公共卫生计划,或者提供疫苗补贴以鼓励人们接种疫苗。

协调与伙伴关系。在现代社会中,赋权的公民要求更多的信息和影响力,应该达成各方利益相关者的广泛共识(Jakubowski,Saltman,2013)。有强烈的需求改善各利益相关者之间的中央协调,并将信息和决策下放给公民。政府应该通过教育和参与来建立并加强社区伙伴关系,以确保所有利益相关者在促进和保护社区健康方面的合作。一个灵活的伙伴关系机制可以是政府机构与私营部门和民间社会的网络,例如公私合作伙伴关系。

6.8.4.2 私营部门及其在卫生治理中的角色

本节中讨论的私营部门指的是所有参与卫生治理的私人拥有的团体和组织:涵盖盈利和非盈利、正规和非正规、国内和国际各类实体(Clarke et al.,2019)。在大多数国家,私营部门通常是庞大而多样的,范围从药品商店和个体临床医生到企业医院连锁和国际私人保险公司(Mackintosh et al.,2016)。他们在卫生治理中扮演着非常重要的角色。

几乎所有国家都拥有混合型卫生系统,公共部门和私营部门都提供卫生产品和服务。然而,私营部门在不同国家中可能处于不同的位置(Mackintosh et al.,2016)。在一些国家的卫生系统中,私营部门可能占主导地位,例如印度和尼日利亚,或者在斯里兰卡和泰国这样的国家中起补充作用。在阿根廷和南非这样的国家,私营部门可能位于分层卫生系统的顶端,或者在一些非洲国家,分层的私营部门由低收入和公共部门特征塑造。还有一些国家存在高度商业化的公共部门。

卫生支出的很大一部分流向了私营部门(Forsberg,Montagu,2014),在中低收入国家这一比例接近50%(WHO,2011)。私营部门已经成为一个拥有丰富资源和强大影响力的关键角色,用以处理卫生问题。私营部门不仅提供了大量的就业机会,还对治理系统中的公共政策产生影响。他们通常在组织形式上多样化(Stallworthy et al.,2014),这使得他们能够迅速响应人们多样化的需求和不断变化的环境。尽管私营部门具有这些优势,但围绕利益冲突的挑战无处不在,对私营部门在卫生系统中的角色也缺乏概念上的清晰度。参与私营部门卫生保健的其他政府行为主体可能对私营部门的关键术语和概念有不同的理解(WHO,2018)。

这些资源和特性使得私营部门在卫生治理系统中扮演多种角色。这些治理角色主要包括服务提供、融资、培训和监管。私营部门提供的卫生服务和产品在卫生系统中占据重要位置。六个国家的数据显示,在过去的10年里,亚洲地区使用私营部门提供护理的趋势显著增加(Forsberg,Montagu,2014)。随着融资角色的迅速发展,私营部门已成为一些国家(如美国)参与社会保险计划的必要条件。私人公司和基金会也在全球范围内运行许多公共卫生项目,培训卫生劳动力,创造就业机会,并将最新技术带到当地卫生系统。私营部门也越来越多地与政府合作并被授权进行监管。可持续发展目标的开放工作组提案强调,实现可持续发展目标依赖于全球伙伴关系,包括政府、民间社会和私营部门的积极参与(Kunkle et al.,2016)。在从国际私人组织获得大量发展援助的国家中,私人捐助者对政策制定和当地卫生系统的优先事项设置有强大的影响。此外,私营部门和公共部门相互影响(Mackintosh et al.,2016)。因此,公私合作伙伴关系成为政府政策的一个不可或缺的部分,它使资源动员和高效使用成为可能,促进交付系统的改进,并发展本地化模式(Stallworthy et al.,2014)。

6.8.4.3 民间社会及其在卫生治理中的角色

在缺乏统一定义的情况下,民间社会通常被理解为存在于国家和个人或家庭之间的社会领域,它赋予社会个体和团体参与决策过程的权力,并建立公民行动的平台。理论上,它包括多样性的空间、行动者和机构形式,这些形式在正式程度、自主性和权力方面各不相同(WHO,2001)。民间社会创造了基于共同目的、利益和价值观的集体行动和实践的空间,通常被认为是非国家的、非营利的和自愿的(The Commission on Social Determinants of Health,2007)。民间社会组织(CSOs)通常包括慈善基金会、工会、非政府组织、商业协会、贸易工会、专业协会、学术机构、智囊团、宗教团体和组织、合作社和社区团体、社会运动、游说团体、妇女网络、青年协会、救援组织、联盟和倡导团体(WHO,2002)。因此,民间社会行动者之间存在许多不同之处,这主要决定了它的异质性和复杂性,以及它的各种运作方式(The Commission on Social Determinants of Health,2007)。在某些情况下,由于一些CSOs与国家或市场的联系,民间社会与政府或商业行动者之间的界限可能变得模糊(The Commission on Social Determinants of Health,2007)。

尽管民间社会具有复杂性和异质性,但它在卫生治理方面发挥着突出作用,其中包括四个方面:制定政策和标准、提供卫生服务、加强卫生系统、社区动员。

制定政策和标准。民间社会通过倡导利益相关者和公众、与政策制定者对话,或促进卫生政策的合法化,参与制定卫生政策和标准(WHO,2001)。民间社会掌握并应用了与政府和利益相关者沟通的技能,例如使用政策制定者偏好的清晰有力的语言,这显著促进了他们在卫生政策制定中的参与。民间社会参与的政策和标准涵盖了各种卫生问题,如药品价格和获取、母乳替代品、烟草控制、环境,以及在辩论中的政策或标准(WHO,2001)。此外,民间社会还通过进行或支持大量研究,向政策制定者提供新的卫生证据来支持或反对某些卫生政策和标准(Lencucha et al.,2011)。民间社会使社区能够参与卫生政策制定,并代表一些被排除或边缘化社会群体的声音和观点。

卫生服务提供。民间社会有着提供卫生服务的悠久历史,并且近年来参与程度越来越高。民间社会针对特定人群的卫生需求和当地条件提供服务(WHO,2002)。民间社会关注政府卫生设施服务不足的脆弱或弱势群体,并为他们提供更具成本效益的卫生服务(WHO,2001)。民间社会还协助政府进行重大疾病控制项目、治疗活动和卫生资源分配,并在促进政府、社区和客户之间的互动中发挥更有效的作用。此外,民间社会还为卫生服务提供了一系列的技术支持。值得注意的是,当民间社会拥有政府无法获得的卫生资源时,它们在卫生服务提供方面具有竞争优势。

加强卫生系统。越来越多的民间社会组织(CSOs)为支持政府加强当地卫生系统作出贡献。在许多发展中国家,CSOs为支持卫生部加强各级卫生系统提供了援助和专业知识(Barbazza,Tello,2014)。为了与当地卫生部建立牢固的伙伴关系,许多CSOs调整了他们的行动,以符合当地政府的目标和战略计划。与此同时,CSOs在与地方当局共同管理和实施卫生系统加强项目时,也注重沟通、透明度和灵活性。卫生劳动力和基础设施是民间社会参与加强卫生系统的两个关键领域。

社区动员。CSOs是个人、商业和国家之间有效的沟通渠道,并促进社区参与卫生活动和行动(van der Rijt,Pang Pangestu,2015)。民间社会提升了公共资源分配和管理中的社区偏好,更好地反映了社区需求。

6.8.5 卫生治理的工具

卫生治理必须配备适用的工具,以发挥治理功能,并引导卫生系统朝着既定目标发展。治理工具对于执行卫生治理功能和促进各行动者之间的关系至关重要。治理工具可分为9个治理维度:(1) 控制机制和问责;(2) 监管;(3) 利益相关者参与和共识决策;(4) 制定政策和战略方向;(5) 组织适当性或系统设计(能力建设);(6) 生成信息和智能;(7) 伙伴关系、协调和合作;(8) 社区参与;(9) 沟通和透明度(Barbazza,Tello,014)。前六个维度主要涉及卫生治理的子功能,而后三个维度涉及促进行动者之间的关系或网络建设。表6.8.2描述了卫生治理的维度和工具。

问责制意味着政府、私营部门和参与卫生的民间社会组织(CSOs)的决策者对公众以及机构利益相关者负责(Siddiqi et al.,2009)。问责制工具包括治理结构、申诉解决机制、定期的内部/外部审计和基于绩效的合同。监管意味着与卫生相关的法律框架应该是公平的,并且公正地执行以支持策略、目标和优先事项。监管工具涉及立法过程;将立法解释为规则和政策;执行法律和规章(Siddiqi et al.,2009)。

参与和共识涉及在各种行动者之间生成对话和接收反馈(Barbazza,Tello,2014)。参与和共识工具包括全行业方法、国家卫生论坛、公开会议、公民陪审团和卫生治理行动者之间的共识会议等。

每个组织都应该制定政策和战略方向,并通过能力建设和各种培训计划,确保组织的适当性或系统设计的适宜性(Barbazza,Tello,2014)。情报和信息对于提供影响不同利益集团行为的知情决策的证据至关重要。生成情报和信息的工具包括项目评估、研究开展、公共支出和绩效审查。

应在政府、民间社会和私营部门之间建立伙伴关系、协调和合作,以促进改善卫生的行动并支持卫生政策(Barbazza,Tello,2014)。协调可以通过正式流程支持联合管理活动的互动,而合作则建立在共享的价值观和目标上,但以更非正式的互动形式建立。

社区参与是指通过与地理邻近、特定兴趣或情况相似的人群合作,来解决影响公共卫生的问题的过程(CDC,1997)。它可以实现社会动员,以招募、动员和激励个人和团体积极参与。与公众的沟通旨在简单地促进对话和改善信息交流,信息的自由流动可以提高透明度。沟通和透明度维度的工具包括向提供者和公众发布财务或绩效信息、大众媒体以及提供公众咨询或反馈的机会(Demand for Good Governance Team,2010)。

表6.8.2 卫生治理的维度和工具

纬　　度	卫 生 治 理 工 具
控制机制和问责制	• 治理结构 • 公平竞争的选举、司法补救制度、打击腐败的程序 • 定期内外审核 • 基于绩效的合同
监管	• 法律和宣言 • 规则、程序、法令 • 法规和准则 • 绩效标准,认证,许可/认证 • 法定机构(例如国家监管机构)
利益相关者的参与和在决策中达成的共识	• 部门范围内的方法 • 共识会议 • 正式起草立法的磋商 • 利益相关者的识别和发声 • 使用者友好的投诉系统 • 国家卫生论坛 • 开放会议、公共研讨会、国家论坛、公民顾问委员会、公民陪审团 • 满意度调查、反馈、响应

续表

纬　　度	卫　生　治　理　工　具
制定政策和战略方向	• 国家卫生计划 • 国家卫生目标和绩效措施 • 长期战略规划 • 政策、操作指南、培训手册、协议 • 中期支出框架和国家卫生帐户 • 设定目标和优先级技术
组织能力或系统设计(能力建设)	• 实施情况和年度运营计划 • 监测和评价技术 • 培训/员工手册 • 使命/愿景声明、组织结构图 • 现场培训措施 • 点对点学习方案
生成信息和情报	• 项目评估 • 开展研究 • 独立研究者撰写的委托报告 • 部际事实查找委员会或特别工作组 • 议会调查 • 定期审计、公共开支和绩效评估 • 国际认可的进行情况分析的工具 • 地理信息系统或卫生需求评估
伙伴关系、协调和合作	• 部际和部门间委员会 • 专业咨询委员会 • 公私合作特别工作组 • 与民间社会或机构的伙伴关系 • 综合预算和会计、共同资金安排或专项资金 • 跨领域信息教育系统 • 共同的劳动力培训、资质、支持和咨询
社区参与	外联、咨询、参与、合作、共享领导
沟通和透明度	• 监督委员会 • 向提供者和公众发布财务或绩效信息 • 监察机构、事实查找委员会 • 公众咨询或反馈的机会 • 大众媒体 • 利益冲突委员会

6.8.6 卫生治理层级

卫生治理在四个层次进行:(1) 超国家或全球层面;(2) 国家或地方层面;(3) 组织层面;(4) 项目层面。治理行动者可以在每个层次上执行卫生治理职能,共同追求卫生目标,同时需要检查每个层次的机制和治理。本节将介绍不同层次的卫生治理:超国家卫生治理、国家卫生治理、公共卫生组织的治理以及公共卫生规划的管理。

6.8.6.1 超国家层面卫生治理

超国家层面的卫生治理与其他层面的治理有所不同：在全球层面没有统一的政治权威。在国家层面，传统的卫生治理工具，如民主决策程序或法律和规章的常规执行，是不存在的(Lee, Kamradt-Scott, 2014)。健康决定因素的全球性质限制了国家政府单独应对这些问题的能力，因此需要国际和全球战略。全球趋势，如人口统计学的变化、财务不确定性的加深、社会不平等的加剧、新传染病的暴发，进一步呼吁有效的集体行动、对规则的协议和执行，以及实现政策一致性，以应对全球卫生事务(McInnes et al., 2012)。因此，越来越多的行动者逐渐加入全球卫生治理的行动，以改善健康，同时遵循管理他们在多元主义新现实中互动的规则和规范(Szlezák et al., 2010)。

参与超国家卫生治理的主要行动者包括：联合国机构；国家政府；多边开发银行；全球卫生倡议；慈善组织；民间社会组织(Frenk, Moon, 2013; Ng, Ruger, 2014)。表6.8.3描述了超国家层面卫生治理的主要行动者，并提供了示例。

世界卫生组织由联合国设立为"国际卫生工作的指导和协调权威"(WHO, 2013a)。WHO基于所有被认可的国家的普遍成员资格建立，这些国家在全球卫生系统中扮演中心角色，对一系列不同的行动者产生深远影响，使他们能够更有效地为所有人的福祉作出贡献(WHO, 2013a)。WHO作为一个科学基础的、技术聚焦的机构运作，由人道主义伦理指导，将卫生视为中心，而不是基于条约价值(WHO, 2013a; Ng, Ruger, 2014)。在过去几十年中，WHO取得了巨大成就。然而，有共识认为，作为全球卫生唯一权威的WHO，无法为全球卫生提供足够的领导力，也无法有效应对重要的全球卫生威胁。WHO改革其架构和框架以恢复在全球卫生上的能力和权威是迫切的。对于超国家卫生治理系统同样重要的是其他联合国多边机构。世界银行在卫生发展、融资和全球主要多边议程的政策咨询方面拥有优越的资源(Ruger, 2005)。

尽管国家政府仍然被视为承担全球卫生治理事务最终责任的核心参与者，甚至在中低收入国家，因为它们决定国内外实施的内容并为像世界卫生组织这样的组织提供支持(Kohlmorgen, 2005; Fidler, 2010)。此外，超国家卫生治理显著依赖于国家的能力(Gostin, Mok, 2009)。国家政府通过各种机制协调应对全球卫生挑战的响应(Frenk, Moon, 2013)。虽然富裕和强大的国家可能在全球政策和倡议中设定优先事项(Ng, Ruger, 2014)，但像中国和巴西这样的新兴国家，通过财务和技术援助日益参与全球卫生治理(Ruger, Ng, 2010)。

除了在超国家卫生治理中的成熟和长期参与者外，新的参与者在超国家项目和倡议中展现出越来越多的参与，产生了新旧行动者之间的竞争和合作(Kohlmorgen, 2005; Fidler, 2010)。全球疫苗免疫联盟(GAVI)在全球卫生商品市场的运作中发挥着重要作用，用于控制目标疾病(McColl, 2008)。由于其组织灵活性、成本效益和接近社区的能力，尤其是在偏远和困难地区，慈善组织和民间社会组织可能成为全球卫生活动的重要合作伙伴(Ollila, 2005; Doyle, Patel, 2008; Kruk, 2012)。通过联合国机构和发展银行渠道的卫生发展援助比例减少，而全球卫生倡议、非政府组织和私营部门在发展援助中所占的比例日益增加(Ravishankar et al., 2009)。这些变化的重要性表明这些联合国机构必须与非政府组织竞争自愿捐款的份额。

超国家级别的卫生治理有三个主要功能以实现卫生目标。第一个功能是为全球卫生系统提供整体战略方向，以便充分实施所有其他功能(Frenk, Moon, 2013)。第二个功能是动员全球团结，包括财政发展、技术合作和人道援助，以实现全球议程(Frenk, Moon, 2013)。最后一个功能是以研究和开发、标准和指南，以及比较证据和分析等多种形式产生全球公共产品(Stuckler, Mckee, 2008; Frenk, Moon, 2013)。良好的全球健康治理应该表现出以下特征："在实现成果方面的有效性、公平性和效率，以及决策程序的可信度和合法性"(Koplan et al., 2009; Frenk, Moon, 2013)。

然而，存在三个挑战阻碍了全球卫生治理。首先，在缺乏全球卫生明确领导的情况下，对于单个行动者来说，在共同卫生威胁下达成持续的协议变得非常困难(Koplan et al., 2009; Kickbusch, 2016)。鉴于全球卫生领域挑战的多样性和参与行动者数量的增长，超国家卫生治理体制变得复杂甚至在参与多个参与者通过不同原则和过程解决不同问题时存在竞争（Stuckler，Mckee，2008；WHO，2013b）。因此，全球层面的集体行动和工作受到阻碍，这在卫生资源分配不均和各种行动者利益冲突的情况下变得更为困难。其次，卫生日益受到其他全球领域治理的影响，如贸易、移民、环境、教育等。这种日益增长的认识——健康与许多其他社会和经济政策领域之间的联系——的一个主要后果是对政府间合作的需求日益增长，而不仅仅是纯技术性的过程，以达成持久和包容性的协议（Fidler，2010）。然而，这些跨多个部门的政策制定领域还没有充分考虑卫生问题（Frenk，Moon，2013）。最后，缺乏明确的机制来追究非国家行动者对其行动产生的全球影响的责任（Gostin，Mok，2009）。非政府组织和当地服务提供者之间日益激烈的竞争，对资金和人力资源的争夺可能会使东道国更难提供可持续的服务（Weishaar et al.，2012）。人们担心非国家行动者的侵入会妨碍当地行动者对卫生治理的所有权和控制。

正如讨论的，全球治理挑战将继续削弱处理复杂和关键全球卫生问题的能力和努力。因此，迫切需要采取更多措施来解决结构性治理挑战。同时，也需要创新性的尝试，以在全球层面发展更具包容性的卫生治理。参与的全球行动者应该制定新的治理安排，使其更有效、更有责任感和更高效。与此同时，还需要通过严谨和系统的分析和研究，对过去治理改革的经验进行更多的评估。

表 6.8.3 超国家层面卫生治理的主要行为主体

行为主体类型	例　　子
联合国系统	世界卫生组织 联合国药物管制规划署 联合国人口基金
国家政府	卫生部
多边开发银行	世界银行
全球卫生倡议	全球疫苗免疫联盟
慈善组织	比尔和梅林达盖茨基金会
民间社会组织	国际糖尿病联合会

6.8.6.2 国家卫生治理

大多数健康的社会和环境决定因素超出了卫生部门和卫生政策的范围，因此对健康的影响应进行跨部门考虑。随着卫生政策的发展，国家卫生治理迄今为止经历了三次演变——从跨部门行动到健康公共政策，再到“健康融入所有政策”（Kickbusch，Gleicher，2012）。世界卫生组织将“健康融入所有政策”定义为“一种旨在改善人群健康和促进健康公平的跨部门公共政策方法，它要求各部门系统地考虑公共政策对健康的影响，寻求部门间协作，避免政策对公众健康造成不良影响”（WHO，2014）。“健康融入所有政策”提高了决策者在各级决策中对健康影响的责任感，要求卫生和非卫生部门、政府和社会力量以及公民共同采取联合行动促进公共卫生。

世界卫生组织指出，公共卫生议程在一些国家没有得到优先考虑，原因包括政治承诺不足、卫生部门在政府中处于边缘地位以及公共卫生部门对政策制定者的影响能力有限（WHO，2002a）。为了促进公共卫生，国家卫生治理需要政府对公共卫生作出强有力的承诺，并需要政府各行政部门共同努力。世界卫生组织将国家卫生治理的显著特点描述为：“多部门和专业性；知识与行动相结合；以流行病学为核心；对所有健康决定因素都有影响；涉及公共卫生报告，从而制定卫生战略；与政界人士、专业人士和公众沟通；在组织和财务上具有影响力；是公民社会的核心”（WHO，2002a）。

卫生部门通过以下途径承担公共卫生责任:制定卫生政策;开发策略;评估卫生需求并确定重点;确定监管框架;委托、监测和评价公共卫生规划;以及收集和寻找卫生数据、信息和情报。然而,许多健康的社会决定因素并不在卫生部门的管辖范围内。因此,所有相关部门,如财政部和社会保障部,需要携手合作以改善公共卫生,并进行跨部门协调,以实现“健康融入所有政策”的目标。

为实现“健康融入所有政策”,国家政府应发挥指导作用,推动“健康融入所有政策”的发展;部长在影响其他相关政府部门方面发挥领导作用;推动综合决策机制的建立;同时,加强地方、省、国家和超国家层面的横向整合。地方政府应实施国家政策框架,进行组织变革以协调供应商和网络的关系,并采取筹资措施,以便能综合提供公共卫生服务。

此外,需要横向机制来协调政府机构、私人部门和公民社会之间的功能和关系(Yeoh,2015)。公众参与决策有助于设计和提供地方卫生服务,因此社区治理已成为一种重要机制(Pillora,McKinlay,2011)。社区治理需要公众参与协商和决策,同时也需要强大的公民领导来动员社区和利益相关方。社区治理和公众参与尤其适用于弱势社区和公共卫生规划的实施。

6.8.6.3 公共卫生组织的治理

组织治理可以被定义为“一套与决策相关的过程和工具,旨在指导整个机构的活动,影响组织行为的大多数主要方面,并认识到多个利益相关者之间的复杂关系”(Saltman,Duran,2015)。作为组织领导力的重要组成部分,治理与组织中的决策有关,即哪些职位对特定决策具有权力或控制权。治理是指组织内部的管理和控制,以确保利益相关者的利益得到保障。公共卫生组织的有效治理对于实施改善人类福祉的规划至关重要。

实际上,公共卫生组织在规模、组织形式和法律注册状况上存在差异。不同的公共卫生组织有各自的治理体系和运行模式。合法建立的组织通常有正式的董事会结构、政策和程序,而大多数社区团体和网络则没有正式的治理结构,他们通过集体行动来实现共同目标。

无论公共卫生组织的形式如何,一些理论都有助于指导公共卫生组织的治理。这些理论包括代理理论、管理理论、资源依赖理论和利益相关者理论(Chambers et al.,2012)。代理理论(Keasey et al.,1997)假设组织的所有者和管理者有不同的利益。根据这一理论,董事会的主要责任是通过监督和合规性来约束管理者。董事会可以借助外部审计、要求报告等监督程序降低管理人员追求私利或绩效不佳的风险。在公共卫生组织中,若管理者追求个人私利将危及到公共目标的实现,因此董事会在监督管理者并确保其恪守组织目标方面发挥着至关重要的作用。管理理论(Muth,Donaldson,1998)则与代理理论有着相反的假设,它认为管理者和组织的所有者有着共同的议程并且是“并肩作战”的。因此,董事会的主要职责不是监督管理者以确保合规性或一致性,而是制定战略以提高组织绩效。对于公共卫生组织来说,这一理论具有一定的直观吸引力,因为受托人(公众)和管理者在追求组织的慈善目标过程中都会将个人利益置于更高的层次。

此外,资源依赖理论(Pfeffer,Salancik,1978)将外部环境因素造成的不确定性最小化,认为组织与环境是相互依存的。董事会的主要职责是与关键外部利益相关者保持良好的关系,以确保资源流入和流出组织,并协助组织有效应对外部变化。对于公共卫生组织而言,与资助者、媒体以及各种地方代表的关系在确保长期资金和其他形式的支持方面发挥着重要作用。利益相关者理论(Hung,1998)认为,组织不仅仅要对组织的所有者负责,还应该对社会中的一系列群体负责。组织更倾向于对更广泛的社会利益作出反应,而不是仅对某一群体的狭隘利益作出反应。因此,董事会需要纳入不同的利益相关者,并通过谈判和解决不同利益相关者群体之间的潜在利益冲突,发挥其政治作用以确定组织的目标。在公共卫生组织中,利益相关方参与的原则争议较小,而且该理论使董事会合法化,因为利益相关方代表了组织所服务的社会和用户。

在公共卫生组织的治理中,董事会在确保公共责任和良好绩效方面发挥着至关重要的作用(Cornforth,2003)。一般而言,董事会有两大主要职能:一致性和绩效。一致性是指外部问责,包括遵守法律法规要求、对股东或其他利益相关者负责、对管理层进行监督、监督业绩以及确保充分的内部控制。而绩效关注推动组织向前发展,更好地实现其使命和目标,这包括政策制定和战略思考(Garratt,1996)。

6.8.6.4 公共卫生规划的管理

根据世界卫生组织的说法,公共卫生规划是一个具有目标、董事、管理者、指挥线、预算和行动计划的管理单位,是卫生系统的组成部分(Blas,Kurup,2010)。任何针对健康决定因素的规划都可以被定义为卫生规划。卫生规划不仅关注人们生活和工作的物质环境的某些方面,而且还涉及人们的行为、生理、影响他们的社会因素或他们接受的卫生服务等问题(Longest,2014)。从社区的地方规划到全球规划,公共卫生规划的规模、范围和复杂性各不相同,有效的公共卫生规划需要适应当地的环境,同时也要考虑到更广泛的环境。

卫生规划中包含三种不同类型的工作:直接工作、支持工作和管理工作。管理工作包括明确卫生规划的任务和目标,并为完成任务和实现目标的直接工作和支持工作创造条件。规划管理可以被定义为"通过运用人力和其他资源的过程来确立和实现规划的使命和目标的活动"(Longest,2014)。规划管理包括规划、实施和评估,特别是涉及两套活动:一是核心活动,包括战略开发/制定、设计与领导;二是促进性活动,包括决策、沟通、质量管理、营销和评价。战略开发/制定是指制定新的规划或改进现有规划的服务或产品,这有助于调整规划决策,并帮助规划适应不断变化的外部环境(Ginter et al.,2013)。设计是建立和改变一个规划内人力资源和其他资源之间的关系模式或规划与其外部环境的关系模式。领导是影响其他参与者为实现规划目标作出贡献。决策是在两个或两个以上的选择中作出选择,由于环境不断变化,持续的决策是必要的。沟通是指发送者向接收者传达想法、意图和信息,发送者和接收者可以是个人、团体或组织。对于在规划中工作或接受服务的人来说,确保管理质量至关重要,根据医学研究所,质量改进有六个目标:安全、有效、以患者为中心、及时、高效和公平(Institute of Medicine,2001)。营销是一种与规划外的人进行自愿交流的手段,旨在跨越规划与外部环境之间的界限。评估是一项基本的规划活动,旨在提供改进规划的证据(Longest,2014)。

公共卫生规划的实施环境可能会不断变化,因此需要相应地调整实施战略。实施科学的发展确保了规划的有效执行和外部效度。一个在公共卫生领域被广泛应用的实施科学框架是RE-AIM框架,它涵盖了reach(覆盖面)、effectiveness(效果)、adoption(采纳)、implementation(实施)和maintenance(维持)5个方面(Gaglio et al.,2013)。覆盖面指的是愿意参与公共卫生规划的个人的比例。效果是指公共卫生规划对目标结果的影响,包括潜在的负面影响、生活质量和经济结果。采纳是指愿意启动一项规划的设置和干预机构的比例。实施是指干预人员对干预方案的各个要素的忠实度,包括按预期交付的一致性以及时间和成本。维持是指项目制度化或成为常规组织实践的一部分的程度。实施评价有助于改进公共卫生规划的执行,并在更广阔的背景下推动这些规划的发展。

规划评价不仅是公共卫生规划管理的重要补充,也是提升和说明规划效果的必要信息。评价工作需要纳入常规规划实践中,并应涉及所有规划工作人员和利益相关方,而非仅限于评价专家。美国疾病控制与预防中心已制定了一个公共卫生规划评价框架,以有效指导规划评价(Center for Disease Control and Prevention,1999)。该框架包括六个评价步骤和一套由30条标准组成的评价活动质量评估体系。这六个评价步骤分别是:让利益相关方参与、描述规划、关注评价设计、收集可信证据、证明结论的合理性以及确保利用和分享经验教训。这些步骤通常在一个周期内完成,前面的步骤为后续进展提供了基础。第一步是让所有参与规划或受规划影响的利益相关方都参与进来。利益相关方应参与进来,他们的观点或关注对规划的实施和结果具有至关重要的影响。第二步是对规划进行充分的描述,包括规划的需要、预期效果、各项活动、所需资源、实施阶段、背景和关于规划的逻辑模型。第三步是关注评价设计，评价必须聚焦于利益相关方最关心的问题。第四步是收集可信的证据，而指标、来源、质量、数量和逻辑是影响证据感知可信度的主要因素。第五步是根据收集到的证据对结论进行论证，包括标准、分析和综合、解释、判断和建议。最后一步是确保经验教训得到充分利用和分享，并将经验教训转化为可靠的决定和适当的行动。确保评价的有效使用涉及五个关键要素，它们分别是设计、准备、反馈、跟进和传播。此外，框架的第二部分是评估评价质量的30个标准，这30个标准可以分为四类：实用性、可行性、适当性和准确性。实用性标准旨在满足评价使用者的需求，可行性标准确保评价的可行性和实用性，适当性标准代表评价的伦理，准确性标准确保评价结果的正确性（Lavinghouze，Snyder，2013）。

6.8.6.5 卫生治理评价框架

卫生治理的主要行动者越来越重视对卫生治理的评价，以确保通过有效治理取得更好的健康结果（Barbazza，Tello，2014）。多个机构已制定了有效治理的原则，本节重点介绍5个被广泛采用的卫生治理评价框架。它们是WHO的治理领域（WHO，2000）、世界银行提出的治理的6个基本方面（Kaufmann et al.，1999）、联合国开发计划署的5项治理原则（UNDP，1997）、世界卫生组织东地中海区域办事处的10项治理原则（Siddiqi et al.，2009）和世界卫生组织欧洲区域办事处的TAPIC框架（Greer et al.，2016年）。

世界卫生组织的治理领域。《2000年世界卫生报告》确定了决定卫生系统绩效和成果的4项关键职能——筹资、资源开发、服务提供和管理（WHO，2000）。治理的重点是政府在指导卫生系统和改善人群健康方面的责任。治理的对象包括提供和筹资方面的行为者、管理人员本身的业绩、用户和消费者，以及影响健康的非卫生系统。世界卫生组织提出了6个治理领域：产生情报、制定战略政策方向、确保实施工具、建立伙伴关系、确保政策目标与组织结构和文化之间的契合，以及确保问责”（WHO，2000）。作为加强卫生系统的一项具体适用职能，立法和法律对卫生部门进行了具体的管理或责任分配。然而，仍存在一些差距，需要相关部门之间继续加强合作，如政治和权力动力、有效的管理激励、良好的治理议程和改革以及调动国内资源等（Brinkerhoff et al.，2019）。

世界银行治理的6个基本方面。世界银行通过主观看法衡量了治理的6个基本方面（Kaufmann et al.，1999）。它将治理广义地定义为“一个国家行使权力所依据的传统和制度”。这包括：(1) 选择、监督和更换政府的过程；(2) 政府有效制定和实施健全政策的能力；(3) 公民和国家对管理经济和社会的机构的尊重”（Kaufmann et al.，1999）。他们从6个基本的治理方面进行评价：话语权和问责制、政治不稳定和社会暴力、政府效能、监管负担、法治和腐败。“话语权和问责制”衡量的是政治进程、公民参与和政治权利，“政治不稳定和社会暴力”指的是当前政府被违宪和/或暴力运动推翻的可能性。“政府效能”侧重于制定和实施良好政策的先决条件，而“监管负担”则更多地考虑政策本身。“法治”指的是代理人信任和遵守的社会规则，而“贪污”则直接聚焦于腐败。跨县比较研究提供了从更好的治理到更好的发展成果的强有力因果关系。

联合国开发计划署的五项治理原则。联合国开发计划署将治理定义为在管理国家的各级事务中行使政治、经济和行政权力（UNDP，1997）。UNDP确定了有效治理的5项原则。第1项原则是“合法性和话语权”，这一原则以参与和共识为导向，强调所有个人在基于最佳利益的决策和协议中的话语权。第2项原则是通过领导者和公众的战略愿景来“指导”，这是基于长远的视角和对复杂历史文化背景的理解。“绩效”原则指的是响应性、有效性和效率，“问责制”原则涵盖了决策者、私营部门和民间组织的问责，同时还需要建立在自由和直接获取信息基础上的透明度。最后1项“公平”原则意味着公平和包容，以及法治是公平和平等执行的。

世界卫生组织东地中海区域办事处的十项治理原则。世界卫生组织东地中海区域办事处通过整合上述3个框架制定了一个评价框架，作为卫生系统有效治理的评价方法（Siddiqi et al.，2009）。它们调整了联合国开发计划署的治理原则,并纳入了具体的卫生治理方面。最后,他们提出了评价卫生治理的10项原则:战略愿景、参与和共识导向、法治、透明度、反应性、公平和包容性、效力和效率、问责制、情报和信息以及道德。具体而言,他们将情报总结为一项独立原则,因为卫生领域的信息不对称的独特性质需要更多的情报来评估其生成、流动和使用。这10项原则进一步被分解为63个与治理的背景、描述、过程和结果相关的广泛问题。该评价框架已在许多中低收入国家得到应用。

世界卫生组织欧洲区域办事处的TAPIC框架。世界卫生组织欧洲区域办事处于2016年提出了一个被称为TAPIC的强有力框架,其中包括5个关键的治理方面(Greer et al.,2016)。TAPIC框架包括5个从各种文献中归纳出来的相互排斥的治理要素——透明度、问责制、参与、诚信和能力。这些要素在本质上都不是绝对的好事,因为它们可能被过度或错误实施。对于每一个要素,它可以与一系列不同的政策和管理工具相关,并且可以同时是系统和单个组织的属性。这5个要素在更大范围内也是相辅相成的。因此,一个要素的改进可能会导致其他要素的发展。这一框架强调了网络的有效性、问责制的复杂性以及区分不同类型治理的难度。但是,即使政策是以透明度、问责制或参与的名义制定的,也并不能保证政策一定有效或具备生产力,而且在某些情况下还可能与灵活性或能力等其他属性相冲突。

TAPIC框架的5个治理要素介绍如下。第一,透明度意味着机构向公众和其他行为者公开即将作出的决定和已经作出的决定,以及作出决定的过程和依据。透明度机制包括"监督委员会、检查机构、定期报告、绩效评估和报告、信息自由以及清晰有用的公共信息"(Greer et al.,2016)。第二,问责制意味着一个行为者必须向其他行为者告知并解释其决定,并可能受到强制或制裁。问责机制包括"合同、其他如绩效薪酬的财务机制、明确目标的法律、报告和机制、组织分离、竞争性招标、利益冲突政策、标准、行为准则、规章制度、委托监管、标准、行为准则和选择机制,这些机制通过让边际用户用他们的费用投票来产生横向问责"。第三,参与意味着相关各方在机构的决策过程中获得有意义的利益和权力。参与机制包括"利益相关者论坛、选举、协商、指定代表、选择机制、法律救济、咨询委员会、调查、伙伴关系、共同预算、共同劳动力等,以及更激进的民主创新,如参与式预算"。第四,诚信意味着要明确代表、决策和执行的程序,以及明确角色和责任分配。诚信机制包括"稳固且报酬丰厚的内部职业发展轨迹、内部审计和审查、人事政策、立法授权、预算、审计、程序(例如文件管理、董事会行为、会议记录)以及组织角色和宗旨"。第五,能力是指为追求目标而提出与资源相适应的政策的能力。提高政策能力的机制包括"绩效情报、流程情报、研究/分析能力、员工培训以提高其技术政策能力、招聘程序以提高政府官僚机构的质量、将专家建议纳入政策制定和建议的程序以及良好的购买/决策"(Greer et al.,2016)。

总体而言,有效的卫生治理是一种不同原则的结合,是一个超越具体政策、部门和行为者的动态过程。卫生治理评价框架的应用需要全面理解治理的概念及其周围不断变化的环境。

6.8.7 卫生治理案例

6.8.7.1 超国家卫生治理案例

西非的埃博拉疫情是全球卫生治理的缩影。由于频繁的人口跨境流动和国际旅行,埃博拉疫情从零星的农村地区蔓延到人口密集的城市地区,从几内亚蔓延到利比里亚、塞拉利昂和尼日利亚。埃博拉疫情与以前在非洲局部暴发的疫情有所不同,促使了双边或多边合作、指导、协调和监管(WHO,2015)。许多不同类型的组织共同参与了这一流行病的应对工作,包括联合国系统(世界卫生组织、联合国和联合国儿童基金会)、国际民间社会组织、外国政府、地方政府和社区等(表6.8.4)。

表6.8.4 西非埃博拉疫情中的行为体及其治理职能

<table>
<tr><th colspan="2">行 为 体</th><th>治 理 功 能</th></tr>
<tr><td rowspan="4">联合国系统</td><td>世界卫生组织</td><td>领导和协调、技术/实验室/专家支持、“路线图”建设、病例追踪、疫情报告、监测系统建设等</td></tr>
<tr><td>联合国</td><td>卫生任务建设,优先航空支援</td></tr>
<tr><td>联合国儿童基金会</td><td>推动早期隔离和安全埋葬、初级卫生建设</td></tr>
<tr><td>美国、英国等</td><td>监测系统建设、治疗中心建设、全球防疫</td></tr>
<tr><td rowspan="3">国际民间社会组织</td><td>无国界医生组织</td><td>临床支持、心理支持、病例追踪</td></tr>
<tr><td>世界粮食计划署</td><td>食品、营养和后勤支持</td></tr>
<tr><td>互动</td><td>整体补充功能:卫生中心建设、临床/心理支持、安全遗体处置等</td></tr>
<tr><td>外国政府和当地政府</td><td>卫生部等</td><td>病例追踪、临床服务、疫情调查和应对</td></tr>
<tr><td>社区</td><td>宗教领袖等</td><td>健康促进</td></tr>
</table>

6.8.7.2 联合国系统

作为最重要的协调者和监督者,世界卫生组织与其合作伙伴从一开始就参与了病例检测、管理以及接触者追踪工作。世界卫生组织通过动员其合作实验室为病例诊断做准备。除了实验支持外,世界卫生组织还派出了几个专门从事流行病学、实验室服务、风险沟通和社会动员的多学科小组,与当地工作人员和社区领导人紧密合作。同时,世界卫生组织在不同会议和大会上公布了死亡率和发病率等数据,并传达了相关关切和主张,使世界其他地区能够了解最新的疫情情况。此外,在世界卫生组织的领导和更加复杂、综合的伙伴关系下(地方政府、合作伙伴、埃博拉幸存者、航空公司和矿业公司的代表以及财政捐助者等),确定了关键优先事项,以确保实现多样化伙伴关系的主要目标和必要举措。除了提供技术指导和物质支持外,世界卫生组织还敦促各国政府采取行动,调整国家法律和政策采取行动以控制疫情。此外,世界卫生组织还组织了一个紧急委员会,根据《国际卫生条例》的规定评估埃博拉局势,并发表声明进一步唤起国际社会对潜在国际传播的警觉。通过启动应对疫情的“路线图”,世界卫生组织协调了许多组织(包括美国/英国政府、联合国安理会和非政府组织),并将重点放在最紧迫的需求上。在2014年之后,世界卫生组织支持受影响最严重的三个国家重建其疾病监测和卫生服务系统。

2014年,联合国宣布成立首个紧急卫生特派团,即联合国埃博拉应急反应特派团(UNMEER)(UN,2015),作为满足抗击埃博拉的迫切需求而采取的临时措施。作为世界卫生组织的补充,UNMEER管理人员继续留在世界卫生组织监督下的国家,并在联合国驻地协调员和联合国国家工作队的支持下,迅速建立空中桥梁,促进工作人员和物资的流动,并根据“路线图”制定应对计划。联合国儿童基金会制定了儿童人道主义行动(HAC)框架,以减少埃博拉病毒的传播并加强初级卫生保健系统(UNICEF,2016)。

6.8.7.3 国际民间社会组织

在世界卫生组织的领导下,国际民间社会组织在抗击埃博拉疫情中发挥着各种和谐的作用。在此之前,无国界医生组织是首批参与埃博拉疫情的国际组织之一。无国界医生组织与世界卫生组织合作,主要提供心理支持、健康促进、监测和接触者追踪等服务。无国界医生组织接收了1万多名患者进入其埃博拉管理中心(MSF,2017)。红十字与红新月联会国际联合会与社区长老和宗教领袖合作,通过多种沟通渠道宣传基本的埃博拉知识,这有助于遏制不卫生的习俗和实现早期治疗。世界粮食计划署(WFP)还向受到疫情严重影响的人们提供食物、营养、运输和后勤支持(WFP,2017)。几乎所有组织都公布了其在埃博拉疫情期间应对措施的有效性评价,以确保透明度和未来的改进。

60多个非政府组织参与了应对西非埃博拉疫情(UN,2014)。这些非政府组织与联合国系统保持一致,弥补了地方政府处理卫生服务方面的不足。与此同时,非政府组织赞扬了联合国和其他组织在发展成为全球协调机构方面所发挥的作用。除了运营治疗机构和追踪病例外,非政府组织还适当地参与了埋葬和外联项目。作为一个重要的回音室,非政府组织在受影响的国家开展了400多个项目,这些组织在共同目标的基础上有各自明确的目标。

6.8.7.4 外国政府

美国和英国政府也不遗余力地控制埃博拉疫情。在利比里亚,美国疾病控制和预防中心、世界卫生组织和其他合作伙伴协助当地卫生部建立了国家疫情管理系统,以提高应急措施的协调能力(Marston et al.,2017)。在塞拉利昂,来自英国的文职和军事人员以及其他资源加强了国家和地方应对埃博拉疫情的协调能力。这些行动还加强了这些国家未来的监测能力,并在利比里亚和塞拉利昂建立了治疗中心。中国等其他国家通过多边渠道应对国际关注的突发公共卫生事件,以防止疫情蔓延到世界其他地区,并扩大参与范围,与世界各地的国际组织开展合作(Huang,2017)。

6.8.7.5 地方政府和社区参与

此前没有埃博拉暴发经验的西非国家对这一突如其来的疾病并未做好充分准备。然而,他们迅速采取行动、及时报告疫情并与国际援助团队合作,在一定程度上遏制了疫情的扩散。当发生5例死亡病例时,Meiliandou卫生站的负责人首先向地区卫生官员报告了情况。在无国界医生组织和世界卫生组织专家的合作下,病原体最终被确定为扎伊尔型,这是埃博拉病毒家族在最初6个月内最具致命性的病毒。当地卫生官员作为援助队伍的核心力量,接受了国际组织和非政府组织的培训,并协助国际专家开展病例追踪、患者治疗和疾病监测等工作。此外,当地社区和宗教领袖与专家开展合作,强调高危文化习俗和传统信仰的危害,在普通民众中推广科学的预防措施。

6.8.7.6 国家卫生治理的理由

国家/区域一级的卫生治理也是治理的一个重要方面。当谈到一个国家的公共卫生时,该国的国力通常主导着其在各种组织之间的作用和相互影响。本文以美国和乌克兰这两个国家为例,说明用于开展国家卫生治理的潜在相互影响和工具。

面对多样化的健康威胁,美国已经建立了充分的合作与协作机制,涵盖各级政府、非政府组织、社区甚至居民。在卫生部门的主导下,公共卫生系统、社区合作伙伴和工作人员都投入了物资和才智来提高国家应对能力,这一行动影响到每一个社区规划和公共卫生活动,进而实现更好的健康结果,缩小健康差距,并增强防范能力(Center for Disease Control and Prevention,2013)。联邦政府在引领(例如提供技术支持和制定公共卫生目标等)、提供运行和财政资源、资助研究和高等教育等方面发挥着至关重要的作用。各州政府和地方卫生部门则进一步明确了他们的职责,例如提供实验室服务、进行疾病监测、评估社区卫生和提供保障等。此外,非政府组织、社区联盟、教会、学校、媒体、社区服务、企业等其他组织和机构也在公共卫生领域发挥着不可或缺的协调和补充作用。在这种情况下,政府在社会其他部门的协助下,主导国家的卫生事务。

然而,对于没有强大经济支持的国家,仍然能够通过系统的治理工具实现有效的公共卫生治理。"乌克兰瑞士围产期卫生规划"体现了如何平衡多部门利益相关方的利益,以推动公共卫生规划的可持续发展

(Bodiang,2005)。

在苏联时代,乌克兰的疾病预防遵循中央设计的自上而下的策略,这意味着大多数预防职责都委托给了居民,更注重服务的数量而不是质量。苏联解体后,乌克兰经历了全面改革转型,这也体现在医疗体系上。与此同时,由于婴儿死亡率相对较高、预期寿命缩短、与健康有关的行为以及艾滋病毒流行,乌克兰面临人口负增长的问题。由于国内经济不景气和卫生形势严峻,乌克兰卫生部下属的乌克兰瑞士围产期健康规划得到了瑞士发展与合作机构的资助,并由瑞士热带研究所瑞士国际卫生中心提供技术援助,一个在围产期健康领域促进健康的特别支柱在四个州(顿涅茨克、沃林、伊万诺弗兰克夫斯克和里夫内)得以引入。

最初,乌克兰既没有公共基金,也没有公民参与决策,这是由于它以前是绝对中心性治理。根据《渥太华宪章》所述的原则,方法应以建立伙伴关系和多种沟通策略为基础。然而,由于两个主要当事方(乌克兰和瑞士)之间存在分歧,进行了漫长的谈判。最终,在长期信任的基础上,卫生部同意扩大健康促进参与者的范围,并利用其领导和监督地位来促进透明的招标过程。通过双边妥协,多部门合作在分散的各级政府和非政府组织之间得以建立,并将规划移交给当地合格的非政府组织,从而加强了地方对现代健康促进方法的所有权。在组织和技术的基础上,地方州政府在没有瑞士参与的情况下,确保了未来可持续规划的资金承诺。

为了确保这些规划的透明度和有效性,举办了多次研讨会,以确定当地主要的非政府组织、每个州的主题和选择标准的程序。此外,还举办了培训研讨会,并签署了合同以明确责任。通过基线分析进行评价,以便进一步调整和改进。最后,通过评价研讨会确保了乌克兰组织可以进一步独立负责卫生促进规划。这些规划的成果为今后的公共卫生规划奠定了基础。

6.8.7.7 公共卫生领域公私合作伙伴关系的案例

引用Reich的话:“公私合作伙伴关系(PPP)包括以下三点。首先,这种合作关系涉及至少一个私人营利性组织和至少一个非营利性组织;其次,核心合作伙伴共同分享努力和利益。最后,公共卫生方面的伙伴关系致力于创造社会价值(改善健康),特别是为弱势群体创造社会价值”(Reich,2000)。PPPs的兴起是由于健康问题的全球化趋势,特别是那些困扰中低收入国家的问题。非营利组织和营利组织都意识到了自身的局限性,即它们都无法独自应对全球卫生问题。

为了解决与贫穷相关疾病的防治产品的需求,产品开发型公私合作伙伴关系(PD PPPs)得到了迅速发展(Widdus,White,2004)。其中,国际艾滋病疫苗倡议(IAVI)是首个专注于疫苗研发的PD PPP,其成立的初期会议得到了洛克菲勒基金会的赞助,为IAVI的发展奠定了基础。而在药物开发领域,疟疾药品事业会(MMV)则是首个PD PPP。随着这两个组织的相继成立,洛克菲勒基金会和比尔和梅林达盖茨基金会在推动众多产品开发项目方面发挥了主要投资者的作用。

对于PD PPPs而言,与其他公司和机构进行有效的管理至关重要。与传统医药巨头在产品开发过程中主要依赖内部联系不同,PD PPPs往往规模较小,需要通过多层次的合作来实施工作,因此与其他组织间的接口管理对PD PPPs的战略具有重要意义。

疾病流行国家可以帮助建立潜在产品的所有权,也可以作为产品开发过程的组成部分,提供最终用户的观点、临床试验能力和评估。有效的临床试验需要物理场所、伦理审查能力和适当的监管机构来支持试验顺利进行并批准产品的应用。因此,PD PPPs需要与发展中国家建立紧密的合作关系,同时还需要保持自身的战略重点,采取措施吸引世界卫生组织等国际组织的关注,并与地方政府开展合作。

PD PPPs还需要与其他公共部门建立合作关系,以确保在产品成功研发后能够获得资金、公共政策和基础设施的支持。例如,如果现有的监管机构能力不足,无疑会对该产品的顺利投入使用造成阻碍。此外,PD PPPs还可以通过资助相关研究等方式,推动学术机构开展以产品为导向的研究工作,因为基础研究群体是新药的来源,而新药在整个产品体系中占据着举足轻重的地位。

此外,私营部门既是候选产品的来源,也是获取专业技术的途径,在与PD PPPs的互动中发挥着日益重要的作用。与私营部门签订的创新许可协议被视为是一个很有希望的机会领域。这种方法适用于公司的产品同时具有商业市场和公共卫生市场的情况。通过这种方式,PD PPPs从向具有技术支持的高潜力产品发放许可中获益,同时为私营公司保留商业收益。国际杀菌剂伙伴关系与Tibotec(隶属于强生公司)之间的一项协议就是一个例子。

6.8.8 结论

治理是改善卫生系统绩效和实现全民健康覆盖的核心。良好的治理能够使卫生资金、人力、药品和信息得到有效利用,以提供更好的卫生服务和结果。通过引入委托-代理和网络治理理论,可以从系统层面更好地理解卫生治理。在卫生治理体系中,政府、私营部门和民间社会作为共同追求卫生目标的治理三角(行动者),形成了一种全社会的卫生治理方式。每个治理参与者都有其结构、在治理中的作用、治理工具以及参与者内部和参与者之间的互动机制。它们在4个层面发挥卫生治理职能:超国家卫生治理、国家卫生治理、公共卫生组织治理和公共卫生规划管理。在每个层面,治理工具都是履行卫生治理职能和促进行为者之间建立关系的核心。治理工具可分为9个层面:问责制、监管、参与和决策共识、制定政策/战略方向、组织适当性/系统设计、生成信息/情报、协调和协作伙伴关系、社区参与、沟通和透明度。为帮助实现有效治理,本文还进一步介绍了5种卫生治理评估框架,并且介绍了几个卫生治理案例,以加深对卫生治理的理解。

(翻译:何纳;审校:邹华春)

参考文献

Abimbola, S. (2020). Health system governance: a triangle of rules. British Medical Journal Global Health, 5(8), e003598.

Barbazza, E. and Tello, J.E. (2014). A review of health governance: definitions, dimensions and tools to govern. Health Policy, 116 (1), 1-11.

Blas, E. B. E. and Kurup, A. S. (2010). Equity, Social Determinants and Public Health Programmes. Geneva: World Health Organization.

Bodiang, C.K. (2005). New Approaches to Health Promotion and Prevention-the Ukrainian Swiss Perinatal Health Programme. Basel: Swiss Centre for International Health/Swiss Tropical Institute.

Brinkerhoff, D.W. and Bossert, T.J. (2008). Health Governance: Concepts, Experiences, and Programming Options. United States Agency for International Development.

Brinkerhoff, D.W. and Bossert, T.J. (2014). Health governance: principal-agent linkages and health system strengthening. Health Policy and Planning, 29, 685-93.

Brinkerhoff, D. W., Cross, H. E., Sharma, S., and Williamson, T. (2019). Stewardship and health systems strengthening: an overview. Public Administration and Development, 39(1), 4--10.

Carlson, V., Chilton, M.J., Corso, L.C., and Beitsch, L.M. (2015). Defining the functions of public health governance. American Journal of Public Health, 105(Suppl 2), S159-66.

CDC/Agency for Toxic Substances and Disease Registry (ATSDR) Committee on Community Engagement (1997). Principles of Community Engagement. Atlanta. [Online] Available at: https://www.atsdr.cdc.gov/communityengagement/

Center for Disease Control and Prevention (1999). Framework for Program Evaluation in Public Health. MMWR Morbidity & Mortality Weekly Report.

Center for Disease Control and Prevention (2013). United States Public Health 101. Center for Disease Control and Prevention. [Online] Available at: https://www.cdc.gov/stltpublichealth/docs/usph101.pdf

Chambers, N., et al. (2012). Assessing governance theory and practice in healthcare organizations: a survey of UK hospices. Health Services Management Research, 25(2), 87-96.

Clarke, D., et al. (2019). The private sector and universal health coverage. Bulletin of the World Health Organization, 97, 434-5.

Commission on Social Determinants of Health (2007). The Civil Society Report. Geneva: Commission on Social Determinants of Health. [Online] Available at: http://www.who.int/social_ determin-ants/resources/cs_ rep_ 2_ 7.pdf

Commission on Social Determinants of Health (2008). Closing the Gap in a Generation: Health Equity Through Action on the Social Determinants of Health. Final report of the Commission on Social Determinants of Health. Geneva: WHO.

Considine, M. and Lewis, J.M. (2003). Bureaucracy, network, or enterprise? Comparing models of governance in Australia, Britain,

the Netherlands, and New Zealand. Public Administration Review, 63(2), 131-40.

Cornforth, C. (2003). The Governance of Public and Non-Profit Organizations. Routledge. [Online]. Available at: http://oro.open. ac. uk/15872/

Deber, R., Topp, A., and Zakus, D. (2004). Private Delivery and Public Goals: Mechanisms for Ensuring that Hospitals Meet Public Objectives. Toronto: University of Toronto.

Demand for Good Governance Team (2010). Demand for Good Governance in the World Bank: Conceptual Evolution, Frameworks and Activities. Washington, DC: World Bank Social Development Department.

Dieleman, J.L., et al. (2016). Development assistance for health: past trends, associations, and the future of international financial flows for health. The Lancet, 387, 2536-44.

Dodgson, R., Lee, K., and Drager, N. (2002). Global Health Governance: A Conceptual Review. Geneva: WHO and London School of Hygiene and Tropical Medicine.

Doyle, C. and Patel, P. (2008). Civil society organisations and global health initiatives: problems of legitimacy. Social Science and Medicine, 66(9), 1928-38.

Elazar, D.J. (1997). Contrasting unitary and federal systems. International Political Science Review, 18(3), 237-51.

Fidler, D.P. (2010). The Challenges of Global Health Governance. Council on Foreign Relations Working Paper. [Online] Available at: https://www.cfr.org/report/challenges-global-health-governance

Fisch, J. (2018). The case for effective environmental politics: federalist or unitary state? comparing the cases of Canada, the United States of America, and the people's republic of China. University of Michigan Journal of Law Reform 777. [Online] Available at: https://repository. law.umich.edu/mjlr/vol51/iss4/4

Forsberg, B.C. and Montagu, D. (2014). Further advances in knowledge on the role of the private sector in health systems. Health Policy & Planning, 29, i1-i3.

Frenk, J. and Moon, S. (2013). Governance challenges in global health. The New England Journal of Medicine, 368, 936-42.

Fryatt, R., Bennett, S., and Soucat, A. (2017). Health sector governance: should we be investing more? British Medical Journal Global Health, 2(2), e000343.

Gaglio, B., Shoup, J., and Glasgow, R. (2013). The RE-AIM framework: a systematic review of use over time. American Journal of Public Health, 103(6), e38-e46.

Gailmard, S. (2012). Accountability and principal-agent models. In: Bovens, M., Goodin, R.E., and Schillemans, T. (eds.) The Oxford Handbook of Public Accountability. Oxford: Oxford University Press.

Garratt, B. (1996). The Fish Rots from the Head: The Crisis in our Boardrooms: Developing the Crucial Skills of the Competent Director. London: HarperCollins.

Ginter, P.M., et al. (2013). Strategic Management of Health Care Organizations (7th ed.) San Francisco, CA: Jossey-Bass.

Gostin, L.O. and Mok, E.A. (2009). Grand challenges in global health governance. British Medical Bulletin, 90, 7-18.

Greer, S.L., Wismar, M., and Figueras, J. (2016). Strengthening Health System Governance: Better Policies, Stronger Performance. European Observatory on Health Systems and Policies Series. [Online] Available at: https://www.euro.who.int/data/assets/pdf_ file/0004/307939/Strengthening-health-system-governance-better-policies-stronger-performance.pdf? ua=1

Gupta, S., Davoodi, H., and Tiongson, E. (2000). Corruption and the Provision of Health Care and Education Services. IMF Working Paper. Washington, DC: International Monetary Fund.

Huang, Y. (2017). China's response to the 2014 Ebola outbreak in West Africa. Global Challenges, 1, 1600001.

Hung, H. (1998). A typology of the theories of the roles of governing boards. Corporate Governance: An International Review, 6(2), 101-11.

Institute of Medicine (2001). Crossing the Quality Chasm: A New Health System for the 21st Century. Washington, DC: National

Academies Press.

Institute on Governance (2011). Governance. [Online] Available at: http://iog.openconcept.ca/en/about-us/governance

Jakubowski, E. and Saltman, R. (2013). The Changing National Role in Health System Governance: A Case-Based Study of 11 European Countries and Australia. WHO Observatory Studies Series, No. 29. [Online] Available at: http://studiorum.org.mk/h2020mkd_ up-load/upload/The%20Changing%20National%20Role%20in%20 Health%20System%20Governance.pdf

Kaufmann, D., Kraay, A., and Zoido-Lobaton, P. (1999). Governance Matters. Policy research working paper. Washington, DC: The World Bank.

Keasey, K., Thompson, S., and Wright, M. (1997). The corporate governance problem-competing diagnoses and solutions. In: Keasey, K., Thompson, S., and Wright, M. (eds.) Corporate Governance: Economic and Financial Issues. Oxford: Oxford University Press, pp. 1-17.

Kickbusch, I. (2016). Global health governance challenges 2016— are we ready? . International Journal of Health Policy Management, 5(6), 349-53.

Kickbusch, I. and Gleicher, D. (2012). Governance for Health in the 21st Century. Copenhagen: WHO Regional Office for Europe.

Kohlmorgen, L. (2005). International Organisations and Global Health Governance. The Role of the World Health Organization, World Bank and UNAIDS. The Salzburg Seminar on the Governance of Health. Salzburg: German Overseas Institute.

Koplan, J.P., et al. (2009). Towards a common definition of global health. The Lancet, 373, 1993-5.

Kruk, M.E. (2012). Globalisation and global health governance: implications for public health. Global Public Health, 7(S1), S54-62.

Kunkle, S., Christie, G., Hajat, C., and Yach, D. (2016). The role of the private sector in tilting health systems toward chronic disease pre-vention. Global Heart, 11(4), 451-4.

Lauer, J.A. (2001). Determinants of performance. In: Murray, C. and Frenk, J. (eds.) Health System Performance: Concepts, Measurement and Determinants. Geneva: WHO, pp. 1-16.

Lavinghouze, S.R. and Snyder, K. (2013). Developing your evaluation plans: a critical component of public health program infrastructure. American Journal of Health Education, 44(4), 237-43.

Lee, K. and Kamradt-Scott, A. (2014). The multiple meanings of global health governance: a call for conceptual clarity. Global Health, 10, 28.

Lencucha, R., Kothari, A., and Labonté, R. (2011). The role of non-governmental organizations in global health diplomacy: negotiating the Framework Convention on Tobacco Control. Journal of Health Policy Planning, 26(5), 405-12.

Longest, B.B. (2014). Health Program Management (2th ed.). San Francisco, CA: Jossey-Bass.

Mackintosh, M., et al. (2016). What is the private sector? Understanding private provision in the health systems of low-income and middle-income countries. The Lancet, 388, 596-605.

Marston, B.J., et al. (2017). Ebola response impact on public health programs, West Africa, 2014-2017. Emerging Infectious Diseases, 23(13), S25-32.

McColl, K. (2008). Europe told to deliver more aid for health. The Lancet, 371, 2072-3.

McInnes, C., et al. (2012). Framing global health: the governance challenge. Global Public Health, 7, S83-S94.

Médecins Sans Frontières (MSF) (2017). Ebola. Medecins Sans Frontieres. [Online] Available at: http://www.msf.org/en/diseases/ebola

Mikkelsen-Lopez, I., Wyss, K., and de Savigny, D. (2011). An approach to addressing governance from a health system framework perspec-tive. BMC International Health and Human Rights, 11, 13.

Mills, A., Rasheed, F., and Tollman, S. (2006). Strengthening health systems. In: Jamison, D.T., et al. (eds.) Disease Control Priorities in Developing Countries. Washington, DC: The World Bank, pp. 87-102.

Muth, M. and Donaldson, L. (1998). Stewardship theory and board structure: a contingency approach. Corporate Governance: An International Review, 6(1), 5-28.

Ng, N.Y. and Ruger, J.P. (2014). Global health governance at a crossroads. Global Health Governance, 3(2), 1-37.

Office of the Auditor General of Canada (1999). National Health Surveillance — Diseases and Injuries. 1999 September Report of the Auditor General of Canada. Ottawa: Office of the Auditor General of Canada and the Commissioner of the Environment and Sustainable Development.

Olafsdottir, A.E. (2012). Governance and Health Systems Performance: Exploring the Association and Pathways. Brunel University

Thesis (Dr.P.H.).

Ollila, E. (2005). Global health priorities — priorities of the wealthy? Global Health, (1), 6.

Perera, L. (2020). Federal and Unitary forms of Government in a Plural Society [Online] Available at: https://ssrn.com/abstract=3542312

Pfeffer, J. and Salancik, G.R. (1978). The External Control of Organizations: A Resource Dependence Perspective. New York: Harper & Row.

Phelan, A.L., Katz, R., and Gostin, L.O. (2020). The novel coronavirus originating in Wuhan, China: challenges for global health govern-ance. Journal of the American Medical Association, doi: 10.1001/jama.2020.1097.

Pillora, S. and McKinlay, P. (2011). Evolution in Community Governance: Building on What Works: Literature Review. Sydney: Australian Centre of Excellence for Local Government, Sydney UoT.

Ravishankar, N., et al. (2009). Financing of global health: tracking development assistance for health from 1990 to 2007. The Lancet, 373(9681), 2113-24.

Reich, M.R. (2000). Public-private partnerships for public health. Nature Medicine, 6, 617-20.

Renukumar, N. (n.d.). Good Governance: Concepts and Components. [Online] Centre for Good Governance. [Online] Available at: http://www.scribd.com/doc/45724301/Good-Governance

Rhodes, R.A.W. (1996). The new governance: governing without government. Political Studies, 44(4), 652-67.

Ruger, J.P. (2005). The changing role of the World Bank in global health. American Journal of Public Health, 95(1), 60-70.

Ruger, J.P. and Ng, N.Y. (2010). Emerging and transitioning countries' role in global health. Saint Louis University Journal of Health Law and Policy, 3(2), 253-89.

Saikku, P. and Karjalainen, V. (2012). Network governance in activation policy — health care as an emergent partner. International Journal of Sociology & Social Policy, 32(5/6), 299-311.

Saltman, R.B. and Duran, A. (2015). Governance, government, and the search for new provider models. International Journal of Health Policy & Management, 1(1), 33-42.

Saltman, R. and Russe, R. (2002). Balancing regulation and entrepre-neurialism in Europe's health sector theory and practice. In: Saltman, R., Russe, R., and Mossialos, E. (eds.) Regulating Entrepreneurial Behaviour in European Health Care Systems. Buckingham: Open University Press, pp. 1-52.

Savedoff, W.D. (2011). Governance in the Health Sector: A Strategy for Measuring Determinants and Performance. Social Insight. World Bank Policy Research Working Paper 5655.

Siddiqi, S., et al. (2009). Framework for assessing governance of the health system in developing countries: gateway to good governance. Health Policy, 90(1), 13-25.

Søensen, E. and Torfing, J. (2007). Theories of Democratic Network Governance. Basingstoke: Palgrave Macmillan.

Stallworthy, G., Boahene, K., Ohiri, K., Pamba, A., and Knezovich, J. (2014). Roundtable discussion: what is the future role of the private sector in health? Globalization and Health, 10, 55.

Stoker, G. (1998). Governance as theory: five propositions. International Social Science Journal, 68(227-8), 15-24.

St-Pierre, L. (2008). Governance Tools and Framework for Health in All Policies. Montréal: National Collaborating Centre for Healthy Public Policy.

Stuckler, D. and Mckee, M. (2008). Five metaphors about global-health policy. The Lancet, 372, 95-7.

Szlezák, N.A., et al. (2010). The global health system: actors, norms, and expectations in transition. Plos Medicine, 7(1), e1000183.

United Nations Development Programme (UNDP) (1997). Governance for Sustainable Human Development: A UNDP Policy Document. [Online] United Nations Development Programme. Available at: http://mirror.undp.org/magnet/policy/

United Nations (UN) (2014). NGOs' Response to the West Africa Ebola Outbreak (as of 30 Sep 2014). UN Office for the Coordination of Humanitarian Affairs. [Online] Available at: https://reliefweb.int/sites/reliefweb.int/files/resources/ebola_crisis_response_141001.pdf

United Nations (UN) (2015). UN Mission for Ebola Emergency Response (UNMEER). United Nations. [Online] Available at: https://ebolaresponse.un.org/un-mission-ebola-emergency-response-unmeer

United Nations Children's Fund (UNCEF) (2016). Evaluation of UNICEF's Response to the Ebola Outbreak in West Africa 2014-2015. United Nations Children's Fund. [Online] Available at: https://www.unicef.org/evaldatabase/files/2232-UNICEF-Ebola_

Eval_ report_ web.pdf
Van der Rijt, T. and Pang Pangestu, T. (2015) Governance within the World Health Assembly: a 13-year analysis of WHO Member States' contribution to global health governance. Health Policy, 119, 395-404.
Wagstaff, A. and Claeson, M. (2004). Rising to the Challenge: The Millennium Development Goals for Health. Washington, DC: World Bank.
Weishaar, H., Collin, J., Smith, K., Grüning, T., Mandal, S., and Gilmore, A. (2012). Global health governance and the commercial sector: a documentary analysis of tobacco company strategies to influence the WHO Framework Convention on Tobacco Control. PLoS Medicine, 9(6), e1001249.
Widdus, R. and White, K. (2004). Combating Diseases Associated with Poverty-Financing Strategies for Product Development and the Potential Role of Public-Private Partnership. The Initiative on Public-Private Partnerships for Health. [Online] Available at: http://www. who.int/intellectualproperty/topics/ppp/en/CombatingDiseases-Abridged.pdf? ua=1
World Food Programme (2017). Ebola Crises. World Food Programme. [Online] Available at: http://www.wfp.org/widgets-test/ebola-crisis.
World Health Organization (WHO) (2000). World Health Report 2000. Health Systems: Improving Performance. Geneva: WHO.
World Health Organization (WHO) (2001). Strategic Alliances — The Role of Civil Society in Health. Geneva: WHO.
McInnes, C., et al. (2012). Framing global health: the governance challenge. Global Public Health, 7, S83-S94.
Médecins Sans Frontières (MSF) (2017). Ebola. Medecins Sans Frontieres. [Online] Available at: http://www.msf.org/en/diseases/ebola
Mikkelsen-Lopez, I., Wyss, K., and de Savigny, D. (2011). An approach to addressing governance from a health system framework perspective. BMC International Health and Human Rights, 11, 13.
Mills, A., Rasheed, F., and Tollman, S. (2006). Strengthening health systems. In: Jamison, D.T., et al. (eds.) Disease Control Priorities in Developing Countries. Washington, DC: The World Bank, pp. 87-102.
Muth, M. and Donaldson, L. (1998). Stewardship theory and board structure: a contingency approach. Corporate Governance: An International Review, 6(1), 5-28.
Ng, N.Y. and Ruger, J.P. (2014). Global health governance at a cross-roads. Global Health Governance, 3(2), 1-37.
Office of the Auditor General of Canada (1999). National Health Surveillance — Diseases and Injuries. 1999 September Report of the Auditor General of Canada. Ottawa: Office of the Auditor General of Canada and the Commissioner of the Environment and Sustainable Development.
Olafsdottir, A.E. (2012). Governance and Health Systems Performance: Exploring the Association and Pathways. Brunel University Thesis (Dr.P.H.).
Ollila, E. (2005). Global health priorities — priorities of the wealthy? Global Health, (1), 6.
Perera, L. (2020). Federal and Unitary forms of Government in a Plural Society [Online] Available at: https://ssrn.com/abstract=3542312
Pfeffer, J. and Salancik, G.R. (1978). The External Control of Organizations: A Resource Dependence Perspective. New York: Harper & Row.
Phelan, A.L., Katz, R., and Gostin, L.O. (2020). The novel coronavirus originating in Wuhan, China: challenges for global health govern-ance. Journal of the American Medical Association, doi: 10.1001/jama.2020.1097.
Pillora, S. and McKinlay, P. (2011). Evolution in Community Governance: Building on What Works: Literature Review. Sydney: Australian Centre of Excellence for Local Government, Sydney UoT.
Ravishankar, N., et al. (2009). Financing of global health: tracking development assistance for health from 1990 to 2007. The Lancet, 373(9681), 2113-24.
Reich, M.R. (2000). Public-private partnerships for public health. Nature Medicine, 6, 617-20.
Renukumar, N. (n.d.). Good Governance: Concepts and Components. [Online] Centre for Good Governance. [Online] Available at: http://www.scribd.com/doc/45724301/Good-Governance
Rhodes, R.A.W. (1996). The new governance: governing without government. Political Studies, 44(4), 652-67.
Ruger, J.P. (2005). The changing role of the World Bank in global health. American Journal of Public Health, 95(1), 60-70.
Ruger, J.P. and Ng, N.Y. (2010). Emerging and transitioning countries' role in global health. Saint Louis University Journal of Health Law and Policy, 3(2), 253-89.

Saikku, P. and Karjalainen, V. (2012). Network governance in activation policy — health care as an emergent partner. International Journal of Sociology & Social Policy, 32(5/6), 299-311.

Saltman, R.B. and Duran, A. (2015). Governance, government, and the search for new provider models. International Journal of Health Policy & Management, 1(1), 33-42.

Saltman, R. and Russe, R. (2002). Balancing regulation and entrepre-neurialism in Europe's health sector theory and practice. In: Saltman, R., Russe, R., and Mossialos, E. (eds.) Regulating Entrepreneurial Behaviour in European Health Care Systems. Buckingham: Open University Press, pp. 1-52.

Savedoff, W.D. (2011). Governance in the Health Sector: A Strategy for Measuring Determinants and Performance. Social Insight. World Bank Policy Research Working Paper 5655.

Siddiqi, S., et al. (2009). Framework for assessing governance of the health system in developing countries: gateway to good governance. Health Policy, 90(1), 13-25.

Søensen, E. and Torfing, J. (2007). Theories of Democratic Network Governance. Basingstoke: Palgrave Macmillan.

Stallworthy, G., Boahene, K., Ohiri, K., Pamba, A., and Knezovich, J. (2014). Roundtable discussion: what is the future role of the private sector in health? Globalization and Health, 10, 55.

Stoker, G. (1998). Governance as theory: five propositions. International Social Science Journal, 68(227-8), 15-24.

St-Pierre, L. (2008). Governance Tools and Framework for Health in All Policies. Montréal: National Collaborating Centre for Healthy Public Policy.

Stuckler, D. and Mckee, M. (2008). Five metaphors about global-health policy. The Lancet, 372, 95-7.

Szlezák, N.A., et al. (2010). The global health system: actors, norms, and expectations in transition. Plos Medicine, 7(1), e1000183.

United Nations Development Programme (UNDP) (1997). Governance for Sustainable Human Development: A UNDP Policy Document. [Online] United Nations Development Programme. Available at: http://mirror.undp.org/magnet/policy/

United Nations (UN) (2014). NGOs' Response to the West Africa Ebola Outbreak (as of 30 Sep 2014). UN Office for the Coordination of Humanitarian Affairs. [Online] Available at: https://reliefweb.int/sites/reliefweb.int/files/resources/ebola_crisis_response_141001.pdf

United Nations (UN) (2015). UN Mission for Ebola Emergency Response (UNMEER). United Nations. [Online] Available at: https://ebolaresponse.un.org/un-mission-ebola-emergency-response-unmeer

United Nations Children's Fund (UNCEF) (2016). Evaluation of UNICEF's Response to the Ebola Outbreak in West Africa 2014-2015. United Nations Children's Fund. [Online] Available at: https://www.unicef.org/evaldatabase/files/2232-UNICEF-Ebola_Eval_report_web.pdf

Van der Rijt, T. and Pang Pangestu, T. (2015) Governance within the World Health Assembly: a 13-year analysis of WHO Member States' contribution to global health governance. Health Policy, 119, 395-404.

Wagstaff, A. and Claeson, M. (2004). Rising to the Challenge: The Millennium Development Goals for Health. Washington, DC: World Bank.

Weishaar, H., Collin, J., Smith, K., Grüning, T., Mandal, S., and Gilmore, A. (2012). Global health governance and the commercial sector: a documentary analysis of tobacco company strategies to influence the WHO Framework Convention on Tobacco Control. PLoS Medicine, 9(6), e1001249.

Widdus, R. and White, K. (2004). Combating Diseases Associated with Poverty-Financing Strategies for Product Development and the Potential Role of Public-Private Partnership. The Initiative on Public-Private Partnerships for Health. [Online] Available at: http://www.who.int/intellectualproperty/topics/ppp/en/CombatingDiseases-Abridged.pdf? ua=1

World Food Programme (2017). Ebola Crises. World Food Programme. [Online] Available at: http://www.wfp.org/widgets-test/ebola-crisis.

World Health Organization (WHO) (2000). World Health Report 2000. Health Systems: Improving Performance. Geneva: WHO.

World Health Organization (WHO) (2001). Strategic Alliances — The Role of Civil Society in Health. Geneva: WHO.

6.9 实施科学与公共卫生的转化性研究

6.9.1 引言

以改善健康为目标的医疗健康领域的创新正以前所未有的速度和范围发展，展现出其在提高健康公平方面前所未有的巨大潜力。然而，将有效的生物医学、行为和社会结构干预措施转化为政策，并在医疗照护标准或大规模项目中实施和推广，这一进程却较为缓慢且不均衡。在美国，平均需要近一代人的时间——约17年——才能将不到15%的原始研究的成果转化为可改善患者照护及人群健康的实践行为、项目或政策(BalasBoren，2000)。在许多中低收入国家，缩小这种"知-行鸿沟"或"知识到行动的鸿沟"可能需要更长时间，虽然在一些特殊情况下快速采用创新可以带来"跃迁式发展"。此外，若没有适当地调整或没有得到利益相关者和政府的支持，通过随机试验证明的有效干预措施在"现实世界"条件下的大规模实施可能会没有效果，这在脆弱、负担过重的卫生体系或新的社会、政治环境或人口背景下尤为突出(Chen et al.，2004)。

与健康相关的实施科学研究(实施性研究或实施科学)是一种迅速兴起的研究范式，它着眼于缩小"知-行鸿沟"的紧迫需求，通过提供新的概念性框架和工具来评估可能影响弥合"知-行鸿沟"的因素。实施科学采用来自多个学科和领域的严谨方法，指导如何最好地实施和推广循证干预措施或组合的干预，从而改善人群健康。实施科学扩展了健康领域研究人在实验室、工作台、临床诊所和床边以外的机会和责任，要求健康领域的研究人员关注卫生体系、卫生设施、社区、国家和跨国背景情景对于弥合"知-行鸿沟"的影响(Elzarrad et al.，2013)。实施科学在美国本土的发展与其在全球健康领域的侧重点有所不同。美国国立卫生研究院(National Institutes of Health，NIH)在过去的15年里不断地支持实施科学在医学科学中的蓬勃发展，其重点是将生物医学进展转化为广泛的临床实践，通常与卫生机构中的医疗照护提供者和患者合作(Zerhouni，2003；Glasgow et al.，2012；Neta et al.，2015)。同一时期，全球范围内实施科学的主要关注点是在资源有限的情况下将广泛的生物医学、行为、信息技术和政策干预措施转化为大规模项目，这通常与国家或跨国层面的政策制定者和项目负责人合作。全球实施科学领域的发展路径是在一系列多边和双边组织的支持下形成，如世界卫生组织(WHO)，联合国艾滋病毒/艾滋病联合规划署(UNAIDS)，美国总统艾滋病紧急救援计划(PEPFAR)，美国国际开发署(USAID)，美国疾病控制与预防中心(Centers for Disease Control and Prevention，CDC)，世界银行，全球艾滋病、结核病和疟疾基金会(Global Fund for AIDS，Tuberculosis and Malaria，GFATM)以及美国国立卫生研究院福格蒂国际中心(NIH Fogarty)等(Madon et al.，2007；GFATM，2008；Padian et al.，2011)。

与此同时，作为一门科学，实施科学持续发展，其范围也在不断地被划定。以下几节描述了当前关于实施科学的定义、治理框架和研究设计的思考，以及在应用实施科学时关键利益相关者的重要作用。

6.9.2 实施科学的定义

在新兴且快速发展的领域中，由于一批重要的思想先驱的推动、参与以及对新挑战的正视，这个领域的主要关注点、核心方法、边界和术语通常会逐渐达成共识，这也适用于实施科学(Odeny et al.,2015)。这体现在实施科学的多元化定义上，既反映了该领域的相对年轻，也反映了高收入国家和中低收入国家在应用这一新兴领域的不同影响因素。早期英国和美国的研究者广泛引用的定义是：实施科学是“以提高医疗照护的质量和效果为目标，关于如何系统地将临床研究结果和其他循证实践采纳为日常实践的方法学研究”(Eccles,2006;Eccles et al.,2009)。其他研究者提出了更广泛的定义，超越了以临床和医疗机构为基础的质量改善的重点，呼吁将实施科学定义为“旨在开发关键循证基础，从而指导卫生系统和社区有效、可持续、嵌入性地采纳循证干预措施的应用性研究”(Alloteyetal,2008)。有些研究甚至将实施科学的范畴扩展得更广，包括研究影响特定环境中成功整合循证创新和干预措施的决定因素和过程，实施与推广的结果，以及实施相关问题，如随着创新和干预措施的引入和大规模推广，其保真度如何，哪些核心组成部分被转化，哪些组分被调整(Hirschhorn et al.,2007;Rabin et al.,2008;Peters et al.,2013;Peters,2013)。所有这些定义的共同特征包括：(1) 对于早期研究已有强证据证明有效性的干预措施，运用严谨的、系统性的研究方法来指导这些措施的引入、改进或推广实施；(2) 采用多学科或跨学科方法；(3) 在整个过程中研究人员和关键利益相关者合作，特别是整个过程中项目实施者和政策制定者的合作(Sanders,Haines,2006;Bhattacharyya et al.,2009;Knapp,Anaya,2013;Bauer et al.,2015)。

为了加速改善全球健康进程，实现可持续发展目标(SDGs)等国家或跨国目标，本章作者支持如下广义定义，即实施科学是一种系统、科学的方法，用于提出并回答如何将“有效的方法(干预措施及创新)”更快速、更保真、更高效、更优质、更可持续、更全面地应用到所需人群的科学领域。这一定义促进了在不同学科中使用的至少10种研究方法，应用这些研究方法对理解和改进实施的决定因素、过程和结果至关重要，并最终可支持有效干预措施的推广实施和可持续性发展，以实现人群长远的健康效益(Kemp et al.,2018)。这些研究方法包括影响评估、经济评估、卫生系统相关的质性研究、运筹研究、系统分析和改进、组织评估、利益相关者和政策分析、传播研究、社会营销、以及监测和数据系统。尽管这10种研究方法各自并不全面，但它们协同提供了一套可评估并不断改进健康干预措施的实施和推广的核心工具。这些方法支持在实施结局框架(Implementation Outcomes Framework,IOF)中探索三类协同连续的结局，涵盖最近端的结局，包括可接受性、适宜性、可行性、成本、采纳度、保真度、渗透度、可推广性和可持续性；与医疗照护提供相关的中间结局，如效率、公平性、及时性和以患者为中心的程度；再到远端的健康结局。虽然提高医疗照护及改善健康结局是评估实施策略有效性的最终标准，但实施结局可作为成功实施的早期信号，也是实现医疗照护和健康目标的前提条件。

实施科学术语的边界有待进一步界定，其他密切相关的新兴领域(如改善性研究、项目规划性研究和卫生服务研究)的边界也有待定义，这可能会导致术语上的混淆——尽管上述这些领域的主要关注点和方法略有不同，但都旨在改善健康。例如，改善性研究主要关注质量改进，是实施科学的10个核心方法之一(Foundation,2011)。项目规划性研究颠覆了“将研究转化为实践”的标准范式，着重于通过与项目人员合作制定研究问题并进行研究，将研究“从实践中提取出来”(Blanchard,Aral,2011)。卫生服务研究着重于通过跨部门的公共政策和卫生筹资方法来加强卫生体系的能力，从而改善健康和发展性的结局(Kim,2018)。推广科学侧重于将现有的健康工具和卫生服务推广为政策和实施的研究(Kruk et al.,2016)。随着这些领域的发展成熟，学科之间可能会重新调整或合并，从而利用互补的优势和经验。

6.9.3 实施科学的框架

实施科学提供了多个指导研究和实践的框架。在2012年的一篇综述中，Tabak等人确定了61个支持实施循证干预措施的框架(Tabak et al.,2012)。此后又有人提出了其他框架。鉴于选项众多，选择一个合适的框架可能具有挑战性(Birken et al.,2017)。Nilsen根据实施科学的3个共同目标，将实施科学的理论、模型与框架分为三类:(1) 用于描述或指导实施过程的过程模型;(2) 用于确定影响实施的因素的决定因素框架;(3) 用于评估实施成功程度的评估框架。尽管特定的理论、模型与框架可以实现多个目标,但这些通用的理论、模型与框架可以帮助指导如何选择实施性研究和实践的框架(Nilsen,2015)。

第一类框架,即过程框架,规定了实施循证干预措施的步骤、层级或阶段。过程框架,如"知识到行动"(Knowledge to Action,K2A)框架(Wilson et al.,2011)、加拿大卫生研究院知识转化模型(Canadian Institutes of Health Research Model of Knowledge Translation)等,描述了从干预措施的有效性研究为起点将干预措施传播给目标受众,最后在现实世界环境中实施这些干预措施的过程。其他过程框架,如质量实施框架(Quality Implementation Framework,QIF)(Meyers et al.,2012)、Stetler模型(Stetler,2010)和渥太华模型(Logan,2010),提出了规划和执行实施的实用建议。这些框架模型不仅强调了需要执行的关键任务,而且还规定了执行这些任务的顺序,对指导实施非常有用。例如,质量实施框架(QIF)将实施划分为四个阶段:受众环境的初始考虑(第一阶段)、实施结构的创建(第二阶段)、实施开始后的结构维持(第三阶段)以及改进未来应用(第四阶段)。质量实施框架(QIF)进一步确定了这四个阶段能够保证实施的高质量性的14个关键步骤。虽然过程模型描述了或在某些情况下规定了一系列逻辑步骤,并描绘了实施过程的理想化视图,但实际的实施往往是非线性和无序的。

与描述实施步骤或阶段的过程框架不同,第二类框架,即决定因素框架,用于识别影响实施的因素,包括积极的促进因素和消极的阻碍因素。此类框架有助于评估干预措施实施的背景,从而找到克服阻碍因素或利用促进因素的策略。它们还有助于解释为什么在特定环境中实施成功或失败,或者为什么在不同情景中实施的成功程度不同。实施性研究的综合框架(Consolidated Framework for Implementation Research,CFIR)是实施科学中常用的决定因素框架,在全球健康领域的使用愈发广泛(Damschroder et al.,2009)。CFIR整合了19个实施科学框架,将37个因素分为5个领域:干预特征、外部环境、内部环境、参与者和实施过程。CFIR因其全面性、适用性和灵活性广受欢迎;CFIR的开发者鼓励用户"从CFIR中选择与其特定研究环境最相关的概念内容,并使用这些内容来指导对实施情景的分析,评估实施进展,并用于解释研究或质量改进措施中的发现"(Damschroder et al.,2009)。"理论域框架"(Theoretical Domains Framework,TDF)是另一个广泛使用的决定因素框架,与CFIR类似,整合了33个心理和行为改变理论,将100余个概念内容分到14个理论域中,如知识、技能、意图、目标和社会影响等(Caneet et al.,2012)。尽管CFIR和TDF都没有假设决定因素之间的因果关系,但这两个框架都承认存在潜在的因果关系。

第三类评估框架则提供了衡量实施成功的概念性结构和一组衡量指标。实施科学中最著名的两个评估框架是实施结局框架(Implementation Outcomes Framework,IOF)(Proctor et al.,2011)和RE-AIM(Reach,Effectiveness,Adoption,Implementation,and Maintenance,RE-AIM)框架(Glasgow et al.,1999)。由于IOF在前文已经介绍过,在此介绍RE-AIM框架。RE-AIM框架是为了评估健康促进项目对公共卫生的影响而开发的,它确定了五个指标,用于衡量项目或干预措施在"现实世界"环境中的适用性、可推广性、效力和可持续性(Glasgow et al.,1999)。这些指标包括:在目标人群中项目或干预措施的覆盖面、有效性、目标人员或机构对干预措施或项目的采纳度、实施情况(与干预方案或项目的一致性及实施质量),以及干预措施或项目实施的可持续性及其效果的可持续性。RE-AIM框架在全球健康领域尤为有用,它平衡了关于项目有效性的传统考虑与实施和推广的问题,如目标人员、情景或机构的采纳度以及目标人群的覆盖面等。

表6.9.1强调了Nilsen描述的三种主要实施框架的相对优势和局限性。有两个要点值得注意。第一,不同类型的框架具有互补的优势和局限性,因此在实施性研究或实践中可结合使用。例如,像CFIR或TDF这样的决定因素框架可用于QIF等过程模型的预实施阶段,用于评估契合循证干预措施和实施情景的需求和资源情况,以及实施的能力或准备情况。同样,决定因素框架和评估框架可以在研究中提供自变量和因变量来探究实施情景对实施成功与否的影响。第二,许多(即使不是大部分)实施科学框架都是在具有西方文化背景的高收入国家开发的。尽管像CFIR这样的框架已被用于全球健康领域的实施性研究,但很有可能需要在中低收入国家和非西方文化背景的国家调整这些框架来提高它们的匹配度和实用性。

表6.9.1 实施科学框架的优势和局限性

框架类型	优势	局限性
过程模型(如QIF、渥太华模型)	◆ 包括可操作的步骤、有用的外部研究情景 ◆ 规定执行实施任务的顺序	◆ 描述在实施中合理的、理想的顺序,该顺序通常很难被观察到,也很难实际操作 ◆ 既不关注决定因素,也不关注结果
决定因素框架(如CFIR、TDF)	◆ 包括多个层面的大量潜在决定因素 ◆ 整合和协调先前的框架、理论和模型 ◆ 包括数据收集和分析工具 ◆ 用于形成性的、并发的或总结性的评价	◆ 不提供实施指导 ◆ 关注决定因素,而不是结果 ◆ 需要进行调整,以便在中低收入国家和非西方文化背景下使用 ◆ 在较高层次(如社区、政策)中包含较少的决定因素 ◆ 许多框架缺少可靠、有效的测量方法
评估框架(如IOF、RE-AIM)	◆ 包括评估公共卫生影响的多种结果 ◆ 区分实施结果和有效性 ◆ 明确如何定量评估结果 ◆ 结果可以在多个层面进行衡量	◆ 不提供实施指导 ◆ 关注结果,而不是决定因素 ◆ 对于某些结局缺乏可靠、有效的测量方法 ◆ 部分结局间的关系需要澄清

6.9.4 研究设计

在实施科学中已经采用了多种的研究设计。2017年,Brown等人确定了在传统转化性研究流程中用于实施科学的三大类研究设计包括:(1)在单个中心内;(2)在不同中心间;或(3)在同一中心内和不同中心之间比较的实施策略,从而确定如何使有效的临床或预防干预在社区和/或医疗照护环境中发挥作用(Brown et al.,2017)。由于这些设计关注的干预措施已经被证明有效,因此这些设计的重点在于测量与评估(1)医疗过程,或者是卫生体系采取的措施,以及(2)医疗照护的产出,或者是对目标人群健康照护的可观测性指标,这与个体的健康结局或健康相关行为的最终干预目标有所差异。尽管许多设计采用了随机分配,因而具有较高的内部真实性,但也有部分研究采用观察性或准实验设计,这类设计在随机化不可行或不合适的情境下更为合适,如政策的依法传播或实施。

单中心设计通过研究组织、社区或系统内部发生的变化来评估实施的成功或失败。最简单的设计是实施后评估设计,可用于新型健康环境中的循证干预措施,在实施策略后研究并评估医疗照护过程和/或卫生服务利用情况。另一种设计是前后对照研究,通过比较采纳实施策略前后的过程和/或产出指标,推断已有干预措施的新实施策略的效果。多基线时间序列设计是前后设计的一种变体,在多个时间点收集数据以评估实施策略的持续效果。

跨中心设计比较的是具有不同暴露情况的中心之间的卫生保健过程和产出。在这种新型和常规实施策略的比较设计中,一些中心采取创新的实施策略,而其他中心保持常规状态,然后比较这两种策略在同一时间段内的过程和产出指标。在评估复杂的、多层次的实施策略时,通常采用整群随机设计,其中各中心(医疗卫生机构、社区或组织)被随机分配到新的实施策略或常规实施策略,并且在两种条件下对所有符合条件的个人进行终点结局的评估。如果实施策略设计的目标是影响组织内较小单元,那么可在中心内的病房、团队或提供者层级上开展随机化。如果干预是在患者或个体水平上进行的,也可在个体层面进行随机化。

头对头的随机实施性试验设计,也称为实施策略有效性的比较性试验,旨在评价两种在开展的实施策略中哪种实施策略能更成功地实施干预措施,包括其质量、数量或速度。两个试验组均使用相同的干预措施,但被随机分配采取其中一种实施策略。在这种设计的变体中,研究中心被随机分配采取两种实施策略中的一种,这两种策略侧重于不同的患者群体或个体和不同的目标结局。在这种设计中,每个中心都既作为干预组也作为对照组。

析因试验设计,可同时评估采用两种或两种以上实施策略的组合。每个试验因子都有两个或两个以上的水平(例如存在或不存在,或者实施强度的低、中、高)。对于2×2析因设计,按照最小随机单位被随机分配到四种情况中的一种(即策略1、策略2、策略1和2的组合,或两种策略均不采用),并估计每个因子及它们交互作用的效应。在不完全或部分析因设计中,完全因子的一个或多个试验组可能会被排除掉.若认为同时实施两种实施策略是不符合伦理的,或过于困难,可采取这种设计方式。

多阶段优化策略实施性试验(Multiphase Optimization Strategy Implementation Trial,MOST)设计主要用于实施策略的组成成分较多的情形,如包括决策层、诊所、干预提供者等多层级和多个关键流程,如规划、培训、筹资、组织重构和质量管理等。这些组成成分的每个组合分别进行测试通常是不可行的,MOST设计可用于识别和评估最佳干预措施。该设计包括三个阶段:准备、优化和评估。在准备阶段,采用明确的优化标准选择组合并进行预测试。在优化阶段,常采用析因设计,开展随机试验,评估这些组合的有效性。根据试验结果,可识别最符合优化标准的组合。在评估阶段,通常采用标准的随机实施性试验,将优化后的实施策略与恰当的对照条件进行比较。

序贯多分配随机实施性试验(Sequential Multiple Assignment Randomized Implementation Trial,SMART)设计是一种涉及多阶段随机的适应性设计方法,以便在实施失败的情况下可以修改实施过程。在后一种设计中,每个中心内的适应性调整的概率是恒定的。该设计的一种变体是嵌套适应性设计的序贯多分配随机实施性试验(Sequential Multiple Assignment Randomized Implementation Trial with Adaptaive Randomization,SMARTAR)设计,在这种设计中,每种策略随机分配的概率基于在其他现场的结果而更新,从而优化预期结果。

双重随机化、两级嵌套或分割样式的实施性设计可用于评估两个不同层次(例如医护人员和患者)的试验实施因素是否具有相加或协同作用。

中心内和中心间比较设计,也被称为滚动式随机实施试验设计。在这类设计中,各个中心先从一个实施条件开始,然后切换到另一个条件,并且新实施策略的开始时间是随机分配的。最简单的设计是阶梯设计或动态后补设计,在这种设计中,所有中心都从常规状态开始,然后在随机确定的时间间隔内切换为新的实施策略,直到所有中心都接受了新的实施策略。在每个时间间隔,对那些被分配到新实施策略的中心和仍处于对照条件的中心进行中心间的比较。此外,当中心从常规设置转换到采取新的实施策略时,还可以进行中心内比较。在头对头滚动式设计中(Head-to-head rollout design),所有中心都从常规设置开始,然后在预定的时间点,随机分配到两种新的实施策略中的一种,并持续到研究结束。

实施科学领域的其他研究设计也包括传统转化性研究流程以外的设计方式,包括混合设计(hybrid designs)、离散选择实验(Discrete choice experiment)和模拟的仿真模型研究设计。Curran等人描述了三种效果-实施的混合设计(effectiveness implementation hybrid designs),这些设计都预先着眼于同时评估实施及临床有效性(Curran et al.,2012)。第一类混合设计主要测试临床干预对健康结果的影响,同时收集有关其实施的信息和/或其在现实世界中实施的潜力。后者(实施的评估)通常是通过过程评价识别干预措施的促进和阻碍因素来实现,还可以通过识别干预措施中可调整的部分使得干预效果最大化。第二类混合设计同时测试临床干预措施和实施策略。第三类混合设计主要测试实施策略,同时观察或收集有关临床干预措施对健康结果影响的信息。

另一种研究方法是离散选择实验方法,是一种卫生经济学工具,利用决策者对包含多个属性成分的不同选择进行偏好评估。它可以在实施干预措施前使用,从包括患者、照护人员、医护人员和管理员在内的多种利益相关者群体中获取信息,以评估健康服务、产品或实施策略的潜在可接受性或适宜性,从而改善实施(Salloum et al.,2017)。

最后,实施科学也常常运用混合方法收集、分析和整合定量和定性数据。通常情况下,定性方法被用于识别促进循证干预实施的策略,或深入了解实施成功或失败的原因,而定量方法则用于验证假设和评估成功实施的预测因素(Palinkas et al.,2011)。

总之,根据特定场景选择适合的研究设计是一个复杂的过程,需要综合考虑研究问题、现有知识基础、利益相关者的价值观和可用资源。表6.9.2总结了各种研究设计的相对优势和局限性。

表6.9.2　研究设计的优势和局限性

	优　　势	局　限　性
单中心内设计		
在新环境中采用实施策略从而实施循证干预措施，并开展干预后评估设计	• 有助于评估预测方案采用的因素 • 在新的健康指南或修改的政策出台时非常有用	• 缺乏比较组，限制了内部有效性
对已在使用的干预措施的实施策略进行前后对比设计	• 可用于评估医疗保健系统对指南或政策的采纳情况 • 可通过在多个时间点收集数据来验证实施策略是否具有持续效果	• 需要有关实施前水平的信息 • 未考虑可能影响医疗保健过程和产出的长期趋势
跨中心间设计		
新实施策略与常规实践的比较设计	• 可确定新的实施策略与标准护理相比是否改善了医疗干预的覆盖范围或利用 • 采取同一时期对照条件和随机分配，增强研究结果的内部有效性	• 如果被分配到新实施策略的中心不接受其中一些策略组合，可能会产生分配偏差 • 可能会受到沾染的影响，特别是当随机化发生在较低的组织层次
头对头随机实施性试验设计	• 可比较两种实施策略 • 采取同一时期对照条件和随机分配，增强研究结果的内部有效性	• 资源密集型，因为执行两种实施策略时必须同等重视准确度
实施策略的析因设计	• 可评估两种实施策略之间是否存在交互作用 • 采取同一时期对照条件和随机分配，增强研究结果的内部有效性	• 资源密集型 • 设计、实施和评估复杂
多阶段优化策略实施性试验设计(MOST)	• 可考虑实施策略的不同组分的大量组合模式	• 时间和资源密集型 • 设计、实施和评估复杂
序贯多重分配随机实施性试验(SMART)	• 优化资源分配，仅在未实现期望结果的中心测试额外的实施策略	• 时间和资源密集型 • 设计、实施和评估复杂
双重随机、两级嵌套设计	• 可评估针对不同层级的两个实施因素之间是否存在交互作用	• 设计、实施和评估复杂
中心内和不同中心间的比较设计		
阶梯式楔形设计	• 适用于认为新的实施策略更具有优势，或者在整个研究过程中未对所有对象提供新的实施策略是不符合伦理的时候使用	• 并非适用于所有干预措施 • 设计、实施和评估复杂
头对头滚动式设计	• 可以比较两种新的实施策略和标准护理	• 如果未进行随机化，不能排除偏倚风险
有效性实施混合设计		
混合类型1	• 实施数据可以为后续的实施性研究试验提供信息	• 需要额外的研究专业知识和资金
混合类型2	• 可以促进研究成果更快地转化为日常实践	• 需要额外的研究专业知识和资金 • 考虑到研究经费的制约，可能需要在一个或两个目标上作出一些设计上的妥协

续表

	优　　势	局　限　性
混合类型3	◆ 在认为临床干预效果在新环境或在限制条件较少时可能发生改变时使用	◆ 大型多中心实施性研究可能无法收集患者结局的主要数据,因此可能需要依赖患者子样本、病历审查和/或行政数据
离散选择试验		
	◆ 提供了逐步选择和调整特定背景下的实施策略的方法 ◆ 引导利益相关者考虑实施策略的多个属性,从而提高特定情境下进行针对性的策略实施的精准性	◆ 确定属性和属性水平可能需要原始数据,特别是在低收入环境中

6.9.5 利益相关者和社区参与

有效的实施科学研究的种子,无论是在转化性研究的第四阶段试验、人群层面研究或其他设计,都是在以加强科学研究证据的一系列研究过程中播下的。值得注意的是,是否有利益相关者参与之前的试验或其他研究,可能会直接影响临床试验或其他研究结束后进行后续研究的可行性。

研究资助机构、赞助方、研究人员、实施者、社区人员和其他利益相关者之间透明、互利、尊重、持久的关系对于任何研究的成功都至关重要。从问题提出到研究设计阶段,这些关系为研究过程各个方面的有效合作和共享所有权奠定了基础。在实施科学研究的背景下,这些关系能直接影响研究是否能与现实实施问题相关;产生可解释的、真实的数据和可靠结果的可能性;以及最终研究成果的采纳程度。

利益相关者有效参与的基本原则已经体现在几个研究领域的"良好参与式实践"(Good Participatory Practice,GPP)指南中,其确立受到了2004年围绕预防艾滋病毒(HIV)的暴露前预防(Pre-Exposure Prophylaxis,PrEP)试验引发的争议和辩论的启发,当时柬埔寨和喀麦隆的国家政治领导人反对这些试验(Mills et al.,2005;Singh,Mills,2005;全球微生物杀菌剂运动,2009a;全球微生物杀菌剂运动,2009b)。作为回应,联合国艾滋病毒/艾滋病联合规划署(Joint United Nations Programme on HIV/AIDS,UNAIDS)于2005年召开了"创建有效的研究合作伙伴关系"的会议(UNAIDS,2006),强烈建议制定社区利益相关者参与研究的指南。

经过一系列区域磋商,明确了生物医学HIV预防试验中建立有效伙伴关系所需的关键要素,并于2007年以艾滋病生物医学预防性临床试验指南参与规范的形式发表(UNAIDS,AVAC,2007)。GPP首次在2010年试验结果的科学出版物方法论中被引用(Grant et al.,2010)。GPP在不同情景中应用,并经过非洲、美洲、亚洲和欧洲的利益相关者团体的正式咨询后,发布了参与规范的修订版。(UNAIDS,AVAC,2011)。随后,相关规范内容有所调整和修改,在2012年出版了适用于结核病药物试验参与规范(结核病药物研究关键路径2012),世界卫生组织于2016年发布了针对可能在未来引起重大暴发且暂无干预措施的新型(和再次出现的)病原体进行试验的参与规范(WHO,2016)。目前,相关材料已经形成了网络培训课程、工具、应用示例和其他材料,以帮助利益相关者了解、实施和监督参与规范(AVAC,2018)。此外,卓越中心也在建设中,该中心将运用实施框架提升GPP实践者的知识、能力和专业技能,从而提高GPP的有效实施。

确定具体实施性研究的利益相关者是至关重要的一步。从广义上讲,利益相关者是指所有可以影响研究过程、结果或受其影响的个人或群体,即与研究有关的所有人。它们包括国家研究机构和科学委员会、医学院和护理学院、卫生、教育、科学和司法部门以及可能参与最终干预措施实施的其他机构。值得注意的是,重要的利益相关群体包括了即将被招募的对象、研究参与者、研究参与者的家人、将要开展研究所在地区的居民、当地支持团体或网络、宗教领袖、意见领袖、媒体、当地医疗卫生管理部门、医疗服务提供者、传统治疗师、私营部门合作伙伴、非政府组织(Non-Governmental Organizations,NGO)以及包括妇女和青年群体在内的社区组织(Community-Based Organizations,CBOs)。

为了促进利益相关者的积极参与,需要进行本地情境分析来界定这些利益相关者,包括研究所需的各类利益相关者的最佳参与水平及需要建立支持他们参与的组织架构。此类情境分析需要一定的经费支持,并需根据评估问题的紧迫性确定时间框架。形成性研究、质性研究、地理空间映射、关键信息人访谈和其他方法有助于确定包括社区在内的与实施性研究相关的利益相关者。在突发卫生事件中,形成性研究阶段应该灵活迅速,快速确定利益相关者的参与,从而在讨论试验设计之初就能够掌握主要利益者的观点(Holzer et al.,2014)。在不太紧急的情况下,就像在南非和赞比亚进行的HPTN071(PopART)整群随机试验研究中所做的,多个社区可以逐步参与随机过程(Bond et al.,2016)。

值得注意的是,利益相关者可能存在竞争性利益和观点。在实施性研究中,分歧可能源自权力不平衡、社会组织的差异、等级制度、性别问题、相对经济差距等因素。由研究团队和利益相关者共同制定的利益相关者参与计划,可以界定参与研究的利益相关者的范围;详细说明参与方法的类型和频率,例如公开会议、研讨会、共同决策模型或授权决策;并明确适用于每个利益相关者的参与类型,如是被动告知、咨询、合作或赋予决策权(Ray,Miller,2017)。这样的参与计划还可以规定在项目初始和过程中如何支持利益相关者参与活动,这些活动旨在培养利益相关者理解实施性研究的概念、目的、实践和局限性,从而增强利益相关者的能力,为研究过程提供有意义的贡献。重要的是,它清晰地描述了解决分歧所采用的方法,并阐明了支持利益相关者之间合作的关键原则,包括尊重、公平、诚信、透明、负责和自主。

在实施性研究中,有效的利益相关者和社区参与不仅是伦理的要求,还可以促进研究的开展,有助于取得稳健的研究成果,并为推广经过验证的结果提供了动力和支持。

6.9.6 未来方向

实施科学可以将发表在科学期刊上的科学发现转变为实践,是一种重要的研究方法。它注重于促进实施和推广来自全球的集体智慧和经验,提升人群健康和福祉。然而,要使研究人员、资助者和政策制定者广泛了解这种方法,仍有许多工作要做。本章提出的实施科学框架和多样性方法也凸显了该领域需要进一步发展,以及专家间建立共识的必要性。此外,还需要努力避免与研究方法有关的一些误解,包括不应过度强调其重要性以及神化设计和开展实施性研究的严谨方式。

需要通过为年轻学者以及不同职业阶段的研究人员提供教育和培训机会,来培养具备实施科学知识的新一代研究人员。这些培训项目应强调多学科方法,包括如何跨学科综合信息、如何与利益相关者合作来测试和调整方法,利用数据指导政策制定以及制定可扩展干预措施的方式(Means et al.,2016)。这样的培训项目能够使研究者从宽广的卫生系统视角看待和理解卫生干预措施和政策的多部门协同效应。这些培训项目的核心内容需要不断完善,并需要随着该领域的进展而作相关调整(Gonzales et al.,2012;Chambers et al.,2017)。导师制是推进这门学科的一个关键组成部分,应该伴随或补充正式培训项目。一项为期两年的导师制项目的评估,重点关注了癌症预防和控制的传播和实施性研究,经过培训可使研究人员开展传播性和实施性研究的能力有了提高,在情感支持、职业规划和共享资源等方面也感到满意(Padek et al.,2018)。

实施科学的应用可以有助于将与健康相关的循证干预措施转化为对患者和社区产生积极影响的手段,其他领域也开始应用实施科学来缩小"知-行鸿沟"。例如,在特殊教育(Cook,Odom,2013)、保护生物学(Toomey et al.,2017)和环境可持续性(Hering,2016)等领域也启动了实施科学的应用。因此重要的是,各个领域不应各自发展独立的框架和方法来引导研究和实践,而应通过对不同领域和场景中的方法和经验的整合,最终确定统一且不受环境和应用领域限制的科学方法来弥合知行鸿沟。

同样重要的是,全球健康领域的研究人员应从将科研创新转化为具有商业成功的项目中学习经验。在美国,国家科学基金会的创新科技计划(Innovations Corps,I-Corps)建立了公私合作的关系,为科学和工程领域的研究人员提供了将研究成果从实验室转化为市场产品的必要技能和工具(Robinson,2012)。类似于创新科学，该计划的目标是建立一套有效的机制实现从基础研发到市场产品的成功转化。

最后，促进实施科学和转化性公共卫生研究的一个重要目标是使学术界充分参与到解决世界紧迫实际问题的过程中来(El-Sadr et al.,2014)。通过积极寻求与学术界内外其他领域的合作，实施科学将拓展学术机构的核心使命，不仅要产生新知识，还要激发其将知识转化为实践。

（翻译：邵瑞太；审校：杨智荣）

参考文献

Allotey, P., Reidpath, D. D., Ghalib, H., Pagnoni, F., and Skelly, W. C. (2008). Efficacious, effective, and embedded interventions: implementation research in infectious disease control. BMC Public Health, 8, 343.

AVAC. (2018). Good Participatory Practice Tools [Online]. Available at: https://www.avac.org/gpp-tools

Balas, E.A. and Boren, S.A. (2000). Managing clinical knowledge for health care improvement. Yearbook of Medical Informatics, 1, 65-70.

Barker, P.M., Reid, A., and Schall, M.W. (2016). A framework for scaling up health interventions: lessons from large-scale improve-ment initiatives in Africa. Implementation Science, 11, 12.

Bauer, M.S., Damschroder, L., Hagedorn, H., Smith, J., and Kilbourne, A.M. (2015). An introduction to implementation science for the non-specialist. BMC Psychology, 3, 32.

Bhattacharyya, O., Reeves, S., and Zwarenstein, M. (2009). What is implementation research?: rationale, concepts, and practices. Research on Social Work Practice, 19, 491-502.

Birken, S.A., et al. (2017). Criteria for selecting implementation science theories and frameworks: results from an international survey. Implementation Science, 12, 124.

Blanchard, J.F. and Aral, S.O. (2011). Program science: an initiative to improve the planning, implementation and evaluation of HIV/sexually transmitted infection prevention programmes. Sexually Transmitted Infections, 87, 2-3.

Bond, V., et al. (2016). 'The difference that makes a difference': highlighting the role of variable contexts within an HIV Prevention Community Randomised Trial (Hptn 071/PopArt) in 21 study communities in Zambia and South Africa. AIDS Care, 28 Suppl-3, 99-107.

Brown, C.H., et al. (2017). An overview of research and evaluation designs for dissemination and implementation. Annual Review of Public Health, 38, 1-22.

Canadian Institutes of Health Research. About Knowledge Translation. [Online] Available at: http://www.cihr-irsc.gc.ca/e/29418.html

Cane, J., O'Connor, D., and Michie, S. (2012). Validation of the theoretical domains framework for use in behaviour change and implemen-tation research. Implementation Science, 7, 37.

Chambers, D.A., Proctor, E.K., Brownson, R.C., and Straus, S.E. (2017). Mapping training needs for dissemination and implementation research: lessons from a synthesis of existing D&I research training programs. Translational Behavioral Medicine, 7, 593-601.

Chen, L., et al. (2004). Human resources for health: overcoming the crisis. The Lancet, 364, 1984-90.

Coalition to Accelerate and Support Prevention Research (2017). HIV Vaccine and Biomedical Prevention Research. [Online]. Available at: https://www.usaid.gov/what-we-do/global-health/hiv-and-aids/technical-areas/hiv-vaccine-research-development

Cook, B. G. and Odom, S. L. (2013). Evidence - based practices and implementation science in special education. Exceptional Children, 79(2), 135-44.

Critical Path to TB Drug Regimens (2012). Good Participatory Practice Guidelines for TB Drug Trials. [Online] Available at: https://www.avac.org/sites/default/files/resource-files/GPP-TB%20Oct1%20 2012.pdf

Curran, G.M., Bauer, M., Mittman, B., Pyne, J.M., and Stetler, C. (2012). Effectiveness-implementation hybrid designs: combining elements of clinical effectiveness and implementation research to enhance public health impact. Medical Care, 50, 217-26.

Damschroder, L.J., Aron, D.C., Keith, R.E., Kirsh, S.R., Alexander, J.A., and Lowery, J.C. (2009). Fostering implementation of health services research findings into practice: a consolidated framework for advancing implementation science. Implementation Science, 4, 50.

Eccles, M. and Mittman, B.S. (2006). Welcome to implementation science. Implementation Science, 1, 1.

Eccles, M.P., et al. (2009). An implementation research agenda. Implementation Science, 4, 18.

El-Sadr, W.M., Philip, N.M., and Justman, J. (2014). Letting HIV transform academia-embracing implementation science. New England Journal of Medicine, 370(18), 1679-81.

Elzarrad, M.K., Eckstein, E.T., and Glasgow, R.E. (2013). Applying chronic illness care, implementation science, and self-management support to HIV. American Journal of Preventive Medicine, 44, S99-107.

Glasgow, R.E., Vinson, C., Chambers, D., Khoury, M.J., Kaplan, R.M., and Hunter, C. (2012). National Institutes of Health approaches to dissemination and implementation science: current and future directions. American Journal of Public Health, 102, 1274-81.

Glasgow, R.E., Vogt, T.M., and Boles, S.M. (1999). Evaluating the public health impact of health promotion interventions: the RE-AIM framework. American Journal of Public Health, 89, 1322-7.

Global Campaign for Microbicides (2009a). Preventing Prevention Trial Failures: A Case Study and Lessons Learned for Future Trials from the 2004 Tenofovir Trial in Cambodia. [Online] Available at: http://www.global-campaign.org/clientfiles/Cambodia.pdf

Global Campaign for Microbicides (2009b). Research Rashomon: Lessons from the Cameroon Pre-Exposure Prophylaxis Trial Site. [Online] Available at: https://www.avac.org/resource/research-rashomon-lessons-cameroon-pre-exposure-prophylaxis-trial-site

Gonzales, R., Handley, M.A., Ackerman, S., and O'Sullivan, P.S. (2012). A framework for training health professionals in implemen-tation and dissemination science. Academic medicine: journal of the Association of American Medical Colleges, 87, 271-8.

Grant, R.M., et al. (2010). Preexposure chemoprophylaxis for HIV prevention in men who have sex with men. The New England Journal of Medicine, 363, 2587-99.

Hering, J.G. (2016). Do we need 'more research' or better implementation through knowledge brokering? . Sustainability Science, 11(2), 363-9.

Hirschhorn, L.R., Ojikutu, B., and Rodriguez, W. (2007). Research for change: using implementation research to strengthen HIV care and treatment scale-up in resource-limited settings. Journal of Infectious Diseases, 196 Suppl 3, S516-22.

Holzer, J.K., Ellis, L., and Merritt, M.W. (2014). Why we need community engagement in medical research. Journal of Investigative Medicine, 62, 851-5.

Kemp, C.G., et al. (2018). Implementation science for integration of HIV and non-communicable disease services in sub-Saharan Africa: a systematic review. AIDS, 32 Suppl 1, S93-s105.

Kim, J. (2018). Remarks as Prepared for Delivery: World Bank Group President Jim Yong Kim at the Annual Meeting Plenary Session. Washington, DC: The World Bank.

Knapp, H. and Anaya, H.D. (2013). Implementation science in the real world: a case study of HIV rapid testing. International Journal of STD & AIDS, 24, 5-11.

Kruk, M.E., et al. (2016). Transforming Global Health by Improving the Science of Scale-Up. PLoS Biology, 14, e1002360.

Logan, J., et al. (2010). The Ottawa model of research use. In: Rycroft-Malone, J. and Bucknall, T. (eds.) Models and Frameworks for Implementing Evidence-Based Practice: Linking Evidence to Action. Hoboken/Oxford: Wiley-Blackwell.

Madon, T., Hofman, K.J., Kupfer, L., and Glass, R.I. (2007). Public health. Implementation science. Science, 318, 1728-9.

Means, A.R., et al. (2016). The role of implementation science training in global health: from the perspective of graduates of the field' s first dedicated doctoral program. Glob Health Action, 9, 31899.

Meyers, D.C., Durlak, J.A., and Wandersman, A. (2012). The quality implementation framework: a synthesis of critical steps in the im-plementation process. American Journal of Community Psychology, 50, 462-80.

Mills, E., Rachlis, B., Wu, P., Wong, E., Wilson, K., and Singh, S. (2005). Media reporting of tenofovir trials in Cambodia and Cameroon. BMC International Health and Human Rights, 5, 6.

National Implementation Research Network (2015). Implementation Science Defined. [Online] Available at: https://nirn.fpg.unc.edu/learn-implemenation-science-defined

Neta, G., et al. (2015). Implementation science in cancer prevention and control: a decade of grant funding by the National Cancer Institute and future directions. Implement Sci, 10, 4.

Nilsen, P. (2015). Making sense of implementation theories, models and frameworks. Implementation Science, 10, 53.

Odeny, T.A., et al. (2015). Definitions of implementation science in HIV/AIDS. Lancet HIV, 2, e178-80.

Padek, M., et al. (2018). Training scholars in dissemination and implementation research for cancer prevention and control: a mentored approach. Implementation Science, 13, 18.

Padian, N.S., Holmes, C.B., Mccoy, S.I., Lyerla, R., Bouey, P.D., and Goosby, E.P. 2011. Implementation science for the US President's emergency plan for aids relief (PEPFAR). Journal of Acquired Immune Deficiency Syndromes, 56, 199-203.

Palinkas, L.A., Aarons, G.A., Horwitz, S., Chamberlain, P., Hurlburt, M., and Landsverk, J. (2011). Mixed method designs in implemen-tation research. Administration and Policy in Mental Health and Mental Health Services, 38, 44-53.

Peters, D.H., Adam, T., Alonge, O., Agyepong, I.A., and Tran, N. (2013). Implementation research: what it is and how to do it. British Medical Journal, 347, f6753.

Peters, D. and Adam, T. (2013). Implementation Research in Health: A Practical Guide. Geneva: Alliance for Health Policy and Systems Research, World Health Organization.

Proctor, E., et al. (2011). Outcomes for implementation research: conceptual distinctions, measurement challenges, and research agenda. Administration and Policy in Mental Health and Mental Health Services, 38, 65-76.

Rabin, B.A., Brownson, R.C., Haire-Joshu, D., Kreuter, M.W., and Weaver, N.L. (2008). A glossary for dissemination and implemen-tation research in health. Journal of Public Health Management Practice, 14, 117-23.

Ray, K.N. and Miller, E. (2017). Strengthening stakeholder-engaged research and research on stakeholder engagement. Journal of Comparative Effectiveness Research, 6, 375-89.

Robinson, L. (2012). I-Corps and the business of great science. Journal of Management, 64(10), 1132.

RE-AIM. [Online] Available at: https://www.re-aim.org/

Salloum, R.G., Shenkman, E.A., Louviere, J.J., and Chambers, D.A. (2017). Application of discrete choice experiments to enhance stake-holder engagement as a strategy for advancing implementation: a systematic review. Implementation Science, 12, 140.

Sanders, D. and Haines, A. (2006). Implementation research is needed to achieve international health goals. PLoS Medicine, 3, e186.

Singh, J.A. and Mills, E.J. (2005). The abandoned trials of pre-exposure prophylaxis for HIV: what went wrong? PLoS Medicine, 2, e234.

Stetler, C. (2010). The Stetler model. In: Rycroft-Malone, J. and Bucknall, T. (eds.) Models and Frameworks for Implementing Evidence-Based Practice: Linking Evidence to Action. Hoboken/Oxford: Wiley-Blackwell.

Tabak, R.G., Khoong, E.C., Chambers, D.A., and Brownson, R.C. (2012). Bridging research and practice: models for dissemination and implementation research. The American Journal of Preventive Medicine, 43, 337-50.

The Global Fund to Fight AIDS Tuberculosis and Malaria USAID World Health Organization (2008). Special Program for Research and Training in Tropical Diseases, UNAIDS, The World Bank. Framework for Operations and Implementation Research in Health and Disease Control Programs. Geneva: WHO.

The Health Foundation (2011). Evidence Scan: Improvement Science. [Online] Available at: https://www.health.org.uk/sites/default/files/ImprovementScience.pdf

Toomey, A.H., Knight, A.T., and Barlow, J. (2017). Navigating the space between research and implementation in conservation. Conservation Letters, 10(5), 619-25.

UNAIDS (2006). Creating Effective Partnerships for HIV pre-vention trials: report of a UNAIDS consultation. AIDS, 20(6), W1-11.

UNAIDS and AVAC (2007). Good Participatory Practice Guidelines for Biomedical HIV Prevention Trials. [Online] Available at: https://www.avac.org/good-participatory-practice

UNAIDS and AVAC (2011). Good Participatory Practice Guidelines for Biomedical HIV Prevention Trials. [Online] Available at: https://www.avac.org/good-participatory-practice

Wilson, K.M., Brady, T.J., and Lesesne, C. (2011). An organizing framework for translation in public health: the Knowledge to Action Framework. Preventing Chronic Disease, 8, A46.

World Health Organization (WHO) (2016). Good participatory practice guidelines for trials of emerging (and re-emerging) pathogens that are likely to cause severe outbreaks in the near future and for which few or no medical countermeasures exist. [Online] Available at: https://www.who.int/blueprint/what/norms-standards/GPP-EPP-December2016.pdf? ua=1

Yamey, G. (2011). Scaling up global health interventions: a proposed framework for success. PLoS Medicine, 8, e1001049.

Zerhouni, E. (2003). Medicine. The NIH roadmap. Science, 302, 63-72.

第七部分　环境与职业卫生

7.1 公共卫生中的环境健康问题研究

7.1.1 环境与健康:历史的观点

人类生活在复杂的环境中。自古以来,人们就认识到环境因素对人类健康的重要性。希波克拉底在他的经典著作《论空气、水和地域》中强调了环境与人类健康的关系(Chen,2015)。他指出了季节和天气、居住地和水的性质对人类健康的影响,以及流行病概念的出现。自古以来,传染病的季节性和地方病的地理聚集性在世界各地都有记载。人们提出了几种假说来解释各种疾病在时间和地点上的独特分布。传染理论认为,与患病的人或动物直接或间接接触都可能传播疾病,因此提出了隔离和检疫来防止疾病传播。虽然隔离和检疫可能降低了传染病通过船只传播的风险,但从传染理论演变而来的策略并没有阻止许多传染病的暴发。

瘴气理论认为,肮脏的居住环境、不洁净的饮用水以及过度拥挤导致的通风不良可能会引发各种疾病(Hamlin,1998)。这导致了环境卫生改革,旨在通过促进欧洲环境的清洁来消除瘴气。卫生运动强调了实施安全饮用水供应和污水处理系统的重要性。1848年英国颁布的《公共卫生法》被认为是政府参与公共卫生事务的第一个范例。然而,尽管伦敦在19世纪50年代建立了完善的污水处理系统,环境卫生也有了很大改善,但霍乱仍在伦敦大规模暴发。通过精心设计的调查,约翰·斯诺于1855年发表了著名的霍乱流行病学研究报告(Snow,1936),当时细菌理论仍处于萌芽阶段。他指出,饮用受污染的饮用水是霍乱暴发的原因。拆除了抽取受污染水的手柄"神奇地"防止了疾病的传播。迁移饮用水源成功地控制了霍乱的暴发。在确定疾病暴发的环境因素方面,这是一项开创性的流行病学研究。

19世纪末,随着细菌理论的发展,人们发现了许多人类疾病的特殊传染源。它还促使人们开发了多种治疗疾病的药物,并改善了卫生和消毒条件,以控制疾病的暴发。科赫假说(Koch,1891)强调病因与疾病之间一一对应的关系,被公认为确定传染病病原体的标准。通过确定特定病原体、发现化学和生物药物以及发明预防和治疗疫苗,有效控制了多种传染病,提高了人类的生活质量和寿命。由于发现了传染病病原体的动物贮藏库和病媒,人们开始通过环境卫生和消毒来控制病媒。从那时起,越来越多的生物和机械载体被发现用于传播各种病毒、细菌和寄生虫病。使用杀虫剂控制环境中的病媒成为预防传染病的一项重要任务。例如,通过检测和治疗感染病例以及使用杀虫剂DDT,中国台湾根除了疟疾。然而,广泛使用的杀虫剂污染了环境,对野生动物和人类造成危害。

20世纪50年代后,通过广泛使用各种疫苗和抗生素,传统传染病得到控制,大多数国家的预期寿命大幅延长。此后,威胁人类生命的主要疾病逐渐从传染病转变为慢性非传染性疾病。通过生活习惯、饮食摄入量和环境污染暴露的环境因素在癌症、心血管疾病和神经系统疾病等慢性疾病的发病中发挥着重要作用。在复杂的慢性病发病机制中存在多种危险因素。例如,缺血性心脏病的危险因素包括高血压、糖尿病、高脂血症、吸烟、肥胖、缺乏运动和环境污染物。一些环境污染物可能导致多个器官系统的多种慢性疾病。例如,据记载,饮用水中的砷可诱发皮肤癌、膀胱癌、肾癌和肺癌、乌脚病、缺血性心脏病、中风、高血压、糖尿病、勃起功能障碍、智力迟钝、神经系统疾病、白内障和翼状胬肉。用于判断病因的经典科赫假说不太适用于慢性病。希尔的标准包括危险因素与疾病之间关联的强度、剂量-反应关系、时间性、特异性和生物学可信性,这些标准已被广泛采用,用于确定各种疾病的病因(Hill,1953)。

地方病通常具有独特的地理聚集特征。这种聚集可能与当地环境中普遍存在的生物或化学因子有关。一些寄生虫病(如血吸虫病)在生态系统维持寄生虫生命周期的地区仍然是地方病。通过识别和治疗受影响的病人、消灭病媒和改善环境卫生来中断生命周期,可以减少这些地方性寄生虫病的流行。一些地方病,如甲状腺肿和乌脚病,是由于环境中某些化学物质摄入不足或过量造成的。井水中高浓度的氟和砷已被确认分别是导致氟中毒和乌脚病的原因。用这些化学物质浓度较低的地表水取代井水后,相关疾病的发生率有所下降。对于因膳食碘摄入量低而导致的地方性甲状腺肿,已实施食盐加碘来有效预防。

人们早就认识到,工作场所的环境会诱发职业病。拉马齐尼发表了关于工人疾病的开创性论文(Raffle et al.,1987)。阴囊癌一直被认为是扫烟囱工人的疾病。19世纪恶劣的工作环境引发了欧洲的改革尝试,但保护工人预防职业病的具体法规大多是在20世纪实施的。职业危害可能从工作场所扩散到邻近环境。例如,1984年印度博帕尔一家农药厂发生的重大气体和化学品泄漏事件,以及1986年乌克兰切尔诺贝利核电站事故都造成了环境灾难。除了直接的人员伤亡外,这两起事件还增加了附近居民罹患多种慢性疾病的风险。与急性环境灾难相比,长期接触工业废物对健康的危害通常更为隐蔽。在日本,工业废物造成的环境污染导致了痛痛病和水俣病。工业废物中重金属的慢性中毒已成为环境健康的一个重要问题。广泛使用的农用化学品造成的土壤和水污染对人类健康、野生动物和生态可持续性造成了严重威胁。空气污染增加了罹患肺部疾病(包括哮喘和慢性支气管炎)以及缺血性心脏病的风险(Pan et al.,2016)。

雪灾、飓风、洪水、沙尘暴和森林火灾等自然灾害对公众健康造成了严重后果。包括地震、海啸和山体滑坡在内的其他环境灾害也对人类健康有害。2011年日本福冈发生大地震和海啸后,福岛核电站发生爆炸,造成了多重环境灾难。除了直接造成重大人员伤亡外,自然环境灾害还威胁到食品、水和电力供应系统、救护车和医疗保健系统、污水和废物处理以及传染病控制的功能和效率。通过适当的环境管理来保护公众健康正成为一项持久的挑战。

7.1.2 人类疾病的原因:环境中宿主与病原体的相互作用

宿主因素和环境因素都参与了人类疾病的发生发展,而环境因素与宿主因素的相对重要性在不同疾病中是连续变化的。与传染病和意外事故相比,环境因素在遗传病的发病中似乎作用较小。然而,暴露于环境因素可能引发遗传病的临床表现,如苯丙酮尿症和葡萄糖-6-磷酸脱氢酶缺乏症。环境对人类健康的影响是通过接触物理、化学和生物危险因素以及人类对这些因素的行为反应的相关变化而产生的。世界卫生组织发布了环境因素对健康影响的国别分析(Pruss-Ustun,Corvalan,2006)。这些数据显示了巨大的不平等,但同时也表明,在每个国家,通过减少环境风险,包括污染、工作环境中的危害、紫外线辐射、噪声、农业风险、气候和生态系统变化,人们的健康状况都可以得到改善。据估计,如果环境更加健康,全世界每年可避免1 300万人死亡。仅减少环境风险每年就能挽救多达400万大多生活在发展中国家的儿童的生命。在一些国家,通过改善环境可以预防三分之一以上的疾病。在全球23个国家中,10%以上的死亡是由两个环境危险因素造成的:不安全的水源,包括恶劣的环境卫生和个人卫生;以及做饭时使用的固体燃料造成的室内空气污染。在世界各地,5岁以下儿童是主要受害者,占腹泻和下呼吸道感染死亡人数的74%。适当的环境管理是预防由环境因素直接导致的四分之一疾病的关键。

人类生活的环境有许多致病原因,如表7.1.1所示。导致人类疾病的环境因素包括物理因素、化学因素和生物因素。物理因素包括非电离辐射和电离辐射、噪声、振动、压力、湿度、温度、地震、山体滑坡、台风和飓风、暴风雪和沙尘暴。电离辐射包括阿尔法和贝塔粒子、伽马射线和X射线。电离辐射通过对DNA损伤和染色体畸变的影响,可能诱发自然流产、先天畸形、癌症和造血功能障碍。非电离辐射包括紫外线、可见光、红外线、微波和电磁场。紫外线可能诱发皮肤癌和白内障,而电磁场则可能诱发某些癌症。化学成分包括重金属、有机溶剂、农药、多环碳氢化合物和氯化有机化合物。它们对健康的影响可分为急性毒性、亚急性毒性、慢性毒性、致癌性、诱变性和致畸性。有些化学品可能会在环境中持续存在,并导致生物累积。生物成分包括病毒、细菌、真菌、寄生虫、过敏原、节肢动物以及动植物毒素。各种器官系统的许多传染病都是由生物制剂引起的。除了急性和亚急性症状和体征外,这些传染病原还可能诱发慢性疾病,如鼻咽癌、胃癌、肝癌、膀胱癌、宫颈癌、子宫癌、淋巴组织和软组织癌、肺部疾病、心血管疾病以及神经系统疾病。

表7.1.1 导致人类疾病的环境因素

因　素	类　　　别
物理	◆ 电离辐射(α粒子、β粒子、γ射线、X射线) ◆ 非电离辐射(紫外线、可见光、红外线、微波、电磁场) ◆ 噪音 ◆ 振动 ◆ 压力 ◆ 湿度和温度 ◆ 地震和山体滑坡 ◆ 台风和飓风 ◆ 暴风雪和沙尘暴
化学	◆ 重金属 ◆ 有机溶剂 ◆ 农业化学品 ◆ 多环碳氢化合物 ◆ 氯化有机化合物
生物	◆ 病毒 ◆ 细菌 ◆ 真菌 ◆ 寄生虫 ◆ 过敏原 ◆ 节肢动物 ◆ 动物和植物毒素

如表7.1.2所示,宿主对环境因素的反应也是决定一些人类疾病的重要因素。遗传因素包括常染色体疾病、X连锁疾病、Y连锁疾病和线粒体疾病的单基因,癌症和心血管疾病等常见疾病的家族遗传多基因,以及染色体异常。在人类疾病的发病过程中,还存在基因与基因之间的相互作用和基因与环境之间的相互作用。遗传效应可能会被环境因素改变,环境因素可能会导致基因损伤和突变。行为因素包括药物使用、饮食摄入、包括洗手和安全性行为在内的个人卫生、健康宣传和疾病预防实践、交通安全实践、职业防护实践、运动和锻炼、个人交流和网络,以及对生活压力事件的反应。所有这些行为要素在预防环境健康危害方面都发挥着非常重要的作用。例如,使用更清洁的燃料(如煤气或电力)、使用更好的烹饪设备、提高通风量或让儿童远离烟雾,都可以降低妇女和儿童呼吸道感染和疾病的环境风险。头盔和安全带法律的实施可以大大降低机动车事故造成的死亡率。人类疾病的社会因素包括建筑环境、职业环境、农业方法和

灌溉计划、交通系统、供水系统、污水和废物处理、学校教育系统、医疗保健系统、社会福利和犯罪预防系统、人为气候变化以及生态系统退化。过去几十年来,环境卫生和公共卫生系统的改善大大提高了全球的健康状况和预期寿命。

表 7.1.2 人类疾病病因的宿主成分

因　素	类　　别
行为	单基因(常染色体、X连锁、Y连锁、线粒体显性/隐性基因) 染色体畸变 多基因(基因-基因和基因-环境相互作用) 药物滥用(酒精、烟草、槟榔、毒品) 饮食摄入(营养不良、营养过剩) 个人卫生和安全性行为 促进健康和预防疾病的实践交通安全实践(头盔和安全带) 职业保护实践 运动和锻炼 个人交流和网络 生活压力事件
社会	住房和家居安全 供水系统 污水和废物处理 交通系统 农业和灌溉方法 工作环境 工业卫生与安全 学校系统 医疗系统 人为污染和气候变化 生态系统退化

已有多种因果模型被提出来描述宿主与环境因素在人类健康中的相互作用(Chen,2015)。传统的流行病学三角模型强调宿主、病原体和环境的同等重要性,它们分别位于流行病学三角的三个角度。这种因果模型强调特定病原体(尤其是传染病病原体)对健康的影响可能会受到宿主和环境因素的影响。宿主因素可能包括生物、社会人口和行为特征,包括个人易感性和免疫力、年龄、性别、种族、社会经济地位、职业、基因组成、体重指数、饮食摄入量、生活习惯、个人卫生和社会活动。环境因素包括生活和工作环境,如家庭、学校、工作场所、娱乐和医疗保健场所,病原体和宿主在这些环境中相互作用。通过了解流行病学三角模型,可以制定各种策略来预防病原体引起的疾病。可以通过消毒和灭菌、抗生素或抗病毒治疗、抗药性干预和环境卫生来控制病原体。主动和被动免疫、改善营养状况、最佳休息和运动、免疫调节、化学预防和其他宿主因素都可能得到加强,以降低疾病发生的风险。可通过清洁的住房和工作场所、安全的水和食物供应、卫生的污水和废物处理等方式改善环境条件,预防疾病的发生。

流行病学三角模型强调特定疾病的唯一病原体。这种模型最适合于传染病,因为传染病病原体是特定传染病的必然病因,尽管传染病病原体可能不足以导致特定疾病。对于许多传染病来说,并非所有受感染的个体都会发病。在这种情况下,可能无法观察到病原体与疾病之间一对一的因果关系。三角模型不适合大多数慢性非传染性疾病。大多数慢性疾病都有多种病因。单一病原体既不一定也不足以导致疾病。生态学轮状模型的提出强调了宿主与环境在决定人类健康方面的相互作用。生态学轮状模型包括一个由轮胎(环境部分)包围的车辙(宿主部)。一种疾病可能由许多环境和宿主因素引起,这些因素既不是必要原因,也不是充分原因。它们被视为疾病的诱因。在这个模型中,没有为一种疾病指定唯一的单一病原体。环境因素包括上述各种物理化学、生物和社会环境。宿主部分包括位于核心区的基因组成、个人免疫力、生活方式、性格、饮食摄入量和社交网络。生态学轮状模型强调生态平衡对维持宿主健康状况的重要性。宿主和各种环境因素的相对重要性因疾病而异。例如,遗传因素对高度遗传性疾病最重要;生物环境对各种传染性疾病最重要;社会环境对意外事故最重要。这种因病而异的模型还强调宿主与各种环境之间的相互作用。

流行病学三角和生态轮都没有考虑疾病发展的时间维度。都没有考虑疾病发展的时间维度。急性和慢性疾病的自然史都遵循特定的时间顺序。通常从致病因子与靶细胞接触开始,经过受影响细胞的结构和功能变化、致病因子或转化细胞的增殖、靶组织或器官的病变、临床症状和体征的出现,直至全身性疾病的发生。病理发展的不同阶段涉及各种病原体和环境因素。例如,癌变的多阶段过程可分为起始、促进、进展、侵袭和转移。动脉粥样硬化疾病的发展包括初始病变、脂肪条纹、中间病变、粥样斑块、纤维粥样斑块、复杂病变和临床表现等阶段。有人提出了一个螺旋式进化模型,通过宿主与环境在整个疾病自然史中的相互作用来描述疾病的成因(Chen,1999)。在初始阶段,病因和分子或细胞变化都是简单和微观的,因果关系往往是一对一的。然而,随着疾病的发展,受影响的病灶会像螺旋一样不断扩大,宿主和环境成分在不同阶段的因果关系也越来越复杂。

螺旋演化模型最适合用于描述多因素病因疾病的多阶段发病机制。如图7.1.1所示,肝细胞癌(HCC)的发展是一个多阶段过程,涉及多种危险因素。导致HCC的原因有很多,包括乙型肝炎病毒(HBV)、丙型肝炎病毒(HCV)、黄曲霉毒素、酒精、烟草、非酒精性脂肪肝、糖尿病、血色病、α-1-抗胰蛋白酶缺乏症等。接触致病因子可能会导致受影响的肝细胞发生突变或表观遗传学改变,进而引发肝脏炎症、慢性肝炎、肝纤维化和肝硬化,最终导致HCC。在肝癌的致病过程中,受影响的目标从分子开始,扩展到细胞、组织和器官,就像一个螺旋,越来越多的诱因参与其中,推动疾病的进展。除了接触各种化学致癌物质外,胡萝卜素和硒等微量元素摄入不足也与HCC风险增加有关。宿主因素(包括体液和细胞免疫、异生物代谢、激素和易感基因型)可改变HCC的发病风险。包括免疫接种、抗病毒治疗、肝病筛查和其他临床干预措施在内的保健因素可用于阻止或减缓HCC的发生或复发。

7.1.3　生态学研究:在总体水平上确定环境健康危害

地方病在小范围内的地理聚集是环境健康危害的最重要特征。地方病在狭小地区的极高流行率总是导致人们寻找独特的环境危险因素。生态学研究通常用于比较地方病流行地区和非地方病流行地区的环境疾病患病率或死亡率。在生态学研究中,分析和比较的是总体属性,如暴露和未暴露地区居民的发病率,而不是个体属性,如暴露和未暴露对象的健康状况。生态研究倾向于比较暴露于环境和未暴露于环境地区的健康指数,或定量研究许多地区的健康指数与环境暴露之间的相关性。一些环境特征或合并发病率可用作致病因子的替代指标,以阐明疾病风险与致病因子之间的关系。生态学研究的解释可能会受到生态学谬误潜在存在的限制,即在总体水平上观察到的病原体与疾病之间的相关性在个体水平上可能并不一致。然而,生态学研究经常被用来探讨人类疾病的环境成因。

举例来说,乌脚病是一种流行性外周血管疾病,仅限于中国台湾西南海岸的有限地区。临床上,该病最初表现为一侧或多侧肢体麻木或发凉,间歇性跛行,随后发展为黑色变色、溃疡和坏疽。在疾病晚期,患肢远端自发截肢很常见。这种疾病在中国台湾西南部相邻的4个乡镇高发。由于该地区的浅井水(6~8 m深)盐度较高,一些村庄的居民自20世纪20年代起开始使用自流井水(100~200 m深)。研究发现,使用自流井水与乌脚病的发生有关,流行区自流井的水样中砷浓度很高,在0.35至1.14 ng/L之间。

根据对死亡率数据的分析,乌脚病流行地区的居民皮肤癌、膀胱癌、肾癌、肺癌和肝癌的死亡率明显升

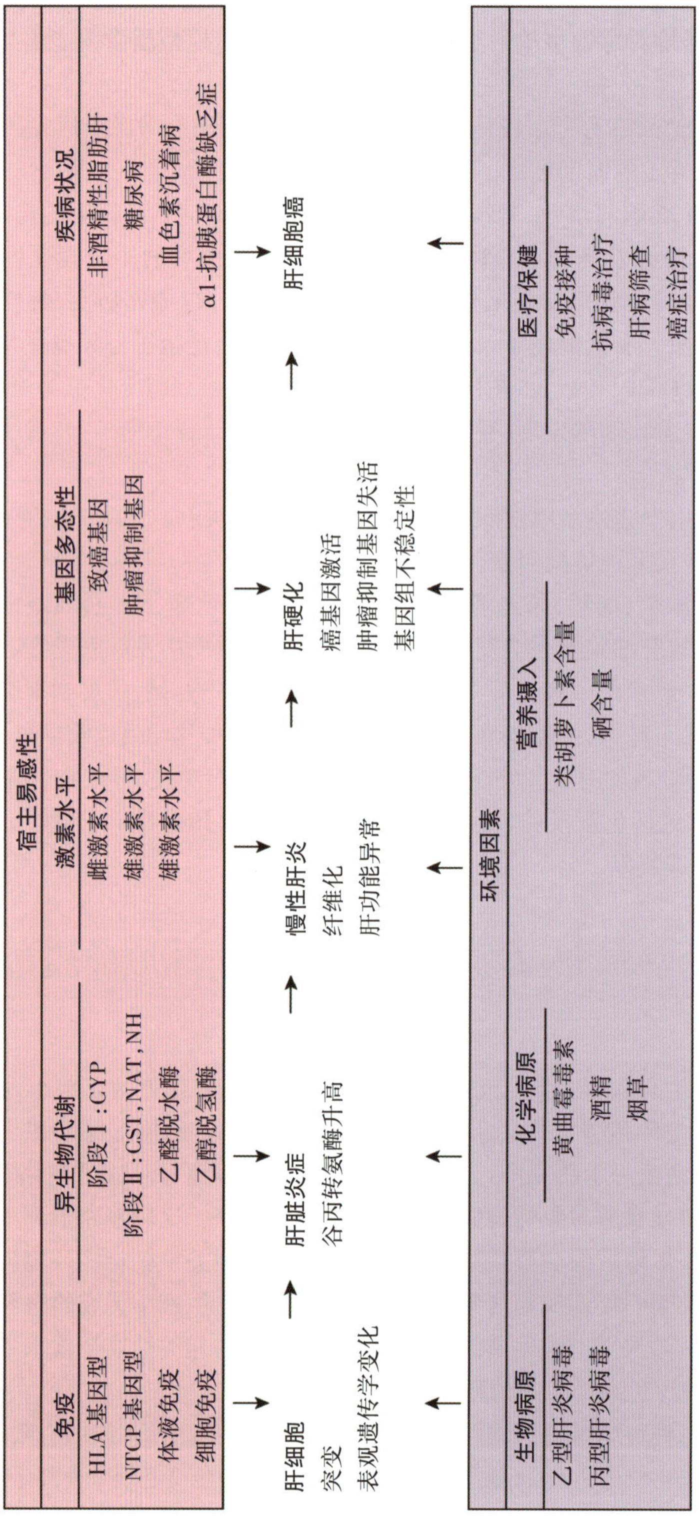

图 7.1.1 多因素致病的多阶段肝癌发生

高。如表7.1.3所示。与台湾一般人口相比，乌脚病流行区居民的膀胱癌、肾癌、皮肤癌和肺癌的年龄标准化死亡率是台湾一般人口的3倍、由于该流行区的4个乡镇的乌脚病发病率不同，因此进一步比较了各乡镇的癌症死亡率。乌脚病流行率越高的乡镇，其皮肤癌、膀胱癌、肾癌和肺癌的年龄标准化死亡率就越高。由于这四个乡镇的84个村也有不同的乌脚病流行率和使用不同类型的井水，因此对村一级的癌症死亡率进行了更精细的分析。如表7.1.4所示，在村一级观察到乌脚病流行率与皮肤癌、膀胱癌、肾癌、肺癌和肝癌的年龄-性别标准化死亡率之间存在明显的剂量-反应关系。此外，癌症死亡率的生物梯度还体现在作为饮用水源的水井类型上，仅使用自流井的村庄癌症死亡率最高，仅使用浅井的村庄癌症死亡率最低。由于乌脚病和自流井的使用都与饮用水中的砷有显著关联，因此被用作砷暴露的替代环境变量。因此，这意味着饮用水中的砷可能会增加患皮肤癌和内脏癌的风险。然而，评估与饮用水中砷有关的癌症风险的最佳方法是从水井中获取饮用水中的砷含量。

表7.1.3 台湾西南部砷中毒流行区4个乡镇按乌脚病流行率分列的皮肤癌和内脏癌年龄标准化死亡率[1]

癌症	性别	乌脚病症流行区	按乌脚病流行程度划分的乡镇[2]			
			非常高	高	中	低
皮肤	男	5.3	8.4	8.3	5.3	1.3
	女	6.5	6.8	15.7	3.6	1.9
膀胱	男	11.0	13.8	15.6	10.7	6.1
	女	20.1	38.0	34.6	16.1	5.6
肾脏	男	7.7	14.0	12.44	8.2	4.8
	女	11.2	14.7	22.5	8.5	3.2
肺部	男	3.2	3.8	5.3	2.6	1.7
	女	4.1	6.3	6.8	3.3	1.9
肝脏	男	1.7	1.6	1.9	1.7	1.6
	女	2.3	1.8	2.3	2.5	2.4

注：[1]以台湾一般人口的死亡率为标准，计算标准化死亡率（台湾=1.0）。

[2]四个乡镇，包括Peimen、Husehchia、Putai和Ichu，乌脚病发病率分别为5.67‰、3.87‰、2.02‰和0.64‰。分别计算了男性和女性的年龄标准化死亡率。

资料来源：Chen C J, et al. Malignant neoplasms among residents of a Blackfoot disease-endemic area in Taiwan: High-arsenic artesian well water and cancers[J].Cancer Research, 1985, 45: 5895-5899.

表7.1.4 台湾西南部砷中毒流行区84个村庄按乌脚病流行率和饮用水源划分的皮肤癌和内脏癌年龄-性别标准化死亡率[1]

癌症	按乌脚病流行程度划分的村庄[2]			按作为主要饮用水源的水井类型划分的村庄[3]		
	高	中	低	仅自流井	两者	仅浅层
皮肤	11.2	6.5	2.2	10.9	6.5	2.2
膀胱	40.3	17.2	3.8	26.3	11.2	4.5
肾脏	14.9	7.7	3.2	9.2	7.5	3.3
肺部	6.2	3.1	1.8	4.6	2.8	1.8
肝脏	3.0	1.5	1.3	2.0	1.8	1.4

注：[1]以台湾一般人口的死亡率为标准，计算标准化死亡率（台湾=1.0）。

[2]共有84个村庄按乌脚病发病率分为三组：分别为0、0.1～5.0和大于5.0‰。

[3]根据主要饮用水源水井的类型将84个村庄分为三组：仅自流井、自流井和浅井、仅浅井。

资料来源：Chen C J, et al. Malignant neoplasms among residents of a Blackfoot disease-endemic area in Taiwan: High-arsenic artesian well water and cancers[J].Cancer Research, 1985, 45: 5895-5899.

乌脚病流行区42个村庄的浅井和自流井水的砷含量可用于进一步分析饮用水中的砷与癌症死亡率之间的关系。如表7.1.5所示,在村庄一级,饮用水中的砷与年龄调整后的膀胱癌、肾癌、肺癌、皮肤癌、肝癌和前列腺癌死亡率之间存在显著的剂量反应关系(Chen et al.,1988a)。在村庄一级,饮用水中的砷与心血管疾病和外周血管疾病的年龄调整死亡率之间也存在明显的剂量反应关系(Wu et al.,1989)。

表7.1.5 台湾西南部砷中毒流行区42个村庄按年龄标准化的皮肤癌和内脏癌死亡率(每10万人),按井水砷含量分列

癌症	性别	按井水砷含量分列的村庄			台湾人口一般情况
		0.60+	0.30~0.59	<0.30	
皮肤	男	28.0	10.7	1.6	0.8
	女	15.1	10.0	1.6	0.8
膀胱	男	89.1	37.8	15.7	3.1
	女	91.5	35.1	16.7	1.4
肾脏	男	21.6	13.1	5.4	1.1
	女	33.3	12.5	3.6	0.9
肺部	男	87.9	64.7	35.1	19.4
	女	83.8	40.9	26.5	9.5
肝脏	男	68.8	42.7	32.6	28.0
	女	31.8	18.8	14.2	8.9
前列腺	男	8.4	5.8	0.5	

资料来源:Chen C J, et al. Arsenic and cancers[J].The Lancet,1988,1(8582):414-415.

在另一项关于中国台湾314个辖区和乡镇的年龄调整后癌症死亡率的生态相关性研究中(Chen,Wang,1990),对83 656口井的砷含量进行了检测,以得出每个辖区或乡镇的井水平均砷含量。所有研究地区和乡镇的癌症死亡人数和年中人口均来自国家死亡证明和户籍登记系统。所有研究区和乡镇的癌症死亡人数和年中人口均来自国家死亡证明和户籍登记系统。根据加权多元回归分析,井水中的平均砷含量与分区/乡镇一级的肝癌、鼻腔癌、肺癌、皮肤癌、膀胱癌、肾癌和前列腺癌的年龄调整后死亡率之间存在显著相关性。在对工业化和城市化指数进行调整后,井水砷含量每增加0.1 ppm,每10万人年经年龄调整后的肝癌、鼻腔癌、肺癌、皮肤癌、膀胱癌和肾癌死亡率分别为:男性6.8、0.7、5.3、0.9、3.9和1.1;女性2.0、0.4、5.3、1.0、4.2和1.7。井水中的砷含量每增加0.1 ppm,前列腺癌死亡率就会增加0.5/100 000人年。在这些生态相关性研究中,疾病风险和环境暴露都是在群体(村或辖区/乡镇)层面进行测量的。存在潜在的生态学谬误c以及吸烟率、饮酒率、环境污染、病毒性肝炎等外在因素的混杂效应。生态相关性研究的结果必须通过个人层面的研究进一步验证。

此外,还开展了生态相关性研究,以暗示传染性病原体与癌症之间可能存在因果关系(Chen et al.,2014)。在HBV/HCV与HCC、疱疹病毒与卡波西肉瘤、人类T细胞白血病病毒与白血病、肝吸虫与胆管癌以及幽门螺杆菌与胃癌等疾病中,都观察到致癌传染病病原体流行率与特定癌症发病率的地域差异具有相似性。例如,在东亚、东南亚、中亚和撒哈拉以南非洲地区,肝癌的发病率以及HBV和HCV感染率都非常高。但在不同的国家和地区,HBV和HCV在肝癌中的病因比例也不尽相同。在日本和中亚,HCV的发病率较高,而在东南亚、中国台湾和中国大陆,HBV的发病率较高。在台湾地区的乡镇中,还观察到HCC死亡率与慢性HBV感染率之间存在显著的生态相关性。这些生态学研究结果表明,慢性HBV和HCV感染在HCC的发病中起着重要作用。全球约75%的肝癌病例是由HBV和HCV引起的。因此,控制病毒性肝炎可能会大大减轻全球HCC的负担(Chen,2018)。

7.1.4 横断面调查和纵向研究:环境健康危害的个人层面评估

如表7.1.6所示,有几种不同的研究设计用于评估个人层面的环境健康危害。根据收集疾病风险(结果)和环境暴露(原因)数据的时间,这些研究可分为横断面研究和纵向研究。横断面研究在同一时间收集疾病数据和暴露数据。最常见的横断面研究是环境健康调查,从暴露和未暴露地区招募参与者,收集有关健康状况、暴露于环境因素和潜在混杂因素的信息。横断面调查得出的患病率估计值代表的是疾病流行率,而不是发病率。由于疾病和暴露数据是同时收集的,因此需要进一步评估疾病和暴露的因果时间性。如果在发病前的很长一段时间内,环境暴露相当一致,则可以认为因果时间性是正确的。纵向研究可根据研究对象的招募情况进一步分为病例对照研究和队列研究。传统的病例对照研究从医疗机构或社区招募发病病例和匹配对照,并通过问卷访谈收集环境因素暴露史。虽然因果时间性得到了考虑,但环境暴露史信息可能会受到回忆偏差和其他偏差的影响。如果有长期暴露史的详细记录,偏差可能会大大减少。传统的队列研究从社区或工作场所招募暴露和未暴露的健康参与者,并对队列进行跟踪,直到有足够比例的参与者患上所研究的疾病。虽然暴露信息不存在回忆偏差,但可能会因参与者失去随访而受到限制。如果可以从疾病登记系统或医疗保险数据库中获得数据,就可以通过计算机化的数据链接来解决失去随访的问题。

表7.1.6 调查个人层面环境健康危害的主要研究设计

疾病与接触之间的时间性	收集疾病和接触数据	研究对象的选择	局限性	关联估计
横断面	同时	人口随机抽样	时间正确性	比值比(OR)
纵向	回顾性(检索以前的接触情况)	受影响病例和未受影响对照组	回忆偏移	比值比(OR)
纵向	前瞻性(对未来疾病的跟踪)	已接触和未接触人群	失去后续行动	风险率

以乌脚病为例,在对中国台湾西南部流行区37个村庄的40 421名居民进行的社区横断面调查中,研究了参与者的皮肤癌和乌脚病状况与井水中砷含量之间的关系(Tseng,1977)。如图7.1.2所示,在大多数年龄组和性别组中,皮肤癌和乌脚病与饮用水中砷浓度之间存在明显的剂量-反应关系。皮肤癌和乌脚病明显同时存在。在一项以社区为基础的病例对照研究中,共对353对乌脚病病例和匹配的对照组进行访谈(Chi, Blackwell,1968)。在乌脚病流行的村庄居住时间的长短与患乌脚病的风险有明显的剂量-反应关系。在发病前的15年中,所有353例(100%)乌脚病例都曾使用自流井水作为主要饮用水源,但只有233例(66%)匹配对照组曾饮用自流井水(p<0.001)。乌脚病病例的受教育程度和社会经济地位均低于匹配对照组。另一项病例对照研究中,对241名乌脚病患者和759名匹配的健康对照者进行了问卷调查,以了解饮用自流井水的历史、饮食、酒精摄入量和吸烟情况,以及一级亲属中是否存在砷引起的皮肤角化病和癌症以及乌脚病(Chen et al.,1988b)。罹患乌脚病的风险与饮用自流井水的时间长短之间存在明显的剂量反应关系。此外,砷引起的皮肤损伤、家族乌脚病病史和营养不良也与乌脚病的发病有关,与饮用自流井水的时间长短无关。

在一项对789名乌脚病患者进行了长达15年的病因特异性死亡率队列研究中(Chen et al.,1988),分别以中国台湾一般人群和乌脚病流行地区的死亡率为标准,得出了乌脚病患者的年龄-性别标准化死亡率比。如表7.1.7所示,与两个参照人群相比,乌脚病患者的心血管疾病以及膀胱癌、皮肤癌、肺癌和肝癌死亡率明

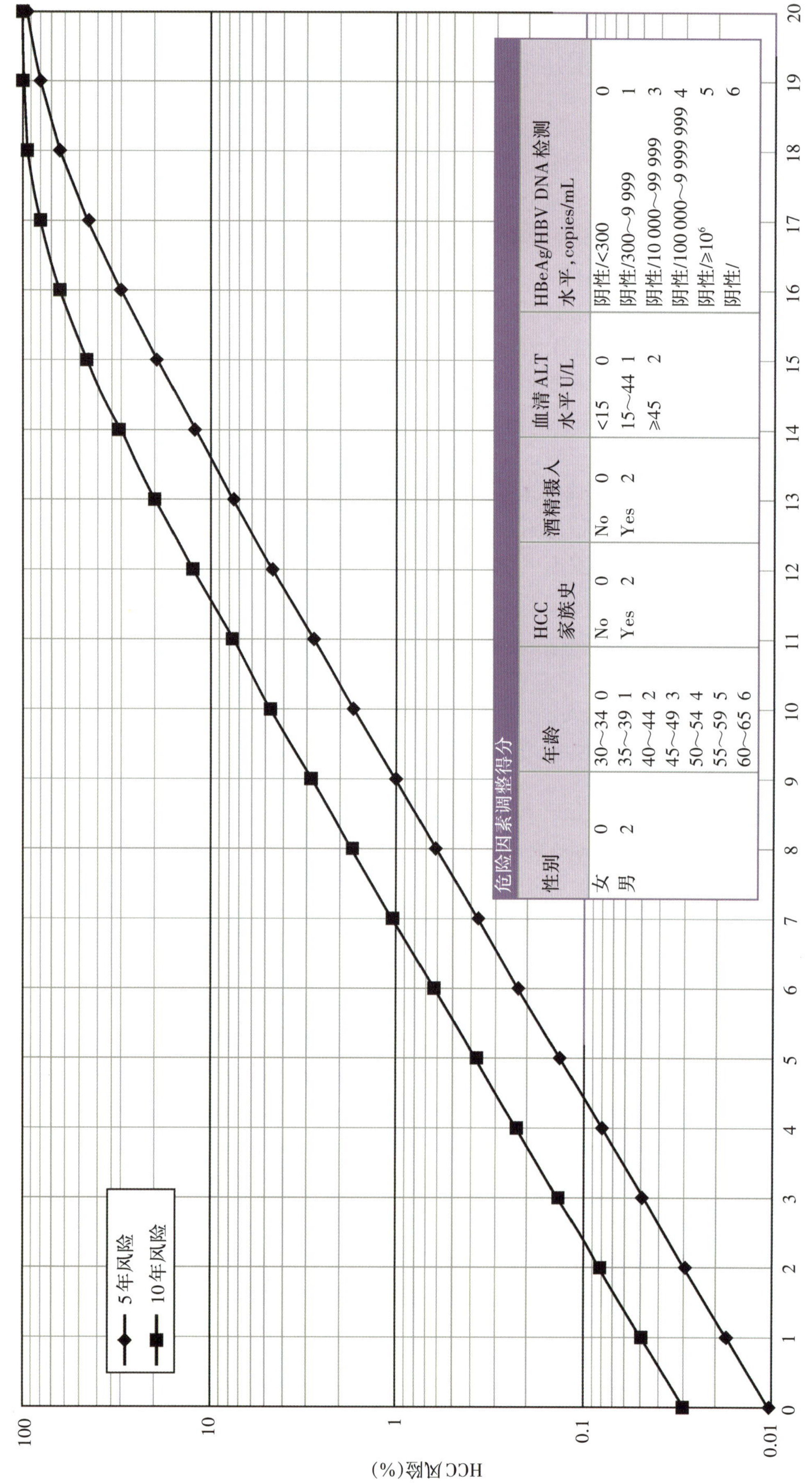

性别		年龄		HCC家族史		酒精摄入		血清ALT水平 U/L		HBeAg/HBV DNA检测水平, copies/mL	
女	0	30~34	0	No	0	No	0	<15	0	阴性/<300	0
男	2	35~39	1	Yes	2	Yes	2	15~44	1	阴性/300~9 999	1
		40~44	2					≥45	2	阴性/10 000~99 999	3
		45~49	3							阴性/100 000~9 999 999	4
		50~54	4							阴性/≥10^6	5
		55~59	5							阴性/	6
		60~65	6								

图7.1.2 慢性乙型肝炎导致肝细胞癌的预测风险示意图

显升高。在另一项关于乌脚病流行区膀胱癌、肺癌和肝癌的病例对照研究中(Chen et al.,1986),在对年龄和性别进行调整后,饮用自流井水的时间长短与三种癌症的剂量反应关系明显相关。

表 7.1.7 乌脚病患者癌症和血管疾病的年龄标准化死亡率与两种人群的比较

疾　病	乌脚病患者的标准死亡率	
	以台湾人口为参照[1]	流行区参考人口[2]
皮肤癌	28.5**	4.5*
膀胱癌	38.8***	2.6**
肾癌	19.5	1.6
肺癌	10.5***	2.8**
肝癌	4.7***	2.5**
前列腺癌	17.3	2.7
外周血管疾病	12.4***	3.5***
心血管疾病	2.1***	1.6**
脑血管疾病	1.2	1.1

注:[1]以台湾一般人口的死亡率为标准比率(台湾=1.0)。

[2]以乌脚病流行地区人口的死亡率作为标准比率(流行地区=1.0)。

*$p<0.5$,**$p<0.01$,***$p<0.001$

资料来源:Chen C, J et al. Atherogenicity and carcinogenicity of high-arsenic artesian well water[J]. Arteriosclerosis, Thrombosis, and Vascular Biology, 1988, 8:452-460.

在三个乌脚病流行的村庄开展了一项基于社区的健康调查研究,以探讨饮用水中的砷与各种慢性疾病之间的关系。公共卫生护士共访问了1 571名30岁以上的居民,其中1 071人接受了健康检查。这些村庄的居民从上世纪10年代初开始以自流井为主要饮用水源,到上世纪70年代初才改用远处水库的地表水作为公共供水系统。20世纪60年代初,对乌脚病高发村庄自流井水的砷含量进行了调查。由于某个村庄的居民共用几口水井,因此共用水井的砷含量中值被用作该村庄居民饮用水的砷含量。由于受试者可能会从一个村庄迁移到另一个村庄,我们通过结构化问卷调查获得了受试者居住和饮用自流井水的详细生活史。累积砷摄入量的计算公式为$\Sigma(C_i \times D_i)$,其中C_i为受试者居住村庄的共用井水砷含量中位数,D_i为受试者在连续的i个时间段内饮用该村庄自备井水的时间,受试者饮用水的平均砷摄入量的计算公式为$\Sigma(C_i \times D_i)/\Sigma(D_i)$。乌脚病高流行村居民的糖尿病(Lai et al.,1994)和高血压(Chen et al.,1995)的特定年龄患病率明显高于非流行区居民。此外,累积砷暴露量与糖尿病(Lai et al.,1994)、高血压(Chen et al.,1995)、基于多普勒超声波检查的外周血管疾病(Tseng et al.,1996)、颈动脉粥样硬化。如表7.1.8所示,随访研究还发现,随着累积砷暴露量的增加,皮肤癌(Hsueh et al.,1997)和致命性缺血性心脏病(Chen et al.,1996)的发病率也会出现明显的生物梯度。

还有一项关于井水砷含量和健康状况的调查在台湾东北部的四个乡镇共调查了8 102位居民。这些乡镇的居民在自家后院都有管井。这些家庭的井水砷含量于20世纪90年代初进行了检测。20世纪90年代初,该地区开始使用自来水作为公共供水系统,2000年的覆盖率高达95%。井水中砷的累积暴露量与脑血管疾病(尤其是脑梗)的发病率之间存在剂量-反应关系,这种关系是通过家访和医院病历审查确定的(Chiou et al.,1997)。在乙型肝炎表面抗原(HBsAg)和丙型肝炎病毒(HCV)抗体血清阴性的参与者中,还观察到慢性肝炎或肝硬化的发病率与饮用水中砷含量存在明显的剂量反应关系(Hsu et al.,2016a,2016b),以及慢性肾病(Hsu et al.,2017)。

表7.1.8 累积砷暴露量与各种疾病风险之间的剂量-反应关系[数字为相对风险度(95%CI)]

疾病/死因	累积砷暴露量			
	低	中型	中高	高
皮肤癌[1]	1.0(参照)	2.8(0.3~31.9)	2.6(0.3~22.9)	7.6(1.0~60.3)
高血压[2]	1.0(参照)	0.9(0.2~3.3)	2.4(0.8~6.9)	3.6(1.4~9.6)
缺血性心脏病死亡[3]	1.0(参照)	2.5(0.5~11.4)	4.0(1.0~15.6)	6.5(1.9~22.2)
白内障(后囊下混浊)[4]	1.0(参照)	2.2(0.4~12.1)	4.8(1.0~22.2)	5.7(1.2~26.3)
	低	中型	高	
糖尿病[5]	1.0(参照)	6.6(0.9~51.0)	10.1(1.3~77.9)	
基于心电图的缺血性心脏病[6]	1.0(参照)	1.6(0.5~5.3)	3.6(1.1~11.7)	
基于多普勒超声的外周血管疾病[7]	1.0(参照)	2.8(0.9~9.1)	4.3(1.3~14.5)	
基于双工超声波的颈动脉粥样硬化[7]	1.0(参照)	1.8(0.8~3.8)	3.1(1.3~7.4)	
脑梗[8]	1.0(参照)	2.7(1.2~5.8)	3.4(1.4~8.1)	
餐肉[9]	1.0(参照)	3.1(1.8~5.6)	4.1(2.2~7.4)	

注:[1]台湾西南部的随访研究,砷水平分层为0、0.1~10.6、10.7~17.7、>17.7毫克/升-年

[2]台湾西南部调查,砷含量分层为0、0.1~6.3、6.4~10.8、10.9~14.7毫克/升-年(两组>14.7毫克/升-年在此不显示)。

[3]台湾西南部的随访研究,砷水平分层为0、0.1~9.9、10.0~19.9、>19.9毫克/升-年

[4]台湾西南部调查,砷含量分层为0、0.1~12.0、12.1~20.0、>20.0毫克/升-年

[5]台湾西南部调查,砷含量分层为0、0.1~15.0、>15.0毫克/升-年

[6]台湾西南部调查,砷含量分层为0、0.1~14.9、>14.9毫克/升-年

[7]台湾西南部调查,砷含量分层为0、0.1~19.9、>19.9毫克/升-年

[8]台湾西北部调查,砷含量分层为<0.1、0.1~4.9、>4.9毫克/升-年

[9]台湾西南部调查,砷含量分层为0、0.1~15.0、>15.0毫克/升-年

资料来源:皮肤癌(Hsuehet et al.,1997)、高血压(Chenet et al.,1995)、缺血性心脏病死亡(Chenet et al.,1996)、白内障(See et al.,2007)、糖尿病(Laiet et al.,1994)、基于心电图的缺血性心脏病(Tseng et al.,2003)、基于多普勒超声波的外周血管疾病(Tseng et al.,1996)、基于双相超声波的颈动脉粥样硬化(Wang et al.,2002)、基于多普勒超声的外周血管疾病(Tseng et al.,1996)、基于双工超声波的颈动脉粥样硬化(Wang et al.,2002)、脑梗(Chiou et al.,1997)和翼状胬肉(Linet et al.,2008)。

通过与国家癌症登记和死亡证明档案的计算机数据链接,确定并查明了来自中国台湾西南部和东北部砷中毒流行地区的队列参与者的癌症发生率。研究发现,长期接触井水中的砷与尿道癌(Chiou et al.,2001)和肺癌(Chen et al.,2004)的发病率之间存在剂量反应关系。吸烟和接触饮用水中的砷对肺癌的发生有协同作用。根据台湾东北部的随访数据,发现肺癌和尿道癌的终生累积风险(35~85年)随井水中砷浓度的增加而增加(Yang et al.,2013)。饮用水中砷含量小于10、10~99和100μg/L时,终生患肺癌的风险分别为7.42%、8.99%和17.09%;相应的终生患尿道癌的风险分别为0.29%、1.07%和3.43%。在所有横断面调查、病例对照研究和队列研究中,必须确保环境因素暴露评估的准确性,这样才能有效地识别和描述环境对健康的危害。同样重要的是,要注意各种环境介质中致病因子浓度的时间变化、个人接触受污染环境介质的频率和数量的变化以及各种暴露评估方法检测限的变化。

一种病原体可能导致多种疾病,如饮用水中的砷,因此一种疾病可能由多种病原体引起。许多病例对照和队列研究都探讨了HCC的多种病因(Chen et al.,1997;Chen,2018)。HCC的病因包括HBV和HCV。20世纪70年代,多项横断面病例对照研究观察到HCC与HBsAg血清阳性(慢性HBV感染的生物标志物)共存。在慢性HBV感染的自然史中,重要的里程碑式生物标志物[包括乙型肝炎e抗原(HBeAg)、HBV DNA和HBsAg]可能会出现自发性血清清除(Chen,Yang,2011)。HBeAg血清清除是在肝脏炎症的血清标志物丙氨酸

氨基转移酶(ALT)水平升高一段时间后发生的。HBeAg阴性患者的血清HBV DNA水平(病毒载量)可能会保持较高水平或逐渐下降。在血清HBV DNA水平检测不到后,HBsAg血清清除也可能发生。这些HBV生物标记物的血清清除可能发生在HCC诊断之前。由于HBeAg、HBV DNA和HBsAg可能会随着年龄的增长而逐渐清除血清,因此它们在HCC发病时的血清阳性率远低于儿童期或青壮年期。因此,应当注意的是,如果HCC病例和对照组中没有HBsAg、HBV DNA和HBeAg血清阳性者,横断面研究可能会低估与HBsAg、HBV DNA和HBeAg血清阳性相关的相对HCC风险。如果HCC病例和对照组在年龄上没有很好地匹配。这可能解释了为什么在各种横断面病例对照研究中,HBsAg血清阳性的相对HCC风险范围很广。在各种横断面病例对照研究中,HBsAg血清阳性的相对HCC风险范围很大。

纵向队列研究可以更好地阐明与这些风险预测因素相关的HCC风险。台湾的GECC队列研究(Beasley et al.,1981)首次证实了慢性HBV感染与HCC之间的因果关系,这是首个关于病毒导致人类癌症的前瞻性随访研究。REVEAL-HBV队列研究证实,HBsAg血清阳性患者罹患HCC和肝硬化的风险增加与HBeAg血清状态和血清HBV DNA水平升高有关(Yang et al.,2002;Chen et al.,2006;Iloeje et al.,2006)。在随访期间重复测量系列生物标志物可能有助于更准确地研究因果关系的时间性。例如,有资料表明,HBV病毒载量的长期轨迹而非基线水平能更准确地预测HCC风险(Chen et al.,2011)。研究开始时的HBV病毒载量与随访期间新发HCC风险之间存在明显的剂量反应关系。然而,在进入研究时病毒载量较高的慢性乙型肝炎患者中,HCC风险存在明显差异。在随访期间保持高病毒载量的患者发生HCC的风险最高,而病毒载量显著下降至低水平的患者发生HCC的风险最低。换句话说,随访生物标志物非常有助于将患者分为更精细的HCC风险组。也有大量文献表明,清除血清中的HBV生物标志物可显著降低HCC风险(Liu et al.,2014年)。这些观察性研究表明,降低HCC风险最有效、最高效的方法是通过接种乙型肝炎疫苗和对慢性乙型肝炎和丙型肝炎进行抗病毒治疗来消除慢性病毒性肝炎。

在REVEAL-HBV队列内的巢式病例对照研究中发现,入组时血清中黄曲霉毒素B1-白蛋白加合物水平升高会增加慢性乙型或丙型肝炎患者罹患肝硬化和HCC的风险(Chu et al.,2017;Chu et al.,2018)。值得注意的是,进入研究时的黄曲霉毒素暴露可能预测8或9年内发生终末期肝病的风险,但不能预测8或9年后发生终末期肝病的风险。换句话说,黄曲霉毒素可能只在慢性肝病发展的晚期阶段才是风险预测因子,而且/或者研究开始时的黄曲霉毒素暴露量可能不能反映长期随访期间的暴露量。这进一步证明了在队列研究中连续测量风险预测因子暴露量的重要性,以便阐明疾病预测因子随时间变化的影响。

7.1.5 干预试验:通过预防性干预验证环境健康危害

对人体进行实验研究来验证从前面讨论的观察研究中发现的环境对健康危害的可疑影响是不道德的。不过,干预试验可用于评估环境因子对疾病风险可能产生的影响,方法是将环境因子从环境中移除。干预试验可分为个体试验和群组试验,具体取决于是将单个受试者还是将家庭、学校或社区等群组分配给干预对象。干预试验还可分为对照试验和非对照试验,具体取决于是否纳入可比较的对照组。在对照试验中,通过比较试验组和对照组的疾病发生率来评估干预措施对环境健康危害的影响。在非对照试验中,通过比较实验组在干预前后的疾病发生率来评估干预效果。

中国台湾西南部乌脚病流行区于20世纪60年代初开始实施公共供水系统,使用的是来自远处水库的未受污染地表水,该系统于20世纪70年代完成。因此,通过比较流行区和非流行区砷诱发疾病的发病率和死亡率的长期变化,可以验证观察研究中发现的砷诱发的健康危害。在一系列研究中,以中国台湾一般人口为基准人口,计算了1971—2003年乌脚病流行地区居民的特定病因标准化死亡率。采用累积总和技术检测标准化死亡率的变化情况。在西南部乌脚病流行区,男性和女性缺血性心脏病(Chang et al.,2004)、肾脏疾病(Chiu,Yang,2005)、外周血管疾病(Yang,2006)以及肺癌(Chiu et al.,2004)、肾癌(Yang et al.,2004）和膀胱癌（Yang et al.,2005）的死亡率均明显下降。在肝癌（Chiu et al.,2004）和糖尿病（Chiu et al.,2006）死亡率方面，雌性显著下降，雄性则没有。根据可逆性标准，可以断定砷暴露与各种健康影响之间很可能存在因果关系。虽然研究结果与前面提到的观察性研究结果相当一致，但有几个问题需要进一步澄清：(1) 不同地区和不同时间的基本死因分类可能不同。有必要研究在研究期间，不同地区的死亡证明书中基本死因分类的变化是否具有可比性。(2) 流行地区与全台湾的竞争死因可能有很大差异。砷对健康的影响是多方面的，会诱发各种癌症、循环系统疾病、糖尿病、高血压、肾病等。一个人可能死于多种砷引起的疾病，因此，很难为受砒霜影响的人选择死因。(3) 与一种疾病相关的死亡率是该疾病发病率和死亡率的函数。高死亡率可能意味着发病率增加和/或死亡率升高。最好分析发病率而不是死亡率，以明确病原体与疾病之间的因果关系。(4) 砷以外的危险因素可能是重要的混杂因素，如吸烟和饮酒习惯、慢性肝炎病毒感染和肥胖。在死亡率分析中没有考虑这些因素。因此，比较公共供水系统实施后砷诱发疾病发病率的长期变化更有说服力。此外，年龄队列-时期分析也有助于确定接触砷的易感年龄，并评估干预措施的可逆性效果。

1984年，中国台湾启动了一项旨在根除HBV感染的疫苗接种计划（Chien et al.,2006）。这是世界上第一个针对新生儿的乙型肝炎疫苗普及计划。在计划实施的头两年（1984年7月至1986年6月），只有高风险（HBsAg阳性）母亲所生的新生儿才接种疫苗。但自1986年7月起，所有新生儿都接种了疫苗。自1987年起，该计划进一步扩大到新生儿时期未接种疫苗的学龄前儿童。1984年后出生的儿童和青少年的HBsAg携带率和HBV感染率大幅下降，表明该计划不仅成功预防了HBV的围产期传播，还降低了HBV在儿童中横向传播的风险（Chang et al.,1997），这是第一项证明通过疫苗接种预防人类癌症的研究。更引人注目的是，乙型肝炎疫苗接种计划启动30年后，有效降低了婴儿暴发性肝炎、慢性肝病和HCC的长期风险（Chiang et al.,2013）。然而，要阐明乙肝疫苗接种未能消除接种后出生队列中的HCC，还需要在个人层面进行进一步研究。在一项对380万名接种者进行的为期20年的队列研究中，乙肝免疫接种不完全和母体HBV携带者状态与疫苗接种失败以及由此导致的急性和慢性肝病风险有关（Chien et al.,2014）。

拉米夫定于1998年首次获批用于慢性乙型肝炎治疗，该药可显著降低接受治疗患者的HCC风险，但其中很大一部分患者出现了抗病毒的YMDD突变体（Liaw et al.,2004）。新开发的乙型肝炎治疗抗病毒药物在诱导HBV抗病毒方面具有更高的基因屏障。在2013年直接作用药物上市之前，基于干扰素的疗法是慢性丙型肝炎治疗的标准。最近的几项研究表明，接受口服核苷/核苷酸类似物治疗的慢性乙型肝炎患者和接受直接作用药物清除HCV的慢性丙型肝炎患者的HCC发病率有所下降（Chen,2018）。中国台湾于2003年10月启动了一项针对高危慢性乙型肝炎和慢性丙型肝炎患者的抗病毒治疗计划。最近有资料显示，通过该计划，终末期肝病的负担明显减轻。从2004年到2011年，共有157 570名CHB患者和61 823名CHC患者接受了有偿抗病毒治疗。与计划启动前的4年（即2000—2003年）相比，2008—2011年慢性肝病和肝硬化死亡率降低了22%，HCC死亡率降低了24%，HCC发病率降低了14%（Chiang et al.,2015）。该研究证实，在中国台湾，HBV和HCV是肝硬化和HCC最重要的病因。最近的国际研究表明，接受聚乙二醇干扰素或任何核苷/核苷酸类似物治疗（Lin et al.,2016）或恩替卡韦或替诺福韦治疗（Papatheodoridis et al.,2017）的CHB患者以及接受聚乙二醇干扰素联合利巴韦林（Huang et al.,2017）或DAAs（Ioannou et al.,2017）清除HCV的CHC患者的HCC发病率有所下降。这些研究进一步证实，HBV和HCV是全球肝硬化和HCC最重要的病因。

第二次世界大战前，地方性甲状腺肿在台湾山区非常普遍。一项调查显示，山区一些原住民乡镇的发病率高达70%。甲状腺肿流行区的猪甲状腺肿发病率明显高于非流行区。饮食中缺碘或摄入含甲状腺素的食物是否是甲状腺肿大流行的主要原因还存在争议。研究发现，使用碘片补充膳食中的碘摄入量可有效降低学龄儿童地方性甲状腺肿的发病率，但这种方法既昂贵又不方便。为了在社区一级找到有效和高效的预防策略，在台湾北部的两个乡镇开展了加碘盐社区干预对照试验（Chen et al.,1976）。实验镇和对照镇使用的所有食盐均严格由研究小组提供。在实施社区试验之前，学龄儿童的地方性甲状腺肿发病率同样很高。试验一年后,试验镇的地方性甲状腺肿发病率明显低于对照镇。虽然这项研究没有排除摄入含甲状腺素食品的可能影响,但碘缺乏被证实是台湾地方性甲状腺肿的最重要危险因素。在联合国儿童基金会的支持下,中国台湾在全省范围内实施了食盐加碘计划,此后甲状腺肿发病率大幅下降。由于除加碘盐外,膳食中碘的摄入量也可能发生变化,因此有必要监测和调整食盐中的碘含量,以防止因碘摄入量过高而导致甲状腺中毒。

7.1.6 环境健康危害中基因与环境的相互作用:分子和基因组生物标志物的识别与应用

在同一环境中,不同的人罹患环境疾病的风险可能不同。换句话说,环境因素导致的疾病易感性存在宿主差异。个体易感性可能来自遗传或行为因素。例如,不良的营养状况和砷甲基化能力可能会改变与砷引起的健康危害(包括癌症和心血管疾病)相关的风险。吸烟、黄曲霉毒素暴露、抗氧化剂缺乏和血清雄激素水平等多种危险因素都是HBV诱导HCC的重要危险因素。除非使用生物标记物,否则一些环境辅助因素很难检测和量化。近几十年来,人们对暴露于环境危险因素时分子、细胞、组织和器官系统的结构和功能变化进行了大量研究,以确定能否在早期发现环境疾病的临床前病变,从而进行更及时的干预。最近,基因组学、蛋白质组学、转录物组学、蛋白质组学、糖组学、脂质组学和代谢组学的巨大进步使人们能够更广泛地研究宿主的基因多态性和突变以及表观遗传学变化,从而更精确地阐明基因–基因和基因–环境相互作用的影响。

在有关环境健康危害的研究中,已经发现并应用了各种有关环境暴露、健康影响和人类疾病个体易感性的生物标志物。暴露于环境因素的生物标志物包括体内剂量的分子剂量学和生物有效剂量。健康效应的生物标志物包括早期分子和细胞变化、目标组织和器官的结构和功能改变以及临床前病变。个体易感性生物标志物包括遗传易感性和后天易感性。举例来说,由于慢性砷中毒的发生发展是一个多阶段的发病机理,目前已开发并应用了一系列砷诱发健康危害的生物标志物,如表7.1.9所示(Chen et al.,2005)。摄入砷的短期体内剂量有多种生物标志物,包括血液、尿液、毛发、手指或脚趾甲中的砷含量。与血液中的砷相比,尿液、头发和指甲中的砷是更好的短期暴露生物标志物。皮肤色素沉着和掌跖角化过度症是长期暴露于砷诱发的特征性皮肤病,是长期暴露于摄入的砷的极佳临床生物标志物。研究发现,由砷引起的特征性皮肤病变的患者罹患乌脚病、肺癌和尿道癌的风险会增加。无机砷在人体内被甲基化成单甲基胂酸(MMA),然后进一步甲基化成二甲基胂酸(DMA)。单碳代谢参与了无机砷的甲基化过程。砷(+3氧化态)甲基转移酶、嘌呤核苷磷酸化酶和谷胱甘肽S转移酶(GST)Ω2的基因多态性与人体砷甲基化能力有关。由于MMA的毒性高于DMA,因此MMA在尿液无机代谢物总浓度中所占的百分比被认为是衡量砷暴露生物有效剂量的生物标志物。大量研究表明,MMA在无机砷代谢物尿液总浓度中所占百分比越高,砷诱发皮肤癌、膀胱癌、肺癌、外周血管疾病、颈动脉粥样硬化和高血压的风险就越高。

摄入砷引起分子变化的生物标志物包括血浆中的活性氧化剂和炎症分子,如趋化因子C-C motif配体2/单核细胞趋化蛋白1。砷诱导的细胞变化包括外周淋巴细胞和尿道细胞中的姐妹染色单体交换、微核和染色体畸变;以及通过比较基因组杂交和尿道细胞中的杂合性缺失检测到的染色体缺失和增殖。亚临床变化的生物标志物包括颈动脉粥样硬化、心电图检测到的QT延长和频散增加、外周神经传导迟缓和神经行为功能迟缓。个人对砷引起的健康危害的易感性的生物标志物包括参与砷和异生物代谢、砷甲基化、氧化应激和DNA修复的酶的基因多态性,以及血清中胡萝卜素、同型半胱氨酸和叶酸的水平、体重指数和吸烟。

表7.1.9 砷对健康危害的暴露、影响和易感性的分子和基因组生物标志物

类别	组　别	生物标志物
暴露	内部剂量	
	短期	尿液、头发和指甲中的砷
	长期	皮肤色素沉着和角化过度
	生物有效剂量	尿液中的一甲基胂酸
效应	分子变化	血液中的活性氧化剂
		血液中的炎症分子
	细胞变化	目标细胞中的姐妹染色单体交换
		微核、染色体畸变
		目标细胞中的染色体
		缺失/增殖和杂合性缺失
	亚临床变化	心电图QT异常
		颈动脉粥样硬化
		外周神经传导迟缓
		神经行为功能迟缓
易感性	遗传易感性	砷与异生物
		代谢酶
		砷甲基化酶
		DNA修复酶
	后天易感性	血清胡萝卜素水平
		血清叶酸水平
		血清同型半胱氨酸水平
		体重指数
		吸烟

在慢性乙型肝炎的多阶段肝癌发生过程中,还有许多其他危险因素会改变HBV诱导的HCC的发病风险(Chen,Chen,2002)。与HBV诱导的HCC相关的生物标志物见表7.1.10。HBV感染标志物包括HBsAg、HBeAg、乙型肝炎核心抗原抗体(抗-HBc)、HBsAg抗体(抗-HBs)以及血清中的HBV DNA(病毒载量)、HBsAg和抗-HBc水平。不同的HBV感染标志物与HCC的发生有不同的关联。除了HBsAg和HBeAg血清阳性外,血清HBV DNA水平也与肝硬化和HCC风险的增加呈剂量反应关系(Chen et al.,2006;Iloeje et al.,2007)。HBV的不同遗传特征也与肝硬化和HCC的不同风险相关。HBV的基因型C、基底核心启动子A1762T/G1764A突变体和前S突变体与肝病风险的增加显著相关;而前核心终止密码子G1896A突变体与风险的降低相关(Yang et al.,2008)。HBV的定量和定性特征对HCC的发展都很重要。

研究发现,从膳食中摄入黄曲霉毒素以及吸烟和饮酒习惯会增加乙型肝炎病毒诱发肝细胞癌的风险。由于难以测量膳食中的微量黄曲霉毒素摄入量和环境中的烟草烟雾暴露量,一些生物标志物被用于黄曲霉毒素和烟草烟雾暴露的分子剂量测定。尿液中的黄曲霉毒素代谢物可作为体内剂量的生物标志物,黄曲霉毒素的大分子加合物可作为生物有效剂量的生物标志物。4-氨基联苯和多芳烃的肝DNA加合物被用来测量暴露于烟草烟雾的生物有效剂量,而黄曲霉毒素B1的DNA和白蛋白加合物则被用作生物有效剂量的生物标志物。肝脏毒素暴露与HCC风险之间存在剂量反应关系。慢性乙型肝炎和环境精神肝毒素对HCC有

明显的协同作用。肝癌的发病过程从无症状携带者状态、慢性肝炎、肝硬化到HCC。有几种生物标志物可用于检测各种癌前病变。用于检测各种癌前病变。

表7.1.10 与乙型肝炎病毒诱导的肝细胞癌相关的分子和基因组生物标志物

<table>
<tr><th>类别</th><th>组 别</th><th>生物标志物</th></tr>
<tr><td rowspan="8">暴露</td><td rowspan="5">乙型肝炎病毒</td><td>HBsAg/HBeAg血清阳性</td></tr>
<tr><td>血清中HBV DNA(病毒载量)和HBsAg水平</td></tr>
<tr><td>HBV基因型</td></tr>
<tr><td>HBV突变体</td></tr>
<tr><td>血清中HBV核心抗原抗体(抗HBc)水平</td></tr>
<tr><td rowspan="2">黄曲霉毒素</td><td>尿液中黄曲霉毒素代谢物和鸟嘌呤加合物水平</td></tr>
<tr><td>血清中黄曲霉毒素白蛋白加合物水平</td></tr>
<tr><td>烟草</td><td>肝细胞中4-氨基联苯和多芳烃的DNA加合物</td></tr>
<tr><td rowspan="4">效应</td><td>无症状携带者</td><td>血清中丙氨酸
转氨酶</td></tr>
<tr><td>慢性肝炎</td><td>血清谷丙转氨酶和谷草转氨酶水平
活组织检查/纤维扫描发现纤维化</td></tr>
<tr><td>肝硬化</td><td>Child-Pugh评分(白蛋白、胆红素、凝血酶原时间、腹水、脑病)</td></tr>
<tr><td>HCC</td><td>通过活检进行组织病理学确认
通过超声波、CT扫描和MRI进行影像学检查</td></tr>
<tr><td rowspan="6">易感性</td><td>免疫</td><td>抗-HBs-血清阳性</td></tr>
<tr><td>荷尔蒙状况</td><td>血清中的雄激素和雌激素水平</td></tr>
<tr><td rowspan="3">遗传多态性</td><td>HBV受体(牛磺胆酸钠共转运多肽)
人类白细胞抗原
异生物代谢酶</td></tr>
<tr><td>DNA修复酶</td></tr>
<tr><td>激素代谢酶和受体</td></tr>
<tr><td>营养摄入</td><td>血清中类胡萝卜素和硒的水平</td></tr>
</table>

环境肝毒素对HBV诱导的HCC的影响受基因多态性的影响。与异种生物代谢相关的酶的基因多态性会改变对HCC的影响。研究发现,细胞色素P450(CYP)酶1A1和2E1、GST M1和T1、N-乙酰转移酶2的遗传多态性可改变与黄曲霉毒素和烟草暴露相关的HBV诱导的HCC风险。例如,在GST M1或T1基因型为空的慢性HBV病毒携带者中,观察到HCC风险与血清中黄曲霉毒素B1白蛋白加合物水平之间存在明显的剂量反应关系,但在基因型为野生的携带者中则未观察到剂量反应关系(Chen et al.,1996b)。血清睾酮水平升高与HCC之间的剂量反应关系在雄激素受体高危基因型的慢性乙型肝炎患者中更为明显(Yu et al.,2000)。此外,雄激素受体、CYP17和类固醇5α还原酶的假定高危基因型组合与肝细胞癌风险的高度升高有关,这表明在人类宿主中基因–基因相互作用具有显著的叠加效应(Yu et al.,2001)。类胡萝卜素和硒等微量营养素的低血清水平与HBV诱导的肝癌之间的关系因异生物代谢酶的基因多态性而改变。环境中的生物制剂和化学制剂对人类健康的交互影响非常复杂,值得仔细研究。

7.1.7 人类疾病风险计算器：结合多种生物标志物预测长期疾病风险

为了确保饮用水安全，保护公众健康，世界卫生组织于1958年提出了饮用水水质标准。《国际饮用水标准》规定，砷的允许浓度为0.20 mg/L。1963年，对该标准进行了重新评估，并将其降至0.05 mg/L。1984年，世界卫生组织将其保留为"指导值"，许多国家将其作为国家标准或临时目标。1986年，美国国会指示环境保护局修订该标准。根据1993年版的《世界卫生组织饮用水水质指南》，无机砷被列为有记录的人类致癌物，0.01 mg/L被确定为砷的暂定指导值。对台湾西南部42个村庄因接触饮用水中的砷而导致的肝癌、肺癌和膀胱癌死亡率进行了深入分析（Morales et al.，2000）。结果发现，饮用水中砷的原标准（0.05 mg/L）与癌症风险的大幅增加有关，不足以保护公众健康。根据风险评估和成本效益分析，新的最高污染水平0.01 mg/L于2002年2月生效，美国于2006年开始执行。全球有数亿人暴露在砷含量高于0.01 mg/L的地下水中。缓解饮用水中慢性砷中毒的策略包括：取缔含砷量高的水井；在饮用水中砷浓度高的地区实施清洁供水系统；监测用含砷量高的水灌溉的农产品中的砷含量；对接触砷的人群进行鉴定和健康监测；对中毒者的临床前和临床症状进行检测和管理。

预测疾病风险对于规划和评估旨在控制疾病的公共卫生计划非常重要。许多疾病，尤其是心血管疾病的风险计算器已经开发出来并得到广泛应用。由于大多数疾病都有许多风险预测因子，因此有必要使用回归模型将多个预测因子整合为一个绝对风险测量值。基于多种生物标志物组合的风险计算器的开发，可以改善对单一异常生物标志物临床解释的不确定性。风险计算器还可以对具有多个看似微不足道的危险因素的人进行适当的临床重要风险识别，否则这些危险因素可能不会引起临床关注。

根据REVEAL-HBV研究的长期随访结果，肝硬化和HCC的长期风险已得到开发和验证（Yang et al.，2010；Lee et al.，2013；Chen et al.，2015）。例如，慢性乙型肝炎患者的HCC风险预测提名图如图7.1.2所示。该提名图中的风险预测因素包括性别、年龄、HCC家族史、酒精摄入量、血清ALT水平、HBeAg血清状态和血清HBV DNA水平。对各种风险预测因子的不同类别进行了整数风险评分。显示按风险评分总和计算的5年和10年累积HCC风险的提名图。一名有肝细胞癌家族史、有饮酒习惯、血清ALT水平大于45 IU/L、HBeAg血清阳性的64岁男性的风险评分为2+6+2+2+6=20。据估计，他在5年和10年后罹患HCC的累积风险分别约为90%和100%。REACH-B HCC风险计算器源于基于社区的REVEAL-HBV队列，并通过韩国慢性乙型肝炎患者医院队列进行了国际验证（Yang et al.，2011）。该HCC风险计算器具有较高的灵敏度、特异性和判别能力。这些HCC风险计算器可用于评估慢性乙型肝炎抗病毒治疗的疗效。最近有文献表明，抗病毒治疗可降低ALT正常或轻度升高且无肝硬化的慢性乙型肝炎患者的HCC风险（Hoang et al.，2016）。如果有良好的大规模长期队列研究，还可能开发出许多其他环境疾病的风险计算器。

7.1.8 通过环境卫生干预促进公众健康

随着全球化的加剧，一个国家的环境污染或传染病暴发可能会给邻近和偏远国家带来环境灾难和健康危害。通过环境健康干预措施可以促进公众健康，包括防止空气、水和土壤受到化学品或生物制剂的污染；减少紫外线、电离辐射、噪声和电磁场的暴露；改善建筑环境，包括住房、土地使用模式和道路；最大限度地减少二氧化碳排放、全球变暖、严重气候变化和生态系统恶化；优化农业方法和灌溉计划；以及促进职业安全和保障等。与其他类型的卫生部门工作相比，许多环境卫生干预措施更具成本效益。这些干预措施除了能立即改善健康状况外，往往还能产生长期效益。减轻环境疾病负担可能有助于消除极端贫困和饥饿、普及小学教育、促进性别平等和妇女赋权、降低儿童死亡率、改善孕产妇健康、保持环境可持续性，以及控制艾滋病/艾滋病毒、疟疾、结核病和其他传染病等流行病。需要加强全球伙伴关系，以实现健康、环境可持续性和发展等相互关联的目标。

（翻译：汤乃军；审校：马海燕）

参考文献

Beasley, R.P., et al. (1981). Hepatocellular carcinoma and hepatitis B virus: a prospective study of 22, 707 men in Taiwan. The Lancet, 2, 1129-33.

Chang, C.C., Ho, S.C., Tsai, S.S., and Yang, C.Y. (2004). Ischemic heart disease mortality reduction in an arseniasis-endemic area in south-western Taiwan after a switch in the tap-water supply system. Journal of Toxicology and Environmental Health, Part A, 67, 1353-61.

Chang, M.H., et al. (1997). Nationwide hepatitis B vaccination and the incidence of hepatocellular carcinoma in children in Taiwan. The New England Journal of Medicine, 336, 1855-9.

Chen, C.F., et al. (2011). Changes in serum levels of HBV DNA and alanine aminotransferase determine risk for hepatocellular carcinoma. Gastroenterology, 141, 1240-8.

Chen, C.J. (1999). Epidemiology: Principles and Methods. Taipei: Lian-Chin.

Chen, C.J. (2014). Health hazards and mitigation of chronic poisoning from arsenic in drinking water: Taiwan experiences. Reviews on Environmental Health, 29, 13-19.

Chen, C.J. (2015). Environmental health issues in public health. In: Detels, R., Gulliford, M., Karim, Q.A., Tan, C.C. (eds.) Oxford Textbook of Global Public Health, Sixth Edition. Oxford: Oxford University Press, pp. 623-839.

Chen, C.J. (2018). Global elimination of viral hepatitis and hepatocellular carcinoma: opportunities and challenges. Gut, 67, 595-8.

Chen, C.J. and Chen, D.S. (2002). Interaction of hepatitis B virus, chemical carcinogen and genetic susceptibility: multistage hepatocarcinogenesis with multifactorial etiology (Editorial). Hepatology, 36, 1046-9.

Chen, C.J., Chiou, H.Y., and Chiang, M.H. (1996a). Dose-response relationship between ischemic heart disease mortality and long-term arsenic exposure. Arteriosclerosis, Thrombosis, and Vascular Biology, 16, 504-10.

Chen, C.J., Chuang, Y.C., Lin, T.M., and Wu, H.Y. (1985). Malignant neoplasms among residents of a Blackfoot disease-endemic area in Taiwan: high-arsenic artesian well water and cancers. Cancer Research, 45, 5895-9.

Chen, C.J., Chuang, Y.C., You, S.L., Lin, T.M., and Wu, H.Y. (1986). A retrospective study on malignant neoplasms of bladder, lung and liver in Blackfoot disease endemic area in Taiwan. British Journal of Cancer, 53, 399-405.

Chen, C.J., et al. (2005). Biomarkers of exposure, effect and susceptibility of arsenic-induced health hazards in Taiwan. Toxicology and Applied Pharmacology, 206, 198-206.

Chen, C.J., et al. (2014). Epidemiology of virus infection and human cancer. Recent Results in Cancer Research, 193, 11-32.

Chen, C.J., Hsueh, Y.M., Lai, M.S., Hsu, M.P., Wu, M.M., and Tai, T.Y. (1995). Increased prevalence of hypertension and long-term arsenic exposure. Hypertension, 25, 53-60.

Chen, C.J., Kuo, T.L., and Wu, M.M. (1988a). Arsenic and cancers (letter). The Lancet, 1, 414-15.

Chen, C.J., Lee, M.H., Liu, J., and Yang, H.I. (2015). Hepatocellular carcinoma risk scores: ready to use in 2014? Hepatological Oncology, 2, 1-4.

Chen, C.J. and Wang, C.J. (1990). Ecological correlation between arsenic level in well water and age-adjusted mortality from malignant neoplasms. Cancer Research, 50, 5470-4.

Chen, C.J., Wu, M.M., Lee, S.S., Wang, J.D., Cheng, S.H., and Wu, H.Y. (1988b). Atherogenicity and carcinogenicity of high-arsenic artesian

well water: multiple risk factors and related malignant neoplasms of Blackfoot disease. Arteriosclerosis, Thrombosis, and Vascular Biology, 8, 452-60.

Chen, C.J. and Yang, H.I. (2011). Natural history of chronic hepatitis B revealed. Journal of Gastroenterology and Hepatology, 26, 628-38.

Chen, C.J., et al. (2006). Risk of hepatocellular carcinoma across a biological gradient of serum hepatitis B virus DNA level. Journal of the American Medical Association, 295, 65-73.

Chen, C.J., Yu, M.W., and Liaw, Y.F. (1997). Epidemiology and multifactorial etiology of hepatocellular carcinoma. Journal of Gastroenterology and Hepatology, 12, S294-308.

Chen, C.J., et al. (1996b). Chronic hepatitis B carriers with null geno-types of glutathione S-transferase M1 and T1 polymorphisms who are exposed to aflatoxins are at increased risk of hepatocellular carcinoma. American Journal of Human Genetics, 59, 128-34.

Chen, C.L., et al. (2004). Ingested arsenic, cigarette smoking and lung cancer risk: a follow-up study in arseniasis-endemic areas in Taiwan. Journal of the American Medical Association, 292, 2984-90.

Chen, K.P., et al. (1976). Studies on the effect of salt iodization on endemic goiter, Taiwan. I. Mass survey on goiter of school children. Journal of the Formosan Medical Association, 75, 471-82.

Chi, I.C. and Blackwell, R.Q. (1968). A controlled retrospective study of Blackfoot disease, an endemic peripheral gangrene disease in Taiwan. American Journal of Epidemiology, 88, 7-24.

Chiang, C.J., Yang, Y.W., You, S.L., You, S.L., Lai, M.S., and Chen, C.J. (2013). Thirty-year outcomes of the national hepatitis B im-munization program in Taiwan. Journal of the American Medical Association, 310, 974-6.

Chiang, C.J., et al. (2015). Significant reduction in end-stage liver diseases burden through national viral hepatitis therapy program in Taiwan. Hepatology, 6, 1154-62.

Chien, Y.C., Jan, C.F., Chiang, C.J., Kuo, H.S., You, S.L., and Chen, C.J. (2014). Incomplete hepatitis B immunization, maternal carrier status and increased risk of liver diseases: a 20-year cohort study of 3.8 million vaccinees. Hepatology, 60, 125-32.

Chiou, H.Y., et al. (2001). Incidence of transitional cell carcinoma and arsenic in drinking water: a follow-up study of 8, 102 residents in an arseniasis-endemic area in northeastern Taiwan. American Journal of Epidemiology, 153, 411-18.

Chiou, H.Y., Huang, W.I., Su, C.L., Chang, S.F., Hsu, Y.H., and Chen, C.J. (1997). Dose-response relationship between prevalence of cerebrovascular disease and ingested inorganic arsenic. Stroke, 28, 1717-23.

Chiu, H.F., Chang, C.C., Tsai, S.S., and Yang, C.Y. (2006). Does arsenic exposure increase the risk for diabetes mellitus? Journal of Occupational and Environmental Medicine, 48, 63-7.

Chiu, H.F., Ho, S.C., Wang, L.Y., Wu, T.N., and Yang, C.Y. (2004a). Does arsenic exposure increase the risk for liver cancer? Journal of Toxicology and Environmental Health, Part A, 67, 1491-500.

Chiu, H.F., Ho, S.C., and Yang, C.Y. (2004b). Lung cancer mortality reduction after installation of tap-water supply system in an arsenic-endemic area in Southwestern Taiwan. Lung Cancer, 46, 265-70.

Chiu, H.F. and Yang, C.Y. (2005). Decreasing trend in renal disease mortality after cessation from arsenic exposure in a pre-vious arseniasis-endemic area in southwestern Taiwan. Journal of Toxicology and Environmental Health, Part A, 68, 319-27.

Chu, Y.J., et al. (2017). Elevated serum levels of aflatoxin B1-albumin adducts increase risk of cirrhosis and cirrhotic hepatocellular carcinoma among chronic hepatitis B virus carriers in Taiwan. International Journal of Cancer, 141, 711-20.

Chu, Y.J., et al. (2018). Aflatoxin B1 exposure increases the risk of hepatocellular carcinoma associated with hepatitis C virus infection or alcohol consumption. European Journal of Cancer, 94, 37-46.

Hoang, J.K., et al. (2016). Lower incidence of hepatocellular carcinoma with antiviral therapy in chronic hepatitis B patients with normal to minimally elevated ALT and no cirrhosis. Medicine, 95, e4433.

Hsu, L.I., et al. (2016a). Effects of arsenic in drinking water on risk of hepatitis or cirrhosis in persons with and without chronic viral hepatitis. Clinical Gastroenterology and Hepatology, 14, 1347-55.

Hsu, L.I., et al. (2016b). Cumulative arsenic exposure is associated with the development of fungal infections: two cohort studies based on southwestern and northeastern basins in Taiwan. Environment International, 96, 173-9.

Hsu, L.I., et al. (2017). Arsenic exposure from drinking water and the incidence of CKD in low to moderate exposed areas of Taiwan: a 14-year prospective study. American Journal of Kidney Disease, 70, 787-97.

Hsueh, Y.M., et al. (1997). Serum beta-carotene level, arsenic methyla-tion capability and incidence of arsenic-induced skin cancer. Cancer Epidemiology, Biomarkers & Prevention, 6, 589-96.

Huang, C.F., et al. (2017). Risk of hepatitis C virus related hepatocellular carcinoma between subjects with spontaneous and treatment-induced viral clearance. Oncotarget, 8, 43925-33.

Iloeje, U.H., Yang, H.I., Su, J., Jen, C.L., You, S.L., and Chen, C.J. (2006). Predicting cirrhosis risk based on the level of circulating hepatitis B viral load. Gastroenterology, 130, 678-86.

Ioannou, G.N., Green, P.K., and Berry, K. (2017). HCV eradication induced by direct-acting antiviral agents reduces the risk of hepatocellular carcinoma. Journal of Hepatology, doi: http://dx.doi. org/10.1016/j.jhep.2017.08.030

Lai, M.S., et al. (1994). Ingested inorganic arsenic and prevalence of diabetes mellitus. American Journal of Epidemiology, 139, 484-92.

Lee, M.H., et al. (2013). Models predicting long-term risk of liver cirrhosis and hepatocellular carcinoma in chronic hepatitis B patients: risk scores integrating characteristics of host and hepatitis B virus. Hepatology, 58, 546-54.

Liaw, Y.F., et al. (2004). Lamivudine for patients with chronic hepatitis B and advanced liver disease. New England Journal of Medicine, 351, 1521-31.

Lin, D., et al. (2016). Reduction of chronic hepatitis B hepatocellular carcinoma with antiviral therapy, including low risk patients. Alimentary Pharmacology and Therapeutics, 44, 846-55.

Lin, W., et al. (2008). Associations between arsenic in drinking water and pterygium in southwestern Taiwan. Environmental Health Perspectives, 116, 952-5.

Liu, J., et al. (2014). Spontaneous seroclearance of hepatitis B seromarkers and subsequent risk of hepatocellular carcinoma. Gut, 63, 1648-57.

Morales, K.H., Ryan, L., Kuo, T.L., Wu, M.M., and Chen, C.J. (2000). Risk of internal cancers from arsenic in drinking water. Environmental Health Perspectives, 108, 655-61.

Pan, W.C., et al. (2016). Fine particle pollution, alanine transaminase and liver cancer: a Taiwanese prospective cohort study (REVEAL-HBV). Journal of National Cancer Institute 108, djv341.

Papatheodoridis, G.V., et al. (2017). The risk of hepatocellular carcinoma decreases after first 5 years of entecavir or tenofovir in Caucasians with chronic hepatitis B. Hepatology, 66, 1444-53.

Pruss-Ustun, A., Wolf, J., Corvalan, C., and Neira, M. (2016). Preventing Disease through Healthy Environments: A Global Assessment of the Burden of Disease from Environmental Risks. Geneva: World Health Organization.

See, L.C., et al. (2007). Dose-response relationship between ingested arsenic and cataract among residents in southwestern Taiwan. Journal of Environmental Science and Health, Part A, 42, 1843-51.

Tseng, C.H., Chong, C.K., Chen, C.J., and Tai, T.Y. (1996). Dose-response relationship between peripheral vascular disease and ingested inorganic arsenic among residents in Blackfoot disease endemic villages in Taiwan. Atherosclerosis, 120, 125-33.

Tseng, C.H., et al. (2003). Long-term arsenic exposure and ischemic heart disease in arseniasis-hyperendemic villages in Taiwan. Toxicology Letters, 137, 15-21.

Tseng, W.P. (1977). Effects and dose-response relationships of skin cancer and Blackfoot disease with arsenic. Environmental Health Perspectives, 19, 109-19.

Wang, C.H., et al. (2002). Biological gradient between long-term arsenic exposure and carotid atherosclerosis. Circulation, 105, 1804-9.

Wu, M.M., Kuo, T.L., Hwang, Y.H., and Chen, C.J. (1989). Dose-response relation between arsenic concentration in well water and mortality from cancers and vascular diseases. American Journal of Epidemiology, 130, 1123-32.

Yang, C.Y. (2006). Does arsenic exposure increase the risk of development of peripheral vascular diseases in humans? Journal of Toxicology and Environmental Health, Part A, 69, 1797-804.

Yang, C.Y., Chiu, H.F., Chang, C.C., Ho, S.C., and Wu, T.N. (2005). Bladder cancer mortality reduction after installation of a tap-water supply system in an arsenious-endemic area in southwestern Taiwan. Environmental Research, 98, 127-32.

Yang, C.Y., Chiu, H.F., Wu, T.N., Chuang, H.Y., and Ho, S.C. (2004). Reduction in kidney cancer mortality following installation of a tap water supply system in an arsenic-endemic area of Taiwan. Archives of Environmental Health, 59, 484-8.

Yang, H.I., et al. (2002). Hepatitis B e antigens and the risk of hepatocellular carcinoma. The New England Journal of Medicine, 347, 168-74.

Yang, H.I., et al. (2010). Nomograms for risk of hepatocellular carcinoma in patients with chronic hepatitis B virus infection. Journal of Clinical Oncology, 28, 2437-44.

Yang, H.I., et al. (2008). Association between Hepatitis B virus geno-type and mutants and the risk of hepatocellular carcinoma. Journal of National Cancer Institute, 100, 1134-43.

Yang, H.I., et al. (2011). Risk estimation for hepatocellular carcinoma in chronic hepatitis B (REACH-B): development and validation of a predictive score. Lancet Oncology, 12, 568-74.

Yang, T.Y., et al. (2013). Lifetime risk of urothelial carcinoma and lung cancer in the arseniasis-endemic area of northeastern Taiwan. Journal of Asian Earth Sciences, 77, 332-7.

Yu, M.W., et al. (2000). Androgen-receptor CAG repeat, plasma tes-tosterone levels, and risk of hepatitis B-related hepatocellular carcinoma. Journal of the National Cancer Institute, 92, 2023-8.

Yu, M.W., et al. (2001). Hormonal markers and hepatitis B virus-related hepatocellular carcinoma risk: a nested case-control study among men. Journal of the National Cancer Institute, 93, 1644-51.

7.2 辐射与公共卫生

7.2.1 引言

电磁辐射包含的频率范围从约 10^{20} Hz以上的高频电离辐射到50～60 Hz以下的低频静态场。按照频率递减的顺序，包括γ射线、X射线、紫外线、可见光、红外线、微波、无线电波以及极低频电磁场(ELF EMF)(图7.2.1)。本章回顾了人类可能接触到的电磁波和亚原子粒子辐射及其对人类健康的影响，并总结了适当限制人类暴露的相关政策。

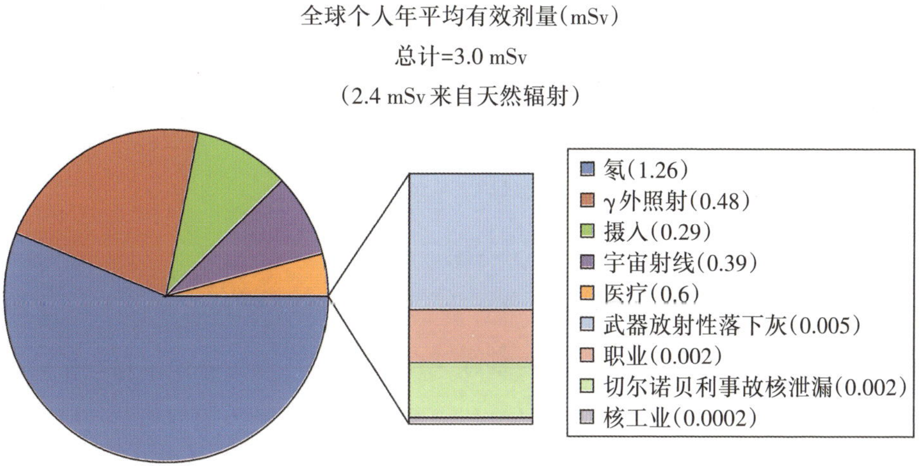

图7.2.1　主要来源和电磁频谱

研究的重点以及我们对辐射影响健康的认识，至少有部分来自公众暴露事件(例如，关于电离辐射，对日本广岛和长崎原子弹爆炸幸存者进行了大量研究)，尽管职业暴露和医疗照射等方面的研究也为我们提供了有用信息。针对各种类型辐射的研究不尽相同：对于电离辐射、紫外线辐射和极低频场(ELF)，已经开展了包括各种终点效应的最前沿的流行病学和毒理学研究；最近，人们对射频场(RF)进行了大量研究，但主要集中在移动电话的使用和头颈部肿瘤上，对射频场的其他来源和健康影响关注较少。目前，虽然已经完成了大量关于静态场的研究，但许多关键问题仍未解决。此外，关于红外辐射和中频辐射的研究相对较少。电磁场技术的发展给人类带来了巨大的社会效益和经济效益，但其对健康的影响可能难以预测和管理。随着各国发电和配电能力的提高，以及利用电信等新技术来改善生活方式和提高工作效率，人们遭受0～300 GHz的非电离辐射暴露也在迅速增加。此外，电离辐射在计算机断层扫描(CT)和核医学等医疗实践中的应用，也导致了辐射暴露的增加，这在经济发达的国家尤为多见。在本章中，我们主要聚焦日常生活中常见的辐射暴露，而不是职业暴露。必要时，我们也会单独考虑医疗过程中的辐射暴露，因为这些暴露的剂量通常更高，但对个体的风险/收益比各有不同。

7.2.2 静态场

7.2.2.1 来源和环境水平(静态场)

静态场是一种由静止电荷产生的电场,其特点是场内电荷不随时间变化。由于磁场是由移动的电荷产生的,所以磁场对于静态场也是恒定的。磁场的测量单位是特斯拉(T),工程科学中另一个常用的单位是高斯(G),1 T相当于10 000 G。关于环境暴露水平的单位是微特斯拉(μT)或者10^{-6} T。

地心上层的电流流动、太阳活动以及大气过程产生了天然静态场。这种磁场的强度存在明显的区域差异:磁场的垂直分量在南北两极达到最大值,约为70 μT,而在赤道则接近于零;相反,水平分量在两极接近于零,而在赤道则达到最大值,略高于30 μT。

相比于地球磁场,人造磁场的强度要高得多。公众的主要辐射暴露来源是交通和核磁共振成像(MRI)。通常,电气化铁路系统对公众产生的静态场强度最大。据报道,使用直流电的有轨电车可以产生高达几十μT的静态场(European Commission,1996)。现代磁悬浮(maglev)系统直接在轨道上使用非常高的磁场(约1 T),根据车厢设计不同,列车内部的电场在50 μT~10 mT之间变化。近年来,核磁共振成像系统发展迅速,目前全球已有数千套核磁共振成像系统。在临床应用中,核磁共振成像系统常规使用的静态场范围在0.2~3 T之间,并且它还利用了大量较小的时变梯度磁场和射频辐射。有数据表明,医疗应用的电场范围在1.5~10 T之间(Gowland,2005)。另外,相对罕见或较小的暴露源包括钢结构材料、高压直流传输线、耳机和电话扬声器、钢带子午线轮胎等。用于治疗的磁疗膏药、毯子和床垫的表面磁通量密度约为50 mT,但在几毫米内迅速衰减,不过这些并没有得到广泛使用(European Commission,1996)。在一些工业生产过程中会遇到静态场的高职业暴露率,包括铝和氯的生产、气体焊接以及加速器研究。

7.2.2.2 健康影响(静态场)

目前,已明确的三种生物物理机制分别是磁感应、磁机械相互作用以及电子相互作用。动物实验结果显示,在4 T或更高的磁场中,动物会出现厌恶反应和场地回避现象,这可能与前庭神经相关。而运动诱发眩晕的阈值约为1 T/s,持续时间超过1 s。

癌症(静态场)

迄今为止,涉及静态场和癌症发生关系的流行病学研究较少,且均未给出明确的因果结论。相关研究几乎都是针对暴露于使用大型直流电(DC)设备所产生静态磁场的工人,因此对暴露程度的评估较差,且参与人数也非常少。另外,大多数研究是在铝厂或其他冶炼厂进行的,这些研究结论提供的信息十分有限,这是由于这些工作环境中已存在很多明确的致癌物质,如铝还原会产生的煤焦油、沥青挥发物、氟化物烟雾、硫氧化物和二氧化碳等。因此,一些焊工虽然在某些情况下会暴露在相对较高的静态场中,但他们同时也暴露在烟雾、极低频场和射频场中。此外,大多数关于焊工的研究都没有考虑具体的焊接类型,这限制了所得数据在评估静态场暴露对健康影响方面的参考价值。其他可能产生高磁场的工作环境,例如核磁共振成像室,虽然尚未得到充分评估,但已被世界卫生组织列为需要重点关注的研究对象(WHO,2006)。简而言之,目前尚缺乏有效且充足的证据来证明静态场暴露与癌症发生的直接关系。此外,在以往为数不多的几项研究中,静态场暴露是否会使动物致癌也尚无定论(van Rongen et al.,2007)。

其他健康影响(静态场)

关于静态场对生殖或其他健康影响的研究更少。有一项研究调查了女性核磁共振成像操作人员的生育和怀孕情况,她们可能暴露于高达1 T的静态磁场中。与其他工作相比,在核磁共振成像工作期间怀孕的流产风险略有增加,并且其风险远高于家庭主妇(Evans et al.,1993),但这项研究在方法上存在一些不足。目前,在动物实验研究中没有发现明确的有害效应,但这些研究的水平有限,而高水平的研究相对缺乏,尤其是针对超过1 T的辐射(WHO,2006)。后续研究的一个重点方向是调查在怀孕期间,特别是怀孕前三个月,胎儿暴露于这些辐射后的潜在有害影响。

7.2.2.3 政策和预防(静态场)

在日常生活中,暴露于产生大静态场的情况并不常见。高达几十mT静态场的暴露主要发生在工业使用直流电进行焊接和电解过程中,而在高能物理实验室和实验性聚变反应堆中则相对少见。因此,很少有国家制定相关的暴露防护指南。

然而,随着技术进步和社会发展,暴露于静态电磁场的情况可能越来越普遍。20世纪后半叶超导体技术的出现,使人们能够开发出产生超过1 T磁场的大型电磁铁。在临床核磁共振成像诊断过程中,患者暴露于1~3 T的磁场已成为常态,而高达10 T的磁场也越来越常见。随着核磁共振成像在儿科诊断中的广泛应用,新兴健康风险科学委员会(SCENIHR,2015)建议将核磁共振成像暴露对儿童影响的队列研究列为高度优先事项。此外,进一步研究的重点是调查怀孕期间核磁共振成像暴露对胎儿的潜在有害影响,尤其是在妊娠早期(ICNIRP,2009)。大多数核磁共振成像的暴露时间相对较短(扫描时间小于1小时),其成像结果对疾病诊断有很大帮助。因此,由于对相关人员的风险/效益比不同,对暴露的指导原则也不同于对职业暴露和公众暴露。

国际非电离辐射防护委员会(ICNIRP,2009)建议头部和躯干的空间峰值磁场为2 T,四肢或当人处在受控环境中时可以提高到8 T。对于普通公众,建议暴露的磁场不要超过400 mT。而对患者应给予特殊考虑:在正常模式下,全身磁场应限制在4 T,在控制模式下则可达到8 T。但8 T以上会被认为是实验性的,因此需更加谨慎,同时要进行临床监测。此外,为了避免眩晕和恶心,患者在核磁共振成像检查过程中以及高频磁场存在时应缓慢移动。

7.2.3 极低频场

7.2.3.1 来源和环境水平(极低频场)

极低频电磁场(ELF EMF)与电力的生产、传输和使用等各个方面都有关联。人类虽然无法察觉这种电磁场,但它在现实生活中无处不在。极低频电磁场由电场和磁场这两种独立的场组成。电场是由电荷产生的,其单位是伏特/米(V/m)。一般的住宅暴露水平低于10 V/m。在电器旁边,暴露水平可以高达几百V/m,而在高压电线下的暴露水平可以达到几千V/m。

研究发现,与其他职业(如办公室工作人员)相比,电力和电话线路工人、电工以及电气工程师等电气职业的工作场所平均磁场暴露水平更高。电工和电气工程师的暴露量大概在0.4~0.6 μT范围内,电力线路工人的暴露量约为1.0 μT,焊工、火车驾驶员和纺织工人的暴露量超过3 μT。相比之下,一般的住宅暴露水平约为0.1 μT。正在使用的电器附近,磁场可能高达数百μT,但持续时间通常较短。

7.2.3.2 健康影响(极低频场)

自20世纪70年代末以来,针对住宅和职业暴露于电场和磁场可能带来的健康风险开展了许多流行病学研究,但这些研究的质量有好有坏,参差不齐。

癌症(极低频场)

在关于儿童白血病和极低频电磁场的近40项流行病学调查中,大多数研究报道了高于平均水平的磁场暴露与白血病患病风险之间存在关联。然而,它们中的绝大部分都是基于少数高度暴露的案例,因此缺乏准确性。目前,还没有一个强有力的生物学假说可以解释这个现象。在2000年,对既往已发表研究进行的两项独立汇总分析显示,与最低剂量暴露组(≤0.1 μT)相比,平均住宅暴露水平高于0.3或0.4 μT的儿童患白血病的风险增加了约两倍,并且在统计学上有显著差异(Ahlbom et al.,2000;Greenland et al.,2000)。最近,Kheifets等人(2010)对2000年那两次汇总分析之后发表的14项研究进行了评估,其中7项符合纳入标准。他们发现,与最低剂量暴露组(≤0.1 μT)相比,暴露在0.3μT以上的相对危险度为1.44[95%CI(CI):0.88~2.36]。如果去掉来自巴西的那一项最具影响力的研究(被怀疑特别容易产生偏倚),比值比就会增加,并且能够得出与以前汇总分析相一致的结论。众所周知,通过流行病学来分析如此微弱的风险增加是很难的,因为通常很难达到足够的精度来区分弱风险和无风险。与较强的风险相比,这种较弱的风险增加更有可能是由于流行病学研究中的无意识错误或偏差造成的(Greenland,Kheifets,2006)。在选择或招募研究参与者的过程中可能会出现选择偏倚,既往研究观察到的弱关联可能就是这个原因造成的(Mezei,Kheifets,2006)。考虑到存在以下4个问题:(1) 在磁场和儿童白血病的研究中观察到的关联较弱;(2) 对儿童白血病致病危险因素的了解有限;(3) 某些暴露由于难以回忆以及存在高度可变性导致评估起来非常困难;(4) 潜在的选择偏倚,要对目前研究发现的结论进行合理解释仍然充满挑战。由于缺乏准确的生物物理机制来解释环境中的磁场如何导致癌症,同时也缺乏实验室数据的支撑,这些发现可能是研究设计和实验测量误差带来的结果,两者之间可能并不存在真正的因果关系。不过,有多项流行病学研究都得到了同样的结论,这使得我们难以忽视或者难以完全解释。

Kheifets等(2010)对儿童脑肿瘤进行了类似的汇总分析,发现在最高剂量暴露组中几乎没有风险升高的情况,而不是单调的暴露–反应关系(在中等剂量暴露组中,相对危险度低于1),这与儿童白血病的结果不同。其他癌症,如成人白血病和脑癌(主要来自职业暴露),其结果与儿童白血病也不太一致(Kheifets et al.,2008)。对于乳腺癌,目前已经提出了一种新的生物学机制,但尚未在最近的流行病学研究中得到证实,因为他们认为两者之间没有关联(WHO,2007)。

其他健康影响(极低频场)

流行病学研究已经调查了许多其他方面的健康影响,特别是神经退行性疾病、心血管疾病和生殖情况。

很少有关于电磁场对多发性硬化症和癫痫影响的研究,也没有数据表明电磁场和帕金森病有关,只有非常微弱的证据提示它们会影响阿尔茨海默氏症。有研究显示,从事电气工作的人患肌萎缩侧索硬化症(ALS)的风险会增加,这可能是因为这些员工遭受电击的风险升高了,而不是因为长期暴露在电场中(Vergara et al.,2013)。总之,流行病学研究结果不完全一致,目前仍缺乏足够的实验室证据。

有一些证据表明,暴露在高的住宅电磁场中会增加流产风险,但由于存在方法学问题,使得相关结果难以解释(Lewis et al.,2016)。特别是存在以下3个方面的困难:(1) 研究与背景水平相当的电磁场暴露;(2) 早期流产的观察;(3) 避免回忆偏倚并作出准确的信息报告。虽然缺乏可靠的数据,但几乎没有证据表明除流产之外其他不良生殖结果的风险增加。有关父系极低频电磁场暴露与不良生殖后果的研究结果还难以令人完全信服。

心血管疾病的流行病学研究源自生物学假设的提出，这些假设基于两条独立的证据链：(1) 人体实验研究显示，磁场可降低正常心率的变异性；(2) 几项前瞻性的队列研究表明，心率变异性中某些组成部分的减少与心脏病风险、心肌梗死幸存者总体死亡率以及心血管猝死有关。据此，就可以作出假设，即职业暴露于磁场会增加心律失常相关疾病和急性心肌梗死的风险，但不会增加慢性心血管疾病的风险。尽管最初的研究似乎都支持这一假设，但最近更大规模、更严谨的研究却没有发现任何效应，也未能证实早期的发现，并表明极低频磁场在心血管疾病的发展中并没有起到关键作用(Kheifets et al.，2007)。

7.2.3.3 政策和预防(极低频场)

在过去10年中，一些国家和国际专家小组，包括由美国国家环境卫生科学研究所(NIEHS)(1999)、国际癌症研究机构(IARC)(2002)和世界卫生组织(2007)组成的专家小组，评估了有关极低频电磁场暴露与各种不良健康影响之间存在潜在关联性的研究证据。这些专家小组普遍认为，短期暴露在低于100 μT的磁场中不会造成有害影响。目前的指南(最近修订)是基于感应性内部电场所制定的，并且对诱导磁性幻视设定了一个阈值。对于一般公众的暴露，电源频率(50 Hz)电场和磁场的参考水平分别为5 kV/m和200 μT，这些值远高于大多数环境中存在的暴露水平。

根据这些调查结果，国际癌症研究机构和世界卫生组织将极低频磁场(而不是电场)归类为“可能的人类致癌物”或2B类致癌物。这样归类的原因是：虽然动物和细胞实验结果不支持极低频磁场暴露会导致儿童白血病，但流行病学证据显示两者之间存在关联性。

一些风险评估试验表明，住宅磁场对儿童白血病的公共卫生影响可能是有限的(Kheifets et al.，2006)。但由于暴露存在广泛性，同时急性、高水平暴露会产生明确的生物效应，而低水平、长期暴露也会增加儿童患白血病的可能性，因此制定通用的公共卫生政策变得必要，尽管在实施过程中会存在一些困难。考虑到这些不确定性，建议可通过采取常见的零成本或低成本措施来减少暴露(WHO，2007)。迄今为止，仅有少数国家进行过相关的卫生经济学分析，这可为我们预防措施的选择提供一些信息(Kandel et al.，2016)。

7.2.4 中频

中频(IF)暴露发生在300 Hz～10 MHz的范围内，部分还属于超低频(VLF；0.3～30 kHz)和高频(3～30 MHz)的范围。由于很少进行有关中频暴露的生物学研究，暴露指南在很大程度上是从极低频场(低)和射频场(高)的限制中推断出来的。

7.2.4.1 来源和环境水平(中频)

中频暴露主要来自职业性仪器(如加热金属的感应加热器和等离子体加热器)，家用烹饪设备中的感应加热元件也会产生较小的中频暴露。电视、无线电和其他通信发射机可以发射中频，但这些内容会在射频部分进行讨论，因为这些是射频的主要来源。医疗设备(例如核磁共振成像机器和磁性骨刺激器，它们的脉冲可能降至中频水平)间接暴露的可能性较小，但用于组织切割和烧灼的外科设备可能会造成中频的直接暴露。中频暴露通常发生在信息识别设备(通过读取磁卡或按按钮)附近(Polichetti，Vacchia，1998)，以及可读取磁性标签的防盗设备上。此外，从电视屏幕和旧电脑显示器上可以获得非常小的暴露量。随着防盗技术、信息识别设备使用的迅速增加，射频识别(RFID)读取器天线旁边的暴露可能更高，同时暴露也可来自各种中频源，其具体位置可能并不清楚(ICNIRP，2008)。

7.2.4.2 健康影响(中频)

由于暴露水平以及与中频源的距离共同决定了组织的暴露程度,因此深入了解这两个方面对于确定人体中频暴露的生物学效应非常重要。当频率足以诱导加热反应时,可导致生热效应,但当频率不足以诱导加热反应时,可以产生非热效应(如细胞膜兴奋或电穿孔)。目前缺乏关于中频对人类健康影响的研究,特别是暴露在新技术设备的情况下。

7.2.4.3 政策和预防(中频)

由于缺乏数据,目前没有限制中频暴露的具体建议,已有的一些也是从中频极值范围(ELF,RF)电磁场推断出来的。随着中频场的广泛使用和人群暴露的增加,人们对研究中频暴露是否影响健康越来越感兴趣。

7.2.5 射频辐射

7.2.5.1 来源和环境水平(射频场)

随着电磁场和通信技术的迅速发展,人们接触到射频场(RF)的机会越来越多。射频场是由无线电、电视、移动电话基站以及其他通信基础设施产生的,其中最常见的暴露来自移动电话,它通常使用450~2 500 MHz的频率,尽管新技术已将该频段扩展到GHz范围。

一般民众所接触到的其他射频源是频率在200 kHz~900 MHz的无线电和电视,它们可从局部传播到较大的区域(Neubauer et al.,2007)。与无线电和电视相比,移动电话基站覆盖的面积较小,产生的辐射也少得多,但在大多数国家非常普遍。家庭暴露也可来自儿童床中使用的无线监视器、无线电话和Wi-Fi(无线互联网连接),而职业暴露主要来自于射频PVC焊机、等离子蚀刻机、军用和民用雷达系统,它们都以不同的频率运行。

移动电话自20世纪80年代末问世,直到20世纪90年代末才被普通大众广泛使用。目前,全世界有50多亿移动电话用户,在一些国家的占有率甚至达到120%(即许多人拥有不止一部移动电话)。近年来,随着新技术的发展(如2G到3G、电源控制、切换管理以及智能手机的新用途),移动电话的使用发生了显著变化。在2G和3G下运行的手机输出功率会有明显差异,3G大约是2G手机的1%。5G技术和网络使用的是毫米波中大部分未开发的带宽,即无线电频谱上30~300 kHz的范围,它使用的基站比目前的无线技术更小。因此,无线天线可能被密集地放置在整个社区的基础设施上,如灯柱、电线杆和建筑物。物联网(IoT)和机器交互(M2M)设备也正逐步在现实中使用。

此外,移动电话的使用方式也在不断变化,发短信、上网、玩游戏、听音乐和看视频都很常见。靠近移动电话听筒和天线的部位产生的辐射最多。人体吸收移动电话射频的位置是局部的,主要取决于使用过程中移动电话的位置。这是一个决定暴露程度的重要因素:只有当头部靠近移动电话通话时才会导致头部吸收射频能量。

就全身暴露而言,移动电话基站可能是射频的最大单个来源,但无线电或电视等其他来源也可能导致类似的暴露,具体取决于测量地点。对于移动电话以外的射频源,室外普遍的功率密度为0.01~1 mW/m^2,但也可能高出几个数量级(即100 mW/m^2及以上)。室内水平往往比室外低几个数量级,例如,在欧洲,室内功率密度中值为0.005 $\mathrm{mW/m^2}$。最近有研究报道，欧洲儿童个人射频–电磁场暴露中位数为75.5 $\mu\mathrm{W/m^2}$（Birks et al.，2018）。向地传输对总暴露量的贡献最大（中位数：27.2 $\mu\mathrm{W/m^2}$），其次是无线电（9.9 $\mathrm{W/m^2}$），而向上传输暴露量较低（4.7 $\mu\mathrm{W/m^2}$）。Wi-Fi和数字增强无线通信（DECT）对儿童暴露水平的影响很小。虽然来自移动电话基站的暴露比来自移动电话本身的暴露低几个数量级，但它与移动电话的暴露在其他方面有所不同：基站可影响全身，并且暴露时间也长得多。更重要的是，基站的暴露一直是公众非常关注的一个问题，因为它不受公众控制，而且它的存在对个人没有直接利益。

目前，对于人群暴露于射频场特征的了解不如极低频场，这是由于以下3个原因：(1) 技术难题；(2) 频率、编码方案等射频相关技术的快速发展；(3) 通话时长、发短信时间、上网时间等使用模式的变化。

7.2.5.2 健康影响（射频场）

由于射频辐射在人体组织中引起发热并对整个身体施加热负荷，因此防止过度发热是大多数国际人体暴露指南的基本原则。通过研究移动电话范围内的射频与组织相互作用，发现了很多射频相互作用的非热机制。一般认为，在低于指导值的射频水平时，非热相互作用不太可能具有生物学意义，但目前有很多研究都是针对非热机制的。

癌症（射频场）

关于移动电话射频暴露影响健康的流行病学研究有很多，主要集中于癌症，特别是脑肿瘤。然而关于长期暴露（并有足够潜伏期）的研究仍然较为有限，目前只能评估移动电话射频暴露的中短期影响。虽然一些研究报告了长期暴露的效应（Coureau et al.，2014），但大多数研究发现其对脑部或腮腺肿瘤的发生风险没有影响（Swerdlow et al.，2011）。暴露评估仍然存在问题：即使是短期内回忆移动电话的使用情况也会产生大量随机误差，并且信息偏差至少会影响到经常使用移动电话那一侧头部的报告。此外，由于移动电话用户参与的增加，一些研究可能会因为对照组没有代表性而受到影响。有关听神经瘤的结果更具有启发性，尽管存在很多不一致性（Swerdlow et al.，2011）。最近，有些研究已经观察了其他癌症，如白血病、非霍奇金淋巴瘤、葡萄膜肿瘤和睾丸癌，但结果并不显著，其局限性与脑肿瘤研究相同。到目前为止，只有 项研究分析了儿童脑肿瘤与移动电话使用之间的潜在联系（Aydin et al.，2012）。据报道，高暴露组的风险较小且不精确，而在有客观操作者数据的约三分之一受试者亚组中，这种风险变得更加明显。然而，由于方法的限制和内部的不一致性，更重要的是儿童脑肿瘤发病率并没有增加，说明两者之间不存在因果关系，因此这方面还需要进一步的研究。

有一些研究评估了与无线电和电视相关的癌症风险（Ahlbom et al.，2004）。这些研究通常只局限于先前已经确定的癌症类型，它们仅仅简单地分析因与果的关系，并且通常只包含很少的病例。因此，这样的研究没有提供足够的信息也就不足为奇了。最近，有四项与移动电话基站有关的癌症风险病例对照研究，他们在设计和暴露评估方面都采用了改进的方法（Ha et al.，2007；Merzenich et al.，2008；Elliott et al.，2010；Li et al.，2012）。这些研究虽然报道了疾病与暴露亚组之间的关联性，但总体而言，他们没有提供一致性的证据表明基站和其他发射机的暴露与儿童癌症风险之间存在相关性。同时，仍然存在很多方法上的局限性，包括无法发现风险的细微增加。

虽然职业研究已经进行了较长时间，但实际上我们才初步了解了各种职业中的射频暴露情况，而且暴露可能并不总是与移动电话射频暴露的研究相关。尽管在某些研究中发现了一些增加的风险，但没有一致性的证据表明任何部位的癌症风险都会增加。这些研究有几个方法学上的缺陷：(1) 研究并非基于对所研究对象实际射频暴露值的测量；(2) 暴露程度分类往往仅基于职务名称；(3) 对混杂因素的控制是有限的（Ahlbom et al.，2004）。

所有研究都报道了在与移动电话能承受的暴露水平下对正常动物没有致癌作用，然而共同致癌性研究已经提出了建议(IARC,2012)。因此,国际癌症研究机构根据有限的人群证据(来自与移动电话有关的胶质瘤和听神经瘤的研究)和有限的动物实验证据(基于共同致癌性研究),认为射频可能对人类有致癌作用。值得注意的是,国家环境健康科学研究所(NIEHS)进行了最全面的动物实验研究,以观察移动电话辐射是否会增加大鼠和小鼠的患癌风险。国家环境健康科学研究所的研究尚未发表在同行评议的文献中,但已由外审专家小组对此进行了广泛的审查(National Toxicology Program,2018)。专家组的结论是,对于大多数频率/调制/物种的组合,并没有明确的致癌性证据,而对于几种特定频率/调制/物种的组合,发现了一些致癌性证据,如在900 MHz码分多址(CDMA)调制的移动电话射频辐射(RFR)暴露下,雄性大鼠心脏恶性神经鞘瘤的发生率明显增加。此外,虽然1 900 MHz的GSM或CDMA调制的移动电话射频辐射没有增加雄性或雌性小鼠任何非肿瘤性病变的发生率,但暴露于900 MHz的GSM和CDMA移动电话射频辐射后某些器官的非肿瘤性病变增加。最终的解释必须等待同行评议的出版物发表,预计是在2018年下半年完成。

其他健康影响(射频场)

动物实验已经证实,怀孕期间的高温可导致胚胎死亡、流产、生长迟缓和发育缺陷,中枢神经系统的发育特别容易受到影响。很多研究已经评估了射频场对哺乳动物、鸟类和其他非哺乳动物发育的影响(Heynick,Merritt,2003)。这些研究表明,射频场在暴露水平高到足以引起温度显著升高时才具有致畸性。尽管一些研究使用敏感终点(如行为影响)评估了热效应对出生后发育的可能影响,但没有一致性的证据表明非热暴露水平时也会产生影响。然而,高温对人体健康的严重影响仅与体温大幅升高(>40°C)有关,而此时的暴露水平远高于公共射频暴露的最大允许水平。

有几项研究报道,职业性射频暴露(主要针对物理治疗师)可能会增加先天性畸形的风险,但后续没有特定类型的畸形被持续报道,并且在这些研究中可能存在回忆偏倚(Larsen,1991)。在生命早期发育的敏感时期接触射频可能对健康产生持久影响(Kheifets et al.,2005)。有两项研究中,没有发现怀孕期间使用移动电话与幼儿早期神经发育之间的联系(Vrijheid et al.,2010;Divan et al.,2011)。丹麦的一项研究提出了一个假设,即怀孕和儿童时期接触移动电话可能会导致常见的儿童行为问题(Divan et al.,2008)。这种关联的前瞻性评估在同一队列中得到了证实(Sudan et al.,2016)。与儿童使用移动电话相关的行为问题是几项研究中唯一得到独立证实的关联性(Abramson et al.,2009;Divan et al.,2012;Thomas et al.,2010),包括对来自五个队列的个体参与者数据进行汇总发现,孕妇在怀孕期间使用移动电话可能会增加后代出现行为问题的风险,特别是多动症和注意力不集中问题(Birks et al.,2017)。

公众所关心的健康影响主要是来自一些轶事报道,如基站产生的持续全身射频暴露会导致头痛和睡眠障碍等。由于存在很多方法学上的缺陷,目前关于这种射频暴露对健康的影响还不足以得出结论。

7.2.5.3 政策和预防(射频场)

公众暴露指南旨在将局部组织温度升高限制在可接受的水平,目前设定为全身0.08 W/kg、头部2 W/kg。广泛使用移动电话的时间相对较短,因此长期接触移动电话的射频仍有可能对健康产生不利影响。更重要的是,许多健康影响尚待研究,而对儿童潜在有害影响的研究尤其缺乏。

由于没有公共卫生政策,再加上缺乏数据,特别是缺乏关于使用移动电话对儿童健康长期影响的数据,因此采取低成本的预防措施是比较合适的。移动电话的使用在学龄儿童中越来越普遍,青少年可能是当今最重要的移动电话使用者之一,有些暴露量接近指导限值(Kheifets et al.,2010)。用户可以通过限制通话时间,或者使用“免提”设备使移动电话远离头部和身体来减少暴露。

7.2.6 红外辐射

7.2.6.1 来源和环境水平(红外辐射)

波长在780 nm～1 mm的辐射属于红外辐射(IR)。红外辐射光谱通常分为三段:近红外“A”(780 nm～1.4 μm)、中红外“B”(1.4～3 μm)、远红外“C”(3 μm～1 mm)。太阳辐射和火焰为常见的自然红外辐射源,而人造红外辐射源主要来自各种治疗和家庭设备,如加热设备、灯、“红外桑拿”,以及与产热相关的工业,如钢铁工业。激光可在一个或多个极窄的波段范围内发出红外辐射,故而是一种特殊类型的辐射,在此不作详细介绍。

7.2.6.2 健康影响(红外辐射)

红外辐射可以穿透人体皮肤和眼部组织,即角膜、晶状体和视网膜,其深度取决于波长和组织类型。例如,远红外可以穿透皮肤表面以下近4 cm(Vatansever,Hamblin,2012)。人类对热痛和经常出现的强光/可见光会产生保护性的厌恶反应,因此可以避免潜在的危险暴露。大多数研究表明,红外辐射对人体产生有害影响的主要作用机制是热损伤,很少有证据表明是光化学或其他生物相互作用。远红外波长的主要发色团是水,当远红外被用于治疗时(见下文),也被认为是与热机制相关。例如,增加一氧化氮的产生对血管内皮功能有益,但由于其能量水平太低不足以产热,因此也可能存在其他不常见的生物学效应(Vatansever,Hamblin,2012;Shui et al.,2015)。

7.2.6.3 损害效应(红外辐射)

任何因皮肤过热产生的损害效应均取决于红外辐射暴露的强度和持续时间(Moritz,Henriques,1947)。当皮肤温度保持在44°C时,大约需要6小时才会发生不可逆的皮肤损伤,而当表面温度达到70°C或更高,不到1秒就会导致表皮坏死(Moritz,Henriques,1947)。在工业环境中,全身热应激往往会缩短暴露在红外辐射下的时间,从而使其低于皮肤热损伤的阈值,因此,只有短时间内暴露在极高强度的红外辐射下才会产生热损伤。长期暴露在未达到灼伤阈值的红外辐射下(比如过去常见的现象——人们裸露着皮肤反复靠近明火坐着)会导致皮肤出现一种独特的红棕色色斑,称为火激红斑。虽然有人猜测红外辐射可能会通过降低DNA的修复能力(Dewhirst et al.,2003)或通过活性氧引发氧化应激损伤从而加速紫外线诱导的皮肤癌变(Edwards et al.,1999),但支持的证据不足,因此目前认为红外辐射可能与皮肤癌的发生无关。

角膜、虹膜、晶状体和视网膜对热损伤很敏感,因此高剂量红外辐射暴露主要会对眼睛产生有害影响,尽管这些组织的损伤阈值可能会因红外波长和暴露时间而大不相同。例如,在1.315 μm的激光照射下,角膜是对连续波照射最敏感的组织。视网膜、晶状体和虹膜对0.1～1.0 s的短时间暴露非常敏感,而视网膜是对亚毫秒激光脉冲损伤最为敏感(Zuclich et al.,2007)。当入射的红外辐射被角膜吸收后,会被转换成热量并传导至晶状体,同时伴随着晶状体蛋白的显著减少,而这种蛋白的聚集被认为是导致白内障病人晶状体混浊的主要原因(Aly,Mohamed,2011)。有相当多的证据表明,在极端暴露的工业环境中,工人群体都存在红外辐射诱发的白内障,如玻璃工人(Lydahl,Philipson,1984)和钢铁工人(Wallace et al.,1971)。然而,大多数非工业照射的红外辐射似乎不足以引起白内障或其他眼部损伤。

暴露于高水平红外辐射的工人需要同全身高热反应(体温上升引发热应激)作斗争,任何在热环境中进行体力活动的行业都与此类似。过度暴露于远红外线桑拿房或暖舱里的风险可能也是如此。因此，这类情形的暴露限值主要取决于确保维持人体的安全体温。

总之，关于红外辐射对健康效应的研究相对较少，但目前的证据表明，红外辐射相关的损害效应很轻，仅在某些急性高强度或长期暴露情况下，红外辐射才可能会造成眼损伤和热相关疾病。

7.2.6.4 有益效应（红外辐射）

远红外（波长约10 μm）桑拿的温度比传统桑拿低，但由于红外线比热空气更能穿透皮肤，因此更能促进机体排汗。尽管来自随机对照试验、非随机试验和队列研究的支撑证据有限，但人们还是普遍认为使用远红外桑拿会带来有益健康的作用，并能改善心血管疾病、糖尿病和慢性肾病患者的健康状况（Beever，2009）。其他治疗性应用包括用于各种病症（如过敏性鼻炎、血液透析患者的动静脉内瘘功能障碍）的远红外设备以及用于减轻疼痛（如关节炎、痛经）的远红外陶瓷粉和纺织品（Vatansever，Hamblin，2012）。

7.2.6.5 政策和预防（红外辐射）

国际上以不同的标准来限制近红外线和中红外线暴露，有时也对远红外线暴露作出限制（ICNIRP，2006）。这些限制条件是基于波长和暴露时间而提出的，它们适用于高水平暴露且可测量的工业生产中。在皮肤热损伤发生之前，人体会作出反应以减少暴露，因此往往能够规避红外辐射的热效应。但引起白内障时并不是这样，故提出明确建议需佩戴防护性眼罩以限制眼睛暴露于红外辐射。另外，基于眼睛暴露于任何红外辐射可能都是有害的假定，这条建议在很大程度上也适用于具有高度红外辐射暴露的职业环境。

目前，除了为避免热相关疾病的发生，没有建议提出应限制或避免在桑拿和其他娱乐场所暴露于红外辐射。

7.2.7 紫外线辐射

7.2.7.1 来源和环境水平（紫外线）

紫外线（UV）辐射分为长波紫外线UVA（400～320 nm）、中波紫外线UVB（320～280 nm）和短波紫外线UVC（280～250 nm），太阳光是天然紫外线的重要来源。太阳光发射的所有UVC和大部分UVB会被地球的大气层吸收，因此正午阳光包含约95%的UVA和5%的UVB。然而，近几十年来，人类过多地使用氯氟烃类化学物质使平流层臭氧耗损，导致部分温带和北极地区地球表面的UVB含量增加。太阳光来源的UVB水平随着纬度的降低和海拔的增加而增加，并在夏季和一天的正午达到最高，环境中的UVA水平与UVB水平基本一致。薄的云层可以阻止大约50%的太阳紫外线能量到达地球表面，而非常厚的云层则可以很大程度上消除紫外线辐射（Diffey，1991）。浅色表面（如混凝土、雪以及少量的水）的反射会增加地面的UVB。

职业和医疗环境中的人造紫外线有许多来源，包括汞蒸气灯、电弧焊、商用杀菌紫外线灯和牙科聚合设备。此外，在过去的20年里，太阳灯日光浴床行业受到皮肤白皙的人们的追捧，特别是试图通过人工手段获得古铜色皮肤的青少年和年轻人，已经成为社区紫外线照射的普遍来源（Olsen，Green，2012）。

7.2.7.2 健康效应(紫外线)

紫外线辐射对人体组织的穿透及其对健康的影响不仅仅与波长有关(如长波紫外线比中波紫外线更能穿透人体组织),还与年龄有关。与成年人相比,青少年皮肤和眼睛的结构更容易导致其受到的紫外线辐射剂量增加,从而对靶细胞造成损害,使得儿童更容易受到延后出现的、慢性的退行性改变或致癌作用(Green et al.,2011)。例如,在青少年的眼睛中,晶状体允许紫外线通过视网膜和脉络膜,而成人(大约在25岁之后)的晶状体和角膜可以过滤几乎所有的紫外线(Lerman,1984)。

7.2.7.3 损害效应(紫外线)

急性暴露于UVB会导致皮肤(晒伤)和眼睛炎症(光性角膜炎)以及免疫抑制(Young,2006)。皮肤长期暴露在紫外线下会导致光老化、良性角化细胞性皮肤肿瘤(如光化性角化病)和皮肤癌(如基底细胞癌、鳞状细胞癌和黑色素瘤)(IARC,2012)。肤色决定了皮肤对急性和慢性紫外线辐射效应的敏感性,与黑人或黄种人相比,白种人受到的有害影响最多。无论是何种肤色和眼球颜色,眼睛长期暴露在紫外线下都会产生一系列的退行性病变,如翼状胬肉、白内障、黄斑变性以及癌症(鳞状细胞癌和眼部黑色素瘤)。

太阳紫外线辐射的致癌作用源自UVB和UVA的联合作用:UVB对DNA具有直接损伤作用,而UVA在一定程度上可直接通过诱导环丁烷嘧啶二聚体形成以及间接通过氧化应激对DNA造成损伤,这些过程受到了DNA修复通路(如核酸切除修复)的调节(Ikehata,Ono,2007)。紫外线辐射还可通过诱导免疫抑制因子和干扰抗原提呈细胞介导的免疫反应来抑制免疫系统(Halliday,Rana,2008)。

大量流行病学研究表明,太阳紫外线辐射是白种人易患皮肤癌的主要原因(IARC,2012)。有描述性研究显示,在低纬度地区出生和/或居住与皮肤癌呈正相关,并且非太阳照射的身体部位很少发生皮肤癌;分析性研究同样表明,过度曝晒引起的生物学效应,包括多次晒伤(终生,特别是儿童时期)和光化性角化病,是罹患皮肤癌的重要危险因素(Whiteman et al.,2001;Fears et al.,2002;Chang et al.,2009)。此外,现有的随机对照试验证据表明,经常使用广谱防晒霜,即防晒系数(SPF)至少为15+的防晒霜,可以过滤至少95%的UVB和一定比例的UVA,从而预防光化性角化病、鳞状细胞癌和黑色素瘤(Thompson et al.,1993;Green et al.,1999,2011)。此外,队列研究和Meta分析也明确指出,使用日光浴床,特别是在30岁前的这种暴露,会增加罹患基底细胞癌、鳞状细胞癌和黑素瘤等3种主要皮肤癌的风险(Boniol et al.,2012;IARC,2007;Olsen,Green,2012;Wehner et al.,2012;Zhang et al.,2012)。

7.2.7.4 有益效应(紫外线)

虽然紫外线暴露会对皮肤造成损害,需要进行适当干预,但紫外线也可增强维生素D的合成,这对骨骼健康至关重要。然而,除了骨骼健康之外,目前还没有确凿的证据能够证明紫外线辐射可通过维生素D或其他途径对人体产生有益作用(Institute of Medicine,2011;Thacher,Clarke,2011;Allinson et al.,2012;LeBlanc et al.,2015)。2008年,国际癌症研究机构对维生素D与癌症的关系进行了系统评价,结果表明维生素D对人体的益处并不是决定性的,且弊大于利(IARC,2008),后来开展的系统评价结果也与此一致(Gandini et al.,2011)。

7.2.7.5 政策和预防(紫外线)

限制太阳紫外线暴露

全球太阳紫外线指数(UVI)是一个每日评估的无单位数值,它用来描述在指定地点地球表面接收到的太阳紫外线辐射的最大强度(Allinson et al.,2012)。紫外线指数由世界卫生组织、联合国环境规划署、世界气象组织和国际非电离辐射防护委员会共同确定,旨在提高公众对特定地点有害紫外线辐射指数的认识(WHO,2002)。世界各地癌症控制机构提出了关于如何最好地避免太阳紫外线照射以预防皮肤癌的标准建议,还提供了有关适当防晒措施的指导。这些措施包括:限制中午紫外线暴露的时间;寻找阴凉处;穿戴防护服以及宽边帽,以保护眼睛、面部和颈部;戴上环绕式太阳镜,进一步保护眼睛;坚持使用SPF 15+及以上的广谱防晒霜;保护婴幼儿免受强烈阳光的照射(WHO,2002)。防晒霜被提倡作为物理保护措施的一种补充(遮阳;衣物遮盖),并且在出汗、游泳和长时间在太阳下暴晒后,应重新涂抹防晒霜。尽管生态学和观察性研究中有很多关于日光暴晒和防晒霜使用、维生素D以及人类健康影响的证据,但目前还缺乏能够证明它们之间存在剂量-效应关系的随机对照试验。因此,目前还没有足够的依据将维生素D纳入到防晒建议中(Allinson et al.,2012)。

限制在太阳灯日光浴床下的暴露

许多国家通过立法,进一步规范太阳灯日光浴床行业,以减少人们在这类紫外线下的暴露风险。巴西和澳大利亚已经禁止使用太阳灯日光浴床,而法国、西班牙、葡萄牙、德国、奥地利、比利时、英格兰、威尔士、北爱尔兰、苏格兰、加拿大和美国也明确禁止18岁以下儿童使用太阳灯日光浴床(Pawlak et al.,2012)。这些法规需要卫生专业人员的警告和室内晒黑相关风险的教育来促进普及(WHO,2017),从而让年轻人注意到,使用太阳灯日光浴床进行短期美容晒黑的做法会大大增加他们罹患皮肤癌的风险(Olsen et al.,2012)。

限制职业暴露

国际非电离辐射防护委员会(ICNIRP)建议进一步限制在室外和室内职业环境中紫外线暴露剂量的上限,以保护员工的皮肤和眼睛(ICNIRP,2004)。皮肤受紫外线照射的风险程度与皮肤颜色有关,如白种人需要强调皮肤保护,而亚洲和黑人的皮肤类型可耐受较高的平均暴露阈值,但所有皮肤类型都应强调眼睛的防护。

对于户外工作者,皮肤暴露程度取决于工作任务和姿势、暴露持续时间、特定环境、具体的时刻和季节,这也是制定有效防护措施时需要考虑的因素。大多数情况下,即便暴露时间较长,眼部受到的紫外线照射剂量一般也不会超过上限,除非在地面反射率异常高的环境条件下(ICNIRP,2010)。另外,防晒霜可以弥补防护服未覆盖的区域,而防紫外线护目镜可以有效减少眼睛受到雪等高反射率表面来源的紫外线暴露。对于室内人工光源,如医院、食品工业和实验室等工作区域用来消毒的紫外线发射灯或紫外线激光,采取安全预防措施十分必要,具体包括建筑布局隔离、行政操作规范以及个人防护设备和培训。此外,加强个别员工关于过度紫外线暴露的风险教育也十分必要(ICNIRP,2010)。

7.2.8 电离辐射

电离辐射主要包括高频电磁辐射(X射线和γ射线)或亚原子粒子,如α-粒子(^{4}He核)、β-粒子(电子)、中子、质子、π介子、μ介子和原子核(如^{12}C离子)。电离辐射具有足够的能量,可以使电子从原子或分子中进行迁移，从而产生带电离子。带电粒子（如α-粒子和β-粒子）自身可以直接发生电离，而电中性粒子（如γ射线和中子）则需要与其他物质相互作用时才发生电离。电离辐射可以通过直接与DNA相互作用或通过产生化学自由基，从而引起DNA链断裂。用于衡量受照物质吸收电离辐射能量大小的单位是戈瑞（Gy），1 Gy为1 J/kg，也称为辐射吸收剂量（NRC，2006；ICRP，2007；UNSCEAR，2008，2010）。

线性能量传递（LET）是指粒子穿过物质时每单位径迹长度所传递的能量。例如，由于γ射线、X射线、电子、μ介子在自身径迹上发生的电离事件相对较少，因此被认为是低LET辐射，也称稀疏电离辐射。而α-粒子、高能中子和加速的带电重原子核（如^{12}C）通过单位径迹长度传递相对较大的能量，因此被认为是高LET辐射，产生高密度的电离。表7.2.1中给出了具体的定义并列出了常用的测量单位。

为了进行有效的辐射防护，在低剂量（<100 mGy的稀疏电离辐射）或低剂量率（<0.1 mGy/min的稀疏电离辐射）的情况下，需要赋予辐射类型、辐射密度、受照器官或组织敏感性等多种影响因素以不同的权重，从而准确反映吸收剂量导致的总体健康损害情况。等效剂量等于吸收剂量（在一个组织上的平均值）的总和乘以特定辐射类型的加权因子w_R，而有效剂量是由不同组织受到的等效剂量乘以组织加权因子w_T后的总和，两者均以西弗特（Sv）作为衡量单位。对于低水平暴露，有效剂量近似于全身受到γ辐射所导致的健康危害风险。在辐射防护时，上述方法可以计算各种器官或组织在不同剂量、不同辐照类型时的吸收情况（ICRP，2007）。

表7.2.1 电离辐射的数值和单位（ICRP，2007）

数值剂量	单　位	定　　义
吸收剂量	戈瑞（Gy）	物质中累积的能量（=1 J/kg）
	拉德（已弃用）	1 rad=100 erg/g=0.01 Gy=1 cGy
等效剂量	西弗特（Sv）	吸收剂量乘以特定类型辐射的加权系数w_R，适用于低水平暴露且有辐射防护的背景下。
	雷姆（已弃用）	1 rem=0.01 Sv=1 cSv
有效剂量	西弗特（Sv）	即每个等效剂量乘以组织加权系数w_r，并计算总和，适用于低水平暴露且有辐射防护背景下特定器官/组织的受照情况。
集体有效剂量	个人-西弗特（person-Sv）	一个群体中个体有效剂量的总和，适用于低水平暴露且有辐射防护的背景下。
待积有效剂量	西弗特（Sv）	一定时间内吸收特性放射性物质的累积有效剂量，适用于低水平暴露且有辐射防护的背景下。
放射性活度	贝克勒尔（Bq）	每秒钟原子核发生衰变的数目
	居里（已弃用）	每秒370亿次衰变（=37 GBq）

资料来源：数据来自于国际辐射防护委员会（ICRP），2007年国际辐射防护委员会推荐内容，ICRP出版物103，©2007。

7.2.8.1 来源和环境水平（电离辐射）

天然辐射是无处不在的，其他辐射则来自人造辐射源，它们主要用于医疗诊断。总的来说，每年天然辐射造成的世界平均个人有效剂量约为2.4 mSv，通常范围是每年1.0～13 mSv（UNSCEAR，2010），这约占全球个人平均有效剂量的80%，而人造辐射源造成的辐照剂量每年约为0.6 mSv，主要来自于医疗辐射暴露。不同辐射来源的贡献已在图7.2.2中详细展示。放射诊断技术（如CT扫描和核医学）的快速发展导致发达国家中医疗来源的受照剂量明显增加（UNSCEAR，2010）。

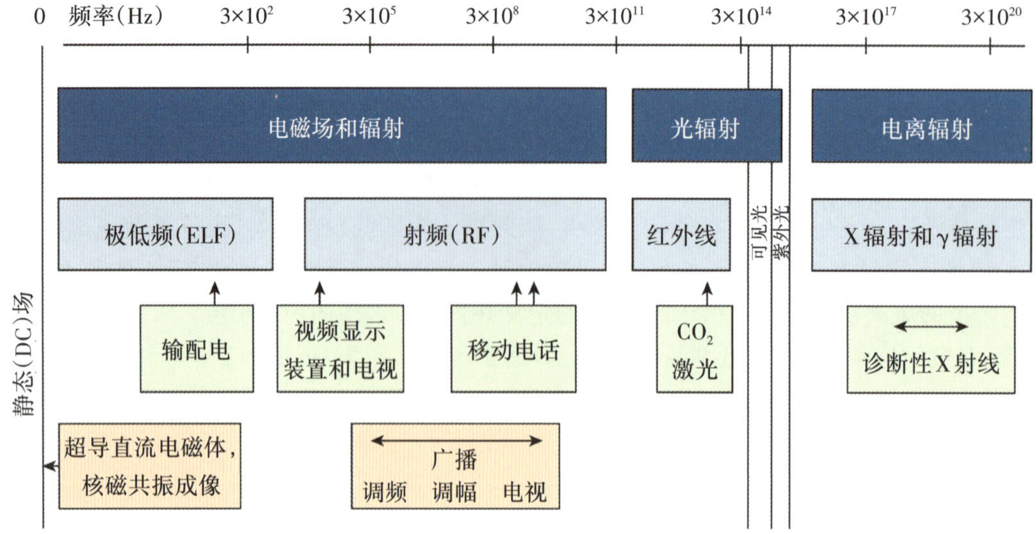

图7.2.2 全球平均年个人有效受照剂量(mSv)(UNSCEAR,2010)

资料来源:United Nations Scientific Committee on the Effects of Atomic Radiation 2010, 'Summary of low-dose radiation effects on health', in UNSCEAR 2008 Report to the General Assembly, with Scientific Annexes, United Nations, New York.

天然来源

除了宇宙射线和地面γ射线等外部辐射源外,放射性核素也可被吸入或摄入体内,随后从内部照射身体。其中,吸入氡的放射性同位素及其放射性衰变产物占天然来源有效剂量的50%以上。氡-222是氡暴露的主要来源,由镭-226通过α衰变产生,而镭-226是铀-238放射性衰变链的一个组成部分,稀有的氡-220则是钍-232衰变链的一部分。当吸入氡时,其产生的α-粒子能量主要沉积在支气管上皮,从而提高肺癌的发生风险。摄入的天然放射性核素,主要是食物和饮料中铀-238和钍-232的衰变产物以及钾-40等长半衰期的放射性核素。当宇宙射线撞击高层大气时,会形成放射性核素,主要是氚(氢-3)和碳-14,这些核素主要也是通过食物和饮料进入人体。

天然本底辐射存在波动,这主要取决于岩石和土壤的性质、建筑材料以及海拔高度等因素。地球上存在高本底辐射区域,其年有效剂量可超过10 mSv甚至100 mSv(UNSCEAR,2010)。这些升高的辐射水平可能来源于γ辐射,例如印度喀拉拉邦海岸的独居石矿砂,但主要还是由于气态氡进入建筑物并在空气中蓄积。在世界上受影响最严重的地区,一些房屋所含的氡及其产物的浓度相当高,需要采取措施将由此产生的癌症风险降低到可接受的水平。另外,由于大气层稀疏,高海拔地区的宇宙辐射水平相对较高。由此可见,航空旅行会增加来自宇宙射线的照射剂量,但除了经常旅行的人和机组人员外,航行过程受到的辐照剂量对天然辐射总剂量的增加来说贡献较小。表7.2.2列出了全世界范围内不同职业的受照剂量和涉及人数。

表7.2.2 全球职业辐射暴露(UNSCEAR,2010)

暴露来源	年平均有效剂量(mSv)	全球被测员工数量(千人)
	人工来源[1]	
核燃料循环(包括铀矿开采)	1.0	660
辐射的工业用途	0.3	869
军事活动	0.1	331
辐射的医疗用途	0.5	7,440
其余零散用途	0.1	565
人工来源合计	0.4	9,865

续表

暴　露　来　源	年平均有效剂量(mSv)	全球被测员工数量(千人)
增加的天然来源[2]		
机组空勤	3.0	300
矿石开采(煤炭除外)	3.0	4,600
煤矿开采	2.4	6,900
其他工作领域	4.8	1,250
天然来源合计	2.9	13,050

注:[1]2000—2002年。
[2]1995—2002年。

人造辐射源

全球环境暴露的人为因素主要源于20世纪50年代末至60年代初在大气中进行核武器试验所产生的放射性落下灰。世界平均年有效剂量在1963年达到0.11 mSv的峰值,此后在2000年,下降到约0.005 mSv,目前大部分剂量来自碳-14(UNSCEAR,2010)。其余因素来自核能发电、核武器生产以及化石燃料发电站和其他工业厂房(如磷酸盐加工厂)所排放的天然放射性核素。现在,这些暴露对公众剂量的贡献普遍较低,约1 μSv。多年来,随着辐射防护措施的改进,核工业及其他工人(如放射工作人员)的职业暴露剂量均有所下降。目前,核工业的全球平均年剂量约1 mSv。现代技术的进步也产生了其他辐射源,如各类烟雾探测器和安全扫描仪,不过从这些辐射源接受到的剂量几乎可忽略不计。

一些具有潜在暴露风险的辐射源已经引起公众关注,例如遗失的医疗和工业辐射源、蓄意的核污染物,如被放射性物质污染的食品或"脏弹"。虽然恐怖主义武器"脏弹"(一种"辐射扩散装置")使用常规爆炸物来扩散放射性物质(WHO,2003),但在辐射方面的危险程度仍难以评估,而且最大的影响可能是害怕和恐慌所造成的心理负担。

医疗辐射暴露

现代放射医学技术实现了更早、更精确的诊断,确保能有效监测很多疾病的进展。影像筛查(如乳房X光造影)对一些易患特殊疾病(如乳腺癌)的高风险人群非常有益。常规X线检查、CT扫描和正电子发射断层显像(PET)等放射显影技术显著提升了诊断的准确性。此外,在过去10~20年间引进的放射介入手术(如血管成形术),为一些心血管系统、中枢神经系统以及其他器官重大疾病的有效治疗作出了突出贡献。这些技术升级对疗效至关重要,但由于会引起相对较高的暴露剂量,因此在使用过程中应当小心谨慎。

近年来,以CT扫描为代表的放射医学技术在经济发达国家中的应用显著增加。美国公众因医疗暴露(主要是诊断过程)所接受到的平均年有效剂量证实了这一点,20世纪80年代初仅为0.53 mSv,到2006年已上升为3.0 mSv,这一水平已相当于从天然放射源获得的年平均有效剂量。医疗暴露剂量受经济发展水平影响:1997—2007年间,医疗暴露导致的世界平均个人剂量为0.62 mSv/年,但在拥有先进医疗保健系统的国家,这一数字为1.92 mSv/年(UNSCEAR,2010)。表7.2.3列出了2006年美国开展各类诊断和介入手术的情况,以及实施每次操作所接受到的平均有效剂量。

放疗的原理是电离辐射可杀死特定的细胞群体,如癌细胞。放疗不仅挽救了许多生命,还能极大地减轻保守治疗的痛苦,同时也是治疗某些非恶性疾病的一种选择。传统放疗过程因靶组织附近细胞受照射而产生副作用,这大多数是可预测和可预期的。现代IMRT(调强适形放射治疗)的目标之一就是通过保护正常组织从而将副作用降至最低(Hall,2006)。然而,放疗仍会不可避免地对健康组织造成一定程度的放射损伤,并由此增加健康风险。这对于深层组织、重要脏器以及儿科相关的肿瘤尤为重要。有一种新方法是使用具有显著物理和放射生物学特性的带电粒子(例如质子和^{12}C离子),这些粒子可以对各种肿瘤进行高度适形治疗,但向靶组织周围大量健康组织释放的剂量很小。这意味着它们对癌细胞DNA造成严重损伤的同时可以保护所穿透的或更深层次的健康组织。同时,这一特性也使得它们可用于肿瘤的精准放疗(Rosen,2001)。

表7.2.3 2006年美国开展的各类诊断和介入手术的估算例数和平均有效剂量(NCRP,2009)

种　类	例数(百万)	每次操作平均有效剂量(mSv)	总剂量(人-Sv)
计算机断层扫描(CT)	67	6.6	440 000
传统放射线影像和透视检查	293	0.3	100 000
介入透视	17	7.5	128 000
核医学	18	12.8	231 000
合计	395	2.3	899 000

医疗照射建议

医疗照射旨在让受照者直接受益。如果操作过程合理且保护措施最优,那么病人受照剂量就会低至符合医疗目的。因此,剂量限制一般不用于医疗照射。医疗辐照是第二大辐射暴露来源,尤其是这一情况在发达国家还在不断增加,因此放射诊断中仍有相当大的空间,通过利用优化防护技术来降低受照剂量,这对一般个体而言极为重要。

对儿童来说,放射性诊断的风险是一个需要特别考虑的重要因素——因为儿童处于发育阶段,他们对辐射诱发的癌症比成人更敏感;此外,他们的预期寿命更长,出现潜在长期副作用的时间也更长(Brenner et al.,2001;WHO,2005)。因此,应当减少不必要的X线检查,包括牙科X线照片,并且在CT扫描时需要优化CT曝光设置。

7.2.8.2 健康影响(电离辐射)

电离辐射对健康的不良影响分为两类:组织反应(亦称为确定性效应)和随机效应(ICRP,2007)。组织反应由辐射杀死细胞所引起,当有足够的细胞被杀死时,就会发生组织反应,其特征是:低于阈剂量时不产生效应,高于阈剂量时反应严重程度随着受照剂量的增加而增加(因为受影响的细胞更多)。随机效应则由细胞非致死性变化所引起,如果受影响细胞的是体细胞,则可能发展为癌症,如果受影响细胞是生殖细胞,则可能产生遗传效应。据目前了解,随机效应没有明确的阈剂量,并且认为在低剂量或低剂量率下,风险与受照剂量成正比,但这一观点尚未被广泛接受。总之,随机效应的总体风险主要由暴露个体的癌症发生风险所决定(ICRP,2007)。

电离辐射一方面可通过直接与DNA发生物理相互作用,另一方面可通过间接诱导自由基产生,后者与DNA发生化学反应,从而造成DNA损伤,如DNA链断裂。值得注意的是,电离辐射很容易产生成簇(即局部)损伤,进而导致DNA双链断裂。尽管DNA损伤修复机制可应对电离辐射引起的DNA链断裂,但双链断裂很难精确修复。高剂量急性辐射造成的严重DNA损伤往往导致其完整性丧失,这足以诱导细胞死亡。当组织中一定比例的细胞被杀死时,就会发生组织反应,比例越大,组织反应越重。若DNA被正确修复,细胞就可能在辐射后存活下来。不过,即使在DNA损伤错误修复的情况下细胞也可能存活下来,而这被认为是癌症风险(体细胞)和遗传效应(生殖细胞)的根源。

随机效应的剂量-反应关系通常被认为是由辐射对细胞核的单次穿透和相互独立的多次穿透所产生的综合结果。前者在低剂量或低剂量率的稀疏电离辐射下发生,其剂量-反应关系是线性的;后者在高剂量率的中等剂量和高剂量下发生,其剂量-反应呈现向上弯曲的二次曲线。这是由于剂量和剂量率有效性因子(DDREF)大于1(常规情况下值为2)的原因,因此在急性给予中高剂量辐照时单位剂量效应(剂量-反应的斜率)更大。而在高急性剂量下,由于细胞更有可能被杀伤,因此剂量-反应的斜率降低(细胞死亡导致随机效应风险归零)。在低剂量或低剂量率情况下,剂量-反应被认为是无阈值的线性关系,导致随机效应的非致死性DNA损伤与剂量成正比,因此它与细胞核被穿透的总次数成正比。

对于高LET辐射,单个粒子通过细胞核时足以对DNA造成足够的损伤,在剂量-反应中表现出明显的线性特征。事实上,在细胞水平上,单个α粒子穿透是一个高剂量事件,大概率诱导细胞死亡。因此,两个α粒子的穿透就有可能杀死细胞。这种高LET辐射的剂量-反应关系具有线性特征,同一吸收剂量情况下其斜率大于低LET辐射(因为电离密度较高),但在高剂量下由于细胞死亡导致斜率降低。

然而,这些只是对事实进行的简单描述,实际上其中涉及的生物机制非常复杂。例如,关于急性低剂量或低剂量率的低LET辐射(仅产生少量电子穿透细胞核)后的DNA修复效率并不比急性中等剂量辐射(产生大量电子穿透细胞核)后的DNA修复效率高多少(通常效率为2倍,DDREF为2)的假设可能不正确。此外,有证据表明,表观遗传可能在辐射诱发的风险中发挥了一定作用,但机制尚不清楚,并且在高剂量和低剂量情况下可能有所不同。

一些人认为,由于低剂量产生的DNA损伤程度与正常生理过程中产生的DNA损伤程度总体相当,这些损伤可被常规修复"清除",因此低剂量可能无害。此外,一些人认为低剂量辐射会刺激免疫系统,因此是有益的,因为它们修复了原本无法修复的损伤(即所谓的辐射兴奋效应)。尽管如此,这种情况下,一方面必须考虑到电离辐射穿透细胞核造成"成簇"损伤的特点。另一方面,一些损伤机制在低剂量时可能比中等剂量时更有效,从而导致超线性剂量-反应。而旁效应(即被辐射的细胞对未被直接辐射的邻近细胞产生的不利影响)就是这种机制的一个例子,因为在低剂量时,旁效应对细胞的影响更为显著,而在中等剂量时,由于几乎所有细胞都受到照射,使效应达到饱和。这些说明了放射生物学的复杂性,以及为什么风险评估仍然以经验性的流行病学调查结果为主(ICRP,2007)。

几十年来,人们已经知道,短暂暴露于数个Gy的辐照就会杀死红骨髓等重要组织中的大量细胞而导致死亡(即死亡由辐射敏感组织的组织反应引起)。举个近几十年的例子,1986年乌克兰切尔诺贝利核反应堆事故中的28名应急人员,他们在短时间内受到了很高剂量的照射,因此在几个月内便全部死亡。另一个例子是,2006年俄罗斯的利特维年科在伦敦被人故意投毒了大量发射α粒子的钋-210而导致中毒死亡。电离辐射引起其的他组织反应包括皮肤烧伤、脱毛、暂时性和永久性不育、造血抑制、眼晶状体混浊、白内障以及组织坏死。

7.2.8.3 癌症(电离辐射)

辐射是我们所处环境中时刻存在的一个固有成分,人造辐射源产生的辐射类型与天然辐射源基本相同。目前,还无法区分辐照(无论是人造辐射源还是天然辐射源)导致的癌症和其他原因导致的癌症有何差异(NRC,2006;ICRP,2007;UNSCEAR,2008,2010;IARC,2012)。因此,在无法根据基本放射生物学原理确定电离辐射照射对人类健康造成风险的情况下,必须通过对受照人群进行流行病学研究,再加上对放射生物学机制进行一定了解,从而得出风险估计值。从放射流行病学研究中获得的证据非常多,除了烟草之外,几乎没有任何一种暴露受到如此广泛的研究。为此,这些流行病学研究可分为四大类:对原子弹爆炸的日本幸存者的研究、以治疗或诊断为目的的医疗照射研究、职业照射研究以及环境照射研究(NRC,2006;ICRP,2007;UNSCEAR,2008,2010;IARC,2012)。

1945年广岛和长崎原子弹爆炸幸存者的经历为辐射风险估计提供了主要(但不是唯一)的流行病学证据。根据1950年10月日本全国人口普查期间收集的信息建立了一项大型队列研究——寿命研究(LSS),对寿命研究来源数据的分析一直持续至今(Preston et al.,2007;Ozasa et al.,2012;Hsu et al.,2013)。寿命研究涵盖了约93 500名幸存者,其中对约86 500人进行了组织特异性剂量的单独估算——重新评估轰炸期间接受的组织特异性剂量(主要来自γ射线,但也有一部分来自中子)的工作付出了相当大的努力。最新的数据系统是Dosimetry System 2002(DS02),该系统最近进行了小幅修订(DS02R1)(Cullings et al.,2017)。在寿命研究受试者中,约48 000人接受了较高剂量(>5 mSv),其中约18 000人的接受剂量>100 mSv,约2 400人的接受剂量>1 Sv,而其中近2/3幸存者的接受剂量<100 mSv(即低急性剂量)。在2003年最后一次死亡患者随访结束时,58%的寿命研究受试者已经死亡,其中24%死于癌症。据估计,527例实体癌死亡病例(占这些暴露幸存者中此类死亡病例的8%)可归因于原子弹爆炸期间的辐射(Ozasa et al.,2012)。2001年之前,在接受剂量大于5 mSv的寿命研究幸存者中,有204例白血病死亡病例,其中近一半可能是由辐射引起的(Preston et al.,2004)。因此,在原子弹爆炸幸存者中,约有10%的癌症死亡病例可归因于原子弹爆炸产生的辐射。除了死亡率,寿命研究还通过两个专业登记册确定癌症发病率,最近的实体癌发病率分析来自1958—2009年(Grant et al.,2017),而对于白血病、淋巴瘤和多发性骨髓瘤的发病率,最新研究结果是基于1950—2001年的数据(Hsu et al.,2013)。对实体癌发病率的最新研究显示,所有实体癌的剂量反应在性别上存在差异:男性的剂量反应呈曲线向上,而女性则呈线性上升(Preston et al.,2007)。目前,正在研究造成这种差异的原因。在寿命研究的一个子项目——成人健康研究(AHS)中,幸存者参加定期体检,记录血压等临床参数。其他相关的队列包括在子宫内受到辐射的幸存者和在轰炸后受孕的幸存者后代,后者提供了有关辐射遗传效应风险的信息。

放射治疗对患者长期健康影响的调查结果最先支持了关于日本原子弹爆炸幸存者的研究,特别是英国强直性脊柱炎患者和接受宫颈癌放射治疗的美国妇女(McLean et al.,2017;UNSCEAR,2008)。现在,证据则主要来自广泛的放射治疗中,例如各种癌症幸存者群体、因头皮癣/皮肤血管瘤/胸腺肿大而接受照射的儿童以及注射镭-224(一种α发射体)的患者。随着CT扫描使用的增加,因诊断需要而受到辐射的病人提供了越来越多的有用信息,而那些为监测肺结核或脊柱侧弯治疗情况而接受X射线照射的病人,以及在对孕妇进行腹部X射线检查时受到辐射的胎儿,已经为低剂量辐射的风险评估提供了宝贵证据。最近,对至少接受过一次CT扫描的英国儿童进行的一项大型队列研究发现,脑肿瘤和白血病的风险增加与从CT扫描中受到的辐射有关(Pearce et al.,2012)。一个值得关注的群体是那些注射了放射造影剂氧化钍胶体的病人。不幸的是,这种造影剂的主要成分是钍,它具有放射性,会对某些组织(如肝脏和红骨髓)造成大剂量的影响,导致肝癌和白血病的发生率增加。

尽管对因医疗目的而暴露的人群研究结果是对原子弹爆炸幸存者研究证据的宝贵补充,但由于暴露时已伴随明确或疑似的疾病,因此这些研究结果需要谨慎解读。例如,CT扫描可能是因尚未确诊的癌症而进行的,这意味着癌症可能是进行CT扫描的原因,而不是CT扫描引起癌症(所谓的反向因果关系)。同样,某种身体状况下可能会导致癌症,但也可能会导致其他需要更频繁进行CT扫描的疾病,从而引发"指示性混杂"。这些因素导致对低剂量诊断性照射结果的解释变得更加困难,因为相对于癌症的本底风险,这种照射的预测风险很小。因此,细微的偏差和混杂因素可能导致其与辐射的虚假关联。放疗通常需要局部高剂量辐射(杀死细胞),这可能会影响意外照射到的健康组织,从而降低这些组织中因辐射诱发癌症的风险。此外,同时伴随化疗可能也是对放疗患者进行研究的一个难点。

自辐射在医学中的早期应用以来,放射科医生和放射技师一直被作为研究对象,有关美国放射科医生的调查首次为辐射可能导致白血病这一观点提供了证据(March,1944)。特别值得关注的是,地下硬岩矿工群体(例如铀矿工和锡矿工),他们会吸入放射性气体氡及其衰变产物,这些放射性物质(主要是α粒子)可辐照肺部。在过去,他们受到的辐射剂量很高。而在手表和仪器表盘上涂抹含镭发光涂料的工人(主要是年轻女性),由于习惯性舔油漆刷头,因此会在无意中摄入镭。有些工人摄入了大量的镭,这些镭会沉积在骨骼中,导致骨癌增多。对核工业工人群体进行研究获得的证据显得更为重要,特别是那些在核工业早期工作的工人,当时他们受到的辐射剂量比现在更高。针对这些工人进行的大型研究提供了有关长期低剂量辐照效应的重要信息,通过国际合作有可能产生有显著统计差异的结果。国际核工人研究(INWORKS)是此类合作的最新案例,该研究报道了辐射会增加白血病和实体癌的风险(Leuraud et al.,2015;Richardson et al.,2015,2018)。参与处理突发事件的工人属于特殊情况,例如1986年切尔诺贝利事故后被派来处理善后事宜的"清理人"和早期的工人(Kashcheev et al.,2015),以及早年在俄罗斯马雅克核设施工作的人员,他们特别容易受到外部辐射源和钚的影响,其中钚是前苏联早期武器生产计划中吸入量相对较大的α发射体(Sokolnikov et al.,2015;Kuznetsova et al.,2016)。

住宅中的氡一直是科学界高度关注的对象,因为在全球范围内,氡是绝大多数人暴露于辐射的最大来源。一项大型病例对照研究对住宅氡暴露导致的肺癌风险进行了评估,研究者考虑到了吸烟可能会对风险产生重要影响,通过对这些研究进行适当的总结,最终得出了与氡相关的风险估计值,这与地下硬岩矿工的风险估计值相一致(ICRP,2010;McLean et al.,2017)。该研究还对暴露于其他天然本底辐射源(特别是地面γ辐射)的情况也进行了分析,尤其是在世界上这种暴露大大高于全球平均水平的地区。在印度喀拉拉邦进行的一项癌症发病率研究发现,与辐照暴露有关的癌症风险没有增加,尽管目前这项研究的力度有限,但其研究结果与寿命研究的结果是相吻合的(Nair et al.,2009)。英国的一项针对儿童白血病的大型病例对照研究发现,本底γ辐射存在额外的风险,这与日本原子弹爆炸幸存者的风险模型一致(Kendall et al.,2013),但法国一项类似的研究并未发现超额风险(Demoury et al.,2017)。

另一个研究领域是核设施意外和常规排放造成的放射性污染,例如切尔诺贝利事故释放的放射性物质(UNSCEAR,2018)和马雅克核设施事故排放的放射性废液严重污染捷恰河(Krestinina et al.,2013;Davis et al.,2015)。1986年,切尔诺贝利核电站事故期间释放的放射性碘导致那些高度暴露的儿童(主要是通过饮用严重污染的牛奶)患甲状腺癌的概率大大增加,并且在捷恰河居民中也发现了很多的白血病和实体癌。2011年,福岛核反应堆事件为研究提供了另一个机会,尽管看起来剂量还不够大,不足以检测出任何效应(WHO,2012)。日本政府在福岛县开展了一项健康调查,其中包括针对事故发生时所有低龄人群的甲状腺筛查计划,他们发现甲状腺癌的发病率增加,但这不太可能是事故期间的辐射所造成的,很可能是由于筛查使用了敏感的超声波检查,从而发现了漏诊的癌症,这种效应在其他地方也有发现(Ahn et al.,2014)。

20世纪50年代末至60年代初,大气层核试验产生的落下灰,为辐射研究提供了另一个重要的辐射源。那些居住在核武器试验场(如位于今天哈萨克斯坦的塞米巴拉金斯克试验场)附近的居民尤其值得关注。全球放射性落下灰对儿童白血病发病率的影响并没有超出标准模型预测的水平,这表明落下灰中放射性核素的摄入并不像部分人认为的那样具有明显的致白血病效应(Wakeford et al.,2010)。一群中国台湾居民受到了被意外用于建筑施工的^{60}Co污染钢材的γ射线的照射,目前正在对这群居民进行跟踪调查(Hsieh et al.,2017)。有证据表明,他们的白血病和乳腺癌发病率有所增加。

流行病学研究证实,急性暴露于中等和高剂量的电离辐射(>100 mGy的稀疏电离辐射)会增加癌症风险(NRC,2006;ICRP,2007;UNSCEAR,2008,2010;IARC,2012;McLean et al.,2017)。然而,各种类型的癌症对辐射诱导的敏感性并不相同,急性白血病、甲状腺癌和女性乳腺癌的敏感性较高,而慢性淋巴细胞白血病、霍奇金淋巴瘤和皮肤黑色素瘤的敏感性较低,其他癌症的敏感性则介于两者之间,从较高(如肺癌和结肠癌)到较低(如胰腺癌和前列腺癌)不等。白血病是第一种被认为与辐照暴露明确相关的癌症,20世纪50年代初在日本原子弹爆炸幸存者的寿命研究中观察到这种恶性疾病的风险明显增加(尽管在寿命研究开展之前的20世纪40年代末,警觉的临床医生就报告了异常升高的病例数量),而且先前也有报道称放射科医生中白血病的发病率升高(March,1944),但这在当时很难解释。随着对原子弹爆炸幸存者的深入随访调查,发现了与辐照有关的其他部位癌症的死亡率和发病率也有所上升。来自其他受照群体的数据也为该发现补充了证据,例如,因多种疾病而接受放射治疗的病人患多种实体癌的风险增加,镭摄入量高的群体患骨癌的风险明显增加,暴露于氡的地下硬岩矿工患肺癌的风险增加,体内钍含量高的造影患者患肝癌的风险增加(McLean et al.,2017)。近期的研究显示,切尔诺贝利事故期间释放的高水平放射性碘导致了那些在儿童时期吸入或摄入这些物质的人患甲状腺癌的风险明显增加,这与那些在儿童时期暴露于外部辐射源的人中所发现的现象相符。

最近,通过对寿命研究队列中白血病的死亡率进行分析发现,线性二次剂量反应模型能最好地描述所有数据。进一步分析318例死亡数据后发现,对于红骨髓,受照剂量为1 Gy时,超额相对风险为3.1(95%CI:1.8～4.3),而剂量仅为0.1 Gy时为0.15(95%CI:-0.01～0.31)(Ozasa et al.,2012)。在接受较高辐照剂量(>5 mGy)的幸存者中,约有一半的白血病死亡要归因于轰炸期间的辐照暴露。然而,通过建模发现,风险随暴露年龄和暴露后时间的变化而显著变化:对于幼儿,存在一个暂时的超额相对风险(ERR,风险成比例的增加)

高峰,在暴露后7年左右上升到约50的峰值,在暴露后30年左右下降到约5;而对于暴露的成年人,这一波动几乎不太明显,超额相对风险在暴露后一直都保持在5以下。从幸存者中所有实体癌(除白血病、淋巴瘤和多发性骨髓瘤之外的恶性疾病)死亡率的最新数据集来看,线性剂量反应与数据最吻合。根据近11 000例死亡病例,发现30岁和70岁时受到辐射的幸存者实体癌死亡率的超额相对风险斜率为0.47(95%CI:0.38~0.56)Gy^{-1}。白血病和实体癌发病率与死亡率的超额相对风险系数相似(Preston et al.,2007;Ozasa et al.,2012;Hsu et al.,2013),但最新的实体癌发病率研究发现,男女之间的剂量反应存在显著差异(Grant et al.,2017)。如前所述,各个癌症部位的ERR/Gy存在明显差异,乳腺癌、甲状腺癌和非黑色素瘤皮肤癌发病率的超额相对风险较高,而直肠癌和子宫癌的超额相对风险较低。

研究者根据日本原子弹爆炸幸存者的癌症数据建立了风险模型,并发现其他来源的数据能为证据提供补充,如白血病以及放疗后的甲状腺癌和乳腺癌。暴露于氡的地下硬岩矿工的肺癌患病情况为氡诱发肺癌的风险提供了宝贵的信息来源,这与住宅中低水平氡暴露导致的肺癌风险相一致。在此类研究中,烟草烟雾对肺癌风险的影响尤为重要,辐射和烟草烟雾相互作用产生的肺癌综合风险似乎超过了叠加效应,因此吸烟者比不吸烟者罹患氡所诱发肺癌的风险更大。

总的来说,对日本原子弹爆炸幸存者的研究结果与其他受照群体的研究结果类似,尽管比较时往往并不直接。例如,放射治疗的剂量通常是局部的、高剂量的,目的是杀死靶细胞。但对健康细胞的意外照射也会导致它们被杀死,从而降低单位剂量所引起的癌症风险。尽管现代剂量估算方法正在不断改进,但仍然很难准确计算远离靶细胞的散射剂量。对急性低剂量或长期低剂量率的研究越来越重要,因为相关结果表明,这些暴露也需要进行日常辐射防护。对接受CT扫描的病人、生活在放射性污染地区的居民或核工业工人等进行研究的初步结果表明低剂量/低剂量率会至少对某些类型的癌症,特别是白血病增加风险,但这种风险与传统风险模型的预测差别不大。

7.2.8.4 其他健康影响(电离辐射)

目前,流行病学研究并无明确证据表明,电离辐射暴露会增加子代的遗传效应风险(ICRP,2007)。同时,对超过3万多名日本原子弹爆炸幸存者的后代(爆炸后怀孕)进行了跟踪调查后,也没有发现确切的证据能证明父母接触了辐射后会产生遗传效应。但是,涉及实验室动物(主要是小鼠)的大型实验研究显示,父母在受到电离辐射照射后会增加后代遗传效应的风险。根据这一证据得出的关于辐照可诱导人类遗传效应风险的结论,提示该风险远远低于受照个体患癌的风险。

眼球晶状体对辐照很敏感,受照后容易诱导白内障,近期研究表明低LET辐射(500 mGy)后,产生白内障的阈值远低于先前的阈值5 Gy(ICRP,2012)。这些数据来源于日本原子弹爆炸幸存者、切尔诺贝利事件"清理人"和医务人员。

胚胎与胎儿对辐射引起的发育(致畸)效应非常敏感,如妊娠早期畸形、先天性畸形(虽然死亡可能发生在出生缺陷之前)(ICRP,2007)。通过对日本原子弹爆炸幸存者进行分析,发现当在妊娠8~15周期间(在子宫内)受到高剂量辐照后,会出现严重的智力迟钝,而在妊娠16~25周时此现象较少。此外,还发现受到低剂量辐照后也可能会影响智商。

当前需解决的问题是,低剂量/剂量率是否会增加人们患非肿瘤性疾病的风险,尤其是血液循环系统方面的疾病,如心脏病发作和中风(ICRP,2012)。已知,高剂量的电离辐射暴露会引起组织损伤,从而导致患以上疾病的风险增加,但越来越多的流行病学研究表明,低剂量辐照后也会产生一定影响。然而,由于主要(非辐射)危险因素的混杂效应无法被有效排除,上述相关的机制尚不明确。尽管如此,人们认为低水平辐射暴露对于循环系统疾病的潜在风险仍非常重要,因此研究者们正投入大量的精力开展相关研究。

7.2.8.5 政策和预防(电离辐射)

国际放射防护委员会(ICRP)在其最新证据评估中对所有的癌症患者提供了伤害调整名义风险系数:对于低剂量/剂量率辐射,普通人群为5.49%Sv^{-1},职业人群为4.07%Sv^{-1}(ICRP,2007)。遗传效应的伤害调整名义风险系数:普通人群为0.2%Sv^{-1},职业人群为0.12%Sv^{-1}。低水平辐射暴露后随机效应的总体伤害调整名义风险系数:普通人群为5.7%Sv^{-1},职业人群为4.2%Sv^{-1}。这些风险系数构成了国际放射防护委员会提出的辐射防护技术原则,并据此制定了剂量限制:对职业人群而言,其上限是五年内平均年有效剂量为20 mSv(任何一年的最高剂量是50 mSv);对于普通人群,每年的有效剂量上限为1 mSv(尽管在特殊情况下,只要5年内年平均剂量是1 mSv都是可接受的)。这些限值并不适用于医疗或自然事件的辐射暴露,部分地区的居民暴露于氡及其放射性衰变物后可以增加肺癌发生风险,这就需要一系列的措施来减少这类辐射暴露。

放射防护三原则依然存在:(1) 可能会引起或影响辐射暴露实践活动的正当性;(2) 放射防护的最优化,尽可能降低剂量;(3) 个人剂量限制(ICRP,2007)。具体建议如下:

(a) 通常不接受任何辐射暴露,除非对受照个人或社会所带来的利益足以抵消其可能造成的损害。

(b) 在进行辐射实践时,考虑经济和社会因素后,个人受照剂量的大小、受照人数和受照的可能性(不确定是否会受到照射)应保持在可合理达到的最低水平。

(c) 辐射实践中个人受照剂量要服从剂量限制,或对潜在照射所致危险要实施风险控制;因此,需确保在正常情况下无人暴露于不被认可的辐射风险中。剂量(或风险)约束用于限制受照(或潜在受照)剂量的上限值。

有效剂量的限制可避免身体器官和组织的确定性效应,并将随机性效应的风险限定在可接受的水平,见表7.2.4。

表7.2.4 推荐剂量限制(ICRP,2007)

限制类型	职 业 人 群	普通人群
有效剂量	五年内平均每年20 mSv,任何一年的最高剂量是50 mSv*	每年1 mSv
年当量剂量		
眼球晶状体	五年内平均每年20 mSv,任何一年的最高剂量是50 mSv	15 mSv
皮肤	500 mSv	50 mSv
手和足	500 mSv	—

注:*未孕女性的职业暴露控制标准与男性一致。但是,妊娠期妇女体内胚胎/胎儿的有效剂量限制为1 mSv。

资料来源:data from International Commission on Radiological Protection (ICRP), The 2007 Recommendations of the International Commission on Radiological Protection, ICRP Publication 103, Copyright © 2007.

7.2.9 结论

电离辐射与非电离辐射的种类、频率及对人类健康影响的程度取决于照射强度和其他暴露参数,且高度依赖于频率。其潜在影响包括迅速致命的损伤、出生和遗传缺陷、癌症以及其他慢性疾病。电离辐射对人类的影响通常只在较高剂量水平时发生,并可通过控制有效剂量减少影响程度。本章中,我们主要强调日常生活中的辐射暴露及其长期效应,这是普通民众关注的重点。

国际癌症研究机构(IARC)将电离辐射和紫外线辐射列为"已知"或1类致癌物,将极低频磁场和射频场列为"可能"或2B类致癌物,将静电场和极低频电场列为3类致癌物(现有的证据不能对人类致癌性进行分类)。中频辐射和红外辐射尚未被归类为其致癌潜力。

由于电离辐射暴露不可避免,因此通常将其维持在最低限值。大多数人建议应避免高水平的紫外线照射,以预防皮肤癌的发生。但是,适宜的紫外线暴露还是对身体有益的,因此有必要采用一套关于这种照射的平衡建议。对于极低频磁场,因其暴露的普遍性、很大的不确定性及对公共健康影响的局限性,使用零成本或低成本的预防措施是比较合理的。由于射频场在公共场合普遍存在,潜在的风险可能会影响到大部分人群。因此,鉴于人们在零成本或低成本措施的获取及了解方面存在着很大差异,类似于建议人们使用免提设备以减少移动电话暴露这样的措施显然是可以且应当被采用的。

目前,我们迫切需要解决人们在认识方面存在的差距,尤其是快速发展的技术,如移动电话、核磁共振成像暴露、中频防盗、设备标记和现代磁悬浮(maglev)系统。

(翻译:王军平;审校:王慧、徐刚)

参考文献

Abramson, M.J., et al. (2009). Mobile telephone use is associated with changes in cognitive function in young adolescents. Bioelectromagnetics, 30(8), 678-86.

Ahlbom, A., et al. (2000). A pooled analysis of magnetic fields and childhood leukaemia. British Journal of Cancer, 83(5), 692-8.

Ahlbom, A., et al. (2004). Epidemiology of health effects of radiofrequency exposure. Environmental Health Perspectives, 112(17), 1741-54.

Ahn, H.S., Kim, H.J., and Welch, H.G. (2014). Korea's thyroid-cancer 'epidemic'— screening and overdiagnosis. New England Journal of Medicine, 371(19), 1765-7.

Allinson, S., et al. (2012). Validity and use of the UV index: report from the UVI Working Group, Schloss Hohenkammer, Germany, 5-7 December 2011. Health Physics, 103(3), 301-6.

Aly, E.M. and Mohamed, E.S. (2011). Effect of infrared radiation on the lens. Indian Journal of Ophthalmology, 59(2), 97-101.

Aydin, D., et al. (2012). Childhood brain tumours and use of mobile phones: comparison of a case-control study with incidence data. Environmental Health, 11, 35.

Beever, R. (2009). Far-infrared saunas for treatment of cardiovascular risk factors. Canadian Family Physician, 55(7), 691-6.

Birks, L., et al. (2017). Maternal cell phone use during pregnancy and child behavioral problems in five birth cohorts. Environment International, 104, 122-31.

Birks, L.E., et al. (2018). Spatial and temporal variability of personal environmental exposure to radio frequency electromagnetic fields in children in Europe. Environmental International, 117, 204-14.

Boniol, M., Autier, P., Boyle, P., and Gandini, S. (2012). Cutaneous melanoma attributable to sunbed use: systematic review and meta-analysis. British Medical Journal, 345, e4757.

Brenner, D.J., Elliston, C.D., Hall, E.J., and Berdon, W.E. (2001). Estimated risks of radiation-induced fatal cancer from pediatric CT. American Journal of Roentgenology, 176(2), 289-96.

Chang, Y.-M., et al. (2009). Sun exposure and melanoma risk at different latitudes: a pooled analysis of 5700 cases and 7216 controls. International Journal of Epidemiology, 38(3), 814-30.

Coureau, G., et al. (2014). Mobile phone use and brain tumours in the CERENAT case-control study. Occupational and Environmental Medicine, 71(7), 514-22.

Cullings, H.M., et al. (2017). DS02R1: improvements to atomic bomb survivors' input data and implementation of dosimetry system 2002 (DS02) and resulting changes in estimated doses. Health Physics, 112(1), 56-97.

Davis, F.G., Yu, K.L., Preston, D., Epifanova, S., Degteva, M., and Akleyev, A.V. (2015). Solid cancer incidence in the Techa river inci-dence cohort: 1956-2007. Radiation Research, 184(1), 56-65.

Demoury, C., et al. (2017). Residential exposure to natural background radiation and risk of childhood acute leukemia in France, 1990-2009. Environmental Health Perspectives, 125(4), 714-20.

Dewhirst, M.W., Viglianti, B.L., Lora-Michiels, M., Hanson, M., and Hoopes, P.J. (2003). Basic principles of thermal dosimetry and thermal thresholds for tissue damage from hyperthermia. International Journal of Hyperthermia, 19(3), 267-94.

Diffey, B.L. (1991). Solar ultraviolet radiation effects on biological systems. Physics in Medicine and Biology, 36(3), 299-328.

Divan, H.A., Kheifets, L., Obel, C., and Olsen, J. (2008). Prenatal and postnatal exposure to cell phone use and behavioral problems in children. Epidemiology, 19(4), 523-9.

Divan, HA, Kheifets, L, Obel, C and Olsen, J (2012). Cell phone use and behavioural problems in young children. Journal of Epidemiology and Community Health, 66(6), 524-9.

Divan, H.A., Kheifets, L., and Olsen, J. (2011). Prenatal cell phone use and developmental milestone delays among infants. Scandinavian Journal of Work and Environmental Health, 37(4), 341-8.

Edwards, C., Gaskell, S.A., Hill, S.A., Heggie, R., Pearse, A.D., and Marks, R. (1999). Effects on human epidermis of chronic suberythemal exposure to pure infrared radiation. Archives of Dermatology, 135(5), 608-9.

Elliott, P., et al. (2010). Mobile phone base stations and early childhood cancers: case-control study. British Medical Journal, 340, c3077.

European Commission (1996), Non-Ionizing Radiation; Sources, Exposure and Health Effects. B-1049 Brussels. [Online] Available at: https://op.europa.eu/en/publication-detail/-/publication/f675851e-b4a5-4676-843c-0d6aebb306df

Evans, J.A., Savitz, D.A., Kanal, E., and Gillen, J. (1993). Infertility and pregnancy outcome among magnetic resonance imaging workers. Journal of Occupational Medicine, 35(12), 1191-5.

Fears, T.R., et al. (2002). Average midrange ultraviolet radiation flux and time outdoors predict melanoma risk. Cancer Research, 62 (14), 3992-6.

Gandini, S., et al. (2011). Meta-analysis of observational studies of serum 25-hydroxyvitamin D levels and colorectal, breast and prostate cancer and colorectal adenoma. Int J Cancer, 128(6), 1414-24.

Generalised EMF Research using Novel Methods [GERoNiMO] (n.d.). Radiation Programme, ISGlobal. [Online] Available at: http://radiation.isglobal.org/index.php/geronimo-home

Gowland, P.A. (2005). Present and future magnetic resonance sources of exposure to static fields. Progress in Biophysics & Molecular Biology, 87(2-3), 175-83.

Grant, E.J., et al. (2017). Solid cancer incidence among the life span study of atomic bomb survivors: 1958-2009. Radiation Research, 187(5), 513-37.

Green, A., et al. (1999). Daily sunscreen application and betacarotene supplementation in prevention of basal-cell and squamous-cell carcinomas of the skin: a randomised controlled trial. The Lancet, 354(9180), 723-29.

Green, A.C., Wallingford, S.C., and McBride, P. (2011a). Childhood exposure to ultraviolet radiation and harmful skin effects: epidemiological evidence. Progress in Biophysics and Molecular Biology, 107(3), 349-55.

Green, A.C., Williams, G.M., Logan, V., and Strutton, G.M. (2011b). Reduced melanoma after regular sunscreen use: randomized trial follow-up. Journal of Clinical Oncology, 29(3), 257-63.

Greenland, S. and Kheifets, L. (2006). Leukemia attributable to residential magnetic fields: results from analyses allowing for study biases. Risk Analysis, 26(2), 471-82.

Greenland, S., Sheppard, A.R., Kaune, W.T., Poole, C., and Kelsh, M.A. (2000). A pooled analysis of magnetic fields, wire codes, and childhood leukemia. Childhood Leukemia-EMF Study Group. Epidemiology, 11(6), 624-34.

Ha, M., et al. (2007). Radio-frequency radiation exposure from AM radio transmitters and childhood leukemia and brain cancer. American Journal of Epidemiology, 166(3), 270-9.

Hall, E.J. (2006). Intensity-modulated radiation therapy, protons, and the risk of second cancers. International Journal of Radiation Oncology Biology Physics, 65(1), 1-7.

Halliday, G.M. and Rana, S. (2008). Waveband and dose dependency of sunlight-induced immunomodulation and cellular changes. Photochemistry and Photobiology, 84(1), 35-46.

Heynick, L.N. and Merritt, J.H. (2003). Radiofrequency fields and teratogenesis. Bioelectromagnetics, (Suppl 6), S174-86.

Hsieh, W.H., Lin, I.F., Ho, J.C., and Chang, P.W. (2017). 30 years follow-up and increased risks of breast cancer and leukaemia after long-term low-dose-rate radiation exposure. British Journal of Cancer, 117(12), 1883-7.

Hsu, W-L, et al. (2013). The incidence of leukemia, lymphoma and multiple myeloma among atomic bomb survivors: 1950-2001. Radiation Research, 179(3), 361-82.

Ikehata, H. and Ono, T. (2007). Significance of CpG methylation for solar UV-induced mutagenesis and carcinogenesis in skin.

Photochemistry Photobiology, 83(1), 196-204.

Independent Advisory Group on Non-Ionizing Radiation (2003). Health Effects from Radiofrequency Electromagnetic Fields. Chilton, UK: National Radiological Protection Board.

Institute of Medicine (2011). Dietary Reference Intakes for Calcium and Vitamin D. Washington, DC: The National Academies Press.

International Agency for Research on Cancer (IARC) (2002). IARC Monographs on the Evaluation of Carcinogenic Risks to Humans. Non-Ionizing Radiation, Part 1: Static and Extremely Low-Frequency (ELF) Electric and Magnetic Fields. Lyon: IARC.

International Agency for Research on Cancer (IARC) (2008). Vitamin D and Cancer. Lyon: IARC.

International Agency for Research on Cancer (IARC) (2012). IARC Monographs on the Evaluation of Carcinogenic Risks to Humans. Lyon: IARC.

International Agency for Research on Cancer (IARC) (Working Group on Artificial Ultraviolet Light and Skin Cancer) (2007). The associ-ation of use of sunbeds with cutaneous malignant melanoma and other skin cancers: a systematic review. International Journal of Cancer, 120(5), 1116-22.

International Commission on Non-Ionizing Radiation Protection (ICNIRP) (2004). Guidelines on limits of exposure to ultraviolet radiation of wavelengths between 180 nm and 400 nm (incoherent optical radiation). Health Physics, 87(2), 171-86.

International Commission on Non-Ionizing Radiation Protection (ICNIRP) (2006). ICNIRP statement on far infrared radiation exposure. Health Physics, 91(6), 630-45.

International Commission on Non-Ionizing Radiation Protection (ICNIRP) (2008). ICNIRP statement on emf-emitting new technologies. Health Physics, 94(4), 376-92.

International Commission on Non-Ionizing Radiation Protection (ICNIRP) (ICNIRP) (2009). Amendment to the ICNIRP 'Statement on Medical Magnetic Resonance (Mr) Procedures: Protection of Patients'. Health Physics, 97(3), 259-61.

International Commission on Non-Ionizing Radiation Protection (ICNIRP) (2010). ICNIRP statement — protection of workers against ultraviolet radiation. Health Physics, 99(1), 66-87.

International Commission on Radiological Protection (ICRP) (2007). The 2007 Recommendations of the International Commission on Radiological Protection. Oxford: Elsevier Science.

International Commission on Radiological Protection (ICRP) (2010). Lung Cancer Risk from Radon and Progeny and Statement on Radon. Oxford: ICRP.

International Commission on Radiological Protection (ICRP) (2012). ICRP Statement on Tissue Reactions/Early and Late Effects of Radiation in Normal Tissues and Organs — Threshold Doses for Tissue Reactions in a Radiation Protection Context. Oxford: ICRP.

Kandel, S., Swanson, J., and Kheifets, L. (2016). Health-economics analyses applied to ELF electric and magnetic fields. Risk Analysis, 36(6), 1277-86.

Kashcheev, V. V., et al. (2015). Incidence and mortality of solid cancer among emergency workers of the Chernobyl accident: assessment of radiation risks for the follow-up period of 1992-2009. Radiation and Environmental Biophysics, 54(1), 13-23.

Kendall, G.M., et al. (2013). A record-based case-control study of natural background radiation and the incidence of childhood leukaemia and other cancers in Great Britain during 1980-2006. Leukemia, 27(1), 3-9.

Kheifets, L., Afifi, A.A., and Shimkhada, R. (2006). Public health impact of extremely low-frequency electromagnetic fields. Environmental Health Perspectives, 114(10), 1532-37.

Kheifets, L., et al. (2010a). Pooled analysis of recent studies on magnetic fields and childhood leukaemia. British Journal of Cancer, 103(7), 1128-35.

Kheifets, L., et al. (2010b). A pooled analysis of extremely low-frequency magnetic fields and childhood brain tumors. American Journal of Epidemiology, 172(7), 752-61.

Kheifets, L., Ahlbom, A., Johansen, C., Feychting, M., Sahl, J., and Savitz, D. (2007). Extremely low-frequency magnetic fields and heart disease. Scandinavian Journal of Work and Environmental Health, 33(1), 5-12.

Kheifets, L., Monroe, J., Vergara, X., Mezei, G., and Afifi, A.A. (2008). Occupational electromagnetic fields and leukemia and brain cancer: an update to two meta-analyses. Journal of Occupational and Environmental Medicine, 50(6), 677-88.

Kheifets, L., Repacholi, M., Saunders, R., and Deventer, E. (2005). The Sensitivity of Children to Electromagnetic Fields. Pediatrics, 116(2), e303-e13.

Kheifets, L., Swanson, J., Kandel, S., and Malloy, T.F. (2010c). Risk governance for mobile phones, power lines, and other EMF tech-nologies: risk governance for mobile phones and power lines. Risk Analysis, 30(10), 1481-94.

Krestinina, L.Y., et al. (2013). Leukaemia incidence in the Techa river cohort: 1953-2007. British Journal of Cancer, 109(11), 2886-93.

Kuznetsova, I.S., Labutina, E.V., and Hunter, N. (2016). Radiation risks of leukemia, lymphoma and multiple myeloma incidence in the Mayak cohort: 1948-2004. PLoS One, 11(9), e0162710.

Larsen, A.I. (1991). Congenital malformations and exposure to high-frequency electromagnetic radiation among Danish physiotherapists. Scandinavian Journal of Work and Environmental Health, 17(5), 318-23.

LeBlanc, E.S., Zakher, B., Daeges, M., Pappas, M., and Chou, R. (2015). Screening for vitamin D deficiency: a systematic review for the U.S. Preventive Services Task Force. Annals of Internal Medicine, 162(2), 109-22.

Lerman, S (1984). Biophysical aspects of corneal and lenticular trans-parency. Current Eye Research, 3(1), 3-14.

Leuraud, K., et al. (2015). Ionising radiation and risk of death from leukaemia and lymphoma in radiation-monitored workers (INWORKS): an international cohort study. Lancet Haematology, 2(7), e276-81.

Lewis, R.C., et al. (2016). Exposure to power-frequency magnetic fields and the risk of infertility and adverse pregnancy outcomes: update on the human evidence and recommendations for future study designs. Journal of Toxicology and Environmental Health Part B: Critical Reviews, 19(1), 29-45.

Li, C.Y., Liu, C.C., Chang, Y.H., Chou, L.P., and Ko, M.C. (2012). A population-based case-control study of radiofrequency exposure in relation to childhood neoplasm. Science of the Total Environment, 435-6, 472-8.

Lydahl, E. and Philipson, B. (1984). Infrared radiation and cataract II. Epidemiologic investigation of glass workers. Acta Ophthalmologica (Copenhagen), 62(6), 976-92.

March, H.C. (1944). Leukemia in radiologists. Radiology, 43(3), 275-8.

McLean, A.R., et al. (2017). A restatement of the natural science evidence base concerning the health effects of low-level ionizing radi-ation. Proceeding of the Royal Society B: Biological Sciences, 284, 1862.

Merzenich, H., et al. (2008). Childhood leukemia in relation to radio frequency electromagnetic fields in the vicinity of TV and radio broadcast transmitters. American Journal of Epidemiology, 168(10), 1169-78.

Mezei, G. and Kheifets, L. (2006). Selection bias and its implications for case-control studies: a case study of magnetic field exposure and childhood leukaemia. International Journal of Epidemiology, 35(2), 397-406.

Moritz, A.R. and Henriques, F.C. (1947). Studies of thermal injury: II. The relative importance of time and surface temperature in the causation of cutaneous burns. American Journal of Pathology, 23(5), 695-720.

Nair, R.R., et al. (2009). Background radiation and cancer incidence in Kerala, India-Karanagappally cohort study. Health Physics, 96(1), 55-66.

National Council on Radiation Protection and Measurements (2009). Ionizing Radiation Exposure of the Population of the United States, no. 160. Bethesda, MD: National Council on Radiation Protection and Measurements.

National Institute of Environmental Health Sciences (1999). NIEHS Report on Health Effects from Exposure to Power-Line Frequency Electric and Magnetic Fields, NIH Publication, no. 99-4493. Durham, NC: National Institutes of Health.

National Research Council (2006). Health Risks from Exposure to Low Levels of Ionizing Radiation: BEIR VII Phase 2. Washington, DC: The National Academies Press.

National Toxicology Program (2018). Actions from Peer Review of the Draft NTP Technical Reports on Cell Phone Radiofrequency Radiation. Durham, NC: National Institute of Environmental Health Sciences Research Triangle Park.

Neubauer, G., et al. (2007). Feasibility of future epidemiological studies on possible health effects of mobile phone base stations. Bioelectromagnetics, 28(3), 224-30.

Olsen, C.M. and Green, A.C. (2012). More evidence of harms of sunbed use, particularly for young people. British Medical Journal, 345, e6101.

Ozasa, K., et al. (2012). Studies of the mortality of atomic bomb survivors, report 14, 1950-2003: an overview of cancer and noncancer diseases. Radiation Research, 177(3), 229-43.

Pawlak, M.T., Bui, M., Amir, M., Burkhardt, D.L., Chen, A.K., and Dellavalle, R.P. (2012). Legislation restricting access to indoor tan-ning throughout the world. Arch Dermatol, 148(9), 1006-12.

Pearce, M.S., et al. (2012). Radiation exposure from CT scans in childhood and subsequent risk of leukaemia and brain tumours: a retro-spective cohort study. Lancet, 380(9840), 499-505.

Polichetti, A. and Vacchia, P. (1998). Exposure of the general public to low-and medium-frequency electromagnetic fields. In:

Proceedings of the 3rd COST 244bis Workshop on Intermediate Frequency Range. Paris, pp. 21-30.

Preston, D.L., et al. (2004). Effect of recent changes in atomic bomb survivor dosimetry on cancer mortality risk estimates. Radiation Research, 162(4), 377-89.

Preston, D.L., et al. (2007). Solid cancer incidence in atomic bomb survivors: 1958-1998. Radiation Research, 168(1), 1-64.

Richardson, D.B., et al. (2018). Site-specific solid cancer mortality after exposure to ionizing radiation: a cohort study of workers (INWORKS). Epidemiology, 29(1), 31-40.

Richardson, D.B., et al. (2015). Risk of cancer from occupational exposure to ionising radiation: retrospective cohort study of workers in France, the United Kingdom, and the United States (INWORKS). British Medical Journal, 351, h5359.

Rosen, N.S. (2001). Taking care of children. American Journal of Roentgenology, 177(3), 715-17.

Scientific Committee on Emerging and Newly Identified Health Risks (2015). Potential Health Effects of Exposure to Electromagnetic Fields (EMF). Luxembourg: European Commission.

Shui, S., Wang, X., Chiang, J.Y., and Zheng, L. (2015). Far-infrared therapy for cardiovascular, autoimmune, and other chronic health problems: a systematic review. Experimental Biology and Medicine (Maywood), 240(10), 1257-65.

Sokolnikov, M., Preston, D., Gilbert, E., Schonfeld, S., and Koshurnikova, N. (2015). Radiation effects on mortality from solid cancers other than lung, liver, and bone cancer in the Mayak worker cohort: 1948-2008. PLoS One, 10(2), e0117784.

Sudan, M., Olsen, J., Arah, O.A., Obel, C., and Kheifets, L. (2016). Prospective cohort analysis of cellphone use and emotional and behavioural difficulties in children. Journal of Epidemiology and Community Health, 70(12), 1207-13.

Swerdlow, A.J., et al. (2011). Mobile phones, brain tumors, and the interphone study: where are we now? . Environmental Health Perspectives, 119(11), 1534-38.

Thacher, T.D. and Clarke, B.L. (2011). Vitamin D insufficiency. Mayo Clinic Proceedings, 86(1), 50-60.

Thomas, S., Heinrich, S., von Kries, R., and Radon, K. (2010). Exposure to radio - frequency electromagnetic fields and behavioural problems in Bavarian children and adolescents. European Journal of Epidemiology, 25(2), 135-41.

Thompson, S.C., Jolley, D., and Marks, R. (1993). Reduction of solar keratoses by regular sunscreen use. New England Journal of Medicine, 329(16), 1147-51.

United Nations Scientific Committee on the Effects of Atomic Radiation (2008). Summary of low-dose radiation effects on health. In: UNSCEAR 2006 Report to the General Assembly, with Scientific Annexes. New York: United Nations.

United Nations Scientific Committee on the Effects of Atomic Radiation (2010). Summary of low-dose radiation effects on health. In: UNSCEAR 2008 Report to the General Assembly, with Scientific Annexes. New York: United Nations.

United Nations Scientific Committee on the Effects of Atomic Radiation (2018). Evaluation of Data on Thyroid Cancer in Regions Affected by the Chernobyl Accident. New York: United Nations.

van Rongen, E., Saunders, R.D., van Deventer, E.T., and Repacholi, M.H. (2007). Static fields: biological effects and mechanisms rele-vant to exposure limits. Health Physics, 92(6), 584-90.

Vatansever, F. and Hamblin, M.R. (2012). Far infrared radiation (FIR): its biological effects and medical applications. Photonics & Lasers in Medicine, 4, 255-66.

Vergara, X., Kheifets, L., Greenland, S., Oksuzyan, S., Cho, Y.S., and Mezei, G. (2013). Occupational exposure to extremely low -frequency magnetic fields and neurodegenerative disease: a meta-analysis. Journal of Occupational and Environmental Medicine, 55(2), 135-46.

Vrijheid, M., et al. (2010). Prenatal exposure to cell phone use and neurodevelopment at 14 months. Epidemiology, 21(2), 259-62.

Wakeford, R., Darby, S.C., and Murphy, M.F. (2010). Temporal trends in childhood leukaemia incidence following exposure to radioactive fallout from atmospheric nuclear weapons testing. Radiation and Environmental Biophysics, 49(2), 213-27.

Wallace, J., Sweetnam, P.M., Warner, C.G., Graham, P.A., and Cochrane, A.L. (1971). An epidemiological study of lens opacities among steel workers. British Journal of Industrial Medicine, 28(3), 265-71.

Wehner, M.R., Shive, M.L., Chren, M.M., Han, J., Qureshi, A.A., and Linos, E. (2012). Indoor tanning and non-melanoma skin cancer: systematic review and meta-analysis. British Medical Journal, 345, e5909.

Whiteman, D.C., Whiteman, C.A., and Green, A.C. (2001). Childhood sun exposure as a risk factor for melanoma: a systematic review of epidemiologic studies. Cancer Causes Control, 12(1), 69-82.

World Health Organization (WHO) (2002). Global Solar UV Index: A Practical Guide. In: A Joint Recommendation of World Health Organization, World Meteorological Organization, United Nations Environment Programme and the International Commission on

Non-Ionizing Radiation Protection. Geneva: WHO.

World Health Organization (WHO) (2003). Radiological Dispersion Device (Dirty Bomb). Geneva: WHO.

World Health Organization (WHO) (2005). The International Radon Project. Geneva: WHO.

World Health Organization (WHO) (2006). Static Fields. Geneva: WHO.

World Health Organization (WHO) (2007). Extremely Low Frequency (ELF) Fields. Environmental Health Criteria, 238. Geneva: WHO.

World Health Organization (WHO) (2012a). Health Risk Assessment from the Nuclear Accident After the 2011 Great East Japan Earthquake and Tsunami, Based on a Preliminary Dose Estimation. Geneva: WHO.

World Health Organization (WHO) (2012b). Preliminary Dose Estimation from the Nuclear Accident After the 2011 Great East Japan Earthquake and Tsunami. Geneva: WHO.

World Health Organization (WHO) (2017). Artificial Tanning Devices: Public Health Interventions to Manage Sunbeds. Geneva: WHO.

Young, A.R. (2006). Acute effects of UVR on human eyes and skin. Progress in Biophysics and Molecular Biology, 92(1), 80-5.

Zhang, M., Qureshi, A.A., Geller, A.C., Frazier, L., Hunter, D.J., and Han, J. (2012). Use of tanning beds and incidence of skin cancer. Journal of Clinical Oncology, 30(14), 1588-93.

Zuclich, J.A., Lund, D.J., and Stuck, B.E. (2007). Wavelength depend-ence of ocular damage thresholds in the near-IR to far-IR transition region: proposed revisions to MPES. Health Physics, 92(1), 15-23.

7.3 职业卫生

7.3.1 引言

世界银行集团(2017)估计,2017年全球劳动人口34.49亿,约占总人口的45%。女性占总劳动人口的39.3%。就保护劳工健康而言,除从事危险行业的工人外,童工、外来务工人员和弱势就业人员仍然是需高度关注的群体。预期寿命延长和出生率下降导致全球人口老龄化进程加剧,将影响劳动人口结构。劳动人口的平均年龄预计将从2017年的近40岁增长到2030年的41岁(ILO,2018)。虽然从全球角度来看增长的年龄较小,但年长职工的比例将会增加,尤其是在欧洲和东亚。这将迫使各国和各个行业帮助老年职工在身体和心理上适应工作环境。

因此,职业卫生是应对现在和未来劳动力挑战的基石。根据世界卫生组织(WHO)和国际劳工组织(ILO)联合委员会的定义,"职业卫生"这一术语指"促进和维持所有职业人员最佳程度的身体、心理和社会健康"(Forsmann,1983)。此定义强调健康而不是疾病,其内涵包括多学科责任和职业人群健康服务机制。职业卫生不仅力求维护和促进职工的健康和工作能力,还包括改善工作环境和促进安全健康工作(Coppee,2011)。

职业卫生实践包括不同层次职业人群和个体的健康保护、优化和管理(Harber et al.,2010)。就职业人群而言,主要是制定保护劳动人口健康的职业卫生法规和政策,系统地降低工作场所有害因素暴露的风险,并促进工作人员健康。个体层面的职业卫生干预措施包括一级预防(如对职工进行职业卫生培训、对医务人员进行免疫接种)、二级预防(如入职体检和定期体检)和三级预防(如再就业的评估和方案)。在三级医疗卫生机构,开展专门的临床实践,例如多学科管理(如由职业病医师和皮肤科医师共同管理的职业性皮肤病诊所)、残疾失能评估和职业暴露(如过量汞暴露)的应急管理(Barron et al.,2005)。

职业卫生工作必须围绕职工的工作角色和工作环境开展。工作和非工作环境的条件都能影响职工的健康,进而影响他们安全有效从事工作的能力。职业卫生实践必须从劳动卫生和工效学的传统范畴,扩大到环境卫生和劳动人口相关的管理等领域。例如,化工厂的危险废物管理和处置、医疗保健机构中职业性感染暴发的预防、应急准备和反应(美国职业与环境卫生学院(ACOEM,2010)。

7.3.2 历史和演变

意大利医生拉马兹尼(Ramazzini)(1633—1714)被称为"职业医学之父"。他的论著《论手工业者疾病》是职业医学的开创性著作。拉马慈尼曾表明,根据希波克拉底的教导"当你来到一个病人的家里,你应该询问他是哪种疼痛,是由什么引起的,他病了多少天,肠胃功能是否正常和他吃了什么食物。"在这段引用之后,拉马慈尼写道:"我可以冒昧地再加一个问题:他从事什么职业?"拉马慈尼描述了许多至今仍然可见的职业病，以及控制这些疾病的原则。

18世纪的工业革命深刻地影响了职业卫生的发展。与新兴工业流程和工厂建立相关的工程和科学创新，导致了西方世界巨大的社会变革。以前主要由农村家庭手工业和工匠完成的工作，在工业革命后转变为由城市中心的工厂完成。

无论是在社区内，还是工人个体，都能看到工业革命带来的社会效应。家庭生活被打乱，男人离开他们的家庭、搬到新兴工业区工作。在这些新工业区，卫生和社会问题浮现，例如：住房条件和卫生设施差、酗酒、卖淫和贫穷。在工厂里，工人面临长工时工作、完全没有控制的职业有害因素和发生事故的风险。招募童工和年幼学徒现象普遍，而且没有劳工立法。

20世纪上半叶的两次世界大战进一步推动了人们对危险职业暴露与疾病的理解。工人因在飞机机翼上涂刷四氯乙烯(TCE)而中毒，或因缺少个人防护导致来源于填充弹壳的三硝基甲苯中毒。工业革命中曾出现过的一些现象目前正在迅速工业化的发展中国家中重现。即使在发达国家，外来务工人员和职业人群中的贫困阶层也同样面临着类似的问题。

7.3.3 职业卫生法规

在许多国家，职业卫生法规是保护职工健康的最重要措施之一。例如，美国国会于1970年通过了《职业安全卫生法》。英国的《工作健康安全法1974》为保护工人提供了立法框架。欧盟在1989年通过了一项关于“工人的基本社会权利”的政策，强调在工作场所保护工人安全和健康的需求，要求改善工人生活和工作条件，并为工人提供社会保护。

在国际上，人们日益认识到职业卫生和安全需要集体或行政管理。在第60届世界卫生大会上，世界卫生组织批准了《工人健康全球行动计划》(WHO，2007)，要求除基本目标外，还要制定关于工人健康的国家政策框架，保护和促进工作场所内工人的健康，扩大职业卫生服务范畴。

7.3.4 疾病负担和流行病学

国际劳工组织报告，2015年估计有278万职业因素相关的死亡病例(Hamalainen et al.，2017)。其中大部分(240万人)死于工作相关致命疾病，其余则死于工作相关的意外事故。平均每天有超过7 500例工作相关死亡病例。在这些工作相关死亡病例中，约31%是死于循环系统疾病，26%是恶性肿瘤，17%是呼吸系统疾病，14%是职业伤害，9%是传染性疾病。工作环境中大量蒸汽、气体、粉尘和烟雾的职业暴露是造成慢性阻塞性肺疾病的重要原因，呼吸系统疾病现已成为工作相关死亡的第三大常见原因(Collegium，Ramazzini，2016)。

全球约有5%~7%的死亡可归因于工作相关疾病和职业伤害(Lopez，Mathers，2006)。人群归因分值(PAF)，或危险因素不存在时可以避免的疾病比例，通常可以用于估计职业病的负担。虽然有不同的PAF估算方法，但一种常用的方法是将职业暴露的相对风险与关注人群的暴露比例相乘(Steenland，Armstrong，2006)。由于计算时可能有一些假设条件，所以需根据具体情况解读PAF；例如癌症潜伏期，会影响致癌物职业暴露期的确定(Ruston，2017)。

就全球发病率而言，估计有37%的背痛、16%的听力损失、13%的慢性阻塞性肺疾病、11%的哮喘、10%的伤害、10%的肺癌和2%的白血病的发生与工作相关(Concha-Barrientos et al.，2004)。

目前普遍认为职业病和工作相关疾病已被低估。职业流行病学研究也经常受到选择偏倚的影响，如健康工人效应(HWE)。健康工人效应，指工人的健康状况较一般人群较好，通常是由于企业在雇用时就排除了不健康的工人,开展职业人群研究时应该注意该问题(Li,Sung,1999)。没有标准或统一的解决方案来减少健康工人效应,具体研究需要有针对性选择方法,例如选择其他行业的在职工人而不是一般人群作为对照组。

第十版《疾病和有关健康问题的国际统计分类》(ICD-10)已经对超过100种职业病进行了分类,预计在ICD-11中还将增加纳入更多职业病分类。由于许多工作场所中暴露-健康关联的多因素影响和暴露剂量动态变化的性质,确定职业暴露与特定职业健康状况的关系并不容易。最近的职业流行病学研究通过新模型来绘制多种职业暴露与疾病结局的关联图,将有助于更好地描述和理解职业危害与健康损害之间的多维相互作用(Bosson-Rieutort et al.,2018)。

7.3.4.1 成本和经济损失估计

工作相关疾病的经济开支约占国内生产总值的1.8%~6.0%(平均为4%)(Takala et al.,2014)。在美国所有疾病、伤害和死亡的总费用中,每年职业伤害和疾病的支出约为2 500亿美元(Leigh,2011)。从2015年到2016年,英国工作场所伤害和工作相关新病例的花费估计为149亿英镑(HSE,2017a)。

工作相关疾病的费用主要包括医疗、康复和赔偿的直接费用;受伤工人和雇主损失相关的间接费用,包括工资成本、行政管理成本和生产力损失;以及工人及其照护人员因生活质量改变产生的人力成本(IRSST,2013)。

7.3.4.2 职业病和职业伤害主要类型

职业病涉及几乎所有器官系统。肺和皮肤是直接接触有毒物质的器官,因而肺部和皮肤的职业病最为常见。噪声引起的听力损失和肌肉骨骼疾病是工作场所物理因素导致的最常见的疾病。职业性肿瘤因高死亡率备受关注。当前,除了传统职业有害因素导致的职业健康损害以外,更多关注正转向工作中的心理社会压力;职业感染(尤其是多重耐药病原体的出现);以及与新型物质(如纳米材料)和成熟科技(如知识产业)相关的健康危害。

7.3.4.3 职业性肺病

呼吸系统易受环境空气中有毒有害物质的影响。职业性肺病主要包括尘肺病(即肺部"尘埃病")、肺癌、职业性哮喘、慢性支气管炎和其他呼吸刺激症,以及职业性肺感染。

矽肺病是全球最常见的尘肺病。多种职业均可暴露于二氧化硅,如喷砂工、矿工、研磨工、陶艺工人、铸造工人和使用磨料的工人。在美国,约230万工人在工作场所暴露于呼吸性结晶游离二氧化硅(RCS)。国际癌症研究机构(IARC)已将游离二氧化硅定义为I类致癌物质(IARC,1997)。

石棉是引起肺部疾病的另一重要职业暴露,可导致间皮瘤、肺癌和石棉肺(进行性肺纤维化)。这类天然纤维矿物有不同形式,主要是温石棉(白石棉)和青石棉(蓝石棉),所有形式都是致癌的。全球约有1.25亿人在工作场所暴露于石棉(WHO,2017a)。石棉每年造成全球超过10万人死亡(Takala,2003),约有3.84万人死于间皮瘤(Odgerel et al.,2017)。由于石棉的潜伏期长,即使后期暴露被完全消除,也难以消除其导致的未来死亡负担。

工作相关哮喘(work-related asthma,WRA)包括职业性哮喘和工作加重型哮喘(work-exacerbated asthma,WEA,即不是由职业暴露引起,而是由职业暴露导致原有哮喘激发或加重)。至少有15%的成年哮喘被认为与工作相关(Tario,Lemiere,2014),其中25%的工作相关哮喘属于工作加重型哮喘(Henneberger et al.,2011)。工作相关哮喘可能由职业过敏原(如农民吸入草尘)或刺激物(如清洁剂)引起。与非工作相关哮喘不同，工作相关哮喘可通过消除或减少职业暴露来进行第一级预防。如果社会经济状况不允许，哮喘患者诊断治疗后，可以转岗再就业（Malo et al.，2015）。尽管哮喘症状和体征可能在离开工作岗位后持续存在，但工人往往因这些哮喘症状离职，因此职业性哮喘的患病率通常会被低估。

多种蒸汽、气体、尘埃颗粒和烟雾（统称VGDF），如氯化氢、有机溶剂和焊接烟雾，都可对呼吸道产生刺激作用。越来越多的证据表明，职业暴露于这些刺激性物质与慢性阻塞性肺病相关。例如，瑞典心肺生物影像研究证明，刺激性物质职业暴露引起慢性阻塞性肺病的人群归因分值（PAF）为0.37，肺气肿为0.23（Toren et al.，2017）。充分认识刺激性物质职业暴露的风险对制定工人保护和预防措施至关重要。

7.3.4.4 职业性肿瘤

职业性致癌因素包括化学致癌物，如苯和石棉；物理因素，如电离辐射；和生物因素，如病毒。在欧盟，约有1 600万工人在工作中暴露于致癌物质。工作场所暴露导致的肿瘤以肺癌、膀胱癌、皮肤癌和肝癌最为常见。

在发达国家，职业性肿瘤占所有肿瘤的4%～20%。英国男性和女性癌症死亡的8.2%和2.3%与职业因素相关，总人群归因分数为5.3%（Rushton et al.，2012）。由于职业致癌因素和职业性肿瘤之间暴露和效应的复杂相互作用，迄今为止只有电离辐射和职业性癌症的因果关系被确认（Niu，Deboodt，2010）。

7.3.4.5 职业和与工作相关的皮肤疾病

皮肤疾病是常见的职业病之一。与许多职业病分类一样，与工作相关的皮肤疾病和职业性皮肤疾病之间的主要区别在于皮肤疾病的发展是否被评估为部分或完全归因于职业性暴露。在欧洲，与工作相关皮肤疾病的年发病率估计为每1 000名工人0.5～1例（Mahler，2017），其中最常见的病症是接触性皮炎。尽管皮肤疾病相对容易诊断，但职业性皮肤疾病发病率常被低估，从而导致实际发病率可能比官方报告高得多。工作相关皮肤疾病/职业性皮肤疾病的行业分布不均匀。农业、林业、渔业、制造业（如金属工人）和一些服务行业（如花艺师、理发师和理发师）的从业者患工作相关皮肤疾病/职业性皮肤病的风险较大，可能因为他们常暴露于许多已知的刺激物或过敏原。随着对职业因素在皮肤疾病中作用（例如职业性紫外线导致的皮肤癌）认识和理解的增加，应将ICD-11职业性皮肤疾病部分进行修订，以提供更全面的框架，并完善精确的定义和分类（Alfonso et al.，2017）。

7.3.4.6 职业性生殖疾病

由于现有研究有限，职业暴露对生殖疾病的影响尚不清楚，特别是可能影响人类生育能力和妊娠结局的物理和生物因素的研究很少。铅和杀虫剂二溴二氯丙烷的化学因素职业暴露会影响睾丸，从而导致精子数量减少。铅也可以穿过孕妇的胎盘影响发育中的胎儿。还有一些与不良生殖结局有关的化学物，包括：金属化合物（例如甲基汞）、溶剂（例如二硫化碳）、雌激素类物质、麻醉气体、抗肿瘤药物、一氧化碳、乙烯氧化物、乙二醇醚、多氯联苯和物理因素（如电离辐射）。

职业暴露可能导致男性和女性的各种生殖疾病（Kumar，2004；Jensen et al.，2006）。对男性的影响包括精子数量减少、精子畸形及功能的损害，以及激素水平或性欲降低。对女性的影响包括月经周期不规律、不孕症、染色体异常、乳汁分泌减少、过早绝经和性欲抑制等。

生殖疾病还包括暴露工人后代出现的不良影响（Burdorf et al.，2011）。母代暴露引起的生殖和胎儿发育影响包括早产、流产、胎儿宫内产前死亡、低出生体重、活产婴儿性别失调、先天畸形、儿童恶性肿瘤以及子代的神经行为障碍。

7.3.4.7 职业噪声引起的听力损失

长期接触过量噪声是许多行业的主要职业危害因素。在美国,约有2 200万工人在工作中暴露于过高水平的噪声(NIOSH,2018)。全球成年人中约有16%的耳聋归因于职业噪声暴露(Nelson et al.,2005)。在大多数发展中国家,噪声导致的听力损失是常见的职业疾病之一。制造业、采矿、建筑、交通、农业和军事领域的工人患职业性听力损失的风险较高。母代职业性噪声暴露也与子代听力功能障碍存在关联(Selander et al.,2016)。综述证据提示法规、工程控制措施和使用听力保护装置在预防职业性听力损失方面具有不同的效果(Tikka et al.,2017)。尽管如此,这些措施的实施已形成了一套系统规范来减少噪声危害,以降低潜在行业的噪声健康风险。

7.3.4.8 职业性感染

医疗卫生是面临职业感染风险的行业之一。除了乙型肝炎、丙型肝炎和艾滋病毒等血源性疾病传播外,通过空气传播和飞沫传播的感染,如麻疹、水痘、结核病和百日咳,也可能从患者传播给医务人员。这些感染可以通过免疫接种预防。据估计,每年每百万医务人员中有9～42名死于职业性感染(Sepkowitz,Eisenberg,2005)。

医务人员中针刺伤的发生率约为每年每100名工作者3.7例(Elseviers,2014),但此报告率可能远低于实际发生率(Elder,Paterson,2006)。针刺伤约占医务人员乙型和丙型肝炎感染的40%,以及HIV感染的4.4%(Pruss-Ustun et al.,2005)。然而,通过更严格实施一般预防措施、遵循标准操作程序、引入具有安全特性的外科和采血设备,并为高风险病例提供有效的职业暴露后预防,可以逐渐减少职业性感染的传播。

结核分枝杆菌的传播是卫生保健机构众所周知的风险,多重耐药结核病和广泛耐药结核病已重新成为重大的职业和公共卫生问题。与社区相比,医务人员被认为具有更高的潜伏结核感染和患结核病的风险(Baussano et al.,2011)。

新发传染病也对医务人员构成风险,例如严重急性呼吸综合征(SARS)和中东呼吸综合征(MERS),两者都是由新型冠状病毒引起的。2003年SARS的全球暴发中,20%的患者是医务人员(Koh et al.,2003),且医疗机构暴发的风险较高(Alfaraj et al.,2018)。

除了医务人员外,其他行业从业者也可能面临职业感染的风险。有些感染是直接与工作相关的,而另一些则与工作间接相关。例如,通过虫媒传播的疾病,如疟疾、登革热、莱姆病和炭疽病;由于糟糕的卫生状况和不洁饮用水引起的水和食物传播的疾病,如霍乱和伤寒;以及兽医、农民、农业和林业工作者中的人兽共患病,如钩端螺旋体病和狂犬病。

7.3.4.9 职业性伤害

职业性伤害包括截肢、骨折、严重的撕裂伤、眼伤和烧伤等事件。2014年,约有3.74亿名工人由于非致命职业伤害缺勤4天以上(Hamalainen et al.,2017),这相当于每年每100 000名工人中就有11 096人发生事故。英国非致命伤害统计显示,最主要的5个原因是——滑倒、绊倒或摔倒(29%)、搬运伤害(22%)、被物体击中(10%)、从高处跌落(7%)和暴力行为(7%)(HSE 2017b)。

7.3.4.10 工作相关疾病

工作相关疾病是一种可能与工作场所因素相关的疾病,但工作不一定是唯一危险因素。工作相关疾病比单纯“职业病”更为常见。该术语还用于指由于工作场所因素导致的既往健康损害加重。尽管通过消除工作场所所有害因素预防职业病是可行的，但仅处理职业有害因素却无法完全预防工作相关疾病。常见的工作相关疾病包括高血压、缺血性心脏病、心身疾病、肌肉骨骼疾病和非特异性呼吸疾病。请见下面给出的两个工作相关疾病的案例。

7.3.4.11 工作相关肌肉骨骼疾病

急性和慢性的工作相关肌肉骨骼疾病是影响工人生活质量的主要因素，包括一系列疾病，如背痛、上下肢疾病、颈肩症状、手臂振动综合征、腕管综合征、反复摩擦伤害，以及对肌肉骨骼系统的其他影响。有证据表明劳动过程对肌肉骨骼疾病病因的重要影响，包括快速工作节奏和重复运动、重体力劳动、身体姿势和振动(Punnett，2014)。心理社会因素，如高工作要求、工作加班和单调的工作，也被证明与工作相关肌肉骨骼疾病风险增加有关。

在英国，2016年至2017年间，超过50万名工人新发或长期罹患工作相关肌肉骨骼疾病，累计导致了890万个工作日损失(HSE，2017c)。在美国，工作相关肌肉骨骼疾病导致的缺勤占所有工作日损失的34%，每3美元中就有1美元花在了对工人的赔偿上(OSHA，2014)。人体工效学控制措施和简单的干预措施，如伸展运动，将可能对工作相关肌肉骨骼疾病起到预防作用(Podniece et al.，2008；Aje et al.，2018)。

常见的工作相关肌肉骨骼疾病是下背痛。由职业工效学因素引起的下背痛约占职业有害因素所致残疾的三分之一(Driscoll et al.，2014)。鉴于下背痛在一般人群中的高患病率和周期性特点，确定该疾病与工作的关联性并不容易。有许多研究提示了工作相关因素与下背痛之间的关联，但最近的纵向研究显示，通过21年随访发现早年接触重体力劳动与超过30%的局部和放射性下背痛风险相关(Lallukka et al.，2017)。这项研究强调在工人进入劳动力市场时，即使是年轻工人，针对他们的初级预防也十分重要。

7.3.4.12 职业紧张相关的健康问题

职业紧张是指当工作的要求与工人的能力、资源或需求不匹配时所发生的不利于身体和情绪的反应(NIOSH，1999)。在过去的半个世纪里，随着全球化和技术的快速进步，工作场所发生了重大的变化。新的工作组织形式和就业模式(如临时和自主的合同签订)增加了工作的灵活性，同时也导致了管控不足和高度的工作不安全感。快节奏的技术更新提高了工作效率，也要求工人们不断地跟上变化。更加便利的网络也使工作和个人生活的界限变得模糊。欧洲工作条件调查的结果显示，英国工作人群中职业相关紧张的患病率在11.8%～27.0%(Houdmont et al.，2010)。

职业紧张与非职业紧张的临床表现无明显区别，它可以表现为情绪不稳定、焦虑、抑郁、失眠，甚至是企图自杀。职业紧张造成了多种不良健康结局，包括心血管疾病、肌肉骨骼症状、免疫功能受损和胃肠道疾病(如消化性溃疡和肠应激综合征)的风险增加。不同职业的冠心病发病率不同，以及与工作相关的社会心理因素和工作相关的肌肉骨骼疾病(Work-related Musculoskeletal Disorders，WRMSD)之间的联系，均表明了工作条件在职业紧张中的重要作用(ILO，2016a)。在极端情况下，职业紧张可能导致过劳死(过度工作导致的死于心脑血管疾病)和过劳自杀(过度工作导致的自杀)(Yamauchi et al.，2017)。

7.3.4.13 职业健康问题的认识不足

许多国家都有职业病登记。然而，由于缺乏国际统一的报告标准以及某些情况下繁琐的通知程序，导致一些监测职业病的患病率被低估(Somayeh et al.，2017)。

众所周知，职业病和工作相关的疾病存在诊断不足。造成这种情况的一个原因是确定职业病的因果关系本身就很困难,职业有害因素与疾病之间的联系有时可能并不明确,因为大多数职业病在临床和病理上与非职业病因的疾病相似。例如,由多环芳烃暴露引起的皮肤癌在外观上与过度暴露于阳光引起的皮肤癌相似。同样,溶剂引起的脑病也很容易与老龄所致的脑病相混淆。只有极少数疾病,例如间皮瘤(由石棉引起)和肝脏血管肉瘤(由氯乙烯单体引起),才可以根据确凿的流行病学证据和记录完善的职业史确定职业接触与疾病之间的因果关系。

职业暴露所致疾病发病的潜伏期通常较长,这是可能掩盖职业病因的第二个原因。例如,职业性肿瘤很少在首次接触致癌物质后10年甚至20年内发病。同样,慢性溶剂性脑病也可能在接触溶剂多年后才隐匿发病。

医务人员对工作中职业有害因素缺乏充分了解是低估职业病的第三个原因,同时也反映出许多医生没有接受过足够的培训,未能考虑到职业有害因素是疾病的原因之一(Baillargeon et al.,2011)。技术发展和就业模式的变化导致了新的职业病出现,进一步凸显了临床医生对这些知识的匮乏。随着越来越多的学科和领域对医学课程时间的竞争性需求,大多数医学院只能分配有限的时间来教授医学生正确收集职业史、识别常见工业毒物的症状或回忆已知职业暴露与疾病之间的关联。

除了缺乏医学认知之外,许多工人还不能够准确报告其职业有害因素暴露情况。工人一生中可能从事过多种工作,接触过多种有毒物质。目前,仍有许多发展中国家未按规范要求工人知晓其工作中所接触材料的危险性。在许多情况下,患者可能不知道或无法回忆起自己过去暴露过的所有职业风险。

最后,考虑到发现某种疾病与职业关联可能要承担的经济责任,雇主可能不愿意承认疾病与工作有关,特别是在个人习惯或非职业活动也可能成为致病因素的情况下。雇主往往最清楚工作场所暴露与疾病之间的因果关系,这种利益冲突也阻碍了对职业病负担的准确估算。

如今,许多职业危害的潜在毒性仍未得到充分评估。虽然这是职业病未得到充分识别的另一个原因,但全球正在共同努力,通过更好地进行职业有害因素分类和向工人传达健康风险来改善这一状况。

7.3.4.14 特殊职业人群

工作场所的危害对某些职业群体的影响尤为严重,例如童工、女工和伤残工人,由于他们的工作角色与社会角色的关联,以及他们在工作场所的特殊暴露情况,使他们尤其容易受到伤害。

7.3.4.15 童工

据国际劳工组织(ILO)估计,全球有2.18亿5~17岁的儿童从事职业活动,其中1.52亿为童工受害者。在童工受害者中,有7 300万人从事危险工作,主要集中在农业领域(如渔业、林业、畜牧业)。每年约有22 000名儿童在工作中丧生(IPEC,2017)。

在工作场所,儿童极易受到压榨,并可能被剥夺基本人权,如体面的工资或接受教育的机会。与成年工人相比,从事危险职业的儿童导致不良健康影响的风险更大。儿童往往被安排从事最低等的工作,而这些工作可能更容易接触到有毒物质;基于儿童的身体、生理和心理特点,与成人相比,儿童对危险因素的敏感性更高。儿童使用那些为成人设计的工具时,引起疲劳和受伤的风险也更高。为成人设计的个人防护设备(PPE)并不适合儿童,无法提供足够的保护。此外,儿童可能不像成年人那样了解工作场所的危险,也不了解工作中应采取的必要预防措施。儿童也更容易受到心理和身体上的虐待,当他们受到诋毁或欺凌时,会遭受更深的心理伤害。

一项超过42 000名孟加拉国童工的研究显示,童工受伤和死亡发生率为24/10万人年(Dalal et al.,2016)。伤害的前三位原因是割伤/开放性伤口、擦伤/割伤和扭伤;死亡前三位原因是自杀、道路交通伤害和触电。雇佣童工不仅剥夺了儿童接受教育和培训以获得更美好未来的机会,还使得地区贫困永久化,并因此丧失竞争力和生产力而影响国家经济。国际劳工组织下设的消除童工现象国际项目(International Programme on the Elimination of Child Labour，IPEC）与成员国和合作伙伴合作，通过为儿童提供教育、协助其家庭进行技能培训和就业，鼓励儿童脱离童工劳动。

7.3.4.16 女性工人

2015年，女性劳动力接近13亿，男性劳动力接近20亿。全球平均水平显示，女性就业与人口的比率为0.46，而相应的男性比率为0.72（ILO，2016b）。

妇女的社会角色、社会经济条件和职业之间存在着重要的相互作用。在传统社会中，妇女的角色定位与生育、养育子女以及照顾、安抚家庭的责任有关。在大多数国家，妇女从事有偿工作的人数有所增加，同时也引起妇女工作必要性与传统家庭责任之间的冲突。在许多国家，早婚、多次怀孕、大家庭、教育程度低和贫困都对女工产生了极大的影响。即使在今天，千年发展目标等妇女健康方面的国际目标也是以母婴健康为重点，而不是促进妇女的内在健康（Mohindra，2016）。

在绝大多数社会中，妇女就业的特点呈现为职业隔离、就业不足（通常从事低于其教育水平的季节性工作和兼职工作）以及晋升障碍。职业隔离是指妇女往往集中在少数职业，而在其他大多数职业中就业数量不足。发展中国家的妇女往往受雇于农业、纺织服装、食品加工和社会服务等行业。与男性相比，女性在规模较小的行业或组织中工作，工作接触机会较少。妇女更有可能在非正规部门工作并从事特定类型的非正规工作，如家政工作、街头小贩和性工作，与之相伴的是社会地位的低下和法律保护的缺乏。性别差异还体现在工伤和职业病的发病率上，比如，多项工人索赔研究发现女性精神障碍的发病率更高（Berecki-Gisolf et al.，2016）。

人们逐渐认识到性别差异对工作风险影响的重要性，因此将性别列入职业健康与安全（OHS）的主要政策考虑因素，系统地考虑男女工人在条件、形势和需求方面的差异，并将这些差异纳入职业健康与安全的设计、实施、监测和评估（European Agency for Safety and Health at Work，2014）。

7.3.4.17 残疾工人（Disabled workers）

很多残疾人正处于工作年龄段，尽管身体有缺陷，他们仍能在工作场所作出建设性的贡献。一些国家的立法禁止雇主歧视残疾人，如英国的“2010年平等法案”，鼓励雇主为有缺陷的残疾人提供合理的便利（HSE，2015）；《美国残疾人法案》限制雇主要求求职者回答个人医疗问题、参加医学体检或明确残疾身份（EEOC，2008）；法国和德国规定企业必须雇用一定比例的残疾人。印度和日本采取残疾人就业促进措施，确保他们在工作场所无障碍，并以职业介绍所的形式为残疾人提供就业服务；新加坡以减税作为经济激励措施，补偿雇主因雇用残疾人而造成的经济负担。

合理便利是指对工作环境、工作职责或工作条件所作的改变，为有特殊需求者提供履行基本工作职能的机会。其目的是在合理可行的范围内，确保残疾人能够与非残疾人一样，获得从事和保持工作所涉及的一切权益。便利措施包括技术辅助设备；特殊定制，包括个人防护设备和服装；以及改变基本工作职能的流程、地点或时间。许多研究已经证明了雇用残障人士的益处，包括提高盈利能力（如成本效益）、员工保留率、可靠性和准时性、员工忠诚度、公司形象、竞争优势（如多样化的客户群、创新），以及包容性的工作文化（Lindsay et al.，2018）。

7.3.4.18 移民工人

移民工人是指来自其他国家，在现居住国就业或求职的移民。据国际劳工组织估计，全球共有1.503亿移民工人（ILO，2015），占全球总人口的3.9%，占全球劳动力的4.4%。大多数移民工人从事服务业（家政服务、餐饮服务、行政工作)。其他的主要从事行业包括制造业、建筑业和农业。

移民工人是一个特别脆弱的群体,他们中的许多人从事着所谓的"3-D工作"(Dirty,Dangerous和Demanding,即肮脏、危险、高需求的工作)(Moyce,Schenker,2018)。同时,他们可能会受到营养不良和地方性疾病的影响,并通常教育背景较低且没有充分接受过工作职业危险培训。许多人还面临更多障碍,比如不能很好地使用居住国的语言,不熟悉当地的健康和安全条例及法规。他们的住宿可能是临时的,往往拥挤不堪、公用设施有限;获得医疗保健和其他社会服务的机会也受限,在居住国没有完全的法律地位,也不了解自己的权利,还可能会遭遇种族主义、仇外心理和剥削(Holmes,2006)。一篇对2003—2010年美国致命性职业伤害的综述显示,与本地工人相比,移民工人的致命性职业伤害相对风险增加了15%(Byler,Robinson,2018)。

7.3.4.19 轮班工人

轮班工作指采取固定或轮换的轮班形式进行工作。固定轮班(fixed shifts)是指工人的轮班时间不变,轮换轮班(rotating shifts)指工人的工作时间随时间而变化。据估计,欧盟有17%的工人从事轮班工作(ILO,2011)。除了睡眠不足和工作表现不佳外,轮班工作还对心理健康(如焦虑和抑郁)、胃肠道疾病(如消化性溃疡)、代谢紊乱(如肥胖和糖耐量受损)、心血管疾病、生殖系统疾病(如早产)和癌症(尤其是轮班女工的乳腺癌)产生不利影响或患病(Costa,2010)。国际癌症研究机构将轮班工作列为2A类致癌物质(即可能对人类致癌)。与轮班工作相关的健康问题也可能随着"暴露"时间的延长而增加。一项研究发现,轮班工作头5年后,每多轮班5年,心血管事件的风险就会增加7.1%(Torquati et al.,2018)。鉴于轮班工作与健康之间复杂而多方面的相互作用,要通过健康监测、教育和合理安排轮班时间,最大限度地减少轮班工人的不良健康影响。

7.3.5 全面工作场所安全与卫生项目

"工作"作为"健康的社会决定性因素"(social determinants of health,SDOH)已得到广泛的研究。人们认识到工作量、工作时长、工作强度、心理压力、获得职场健康促进资源及其他职业相关的因素对"幸福感"有影响。关于幸福感,目前尚无统一的定义,其概念可以涵盖积极的情绪和心境,参与有意义的活动或工作,具有达成个人目标的实现感或一个人在生活中展现出积极、有效的行为和能力(CDC,2016),通过将身体健康和幸福感融入多维度指标,提供更全面的方法来理解职业与工作相关疾病,将会更好地进行疾病预防和管理。

幸福感、安全及身体健康是职业卫生的重要成果,其有助于新的全面工作场所安全与卫生模式(Total workplace safety and health model,Total WSH model)的改变。该模式认为除了要解决全面工作场所安全问题外,也要解决职场健康问题(包括身体和心理健康)。因为良好的职场健康将直接影响劳动者的整体幸福感,进而影响工作能力与组织整体绩效。全面工作场所安全与卫生项目的核心概念在于保护和促进所有劳动者的健康、安全、幸福感以及职场可持续性(Workplace Safety and Health Council,2017)。

为了实现全面工作场所安全与卫生项目的目标,以生产性工作风险评估为例,采用综合控制手段将工作场所健康促进方案和劳动者慢性病管理资料纳入评估,可以有效解决影响个体绩效、组织生产力、工作场所事故以及因病缺勤的各种风险。此外,流行病学研究揭示了职业暴露和慢性病危险因素可能在劳动者身上协同产生不良健康效应,例如,高风险的职业暴露劳动者往往具有更多的慢性病危险因素。因此将职业安全与健康管理与健康促进相结合,可以提高劳动者的参与度并有益于整个工作环境。

当前,由美国国家职业安全与健康研究所(NIOSH)于2011年推出的"全员健康"(Total Worker Health,

TWH)是整合职业健康方法的典范,其定义为整合保护工作相关安全和健康危害的政策、方案和实践,同时致力于改善预防工伤和疾病以提升劳动者的幸福感(NIOSH,2017)。TWH的内容涵盖许多领域,包括工作危害和暴露的控制(风险评估管理);工作组织(加班、疲劳和压力预防);建筑环境(空气质量,健康饮食);就业模式(劳动合同,财政和工作保障);工作政策(如加速生产性老龄化、重返工作岗位);补偿和福利(慢性病管理、工伤赔偿);以及领导力(支持性领袖、员工敬业度、支持劳动者有意义的工作)。上述领域相辅相成,不仅保护劳动者免受职业安全危险,更通过关注工作条件推动职业健康和幸福感。一项对TWH®干预的系统综述显示,劳动者对于工作环境中安全风险的认知、应对和预防措施的信心和能力(即针对安全风险的自我效能)、慢性病(运动、饮食习惯、可测指标如血脂、血压和体重指数)都获得显著改善。

实施全面工作场所安全与卫生项目具有庞大的投资报酬率,根据Kuehl等人(2013)对消防单位实施的促进健康生活方式项目(PHLAME)显示,与没有实施项目的消防单位相比,健康促进项目每投资1美元可节省每位消防员4.60美元的工伤赔偿和医疗费用。此外,Feltner等人(2016)研究显示全面工作场所安全与卫生项目作为干预手段可有效降低劳动者的久坐行为和吸烟率,有助于减少职业高危行为和职业性相关慢性病等公共卫生问题。

7.3.6 职业风险评估

职业风险评估的“危害”和“风险”两个术语之间区别至关重要。

危害指的是具有潜在伤害(包括疾病、财产损失、环境破坏)的物质、制剂或物理状况。危害性质可分为物理性、化学性、生物性、人体工效学以及社会心理等类别。物理性危害包括暴露在极端的温度、光、噪声、振动、电及电离辐射下;化学危害包含有机化学危害(脂肪族或芳香族)和无机化学危害;生物性危害包含传染性生物体(如病毒、细菌、立克次体)以及朊病毒和蛋白质引起的危害;人体工效学危害和机械危害是由于工作不良姿势和工作系统不合理造成的危害;而社会心理危害是那些导致工作场所压力的因素所造成的危害。危险识别是认识到危险存在并确定其特征的过程。

风险是指在某一特定环境下,在某一特定时间段内发生某种损失的可能性及后果。或者是在暴露于有害物质或制剂的情况下产生不良影响的可能性以及可能的危害程度。因此,风险是暴露于危害以及危害产生不良健康效应可能性之间的函数。风险范围包括可能受到风险影响的人口、暴露的人数和后果。

7.3.6.1 风险评估

风险评估是估算风险的程度并决定是否可以容忍或接受的过程。可容忍的风险并非总是可接受的。它表示愿意为了获得某些利益而在一定程度上承担风险,并相信风险可受到适当控制。风险的可承受程度对于国家、不同工作人群和普通公众的风险承受能力水平不同。关于耐受性的观点在很大程度上取决于可能受到风险影响的人群。

风险评估和风险管理必须考虑到常规和非常规的作业活动,包括任何可能预见的意外、应急情况。在执行风险评估和风险管理时,应始终在评估中考虑原有作业活动产生的危害、接触者(包括非雇员和易感个体,这些人由于疾病或其他医疗条件而面临更高的风险)以及现有的控制措施。此外,应确定评估危害所致健康风险属于可接受还是可容忍,再通过控制措施消除或减少不可接受的风险并确保监测有效性。实施风险评估和风险管理过程需要团队共同(包括劳动者以及相关专业人员)努力,重要的是要告知工人危害、风险、已经采取及可以采取的适当措施来保护职场的每个人。

化学、生物、人体工程学和社会心理危害的风险评估步骤可能有所不同。对化学或物理暴露的评估通常比对心理压力源的评估更客观和准确。例如,对化学品接触的初步评估可包括以下步骤:

(1) 列出要评估区域内的危险物质。
(2) 确定实际使用的是哪些物质、用量是多少、使用的频率和持续时间。
(3) 评估劳动者的内心关切是什么。
(4) 评估劳动者工作任务、暴露情况和处理方法。
(5) 获取供应商的安全数据表(safety data sheets,SDS)。
(6) 评估安全数据表。
(7) 检查处理这些危险物质的场所。
(8) 评价风险控制方法。
(9) 进行化学品环境监测(如有需要)。
(10) 决定风险的可接受性或可容忍性,以及是否需要规划进一步控制措施。

工作中的心理社会因素评估更为复杂,可能包括对组织功能障碍和工作条件的评估,以及对病假、劳动者离职等指标的研究,同时还应考虑工作压力有关疾病。可能的工作压力包括任务设计不当、激进的管理风格、人际关系差、工作角色不明确、职业前景不明朗以及不良的工作条件。工作压力的程度可以通过向劳动者发放有效的问卷来评估,例如,一般健康问卷(Jackson,2007)或 NIOSH 一般工作压力问卷(NIOSH,2008)。

7.3.7 评估风险

7.3.7.1 环境监测

在职场中,进行环境监测至关重要,目的是量化劳动者对有害物质的接触程度。这一监测过程的核心目标是确保劳动者接触到的有害物质量控制在安全范围内,即"允许水平"之下,从而预防职业病的发生。这里的"允许水平"的概念建立在一个前提之上:对于每种职业有害物质,都存在一个安全的接触阈值。只要不超过这一阈值,劳动者的健康便不会遭受损害。允许水平也就是职业暴露限值(OELs),是针对工作场所中的物理、化学和生物危害设立的标准。不同国家和组织对于这些允许水平或暴露限值的设定存在差异。这些差异主要源于各自对标准的理念、基本原理、制定过程、术语定义、适用性的不同理解,以及在标准制定时是否考虑经济因素和技术可行性等因素。例如,美国政府工业卫生学家会议(ACGIH)每年都会设定并审查化学物质和物理试剂的阈值极限值(TLVs)。这些标准的制定基于丰富的工业经验和对动物及人群的科学研究。许多国家采用了这些标准,尤其是那些没有建立本国职业暴露标准体系的国家。在美国,还有国家职业安全卫生研究所(NIOSH)制定的推荐暴露限值(RELs)和职业安全与健康管理局(OSHA)制定的允许暴露限值(PELs)。而在英国,有工作场所暴露限值(WELs);德国则设有两组职业暴露限值(OELs):技术指导浓度(TRKs)和工作场所化学物质的最大浓度(MAKs)。

尽管"允许水平"是为了确保职场安全而设定的,但这些标准本身也存在一定的缺陷。特别是对于过敏原、致癌物等物质,确定其"安全"暴露水平仍具有难度。因此,我们必须尽可能在合理可行的范围内将暴露水平降至最低。重要的是,这些允许水平应视为劳动者绝对不会受到伤害的上限阈值,并可能需要通过法律来加以规定和执行。随着对健康风险关注的日益增加,一些先前被认为是安全的物质,如电子工业中的乙二醇醚,现在被发现可能与自发性流产风险增加有关。此外,为八小时工作日制定的标准并不适用于十二小时的工作轮班。同时,劳动者可能会同时暴露于多种危险因素,这可能会产生协同效应或相加效应,要求我们对独立的危险因素实施更为严格的控制。

环境监测需要精确的采样设备、合理的采样方案,并且必须在官方认可的实验室中进行样本的数据分析。在将暴露评估结果应用于暴露人群时,需要考虑年龄、性别、基础病、遗传以及社会习惯(例如吸烟)等因素的差异，因为这些因素可能会影响个体对危害物质的易感性。虽然存在这些限制，但通过合理应用职业环境标准，我们仍然可以有效地控制大多数工作场所的危险，确保绝大多数劳动者的安全。

7.3.7.2 生物监测

劳动者的生物监测是指在工作场所中测量和评估化学物质或其代谢产物在组织、分泌物、排泄物、呼出气或其他体液中的浓度，以此来评估劳动者的暴露情况和健康风险。通过检测这些特定化学物质或代谢产物，可以判断人体对该物质的生物负荷。这些检测方法必须经过严格验证，并且需要一种解释方法来对获得的结果进行评估，以便理解暴露方式和相关健康风险。

生物监测和环境监测在评估劳动者健康风险方面是相辅相成的。生物监测的一个显著特点是，它能够考虑到特定个体通过各种途径吸收暴露物质的情况。例如，在工作环境中对于有机溶剂的暴露，皮肤吸收可能是一个重要的途径，而仅依赖于环境的气体监测可能无法充分反映个体的实际暴露情况。同时，工作场所内的环境监测通常不会考虑到非职业或职业之外的暴露因素，如个人爱好或其他家庭活动可能导致的额外暴露。

虽然“生物监测”这个术语过去被用在监测受暴露劳动者的健康状况，并包括了诸如定期X光、血液检测、症状咨询等临床流程，但最好区分以下这几个概念：“生物监测”(用于评估暴露)、“生物效应监测”(用于检测生物效应)和“健康监测”(用于监测健康状况)。

7.3.7.3 生物监测标准

生物暴露指数(BEI)是用来评估在健康劳动者样本中最容易观察到的某种化学物质或其代谢产物的因素水平，这些劳动者与那些处于吸入暴露阈值水平(TLVs)的工人的暴露程度相同(ACGIH，2017)。然而，对于那些TLVs是基于非系统性效应(如刺激性)确定的化学物质，以及那些有其他重要暴露途径(通常是通过皮肤吸收)的化学物质，生物暴露指数会有所不同。ACGIH明确指出，BEIs并不能清晰地区分有害暴露和无害暴露。个体生物变异可能导致某些人的测量值超过规定的BEI水平，但其健康风险并没有增加。同时，BEIs不用于测量不良反应或诊断职业病。然而，如果劳动者个体或群体的测量值持续超过BEIs，应该调查导致这一过高值出现的原因，并采取措施减少暴露。

7.3.7.4 生物效应监测

生物效应监测是在还未明确早期生物效应与健康损害之间关系的情况下，对受暴露者的早期生物效应进行测量和评估，并与适当的参考资料相比以评估暴露和/或其他健康风险。劳动者的健康监测是生物效应监测的一种常见形式。例如，对噪声暴露的劳动者进行听力学检查，对于暴露在焦油和沥青中多环芳烃的劳动者进行皮肤病变相关临床检查。生物标志物也包括检测酶水平的变化(例如，对暴露于有机磷或氨基甲酸酯杀虫剂的劳动者进行胆碱酯酶检测)，或其他生化改变(例如，无机铅暴露的劳动者尿液中的δ-氨基戊二酸，或镉暴露劳动者尿液中的β-2微球蛋白)。这些变化不会导致个体产生直接明显的病理损害，但在劳动者脱离作业活动并消除暴露后这些指标的变化可能是可逆的。

生物标志物也可以用于监测暴露、效应或易感性。单一的生物样本中可能含有多种生物标志物，每一个都可用于职业和环境卫生研究。例如，有研究测量了职业性压力下唾液中皮质醇(一种压力激素)和分泌型免疫球蛋白A(一种效应标志物)的水平(Koh，2007)。然而，并非每个生物标志物都能很好地反映出暴露、效应或易感性水平，采集方法的兼容性、生物标志物的稳定性以及其他干扰生物标志物测量水平的因素，如年龄、昼夜变化、药物和健康行为(如吸烟)都会影响生物标志物的效应。

用于识别易感劳动者的基因检测引发了伦理道德、个人隐私、工作权利等方面的问题。鉴于个体分子生物标志物在评估健康风险方面的局限性,以及环境相关疾病的多因素性质,需要投入更多的工作来增加对暴露组的理解,即从受孕到死亡的所有暴露事件的集合(外源性和内源性,包括生活方式)。暴露组和基因组的综合知识,使我们能更好地理解影响劳动者健康的所有因素,并更好地控制与工作相关的因素(Schulte,Hauser,2012)。

7.3.8 风险管理

职业病的预防和控制可以在不同层面进行,包括国家层面、工作场所层面或针对个体劳动者的措施。

一级预防旨在消除或减少工作场所中导致疾病的因素,或使暴露降至安全水平。例如,禁止使用石棉和在源头降低噪声以防止听力损失。对化学物质的一级预防包括:(1)淘汰有毒材料,使用危害较小的替代品;(2)采用安全的工作系统和控制措施,如在气溶胶生成源头使用封闭或局部排风装置。

二级预防通过检测过量暴露或疾病早期的可逆效应,采取纠正措施。例如,定期对暴露于铅的劳动者进行血铅检测,或对噪声暴露的劳动者进行定期听力检查,以发现暂时性听阈移位(TTS),使患有TTS的工人远离进一步的噪声暴露,并随后控制噪声源,可以恢复他们的听力。成功的二级预防依赖于早期筛查相关疾病的能力和对高风险劳动者的监测。

三级预防旨在减轻已确诊疾病患者的症状,主要依赖于有效的治疗手段以达到治疗和康复功能。然而,对于急性中毒等疾病,也很少有特定有效的解药可用。因此,预防重点应放在一级和二级预防上。

7.3.8.1 控制体系

工作场所通常采用一系列措施减少职业危害,这些措施按优先顺序排列如下:

(1)危害的消除或其他替代方法;

(2)工程控制;

(3)工作站或工作流程的重新设计;

(4)管理控制和劳动者教育;

(5)个人防护装备(PPE)的使用。

危害消除或替代方法

健康风险的完全消除已被用于石棉、苯等致癌物质,或重金属等可能产生严重健康影响的物质。例如,英国卫生与安全执行机构(HSE)相关法规的实施指导了含极少或不含镉的新型焊接材料的生产(Mason,1999)。对于无法完全去除的材料,也采用了改变材料形式的方案,如对纳米材料进行涂覆、改变物理状态或颗粒大小以减少纳米颗粒的暴露(Schulte,2016)。这些改进策略减少了危害暴露,并可能使工人更加安全。

另一个有效的选择是使用毒性较小的替代品。在涉及使用溶剂的工艺中,例如脱脂操作,采用毒性较低的溶剂,如使用1,1,1-三氯乙烷来替代毒性更高的三氯乙烯或四氯乙烯。选择具有较低危险性的工艺或设备也是一种重要的控制策略。例如,将连续工艺替换为间歇工艺,这通常可以显著减少劳动者的暴露风险。

工程控制

工作流程的自动化、封闭性或隔离,以及使用减震器或消声器来减少振动或噪声,都是目前采用的有效的工程控制措施。此外，改善通风系统也是一种重要且广泛应用的工程控制手段，可以通过局部排气通风或全面通风来控制空气中的危险物质。通风控制的实施主要包括：评估暴露来源和暴露程度、进行工程设计、根据设计安装系统，以及评估整个系统以确保空气污染物得到有效控制。在医疗领域，如负压通风等工程控制措施是防止空气传播疾病（如SARS）传播的重要策略（Esswein et al.，2004）。

隔离定义为在危险源和可能因此受伤或生病的劳动者之间设置屏障。隔离通常针对的是材料存储问题，例如，存储易燃液体、封闭或移除嘈杂的设备，或将劳动者本身与危险源隔离开来（如，将锯木厂工人围在隔音通风的隔间里，以保护他们免受噪声和木尘的影响）。在石油工业中，使用基于集中计算机控制的自动化远程处理过程设备减少了劳动者直接暴露于危险的可能性。因此，除了在持续作业和工艺故障期间，工人基本上可与危险隔离。

此外，通过湿润方法控制粉尘作业是另一个有效的工程控制实例，改变工作实践过程，如使用真空吸尘器清除纺纱机上的棉绒而不是压缩空气将其吹走，可以减少空气中灰尘颗粒的生成。

工作站或工作流程的重新设计

重新设计工作站或流程可以减少不必要的重复弯腰或不良姿势，从而最大限度地减少人体工学危害。对于计算机操作员来说，使用可调节设备、调整工作站位置以减少眩光以及提供适当的工作休息时间可以防止出现视觉和肌肉骨骼疾病。

管理控制和劳动者教育

管理控制措施可以作为减少劳动者暴露于职业环境中危险因素的有效替代或补充策略。这些措施包括扩大工作职责范围、轮换工作岗位、限制从事危险作业的时间，或临时对工作任务进行重新分配。值得注意的是，这些管理控制措施并不能降低暴露程度，而是减少了暴露时间。例如，在极端炎热的气候条件下（如沙漠环境），为户外劳动者安排强制性休息时间和缩短工作时长，可以有效减轻热应激（中暑）的风险。再比如，通过轮班制度可以减少整体噪声暴露。近年来，围绕工作需求与恢复需求之间的平衡，幸福感和健康的动态平衡理念重新获得了关注。此外，工作中体力和脑力劳动的交替进行也可显著提升劳动者的整体幸福感（Jahncke et al.，2017）。

对劳动者进行全面培训，使他们了解工作中的潜在危害、如何开展安全工作，以及面对紧急情况的应对措施，是预防策略的关键。即使执行相同工作任务的劳动者群体，其暴露情况也可能存在显著差异。这种差异可以归因于不同劳动者在危险意识、态度和安全操作技巧方面的个体差异。

鼓励实施个人卫生计划也是减少暴露的有效方法之一。在工作日结束时提供淋浴设施和更换干净衣服是一种实用的个人卫生措施。工作场所中通过饮食或吸烟摄入有毒物质是一种不容易被察觉但重要的暴露途径。为了预防这种暴露，应在生产区域以外的地方设立单独的食品消费区。

个人防护装备

在采用所有可能的方法以最大程度减少接触工作场所职业危害之后，个人防护装备（PPE）通常被视为预防职业病的最后一道防线。虽然PPE可能无法像工程控制或过程控制那样有效，但在提供职业安全保护方面仍然被广泛采用，部分原因是相较于其他措施来说，个人防护装备成本更低。PPE在短期或偶尔暴露于职业危害的情况下尤为有用，例如在紧急救援工作中。常见的工业PPE包括呼吸器、手套、防护服、耳塞和耳罩。只要有一个详细的方案并且定期进行检查的PPE计划，就能在确保其在工作场所安全中发挥关键作用。

应正确选择个人防护装备，以有效应对特定的危险，例如，合理选择与特定溶剂同时使用的手套。工人必须接受培训以正确使用设备，并确保设备有效工作，例如在使用呼吸器时进行呼吸器适配测试。工人在使用这些设备时的依从性必须很高，否则其保护效果可能低于预期。工人依从性可能是一个问题，比如在炎热潮湿气候下个人防护设备对于工人来说可能并不舒服。此外,还必须正确维护个人防护装备,必要时进行更换。

7.3.8.2 二级预防

入职前体检

入职前体检的主要目的之一是识别求职者的健康状况是否与预期工作不相匹配。这一过程旨在确定求职者是否适合执行特定工作任务,而不会对自己或他人构成危害。基于这种评估,管理层可以作出明智的招聘决策。通常,对于那些无法完成所有工作任务的求职者,或可能对第三方造成伤害的情况,出于成本和安全考虑,拒绝录用该求职者成为一种常见的做法。然而,根据世界卫生组织(WHO,2009)的报告,几乎没有确凿的证据支持入职前体检的有效性。例如,在英国,医护人员的相关临床异常检出率仅为2%(Whitaker,Aw,1995),这使得入职前体检的成本效益受到质疑。事实上,入职前体检(即预防不良结局的努力)的预防效果较低,这意味着医疗评估不应过度专注于与特定工作相关的问题和测试(de Kort,van Dijk,1997)。由于健康状况不佳且临床检测异常的个体可能不会寻求就业,因此入职前体检的相关研究还可能存在选择偏倚,导致研究结果并不一定真实可信。

在发展中国家,入职前体检可能是职业卫生部门最常见的程序。与此同时,许多发达国家已经通过法律禁止基于健康状况进行就业歧视。在通过入职前体检之前,聘用结果主要基于个人的资历和能力(Aw,Koh,2013)。必要时可以对工作任务或工作环境进行调整,以适应劳动者的健康需求。

在进行这些检查时,入职前体检可用于收集相关健康状况或基线健康数据,以此来告知和教育新入职的劳动者他们在工作中可能遇到的潜在危险,以及采取的预防措施来保护他们的健康。此外,针对可能在工作中感染且存在有效疫苗的疾病(如乙型肝炎、麻疹、腮腺炎和风疹)进行免疫接种是重要的预防措施。对于某些可在入职前识别的遗传性疾病,如葡萄糖-6-磷酸脱氢酶缺乏症,患者在接触某些化学物质(如萘,即卫生球;蚕豆)后可能会有溶血性贫血的风险,因此可适当为他们提供在工作中处理相关化学品时需特别注意的建议。同样,患有血清总α-1-抗胰蛋白酶缺乏症的人可能对烟草烟雾和其他呼吸道刺激物更为敏感。

法定定期体检

法定体检的目的是防止特殊的“高危”劳动者群体患上严重的职业病。这些可能包括接触重金属、二氧化硅、石棉、苯、辐射和噪声的劳动者。需要定期针对劳动者所面临的危险类型进行健康检查。一旦发现有过度暴露于危险的迹象或有疾病早期迹象的劳动者可以避免他们进一步接触暴露。他们可以得到可供替代的工作,直到他们适合回到之前的工作岗位。此外,如果发现过度暴露的迹象,可以采取额外的控制措施,从源头减少暴露,并防止其他劳动者受到类似的影响。

为了保护公众健康,特殊群体的劳动者需要定期接受体检,例如公共交通操作人员、飞行员和食品加工员。

职业病的通报

大多数国家都要求向管理机构法定通报职业病。这使得当局能够对疾病案例进行调查、确认和跟踪,并分析某段时间内的变化趋势。通报的案例可能表明对工作中危险因素的不良控制,会对同一工作环境中的其他劳动者构成风险。通报责任涉及医生、雇主或雇员代表,各国的情况各不相同。许多国家编制了一份应报告的职业病清单,不同于个人可获得经济补偿的规定疾病清单。通报不仅是控制职业病的一种手段,也应引发一系列行动,从调查和确认案例开始,识别阳性病例以及其他可能受影响的人,并提出具体的工作场所预防措施建议。随后，当局将采取后续行动，确保建议得到执行。必要时，还应评估预防措施的有效性。

7.3.8.3 三级预防

三级预防主要涉及早期治疗和康复。对于职业病来说，患病劳动者应避免进一步接触有害物质，并在必要时给予适当的治疗。适当的治疗主要包括受伤后的及时急救，重金属中毒严重病例的螯合治疗，阿托品和醛肟用于有机磷中毒的治疗，氰化物中毒的解毒剂治疗，氢氟酸烧伤使用葡萄糖酸钙的治疗，以及压缩空气疾病（承压病）的高压氧治疗。此外，治疗还包括及时提供临床支持措施。

7.3.8.4 应急规划

职业健康医生在应急准备和反应中发挥着核心作用。美国职业与环境医学学院将应急准备和反应确定为职业健康从业者的十大核心能力之一（ACOEM，2010）。职业医生应同时具备临床知识以及对工作环境、流程和劳动力的深入了解。因此，他们处于独特的地位，可以支持、有时甚至可以领导应急准备和业务连续性规划和应对工作。

7.3.8.5 康复

劳动者的康复是职业卫生实践的另一个重要方面。管理层、同事、职业健康专业人员和受伤劳动者必须共同努力，确保提供适当的替代职责（替班），并理解任何工作限制或身体限制。在疾病恢复中应有明确的短期和长期目标，替班应具有意义并有助于生产。

复工

复工（RTW）是受伤劳动者的重要治疗目标。研究表明，当受伤或患病劳动者的医疗管理中包含了早期复工有关的职业问题时，他们往往就会有更快的恢复和更可持续的工作时间。相反，在超过12周的休假后，劳动者仍有50%的可能性会在1年内离开工作岗位（ACOEM，2017a）。

复工的计划应在职业医生和主治医生之间的治疗过程中尽早开始。需要考虑的重要因素包括医疗条件对身体功能和工作能力的影响，确定复工的阻碍因素（例如解决对疾病和工作的误解），以及雇主尽早参与工作调整的讨论。复工的标准通常不仅仅包括评估身体功能的恢复情况，还涉及到更为复杂的因素，比如利益相关者（例如患者、雇主、同事）的信念、角色和感知（MacEachen et al.，2006）。其他有助于复工的重要因素包括确保雇主和组织是否具备专门且训练有素的复工返工协调员，将复工计划集中在工作参与上而不是限制参与上，以及纳入不会使同事处于不利地位的计划（Skivington et al.，2016）。

工作能力的评估围绕三个参数，即风险（对患者、同事或公众造成伤害的可能性）；能力（指力量、灵活性和耐力等概念）；和耐受性（在特定水平上忍受持续工作或活动的能力）（Talmage et al.，2011）。其中，只有能力可以在某种程度上精确地测量。风险评估通常依赖于逻辑推理或专家共识，而耐受持续工作的能力是一个心理生理学概念，在很大程度上依赖于患者的动机和针对患者的激励措施。

工作场所的调整改善对于促进复工返工也很重要。研究表明，工作场所干预对于减少受伤劳动者重返工作岗位后的病假以及改善肌肉骨骼疾病患者的疼痛和功能状态非常重要（van Vilsteren et al.，2015）。

7.3.8.6 劳动者赔偿

在许多国家,因工作中受伤或因危险工作而患病的劳动者有资格获得赔偿。劳动者赔偿旨在为工伤劳动者提供收入支持、医疗费和康复费,并为致命工伤劳动者的家属和被抚养人提供福利。大多数工业化国家都有劳动者补偿方案。在一些国家,某些类别的劳动者(例如家庭佣工)被排除在外。在许多国家,雇主有社会保险可为工伤雇员提供保护。社会保险的原则是分担风险和集中财政资源。社会保险计划通过政府部门或政府监督机构建立了一个公共渠道,负责监督被保险人的筛选、奖金发放和福利支付程序。对暂时丧失工作能力或永久丧失工作能力的人应该支付津贴,包括对因工死亡的人支付遗属津贴。大多数国家都有残疾评估准则。当劳动者的健康状况稳定,不太可能进一步改善或恶化时,才进行最终的残疾评估。

7.3.9 职业卫生的未来挑战

职业卫生实践在过去的半个世纪中发展相当迅速。从预防和管理"传统"职业病开始,职业卫生负担随着全球就业模式、劳动力人口趋势和新技术引入的变化也发生了转变。这一点在发达国家更为明显,几个世纪以来,随着减少危害和控制措施的改进,发达国家的职业病相对减少。信息和通信技术在工作场所的出现及其在工作生态系统中的融入,从根本上改变了工作模式、工作持续时间和工作强度。因此,与工作有关的压力和其他精神障碍正在取代传统的职业病,成为世界许多地区职业病的主要原因。

材料科学和工程技术的进步使许多职业危害得以消除,代之以更为安全的替代品,或通过限制高风险劳动者的接触来控制。然而,预期寿命的增加也意味着劳动者工作时间将会更长,从而将非传染性疾病负担纳入职业健康考量。鉴于劳动力老龄化和疾病可能日益复杂,职业卫生资源的需求和利用可能会在未来几年内增加(ACOEM,2017b)。在未来数年,职业病和工伤管理的重点不应只局限于临床治疗。有强有力的证据支持职业病康复,强调早期复工作为一个治疗目标。这种全面和综合的职业卫生护理模式可能会定义未来的医疗卫生标准。此外,职业健康也已发展到考虑"工厂大门"以外的健康问题,因为这一学科与环境卫生有许多共同之处,并包含了良好公共卫生实践的理念和原则。

为了应对这些当前和未来的挑战,职业卫生实践的战略变革将更加以公共卫生为中心(Harrison,Dawson,2016)。将从主要解决减少职业危害和治疗劳动者的急性中毒和伤害,转变为劳动者整体健康的预防保健方法。这意味着健康干预措施将不仅限于职业病以及工作相关疾病,还将扩展到慢性病的初级预防和管理。因此,当前和未来的职业卫生实践不仅以安全的工作场所为中心,而且还必须以健康的工作场所的概念为中心。促进和维护健康和幸福感也可在更广泛的社区层面实施,因为劳动者了解到他们是更大的生态系统的一个组成部分,在群体参与和同伴支持的条件下实施保健行为往往会取得更大的成功。

7.3.10 结论

职业卫生的重要性在于它对预防的强调,在这方面,它与公共卫生有着共同的目标和战略。职业卫生主要关注的是一个特定群体——劳动者。尽管如此,有确凿证据表明,未来的许多公共卫生问题,如与人口老龄化和日益流行的非传染病相关的医疗需求,也将对职业卫生领域产生重大影响。在过去的两个世纪里,工业革命的社会经济需求推动了职业医学的发展。几乎可以肯定的是,未来不断变化的经济需求和全球劳动力人口结构的变化也将对塑造和定义未来职业卫生的演变产生重大影响。

(翻译:陈卫红、穆敏;审校:陈瑞、田雨、荆黎、石婉荧)

参考文献

Aje, O.O., Smith-Campbell, B., and Bett, C. (2018). Preventing mus-culoskeletal disorders in factory workers: evaluating a new eight minute stretching program. Workplace Health Safety, 66(7), 343-7.

Alfaraj, S.H., Al-Tawfiq, J.A., Altuwaijri, T.A., Alanazi, M., Alzahrani, N., and Memish, Z.A. (2018). Middle East respiratory syndrome coronavirus transmission among health care workers: implication for infection control. American Journal of Infection Control, 46(2), 165-8.

Alfonso, J.H., et al (2017). Minimum standards on prevention, diagnosis and treatment of occupational and workrelated skin diseases in Europe — position paper of the COST Action StanDerm (TD 1206). Journal of the European Academy of Dermatology and Venereology, 31 Suppl 4, 31-43.

American College of Occupational and Environmental Medicine (2010). Role of Occupational and Environmental Medicine Physicians in Emergency Preparedness and Response. Position Statement. Elk Grove Village, IL: ACOEM. [Online] Available at: http://www.acoem.org/OEMPhysicians_ EmergencyPreparedness.aspx

American College of Occupational and Environmental Medicine (2017a). The Personal Physician's Role in Helping Patients with Medical Conditions Stay at Work or Return to Work. Position Statement. Elk Grove Village, IL: ACOEM. [Online] Available at: http://www. acoem. org/uploadedFiles/Public_ Affairs/Policies_ And_ Position_ Statements/Guidelines/Position_ Statements/The_ Personal_ Physician_ s_ Role_ in_ Helping_ Patients.21.pdf

American College of Occupational and Environmental Medicine (2017b). Global Trends in Occupational Medicine. Guidance. Elk Grove Village, IL: ACOEM. [Online] Available at: http://www. acoem.org/uploadedFiles/Public_ Affairs/Policies_ And_ Position_ Statements/Guidelines/Guidelines/GlobalTrendsinOccupationalM edicine.pdf

American Conference of Governmental Industrial Hygienists (2017). TLVs and BEIs. Threshold Limit Values for Chemical Substances and Physical Agents. Biological Exposure Indices. Cincinnati, OH: ACGIH.

Anger, W.K., et al. (2015). Effectiveness of total worker health interventions. Journal of Occupational Health Psychology, 20(2), 226-47.

Aw, T.C. and Koh, D. (2013). Health screening. In: Palmer, K.T., Brown, I., Hobson, J. (eds.) Fitness for work (5th ed.). Oxford: Oxford University Press, pp. 572-84.

Baillargeon, M., Maheux, B., and Gilbert, A. (2011). The challenge of teaching occupational medicine to medical students: the Universite de Montreal experience. Journal of Occupational and Environmental Medicine, 53(11), 1258-61.

Barron, B.A., Beckett, W.S., and Utell, M.J. (2005). Clinical activities in an academic hospital-based occupational medicine program. Journal of Occupational and Environmental Medicine, 47(6), 587-93.

Baussano, I., Nunn, P., Williams, B., Pivetta, E., Bugiani, M., and Scano, F. (2011). Tuberculosis among health care workers. Emerging Infectious Disease, 17(3), 488-94.

Berecki-Gisolf, J., Smith, P.M., Collie, A., and McClure, R.J. (2016). Gender differences in occupational injury incidence. American Journal of Industrial Medicine, 58(3), 299-307.

Bosson-Rieutort, D., de Gaudemaris, R., and Bicout, D.J. (2018). The spectrosome of occupational health problems. PLoS One, 13(1), e0190196.

Burdorf, A., Brand, T., Jaddoe V.W., Hofman, A., Mackenbach, J.P., and Steegers, E.A. (2011). The effects of work-related maternal risk factors on time to pregnancy, preterm birth and birth weight: the Generation R Study. Occupational and Environmental Medicine, 68(3), 197-204.

Byler, C.G. and Robinson, W.C. (2018). Differences in patterns of mortality between foreign-born and native-born workers due to fatal occupational injury in the USA from 2003 to 2010. Journal of Immigrant and Minority Health, 20(1), 26-32.

Centers for Disease Control and Prevention (CDC) (2016). Well-Being Concepts. Atlanta: CDC. [Online] Available at: https://www.cdc.gov/hrqol/wellbeing.htm

Centers for Disease Control and Prevention (CDC) (2017). Preventing Silicosis. Atlanta: CDC. [Online] Available at: https://www.cdc.gov/features/preventing-silicosis/index.html

Collegium Ramazzini (2016). 19th Statement: A New Approach to the Control of Chronic Obstructive Pulmonary Disease (COPD). Bologna: Collegium Ramazzini.

Concha-Barrientos, M., et al. (2004). Selected occupational risks. In: Ezzati, M., Lopez, A., Rodgers, A., and Murray, C.J.L. (eds.) Comparative Quantification of Health Risks: Global and Regional Burden of Disease Attributable to Selected Major Risk Factors, pp. 1652-801. Geneva: WHO.

Coppee, G.H. (2011). Occupational health services and practice. In: Stellman J.M. (ed.) Encyclopaedia of Occupational Health and Safety (4th ed.). Geneva: ILO.

Costa, G. (2010). Shift work and health: current problems and preventive actions. Safety and Health at Work, 1(2), 112-23.

Dalal, K., Rahman, F., Gifford, M., and Rahman, A. (2016). The magnitude of injury problems among child labourers in a rural com-munity of Bangladesh: findings from an injury surveillance system. International Health, 8(1), 73-6.

de Kort, W. and van Dijk, F. (1997). Preventive effectiveness of pre - employment medical assessments. Occupational and Environmental Medicine, 54(1), 1-6.

Driscoll, T., et al. (2014). The global burden of occupationally related low back pain: estimates from the Global Burden of Disease 2010 study. Annals of Rheumatic Diseases, 73(6), 975-81.

Elder, A. and Paterson, C. (2006). Sharps injuries in UK health care: a review of injury rates, viral transmission and potential efficacy of safety devices. Occupational Medicine (London), 56(8), 566-74.

Elseviers M.M., Arias-Guillen, M., Gorke, A., and Arens, H.J. (2014). Sharps injuries amongst healthcare workers: review of incidence, transmissions and costs. Journal of Renal Care, 40(3), 150-6.

Equal Employment Opportunity Commission (2008). Disability Discrimination. Washington, DC: US EEOC. [Online] Available at: https://www.eeoc.gov/laws/types/disability.cfm.

Esswein, E.J., et al. (2004). Environmental and occupational health response to SARS, Taiwan, 2003. Emerging Infect Dis, 10(7), 1187-94.

European Agency for Safety and Health at Work (2008). Occupational Skin Diseases and Dermal Exposure in the European Union (EU -25): Policy and Practice Overview. Luxembourg: Office for Official Publications of the European Communities.

European Agency for Safety and Health at Work (2014). Mainstreaming Gender into Occupational Safety and Health Practice. Luxembourg: Publications Office of the European Union.

Feltner, C., et al. (2016). The effectiveness of Total Worker Health interventions: a systematic review for a National Institutes of Health Pathways to Prevention Workshop. Annals of Internal Medicine, 165(4), 262-9.

Forsmann, S. (1983). Occupational health. In: Parmeggiani, L. (ed.) Encyclopaedia of Occupational Health and Safety (3rd ed.). Geneva: ILO, pp. 1491-3.

Hamalainen, P., Takala, J., and Tan, B.K. (2017). Global Estimates of Occupational Injuries and Work - Related Diseases. Singapore: Workplace Safety and Health Institute. [Online] Available at: https://www.wsh-institute.sg/files/wshi/upload/cms/file/Global%20Estimate%20of%20Occupational%20Injuries%20 and%20Work-Related%20Illnesses%202017%20(24Nov17).pdf

Harber, P., et al. (2010). Occupational medicine practice: one specialty or three? Journal of Occupational and Environmental Medicine, 52(7), 672-9.

Harrison, J. and Dawson, L. (2016). Occupational health: meeting the challenges of the next 20 years. Safety and Health at Work, 7 (2), 143-9.

Health and Safety Executive (HSE) (2015). Health and Safety for Disabled People — The Law. London: HSE. [Online] Available at: http://www.hse.gov.uk/disability/law.htm

Health and Safety Executive (HSE) (2017a). Costs to Great Britain of Workplace Injuries and New Cases of Work-Related Ill Health — 2015/2016. London: HSE. [Online] Available at: http://www.hse.gov.uk/statistics/cost.htm

Health and Safety Executive (HSE) (2017b). Non-Fatal Injuries at Work in Great Britain — 2016/2017. London: HSE. [Online] Available at: http://www.hse.gov.uk/statistics/causinj/index.htm

Health and Safety Executive (HSE) (2017c). Work-Related Musculoskeletal Disorders — 2016/2017. London: HSE. [Online] Available at: http://www.hse.gov.uk/statistics/causdis/musculoskel-etal/index.htm

Henneberger, P.K., et al (2011). An official American thoracic society statement: work-exacerbated asthma. American Journal of Respiratory and Critical Care Medicine, 184(3), 368-78.

Holmes, S.M. (2006). An ethnographic study of the social context of migrant health in the United States. PLoS Medicine, 3(10),

e448.
Houdmont, J., Cox, T., and Griffiths, A. (2010). Work-related stress case definitions and prevalence rates in national surveys. Occupational Medicine (London), 60(8), 658-61.
Institut de Recherché Robert-Sauve en Sante et en Securite du Travail (IRSST) (2013). The Costs of Occupational Injuries. Montreal: IRSST.
[Online] Available at: https://www.irsst.qc.ca/media/documents/PubIRSST/R-787.pdf
International Agency for Research on Cancer (1997). IARC Monographs on the Evaluation of Carcinogenic Risks to Humans: Silica, Some Silicates, Coal Dust and Para-Aramid Fibrils. Lyon: IARC.
International Labour Organization (2011). Conditions of Work and Employment Programme: Working Time in the Twenty-First Century. Geneva: ILO.
International Labour Organization (2015). ILO Global Estimates on Migrant Workers. Geneva: ILO.
International Labour Organization (2016a). Workplace Stress — A Collective Challenge. Geneva: ILO.
International Labour Organization (2016b). Women at Work — Trends 2016. Geneva: ILO.
International Labour Organization (2018). World Employment Social Outlook — Trends 2018. Geneva: ILO.
International Programme on the Elimination of Child Labour (2017). Global Estimates of Child Labour: Results and Trends, 2012-2016. Geneva: ILO.
Jackson, C. (2007). The General Health Questionnaire. Occupational Medicine, 57, 79.
Jahncke, H., Hygge, S., Mathiassen, S.E., Hallman, D., Mixter, S., and Lyskov, E. (2017). Variation at work: alternations between physically and mentally demanding tasks in blue-collar occupations. Ergonomics, 60(9), 1218-27.
Jensen, T.K., Bonde, J.P., and Joffe, M. (2006). The influence of occupational exposure on male reproductive function. Occupational Medicine, 56(8), 544-53.
Koh, D. and Koh, C.H.G. (2007). The use of salivary biomarkers in occupational and environmental medicine. Occupational and Environmental Medicine, 64(3), 202-10.
Koh, D., Lim, M.K., and Chia, S.E. (2003). SARS: health care work can be hazardous to health. Occupational Medicine, 53(4), 241-3.
Kuehl, K.S., Elliot, D.L., Goldberg, L., Moe, E.L., Perrier, E., and Smith, J. (2013). Economic benefit of the PHLAME wellness programme on firefighter injury. Occupational Medicine (London), 63(3), 203-9.
Kumar, S. (2004). Occupational exposure associated with reproductive dysfunction. Journal of Occupational Health, 46, 1-19.
Lallukka, T., et al. (2017). Early work-related physical exposures and low back pain in midlife: the Cardiovascular Risk in Young Finns Study. Occupational and Environmental Medicine, 74(3), 163-8.
Leigh, J.P. (2011). Economic burden of occupational injury and illness in the United States. Milbank Q, 89(4), 728-72.
Li, C.Y. and Sung, F.C. (1999). A review of the healthy worker effect in occupational epidemiology. Occupational Medicine (London), 49(4), 225-9.
Lindsay, S., Cagliostro, E., Albarico, M., Mortaji, N., Karon, L (2018). A systematic review of the benefits of hiring people with disabilities. Journal of Occupational Rehabilitation, 28(4), 634-55.
Lopez, A.D. and Mathers, C.D. (2006). Measuring the global burden of disease and epidemiological transitions: 2002-2030. Annals of Tropical Medicine & Parasitology, 100(5-6), 481-99.
MacEachen, E., Clarke, J., Franche, R.L., Irvin, E., and Workplace-based Return to Work Literature Review Group (2006). Systematic review of the qualitative literature on return to work after injury. Scandinavian Journal of Work, Environment & Health, 32(4), 257-69.
Mahler, V., et al. (2017). Occupational skin diseases: actual state analysis of patient management pathways in 28 European countries. Journal of the European Academy of Dermatology and Venereology, 31 Suppl 4, 12-30.
Malo, J.L., et al. (2015). An official American Thoracic Society Workshop Report: presentations and discussion of the fifth Jack Pepys Workshop on Asthma in the Workplace. Comparisons between asthma in the workplace and non-work-related asthma. Annals of the American Thoracic Society, 12(7), S99-S110.
Mason, H.J., et al. (1999). Follow-up of workers previously exposed to silver solder containing cadmium. Occupational and Environmental Medicine, 56, 553-8.
Mohindra, K.S. (2016). Promoting women's health in an era of globalisation: a South Asian perspective. Global Health Promotion, 25

(2), 90-4.

Moyce, S.C. and Schenker, M. (2018). Migrant workers and their occupational health and safety. Annual Reviews of Public Health, 9, 351-65.

National Institute for Occupational Safety and Health (1999). Stress at Work. DHSS (NIOSH) Publication No. 99-101. Cincinnati, OH: NIOSH.

National Institute for Occupational Safety and Health (2008). NIOSH Generic Job Stress Questionnaire (Organization of Work: Measurement Tools for Research and Practice). Cincinnati, OH: NIOSH. [Online] Available at: http://www.cdc.gov/niosh/.

National Institute for Occupational Safety and Health (2012). Research Compendium: The NISOH Total Worker Health® Program: Seminal Research Papers. Publication No. 2012-146. Cincinnati, OH: NIOSH.

National Institute for Occupational Safety and Health (2017). Total Worker Health. Cincinnati, OH: NIOSH. [Online] Available at: https://www.cdc.gov/niosh/twh/totalhealth.html

Nelson, D.I., Nelson, R.Y., Concha-Barrientos, M., and Fingerhut, M. (2005). The global burden of occupational noise-induced hearing loss. American Journal of Industrial Medicine, 48(6), 446-58.

Niu, S., Deboodt, P., and Zeeb H. (2010). Approaches to Attribution of Detrimental Health Effects to Occupational Ionizing Radiation Exposure and Their Application in Compensation Programmes for Cancer. Occupational Safety and Health Series, vol. 73. Geneva: WHO.

Occupational Safety and Health Administration (2014). Prevention of Work-Related Musculoskeletal Disorders. Washington, DC: US DOL. [Online] Available at: https://www. osha. gov/pls/oshaweb/owadisp. show_ document? p_ id=4481&p_ table=UNIFIED_ AGENDA

Odgerel, C. O., et al. (2017). Estimation of the global burden of mesothelioma deaths from incomplete national mortality data. Occupational and Environmental Medicine, 74(12), 851-8.

Podniece, Z., Heuvel, S. van den, and Blatter, B. (2008). Work-Related Musculoskeletal Disorders: Prevention Report. Bilbao: European Agency for Safety and Health at Work.

Pruss-Ustun, A., Rapiti, E., and Hutin, Y. (2005). Estimation of the global burden of disease attributable to contaminated sharps injuries among health-care workers. American Journal of Industrial Medicine, 38, 482-90.

Punnett, L. (2014). Musculoskeletal disorders and occupational expos-ures: how should we judge the evidence concerning the causal asso-ciation? Scandinavian Journal of Public Health, 42(13 Suppl), 49-58.

Ramazzini, B. (1964). De Moribs Artificum Diatriba (Cave Wright, W., trans.). New York: Hafner Publishing Co. (Work originally pub-lished in 1713.)

Rushton, L, et al. (2012). Occupational cancer burden in Great Britain. British Journal of Cancer, 107(Suppl 1), S3-7.

Schulte, P.A. and Hauser, J.E. (2012). The use of biomarkers in occupational health research, practice, and policy. Toxicology Letters, 213(1), 91-9.

Schulte, P.A., et al. (2016). Taking stock of the occupational safety and health challenges of nanotechnology: 2000-2015. Journal of Nanoparticle Research, 18, 159.

Selander, J., Albin, M., Rosenhall, U., Rylander, L., Lewne, M., and Gustavsson, P. (2016). Maternal occupational exposure to noise

during pregnancy and hearing dysfunction in children: a nation-wide prospective cohort study in Sweden. Environmental Health Perspectives, 124(6), 855-60.

Sepkowitz, K.A. and Eisenberg, L. (2005). Occupational deaths among healthcare workers. Emerging Infectious Diseases, 11(7), 1003-8.

Skivington, K., Lifshen, M., and Mustard, C. (2016). Implementing a collaborative return-to-work program: lessons from a qualitative study in a large Canadian healthcare organization. Work, 55(3), 613-24.

Somayeh, D., et al. (2017). Occupational disease registries — characteristics and experiences. Acta Informatica Medica, 25(2), 136-40.

Steenland, K. and Armstrong, B. (2006). An overview of methods for calculating the burden of disease due to specific risk factors. Epidemiology, 17(5), 512-19.

Takala, J. (2003). ILO and asbestos. In: Asbestos Conference, Dresden, 3 September. [Online] Available at: http://www.ilo.org/safework

Takala, J., et al. (2014). Global estimates of the burden of injury and illness at work in 2012. Journal of Occupational and Environmental Hygiene, 11(5), 326-37.

Talmage, J.B., Melhorn, J.M., and Hyman, M. (2011). How to think about work ability and work restrictions: risk, capacity, and tolerance. In: Talmage, J.B., Melhorn, J.M., and Hyman, M. (eds.) AMA Guides to the Evaluation of Work Ability and Return to Work (2nd ed.). Chicago, IL: AMA.

Tikka, C., Verbeek, J. H., Kateman E., Morata, T. C., Dreschler, W. A., and Ferrite, S. (2017). Interventions to prevent occupational noise-induced hearing loss. Cochrane Database of Systematic Reviews, 7, CD006396.

Toren, K., Vikgren, J., Olin, A.C., Rosengren, A., Bergstrom, G., and Brandberg, J. (2017). Occupational exposure to vapour, gas, dust, or fumes and chronic airflow limitation, COPD, and emphysema: the Swedish CArdioPulmonary BioImage Study (SCAPIS pilot). International Journal of Chronic Obstructive Pulmonary Disease, 12, 3407-13.

Torquati, L., Mielke, G.I., Brown, W.J., and Kolbe-Alexander, T. (2018). Shift work and the risk of cardiovascular disease. A systematic review and meta-analysis including dose-response relationship. Scandinavian Journal of Work and Environmental Health, 44(3), 229-38.

van Vilsteren, M., van Oostrom, S. H., de Vet, H. C., Franche, R. L., Boot, C. R., and Anema, J. R. (2015). Workplace interventions to prevent work disability in workers on sick leave. Cochrane Database of Systematic Reviews, 10, CD006955.

Whitaker, S. and Aw, T.C. (1995) Audit of pre-employment assessments by occupational health departments in the National Health Service. Occupational Medicine, 45(2), 75-80.

Workplace Safety and Health Council (2017). Total Workplace Safety and Health. Singapore: WSHC.

World Bank Group (2017). Labour Force, Total. Washington, DC: World Bank Group. [Online] Available at: https://data.worldbank.org/indi-cator/SL.TLF.TOTL.IN/

World Health Organization (WHO) (2007). Workers' Health: Global Plan of Action. Geneva: WHO.

World Health Organization (WHO) (2009). Evidence base for pre-employment medical screening. Bulletin of the World Health Organization, 87, 529-34.

World Health Organization (WHO) (2011). 5 Keys to Healthy Workplaces: WHO Global Model for Action. Geneva: WHO.

World Health Organization (WHO) (2017a). Asbestos: Elimination of Asbestos-Related Diseases. Geneva: WHO.

World Health Organization (WHO) (2017b). Protecting Workers' Health. Geneva: WHO.

Yamauchi, T., et al. (2017). Overwork-related disorders in Japan: recent trends and development of a national policy to promote preventive measures. Industrial Health, 55(3), 293-302.

7.4 毒理学与环境风险分析

7.4.1 引言

毒理学(toxicology)是一门研究毒性物质的学科。从理论上讲,任何物质都可能对健康造成伤害。内科医生及化学家Paracelsus曾指出"只有剂量才能区分毒物和良药"。此外,物质进入生物体的途径也可以决定其毒性效应及对健康的影响程度。实际上,大多数有毒物质都是在相对较小剂量下就可能对生物的个体健康造成严重影响。环境污染物的暴露可增加人群的健康风险,而健康风险水平评估不仅要考虑有毒物质的暴露水平还应考虑个体易感性。毒理学的研究对于确定和管理环境风险至关重要。

风险分析是由风险评估、风险管理和风险交流等三部分组成的控制过程(Food and Agriculture Organization,WHO,2009)。环境风险分析是一个广泛的领域,包括对生态系统、生物材料以及人类健康的风险分析。该章节仅讨论人类健康风险分析。人类健康风险分析是以毒理学和风险分析相关知识为基础,评估环境中有害因素对人类健康的风险。此外,流行病学及暴露评定等其他学科也为更深入理解和进行风险评估、风险管理和风险交流提供重要的信息。

毒理学在环境风险分析中具有以下两个重要作用:

(1) 确定有害因素对人类或环境的不良影响及因果关系;

(2) 研发能够预防有害因素损害人类或环境的新方法。

传统的毒理学是指毒理学家通过动物实验和细胞实验探索外源化学物或物理因素与疾病的因果关系。而现代毒理学除了传统毒理学的实验方法外常常结合分子生物学以及计算毒理学相关技术,深入探索外源因素导致个体发生疾病的能力和程度。随着流行病学的发展,研究者逐渐将疾病早期生物标志物与外源因素暴露的生物标志物关联起来,实现了从疾病开始探究并反向确定病因的研究方法。

在人类健康的一级和二级预防方面,毒理学也是一门重要的学科。当毒理学家掌握了化学或物理因素导致生物学效应的作用机制后,他们就能开发出预防有害物质进一步扩散及早期检测其潜在不良效应的方法。

7.4.2 风险分析相关毒理学概念

人类对毒物的认知最早起源于发现某些天然食物的毒性。毒理学的主要奠基人Paracelsus提出了毒理学的第一条法则,即剂量决定毒物。Ambrose Pare提出了现代毒理学另外两条法则:化学物质具有特定的生物效应(Goldstein,Gallo,2001)以及人类属于动物的一种。

7.4.3 毒理学基本法则

本章节主要通过介绍毒理学的基本法则和概念来理解化学或物理因素对生物系统的影响。将重点讨论外源物质的生物学效应而不是其固有属性。毒理学有三个基本法则:(1) 剂量决定毒性效应;(2) 化学或物理因素具有特定生物效应;(3) 人类属于动物的一种。

7.4.3.1 第一法则:剂量决定毒性效应

探索剂量-反应关系是毒理学的核心内容。剂量-反应曲线主要有两种类型(图7.4.1)。一种是S型曲线,特点为在低剂量范围内没有明显的作用,随着剂量的增加,反应逐渐增大,呈现与剂量相关的线性增加阶段,最后趋于平缓,即使增加剂量也不再增加反应。与环境毒理学特别相关的是,这条曲线假定存在一个剂量阈值,低于该阈值的剂量水平就不会产生任何健康危害作用。已有充分的科学依据证明了这种效应阈值的存在。例如,一滴未稀释的硫酸滴在皮肤上会造成严重烧伤。然而,在浴缸水中滴一滴纯硫酸,其稀释程度足以使其不产生任何作用。不过,效应阈值也因人而异,与基因的差异性、生命的不同阶段以及其他特定环境状况等有关。还是以硫酸对皮肤的损伤为例,基因的差异决定了与个体皮肤和毛发保护作用有关的易感性存在差异;婴儿比成年人更容易被伤害;已受损的皮肤受到伤害的危险性也相对更高。除了与遗传物质直接反应所产生的毒性效应以外,S型剂量-反应曲线被假定适用于所有毒性效应。

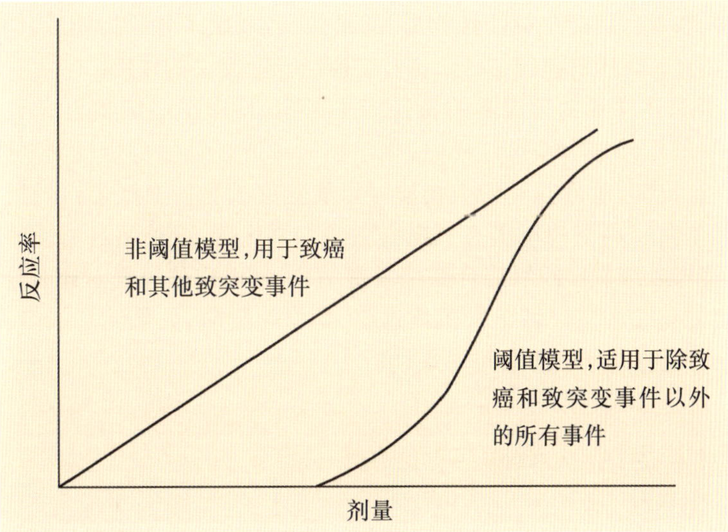

图7.4.1 剂量-反应曲线

另一种常见的剂量-反应曲线包含基因持续改变所引发的终点事件。例如,在癌症中,单个体细胞突变会导致癌细胞子代细胞的克隆。另一个例子是生殖细胞的基因改变可引发遗传突变。众所周知,DNA的一个变化就能改变遗传密码,从而导致细胞突变。由此可见,任何能改变DNA的致癌化学物或物理因素(例如电离辐射)理论上都可引发细胞持久性突变。单个分子或电离辐射可使正常细胞变为癌细胞的推测意味着不存在风险为零的阈值。因此,这种情况下的剂量-反应曲线是从单个分子开始的,曲线的形状可以是线性的,因为两个改变DNA的化学分子所导致突变的风险可能是一个分子的两倍,以此类推,直到达到导致细胞死亡的剂量水平。

值得注意的是,人体对过敏原的反应呈现出S形或线性剂量-反应曲线的特征。例如,个体首次致敏可能需要接触较大剂量的过敏原(致敏的阈值剂量可能因个体差异和致敏原的特性而不同)。而一旦致敏,较小剂量甚至是单个化学分子也能使个体产生反应,并且没有确定的引发反应的阈值。

此外,还有一些化学物质(如脂溶性维生素和必需微量元素)的剂量-反应曲线呈U型,即接触量过大会造成危害,接触量不足又会因为缺乏而导致健康问题。例如,维生素D摄入过量会导致维生素D中毒,而缺乏则会导致佝偻病和骨软化症。因此,体内维生素D的水平应该处在一个既不会缺乏,也不会导致中毒的合理范围内。

7.4.3.2 第二法则:化学物具有特定生物效应

不同的化学物质和物理因素具有各自的特定效应,就好比,如果发现一个人被刺身亡,那么就不能将持枪者列为凶手嫌疑人。类比一下药物的治疗效应,就可以很好地理解这个法则。例如,阿司匹林可以缓解头痛却不能治疗便秘,泻药可以治疗便秘而对头痛无效。然而,各类调查表明,目前针对环境化学物质特定效应的选定并没有达成广泛共识。例如,很多人认为能导致某特定器官肿瘤的化学物质也能引起身体其他部位肿瘤或引发其他疾病。尽管有些化学物质可能会引起多个身体部位的恶性肿瘤(如石棉可引发肺癌、腹膜间皮瘤和喉癌),但通常化学和物理因素的作用具有高度特异性。

效应的特异性是由化学和生物因素共同决定的。了解化学结构与生物效应之间的关系始终是药理学和毒理学的核心内容。构效关系(SAR)常被用作设计具有特定效应的化学物质,用以治疗疾病。SAR还被用来预测一种准备投产的新化学物质是否存在潜在的危害。虽然SAR是一种通过现代计算方法改进的有用工具,但它对毒性物质的预测价值仍然有限,还无法在缺乏附加实验的情况下使用。例如,甲苯和苯(已知只有苯会引起骨髓损伤和白血病)、乙醇与甲醇(后者会导致代谢性酸中毒、肾功能衰竭和失明)、正己烷与正庚烷或正戊烷(只有正己烷会导致外周神经损伤)之间只有一个甲基区分。这些化学物特异效应的例子既反映了有毒代谢物(如苯代谢产生的活性物质)的形成,也反映了化学物质或其代谢物在特定生物环境中的相互作用,如正己烷的二酮代谢物(2,5-己二酮)在神经元轴突中的作用。

此外,细胞过程也会对化学和物理因素的特性产生影响,使得某些细胞更容易受到环境因素的影响。例如,红细胞含有负责氧气运输的含铁血红蛋白,化学物质可通过某些特定机制来改变血红蛋白对氧气的有效输送从而产生毒性。比如,硝酸盐和酚类物质可以氧化红细胞内血红蛋白的还原型亚铁,使其变为不能携带氧气的高铁血红蛋白。另一种特殊的干扰机制是一氧化碳,这种相对惰性的气体,其物理化学性质与氧气十分相似,它能够与血红蛋白的氧结合部位紧密结合,从而取代氧气。还有许多其他例子表明,外源化学物可通过一些特定的化学改变破坏正常机体过程,如氧化反应、共价结合或者占据进化过程中产生的与内源性相似分子互补结合的大分子的空间构象。

7.4.3.3 第三法则:人类属于动物的一种

从动物推断人类的理论基础是现代毒理学的核心。细胞功能的基本原则是所有生物学的共同点:即所有的细胞都必须获得能量、构建结构和排放废物。虽然人类等复杂生物体的细胞功能是高度专一化的,但哺乳动物之间的细胞和器官功能仍存在很高的相似性,有助于将实验结果从一个物种外推到另一个物种。一般来说,一个物种的肾毒素很可能也是另一个物种的肾毒素。但是也有例外,比如砷是一种人类致癌物,但在其他动物中缺乏砷致癌的证据。

然而,尽管效应类似,但剂量-反应关系往往在不同物种之间存在很大差异,主要体现在吸收、分布、代谢、排泄、功能和靶器官敏感性的差异。理解导致物种间差异的因素能够极大地帮助我们将动物的效应外推到人。一旦了解了这些差异,我们就可以通过建立数学模型来模拟化学物在体内不同的吸收率、代谢或其他影响因素的作用,通常使用一种被称为基于生理学的药代动力学(或毒代动力学)数学模型。

现在人们使用替代方法取代动物试验正变得越来越普遍。例如,根据欧盟2006年的《化学品注册、评估、授权和限制》规定,生产或进口化学物质数量超过一定数量的公司必须提交脊椎动物试验报告。为避免不必要的动物试验，欧洲化学品管理局(ECHA)引入了替代方法的概念，例如读取-交叉、SAR、证据权重和体外方法等(European Chemicals Agency，2017)。

7.4.4 外源性物质在体内的过程

外源性物质的吸收、分布、代谢和排泄在个体之间甚至同一个体不同部位可能存在很大的差异，这主要取决于生物体不同的生命阶段和健康状况。这些差异是造成接触有毒物质后导致健康风险的个体差异的主要原因。深入了解人类基因型和表型如何影响外源性物质(包括食物在内)在体内的吸收、分布、代谢和排泄过程，有助于深入了解人类关于疾病的最古老问题："为什么这种情况会发生在我身上?"(Omenn，2000)。

7.4.4.1 吸收

吸收是化学物通过摄入、吸入和皮肤进入体内的过程。不同化学物质接触途径的不同可能会对其吸收程度及产生的毒性有很大影响。例如，吸入的含铅细颗粒几乎100%被吸收到体内，而摄入的铅被吸收的比例则要小得多。体内因素也会影响吸收，特别是在胃肠道中。就铅吸收而言，铁和钙缺乏都会增加摄入铅的吸收。暴露化学物的基质也可能会影响物质的吸收。例如，汽油混合物中的含氧成分会增加汽油中苯通过皮肤吸收的速率，而受污染土壤中二噁英的吸收可能会有很大差异(Umbreit et al.，1986)。美国政府工业卫生学家会议提出应以"skin"标签标记可通过皮肤吸收并在接触后引起全身性反应的化学物质(American Conference of Governmental Industrial Hygienists，2013)。

通常情况下，化学物质的吸收以单一途径为主。但在许多情况下，重要的吸收途径可能不止一个。例如，饮用水中氯化消毒产品的吸收，或地下储油罐泄漏导致井水的汽油污染，通常我们只考虑到水的摄入，却忽略了在淋浴期间，可能会同时发生吸入和经皮吸收。而且如果地下水受到污染，可能会从土壤中释放气体进入室内。因此，对水污染潜在健康危害的流行病学研究需要考虑上述所有暴露途径(Arbuckle et al.，2002)。

较不常见的吸收途径包括静脉内、肌内、腹膜内、舌下或通过栓剂。这些途径主要发生在动物实验或人类药物的递送过程中。还有一种新的吸收途径是通过嗅觉神经将沉积在鼻腔区域的纳米颗粒直接转移到大脑中(Oberdorster et al.，2004)。例如，吸入空气中的磁铁矿颗粒物已被发现穿过受损的嗅觉单位，通过嗅觉神经轴突进入大脑，这可能与阿尔茨海默病等神经退行性疾病有关(Maher et al.，2016)。

7.4.4.2 分布

化学物质进入体后，可通过血液进行运输。物质的分布取决于吸收途径、物质的化学和物理特性以及一些特殊屏障等因素。

吸收途径会影响化学物质在体内的分布。胃肠道吸收的化合物大多数会直接进入肝脏，肝脏对许多被吸收的化学物质具有强大的解毒能力，特别是当其被消化系统吸收并通过肝门系统进入肝脏，并最终到达身体其他部位时。胃肠道细菌、肠腔、肠壁和肝脏中的酶有助于完成这种首过效应，从而大大降低特定物质在体循环中的生物利用度。然而，对于那些吸入的物质是通过进入肺部或呼吸道的其他部分，然后直接进入全身循环，而不经过这种"首过"效应的过滤。

物质特定的化学和物理特性以及其对某些器官或组织的亲和力也会影响其在体内的分布。例如，小颗粒被吸入后往往分布在呼吸道深处，而较大的颗粒则会在鼻腔中被过滤掉，或被支气管黏膜纤毛所截留和清除。油脂类等难溶于水的化学物质通常分布在脂肪组织内。此外,器官的特异性也很重要,例如,甲状腺细胞内的一种特殊的钠/碘转运泵(NIS)可促进碘的吸收,并使甲状腺尤其容易受到放射性碘的不利影响。

一些屏障组织,例如血脑屏障和胎盘屏障可限制化学物质的分布。血脑屏障及其毛细血管内皮细胞可以保护中枢神经系统,只有脂溶性物质(例如酒精)才能穿过血脑屏障。胎盘屏障可防止许多有毒物质接触胎儿,但允许氧气和营养物质从母亲传递给胎儿(Burton et al.,2016)。

7.4.4.3 代谢

狭义的代谢是指身体对化学物质的改变。身体的主要代谢功能是将食物转化为能量或结构材料。外源性物质的代谢通常是对身体具有保护作用的,通过代谢可将不需要吸收的物质转化为容易排泄的化学形式。例如,脂溶性物质可以通过转化为水溶性物质而经尿液排出体外。然而,对于某些类别的化学物质来说,代谢会导致相对不活跃的化合物转化为有害物质。例如,一些致癌物(包括煤烟和苯中的多环芳烃成分)需要通过代谢激活才能从原致癌物转变为终致癌物。

机体所有器官似乎都具有代谢能力,这通常与器官功能和对有毒物质的易感性有关。了解细胞内负责代谢的特定酶和酶家族对于筛选化学物特定效应的靶器官/组织具有重要作用。例如,约50%通过呼吸进入体内的苯会以母体化合物的形式原封不动地呼出,其余的则代谢为具有潜在毒性的代谢物。减缓苯代谢可增加苯的呼出量并降低其代谢量,从而降低苯的骨髓毒性。因为基因多态性,具有较高的将苯代谢为有毒物质能力的个体患血液病的风险会增加。并且如果这两种多态性同时存在,对苯在体内代谢的影响至少是相加的,甚至可能是相乘作用,其风险就会大大的增加(Rothman et al.,1997;Kim et al.,2007)。基因组学和蛋白质组学在代谢中的应用通常被称为代谢组学。

7.4.4.4 排泄

化学物质可通过多种途径从体内排出,包括胃肠道排出未吸收的化合物和溶解在胆汁中的化合物;肾脏(如尿液中)排出适当分子量和电荷的水溶性物质;呼吸道排出挥发性化合物。其他的排泄途径还包括出汗和哺乳,后者可能对母乳喂养的婴儿造成风险。

7..4.4.5 化学物的相互作用

吸收、分布、代谢和排泄的毒理学研究通常是针对单一化学品进行。然而在现实生活中,化学物质往往是多重和联合暴露的。因此必须考虑化学物效应的相加或协同作用、或效应增强或拮抗的可能性。例如,暴露于两种有机磷杀虫剂可能会导致简单的相加危害。如果接触四氯化碳和乙醇,或接触石棉和吸烟,则会产生协同效应。拮抗作用有多种形式,比如联合暴露于巴比妥酸盐和去甲肾上腺素会产生相反的生物学效应,这属于功能性拮抗;通过螯合作用添加BAL(British anti-Lewisite)使金属离子失活则属于化学性拮抗;用活性炭治疗中毒或使用催吐剂或利尿剂属于配置性拮抗;而用纳洛酮治疗吗啡过量则属于受体性拮抗。

7.4.5 风险评估

风险评估遵循两种不同的毒理学推论:一是针对具有隐含或明确安全限值的毒性物质,二是针对致癌物质。化学安全性评估最早来源于一些简化的评估方法,例如对实验动物进行研究以确定半数致死剂量(LD_{50},通常以mg/kg体重表示)或半数致死浓度[LC_{50},以空气、水或其他介质中物质的百万分率(parts per million,ppm)即10^{-6}表示]。当基于实验动物的半数致死剂量或浓度外推至人体可接受水平时,通常使用数十倍的安全系数。设置安全系数的原因包括(1) 人类可能比实验室动物对毒性物质更加敏感;(2) 人与人之间易感性的差异要大于类似环境中饲养的近交系实验动物;(3) 避免毒性物质可能存在的对人体有害的非致死性影响。此外,与成年人相比,某些化学物对儿童的风险更大,因此增加了假定的10倍安全系数以保护儿童(National Research Council,1993)。

使用安全系数法的前提假设是有毒物质的剂量存在一个安全阈值,低于该阈值则不会产生不良影响。然而在癌症发生过程中,单个突变都有可能是整个癌症过程的基础。从理论上讲,由于致癌物质的每个分子都可能导致这种突变,所以不能假设存在一个安全阈值,即任何水平的致癌物暴露都存在风险。当然,几乎所有的DNA损伤都会通过有效的细胞过程进行修复,但一些未经修复的突变对细胞则是致命的。然而,由于死亡的细胞不再增殖,这些突变也并不会致癌或导致遗传性疾病;实际上大多数突变都不会对人体产生明显的影响,因此任何一个分子的实际致癌风险都微乎其微,例如每吸一支香烟都会吸入数万亿个致癌分子,但并不是所有的吸烟者都会患癌。尽管如此,我们仍然要坚持化学和物理性致癌物不存在零风险的假设,这种理念将对公众认识癌症风险具有重大意义。

在某些确定情况下,某种化学物超过安全限值水平是癌症发生的必要条件之一,例如糖精作用于实验动物,导致膀胱癌的发生,其潜在机制是糖精在膀胱中发生沉淀反应且剂量超过其在膀胱内溶解的物理化学过程。然而癌症风险的审慎管理原则通常假定,任何一种致癌物暴露都存在风险,即,如果不能证明其无风险,则视为有风险(类似法律上的"疑罪从有")。因此,企业有责任和义务去科学地证明致癌化学物的安全限值。文本框7.4.1列出了风险评估的四个主要组成部分。

文本框7.4.1　风险评估的组成部分

危害识别:确定一个特定的化学或物理因素是否与所关注的特定终点事件有因果关系,即确定该物质是否具有特定效应(毒理学第二法则)。

剂量-反应关系评价:确定暴露强度与所关注的特定终点事件发生概率之间的关系,即剂量决定毒物(毒理学第一法则)。

暴露评估:确定哪些人和多少人将会被暴露,以及具体的暴露途径、暴露强度、暴露持续时间和暴露时间点。

风险表征:描述人类风险的性质和程度,包括伴随而来的风险不确定性。

7.4.5.1 危害识别

"危害"意为潜在的伤害,是一种物质或情况的固有属性。"风险"是产生有害作用的概率,包括由此产生的效应的严重程度,指的是危害和暴露之间的函数关系。例如,密封在办公室天花板上的石棉纤维有可能导致健康影响(危害),但如果天花板保持完好无损,那么发生健康损害的可能性很低(风险)。然而,如果天花板被拆除(暴露),含有石棉纤维的粉尘被释放出来则将会导致很大的健康风险。因此,暴露状态的改变会导致风险发生变化。识别危害的存在只是风险评估的一个步骤。随后的步骤,如暴露评估,是确定需要采取什么预防措施来降低风险的关键。

监管机构和准科学机构经常使用证据权重来鉴定危害。由科学家组成的小组判定,目前是否已有充足的证据确定某种因素或条件会对人类或生态系统等构成特定影响的风险。在美国,一种新的化学品上市前,企业必须提交其化学结构和其他数据,供环境保护署的内部专家团队审查。同样,美国食品药品监督管理局(FDA)在批准新的药剂或医疗器械之前,也在很大程度上依靠专业咨询委员会审查其有效性和毒性证据。

规范的证据权重方法在评估潜在的人类致癌物方面也非常有用。世界卫生组织国际癌症研究机构(IARC)经常召集专家小组通过证据权重方法评估特定化合物或特定混合物(例如柴油、木屑)的致癌证据。根据严密的框架标准,通过考虑相关的动物毒理学、流行病学、机制信息和暴露数据来重点评定化合物致癌证据的分量,而不是其作为致癌物的效力。在对致癌性进行评分时,IARC现在更加重视对毒理学机制的理解(Cogliano,2004)。目前许多国家都使用IARC提供的框架信息来确定政府监管方式。在美国,尽管IARC的致癌物清单没有官方地位,但在监管机构中很有分量,例如国家毒理学计划在其致癌物报告中参照IARC使用了类似的评价流程(National Toxicology Program,2015)。

目前已报告的能够导致人类癌症的化学物相对较少。在已经商用的大概7万~10万种化学物中,仅约100种已知是人类致癌物质。在某种程度上,这代表着现今环境健康科学在指导化学品制造商避免生产可能致癌的新化学品方面作出的贡献及取得的成功。在化学品研发过程中,早期往往使用简单组合测试方法评估化学物致突变和致癌作用,进而为负责任的化工企业提供了避免生产致癌物或其他潜在有害产品的方法,同时也避免了监管不到位和毒害侵权责任。这种毒理学组合测试方法取决于环境健康科学领域对潜在毒性效应的化学和生物过程的基本了解,该方法的有效性和可行性也决定了对有毒物质基本预防的价值。然而,尽管欧盟《化学品的注册、评估、授权和限制》的新要求提出要加大对高产量化学品使用标准化测试的投资,但是人们并没有认识到有必要开发更好、更有效的测试来保护公众的健康与安全。当然,目前分子毒理学的蓬勃发展将不断为化学品测试的改进完善提供更多有利条件与支持(National Research Council,2007)。

7.4.5.2 剂量-反应关系评价

剂量-反应关系评价的关键点在于如何从动物或流行病学研究中观察到的高剂量效应外推到公众或政策所关注的低剂量暴露的效应。外推法的关键是剂量-反应曲线形状的假设。然而,社会期望的风险水平(例如在一生中小于万分之一至小于百万分之一的范围内)通常过低,以致无法进行科学验证。此外,特别要考虑到所关注的终点事件不能仅仅归因于所考虑的环境危害(文本框7.4.2)。

文本框7.4.2　苯与白血病的关系(美国)

根据流行病学和动物研究的推断,如果一个人一生接触的空气含1 $\mu g/m^3$的苯,预计会导致其患白血病的终生风险增加2.2~7.8/百万。在美国,合理水平下的室外苯平均约为3 $\mu g/m^3$。由此推算,苯暴露所导致患白血病的终生风险为6.6~23.4/百万。如果将全国室外苯的背景水平降低三分之二,达到1.0 $\mu g/m^3$,苯诱发的白血病风险将预计会降低三分之二。这意味着在全国范围内,每100万美国人一生中患白血病的病例将减少4.4~15.6例,或患白血病的终生风险约为百万分之十。

假设美国人的寿命为70岁,人口数为3.5亿,如果室外苯含量降低三分之二,全国每年将减少50例白血病病例。据美国国家癌症研究所估计,2017年美国新增白血病病例62 130例,而这只是其中很小的一部分。尽管预防50例白血病的发生在社会层面是可取的,但目前还没有流行病学或动物毒理学方法可以科学地验证这些假设。此外,对于大多数美国人来说,还存在一个更为现实的问题,室内苯以及其他众多挥发性有机化合物的暴露量远远超过室外暴露量,然而室内暴露水平目前尚未得到有效监管且暴露变化程度很大。实际上,美国个人苯接触量的减少,其主要原因是吸烟者吸烟量的减少以及公共场所的吸烟限制措施。

7.4.5.3 暴露评估

暴露评估确定的是个体接触某种有毒物质的程度(即确定剂量),包括对环境和个体样本的监测以及模型构建。暴露评估的过程比较复杂,因为所选的暴露指标应当具有代表性,能够反映实际剂量。文本框7.4.3(A)展示了具有代表性暴露指标评估的复杂性。此外,仅仅确定剂量并不能评估毒物造成的风险。在不同的暴露情况下,剂量-反应关系也可能会发生变化。而且,与暴露有关的因素,如时间(即剂量-时间-反应关系),可能会调节剂量-反应关系,因此在进行风险评估时也应当加以考虑,见文本框7.4.3(B)。

文本框7.4.3 石棉与石棉相关疾病

(A) 测量石棉暴露水平并评估间皮瘤风险

石棉已被国际癌症研究机构列为Ⅰ类的人类致癌物,接触石棉可导致癌症,如肺癌和间皮瘤。为评估职业环境中接触石棉而罹患呼吸道癌症的风险,普遍应用的指标是以每立方厘米纤维根数(f/cc)或每立方米纤维根数(f/m^3)来衡量空气中的石棉浓度。然而,石棉在一般生活环境中也对健康构成威胁,例如在老旧建筑结构中。由于缺乏居住环境中石棉暴露数据,限制了对其累积暴露水平的评估,也进一步限制了对罹患间皮瘤终生风险的评估。研究人员采用了一种替代方法,通过分析肺部样本中的石棉数量来计算个人的石棉暴露水平。英国一项基于人群的研究显示,间皮瘤的终生风险为0.02%/1 000个闪石纤维每克干肺组织(Gilham,2016)。

(B) 石棉与石棉相关疾病之间的剂量-时间-反应关系

大多数间皮瘤患者都是因石棉的职业暴露引起的。石棉与间皮瘤之间的剂量-反应关系会随着首次接触石棉的年龄不同而发生变化。流行病学研究表明,间皮瘤的终生风险会随着石棉累积暴露水平、暴露持续时间以及首次暴露时间而增加。这意味着过早接触石棉可能会显著增加间皮瘤的风险,因此需要从儿童时期开始实施长期监测方案(Lacourt,2012,2017)。

暴露评估是环境风险管理的核心。暴露科学领域的进步对于理解总体风险和累积风险尤为关键(ILSI,2003;US Environmental Protection Agency,2003)。总体风险考虑了同一化学物的不同暴露途径。累积风险描述了不同化学物通过不同途径产生的多重影响,从本质上讲,这是对日常生活的合成化学物和天然化学物混合效应的评估。其中,累积风险评估与环境正义的考量尤为相关。

暴露评估对于理解风险十分重要,通过调查人为灾难和自然灾害,从而理解其所导致的潜在不良健康后果,典型案例包括2001年9月对纽约世界贸易中心的袭击,以及2011年3月摧毁福岛第一核电站的地震与海啸。对于暴露相关疾病终点进行详细评估,将明确民众是否会因事件发生或处理过程相关的暴露而发生疾病。评估人为和自然灾害造成的暴露的新方法和工具可能有助于更好地评估暴露-效应关系(Lioy,2006)。

7.4.5.4 风险表征

通过危害识别、剂量-反应关系评价和暴露评估来确定风险表征,这一看似简单的过程却面临着许多挑战。首先,进行风险表征描述的人可能根据自己的想法对结果进行解释。例如,人们更可能对99%无风险特征的事物产生不同的反应,而对1%的严重后果(包括死亡)的反应可能几乎一致。准确描述哪些人群面临风险(公式中的分母)也是一项挑战,比如,如果通过所有人的暴露情况来报告风险,可能会低估高度敏感的亚组人群的风险(如哮喘患者),因此要明确具体是哪些人具有潜在的风险,而非所有接触的人。

风险可能从一个国家转移到另一个国家。据报道,2006年从欧洲非法运来并倾倒在科特迪瓦的危险废物导致阿比让的9 000人急性发病,6人死亡(Greenpeace,2006,2012)。由于没有本国的专业机构,科特迪瓦不得不花钱雇佣一家欧洲公司回收、运输和处理这些有毒废物。倾倒废物的欧洲公司向科特迪瓦政府和个人支付了一系列赔款，但并未承认责任。2010年7月，荷兰一家法院判定该公司存在从阿姆斯特丹非法出口有毒废物并隐瞒货物性质的罪行，并对该公司处以罚款。

作为风险表征的常规部分，关于风险表征中风险不确定性的描述方式存在长期争论，即是否应该准确定量描述风险不确定性，而非简单定性描述风险不确定性。那些支持定量描述风险不确定性的专家指出，风险评估中的许多估计和默认假设都提供了不确定性的宽泛范围，因此应当向风险管理者和公众展示这些范围。而那些提出要有限制地使用定量不确定性分析的专家指出，大多数风险评估都是旨在寻找替代方案或制定出优先事项。此外，重大的社会决策往往是基于数字估算而作出的(如国内生产总值、失业率估算)，而这些估算通常没有给出不确定性因素。值得注意的是，风险分析中不确定性所涉及的定性问题应始终对风险管理者和受影响的利益相关者透明。

7.4.5.5 风险评估的未来

风险评估作为评价环境因素的标准化手段一直在持续发展。过去几十年中，评估癌症风险、综合风险及累积风险的先进方法已被开发出来，尤其是分子毒理学方法的使用非常具有发展前景，逐步取代了传统的风险评估(National Research Council，2007)。如同在其他自然科学领域一样，数据处理和信息学的进步也为评估更大且更为复杂的数据提供了机会。使用基于生态遗传学和其他分子生物学技术来评估暴露及其效应相关生物指标的流行病学方法已获得显著成效(Omenn，2000)。其中，遗传基因决定了个体健康风险的易感性，而环境因素是导致健康问题的关键因素。环境健康相关法律法规的制定旨在保护易感人群，识别环境因子敏感的亚组人群有助于完善现行的法律监管和解释。

全球针对风险评估的统筹协调工作已经持续数十年。这样的工作特别需要，以避免各国利用环境卫生准则作为贸易壁垒的借口。类似于一些医学方法的日渐普及，基于证据的毒理学方法也受到广泛认可。然而，使用这种方法进行风险评估仍然是一个挑战，因为相关证据是间接性的，并且过于依赖直接观察到风险水平的外推。

保护工人免受有毒化学物质伤害的监管方法通常基于可测量的工作场所标准和精确的效应评估。因此，工作场所空气中苯的接触限值为8小时时间加权平均浓度不超过1 ppm，同时也对常规血细胞计数提出了要求。后者为前者提供参考信息，可用于判断是否存在未测量的暴露以及是否需要重新考虑容许的外暴露标准限值。此外，红细胞、白细胞和血小板计数可能会受到各种情况(如感染、缺铁性贫血)的影响，因此在将这些观测结果归因于苯暴露之前，必须谨慎评价监测结果。

相比之下，环境标准可用于衡量外部排放或环境污染物水平，也可用于替代避免对人类健康和环境产生负面影响的预期目标。理想情况下，相关人员需要具备一定的科学知识水平，可以直接评估有害影响的细微生物前兆，这是制定真正保护性污染物排放标准的理想途径。因此，在环境健康指标制定和评价领域，仍有大量的工作需要开展。

自从人类开始使用火种，开启了人类保护自身免受环境因素影响的先河。从整个人类技术发展的过程来看，其本质是人类不断追赶新技术，并应对这些技术所带来的负面影响的过程。比如，纳米技术是一种同时具有潜在有益和不良后果的新技术。纳米颗粒越小，其比表面积越大，会随之出现一些新的理化特征(Helland et al.，2007)。目前人们担心的是，现有毒理学检测方法和监管流程是否足以检测纳米颗粒所产生的细胞效应以及防止其潜在的危害。

多壁碳纳米管(MWCNTs)是一类人造纳米材料。随着MWCNTs的广泛使用，其原材料和消费产品所造成的纳米颗粒暴露预计会显著增加。鉴于多项体内研究报告其健康危害，2014年国际癌症研究机构(IARC)将MWCNT-7划分为人类可疑致癌物(2B类)(Grosse et al.，2014)。而对于其他几种多壁碳纳米管以及单壁碳纳米管，2017年IARC指出基于现有证据不能对其人类致癌性进行分类(3类)(International Agency for Research on Cancer，2017)。然而，毒理学原则仍然与风险评估过程息息相关且至关重要(见文本框7.4.4)。

文本框7.4.4　碳纳米材料的潜在环境风险

科学家们已经开始担忧消费品中的纳米材料向环境中的扩散问题。例如，碳纳米材料(CNMs)已广泛用于可充电电池、汽车零部件、体育用品、船体和水过滤器(de Volder et al.，2013)等商品中。CNMs可以通过人造设施、垃圾填埋场、废水处理厂或意外泄露释放到环境中，进一步破坏生态系统(Nowack，Bucheli，2007)。几种CNMs类型，如C60富勒烯、多壁碳纳米管和单壁碳纳米管可被植物根部吸收并积累，尤其是在含有此类CNMs的土壤或培养基中。

CNMs对植物生长同时具有积极与消极影响。例如，CNMs可抑制水稻生长，这可以通过茎高和根长测量。然而，CNMs也被用作肥料，在农业科学中使用碳纳米管可用来促进植物生长，通过将微管放置在植物内部来提高水分的吸收效率(Vithanage et al.，2017)。尽管Bjorkland等人发现碳纳米管在植物、无脊椎动物和非哺乳类脊椎动物中的生物蓄积量很低(Bjorkland et al.，2017)，但通过植物摄取CNMs及环境暴露对人类造成的总体健康风险还需要进一步评估(Guinee et al.，2017)。

风险评估的未来方向包括评估已识别的毒性物质在新的使用条件下可能产生的新健康风险，以及低剂量混合暴露的联合效应(Miller et al.，2017)。随着越来越多科学证据表明健康风险可归因于毒性物质暴露，科学家将有更多机会提供及时而强有力的政策建议。为了保护公共及环境健康，用以管控已确定毒物的使用与分配的相关政策亟须制定，其主要面临的挑战在于如何缩小科学证据与实际政策之间的差距(Gross，Birnbaum，2017)。

监管体系的构成决定了控制化学物质风险的方式。化学物质已在各类行业消费品的生产中广泛使用，新技术的发展也为上述物质带来的新的使用途径。然而，由于工业生产的快速迭代与迅猛发展，风险评估常常无法充分开展实施，因此大多数化学物质的环境风险尚未得到量化。20世纪中期，由于缺少充足的毒理学信息，很难估算新型化学物质大量使用所带来的环境健康风险。一些监管方案，如1976年美国颁布的《有毒物质控制法案》，是基于“如果无法证明一种物质不安全，则认为该物质是安全的”(类似法律上的“疑罪从无”)这一假设制定的，这使得证明其不良危害的责任落在了承担风险评估的相关政府机构上。自2006年欧盟REACH法规通过后，监管范式已经开始转向一种新的假设，即“如果无法证明一种物质安全，则认为该物质是不安全的”(类似法律上的“疑罪从有”)(Krimsky，2017)。

此外，与设定暴露限值和标准的相关法规类似，许多已建立的剂量-反应关系只针对单一有毒物质，多种有毒物质低剂量暴露的累积效应常常被忽略。例如，根据中国台湾的《环境影响评估法案》，政府批准超过一定生产能力的新型工业发展前，需要进行健康风险评估。然而，实际进行的风险评估仅仅针对新发展带来的额外健康风险，却忽略了与整个地理区域内工业和其他因素相关的累积健康风险(Lin et al.，2016)。若持续低剂量暴露于多种有毒物质，原本被视为低风险的群体最终也可能转变为高风险群体。

虽然识别高风险人群以制定早期预防策略(高危人群策略)十分重要，但针对广泛环境危险因素的干预措施也应满足低风险人群(全人群策略)(lanphhear，2017)，除非有充分的理由将其排除。这也体现了预防悖论的概念，见文本框7.4.5。

文本框7.4.5　预防悖论

预防悖论由Geoffrey Rose在1981年提出，占比较高的低风险人群可能产生的病例数远高于小部分高风险群体。这是因为当风险小幅上升时，大范围群体的疾病负担增加将比小部分群体更多。但当开展对总人群有巨大收益的干预措施时，它又可能仅对个体产生很小的益处(Rose，1981)。预防策略类型包括高危人群策略和全人群策略，前者侧重于识别高风险个人并提供个体保护，后者侧重于控制发病风险的决定因素，并降低危险因素的平均暴露水平(Rose，2001)。

1970—2010年间,荷兰开展的22项预防干预新措施对人群健康收益的估计结果表明,四分之三的收益归因于全人群策略,四分之一归因于高危人群策略(Mackenbach et al.,2013)。应该注意的是,这两种策略并非总是相悖的,在制定风险预防政策时可在二者之间作出选择,但首要关注点应该是控制发病原因(Rose,2001)。

风险评估不应是一次性活动,而应该包括对潜在或已发生的不良健康效应的持续监测,例如,通过开发新的风险评估工具或进行上市后监测,详见文本框7.4.6。

文本框7.4.6 个案研究:转基因农作物的安全性

为了满足全球对食品数量和质量的需求,食品转基因(GM)技术,又称转基因生物体2.0的进步带来了农作物的快速革命。在美国,常见的GM农作物包括油菜籽、玉米、棉花、大豆和甜菜。由此引发了两种健康风险,即直接来自食用GM食品的风险,以及间接暴露于GM作物上使用的除草剂。

目前,人们认为GM食品带来的健康风险较低。2000年和2004年美国国家科学院的两份报告显示,转基因生物体不会对健康造成特定危害。但同时,报告还建议后续开发新的风险评估工具并进行上市后监测。

相比食用GM食品的直接风险,GM作物使用的除草剂存在致癌性等严重健康风险。过去的几十年里,用于转基因作物的除草剂数量急剧增加。其中使用最为广泛的是草甘膦,过去40年中,美国草甘膦使用量增加了250余倍(从1974年的40万kg增加到2014年的1.13亿kg),其全球使用量则增加了10倍以上。

随着抗草甘膦植物的增多,一家化学制造公司推出了包含草甘膦和2,4-二氯苯氧乙酸(2,4-D)的复合除草剂产品——Enlist Duo。美国环境保护局(US EPA)于2014年首次批准使用Enlist Duo。第二年(即2015年),国际癌症研究机构(IARC)将草甘膦划分为人类很可能致癌物(2A类),将2,4-D归类人类可能致癌物(2B类)。2015年,美国环境保护署撤销了对Enlist Duo的批准,称该除草剂的毒性可能比之前预想的更大。2017年,美国环保局再次批准了Enlist Duo,尽管其环境和健康评估没有发生任何重大变化。这些不断变更的决策进程重新引发了人们对GM农作物安全性的担忧(Guyton et al.,2015;Landrigan,Benbrook,2015)。

人类健康风险评估的重要目标是减少有害物质的人群暴露并改善环境质量。虽然传统的风险评估关注毒性物质对人类健康影响的作用机制,但累积风险评估应同时考虑有毒物质的环境来源和相关社会决定因素。大量科学研究证据表明,环境健康风险对社会经济水平较低的弱势人群和社区会造成更重的负担,而这些社区长期以来一直被排除在环境法律、法规和政策的决策制定过程之外(Mohai et al.,2009;Kalnins,Dowell,2015)。

将健康的社会决定因素纳入风险评估可以促进环境正义。尽管人们已经普遍认识到环境有害因素暴露的不平等性,同时对于环境正义的认识也逐渐提高,但贫富社区间的污染差距依然存在并进一步加剧。以美国有害物质排放清单为例,最贫困地区的排放减少了18%,而最富裕地区的排放量则减少了68%(Kalnins,Dowell,2015)。

7.4.5.6 风险管理和风险交流

在风险评估(即评估暴露于环境因素的后果)之后,风险管理变得尤为重要。风险管理是一种决策过程,涉及选择和确定管理已知的环境风险方案,并实施相应的监管措施(Commission on Risk Assessment and Risk Management,1997)。风险管理还可以帮助政府优化资源分配决策以应对风险(Rocks et al.,2017)。

然而,在现实世界中,风险水平、政府优先事项和公众利益之间往往存在矛盾(Commission on Risk Assessment and Risk Management,1997)。因此,了解公众感知的风险并正确地向利益相关者传达潜在的危险，有助于实现更为有效的风险管理（Commission on Risk Assessment and Risk Management，1997；Rocks et al.，2017）。应对环境紧急突发情况时，应尽早向公众传达风险，以确保人们全面了解相关危害并避免恐慌（Bol，2016）。

风险交流是指风险评估者、风险管理者、新闻媒体、利益相关群体和公众之间有关环境风险的信息交换（National Research Council，1989）。例如，2011年3月日本福岛第一核电站发生的大规模核事故，对公众健康造成不良影响，该事件引发的首要担忧就是当地居民的健康风险。尽管这类风险是有限的（WHO，2013），但相关信息也应及时、适当地传达至公众，以减少不必要的焦虑并维护对当局的信任。

风险交流不仅应包含有毒物质的暴露水平和致病风险，还应防止人们对污染地区产生潜在的成见。此时，应开发一种健康知识工具包，将专业的医学术语翻译成大众可理解的通俗语言，进而帮助医疗专业人员回答公众问题并监测其健康状况（Murakami et al.，2017；Goto et al.，2018）。

福岛第一核电站事故引发的另一个担忧是由于放射性物质泄漏导致的食品安全问题，这也对国际贸易和其他国家的公共卫生构成了挑战。通过膳食暴露途径导致的间接和长期健康风险引发了公众的普遍关注（Hasegawa et al.，2015；Cho et al.，2017）。事故发生后不久，日本政府制定了放射性元素限值，并限制了来自福岛和其他严重受污染地区的食品销售和分发。及时采取行动（例如宣布新的指导方针）和及时沟通（例如提供食品安全教育并向公众披露相关信息）非常关键，可以极大缓解人们对食品中残留辐射的担忧、促进食品安全、并确保食品供应的稳定性（Gilmour et al.，2016；Cho et al.，2017）。

7.4.5.7 预防原则

风险管理面临的一个关键挑战是在人类毒性证据有限或缺失的情况下如何继续进行，一种解决方法就是在收集更多科学证据信息的同时应用预防原则进行决策。预防原则在1992年发布的《里约环境与发展宣言》中得以推动，该宣言提出了以下声明："为了保护环境，各国应按本国的能力，广泛采用预防性措施。遇有严重或不可逆转损害的威胁时，不得以缺乏科学依据为理由，延迟采取符合成本效益的措施防止环境退化"（United Nations Environmental Programme，1992）。《里约宣言》使用了"按照本国的能力"和"成本效益"等限定性语言，强调考虑预防性干预，但并未进行硬性要求。此外，一些人认为三重否定的概念，即没有危险的确凿证据不能成为不采取行动的理由——相当薄弱（World Commission on the Ethics of Scientific Knowledge and Technology，2005）。

目前预防原则存在很多定义，大量学者都试图制定出更为严格的定义。在一些人看来，预防原则只是将更多的公共卫生保护纳入定量风险分析的一种手段，通过设定更严格的参数和安全系数以保护高危人群，并特别关注不确定性。对其他人来说，预防原则是处理环境风险和应对复杂性和不确定性的一种新方法，更倾向于提供及时的预防性干预措施（Kriebel，Tickner，2001；Martuzzi，2007）。在风险评估和风险管理的框架下，预防原则常提倡一些重要的办法，例如透明度和利益相关者参与。

美国在1976年禁止了多氯联苯（PCBs）的生产，尽管工业界一直都以其缺乏确定的科学证据为理由反对。这项监管决策导致多氯联苯和二噁英在人体内的负荷得以持续下降。然而，尽管预防原则很有用，但是推进公共卫生决策所需的科学发展以提供确定性的科学证据仍然是一个主要目标（Foster et al.，2000；Goldstein，Carruth，2003，2004；Grandjean et al，.2004）。

由联合国教科文组织提出的预防原则的工作定义（见文本框7.4.7）包括一项明确的声明，即基于预防原则的行动应受到持续的分析和审查（World Commission on the Ethics of Scientific Knowledge and Technology，2005）。该声明就预防原则提出了多个重要问题，例如，预防原则对传统的公共卫生概念有什么补充？面对复杂的科学问题是否均无法解决，如果是的话，在面对科学的不确定性时，是否需要预防原则来促进行动？考虑到预防原则可能被用来作为推行贸易壁垒的借口，是否仍有可能将预防原则作为纠正偏见决策的一种方法？

文本框7.4.7　预防原则的工作定义

当人类活动可能导致伦理上不可接受的危害时，尽管其可能在科学上合理且危害并不明确，我们仍然应当采取相应行动来避免或减少该危害。伦理上无法接受的危害指下列对人类或环境的危害：

◇ 对人类生命或健康构成威胁，或

◇ 严重且实际上不可逆转，或

◇ 对当代或后代不公平，或

◇ 没有充分考虑到被危害人的人权而强行施加。

对这些危害的合理性判断应基于持续开展的科学分析，以便可以后续追踪审查采取的行动是否正当、合理、有效。危害的不确定性可能适用但不限于因果关系或可能产生危害的范围。行动是指在危害发生之前采取的干预措施，旨在避免或减少伤害。

所采取的行动应与潜在危害的严重性成比例，同时需要考虑其正面及负面影响，并评估行动或不作为产生的道德影响。选择行动应是参与性过程的结果。

经COMEST（World Commission on the Ethics of Scientific Knowledge and Technology）许可转载，The Precautionary Principle，版权所有©2005联合国教育、科学及文化组织，可从http://unesdoc.unesco.org/images/0013/001395/139578e.pdf获取。

预防原则经常适用于科学证据尚不明确的情况。例如，在管理内分泌干扰物的健康和环境风险这一具有挑战性的问题上，需要考虑多种化学品的相互作用，包括各种相加、协同和拮抗作用等（Kortenkamp，2007）。案例研究见文本框7.4.8。

文本框7.4.8　预防原则与双酚A

全球每年生产的双酚A（BPA）超过300万吨。许多消费品中都包含BPA，包括可重复使用的水瓶、婴儿奶瓶、植入式医疗设备和牙科密封剂。BPA也是环氧树脂的组成部分，其常用于覆盖食品和饮料罐的内壁、食品包装纸、塑料水管以及油漆和香烟滤嘴等。令人担忧的是，即使在正常使用条件下，BPA也会从这些消费品中释放溢出。在高温或接触酸性或碱性溶液时，其溢出会更加明显。

动物试验表明，BPA可影响生殖发育、大脑和乳腺功能。全球大规模人群研究发现，尿液、血液、唾液、母乳以及与妊娠相关的组织和体液中均可以检测到BPA，且对人体的危害与前期发现的对动物造成的危害程度相似。加拿大一项超过5 000人的研究显示，超过90%的人尿液中检测到了BPA，平均浓度为1.16 ng/mL（Bushnik et al.，2010）。加拿大卫生部指出，由于不能排除其潜在的有害影响，有必要采取对BPA的预防措施（Health Canada，2010）。由此，加拿大成为第一个宣布BPA可能产生健康危害的国家，但尚未采取进一步的监管措施（Vandenberg，2011）。

关于预防原则与风险评估之间的争论可以在欧盟和其他国家评估化学品安全的方式中找到现实依据。在经过长时间的讨论后欧盟颁布了REACH法规，其支持者将预防原则作为新立法的理由。REACH法规要求行业形成数据、评估风险，并提供有关几乎所有使用化学品的信息，包括产品的混合物成分。欧盟REACH法规中不论新型化学品或在商业中已长期使用的化学品，都要进行测试。而美国《有毒物质控制法案》与之不同，这也导致了美国在化合物，如汽油添加剂甲基叔丁基醚（MTBE）超规释放到环境之前未对其进行足够的测试，（Erdal，Goldstein，2000）。个案研究见文本框7.4.8。

据估计，在实施REACH法规的头11年中，用于获取数据和注册化合物的费用为30亿至60亿美元。基于毒性和暴露的风险评估将在整个实施过程中广泛使用，包括确定数据需求的优先级和就监管方法作出决策。然而，很遗憾，目前并没有统一协调开展相关研究以应对毒理学数据不足的情况。

此外，不幸的是，预防原则因应用的分歧而受到影响。美国、加拿大和其他国家在食用激素处理过的牛肉或转基因食品对健康的风险程度上与欧盟意见相左。欧盟利用预防原则制定了严格的黄曲霉毒素标准，损害了撒哈拉以南国家的出口，被批评为滥用公共卫生原则进行贸易保护(Goldstein,2007)。使用移动电话而暴露于电磁场的风险是另一个有争议且容易混淆的问题，从而也引发了基于预防原则和科学证据相结合的建议。

在应对日益复杂的环境挑战(包括全球变暖等问题)的过程中，结合最佳科学证据、关注最主要问题的系统方法尤为缺乏。因此，我们需要更加系统和协调的努力，以应对各国和国际社会在环境问题上各自为政的挑战，因为这种零敲碎打的做法可能会导致我们在保护公众健康和环境方面更加落后。

7.4.6 结论

目前，全球互联互通日益紧密，为理解环境因果关系网带来了巨大挑战。将毒理学研究进展通过适当的风险评估和呈现方法传达给公众，对保护公共健康和环境至关重要。

（翻译：陈瑞、田雨、荆黎、石婉荧；审校：陈卫红）

参考文献

American Conference of Governmental Industrial Hygienists (2013). Threshold Limit Values for Chemical and Physical Agents and Biological Exposure Indices. Cincinnati, OH: ACGIH.

Arbuckle, T.E., et al. (2002). Assessing exposure in epidemiologic studies to disinfection by-products in drinking water: report from an international workshop. Environmental Health Perspectives, 110, 53-60.

Bjorkland, R., Tobias, D.A., and Petersen, E.J. (2017). Increasing evidence indicates low bioaccumulation of carbon nanotubes. Environmental Science-Nano, 4, 747-66.

Bol, G.F. (2016). Risk communication in times of crisis: pitfalls and challenges in ensuring preparedness instead of hysterics. EMBO Reports, 17, 1-9.

Burton, G.J., Fowden, A.L., and Thornburg, K.L. (2016). Placental ori-gins of chronic disease. Physiological Reviews, 96, 1509-65.

Bushnik, T., et al. (2010). Lead and bisphenol A concentrations in the Canadian population. Health Reports, 21, 7-18.

Cho, T.J., et al. (2017). Development of an effective tool for risk com-munication about food safety issues after the Fukushima nuclear ac-cident: What should be considered? Food Control, 79, 17-26.

Cogliano, V.J. (2004). Current criteria to establish human carcinogens. Seminars in Cancer Biology, 14, 407-12.

Commission on Risk Assessment and Risk Management (1997). Framework for Environmental Health Risk Management. Washington, DC: Presidential/Congressional Commission on Risk Assessment and Risk Management.

De Volder, M.F., Tawfick, S.H., Baughman, R.H., and Hart, A.J. (2013). Carbon nanotubes: Present and future commercial applications. Science, 339, 535-9.

Erdal, S., and Goldstein, B.D. (2000). Methyl tert-butyl ether as a gas-oline oxygenate: Lessons for environmental public policy. Annual Review of Energy and the Environment, 25, 765-802.

European Chemicals Agency (2017). How to avoid unnecessary testing on animals. [Online] Available at: https://echa.europa.eu/support/registration/how-to-avoid-unnecessary-testing-on-animals

Food and Agriculture Organization, and World Health Organization (2009). Principles and Methods for the Risk Assessment of Chemicals in Food. Environmental Health Criteria 240. Geneva: World Health Organization.

Foster, K.R., Vecchia, P., and Repacholi, M.H. (2000). Science and the precautionary principle. Science, 288, 979-81.

Gilham, C., et al. (2016). Pleural mesothelioma and lung cancer risks in relation to occupational history and asbestos lung burden. Occupational and Environmental Medicine, 73, 290-9.

Gilmour, S., Miyagawa, S., Kasuga, F., and Shibuya, K. (2016). Current measures on radioactive contamination in Japan: a policy

situation analysis. PLoS One, 11, 12.
Goldstein, B. D. (2007). Problems in applying the precautionary principle to public health. Occupational and Environmental Medicine, 64, 571-4.
Goldstein, B.D., and Carruth, R.S. (2003). Implications of the precautionary principle to environmental regulation in the United States: examples from the control of hazardous air pollutants in the 1990 Clean Air Act amendments. Law and Contemporary Problems, 66, 247-61.
Goldstein, B.D. and Carruth, R.S. (2004). Implications of the precautionary principle: Is it a threat to science? International Journal of Occupational Medicine and Environmental Health, 17, 153-61.
Goldstein, B.D. and Gallo, M.A. (2001). Pare's law: the second law of toxicology. Toxicological Sciences, 60, 194-5.
Goldstein, B.D., Liu, Y., Wu, F., and Lioy, P. (2011). Comparison of the effects of the US Clean Air Act and of smoking prevention and cessation efforts on the risk of acute myelogenous leukemia. American Journal of Public Health, 101, 2357-61.
Goto, A., et al. (2018). Collaborative processes of developing a health literacy toolkit: A case from Fukushima after the nuclear accident. Journal of Health Communication, 23(2), 200-6.
Grandjean, P., et al. (2004). Implications of the precautionary principle in research and policy - making. American Journal of Industrial Medicine, 45, 382-5.
Greenpeace (2006). Toxic waste in Abidjan. [Online] Available at: https://www.greenpeace.org/archive-international/en/news/features/toxic-waste-in-abidjan-green/
Greenpeace (2012). The toxic truth. [Online] Available at: https://www. greenpeace.org/international/publication/7245/the-toxic-truth/
Gross, L. and Birnbaum, L.S. (2017). Regulating toxic chemicals for public and environmental health. PLoS Biology, 15, e2004814.
Grosse, Y., et al. (2014). Carcinogenicity of fluoroedenite, silicon car-bide fibres and whiskers, and carbon nanotubes. Lancet Oncology, 15, 1427-8.
Guinee, J.B., Heijungs, R., Vijver, M.G., and Peijnenburg, W. (2017). Setting the stage for debating the roles of risk assessment and life-cycle assessment of engineered nanomaterials. Nature Nanotechnology, 12, 727-33.
Guyton, K.Z., et al. (2015). Carcinogenicity of tetrachlorvinphos, parathion, malathion, diazinon, and glyphosate. Lancet Oncology, 16, 490-1.
Hao, Y., et al. (2018). Carbon nanomaterials alter plant physiology and soil bacterial community composition in a rice-soil-bacterial eco-system. Environmental Pollution, 232, 123-36.
Hasegawa, A., et al. (2015). Health effects of radiation and other health problems in the aftermath of nuclear accidents, with an emphasis on Fukushima. The Lancet, 386, 479-88.
Health Canada (2010). Order adding a toxic substance to Schedule 1 to the Canadian Environmental Protection Act, 1999. [Online] Available at: https://www.ec.gc.ca/lcpe-cepa/eng/orders/OrderTypeList. cfm? intCategory=27
Helland, A., Wick, P., Koehler, A., Schmid, K., and Som, C. (2007). Reviewing the environmental and human health knowledge base of carbon nanotubes. Environmental Health Perspectives, 115, 1125-31.
International Agency for Research on Cancer (2017). Volume 111: Some Nanomaterials and Some Fibres. Lyon: IARC. [Online] Available at: https://monographs.iarc.fr/ENG/Monographs/vol111/mono111-01.pdf
International Life Science Institute (2003). A Framework for Cumulative Risk Assessment; Workshop Report. Washington, DC: ILSI.
Kalnins, A. and Dowell, G. (2015). Community characteristics and changes in toxic chemical releases: does information disclosure af-fect environmental injustice? Journal of Business Ethics, 145, 277-92.
Kim, S., et al. (2007). Genetic polymorphisms and benzene metabolism in humans exposed to a wide range of air concentrations. Pharmacogenetics and Genomics, 17, 789-801.
Kortenkamp, A. (2007). Ten years of mixing cocktails: A review of combination effects of endocrine - disrupting chemicals. Environmental Health Perspectives, 115 Suppl 1, 98-105.
Kriebel, D. and Tickner, J. (2001). Reenergizing public health through precaution. American Journal of Public Health, 91, 1351-5.
Krimsky, S. (2017). The unsteady state and inertia of chemical regula-tion under the US Toxic Substances Control Act. PLoS Biology, 15, e2002404.
Lacourt, A., et al. (2012). Temporal patterns of occupational asbestos exposure and risk of pleural mesothelioma. European Respiratory Journal, 39, 1304-12.
Lacourt, A., et al. (2017). Dose - time - response association between occupational asbestos exposure and pleural mesothelioma.

Occupational and Environmental Medicine, 74, 691-7.

Landrigan, P.J. and Benbrook, C. (2015). GMOs, herbicides, and public health. New England Journal of Medicine, 373, 693-5.

Lanphear, B.P. (2017). Low-level toxicity of chemicals: No acceptable levels? PLoS Biology, 15, e2003066.

Lin, R.T., et al. (2016). Increased risk of respiratory mortality associated with the high-tech manufacturing industry: A 26-year study. International Journal of Environmental Research and Public Health, 13, 12.

Lioy, P.J., Pellizzari, E., and Prezant, D. (2006). The World Trade Center aftermath and its effects on health: Understanding and learning through human-exposure science. Environmental Science and Technology, 40, 6876-85.

Mackenbach, J.P., Lingsma, H.F., van Ravesteyn, N.T., and Kamphuis, C.B. (2013). The population and high-risk approaches to prevention: quantitative estimates of their contribution to population health in the Netherlands, 1970-2010. European Journal of Public Health, 23, 909-15.

Maher, B.A., et al. (2016). Magnetite pollution nanoparticles in the human brain. Proceedings of the National Academy of Sciences of the United States of America, 113, 10797-801.

Martuzzi, M. (2007). The precautionary principle: in action for public health. Occupational and Environmental Medicine, 64, 569-70.

Miller, M. F., et al. (2017). Low - dose mixture hypothesis of carcinogenesis workshop: Scientific underpinnings and research recommendations. Environmental Health Perspectives, 125, 163-9.

Mohai, P., Pellow, D., and Roberts, J.T. (2009). Environmental justice. Annual Review of Environment and Resources, 34, 405-30.

Murakami, M., et al. (2017). Communicating with residents about risks following the Fukushima nuclear accident. Asia - Pacific Journal of Public Health, 29, 74S-89S.

National Research Council (1989). Improving Risk Communication. Washington, DC: National Academies Press.

National Research Council (1993). Pesticides in the Diets of Infants and Children. Washington, DC: National Academies Press.

National Research Council (2007). Toxicity Testing in the 21st Century: A Vision and a Strategy. Washington, DC: NRC.

National Toxicology Program (2015). Handbook for Preparing Report on Carcinogens Monographs. Research Triangle Park, NC: NTP.

Nowack, B., and Bucheli, T. D. (2007). Occurrence, behavior and effects of nanoparticles in the environment. Environmental Pollution, 150, 5-22.

Oberdorster, G., et al. (2004). Translocation of inhaled ultrafine particles to the brain. Inhalation Toxicology, 16, 437-45.

Omenn, G.S. (2000). Public health genetics: An emerging interdis-ciplinary field for the post-genomic era. Annual Review of Public Health, 21, 1-13.

Rocks, S.A., et al. (2017). Engaging with comparative risk appraisals: Public views on policy priorities for environmental risk governance. Risk Analysis, 37, 1683-92.

Rose, G. (1981). Strategy of prevention: Lessons from cardiovascular disease. British Medical Journal, 282, 1847-51.

Rose, G. (2001). Sick individuals and sick populations. International Journal of Epidemiology, 30, 427-32.

Rothman, N., et al. (1997). Benzene poisoning, a risk factor for hema-tological malignancy, is associated with the NQ01 C-609->T mutation and rapid fractional excretion of chlorzoxazone. Cancer Research, 57, 2839-42.

Umbreit, T.H., Hesse, E.J., and Gallo, M.A. (1986). Bioavailability of dioxin in soil from a 2,4,5-T manufacturing site. Science, 232, 497-9.

United Nations Environmental Programme (1992). Rio Declaration on Environment and Development, Principle 15. [Online] Available at: http://www.un.org/documents/ga/conf151/aconf15126-1annex1.htm

US Environmental Protection Agency (2002). Integrated Risk Information System: Benzene CASRN 71-43-2. Washington, DC: US EPA.

US Environmental Protection Agency (2003). Framework for Cumulative Risk Assessment. Washington, DC: US EPA.

Vandenberg, L.N. (2011). Exposure to bisphenol A in Canada: invoking the precautionary principle. Canadian Medical Association Journal, 183, 1265-70.

Vithanage, M., Seneviratne, M., Ahmad, M., Sarkar, B., and Ok, Y.S. (2017). Contrasting effects of engineered carbon nanotubes on plants: a review. Environmental Geochemistry and Health, 39, 1421-39.

World Commission on the Ethics of Scientific Knowledge and Technology (2005). The Precautionary Principle. Paris, France: United Nations Educational, Scientific, and Cultural Organization.

World Health Organization (2013). Health Risk Assessment from the Nuclear Accident after the 2011 Great East Japan Earthquake and Tsunami, Based on a Preliminary Dose Estimation. Geneva, Switzerland: WHO.

7.5 风险感知与沟通

公共卫生取决于非专业人员理解他们和社会面临的健康相关选择的能力。对风险感知的研究考察了这种能力。风险沟通研究考察了决定沟通在多大程度上帮助(或阻碍)接受者的过程。尽管这类研究的重点是涉及风险的决策,但也必须考虑潜在的收益,如果收益只是来自于风险的降低(例如通过治疗疾病、改变生活方式或改善空气质量)。沟通是一个双向的过程。如果不听取人们的意见,就不可能理解哪些是他们所知道和所重视的,这可作为以可理解的形式提供相关信息的基础。在这里,我们利用决策科学的基础研究(行为决策研究)来了解公共卫生研究人员和从业者所面临的具体挑战。

决策科学方法在概念上是简单易懂的。第一,以足够精确的术语分析人们面临的决策,以确定对其结果最关键的信息;第二,用可与分析相比较的术语描述决策者的现有信念;第三,发展沟通,以弥合人们已经知道的和尚需要知道的之间的关键差距;第四,评估这些沟通的成功与否。如有必要,重复上述步骤。这些步骤是相互依存的。描述性研究可以揭示分析遗漏的目标、障碍和能力;沟通失败可促使对决策过程进行更多的描述性研究。评估至关重要。人们不能指望第一次就把事情做好。

有效的沟通离不开以下四个方面专家的指导:(1) 确保准确性的主题专家;(2) 风险和决策分析师,用于表征选择和识别关键信息;(3) 社会和行为科学家,用于描述现有的信仰、价值观和能力,并设计交流;(4) 传播从业者和执行科学家,负责执行和评价可持续方案。企业的成功取决于与受众成员的持续双向沟通,如图7.5.1所示,以便专业人员理解他们的需求,明白专业人员在做什么,并在这个过程中建立相互信任所需要的个人关系。

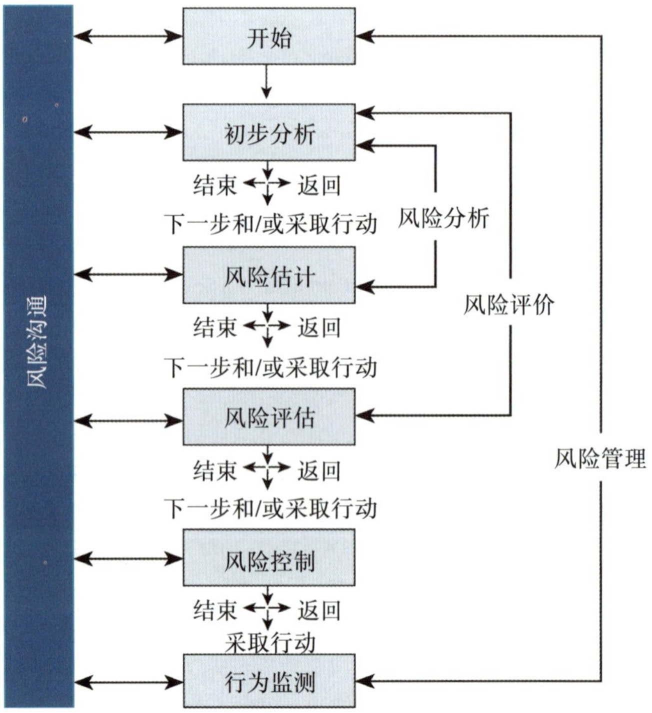

图7.5.1 双向沟通

决策科学为这种努力的两个核心主题提供了指导。第一是如何识别风险相关决策的威胁以及克服这些威胁的方法。第二是如何衡量沟通的成功。如果没有这样的评估，不仅沟通可能会失败，而且专家可能会怀疑他们的受众的能力。如果非专业人员要为未能从有缺陷的沟通中吸取教训负责，那么他们可能会被不必要地剥夺积极参与卫生决策的机会。人们不应该像发布未经测试的药物一样发布未经验证的沟通。本章旨在帮助专家协助非专业人士作出明智的健康选择。

7.5.1 风险感知和沟通简介

健全的健康风险决策需要了解可能行动的风险和益处。有些选择是个人的。其中包括是否戴自行车头盔和安全带，是否阅读和遵守安全警告，是否购买和使用避孕套，以及如何选择和烹饪食物。其他选择是公开的。其中包括是否抗议危险废物焚烧炉和重返社会训练所的选址，是否支持氟化和“绿色”候选人，以及性教育应包括哪些主题(如关系和风险)。

有时，单一的选择会产生很大的效果(例如，买一辆安全的车、从事危险工作、生孩子)。有时，多种选择(例如锻炼、避免摄入反式脂肪、系安全带、使用护送服务、文身)也会将小的效果累加起来。有时，与健康相关的选择聚焦于健康；有时则不然(例如，购买需要长时间通勤的房屋，选择定期锻炼的朋友，加入反对接种疫苗的团体)。

本章回顾了评估和提高个人对健康相关选择的风险和可能益处的理解的研究基础。按照惯例，这些追求分别被称为风险感知和风险沟通。心理学家有时会将“感知”一词保留为直接的生理反应，使用“判断”将其转化为深思熟虑的行动。

对风险判断的不准确会对人们造成伤害，关于这些判断的不正确信念亦是如此。如果他们的决策能力被高估，人们可能会面临难以置信的艰难选择(例如，在没有充分咨询的情况下面对不熟悉的医疗选择)。如果他们的能力被低估，那么人们可能会被不必要地剥夺选择权。因此，本章假设：(1) 关于人们如何作出决策的描述性陈述需要支持性证据；(2) 关于人们作出决策的程度的评估性陈述须对他们需要知道的信息进行严格分析。为此，本章强调了防止错误评估的方法保障措施。

在接下来的两节中，将介绍评估人们预计的风险大小以及他们对产生和控制这些风险的过程的看法的方法，紧随其后的内容是关于如何创建和评估沟通以解决理解上的重大差距。在结论部分中强调了风险沟通在公共卫生中的战略重要性。

本章的重点是如何帮助人们在作出个人和公共卫生决策时尽可能知情。关于互补的社会和情感过程的研究可能始于Breakwell(2014)和Slovic(2010)，我们的方法论重点认识到，基础科学在西方发达国家进行得不成比例——这意味着对人们的信仰和愿望的研究应反复收集和了解当地情况(Medin et al.，2017)(与人们如何处理信息有关的结果可能更可靠)。然而，决策科学方法应得到广泛运用，使用实验、调查、访谈和观察方法来确定信念、愿望和需求的广度和人群分布。

7.5.2 定量评估

7.5.2.1 评估风险大小

专家们普遍抱怨：“公众没有足够的风险识别能力。”经验证据表明，这种偏见是存在的。然而，这些证据通常是在那些设计用于揭示偏见的实验环境中收集的，这样研究人员就可以看到它们是如何运作的。这些研究很少说明日常生活中的偏见有多大或有多普遍。作为解释和进行评估世俗信仰的研究的指南，我们开展了一项被广泛引用的研究。

7.5.2.2 参与者

Lichtenstein等（1978）要求俄勒冈州尤金市的一个公民团体的成员估计美国每年死于30种死因的人数。他们选择了相对熟悉、明确且公共卫生统计数据可获得的30种死因（例如肉毒杆菌中毒、龙卷风、机动车事故）。他们还通过两种方式得出判断，从而可以将回答与这些统计数据进行比较。其中一种反应模式要求受访者从两种成对的死亡原因（如哮喘、肉毒杆菌中毒）中选择更频繁的一种，然后估计它们的频率比率。第二种反应模式在告诉受访者一种死因（触电或机动车事故）的死亡人数后，要求他们估计另一种死因的死亡人数，以便让受访者对年死亡率有一种感觉——既往的测试发现许多人都不知道该给出什么数字。这些结果在此类研究中是非常典型的。

7.5.2.3 结果

（1）不同原因对相对风险的判断是相似的，然而，人们提出了这个问题，就好像人们有一种相对风险感，即使在这种不熟悉的任务中，他们也会始终如一地表达这种风险感。

（2）然而，对绝对风险的判断会受到程序的影响。被告知每年有5万人死于车祸的受访者比被告知每年有1 000人死于触电的受访者给出了更高的估计值。因此，人们对绝对频率的感觉较弱，这使他们对提问方式所给出的隐含线索敏感（Poulton，1989；Schwarz，1999）。

（3）绝对风险判断的变化少于相应的统计估计。实质性的解释是人们没有意识到生活中的大风险和小风险之间的差异有多大。方法学上解释是这些判断根植于向参与者提供的初始值（针对触电或机动车事故）。由于这些数值处于该范围的中间，参与者高估了小频率，低估了大频率。这种模式可能会随着其他锚点的改变而改变。例如，较低的锚（如肉毒杆菌中毒）会减少（或消除）对小频率的高估，而同时会增加对大频率的低估。

（4）相对和绝对风险判断似乎都反映了可获得性偏倚，因此容易想象的死因（如洪水、凶杀、龙卷风）似乎不成比例，而“安静的杀手”（如中风、癌症）则相反。即使人们意识到可能出现的可获得性偏倚，也无法帮助人们克服它，因为跟踪事件的频率是如此自动的过程，以至于人们没有意识到观察是如何塑造他们的感知的。

因此，一些反应模式受到程序的影响（如绝对估计），而有些则不受影响（如相对风险判断）。一个多世纪的心理物理学研究（Poulton，1989）已经确定了许多程序细节，当人们不知道该说什么时，这些细节会影响定量判断。对这项研究的认识可能是一种有价值的解药，可以避免过于字面地进行定量估计。从几个方面引出判断可以确定这种背景效应有多大，以及它们对决策的影响有多大。

7.5.2.4 评估标准

风险判断可以根据一致性或准确性进行评估。评估一致性意味着提出逻辑相关的问题并比较答案。例如，风险估计是否随着暴露次数或时间段的增加而增加？评估准确性意味着提出可以与风险估计相比较的问题。这需要比通常的许多调查具有更高的精度。

除了询问人们的信仰，另一种选择是试图从他们的行为中推断出他们的信仰。例如，在美国发生大规模枪击事件后，首次枪支销售往往会激增（Studdert et al.，2017）。这种普遍的反应可能反映出人们对枪支暴力或枪支管制的恐惧。911恐怖袭击事件发生后，一些观察者援引历史风险统计数据宣称，一些美国人将选择低风险的开车而不是高风险的坐飞机。然而，当时没有人知道历史统计数据是否仍然适用，或者这些旅行者是否自愿承担了任何额外的风险，权衡了飞行的成本和麻烦（一旦这再次成为可能）。仅仅通过观察往往很难判断是什么信念和偏好激发了人们的决定。

7.5.2.5 概率判断

健康决策取决于好事或坏事发生的概率，而不仅仅是可能性（例如治疗有效、副作用发生）。尽管许多专家对人们使用概率的能力持怀疑态度，但研究表明情况更为复杂（O'Hagan et al.，2006；Morgan，2014）：

（1）人们根据上下文（例如罕见病与罕见晴天）对语言量词（例如可能性）的解释不同，因此很难知道它们的意思或推断（Budescu，Wallsten，1996）。

（2）人们更喜欢接受数字概率，这提供了更多的信息，但更喜欢提供口头概率，这涉及较少的努力和责任（Erev，Cohen，1990）。

（3）人们可以使用设计良好的数字量表。例如，Woloshin 等（1998）得出的结论表明量表在1%～100%范围内为线性的可能性非常小，而四阶对数量表在0%到1%范围内则有所扩展。

（4）从与其他变量合理相关的意义上讲，数字判断通常具有良好的结构效度。例如，在一个具有全国代表性的样本中，怀孕概率较高的青少年也报告了更多的性活动；被捕概率较高的青少年也报告了更多的邻里暴力事件。

（5）数字判断通常具有良好的预测效度。例如，在上述调查中，给出更高概率的青少年更有可能怀孕或被捕。

（6）有偏见的数字判断可能反映了错误信息，而不是数字上的困难，例如当其他人的驾驶水平较差时，人们往往会低估自己的原因导致事故的可能性；抑或是尽管胎儿风险在孕早期之后已显著降低，而医生却没有为孕妇开抗抑郁药（Yonkers et al.，2014）。

（7）当人们作出战略性回应时，概率判断可能会故意带有偏见。例如，Christensen Sza 和 Bushyhead（1993）发现，医生由于担心疏漏那些症状不典型的患者，往往会高估了肺炎的概率。

（8）短暂的情绪会影响判断。例如，愤怒会增加乐观情绪，而恐惧则相反（Lerner，Keltner，2001），其影响之大足以使决策变得艰难。

（9）对正确概率的判断与人们了解的程度适度相关。结果是对困难的问题过于自信（例如，当70%的人自信时，正确率仅为55%），对简单的问题缺乏自信（例如，当80%的人自信时，正确率为90%）。

（10）有些数值是特殊的。人们喜欢整数。当答案不确定时，他们有时会凭感觉说机会各半，而不是一个具体的数字概率（Bruine-de-Bruin et al.，2000）。

（11）概率判断过程在青春期中期日趋成熟起来。例如，青少年并不比成年人更相信自己无懈可击（Quadel et al.，1993）。

（12）有些人比其他人更善于使用概率；他们也往往更擅长其他判断任务，并有更好的生活结果（Mellers et al.，2015；Parker et al.，2018）。

（13）算术和识字能力低下的人可以通过精心设计的演示（例如，图标阵列、象形图；Hawley et al.，2008）作出概率判断。

（14）清晰、及时的反馈可以提高人们使用概率的程度（Lichtenstein，Fischhoff，1980；Mellers et al.，2015）。

（15）专家也是人，他们也无法被迫超越既定知识并判断不确定事件的可能性（O'Hagan et al.，2006）。

除非人们提供数字判断，否则不可能知道他们的信念有多准确，也不可能判断公共卫生传播是否夸大了对吸烟（Viscusi，1992）和癌症的恐惧（Black et al.，1995）。

7.5.2.6 风险的定义

诸如Lichtenstein等(1978)的研究,只有当"风险"意味着"死亡的机会"时,才测量"风险"认知。然而,"风险"有多种含义,即使在专家中也是如此(Fischhoff,Kadvany,2011)。它可能只包括死亡或其他结果,如发生并发症和创伤。即使它只包括病死率,也可能以死亡概率、预期寿命损失、每个接触者的死亡人数或每接触一小时的死亡人数来衡量。每一个定义都包含一个道德立场。例如,死亡概率平等对待所有的死亡,而寿命损失会为年轻人的死亡增加一定的权重,因为年轻人死亡会损失更多的生存年数。在公共卫生政策中,这一定义将把资源用于减少影响年轻人的伤害,而不是影响老年人的慢性病。将"风险"定义为包括社会和心理成本会增加人们对酒精和违禁药物的担忧,这些药物可能会在不结束生命的情况下毁掉生命(Phillips et al.,2017)。

如果对"风险"没有一个明确的、共同的定义,人们可能会在无意中表达出不同的意思。混淆的一个来源是将风险视为一个离散变量(将一些活动视为"有风险",将另一些活动视为"安全"),而不是一个连续变量,要求决策者决定容忍多少风险。将某件事称为"有风险"可能意味着对零风险的不合理要求,是"可接受(考虑到收益)"的简写,或者是呼吁援引预防原则,使其过于伟大而无法支持(Löfstedt et al.,2002)。

7.5.2.7 风险的维度

一项早期的风险感知研究要求专家和非专业人员从30项活动和技术中估计"死亡风险"(Slovic,1987),然后将他们的判断与年度死亡人数的统计估计相关联。这种相关性对于专家来说比普通人更强。然而,当被要求估计"平均一年的死亡人数"时,专家和普通人的反应相似。比较这些判断表明,非专业受访者将"死亡风险"解释为包括非平均年份的灾难性潜力。如果是这样的话,那么专家和普通人对常规风险(对于哪些科学性通常是好的)达成了一致,但对可能的异常情况(对于哪些科学性较弱的)达成了不同意见。因此,当专家和普通人对风险存在分歧时,他们可能会以不同的方式看待事实,或者看待与他们对"风险"的定义相关的不同事实。考虑灾难性的可能性可以反映(至少)两个伦理问题之一。一种是更关心立即失去的生命,而不是单独失去的生命。第二个是更多地关心不确定的风险,对灾难是可能的理解不足(Slovic,1987)。从Starr(1969)开始,许多特征,如不确定性和灾难性潜力,被认为是影响风险定义的因素(Fischhoff,Kadvany,2011)。将这个集合缩小到可管理规模的一种方法是检查特征之间的相关性。图7.5.2显示了第一次研究的结果。它发现了风险的两个维度。垂直维度反映了这样一个事实,即被视为新的危险也往往被认为是未知的、非自愿的,以及具有延迟影响的。水平维度反映的事实上具有灾难性潜力的危险也往往会引起恐惧感。分别被标记为未知和恐惧的因素可能被视为捕捉了人们关注的认知和情感方面。许多遵循这种"心理测量范式"的研究发现,使用不同的启发模式、缩放技术、项目和参与者,维度大致相似(Slovic,2001;Glassman-Fox,Weber,2016)。空间中的危险落在哪里与人们对它们的态度有关,例如应对它们进行非常严格的监管。

7.5.2.8 风险的比较

当人们希望确定哪些风险最重要,或者风险是否得到了一致的管理时,"风险"的多维性就掩盖了简单的比较。例如,考虑到致死人数,对恐怖主义的担忧就可能被夸大了,因为其造成了大量伤亡,但没有考虑到其灾难性的潜力或可能引发的恐惧感。因此,任何比较都需要就"风险"的含义达成一致。

美国国家环境保护局(USEPA,1993)为制定社会可接受的风险定义作出了一项雄心勃勃的努力。在与工作人员和科学咨询委员会协商后,它推进了数十次区域、州和国家的"风险排序演习",参与者在这些演习中确定了对他们重要的方面,然后在提供所需证据的技术人员的支持下,审议了优先事项。让参与者选择维度使这些练习更符合他们的需求，但降低了练习之间的可比性。Florig等（2001）在风险维度研究的基础上，开发了一种标准化比较的方法，英国政府采用了该方法的一种形式。

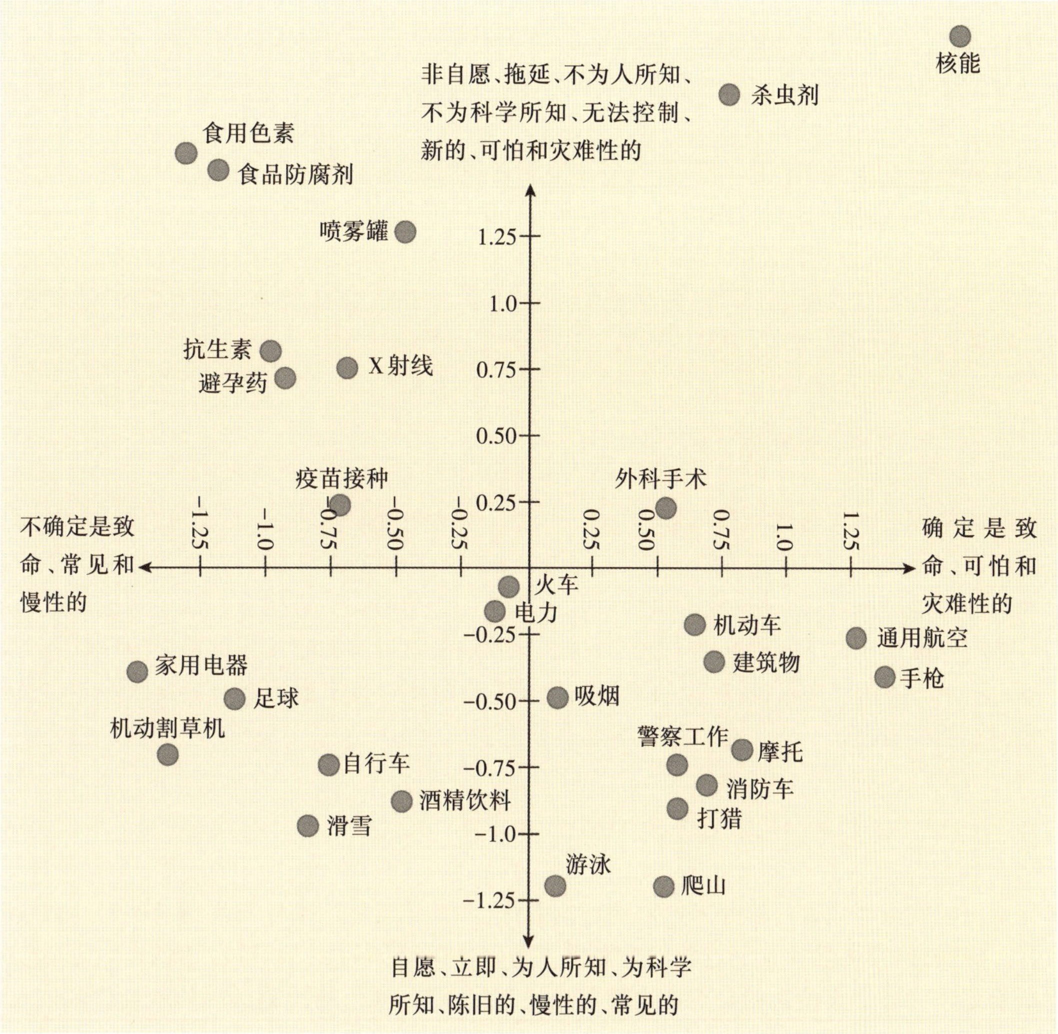

图7.5.2

美国食品和药物管理局的“患者之声”倡议创建一种结构化的方法，用于征求不同利益相关群体的意见，以确定在评估拟治疗手段的风险和益处时应考虑的特征（https://www.fda.gov/forindustry/userfees/prescriptiondruguserfee/ucm368342.htm）。

美国国家卫生研究所的PROMIS倡议提供一套标准的（免费）患者报告结果测量，可用于表征风险。相关的PROPr项目已经开发出了对决策者选择考虑的结果进行加权的方法（Dewitt et al.，2018）。

7.5.3 定性评估

7.5.3.1 事件定义

一旦充分定义，“风险”就可以被估计。对于性传播感染（或怀孕），这可能意味着要详细说明性行为的频率和时间、使用的避孕药具以及伴侣的身体状况。两个对“风险”理解不同的专家可能看到相同的数据，而得出不同的估计。因此,非专业人员可能会询问风险认知,但被迫猜测到底是什么意思。例如,一项著名的全国性调查中询问受访者:"你认为一个人与艾滋病患者共用盘子、叉子或眼镜感染艾滋病病毒的可能性有多大?"在回答完这个问题后,美国大学生被问及他们对自己与艾滋病患者上述"共用"的种类和数量有何推测。大多数人表示曾有过这样的经历,82%的大学生选择了"曾与艾滋病患者共餐"。然而,大学生对这一经历的发生频率存在分歧,39%的人选择了"单一场合",20%的人选择"多次",28%的人选择"通常地",12%的人选择"不确定"(Fischhoff,1996)。事实上,作出不同假设的受访者回答了不同的问题,如果他们要提供关于潜在风险认知的任何结论,研究人员必须猜测这些问题的含义。

同样,当专家对风险的表述模棱两可时,非专业人员也只能猜测。例如,McIntyre和West(1992)发现,青少年知道"安全性行为"很重要,但对其含义存在分歧。唐斯等(2004)发现,青少年将"只能发生一次"解释为他们在发生一次性行为后就会怀孕。如果他们不这样做,一些人会推断他们是不育的,这鼓励了不安全的性行为。确保人们谈论同一件事的最佳策略是实证研究,如下文所述。

7.5.3.2 提供详细信息

当人们给出模糊和不完整的风险问题或信息时,他们推断出的细节揭示了他们的直觉理论。例如,怀孕期间出血或液体流失会对健康产生严重影响。然而,长出一些斑点或轻微出血是常见和正常的。经历过长斑的女性可能会过度担心,而过去经历过长斑且没有不良影响的女性可能没有意识到出血量增加的重要性。他们可能将妊娠期正常的轻度出血归因于月经,导致他们将异常的重度出血错误地理解为常规的生殖过程。Krishnamurti等(2017)通过旨在帮助孕妇区分无害出血和有害出血的实时症状跟踪器明确地解释了这一不完整的心理模型。

7.5.3.3 累积风险——一个很好的例子

没有什么可以完全替代直接研究人们对沟通的看法,尤其是当他们来自与沟通者不同的背景时(Medin et al.,2017)。然而,研究文献为预测这些信念提供了基础(Fischhoff et al.,2011)。例如,不切实际的乐观主义者如此普遍地认为如果某些人的自控能力看起来还不错,那么他们所面临的风险就会比其他人小(Shepherd et al.,2015)。

正如青少年在判断性传播感染风险时对性行为数量的不敏感反映了众所周知的对反复暴露后小风险积累的不敏感一样,不能指望人们推断出未系安全带驾驶的累积事故风险(Slovic et al.,1978),或是在没有有效避孕药具的情况下发生性行为的怀孕风险(Shaklee,Fischhoff,1990)。一个必然结果是没有意识到单一暴露风险的微小差异的累积影响(例如,稍微好一点的避孕药具、系安全带)。例如,大学生估计男性向女性传播艾滋病病毒的可能性,在一个受保护的性行为中为10%,在100个案例中为25%。考虑到当时的估计,前者太高,后者相当准确。这种不一致性是通过询问两者才得以揭示的。预测行为更相关的问题取决于人们是考虑单次还是多次暴露(Fischhoff,1996)。人们同样低估了指数增长,这意味着他们可能可以在不了解疾病传播速度有多快的情况下低估了疾病的基本繁殖数(R0)(Fischhoff et al.,2018)。

7.5.3.4 风险过程的心理模型

心理模型的作用

如前所述,当人们缺乏关于风险(或收益)大小的明确信息时,他们必须对此进行推断。与可用性一样,判断启发式提供了一类推理规则,用于从一般知识中得出具体的估计。第二类借鉴了个人对创造和控制风险的一般过程的心理模型。心理模型在心理学中有着悠久的历史，研究的主题多种多样，如人们如何理解物理过程、国际紧张局势、复杂设备、节能、气候变化、人际关系和药物影响(Ericsson，Simon，1993；Morgan et al.，2001)。它们是人们驾驭世界的方式。

当人们的前提有缺陷或不完整，或者推理过程有缺陷时，心理模型可能会让人失望。例如，没有意识到怀孕和性传播感染的风险积累得有多快，可能会使其他知识看起来无关紧要。在Bostrom等(1992)的一项关于家庭环境中氡的研究发现，人们通常知道氡是一种无色、无味、具有放射性的气体。然而，他们高估了风险，低估了补救的机会，因为他们认为放射性意味着永久性污染，而不知道氡的副产物(或"后代")的半衰期很短。因此，一旦氡侵入停止，问题就消失了。然而，当它持续存在时，快速衰变意味着能量的快速释放。不知道这些事实的房主可能会合理地决定不检测氡——这个问题似乎并不紧迫，如果他们发现了，也没有什么可做的。

Morgan等(2001)提出了一种适用于研究复杂、不确定过程(例如诸多公共卫生风险)的心理模型的通用方法。它首先创建一个正式的(或"专家")模型，如果满足其数据需求，就可以具有足够的精度来计算定量预测，并总结相关的科学知识(Fischhoff et al.，2006)。一种常见的形式是影响图，这是具有表示变量的节点和表示变量之间关系连接箭头的有向图。

研究继续进行，围绕模型进行开放式的一对一访谈，在其直观的表述中引出非专业人员的信念。这些"心理模型"访谈从一般性问题开始，询问受访者对这个话题的看法，然后详细阐述他们提出的每个问题。语气是非评判性的，寻求理解，而不是评估受访者的观点。在对一般问题作出详尽的回答后，询问者会提出越来越尖锐的问题，从一般过程(如暴露、影响、缓解)开始，然后再到具体问题，如"性行为的数量(或伴侣的数量)如何影响艾滋病病毒风险?""安全性行为是什么意思?"一种变化形式是让人们在根据照片的相关性对照片进行分类时深入思考，希望能深入了解那些被遗漏的话题。例如，看到超市的农产品区，一些受访者认为氡可能会污染植物(Bostrom et al.，1992)。访谈一直持续到没有新材料出现，达到主题饱和。

一旦记录下来，访谈就会被编码到正式模型中，添加受访者提出的新元素，标记为误解或外行专业知识(例如设备如何真正地运转)。正式模型的精度通常允许可靠的编码。一旦绘制好地图，非专业人员的信念可以根据其准确性、相关性和特异性进行分析。例如，Bostrom等(1992)发现，大多数来自公民团体的受访者都知道氡是一种气体(88%)，它集中在室内(92%)，可以用检测试剂盒检测到(96%)，来自地下(83%)，并可能导致癌症(63%)。然而，许多人错误地认为氡会影响植物(58%)，污染血液(38%)，并导致癌症(29%)。很少(8%)有人提到氡会衰变。访谈导致了一项结构化调查，适用于评估更大样本中信仰的普遍性，问题具有生态有效性，即对正式模型中的关键主题进行抽样(Bruine de Bruin et al.，2007年)。

这一总体方法已成功应用于许多健康领域，包括性传播感染、性侵犯、紧急避孕、莱姆病、跌倒、乳腺癌症、疫苗接种和传染病，以及许多其他领域的主题，从无线技术到太空中的核能源(Fischhoff，1992；Morgan et al.，2001；Krishnamurti et al.，2008，2012；Downs et al.，2008)。

7.5.3.5 从风险信念到风险决策

风险认知的充分性取决于依赖它们的决策。有些决策需要精确的估计，而另一些则只是粗略的想法。例如，von Winterfeldt和Edwards(1986)认为许多具有连续期权的决策(例如，投资*X*美元)对分配给可能结果的概率和效用的精确值不敏感。Dawes等(1989)认为具有离散选项的选择(例如，选择研究生候选人)通常对预测因子的加权方式不敏感，这意味着简单的线性(加权和)模型可能和更复杂的模型一样有效。这一结果对希望预测行为的研究人员来说是个好消息。他们应该在任何模型中取得一些成功，这些模型包括对人们重要的问题或与他们相关的变量。对于希望解释或改变行为的研究人员来说，这是个坏消息。许多具有不同变量的模型，意味着不同的心理过程，将具有相似的预测成功率。因此，人们无法判断哪一种解释了预测的行为。健康信念模型就是这样的加权累加模型。它以共同的术语构建了不同的主题，但必须辅以显示人们如何思考和应对世界各个部分的研究。专家与公众之间的社会距离越大，这类研究就越重要——以免专家错过占据非专业决策者的选择、不确定性或结果,但他们永远不会想到,反之亦然。

与任何对话一样,激发健康信念和态度需要提出那些人们能够以对研究人员有用的方式回答的问题。由于结构化调查对受访者如何概念化一个领域的差异提供的反馈有限,因此没有什么可以替代包括允许人们用自己的语言表达自己的开放式程序。例如,Beyth-Marom等(1993)发现,青少年在做和不做危险决定(如酒后驾车、吸食大麻、逃课)时,会以不同的方式思考这些决定可能带来的后果,尽管这两者是相辅相成的。在这项研究中,考虑接受有风险的选择会产生更多的后果(表明行动比不行动更能唤起共鸣),坏后果与好后果的相对比值更高(表明行动使风险更容易获得),对社会后果的提及更少(表明抵抗诱惑时比屈服诱惑时所面临的社会压力更突出)。当参与者被问及是否要反复作出选择,而不仅仅是一次时,他们通常会产生不同的后果(例如,多次"在聚会上接受抽大麻的邀请"比只想抽一次大麻的人更容易引起社会反应)。青少年的父母列举了类似的结果,只是更多地提及长此以往的后果(例如对职业前景的破坏)。因此,如果父母和青少年对这些选择的看法不同,并不是因为他们看到了不同的可能结果,而是因为他们对这些结果的可能性和重要性意见不同。这种差异将被结构化调查所掩盖,这些调查仅以一种方式对固定的结果进行评级。

在一项结构更简单的研究中,青少年选择了用他们自己的话来说也属于非常困难的个人决定(Fischhoff,1996)。这些描述是根据内容(青少年心中的选择)和结构(它们是如何形成的)进行编码的。例如,这些青少年从未提及关于酒后驾驶的决定,但是经常描述关于饮酒的决定,这表明后一个决定是干预的更好重点。这些青少年通常专注于一个单一的选择(例如是否参加饮酒派对),这表明帮助青少年感到他们有选择的价值,并创造有吸引力的选择(例如,用社会可接受的方式来避免过量饮酒)的价值。看到接受和拒绝风险的不同方式也应该减少由于忽视了不太明显的选择而对机会成本(放弃的利益)的不敏感(Thaler,1991)。例如,给儿童接种疫苗的直接风险可能比不给他们接种疫苗的间接风险大得多(Ritov,Baron,1990)。

启发决策者观点的不同方法有不同的优势和劣势,它们往往是互补的(Ericsson,Simon,1993)。结构化方法(如调查)允许收集高效、易于分析的数据,但也会增加研究人员和受访者之间沟通错误的风险。开放式方法(如心理模型访谈)可以听到受访者的想法,但会增加访谈者发送非语言线索的风险,这些线索会影响受访者所说的话。将这两种方法组合起来更有利于了解全貌,尤其是当基于对决策的共享形式分析时。一种在商业研究中常见,但在科学研究中罕见的方法是焦点小组。事实上,他们的发明者Robert Merton(1987)拒绝将他们作为证据来源(不仅仅是想法),因为即使是温和的群体也会进行不自然的话语。他更喜欢焦点访谈,类似于心理模型访谈,旨在深入听取个人的观点。

7.5.4 创建沟通

7.5.4.1 选择信息

沟通设计从选择内容开始。金标准是一种规范性分析,确定了与沟通旨在告知的选择最相关的信息(Fischhoff,2013)。然而,在实践中,内容选择过程往往是临时的,由专家直观地判断"人们应该知道什么"。这一过程可能会与"常识效应"相冲突,即人们会夸大其词,从而无法提供必要的细节(Nickerson,1999)。选择不当的信息可能会浪费接受者的时间,重复相关内容,将人们需要了解的事实掩盖在那些乐于了解的事实中,并通过对接受者的需求表现出漠不关心来削弱他们的信心。如果专家们没有意识到为什么他们的信息没有达到目标,或者要求接受者做不可能的事情,这也会削弱他们对接受者的信心(Fischhoff,2011)。

设置信息优先级的逻辑很简单:如果理解得当,首先提供影响最大的事实。信息可能淹没接受者的一个地方是医疗或试验的知情同意程序。Merz等(1993)使用"信息价值分析"(von Winterfeldt,Edwards,1986)

证明了优先顺序程序,发现颈动脉内膜切除术的许多潜在风险中很少有对许多患者重要的风险。Krishnamurti和Argo(2016)演示并验证了另一个程序,要求潜在参与者确定他们最想知道的信息。尽管不应该隐瞒任何事情,但沟通应该确保了解一些关键事实。

有时,人们没有具体的选择,只是想了解可能作出许多决定的过程(例如新发疾病、食源性疾病)。同样的优先级逻辑也适用。沟通应聚焦于对预测最重要事件最有用的信息(如关键健康信号、食品安全的关键因素)。这些信息完成了监控环境、生成选项和跟踪讨论所需的心理模型(Morgan et al.,2001)。例如,Downs等(2004)发现,大多数青少年对艾滋病病毒/艾滋病有足够的了解,可以将沟通重点放在几个关键的落差上,例如多次暴露的风险是如何累加的,性伴侣自我诊断自己的疾病状态有多难。

任何沟通内容的一个重要部分是支持其证据的强度(O'Hagan et al.,2006;Politi et al.,2007)。Campbell(2011)展示了用图形表示不确定性的方法。Schwartz和Woloshin(2013)展示了如何描述数据质量(例如临床试验的长度、规模和质量)的过程。Funtowicz和Ravetz(1990)介绍了如何表征基础科学的质量,包括其谱系(例如经验模式得到理论支持的程度)。Fortney(1988)发现,口服避孕药可能使不吸烟女性的预期寿命延长4天以内,或缩短80天以内,这是基于一个庞大的研究基础,没有任何可以想象的研究能够实质性地改变这些界限。

7.5.4.2 格式化信息

一旦选定,就必须提供信息。有许多相关研究的总结(Wogalter,2006;Fischhoff et al.,2011)。他们注意到,当文本具有以下特征时,理解能力就会提高:(1) 具有清晰的结构,与接受者的直观表征相对应;(2) 具有清晰的信息层次结构;(3) 为阅读提供有效辅助,例如突出显示关键内容,对所表达内容的良好组织,以及使用摘要或总结。

然而,即使是科学确立的设计原则也只是为沟通设计提供了一个起点。尽管"最佳猜测"比单纯的直觉更好,但它们在任何特定应用中的成功都是一个经验问题。标准的可用性测试程序包括查看使用者需要多长时间才能找到他们所需要的信息,多长时间才能接触到错误的信息,以及他们意识到这一点的频率(Wogalter,2006)。当搜索模式存在可变性时,设计者需要决定哪些使用者的需求最迫切。在一项示范研究中,Riley等(2001)展示了危险消费品(基于二氯甲烷的脱漆剂)的使用者是如何通过不同的标签获得安全信息,并随后在市场上销售的。对于一些品牌来说,他们可能根本做不到。

在过去的20年里,基于技术的风险沟通已成为公共卫生的一个不可或缺的组成部分(Eysenbach,2000)。非专业人员和医疗保健提供者越来越多地转而运用社交媒体和数字健康信息技术(如为患者和医疗保健提供者开设的门户网站、网络日志、即时消息平台、社交网络和电子同意书)来监测和共享健康风险信息。目前有超过30万个可用于智能手机的商用移动健康应用程序。这些新的健康信息交流平台前景广阔。信息可以以多种非文本格式呈现,这可以帮助有特殊需求和学习方式的使用者能更容易地获取相关信息。它们在动态、交互式显示方面的潜力可以允许根据背景知识、读写能力或计算能力来定制信息、定位其内容或格式。互联网和智能手机的日益普及使其有可能接触到更广泛、地理位置更多样化的受众。风险行为的预测模型有可能进一步瞄准沟通。Moorhead等(2013)也注意到这种沟通的数据安全风险。

Mohan等(2017)报告了一项随机对照试验,发现在线"严肃游戏"培训比传统的基于文本的培训能更有效地向急诊科医生传达风险信息。然而,到目前为止,许多在线应用程序中很少有任何已发表的实证评估。每一种都对用户界面(UI)和用户体验(UX)设计提出了挑战。前者侧重于视觉内容和互动元素;后者侧重于用户的享受和参与。用户界面和用户体验的基础研究可以为成功的设计提供依据。然而,在接近实际使用的条件下,它仍然需要与潜在用户进行迭代测试。在设计过程中,需要特别提防两大风险,其一是为了追求更高的参与度而牺牲有效性,甚至准确性;其二是为追求更加引人入胜的设计效果,从而造成对网络带宽的需求增加,这将剥夺那些网速受限的人们的权利。

7.5.4.3 评估沟通

一个人不应该发布未经测试的健康信息,就像发布未经试验的药物一样。事实上,沟通是任何医疗产品或程序的一部分,会影响何时选择、如何使用以及是否及时发现问题并进行补救和报告。可以说,当产品面临监管部门批准时,有关此类沟通的证据应该成为提交文件的一部分。这种评价要达到的标准是:

如果满足以下条件,则沟通是充分的:

◇ 包括接受者作出决定所需的信息。

◇ 考虑到他们正常的搜索模式,他们可以随时访问这些信息。

◇ 使他们能够以合理的努力理解这些信息。

应用这些测试需要证据。了解人们需要什么信息,就需要了解他们的目标。要知道人们是否能找到现有的信息,就需要观察他们的搜索方式。了解他们的理解程度则需要了解他们对内容的掌握程度。

出版物质量评估需要资源和从实施研究者那里获得的培训。然而,任何沟通者都可以进行简单的评估。在《美国食品和药物管理局沟通风险和收益:基于证据的用户指南》(Fischhoff et al.,2011)中,每一章都以这样一节结束,内容是如何在无成本、小成本或与健康、政治和经济利益相称的成本下进行评估。任何评估的核心都是倾听,而不是假设知道接受者的目标、信念、不确定性、情绪或表达方式。为了识别个人的信息需求,人们可以询问他们如何看待生活中的风险。为了解人们访问信息的容易程度,人们可以观看他们搜索信息的过程(例如在线、草稿;Downs et al.,2008)。为了评估沟通的可理解性,可以要求人们回忆、转述、推理或使用它创建场景(Bruine-de-Bruin et al.,2007)。

这些都是讨论共同感兴趣的技术主题的结构化方式。与任何成功的对话一样,它们必须建立在相互尊重的基础上。这意味着能够听到意想不到的反应。即使是一些开放式的一对一采访,也可能会揭示出令人费解或冒犯的材料,或引发关于遗漏的问题。这也意味着将这些形成性评价界定为对信息的测试,而不是对潜在接受者的测试。如果他们没有了解到对他们来说重要的事实,那么这个信息一定没有传达出去。只有当科学传播的资源已经耗尽时,才能假定非专业人员无法学到他们需要的东西。非专业决策的利害关系应该证明这种投资和谦逊是合理的。业余交流可能比什么都没有更糟糕,让接受者承担责任,或者剥夺他们的决策权,而不给他们公平的机会。

传播学可以指导说服性沟通,旨在诱导遵循传播者意愿的行为;非说服性沟通,旨在帮助人们作出独立选择;另一种是自由意志主义和家长主义的混合体,在这种混合体中,任务是有框架的,这样人们就可以自愿地作出别人认为“为了他们自己好”的决定(Thaler,Sunstein,2009)。然而,如果不研究人们的目标,就有可能将专家的观点强加给他们。例如,Bostrom 等(1992)发现,有些人拒绝接受建议检测氡的宣传,因为他们想避免制造证据,以免使其出售房屋变得困难。Fischhoff(1992)描述了关于降低性侵风险的相互矛盾的建议,反映了专家们对女性(目标和防御策略的有效性)的看法存在差异。理性的人可能会通过从某种产品中获得更多利益(例如,驾驶操控性更好的汽车更快地行驶)而使安全措施“挫败”,这让只关心安全的专家感到沮丧。

7.5.4.4 管理沟通过程

完成这些任务需要具备以下四个方面知识的专业人员共同参与:

(1) 能够识别产生和控制风险(和收益)的过程的主题专家。

(2) 分析师,能够估计与决策者最相关的风险(和收益)。

(3) 行为科学家,他们能够评估决策者的信念和目标,指导沟通的设计,并评估沟通的成功。

(4) 沟通实践者,他们可以创建传播产品和渠道,向受众传递信息并从他们那里获得反馈。

上述专业人员的工作必须得到充分协调,才能使他们发挥恰当的作用。例如,在主题专家尚未检查内容是否准确的情况下，行为科学家不应该为了提高可理解性而修改文本。主题专家不应根据他们所钟爱的公众需要多么紧张或平静的理论来歪曲事实。沟通实践者不应像试图操纵政治议程那样"歪曲"卫生事实。

如前所述，让目标受众参与信息和渠道的开发至关重要。在美国，建立了以患者为中心的结果研究所(PCORI)，以资助这些研究旨在服务的患者所引导的健康研究(https://www.pcori.org/)。它将目标受众的参与作为其任务的核心，从确定更好的风险沟通在哪里这一关键点开始，再到设计和传播。

图7.5.1描述了确保公共卫生专家了解公众如何看待他们的决定并随时告知他们的行动所需的两种沟通方式。创建这样的结构化流程是沟通实践者的任务。例如，他们可能需要引起公众对远远超出他们目前所关注话题的兴趣，确定利益集团是否真的代表他们声称的选民发言，或者赋予那些可能被忽视的人权力。

7.5.5 结论

有效的风险沟通对健康决策至关重要。如果没有它，个人就会在问题出现之前、之中和之后，被剥夺了作出正确选择的最佳机会。因此，他们可能会遭受本可避免的伤害，同时也会因未能保护自己或亲人而感觉受到侮辱。他们也可能对专家们没有创造自己所需的信息并以及时、可理解的方式传播这些信息而深感失望和愤怒。因此，沟通必须成为研究和管理公共卫生风险的核心。让公众知道专家们学到了什么，或者代表公众作出了什么决定，这绝不能只是一个事后的想法。正如图7.5.1所示，持续、双向的沟通是必不可少的。

本章侧重于评估和解决风险沟通需求的一般方法。它避免了对"人们做什么""人们相信什么"和"人们想要什么"的笼统概括。这是因为关键细节因风险决策和决策者而异。响应式沟通需要关注个人生活和决策的细节。这里介绍的风险感知和传播的基础科学可以支持专门用于传播《牛津公共卫生教科书》许多章节中介绍的科学的研究计划，确保公众从该科学中获得充分的价值。尽管每个此类研究方案的主题都不同，但所有方案都可以采用相同的基本研究和方法。考虑到一个特征明确的决策或风险，如果技术要求很高，评估风险感知相对直接和简单的。如果决策者的风险(和收益)感知得到了很好的测量，那么他们的选择通常可以用简单的线性模型进行粗略预测(Dawes et al., 1989)。更精确的预测需要更详细地了解形成这些信念的认知过程和心理模型，以及影响决策的情感、社会和经济因素。

应对有效风险沟通的挑战需要协调四类专家：主题专家、分析师、行为科学家和沟通实践者。组建这样的团队需要能将沟通视为公共卫生使命关键的战略领导力。相对于合理决策的利害关系而言，传播研究对个人和旨在为他们服务的公共卫生组织来说是廉价的。因此，根据这里总结的科学方法来评估风险感知和评估风险沟通至关重要。例如，这种科学的风险沟通方法可以避免忽视"风险"的多维特征、语言量词的问题，或者帮助人们了解风险是如何通过反复暴露而增加的。由于健康风险决策中可能出现新颖、复杂、不确定、决定性的问题，在试图满足决策者的需求时，人们不应相信直觉。

更好的风险沟通将有助于接受者作出更好的决定。然而，如果它让艰难的选择变得显而易见，不必让他们的决定变得更容易。它也不需要让沟通者的生活变得更轻松，因为接受者可能会发现真正的分歧。然而，它应该避免不必要的误解，从而导致更少但更好的冲突。

(翻译：王慧、徐刚；审校：王军平、马翔羽)

参考文献

Beyth-Marom, R., et al. (1993). Perceived consequences of risky behaviors. Developmental Psychology, 29, 549-63.

Black, W.C., Nease, R.F., and Tosteson, A.N.A. (1995). Perceptions of breast cancer risk and screening effectiveness in women younger

than 50 years of age. Journal of the National Cancer Institute, 8, 720-31.

Bostrom, A., Fischhoff, B., and Morgan, M.G. (1992). Characterizing mental models of hazardous processes: a methodology and an appli-cation to radon. Journal of Social Issues, 48(4), 85-100.

Breakwell, G.M. (2014). The Psychology of Risk (2nd ed.). Cambridge: Cambridge University Press.

Bruine de Bruin, W., Downs, J. S., Fischhoff, B., and Palmgren, C. (2007). Development and evaluation of an HIV/AIDS knowledge measure for adolescents focusing on misconceptions. Journal of HIV/AIDS Prevention in Children and Youth, 8(1), 35-57.

Bruine de Bruin, W., et al. (2000). Expressing epistemic uncertainty: it's a fifty-fifty chance. Organizational Behavior and Human Decision Processes, 81, 115-31.

Budescu, D.F. and Wallsten, T.S. (1996). Processing linguistic probabilities. In: Busemeyer, J.R., Hastie, R., and Medin, D.L. (eds.) Decision Making from a Cognitive Perspective. New York: Academic Press, pp. 275-318.

Campbell, P. (2011). Understanding the receivers and the reception of science's uncertain messages. Philosophical Transactions of the Royal Society, 369, 4891-912.

Christensen-Szalanski, J. and Bushyhead, J. (1993). Physicians' misunderstanding of medical findings. Medical Decision Making, 3, 169-75.

Dawes, R.M., Faust, D., and Meehl, P. (1989). Clinical versus actuarial judgment. Science, 243, 1668-74.

Dewitt, B., et al. (2018). Estimation of a preference - based summary score for the Patient - Reported Outcomes Measurement Information System: the PROMIS®-Preference (PROPr) Scoring System. Medical Decision Making, 38(6), 683-98.

Downs, J.S., Bruine de Bruin, W., and Fischhoff, B. (2008). Patients' vaccination comprehension and decisions. Vaccine, 26, 1595-607.

Downs, J.S., et al. (2004). An interactive video program to reduce adolescent females' STD risk: a randomized controlled trial. Social Science and Medicine, 59, 1561-72.

Erev, I. and Cohen, B. L. (1990). Verbal versus numerical probabilities: efficiency, biases and the preference paradox. Organizational Behavior and Human Decision Processes, 45, 1-18.

Ericsson, K.A. and Simon, H.A. (1993). Verbal Reports as Data. Cambridge, MA: MIT Press.

Eysenbach, G. (2000). Consumer health informatics. British Medical Journal, 320(7251), 713-1716.

Fischhoff, B. (1992). Giving advice: decision theory perspectives on sexual assault. American Psychologist, 47, 577-88.

Fischhoff, B. (1996). The real world: what good is it? Organizational Behavior and Human Decision Processes, 65, 232-48.

Fischhoff, B. (2011). Communicating the risks of terrorism (and anything else). American Psychologist, 66, 520-31.

Fischhoff, B. (2013). The sciences of science communication. Proceedings of the National Academy of Sciences, 110(Supplement 3), 14033-9.

Fischhoff, B., Brewer, N.T., and Downs, J.S. (eds.) (2011). Communicating Risks and Benefits: An Evidence-Based User's Guide. Washington, DC: US Food and Drug Administration.

Fischhoff, B., et al. (2006). Analyzing disaster risks and plans: an avian flu example. Journal of Risk and Uncertainty, 33, 133-51.

Fischhoff, B., et al. (2018). Public understanding of Ebola risks: mastering an unfamiliar threat. Risk Analysis, 38, 71-83

Fischhoff, B. and Kadvany, J. (2011). Risk: A Very Short Introduction. Oxford: Oxford University Press.

Florig, H.K., et al. (2001). A deliberative method for ranking risks. Risk Analysis, 21, 913-22.

Fortney, J. (1988). Contraception: a life long perspective. In: Dying for Love. Washington, DC: National Council for International Health, pp. 33-8.

Funtowicz, S.O. and Ravetz, J. (1990). Uncertainty and Quality in Science for Policy. London: Kluwer.

Glassman-Fox, K.T. and Weber, E.U. (2016). What makes risks acceptable? Revisiting the 1978 psychological dimensions of risk. Journal of Mathematical Psychology, 75, 157-69.

Hawley, S.T., et al. (2008). The impact of the format of graphical presentation on health-related knowledge and treatment choices. Patient Education and Counselling, 73(3), 448-55.

HM Treasury (2005). Managing Risks to the Public. London: HM Treasury.

Krishnamurti T, Eggers SL, Fischhoff B. (2008). The impact of over-the-counter availability of Plan B on teens' contraceptive decision making. Social Science &Medicine, 67(4), 618-27.

Krishnamurti, T., et al. (2012). Preparing for smart grid technologies: a behavioral decision research approach to understanding consumer expectations about smart meters. Energy Policy, 41, 790-7.

Krishnamurti, T. and Argo, N. (2016). A patient-centered approach to informed consent: results from a survey and randomized trial. Medical Decision Making, 36(6), 726-40.

Krishnamurti, T., et al. (2017). Development and testing of the MyHealthyPregnancy app: a behavioral decision research-based tool for assessing and communicating pregnancy risk. JMIR mHealth and uHealth. 5(4), e42.

Lerner, J.S. and Keltner, D. (2001). Fear, anger, and risk. Journal of Personality and Social Psychology, 81, 146-59.

Lichtenstein, S. and Fischhoff, B. (1980). Training for calibration. Organizational Behavior and Human Performance, 26, 149-71.

Lichtenstein, S., et al. (1978). Judged frequency of lethal events. Journal of Experimental Psychology: Human Learning and Memory, 4, 551-78.

Löfstedt, R., Fischhoff, B., and Fischhoff, I. (2002). Precautionary principles: general definitions and specific applications to genetically modified organisms (GMOs). Journal of Policy Analysis and Management, 21, 381-407.

McIntyre, S. and West, P. (1992). What does the phrase 'safer sex' mean to you? Understanding among Glaswegian 18 year olds in 1990. AIDS, 7, 121-6.

Medin, D., Ojalehto, B., Marin, A., and Bang, M. (2017). Systems of (non-)diversity. Nature Human Behaviour, 1. doi:10.1038/s41562-017-0088.

Mellers, B., et al. (2015). Identifying and cultivating superforecasters as a method of improving probabilistic predictions. Perspectives on Psychological Science, 10(3), 267-81.

Merton, R.F. (1987). The focussed interview and focus groups. Public Opinion Quarterly, 51, 550-66.

Merz, J., et al. (1993). Decision-analytic approach to developing standards of disclosure for medical informed consent. Journal of Toxics and Liability, 15, 191-215.

Mohan, D., et al. (2017). Testing the efficacy of a video game vs. a traditional education program at improving physician decision making in trauma triage: a randomized controlled trial. British Medical Journal, 359, j5416.

Moorhead, S.A., et al. (2013). A new dimension of health care: systematic review of the uses, benefits, and limitations of social media for health communication. Journal of Medical Internet Research, 15(4), e85.

Morgan, M.G. (2014). Use (and abuse) of expert elicitation in support of decision making for public policy. Proceedings of the National Academy of Sciences, 111(20), 7176-84.

Morgan, M.G., et al. (2001). Risk Communication: The Mental Models Approach. New York: Cambridge University Press.

National Research Council (1996). Understanding Risk: Informing Decisions in a Democratic Society. Washington, DC: National Academy Press.

Nickerson, R.A. (1999). How we know — and sometimes misjudge — what others know: imputing our own knowledge to others. Psychological Bulletin, 125, 737-59.

O'Hagan, A., et al. (2006). Uncertain Judgements: Eliciting Expert Probabilities. Chichester: Wiley.

Parker, A.M., Bruine de Bruin, W., Fischhoff, B., and Weller, J. (2018). Robustness of decision-making competence: evidence from two measures and an 11-year longitudinal study. Journal of Behavioral Decision Making, 31, 380-91.

Phillips, J.K., Ford, M.A., and Bonnie, R.J. (eds.). (2017). Pain Management and the Opioid Epidemic: Balancing Societal and Individual Benefits and Risks of Prescription Opioid Use. Washington (DC): National Academies Press (US).

Politi, M.C., Han, P.K.J., and Col. N. (2007). Communicating the un-certainty of harms and benefits of medical procedures. Medical Decision Making, 27, 681-95.

Poulton, E.C. (1989). Bias in quantifying judgment. Hillsdale, NJ: Lawrence Erlbaum.

Quadrel, M.J., Fischhoff, B., and Davis, W. (1993). Adolescent (in)vulnerability. American Psychologist, 48, 102-16.

Riley, D.M., et al. (2001). Evaluating the effectiveness of risk-reduction strategies for consumer chemical products. Risk Analysis, 21, 357-69.

Ritov, I. and Baron, J. (1990). Status quo and omission bias. Reluctance to vaccinate. Journal of Behavioral Decision Making, 3, 263-77.

Schwartz, L.M. and Woloshin, S. (2013). The drug fact box: improving the communication of medical information. PNAS, 110, 14069-74.

Schwarz, N. (1999). Self reports. American Psychologist, 54, 93-105.

Shaklee, H. and Fischhoff, B. (1990). The psychology of contraceptive surprises: judging the cumulative risk of contraceptive failure. Journal of Applied Psychology, 20, 385-403.

Shepherd, J.A., Waters, E., Weinstein, N.D., and Klein, W.M.P. (2015). A primer on unrealistic optimism. Current Directives in Psychological Science, 24(3), 232-7.

Slovic, P. (1987). Perception of risk. Science, 236(17), 280-5.

Slovic, P. (ed.) (2001). Perception of Risk. London: Earthscan.

Slovic, P. (ed.). (2010). The Feeling of Risk: New Perspectives on Risk Perception. New York: Earthscan.

Slovic, P., Fischhoff, B., and Lichtenstein, S. (1978). Accident probabilities and seat-belt usage: a psychological perspective. Accident Analysis and Prevention, 10, 281-5.

Starr, C. (1969). Societal benefit versus technological risk. Science, 165, 1232-8.

Studdert, D.M., et al. (2017). Handgun acquisitions in California after two mass shootings. Annals of Internal Medicine, 166(10), 698-706.

Thaler, R. (1991). Quasi-Rational Economics. New York: Russell Sage Foundation.

Thaler, R. and Sunstein, C. (2009). Nudge: Improving Decisions about Health, Wealth and Happiness. New Haven, CT: Yale University Press.

USEPA (1993). A Guidebook to Comparing Risks and Setting Environmental Priorities. Washington, DC: USEPA.

Viscusi, K. (1992). Smoking: Making the Risky Decision. New York: Oxford University Press.

von Winterfeldt, D. and Edwards, W. (1986). Decision Analysis and Behavioral Research. New York: Cambridge University Press.

Wogalter, M., ed. (2006). The Handbook of Warnings. Hillsdale, NJ: Lawrence Erlbaum Associates.

Woloshin, S., et al. (1998). Scales for assessing perceptions of event probability: a validation study. Medical Decision Making, 14, 490-503.

Yonkers, K. A., Blackwell, K. A., and Forray, A. (2014). Antidepressant use in pregnant and postpartum women. Annual Review of Clinical Psychology, 10, 369-92.

7.6 城市化与健康

7.6.1 引言

世界上大多数人口(42亿)生活在城市和城市周边。据联合国数据表明,2018年全球55%的人口居住在城市,预计到2050年将有超过68%的人口居住在城市地区(UN,2018)。物质、社会和经济不断发展的同时促进了城市化的进程,也为生活在城市和世界各地人民带来健康幸福的生活。因为城市生活可以为更多的人口提供健康生活的条件——提供基础设施,如清洁水和卫生设施、教育和社会服务条件,以及更充分的文化、宗教和政治表达和自由意识(Dye,2008)。这在全球南北方的富裕和贫穷城市都是如此。因此,在决定一个人是否生病、遭受不必要的痛苦,甚至过早死亡等方面,我们生活、学习、工作和娱乐的环境,与我们的基因编码一样重要,甚至更重要。

然而,并不是每个生活在城市的人都能利用城市资源来增进健康。城市贫困人群和社会边缘化者往往面临着卫生不公平问题,或无法及时获得必要的健康促进资源。正如联合国人居署和世界卫生组织在其2010年报告《隐藏的城市:揭露和克服城市环境中的卫生不平等》中所指出的那样:

卫生不公平现象表现为不同群体在健康状况或卫生资源分配方面的差异,这与个人出生、成长、生活、工作及变老所处的政治经济社会状况有关。卫生不公平现象不呈随机分布,与所处社会经济地位或地理位置相关。没有一个城市——无论规模、贫富、东西、南北——能够不受卫生不公平问题的影响(WHO,UN Habitat,2010)。

重要的是,目前有近10亿人生活在城市贫民窟、非正规住宅区或露宿街头,他们的健康状况往往是所有城市居民中最差的,甚至不如农村贫困地区人群健康状况(Lilford et al.,2017)。城市贫困人口往往面临着诸如住房和卫生条件不足、自来水缺乏、贫穷或营养不良、过度拥挤、室内外污染、暴力、获得医疗保障的机会有限、易受到洪水和干旱等气候事件影响等问题,以及缺乏能够促使改变其生活条件的政策决策权等(Friel et al.,2011)。

城市化、不平等和人类健康之间的联系得到了国际组织的重视。2016年,WHO发布的《城市健康全球报告》指出,国家的财政水平不等于城市的卫生水平,同类型城市之间的卫生条件差异很大,城市必须采取多部门联合措施来促进卫生公平(WHO,UN Habitat,2016)。2016年在厄瓜多尔基多举行的联合国住房与可持续发展大会(Habitat Ⅲ)上发布的《新城市议程》也将身心健康列为优先事项。在2030年可持续发展目标(Sustainable Development Goals,SDGs)中至少有一项目标,即可持续发展目标11,是致力于建设包容、安全、可持续和有抵御力的城市,同时也包括了一些通过解决城市化问题才能实现的目标,如贫困(可持续发展目标1)、人类健康(可持续发展目标3)、性别不平等(可持续发展目标5)、水和环境卫生(可持续发展目标6)、体面工作和经济增长(可持续发展目标8)、减少不平等(可持续发展目标10)和气候行动(可持续发展目标13)。

本章简要介绍人类健康与城市化之间的历史渊源,并指出21世纪城市化进程中的一些挑战。21世纪的城市化给城市卫生带来了新的挑战(Galea et al.,2005)。第一，中小城市的快速发展，不同于全球20世纪大部分特大城市发展历程。这些城市可能没有相关的体制机制或国家政策来解决伴随快速发展所带来的人口健康需求。第二，21世纪的城市化，特别是在撒哈拉以南的非洲，并不总是伴随着经济的发展，就像19世纪和20世纪经常发生的那样。21世纪全球城市化的特征还包括，城市中有很大一部分人口处于非正式的工作状态，这可能导致地方政府和对全球可持续发展和减贫感兴趣的国际组织“看不见”和“不承认”这部分人群的生活条件和健康状况。第三，21世纪城市化的特征是社会不平等现象不断加剧和持续存在——贫困、歧视和少数民族、宗教、移民、难民群体的城市空间边缘化等。在人口、社会特征、治理结构和建筑环境方面，21世纪的城市比19世纪的城市更加多样化。此外，困扰城市居民的健康问题也与150～100年前不同。在21世纪的城市中，正不断涌现出新型传染病、耐药性传染病与非传染性疾病、精神问题和老龄化相结合的健康问题，从而迫使我们需要用新方法来应对和解决21世纪的城市健康问题。

本章探讨城市化如何成为并将继续作为人类健康的基本决定因素而发挥作用(Galea et al.,2005)。接下来将通过19世纪的瘴气理论，到20世纪的细菌理论，再到今天的生物医学模型(将疾病归因于不健康的生活方式、行为和/或遗传学)的探索(Porter,1999)，从公共卫生角度阐明城市与健康的关系，例如，在19世纪的城市卫生时代，人们修建了供水和下水道系统，并要求住房通风和清洁街道。到了20世纪，城市开始通过对饮用水进行氯化消毒、对牛奶进行巴氏消毒来保护人们免受疾病的侵害。后来，对烟草等“不健康行为”进行教育和限制使用，塑造了城市健康。在20世纪末，流行病学家开始重新强调健康的社会决定因素(social determinants of health,SDOH)，即包含生活条件、财富分配和权力分布在内的制度和结构力量是健康的关键驱动因素。本文将提出建立在SDOH基础上的人口健康新框架，称为“有害应激”，反映了21世纪针对城市健康的理解和行动演变。后续将详细解释有害或慢性应激这个概念，这些往往在一个群体经历创伤事件时发生，发生时间可以贯穿一生，包括从胎儿期直到老年期。这些事件或“应激因素”有多个来源，通常是社会负面因素如种族主义和地域歧视，可以是经济上和身体伤害的组合。这些事件导致免疫系统通过持续释放肾上腺素和皮质醇等“战斗或逃跑”激素而产生“过度反应”，削弱对感染的抵抗力，并损害大脑、心脏、肺部和其他重要器官(McEwen,2017)。在此本文提出，21世纪的城市健康必须认真对待有害应激假说，这标志着自卫生、病菌和基因前三个主要的公共卫生运动以来的城市健康4.0的诞生。

如今，大多数城市卫生干预措施的重点不是减少社区中的多重应激源，而是为城市居民或其社区带来社会服务、基本保健、经济机会或物质改善。往往侧重于人群或空间层面的干预，很少同时将两者综合考虑。干预措施通常是由专家主导且模式单一，侧重于一种疾病、一种危险因素、一种危险暴露、一种人群或导致城市健康不良(如贫困)的一种疑似“原因”(Corburn,2005)。许多城市卫生战略的重点往往是提供更多的护理、更多提供护理的场所、更多的预防和更多的社会服务。这就是常规理解的“城市卫生工作方法”，它侧重于维护人群健康，但很少关注改善场所、生活条件或改变影响卫生机会或不利应激源存在的机构和政策。本章将首先回顾部分城市健康史，进而讨论21世纪的城市化与健康问题。

本章强调21世纪的城市，包括物质、社会和政治条件，是如何与人类健康相联系的，探讨有害应激的框架，揭示它对21世纪城市健康框架的影响，在此基础上提出健康城市治理建议，这些建议包括应用复杂性科学和生态适应性管理方法，并强调城市居民作为解决城市健康问题参与者和受益者的关键作用。

7.6.2 现代城市化与人类健康：简史

城市环境(或人们生活和工作的地方)影响人类健康的概念并不新鲜。西方医学之父希波克拉底在他的《论空气、水和地点》(公元前370年)中指出，“一般来说，一个民族的体质和习惯与他们居住的土地性质相一致。”到19世纪20年代，法国流行病学家Louis RenéVillermé强调，在巴黎，越富裕的区县或社区，死亡率和患病的可能性就越低。Edwin Chadwick于1842年的《关于英国劳动人口卫生状况的报告》记录了困扰英国城市贫民的不良生活条件，并为城镇卫生皇家委员会作出了贡献，他指出城市的自身变化对于改善贫困人口的幸福指数是至关重要的(Chadwick,1842)。基于瘴气——污浊或肮脏的空气——是疾病成因的主要理论,欧洲和美国的城市成立了卫生委员会,致力于清理城市环境,从而阻止传染病的流行(Duffy,1990)。卫生工程师倾向于采用新技术来处理城市卫生问题,例如,通过管道将废物从城市排入河流和海洋(Peterson,1979)。工程师们声称能够设计出健康供水系统、街道网络和下水道系统——这便是"城市的动脉",但是清除瘴气似乎并不能减少疾病,也不能将病人从社会中清除。传染病最开始被认为是毒物从一个人身上直接传播到另一个人身上,从而导致了对移民的大规模隔离和大量合法的国家经济干预(Porter,1999)。

7.6.3 20世纪早期城市化与健康:细菌理论

当新世纪来临,出现了瘴气和传染病都无法解释的城市健康问题例如某些地方污物到处都是,流行病却只偶尔发生。

公共卫生出现了新的挑战。此时,公共卫生领域的主流意识形态转向了微生物理论,该理论认为微生物是引起传染病的特异性病原体(Susser,Stein,2009)。医学治疗和疾病管理开始取代物理消除危害策略,公共卫生转向旨在消除细菌的实验室研究和干预措施,如接种疫苗、对牛奶进行巴氏消毒和对市政饮用水进行氯化处理(Leavitt,1982)。这一时期出现了许多市政专门机构来管理这些城市改善计划如供水服务基础设施、污水处理系统、公共住房、公园和娱乐场所、校园卫生等,导致城市卫生工作更加分散和分段化(Peterson,1979)。

在这段时间里,被视为明确且非政治性的实验室科学模型也对城市管理的观点作出了贡献。对改善健康感兴趣的城市规划者经常面临如何为政治和经济上有争议的基础设施项目买单的问题,这些项目往往在10年内或更长时间内都不会产生效益(Rosen,1993)。规划师和工程师们转向声望很高的实验室科学,寻求城市管理的模式,因为在实验室中,研究人员被视为中立的,与正在进行调查的社会环境分离,实验室实验过程受到高度控制和限制,分析技术是规范和标准化的,因此来自任何地方的实验室的结果都可以应用到任何地方。城市管理者为了城市健康利益要求政治自治,并使用新的"效率"技术,如效益-成本分析、土地使用分区和长期综合规划,从根本上改变城市治理(Corburn,2013,2017)。

社会不平等使多种学科、医学和城市管理领域在某种程度上联系在一起。1906年,Du Bois出版了《美国黑人的健康和体质分析》,并利用人口普查报告、人口统计信息和保险公司记录中的数据,首次揭示了生活在南方和北方城市的非裔美国人与美国白人相比,健康状况不佳的情况。Du Bois质疑科学、技术、住房和其他服务的进步是否使所有美国人受益,并指出种族健康差异是社会因素造成的,而不是当时科学和医学中普遍接受的优生学思想,即固有的种族劣等性(Du Bois,1906)。

城市公共卫生不仅与科学有关,还受到公民为争取社会权利而开展的政治运动(Szreter,2005)的影响。社会运动为确定城市卫生的优先事项指明了方向,城市中不平等的权力分配,促使像Alice Hamilton、Florence Kelley和Jane adams等女性改革者组织美国的工人和移民发起了要求更安全的工作场所、社会住房和城市活动绿地的社会运动(Porter,1999)。

7.6.4 殖民主义、城市化和卫生

今天的城市及其面临的许多挑战都来源于殖民政策,早期出于对瘟疫的恐慌,卫生官员将致命疾病归咎于土著居民,并提出隔离的解决方案。几乎所有到殖民城市的移民都必须建造或寻找自己的住所。19世纪,在被殖民的亚洲、非洲和加勒比地区,土著居民几乎不被私有产权法保护。医生成了无所不能的专家,当权者经常负责从"土著事务"到城镇规划的一切事务(Home,2013)。殖民地医疗当局倾向于将疾病归咎于

土著人口的种族特征、生活条件和习俗,并将土著人口作为研究对象,以帮助殖民大国控制传染病。在当时优生学被认为是一门伪科学,殖民者认为土著和奴隶人口因其固有的种族劣势而更易患疾病(Curtain,1985)。随着Francis Galton开创了优生学,受其影响,对形成城市社会中“智力低下”和贫困阶层的成因,倾向于是由遗传基因缺陷引起。优生学背后的倡导者旨在挑战通过减少贫困、改善环境和住房条件改善贫困人口健康水平的卫生主义理念(Krieger,2011)。英国的公共卫生官员被派往新加坡、加尔各答、浦那、拉各斯和开普敦等殖民城市,帮助控制传染病的暴发,其中,一种解决方案是通过强制绝育来控制生育。在实际行动中,城市卫生人员利用种族劣等的优生思想来证明对土著习俗进行检查、监管和纪律行动是合理的——包括铲平房屋和取消市场,美其名曰为了帮助改善住所的黑暗环境和促进环境“通风”(Garside,1988)。

7.6.5 生物医学模式、住房和支离破碎的城市:20世纪50~90年代

到20世纪中叶,公共卫生领域驱动理论将再次转向疾病的生物医学模型(Susser,Stein,2009)。该模型将实验与个体相结合,并将人们发病和死亡归因于生活方式、行为、遗传生物学或遗传学。生物医学模型将为公共卫生提供对如心脏病等新兴高发慢性疾病的解释,并将研究和干预转移到例如吸烟、饮食和运动等个人健康的“危险因素”上(Krieger,2011)。20世纪40年代,美国住房管理局和纽约市公共卫生部门将较高的犯罪率和婴儿死亡率归咎于贫民窟,并主张拆除贫民窟,代之以现代化的高层建筑(Corburn,2013;Hachmann,et al.,2018)。1948年,美国公共卫生协会发布了一份名为《社区规划》的指南,该指南还建议在城市中清除老旧的贫民窟,并提倡新的、郊区风格的健康住宅开发(APHA,1948)。贫民窟和贫民窟居民则成为不健康的地方和人口的代名词。正如Gillbert所说:

> “在大多数人使用‘贫民窟’这个词时,最令人担忧是其负面含义的存在。因此,贫民窟的居民不仅仅是指住在简陋住房里的人;还会被其他人认为是有个人缺陷的人。在巴西,贫民窟住户不仅仅指住在贫民窟里的人,这些人还会被认为是只配住在那里的人(Gillbert,2007)。”

正是这些负面的含义,使得非贫民窟居民对贫民窟在思想和行动上产生恐惧,针对贫民窟问题的解决方案大多是拆除或彻底清除,而不是改善贫民窟。无论在什么背景或时代下,贫民窟实际上已经成为一种贬义词,并与不健康联系在一起(Rao,2006)。

例如,20世纪50年代,美国的住房政策通过为新房提供抵押贷款保险来补贴新的郊区单户住宅,而并不向居住城市贫民区的旧住宅提供此项保险(Corburn,2009)。美国的住房政策中规定的郊区设计模式也为20世纪的郊区扩张埋下了祸端。1949年美国住房法案将城市重建制度化,市政府开始拆除“贫民窟”社区,并驱逐了成千上万的穷人,其中大部分是非洲裔美国人。城市更新计划是利用最好的现代技术和科学合理的设计重建整个城市,旨在消除市中心的贫民窟——被视为犯罪的根源和疾病的滋生地。然而,城市更新往往只会增加贫困社区居民的贫困,因为他们的住房要么被供应不足的公共住房所取代,要么(更常见的情况下)被私人房地产开发商以低廉的价格获得,并选择建造昂贵的高层办公大楼,而非建造新的住房(Fullilove,2004)。城市更新不仅切断了社区之间的空间位置联系,还消除了彼此之间的社会和情感联系、相互信任以及集体效能观念,这导致了非裔美国人获得的健康促进资源更少了。非裔美国人被大多数新郊区拒之门外的同时,也被剥夺了如资本积累、良好学区以及经济水平提高等这些随住房条件改变而带来的健康福利(Fullilove,2004)。

7.6.6 21世纪城市健康水平

到20世纪80年代中期，专家学者、政府机构和世界卫生组织共同启动了“健康城市”计划，以重新建立城市规划与公共卫生之间的联系（Duhl，Sanchez，1999）。该计划主要以欧洲为重点，征集城市起草“健康城市计划”，并通过城市间分享建设过程中遇到的机遇和障碍等来打造更多的健康城市。到20世纪90年代，公共卫生研究人员开始重新构思人群健康状况分布的相关理论来解释健康不平等，从而推动社会流行病学领域的发展（Krieger，2011）。城市中的不平等现象，如住宅隔离、城市撤资和环境不公正，到21世纪初开始被流行病学家看作是社会决定因素的一部分（Kjellstrom et al.，2007）。

7.6.7 城市化如何影响人类健康

7.6.7.1 自然环境与建设环境

城市的自然环境对健康仍然很重要，例如能否获得安全和负担得起的饮用水、卫生设施、排水和垃圾收集等都至关重要。在欧洲和拉丁美洲高度工业化的城市以及中国和撒哈拉以南非洲的发展中城市，城市空气和噪声污染仍然是健康的关键决定因素（Lilford et al.，2017）。每年多达100万例过早死亡和100万例早产死亡与城市空气污染相关。在这些城市中，超过90%的空气污染是由大量废旧车辆维护不善，基础设施不足和燃料质量低所带来的尾气排放造成的（Friel et al.，2011）。心血管疾病死亡和哮喘发生与城市颗粒物有关。噪声污染是一种常见的城市公害，听力损伤、高血压和缺血性心脏病都与之相关。暴露于城市空气和水中的环境病原体则会导致如寄生虫病、腹泻病、肠道寄生虫等传染性疾病以及一些非传染性疾病。

行人与机动车的冲突是城市地区的主要伤害之 。每当新的开发项目启动（包括新的住房和商业活动）时，周边行人活动就会增加，同时，此类伤害也可能增加。但是，增加步行活动可以促进身体活动，从而减少心脏病、中风和精神疾病，还能提高老年人的功能状态和能够独立生活的时长。为人们的步行活动提供新的空间和机会的同时，也可以通过增加社交互动来提高幸福感，这样也可以减少大家在社区互动中的孤独感。与此同时，高速公路的建设促使车辆造成的空气污染加剧并向郊区蔓延，但是交通工具的缺乏或不足则会阻碍就业发展和健康服务的落实，特别是对城市低收入者而言。高速公路和街道可能会限制绿色开放空间，其可以作为体育锻炼、社交互动和城市热岛的场所，减少由气候变化引起的城市热岛对人类健康的不利影响（Frumkin，2003）。

7.6.7.2 社会环境与城市健康

城市的自然环境和社会环境往往相互影响，当我们在试图了解和改善城市卫生不公平现象时，不能把这两者分开看待。城市社会环境包括在特定社区内不同机构、不同人群的特征以及彼此之间的关系（Kjellstrom et al.，2007）。关于影响健康的社会环境因素中，研究最多的可能是经济地位或阶层。虽然关于绝对贫困还是相对贫困对健康影响更大的争议仍然存在，但人们一致认为，任何城市中的贫困都会增加人们生命中任何阶段健康风险的可能性，其影响包括婴儿死亡率和低体重新生儿，身体和认知发育迟缓，过早发生慢性疾病和更高的感染率（Grant et al.，2017）。

经济“环境”也会影响健康。酒类商店集中的街区，人群成瘾率也更高，但是此类商店可能成为重要的就业机会提供者或符合当地的饮食文化。企业迁移会改变当地基本商品和服务的可获得性和可负担性,以及当地就业机会的类型,从而对健康产生不利影响。企业迁移还会造成自然环境的破坏——这些情况普遍存在那些接纳废弃厂房的贫困社区。废弃物产还会增加非法倾倒垃圾和有害废弃物外泄的可能性,也会对健康产生不利影响(Ellaway et al.,2012)。

社会环境还会通过多种其他途径影响健康,包括对影响健康的个人或群体行为的支持,减缓或增强应激源,以及提供影响健康的商品和服务(例如住房、食品、非正式医疗)(Krieger,2011)。有限的社会支持可能使人们难以应对当下的处境并导致健康水平下降。众所周知,社会孤立和暴力等高发的社会应激源也会对城市居民健康产生不利影响。在城市中,一个人的社会网络在空间上更接近,可能在对个人和人口健康方面会有更突出的作用(Friel et al.,2011)。

城市中影响健康的最重要的社会因素可能是空间划分。世界各地的许多城市都存在高度社区空间隔离,这些都来源于人们对某些种族、民族、种姓或部落群体的歧视(Galea et al.,2005)。空间划分会产生多重效应,包括促进资源和社会网络联系的同质化并抑制多样性,多样性对社会经济地位较低人群健康将带来益处。同时,生活在隔离社区的人们在经济和社会剥夺、有毒物质和危险条件方面,可能存在过度暴露、敏感性和反应增加的情形(Corburn,2009)。

7.6.8 城市化、治理和健康

城市中影响健康的自然和社会特征及其动态并不是随机或偶然发生的。城市和大都市普遍不是由自然选择而形成。人们和有组织的团体或联盟在用自己特有的方式积极建立城市和城市之间的邻里关系。在一个地区的政策更迭中,往往存在真正的输家和赢家,而对自然和社会变量的静态定义很少捕捉到地方的这种动态。城市地域空间创造和重塑的决策过程就是所谓的"城市治理"(Burris et al.,2007)。正如Szreter(2005)所指出的(见第1.2章),社会运动可以促使公民社会在民主决策中方面发挥关键作用,有利于提升公共卫生知识的民众认可度,在重塑公共卫生优先事项方面发挥重要作用。

"治理"一词被广泛理解为关注政治、经济和社会生活之间的交叉领域,每个领域都旨在影响集体行动。治理不仅仅是政府的治理,但本质上是正式机构和组织与非正式规范和实践之间的矛盾冲突。城市治理包含不同背景、参与者、领域和所面临问题的复杂组合,矛盾冲突可以在公众讨论或日常生活中表现出来。城市健康的治理方法既要关注过程,也要关注结果,必须提出以下问题:什么样的情况或条件导致城市规划者使用或滥用权力,响应或甚至抵制市场力量,努力增强一些群体的职能,削弱另一些群体的职能,促进多方得出协商一致的决策,或者只是使已经作出的决策合理化(Corburn,2013)? 治理方法将城市规划视为一个过程,其中包括形成公共指南和社会共识、可用证据和调查规范、包容或排他的审议,以及对偏见、歧视、不平等和顽固不化社会状态的回应(或缺乏)。对治理的关注使健康公平规划不再只关注脆弱的人群或地区,还包括改变那些可能导致社会不平等而影响健康不公平现象的政策和机构(Friel et al.,2011)。

7.6.9 迈向21世纪的城市化与健康科学:应对有害应激源

已有充分证据证明,应激可能对人体有害,特别是部分呈现慢性特征的地域性应激源,并且会在人们的一生中积累(McEwen,McEwen,2017)。虽然应激可以挽救大多数人的生命——类似"战斗或逃跑"机制,但持续的逆境是有害的,这意味着应激反应系统的长时间激活会破坏大脑结构和其他系统的发展。表7.6.1中显示了城市中贫困和边缘化人群经历的一些多重、慢性应激源(Hajat et al.,2015)。这些应激源通常从出生就伴随人们，仅靠个人行为的改变并不能纠正其影响。

表 7.6.1 城市化与人类健康：资源和风险

健康资源	城市对健康的自然和社会影响（举例）
环境质量，包含噪声、土壤和水污染	◆ 车辆尾气排放加剧了呼吸系统疾病并增加了心肺疾病的死亡率，同时室内过敏原加剧了哮喘 ◆ 长期接触噪声对睡眠、性格、听力和血压都有不利影响，这些都会导致儿童发育迟缓 ◆ 树木和绿地可以清除空气中的污染，并减轻城市热岛效应
应对气候变化的能力，包括抵御高温、干旱、洪水、食物供应中断等	◆ 在绿色空间有限且人口密集的城市地区，热岛效应和气温升高更为频繁 ◆ 如干旱和台风这样的极端天气加剧了城市贫困人口的脆弱性 ◆ 气候变化导致城市地区病媒传播疾病的流行率上升，如登革热、疟疾和寨卡病毒等
提供高质量的安全交通道路、人行道和自行车道	◆ 在没有人行道和人行横道线的地方，车辆/行人的事故伤害最严重 ◆ 人行道和指向车道的建立有助于健康运动，能起到减少心脏病、糖尿病、肥胖、高血压、骨质疏松和抑郁症的效果 ◆ 公共交通也为人们提供了就业、教育、公园和医疗保健服务的机会
提供高质量的儿童保育、教育和医疗保健设施	◆ 高质量的儿童保育可以增强疾病免疫力，提高未来受教育程度和收入的可能性 ◆ 教育可以提高人们关于预防和相关服务的健康知识 ◆ 及时的基本健康服务可以预防严重疾病的发生
提供负担得起的、安全的、稳定的、与社会融合的住房	◆ 拥挤和不符合标准的住房会相加感染、患呼吸道疾病、火灾和应激的风险 ◆ 负担不起租金或抵押贷款会导致住房、饮食和医疗分配不均 ◆ 种族居住隔离限制了经济发展和受教育的机会，往往集中了不利因素，增加了种族/族裔群体之间的社会距离
提供安全优质的开放空间、公园、文化娱乐设施	◆ 干净安全的公园可以增加人们户外活动的频率 ◆ 文体活动能够促进文化多元交流，减少暴力问题，增强社会凝聚力
提供有意义、安全、符合工资标准的工作	◆ 收入越高，整体健康状况越好，死亡率越低，情绪越稳定 ◆ 失业是慢性应激的来源，同时工作自主权则会增强自信
提供能负担得起的且优质的商品和服务	◆ 社区周边商铺供应营养饮食 ◆ 地方金融机构帮助家庭创造和维持财富
防止犯罪和暴力事件	◆ 暴力和犯罪的间接影响包括产生恐惧、紧张、焦虑的情绪，不健康的生活方式，暴饮暴食，吸烟，酗酒，药物过量等 ◆ 对犯罪的恐惧会迫使儿童待在室内，越来越多地接触有毒的室内空气和过敏原，并且限制了室外活动和锻炼
社会凝聚力和政治力量	◆ 精神和物质的支持可以缓解压力紧张情况，预防孤独感，有助于增强自信，减少过早死亡的风险 ◆ 社会关系/支持的切断/缺失所带来的压力会导致新生儿体重过低，增加婴儿死亡的风险，还会使儿童出现认知发育迟缓、多动、呼吸问题、超重和心脏病等

资料来源：Gelea et al.，2005；WHO，2010.

如图 7.6.1 和 7.6.2 所示，在“正常”的应激情况下，人体会经历一系列的物理和化学反应，但主要是通过释放肾上腺素和皮质醇，来提高人们的应激反应，但当机体面临的威胁结束，身体恢复稳态时，这些应激反应机制最终会“关闭”（图 7.6.2，实线）。身体在应激下保持稳定的能力被称为应变稳态（McEwen，McEwen，2017）。当存在恒定有害应激源，“应变稳态负荷”持续增加，“战斗或逃跑”激素的释放不能适当调节或关闭（图 7.6.2，虚线）。增加的应变稳态负荷会消耗免疫系统，因为它会过度工作以调控激素的释放并试图恢复内稳态。在有害的应激环境下,皮质醇和肾上腺素的过度分泌会触发其他生物反应,如免疫反应不良、葡萄糖调节不良和持续的饥饿感,这些会导致慢性疾病,如超重和肥胖、糖尿病、高血压、心血管疾病、中风、哮喘和精神障碍(Velasquez-Manoff,2012)。一些已知的有害应激源包括长期贫困、种族、性别和其他形式的歧视和边缘化、身体或情感虐待、暴力伤害和住房不稳定(Berger,Sarnyai,2014)。应变稳态负荷与端粒长度的变化有关,端粒是位于染色体末端的DNA-蛋白质复合物,保护染色体免受损伤。端粒缩短被认为是细胞衰老的标志(Price et al.,2013)。

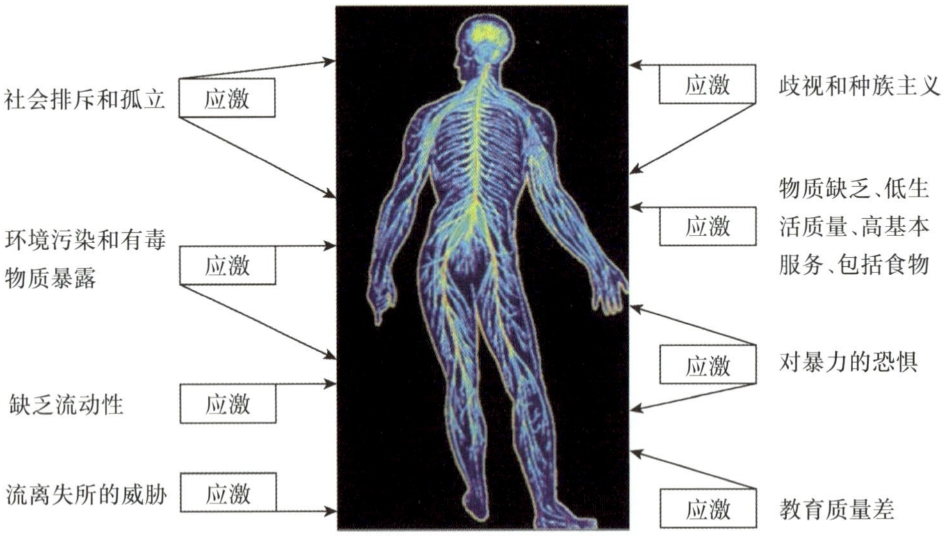

图 7.6.1

资料来源:Corbum J.Healhy city planning:from neighbourhood to national health equity[M].London:Routledge,2013.

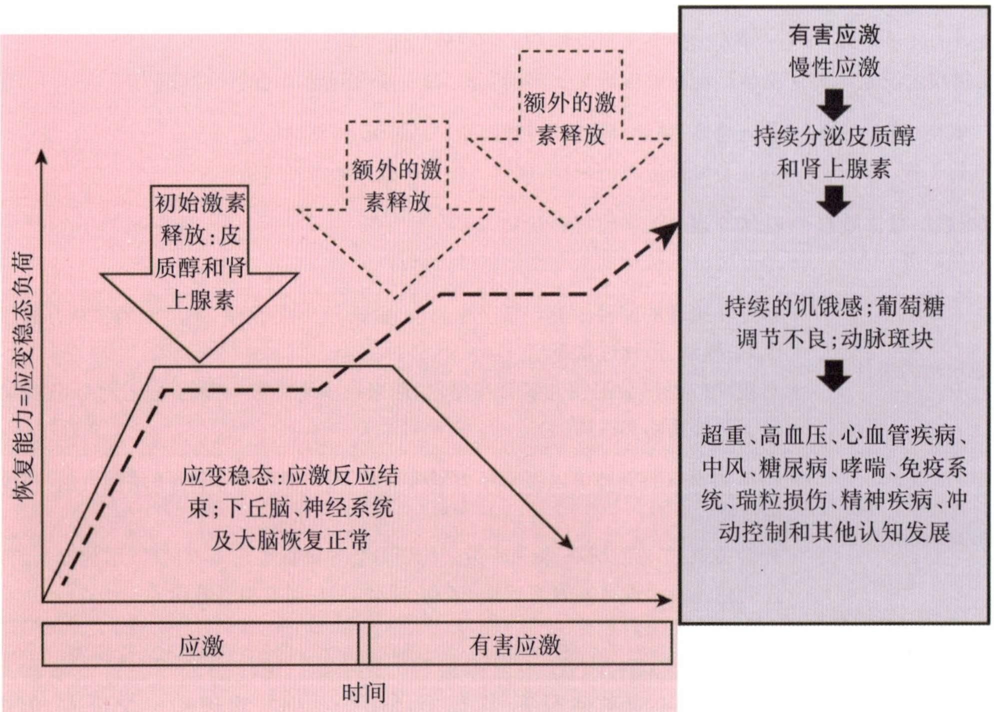

图 7.6.2 慢性应激及其生物学影响

“有害应激”的观点表明,21世纪的健康城市科学认为,不能再将一个人的某一时刻生存状态视为孤立的片段,例如,某一天是非洲移民,某一天是低体重出生,某一天是在有铅涂料残留物的家庭中长大,某一天在工作中受到种族歧视,或某一天生活在没有超市或交通工具的种族隔离社区,正如我们的身体不能把这些经历明确分开一样——所有这些经历都可能会增加高血压及其相关疾病发病率和过早死亡的风险。由于城市中许多贫困地区的人口可能正面临多种“有害应激源”,21世纪的城市化和健康研究必须关注当地的自然和社会应激源,如长期贫困和歧视、住房不稳定和暴力伤害。21世纪的城市健康规划师在研究或实践中应强调多部门的联合作用(Corburn,2013)。

7.6.10 21世纪的城市化与健康治理

衡量和解决城市有害应激需要新的跨学科行动,即针对可能导致城市居民患病、残疾和死亡或不健康状态的具体因素进行研究。这项工作必须基于科学家、城市贫困人口本身、社会运动和政府决策者建立伙伴关系,并且共同参与和分享权益。没有放之四海而皆准的方法。本文借用了科学研究、经济学和研发类文献中的一个术语,将这种针对城市健康的协作方法称为共同生产(Jasanoff,2004)。在城市健康的共同生产中,跨学科行动被认为不仅依赖于自然世界,同时也依赖于历史事件、社会实践、物质资源和有助于科学知识构建、传播和运用的机构。在共同生产的框架下,不把“科学知识”作为一个已知条件,而是试图揭示科学知识是如何进行、传播和使用的。共同生产模式挑战了专家和非专业人士之间的认知方式,提出了更多需要解决的问题。在此模式下,要采取行动来理解和改善城市健康,就需要专业人士和非专业人士始终处于既保持自我又多元的立场来进行协商。共同生产模式也动摇了科学制定政策的主导观点,即不加批判地把已获得的科学研究结论作为“事实”和“真理”被接受。在共同生产模式下的科学研究实践,更强调审慎制定行动决策,例如一项关于针对贫民窟居民进行健康知识传播的行动,特别强调运用“谈判专门知识”,在行动过程中强调维持社会稳定性(Corburn,2005)。

适应性生态系统管理为全球城市健康提供了科学研究和实践的共同生产模式。适应性管理承认线性管理并不成功,单一学科的科学家旨在开发复杂的模型,预测长期结果,并提出一次性的政策标准。相反,适应性生态系统管理从承认系统内部固有的复杂性和不确定性开始,这种复杂性要求一系列利益相关者进行迭代、持续学习,并且不断调整干预政策(Corburn,2013)。适应性生态系统管理与传统方法制定政策的另一个区别是,适应性生态系统管理不会因为对系统各因素间的因果关系不明确而推迟行动,而是强调在不确定的因素面前采取行动的重要性,并将这些决策与严格的监测紧密结合在一起。

7.6.11 城市气候变化适应

21世纪城市健康的关键挑战或许是确保贫穷和脆弱人群以及社区能够适应不断变化的气候。城市贫困人口是最容易受到全球气候变化对人类健康影响的人群之一,例如低收入人群居住的城市社区绿地可能较少,住房位于易受洪水影响的土地上,用于逃避和抵御炎热等极端天气和其他气候相关压力因素的经济和社会资源可能较少。城市气候法规要求城市之间共同制定气候变化适应计划来减少相关风险,并改善城市贫困人口和抵御能力较弱社区人群的健康状况。这将需要在已经存在健康不平等的城市社区进行新的投资,包括住房、水和卫生设施,社会和医疗服务。许多地方政府,特别是全球南部的地方政府,能力和资源都很匮乏,因此,需要城市贫困人口和民间社会团体发挥领导作用,城市气候法规的目标不仅是减少现有风险,还强调利用地方机构优势和公民的参与能力。

厄瓜多尔基多采用了这样一种方法,制定了《气候变化行动计划》,明确了边缘化群体的需求,促进了由青年主导的《气候变化公约》,将当地传统风俗文化纳入了这一规划,并确定了民间社会可持续参与气候行动。根据基多计划,市政府为社会弱势群体进行投资,包括建设新的供水和污水处理基础设施,建造社会住房,使贫困人口能够避免住在陡峭山坡上等不安全的建筑中;市政府重新造林,作为一项“生态系统服务”,

从而减少泥石流和低温影响；以及推广以社区和学校为基础的有机农业（AGRUPAR）来改善城市贫困人口的营养和粮食安全（Chu et al.，2016）。基多的粮食计划具有多重效益：减少了城市贫困人口的营养不良和气候导致的粮食供应中断的概率，增加了就业机会和居民收入，改善了少年儿童的学习状况，加强了水资源保护和再利用，并通过限制粮食供应链的运输距离来减少碳排放。

7.6.12 将健康融入所有政策

“全政策健康”（HiAP）是一种决策方法，旨在将适应性和共同生产方法付诸实践（Shankardass et al.，2018）。HiAP指出，大多数公共政策都有可能对健康和健康公平产生积极或消极的影响，但卫生部门以外的决策者可能没有经常考虑其选择对健康的影响，从而错过了促进健康的机会。HiAP在一定程度上源于1978年WHO的《阿拉木图宣言》，该宣言反映了许多国际社会都呼吁采取政策行动解决SDOH问题（Freiler et al.，2013）。欧盟在2006年认可了HiAP，芬兰、挪威、瑞典、英国、加拿大、南澳大利亚、马来西亚、斯里兰卡、伊朗和巴西政府都在政府实践中采用了某种形式的HiAP。荷兰政府积极支持市政当局起草和执行HiAP战略，但很少有人能够完成和执行这些规划，并指出很难让卫生部门以外的政府部门和机构在其工作中考虑健康影响（Storm et al.，2014）。一些城市正在积极努力将HiAP纳入其土地利用和规划决策中。例如，华盛顿特区在2013年通过了《可持续特区转型令》，创建了HiAP工作小组组；芝加哥公共卫生部创建了健康芝加哥机构委员会，来整合所有城市部门的健康相关问题。

2014年，位于旧金山湾区的加利福尼亚州里士满市成为美国第一个通过HiAP条例的城市（Corburn et al.，2014）。里士满的HiAP条例与该城市的总体规划和预算保持一致，其中干预领域的重点是城市政策、管理和服务决策如何减少针对里士满居民的多重有害应激。《HiAP条例》涉及6个规划范畴，包括：(1) 治理和领导；(2) 经济发展和教育；(3) 全方位服务和安全社区；(4) 社区建筑环境；(5) 环境健康与司法；(6) 优质并可访问的社区卫生中心和社会服务。此外，HiAP还包括对所有城市项目、政策和计划的种族平等评估（Corburn et al.，2014）。

7.6.13 结论：在21世纪追求更高水平的城市健康公平

通过追溯全球城市化与健康的研究，可以更好地了解当前发展趋势，以及可能的未来发展方向。正如文中举例，跨学科行动范例可以既实用又体现社会公正。但是尚需开展更多的研究而避免过度概括，探究文化和政治如何影响城市化与卫生干预政策等相关情况。随着全球在优先考虑城市健康上所作出的努力，例如将城市健康列入可持续发展目标，有必要从历史角度重新审视城市化作为健康的结构性决定因素（WHO，UN Habitat，2016）。

如本文所述，要使城市化及其背后的机构朝着健康方向重新定位，就需要朝着以公平为目标的一体化、多部门联动努力。城市规划者应发挥具体作用，明确扩大“建筑环境与健康”的狭隘框架，纳入健康的社会和政治决定因素，例如关注种族歧视如何导致地域性的有毒压力源。这也要求城市规划者与流行病学家和其他人合作，打破相关问题和对应部门的隔阂以及医学和公共卫生领域每次只关注一种疾病、危险因素或行为变化的趋势。社会团体的参与，例如通过积极的社会运动和“公民科学家”，对确保21世纪的城市化能够为最脆弱和最边缘化的人群和地区带来福祉，也是至关重要的。

综上所述，人们可以吸取一个多世纪以来的经验，即通过解决社会、环境和经济不平等促进城市健康公平。

（翻译：马海燕；审校：汤乃军）

参考文献

American Public Health Association (APHA) Committee on the Hygiene of Housing (1948). Planning the Neighborhood: Standards for Healthful Housing. Chicago, IL: Public Administration Service.

Berger, M. and Sarnyai, Z. (2014). More than skin deep: stress neurobiology and mental health consequences of racial discrimination. Stress, 18, 1-10.

Burris, S., Hancock, T., Lin, V., and Herzog, A. (2007). Emerging strategies for healthy urban governance. Journal of Urban Health: Bulletin of the New York Academy of Medicine, 84(1), 154-63.

Chadwick, E. (1842). Report on the Sanitary Condition of the Labouring Population and on the Means of its Improvement, London, May 1842. [Online] Available at: https://www.parliament.uk/about/living-heritage/transformingsociety/livinglearning/coll-9-health1/health-02/

Chu, E., Anguelovski, I., and Carmin, J. (2016). Inclusive approaches to urban climate adaptation planning and implementation in the Global South. Climate Policy, 16(3), 372-92.

Corburn, J., Curl, S., and Arredondo, G. (2014). A health-in-all-policies approach addresses many of Richmond, California's place-based hazards, stressors. Health Affairs, 33(11), 1905-13.

Corburn, J. (2017). Urban place and health equity: critical issues and practices. International Journal of Environmental Research and Public Health, 14(2), 117.

Corburn, J. (2005). Street Science: Community Knowledge and Environmental Health Justice. Cambridge: MIT Press.

Corburn, J. (2009). Toward the Healthy City: People, Places and the Politics of Planning. Cambridge: MIT Press.

Corburn, J. (2013). Healthy City Planning: From Neighbourhood to National Health Equity. London: Routledge.

Curtain, P.D. (1985). Medical knowledge and urban planning in tropical Africa. The American Historical Review, 90(3), 594-613.

Du Bois, W.E.B. (1906). The Health and Physique of the Negro American: Report of a Social Study Made Under the Direction of Atlanta University. [Online] Available at: http://www.archive.org/details/healthphysiqueof00dubo

Duffy, J. (1990). The Sanitarians: A History of American Public Health. Chicago, IL: University of Illinois Press.

Duhl, L.J. and Sanchez, A.K. (1999). Healthy Cities and the City Planning Process. [Online] Available at: https://apps.who.int/iris/handle/10665/108252

Dye, C. (2008). Health and urban living. Science, 319(5864), 766-9.

Ellaway, A., Benzeval, M., Green, M., Leyland, A., and Macintyre, S. (2012). Getting sicker quicker: does living in a more deprived neighbourhood mean your health deteriorates faster? Health and Place, 8(2), 132-7.

Freiler, A., et al. (2013). Glossary for the implementation of Health in All Policies (HiAP). Journal of Epidemiology and Community Health, 67, 1068-72.

Friel, S., Hancock, T., Kjellstrom, T., McGranahan, G., Monge, P., and Roy, J. (2011). Urban health inequities and the added pressure of cli-mate change: an action-oriented research agenda. Journal of Urban Health, 88(5), 886-95.

Frumkin, H. (2003). Healthy Places: exploring the evidence. American Journal of Public Health, 93, 1451-56.

Fullilove, M.T. (2004). Root Shock: How Tearing Up City Neighborhoods Hurts America and What We Can Do About It. New York: Ballantine.

Galea, S., Freudenberg, N., and Vlahov, D. (2005). Cities and population health. Social Science and Medicine, 60, 1017-33.

Garside, P.L. (1988). Unhealthy areas: town planning, eugenics and slums, 1890-1945. Planning Perspectives, 3, 24-46.

Gilbert, A. (2007). The return of the slum: does language matter? International Journal of Urban and Regional Research, 31(4), 697-713.

Grant, M., et al. (2017). Cities and health: an evolving global conversation. Cities & Health, 25, 1-9.

Hachmann, S., Arsanjani, J.J., and Vaz, E. (2018). Spatial data for slum upgrading: volunteered geographic information and the role of citizen science. Habitat International, 72, 18-26.

Hajat, A., et al. (2015). Examining the cross-sectional and longitudinal association between diurnal cortisol and neighborhood characteristics: evidence from the multi-ethnic study of atheroscler-osis. Health Place, 34, 199-206.

Home, R.K. (2013). Of Planting and Planning: The Making of British Colonial Cities. London: Routledge.

Jasanoff, S. (2004). States of Knowledge: The Co-Production of Science and Social Order. London: Routledge.

Kjellstrom, T., Mercado, S., Sattherthwaite, D., McGranahan, G., Friel, S., and Havemann, K. (2007). Our Cities, Our Health, Our Future: Acting on Social Determinants for Health Equity in Urban Settings. Kobe: World Health Organization, Centre for Health Development.

Krieger, N. (2011). Epidemiology and the People's Health: Theory and Context. Cambridge: Oxford University Press.

Leavitt, J.W. (1982). The Healthiest City: Milwaukee and the Politics of Health Reform. Madison, WI: University of Wisconsin Press.

Lilford, R.J., et al. (2017). Improving the health and welfare of people who live in slums. The Lancet, 389(10068), 559-70.

McEwen, C.A. and McEwen, B.S. (2017). Social structure, adversity, toxic stress, and intergenerational poverty: an early childhood model. Annual Review of Sociology, 43, 445-72.

Peterson, J. (1979). The impact of sanitary reform upon american urban planning, 1840-1890. Journal of Social History, 13, 83-103.

Porter D. (1999). Health, Civilization and the State: A History of Public Health from Ancient to Modern Times. London: Routledge.

Price, L.H., Kao, H.T., Burgers, D.E., Carpenter, L.L., and Tyrka, A.R. (2013). Telomeres and early-life stress: an overview. Biologic Psychiatry, 73(1), 15-23.

Rao, V. (2006). Slum as theory: the South/Asian city and globalization. IJURR, 30(1), 225-32.

Rosen, G. (1993). A History of Public Health, rev. ed. Baltimore, MD: Johns Hopkins University Press.

Shankardass K, et al. (2018). The implementation of Health in All Policies initiatives: a systems framework for government action. Health Research Policy and Systems, 16(1), 26.

Storm, I., Harting, J., Stronks, K., and Schuit, A.J. (2014). Measuring stages of health in all policies on a local level: the applicability of a maturity model. Health Policy, 114(2-3), 183-91.

Susser, M. and Stein, Z. (2009). Eras in Epidemiology: The Evolution of Ideas. Oxford: Oxford University Press.

Szreter, S. (2005). Health and Wealth. Studies in History and Policy. New York: Rochester University Press.

United Nations (2018). Revision of World Urbanization Prospects. Population Division of the United Nations Department of Economic and Social Affairs (UN DESA). [Online] Available at: https://esa. un.org/unpd/wup/

Velasquez-Manoff, M. (2012). An Epidemic of Absence: A New Way of Understanding Allergies and Autoimmune Diseases. New York: Scribner.

World Health Organization (WHO)/United Nations Human Settlements Programme (WHO/UN HABITAT) (2016). Global Report on Urban Health: Equitable, Healthier Cities for Sustainable Development. Geneva: WHO.

World Health Organization (WHO)/United Nations Human Settlements Programme (UN HABITAT) (2010). Hidden Cities: Unmasking and Overcoming Health Inequities in Urban Settings. Kobe: World Health Organization Centre for Health Development.